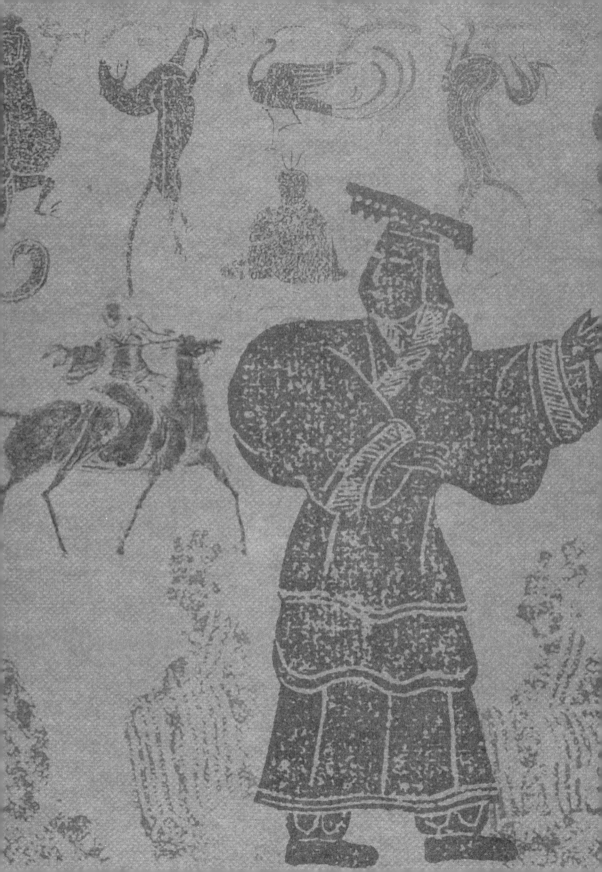

中国古医籍整理丛书

医林纂要探源

清·汪绂　撰

江凌圳　孔尧其　应晓燕
李　健　林　红　陈央娣　校注

中国中医药出版社
·北　京·

图书在版编目（CIP）数据

医林纂要探源/（清）汪绂撰；江凌圳等校注.
—北京：中国中医药出版社，2015. 12
（中国古医籍整理丛书）
ISBN 978-7-5132-2946-3

Ⅰ.①医… Ⅱ.①汪… ②江… Ⅲ.①中医学 –
临床医学 – 经验 – 中国 – 清代 Ⅳ.①R249.49

中国版本图书馆 CIP 数据核字（2015）第 275949 号

中 国 中 医 药 出 版 社 出 版
北京市朝阳区北三环东路 28 号易亨大厦 16 层
邮政编码 100013
传真 010 64405750
三河市鑫金马印装有限公司印刷
各地新华书店经销

*

开本 710×1000 1/16 印张 53 字数 500 千字
2015 年 12 月第 1 版 2015 年 12 月第 1 次印刷
书 号 ISBN 978 – 7 – 5132 – 2946 – 3

*

定价 135.00 元
网址 `www.cptcm.com

国家中医药管理局
中医药古籍保护与利用能力建设项目
组织工作委员会

主 任 委 员 王国强

副 主 任 委 员 王志勇　李大宁

执 行 主 任 委 员 曹洪欣　苏钢强　王国辰　欧阳兵

执行副主任委员 李　昱　武　东　李秀明　张成博

委　　　　员

各省市项目组分管领导和主要专家

（山东省）武继彪　欧阳兵　张成博　贾青顺

（江苏省）吴勉华　周仲瑛　段金廒　胡　烈

（上海市）张怀琼　季　光　严世芸　段逸山

（福建省）阮诗玮　陈立典　李灿东　纪立金

（浙江省）徐伟伟　范永升　柴可群　盛增秀

（陕西省）黄立勋　呼　燕　魏少阳　苏荣彪

（河南省）夏祖昌　刘文第　韩新峰　许敬生

（辽宁省）杨关林　康廷国　石　岩　李德新

（四川省）杨殿兴　梁繁荣　余曙光　张　毅

各项目组负责人

王振国（山东省）　　王旭东（江苏省）　　张如青（上海市）

李灿东（福建省）　　陈勇毅（浙江省）　　焦振廉（陕西省）

蔡永敏（河南省）　　鞠宝兆（辽宁省）　　和中浚（四川省）

项目专家组

顾　　问　马继兴　张灿玾　李经纬

组　　长　余瀛鳌

成　　员　李致忠　钱超尘　段逸山　严世芸　鲁兆麟
　　　　　郑金生　林端宜　欧阳兵　高文柱　柳长华
　　　　　王振国　王旭东　崔　蒙　严季澜　黄龙祥
　　　　　陈勇毅　张志清

项目办公室（组织工作委员会办公室）

主　　任　王振国　王思成

副主任　王振宇　刘群峰　陈榕虎　杨振宁　朱毓梅
　　　　　刘更生　华中健

成　　员　陈丽娜　邱　岳　王　庆　王　鹏　王春燕
　　　　　郭瑞华　宋咏梅　周　扬　范　磊　张永泰
　　　　　罗海鹰　王　爽　王　捷　贺晓路　熊智波

秘　　书　张丰聪

前　言

　　中医药古籍是传承中华优秀文化的重要载体，也是中医学传承数千年的知识宝库，凝聚着中华民族特有的精神价值、思维方法、生命理论和医疗经验，不仅对于传承中医学术具有重要的历史价值，更是现代中医药科技创新和学术进步的源头和根基。保护和利用好中医药古籍，是弘扬中国优秀传统文化、传承中医学术的必由之路，事关中医药事业发展全局。

　　1949 年以来，在政府的大力支持和推动下，开展了系统的中医药古籍整理研究。1958 年，国务院科学规划委员会古籍整理出版规划小组在北京成立，负责指导全国的古籍整理出版工作。1982 年，国务院古籍整理出版规划小组召开全国古籍整理出版规划会议，制定了《古籍整理出版规划（1982—1990）》，卫生部先后下达了两批 200 余种中医古籍整理任务，掀起了中医古籍整理研究的新高潮，对中医文化与学术的弘扬、传承和发展，发挥了极其重要的作用，产生了不可估量的深远影响。

　　2007 年《国务院办公厅关于进一步加强古籍保护工作的意见》明确提出进一步加强古籍整理、出版和研究利用，以及

"保护为主、抢救第一、合理利用、加强管理"的方针。2009年《国务院关于扶持和促进中医药事业发展的若干意见》指出，要"开展中医药古籍普查登记，建立综合信息数据库和珍贵古籍名录，加强整理、出版、研究和利用"。《中医药创新发展规划纲要（2006—2020）》强调继承与创新并重，推动中医药传承与创新发展。

2003～2010年，国家财政多次立项支持中国中医科学院开展针对性中医药古籍抢救保护工作，在中国中医科学院图书馆设立全国唯一的行业古籍保护中心，影印抢救濒危珍本、孤本中医古籍1640余种；整理发布《中国中医古籍总目》；遴选351种孤本收入《中医古籍孤本大全》影印出版；开展了海外中医古籍目录调研和孤本回归工作，收集了11个国家和2个地区137个图书馆的240余种书目，基本摸清流失海外的中医古籍现状，确定国内失传的中医药古籍共有220种，复制出版海外所藏中医药古籍133种。2010年，国家财政部、国家中医药管理局设立"中医药古籍保护与利用能力建设项目"，资助整理400余种中医药古籍，并着眼于加强中医药古籍保护和研究机构建设，培养中医古籍整理研究的后备人才，全面提高中医药古籍保护与利用能力。

在此，国家中医药管理局成立了中医药古籍保护和利用专家组和项目办公室，专家组负责项目指导、咨询、质量把关，项目办公室负责实施过程的统筹协调。专家组成员对古籍整理研究具有丰富的经验，有的专家从事古籍整理研究长达70余年，深知中医药古籍整理研究的重要性、艰巨性与复杂性，履行职责认真务实。专家组从书目确定、版本选择、点校、注释等各方面，为项目实施提供了强有力的专业指导。老一辈专家的学术水平和智慧，是项目成功的重要保证。项目承担单位山东中医药大学、南京中医药大学、上海中医药大学、福建中医药大学、浙江省中医药研究院、陕西省中医药研究院、河南省中医药研究院、辽宁中医药大学、成都中医药大学及所在省市中医药管理部门精心组织，充分发挥区域间互补协作的优势，并得到承担项目出版工作的中国中医药出版社大力配合，全面推进中医药古籍保护与利用网络体系的构建和人才队伍建设，使一批有志于中医学术传承与古籍整理工作的人才凝聚在一起，研究队伍日益壮大，研究水平不断提高。

本着"抢救、保护、发掘、利用"的理念，该项目重点选择近60年未曾出版的重要古医籍，综合考虑所选古籍的保护价值、学术价值和实用价值。400余种中医药古籍涵盖了医经、基础理论、诊法、伤寒金匮、温病、本草、方书、内科、外科、女科、儿科、伤科、眼科、咽喉口齿、针灸推拿、养生、医案医话医论、医史、临证综合等门类，跨越唐、宋、金元、明以迄清末。全部古籍均按照项目办公室组织完成的行业标准《中医古籍整理规范》及《中医药古籍整理细则》进行整理校注，绝大多数中医药古籍是第一次校注出版，一批孤本、稿本、抄本更是首次整理面世。对一些重要学术问题的研究成果，则集中收录于各书的"校注说明"或"校注后记"中。

"既出书又出人"是本项目追求的目标。近年来，中医药古籍整理工作形势严峻，老一辈逐渐退出，新一代普遍存在整理研究古籍的经验不足、专业思想不坚定等问题，使中医古籍整理面临人才流失严重、青黄不接的局面。通过本项目实施，搭建平台，完善机制，培养队伍，提升能力，经过近5年的建设，锻炼了一批优秀人才，老中青三代齐聚一堂，有效地稳定了研究队伍，为中医药古籍整理工作的开展和中医文化与学术的传承提供必备的知识和人才储备。

本项目的实施与《中国古医籍整理丛书》的出版，对于加强中医药古籍文献研究队伍建设、建立古籍研究平台，提高古籍整理水平均具有积极的推动作用，对弘扬我国优秀传统文化，推进中医药继承创新，进一步发挥中医药服务民众的养生保健与防病治病作用将产生深远影响。

第九届、第十届全国人大常委会副委员长许嘉璐先生，国家卫生计生委副主任、国家中医药管理局局长、中华中医药学会会长王国强先生，我国著名医史文献专家、中国中医科学院马继兴先生在百忙之中为丛书作序，我们深表敬意和感谢。

由于参与校注整理工作的人员较多，水平不一，诸多方面尚未臻完善，希望专家、读者不吝赐教。

国家中医药管理局中医药古籍保护与利用能力建设项目办公室

二〇一四年十二月

许 序

"中医"之名立，迄今不逾百年，所以冠以"中"字者，以别于"洋"与"西"也。慎思之，明辨之，斯名之出，无奈耳，或亦时人不甘泯没而特标其犹在之举也。

前此，祖传医术（今世方称为"学"）绵延数千载，救民无数；华夏屡遭时疫，皆仰之以度困厄。中华民族之未如印第安遭染殖民者所携疾病而族灭者，中医之功也。

医兴则国兴，国强则医强。百年运衰，岂但国土肢解，五千年文明亦不得全，非遭泯灭，即蒙冤扭曲。西方医学以其捷便速效，始则为传教之利器，继则以"科学"之冕畅行于中华。中医虽为内外所夹击，斥之为蒙昧，为伪医，然四亿同胞衣食不保，得获西医之益者甚寡，中医犹为人民之所赖。虽然，中国医学日益陵替，乃不可免，势使之然也。呜呼！覆巢之下安有完卵？

嗣后，国家新生，中医旋即得以重振，与西医并举，探寻结合之路。今也，中华诸多文化，自民俗、礼仪、工艺、戏曲、历史、文学，以至伦理、信仰，皆渐复起，中国医学之兴乃属必然。

迄今中医犹为国家医疗系统之辅，城市尤甚。何哉？盖一则西医赖声、光、电技术而于 20 世纪发展极速，中医则难见其进。二则国人惊羡西医之"立竿见影"，遂以为其事事胜于中医。然西医已自觉将入绝境：其若干医法正负效应相若，甚或负远逾于正；研究医理者，渐知人乃一整体，心、身非如中世纪所认定为二对立物，且人体亦非宇宙之中心，仅为其一小单位，与宇宙万象万物息息相关。认识至此，其已向中国医学之理念"靠拢"矣，虽彼未必知中国医学何如也。唯其不知中国医理何如，纯由其实践而有所悟，益以证中国之认识人体不为伪，亦不为玄虚。然国人知此趋向者，几人？

国医欲再现宋明清高峰，成国中主流医学，则一须继承，一须创新。继承则必深研原典，激清汰浊，复吸纳西医及我藏、蒙、维、回、苗、彝诸民族医术之精华；创新之道，在于今之科技，既用其器，亦参照其道，反思己之医理，审问之，笃行之，深化之，普及之，于普及中认知人体及环境古今之异，以建成当代国医理论。欲达于斯境，或需百年欤？予恐西医既已醒悟，若加力吸收中医精粹，促中医西医深度结合，形成 21 世纪之新医学，届时"制高点"将在何方？国人于此转折之机，能不忧虑而奋力乎？

予所谓深研之原典，非指一二习见之书、千古权威之作；就医界整体言之，所传所承自应为医籍之全部。盖后世名医所著，乃其秉诸前人所述，总结终生行医用药经验所得，自当已成今世、后世之要籍。

盛世修典，信然。盖典籍得修，方可言传言承。虽前此 50 余载已启医籍整理、出版之役，惜旋即中辍。阅 20 载再兴整理、出版之潮，世所罕见之要籍千余部陆续问世，洋洋大观。

今复有"中医药古籍保护与利用能力建设"之工程，集九省市专家，历经五载，董理出版自唐迄清医籍，都 400 余种，凡中医之基础医理、伤寒、温病及各科诊治、医案医话、推拿本草，俱涵盖之。

噫！璐既知此，能不胜其悦乎？汇集刻印医籍，自古有之，然孰与今世之盛且精也！自今而后，中国医家及患者，得览斯典，当于前人益敬而畏之矣。中华民族之屡经灾难而益蕃，乃至未来之永续，端赖之也，自今以往岂可不后出转精乎？典籍既蜂出矣，余则有望于来者。

谨序。

第九届、十届全国人大常委会副委员长

许嘉璐

二〇一四年冬

王 序

中医学是中华民族在长期生产生活实践中，在与疾病作斗争中逐步形成并不断丰富发展的医学科学，是中国古代科学的瑰宝，为中华民族的繁衍昌盛作出了巨大贡献，对世界文明进步产生了积极影响。时至今日，中医学作为我国医学的特色和重要医药卫生资源，与西医学相互补充、相互促进、协调发展，共同担负着维护和促进人民健康的任务，已成为我国医药卫生事业的重要特征和显著优势。

中医药古籍在存世的中华古籍中占有相当重要的比重，不仅是中医学术传承数千年最为重要的知识载体，也是中医为中华民族繁衍昌盛发挥重要作用的历史见证。中医药典籍不仅承载着中医的学术经验，而且蕴含着中华民族优秀的思想文化，凝聚着中华民族的聪明智慧，是祖先留给我们的宝贵物质财富和精神财富。加强对中医药古籍的保护与利用，既是中医学发展的需要，也是传承中华文化的迫切要求，更是历史赋予我们的责任。

2010 年，国家中医药管理局启动了中医药古籍保护与利用能力建设项目。这既是传承中医药的重要工程，也是弘扬优秀民族文化的重要举措，不仅能够全面推进中医药的有效继承和创新发展，为维护人民健康做出贡献，也能够彰显中华民族的璀璨文化，为实现中华民族伟大复兴的中国梦作出贡献。

相信这项工作一定能造福当今，嘉惠后世，福泽绵长。

国家卫生与计划生育委员会副主任

国家中医药管理局局长

中华中医药学会会长

王国强

二〇一四年十二月

马 序

新中国成立以来，党和国家高度重视中医药事业发展，重视古籍的保护、整理和研究工作。自 1958 年始，国务院先后成立了三届古籍整理出版规划小组，分别由齐燕铭、李一氓、匡亚明担任组长，主持制订了《整理和出版古籍十年规划（1962—1972）》《古籍整理出版规划（1982—1990）》《中国古籍整理出版十年规划和"八五"计划（1991—2000）》等，而第三次规划中医药古籍整理即纳入其中。1982 年 9 月，卫生部下发《1982—1990 年中医古籍整理出版规划》，1983 年 1 月，中医古籍整理出版办公室正式成立，保证了中医古籍整理出版规划的实施。2002 年 2 月，《国家古籍整理出版"十五"（2001—2005）重点规划》经新闻出版署和全国古籍整理出版规划领导小组批准，颁布实施。其后，又陆续制定了国家古籍整理出版"十一五"和"十二五"重点规划。国家财政多次立项支持中国中医科学院开展针对性中医药古籍抢救保护工作，文化部在中国中医科学院图书馆专门设立全国唯一的行业古籍保护中心，国家先后投入中医药古籍保护专项经费超过 3000 万元，影印抢救濒危珍、善、孤本中医古籍 1640 余种，开展了海外中医古籍目录调研和孤本回归工作。2010 年，国家财政部、国家中医药管理局安排国家公共卫生专项资金，设立了"中医药古籍保护与利用能力建设项目"，这是继 1982～1986 年第一批、第二批重要中医药古籍整理之后的又一次大规模古籍整理工程，重点整理新中国成立后未曾出版的重要古籍，目标是形成并普及规范的通行本、传世本。

为保证项目的顺利实施，项目组特别成立了专家组，承担咨询和技术指导，以及古籍出版之前的审定工作。专家组中的许多成员虽逾古稀之年，但老骥伏枥，孜孜不倦，不仅对项目进行宏观指导和质量把关，更重要的是通过古籍整理，以老带新，言传身教，培养一批中医药古籍整理研究的后备人才，促进了中医药古籍保护和研究机构建设，全面提升了我国中医药古籍保护与利用能力。

作为项目组顾问之一，我深感中医药古籍保护、抢救与整理工作的重要性和紧迫性，也深知传承中医药古籍整理经验任重而道远。令人欣慰的是，在项目实施过程中，我看到了老中青三代的紧密衔接，看到了大家的坚持和努力，看到了年轻一代的成长。相信中医药古籍整理工作的将来会越来越好，中医药学的发展会越来越好。

欣喜之余，以是为序。

中国中医科学院研究员

马继兴

二〇一四年十二月

校注说明

一、作者生平及著作

汪绂（1692—1759），又名烜，字灿人，号双池，又号重生，清代安徽婺源人。时为东南名儒，学识渊博。生于清康熙三十一年（1692），卒于乾隆二十四年（1759）。汪绂为明代户部尚书汪应蛟四世孙，后家道渐贫，其父汪士极出游不归，母江氏贤惠且博通经史，授以四书五经，8 岁即成诵。母卒后，汪绂漂泊于赣、闽等地，以画瓷度日，后授学于福建浦城，直至 68 岁去世前三月依然于安徽休宁县蓝渡学馆中著书论学，课余博览百家之作，于六经、星历、地志、律吕、阵法、阴阳、医卜、术数等，无不精心研究，著有《易经让义》《诗经诠义》《四书诠义》等 30 余种 200 余卷。于乾隆二十三年（1758）编撰而成《医林纂要探源》。

《医林纂要探源》10 卷，集诸家医书分类编撰而成。现存最早的婺源和源单氏刻本，遗经堂藏板，10 卷，另有行状、儒林传、墓表等，16 册，九行本，落款时间为清道光三十年庚戌。到光绪年余家鼎重刊时改为十行本，与九行本略有不同，书交予江苏书局刊刻于世，亦 10 卷，另有行状、儒林传、墓表等，10 册。光绪本卷一为医源，共 47 条，阐述阴阳五行、脏腑部位功能、脉象；卷二至卷三分析药性 680 味；卷四至卷十选辑方剂 630 首，以张仲景、李东垣方居多。全书资料比较丰富，条理清晰。

二、版本简况

据《中国中医古籍总目》记载，该书现存多种清木刻版本：

（一）清道光三十年庚戌（1850）遗经堂刻本

《中国中医古籍总目》记载馆藏图书馆有十多家，我们查阅了浙江图书馆、上海辞书出版社图书馆，以及成都中医药大学、长春中医药大学、甘肃中医学院、中国中医科学院等院校的图书馆，发现这个版本（有的未见到书，除外）的牌记上有"清道光二十九年己酉（1849）新镌"字样，但全书最后"跋"的时间落款是清道光三十年庚戌（1850），因此原载清道光二十九年己酉（1849）遗经堂刻本，实为清道光三十年庚戌（1850）遗经堂刻本。

（二）清光绪二十三年丁酉（1897）江苏书局刻本

此版本在全国图书馆分布最广，近60家图书馆馆藏此版本。从《重刊医林纂要序》中可以看出，清光绪二十二年开始，长安赵展如和顺德儒商郑小赤集资将汪绂的一些著作由江苏书局重刊，其中就包括《医林纂要探源》，共10册。另外，我们分别查阅了成都中医药大学图书馆、中国中医科学院图书馆、辽宁省图书馆、浙江省中医药研究院图书馆、福建省图书馆、甘肃省图书馆都馆藏的这个版本，版本信息一致。辽宁省图书馆有《汪双池先生丛书》，收的也是这个版本。

根据调研结果确定，《医林纂要探源》有两个刻本，一是清道光三十年庚戌（1850）遗经堂刻本，一是清光绪二十三年丁酉（1897）江苏书局刻本。另还有清抄本。

三、校注方法

我们按照国家中医药管理局中医药古籍保护与利用能力建设项目《中医药古籍整理细则》的要求，以《医林纂要探源》

清道光三十年（1850）遗经堂刻本为底本，清光绪二十三年丁酉（1897）江苏书局刻本为校本（简称"光绪本"），贯彻古籍整理"继承发扬、整理提高、古为今用"的精神，以达到"规范通行本、传世本"为目标，对本书进行标点、校勘、注释等，力求保持本书原貌。另外，因《医林纂要探源》集诸家医书分类编撰而成，包括《内经》《难经》《金匮》《伤寒》《局方》等多种医籍，必要时以相应的医籍予以他校。

1. 校勘采取"四校"（对校、本校、他校、理校）综合运用的方法，一般以对校、他校为主，辅以本校，理校则慎用之。

2. 底本与校本文字不一，若显系底本错讹而校本正确者，则据校本改正或增删底本原文，并出校记；如属校本有误而底本不误者，则不校注；若难以肯定何者为是，但以校本文义较胜而有一定参考价值，或两者文字均可需要并存者，则出校记，说明互异之处，但不改动底本原文。

3. 对难读难认的字，注明读音，一般采取拼音和直音相结合的方法标明之，即拼音加同音汉字。

4. 对费解的字词、成语、典故等，予以训释，用浅显的文句，解释其含义。只注首见者，凡重出的，则不重复出注。

5. 全书添加现行的标点符号，以利阅读。值得说明的是，文中涉及书名或书名简称如《局方》《济生》等一律加书名号；仅引篇名用双引号；书名与篇名同时引用时，用书名号，且书名与篇名间用间隔号。

6. 原书引用他人论述，特别是引用古代文献，每有剪裁省略，凡不失原意者，一般不据他书改动原文；若引文与原意有悖者，则予以校勘。

7. 原书为竖排版，现改为横排，故凡指方位的"右""左"，均相应地径改为"上""下"。

8. 繁体字、异体字、俗字径改为通行简化字，不出校记。通假字一律保留，并出校记。

9. 原文中中药名改为规范中药名称，不出校记。

10. 原书目录较乱，体例不一，与正文出入较大，特根据正文重新整理目录。原书目录在每卷之前，今一并置于正文之前。

11. 本书卷四至卷十为各部方剂，各部篇首和每个方剂的第一段文字底本为双排小字。考虑到第一段文字的重要性，且不影响古籍的原义，本次整理将其排为正文大字，以方便读者阅读。

重刊医林纂要探源序①

　　昔余先祖悯家人少长之多伤于疾，因发愤学医，后遂为亲友所倚。余髫龄②侍左右，时闻绪论，先祖曰：医理甚微，关人死生，切勿轻为，而养生慎疾之说则不可不知，尝思人之养生也，犹之制治于未乱，保邦于未危，若待已乱、已危而始治之保之，迟矣。然至已乱、已危而尚不知治之保之之法，则更误矣。历来志士担荷③家国艰巨，每慨精神疲惫，功废垂成。或病至仓皇，医药杂投，卒贻后悔，亦犹筑室道谋④，发言盈廷⑤，无人能执其咎，由是言之，则养生慎疾之道何可不预讲也。第医书汗牛充栋，类多一家言，非一家者又杂而无章，儒先亦闲多知医，而论著甚少，求其网罗诸家，折衷一是，而又条分缕析，简明易晓者，则无如婺源汪双池先生《医林纂要》一书也。先生道继程朱⑥，功在后世，其未刻遗书数十种，余在浙时已集资次第刊布行见，先生之学将与昭

---

① 重刊医林纂要探源序：此序原无，据光绪本补。
② 髫龄（tiáolíng 条铃）：童年，幼年。
③ 担荷：承受的压力或担负的责任。
④ 筑室道谋：盖房子，同过路的人商量。喻己无主见，东问西问，人多言杂，必难成事。
⑤ 发言盈廷：发言的人充满朝廷。指发议论的人多而言杂。
⑥ 程朱：宋代理学家程颢、程颐兄弟和朱熹的合称。

代①张杨园②、陆稼书③两先生后先媲美，岂藉医学而传哉。然先生是书之选论药性，其精要可作日用饮食之经；阐释方剂，其明达可宣君、臣、佐、使之义。尤爱首卷提纲挈领，将人身之脏腑脉络，天时之气运化机，苦为晰列，略涉其门，即知生所由养，疾所由慎，诚所谓"不为良相，当为良医"，亦"胞与④施济⑤"之一端也。爰⑥商之邓小赤中丞发苏局重梓，以广其传。余自知固陋，讵⑦敢蹈达官刻书，强作解事⑧之诮。特以先生困顿一衿，平生著作力崇正学，事事以世道人心为念，没后无裔，遗书零落，在他人，诗文遗集尚不忍其湮没，而况先生之学术有开世运⑨哉。区区微志，愿与天下学道君子共证之。

　　　光绪二十二年岁次丙申嘉平后学长安赵舒翘展如甫谨叙

---

　①　昭代：政治清明的时代，常用以称颂本朝或当今时代。

　②　张杨园：名履祥，字考夫，号念芝，因世居乌镇近郊炉头杨园村，人称杨园先生，为乌镇历史上的第一乡贤。他是明末清初著名的理学家，与吕留良、刘宗周是生死之交，一生崇奉程朱理学，其《读易笔记》《读史偶记》《近古录》为后人以《杨园先生全集》刊行。

　③　陆稼书：名陇其，浙江平湖人，生于明崇祯三年，卒于清康熙三十一年，享年63岁。他是康熙间进士出身，曾任嘉定、灵寿两县知县，很有惠政，极受人民爱戴，后来行取御史，有过几篇好奏疏。清朝讲理学的人，共推他为正统。

　④　胞与："民胞物与"之省，宋·张载《西铭》："民吾同胞，物吾与也。"意谓世人皆为我的同胞，万物俱是我的同辈。犹言泛爱一切人与物。

　⑤　施济：帮助；周济。

　⑥　爰（yuán 园）：于是。

　⑦　讵：岂，怎。

　⑧　解事：通晓事理。

　⑨　世运：时代盛衰治乱的气运。

序

　　天下之理，有本则必有末，末则支，支则离，而本不复见矣；有源则必有委①，委则纷，纷则杂②，而源不可知矣。圣贤之书，人人能读之，圣贤事业，亦人人能言之，而学为圣贤者不见一人，其学之也，非以学圣贤也。医，一艺尔。医书人人能读之，医学亦人人能言之，而学为医者不见一人，其学之也，非以学医也。虽然，亦以其末曰支，人但知末而不知本；其委曰纷，人但知委而不知源。故不患③人不知书，患在多知书而究不知书；不患人不知医，患在多知医而究不知医。何则？其末其委则似，而其本其源则已失之。蛇床乱蘼芜④，乡原⑤贼德，今人鲜能知也，而况《内经》《难经》之奥旨乎？然匪独今人过也。先贤立说，往往不能无偏。若长沙东垣尚矣，余则彼

---

　　① 委：末、尾。语本《礼记·学记》："三王之祭川也，皆先河而后海，或源也，或委也，此之谓务本。"郑玄注："源，泉所出也；委，流所聚也。"指水的发源和归宿。引申为事情的本末和底细。

　　② 纷则杂：多而乱，杂乱。

　　③ 患：忧虑。

　　④ 蛇床乱蘼芜（míwú迷无）：蛇床为一年生草本。果实卵圆形，可入药，称蛇床子，有小毒，主治阳痿、带下、腰酸、阴部湿痒等症。《淮南子·氾论训》："夫乱人者，芎䓖之与藁本也，蛇床之与蘼芜也，此皆相似者。"《山海经·中山经》："其草多荔、蘼芜、芍药、芎䓖"。晋郭璞注："蘼芜似蛇床而香也。"

　　⑤ 乡原：即"乡愿"。指乡里中言行不一、伪善欺世的人。引申为见识浅陋、胆小无能之人，今多作"伪君子"之代称。

此抵牾①，如节庵②尽易成方，伯仁③全翻脉诀，已使后学不知所从。而或则多主寒凉，或则壹谈温补，致后人喜寒凉者以温补为鸩毒④，言温补者视寒凉若寇仇⑤。方书日多，阅者又无能折衷一是，以窥《内经》《难经》之旨归，与先贤所以用药制方之本意。稍聪明者，则且引古方以就己见；其每下者，又但言某药某方可医某病，而懵⑥不察其所以然之故。是末之所以日支，而委之所以日纷也，是亦先贤之多过欤？近世言医，亦有详搜药性，注释古方，略知纂集《灵》《素》者，而学本肤浅，多为前人成见所笼络，此著讲章评先辈八比⑦作文法尔，又每择焉不精，语焉不详，于天人性命之理，六经⑧四子⑨之微，与夫圣贤所以律身而推之治世者，则固已隔膜数层，其何能析王陆之偏，剖毫厘千里之差，而为中正无颇，体用⑩具足之学，

---

① 抵牾（wǔ 五）：抵触，矛盾。宋·胡仔《苕溪渔隐丛话前集·李谪仙》："二说辨证李白《蜀道难》非谓严武作，明白如此，则《新唐史》抵牾无疑。"

② 节庵：陶节庵，明代医家，著《伤寒六书》。

③ 伯仁：滑伯仁，元代大医学家，精通《素问》《难经》，还著有《读伤寒论抄》等医书多种。

④ 鸩（zhèn 镇）毒：毒酒，毒药。《左传·闵公元年》："宴安鸩毒，不可怀也。"

⑤ 寇仇：仇人，仇敌。

⑥ 懵（měng 猛）：无知。

⑦ 八比：八股文的别称。

⑧ 六经：六部儒家经典。《庄子·天运》："孔子谓老聃曰：'丘治《诗》《书》《礼》《乐》《易》《春秋》六经，自以为久矣，孰知其故矣。'"

⑨ 四子：指古代道家代表人物老子、庄子、文子、列子。

⑩ 体用：古代哲学亦以"体用"指事物的本体、本质和现象。

使天下后世之人皆有以瞿然①觉、憬然②悟，而知所以探源求本耶？医书汗牛充栋，愚又岂尝涉猎，然小道可观，医尤切用，但病③其说之支且纷也。迩岁坐蓝渡④，与朱沧霖谈及于此，未免慨然，因手辑成编。非能于《灵》《素》微言及药性、医方之外更有加奇，而于生人之道，则必探本乎阴阳；于脏腑之器，则必吻协乎五行；于经络之行，则必合序于四时；于六淫之气，则必详疏其所以致病之故；于色脉之诊，则必深参之朕兆⑤之微；于某药某药，则必考其所以能入某脏、行某经、治某病之由；于某方某方，则必明其所以因某脉、用某药、以治某病之旨。要欲人由此而或可以知经知权，不至有倚于一偏之失，窥治病之源，以不拂乎《灵》《素》。其前人之不足法者，则不复及之，而亦或明辨之。不然，而于末求之，方书其可尽也。故此编非言医也，言医之不易言也。若阅是编者，仍以脉诀、药性、医方视之，则医者固自有脉诀、药性、医方等书，读之不尽，且不必尽读，而更何用此编，为覆瓿⑥已尔。抑予之有事是书，亦犹朱子之有事于《参同契》⑦焉，因寄所托也夫。然则，谁其能鉴之者。

乾隆戊寅仲冬月朔婺源汪绂自序

① 瞿（qú 渠）然：惊骇貌。
② 憬然：醒悟的样子。
③ 病：担忧。
④ 蓝渡：安徽省休宁县蓝渡乡。
⑤ 朕兆：征兆；预兆。
⑥ 覆瓿（bù 布）：喻著作毫无价值或不被人重视。亦用以表示自谦。
⑦ 参同契：《周易参同契》的简称。东汉魏伯阳著，道教早期经典。

例　言

　　此编首载五行生克，以及脏腑所属，及脏腑之部位上下。此卑之无甚高论，而实医家首入之门。昔人所传：谓神农腹若琉璃①，故能尝百草，而知其性味之浮沉上下；扁鹊得长桑君异术，能视见垣一方人②，以此视病，尽见五脏癥结。此虽不经，然苟非明于此数端，其又何以能制方疗病，而使无遁形也哉！况人之形气所禀，不过此二五③之精，使果能明于阴阳五行生克之理，而时为调燮④之，则其气常和，而何病之不治，故首逐条数之。至于脏腑之各重几斤几两，长短几何，则于治病全无关系，故虽《难经》所详，而此不复载云。

　　知五行生克之理，及五脏六腑之部位所在，而后与之言脉。脉之上下，固应乎五脏之上下，其自下而上，即五行之相生；其左右对待，即五行之相克也肺心最居上，故候之寸；肝脾居中，故候之关；二肾最下，故候之尺。其左手则肾水生肝木，肝木生心火；其右手则命火生脾土，脾土生肺金，皆自下而上。而右寸之肺金，又复下以生左尺之肾水焉。其左右对待，则左尺肾水制右尺肾火，左关肝木克右关脾土，左寸心火克右寸肺金。其稍尚右则肺金克肝木，脾土又制肾水。此皆出于自然，

---

　　①　琉璃：一种有色半透明的玉石。
　　②　能视见垣（yuán 圆）一方人：能看见墙另一边的人。垣：矮墙，墙。
　　③　二五：指阴阳与五行。宋·周敦颐《太极图说》："五行之生也，各一其性。无极之真，二五之精，妙合而凝。"曹端述解："二，阴阳也。五，五行也。"
　　④　调燮（xiè 谢）：调和。

非人之所能安排布置者。古人三部九候，以足少阳候头角足少阳脉上行头角，有动脉，以手少阳候耳目手少阳脉上行出耳上角，至目锐眦，有动脉，以足阳明候口齿足阳明脉上行于面，入口，行于齿，有动脉，见颊车，此首三部也。以太渊候肺即今人所候寸、关、尺，以神门候心动脉在手小指掌下之锐骨端，与太渊相对。人或以两尺名神门，则混矣，以合谷候膻中本太阳经脉，动见在手背大指、食指两骨相合处陷中。《内经》以此候膻中之气。以大肠虽在下而其脉则行于膻中，与肺相表里故也，此手三部也。以太冲候肝动脉在足大指本节后二寸陷中，以太溪候肾动脉在足内踝下少许，近跟陷中，以冲阳候脾本胃经脉，动见在足跗上五寸，上承胫骨处骨间陷中。《内经》以腿内脾脉不便于候，故以此候脾，脾、胃相表里故也，此足三部也。今人既舍此不讲，而诊独在太渊，以寸、关、尺为三部此因关骨为主，而以关前为寸，以关前至鱼际间相去一寸也。以关后为尺，以关后至尺泽其相去有一尺也。凡人身尺寸，皆以屈手中指节间，两纹尖相对为一寸，所谓"同身寸"也。其一尺当今尺六寸四分弱，以三部各分浮、中、沉为九候。其说固亦本《内经》《内经》云：两寸左外以候心，内以候膻中；右外以候肺，内以候胸中；两关左内以候膈，外以候肝；右内以候脾，外以候胃；两尺外以候肾，内以候腹中。①而王叔和祖之，著为《脉经》，其说本明切简当。自高阳生作《脉诀》，而其说以烦而乱，"七表""八里""九道"② 分之，实难尽分。滑伯仁复驳之，则部位反失其诊法，自手背腕后高骨，以中指托定，乃转上手面腕上定位，则其候皆比古法退后半指，失寸、关、尺

---

① 两寸左外以候心……内以候腹中：语本《内经·脉要精微论》。

② 七表八里九道：七表脉，浮、芤、滑、实、弦、紧、洪也。八里脉，微、沉、缓、涩、迟、伏、濡、弱也。九道脉，属阳者二（即长、促），属阴者七（即短、虚、结、牢、动、细、代）。

名位矣。而易大、小肠候之两尺，此不达心、肺、小肠、大肠为手经，而肝、脾、肾命为足经，以表里相附，而即脏可以候腑之理故也。兹编所述，两为折衷以求至当，因注其脉象之大略焉。大抵脉象难尽以言传，所贵在心会。只就此编所细注者，以诊人脉而想像之，宜自有得之于心者，病脉亦无遁形矣。

　　昔人多以脉象作为歌诀。此非不便于学者之诵读记忆，然愚意正恐学人滑口读过，则实未尝究心。不若细玩所言，而以手像之，以心惟之之为有心得也，且脉象变见错综，彼此相兼互见，尤有非可以一字定者，故此以脏脉本象、三部本象、四时脉象为分注之。而于浮、沉、迟、数、弦、滑、长、短之类，则只略各为形容，使人自为意会。旧脉歌诀，多言某脉则主某病。其实，某脉亦何能定主某病，古人治病，先之以望、闻、问，既知其病之所由，得其大概，而后以脉参之。是以病合脉，而断其顺逆吉凶，以施治法。其或症脉不合，则以两相权而审思其故如阴盛格阳于外，则脉见浮洪数，且至无伦，而中实虚寒，此必沉按而不复见。其浮洪数者，乃欲散之阳耳。若内实热盛，而脉或不见，或并无脉，且手足厥冷者，此热结于中，而经络不行，六脉四肢反为之闭；又痰气壅滞，脉亦有时不行，此当更求之合谷、冲阳、太溪诸部以参验之，而其症亦必或烦或渴，有不安之象，不同于全属阴寒也。此前人所以有"阴盛格阳，阳盛格阴，从脉不从症，从症不从脉"之说。顾阴盛有格阳，阳本在外，而为阴所格，则不得入也。阳盛却不可言格阴，阴在内，今阳气内逼而阴亡，阳不外行，则外反无阳耳，非格阴于外也。从症不从脉，症有实可据，而脉见假象也。从脉不从症，脉已确辨阴阳虚实，而症或阴极似阳，阳极似阴也。要其几微之辨，必有不同，合两者而参决之耳，非有可专从有不从也。奈何可专指一脉象，而遂断其当前有某病哉近医家如龚云林①，欲以浮、沉、迟、数为四柱，以该②七表、八里、九道，其定之以浮风、沉气、数热、迟寒为诀，此亦只得大概。且脉有弦、滑、长、短，则又不在浮、沉、迟、数之内。即如伤寒一证，在太阳则浮，在阳明则长，在少阳则弦，在太阴则迟，在少阴则细，在厥阴则涩。又有症见太阳，而脉不浮反沉细者，安可以浮定之为风，以数定之为热哉。又如暑固阳邪，而暑脉则多沉细无力；风亦阳邪，而中风有六脉皆闭者，又安得以浮风、沉气、数热、迟寒定病情也哉。故此皆只言脉象大概，而不肯以某脉当某病实之，诚欲人以脉合病，观其会通，而不欲挂一漏万，使学者执泥不通，反至病脉相违失也。故凡诊脉歌诀、药性歌诀、汤头歌诀之类，皆一切屏之不肯作云。

既识脉象，乃以病情合之，故继之以六淫、七伤、五劳、五过之目，可错综参互，以诊人病故矣。

以脉合病，而又参之以五色、五声、五味、五臭、五液。此五者皆五行之所变见，故宜互参之而后可以真知病情之所在，不当徒执六脉，以尽无穷之变也。然此五者，要亦多与脉象相符，顾③审之而愈可知病矣，其有不符，则必有其故，宜更相权度而审思之，昔人所云"从脉不从症，从症不从脉"之故，亦以此相参而可识也。此五条之说，莫详于《难经》《内经》亦别有色脉之说，然亦恐以过详而反有滞。既举其略，学者宜可以默识而旁通矣。

---

① 龚云林：即龚廷贤，明代万历年间医家，著有《济世全书》《万病回春》《寿世保元》等书。

② 该：表示肯定。

③ 顾：文言连词。但。

既参之以色声五者，而又继及于五脏所主，五化所藏，七窍所开，并及其荣余，凡此皆五脏之变见，而外有可征者。盖望之、闻之、问之，而后参之以切，古人之所以诊人病者，如此其审也。微观五化而意念精矣，更及荣余而为法周且密矣。

病有在脏腑者，有在经络者，有自脏腑而经络者，有自经络而脏腑者。伤自内者脏腑如七情、劳役、酒色、饥饱之伤，其病皆在脏腑，不在经络，淫自外者经络如伤寒则每自太阳而迭传于经；风无定经，而要多在三阳；伤暑则多在太阳、少阳手经；湿则多在太阴、少阴足经；清淫则只多在皮毛，而深之乃郁于经也。然内者病见于外，外者伤亦及内此如病在太阳而溺赤、溺闭；病在阳明而胀满、呕哕。若乃自经络而脏腑，则外淫之深，或久积渐，亦内本虚也如太阳伤寒，有太阳腑症；阳明伤寒，有阳明腑症；清淫致疟，久疟而入积为痞；清寒感于肺，积久为哮喘；寒积冲任，积久乃上攻心痛；痰湿溢于奇经，触发乃有痰迷癫痫；寒积肝肾，久乃为疝，为瘕；热积肝肾，久乃为癃，为浊；热积肠胃，久乃为瘘，为痔。自脏腑而经络，则内伤之变，而使荣气不从也疮疡之类，其病多脏腑而发于各经。如背疽、脑疽发自太阳；鬓疽发自少阳；瘰疬发自少阳、阳明。其他痈疽，亦必各审所在经络以知治本也。故言脏腑而后继以十二经络，及于奇经八脉。经络之详，穴道三百有六十穴，所注也；道，所行也。著在《灵枢》《甲乙》等经，及《铜人图》，为针灸所宜详。此编非能遍述，要其所经行苟①不了然于心目间，则何以能审病之所在而因经施治如伤寒头痛项强，则知病在太阳；额痛鼻干，则知病在阳明；耳聋目眩痛，则知病在少阳；腹痛则知病在太阴；少腹痛则知病在少阴；舌卷囊缩，则知病在厥阴。他如伤风头

---

① 苟：如果，假使。

痛则风在太阳，口眼㖞斜则风在阳明、少阳，而余淫可类推矣。盖经络，标也；脏腑，本也《内经》诊太阳、阳阴、少阳、太阴、少阴、厥阴，皆谓之标；于寒水、风木、君火、相火、湿土，皆谓之本。标本有相及有不相及，有先有后，有缓有急此言病在经络治经络，病在脏腑治脏腑，不相及也。由经入内，治外兼扶内；由内及经，治内兼清外，相及者也。本急先治本，标急先治标，此权衡也。外而内之，引病入内如伤寒下之早，反成结胸、承气诸症；内而外之，益虚其外如不当表而表之，乃致汗多亡阳。此经络脏腑之辨不明也。是故方剂有治经者，有治内者如麻黄、桂枝、葛根、升麻、柴胡诸剂，此行于经者；若人参、白术、黄芪、甘草、附子、黄连，则行于内，而各入于脏腑，不可以经言也。今人于药味方剂，必别言某经某经，亦失之矣混脏腑而言经也。至于各经见病，则《内经》亦详言之如手太阴经，动为喘满咳、膨膨肺胀、缺盆痛，两手交瞀为臂厥，及胸满结、臑臂前廉痛、肩背痛之类。十二经及奇经，各有见症。第①既知脉所经行，则亦以知动所见病，在医者心会之，故不欲更仆数。亦恐执一以言，而反有挂漏，且或相混也如手太阴有掌热，手少阴亦有掌热；手太阳有汗出，手少阳亦有汗出。

明于病之所在，夫亦可知治矣。故述《内经》苦欲补泻，及治六淫之法而申论之。盖气归于形，味归于化经络荣卫及脏腑，有形皆形；木散、火软、土缓、金收、水坚，及魂、魄、精、神、意、志，皆其化也，化本形标由化而后成形，化于形寓此犹"形而上者谓之道，形而下者谓之器"，道与器不相离也。调其化，以味为主苦欲补泻，专以味言。治其淫，兼以气剂治六淫则亦主于味，而兼言寒、热、温、凉、平。而今人启齿，惟问寒、热、温、凉，是不知本治也。芍药、

---

① 第：但。

乌梅皆补肺而泻肝芍药酸寒，乌梅酸温，其补肺而泻肝则一也。肉桂、薄荷皆益肝而泻肺肉桂辛热，薄荷辛寒，其补肝而泻肺则一也。但薄荷轻而行表，肉桂之重则补肝为多。若桂枝之轻则亦泻肺矣。艾叶、黄连皆能泻心坚肾艾叶苦温，黄连苦寒。熟盐、硝石皆可泻肾补心熟盐咸温，硝石咸寒，硝石之软坚去瘀即以补心也。且无药不补即麻黄、紫苏，何尝非补肝之药，无药不泻即人参、甘草，何尝不用以缓肝而泻心火。而今人惟知参、芪之补，麻黄、大黄之泻，是不知调剂之义也。五脏皆有宜补其气化不足则宜补，五脏皆有宜泻其邪有余则宜泻。而今人谓"肝无补法，肾无泻法"，是不知"正不足，邪有余"之分也。肾主闭藏而成冬，肝主升散而为春，而今人乃谓"乙癸同源"，是不知五行、四时之各有专令也言"同源"，则五脏何莫非同源，五行，一阴阳也，阴阳，一太极也。以言其分，则五行之生，各一其性矣。故标此二节而主宗之，所以示用药之权衡，为方剂之宗主也。

知所以用药味矣，而六淫之杂感，为变无穷，非可执一端治也。故条举六淫之所变症而悉数之。其犹或有遗，则亦当以类推而可识也。

外淫之变多，内伤之变少，然不可不讲其治法也。大抵外淫或有无妄之疾，内伤则惟人保合太和尔。

前此分析为言，未探其本，则或知五行之生各一其性，而不知五行一阴阳，阴阳一太极也。为著《先天后天阴阳气血论》一篇，而脏腑、经络、荣卫可综于一，五殊二实，探其源矣。

人物之生，必受形于父母。父母，人之天地也。男女媾精，万物化生；虽有嘉种，必藉良田；播种以时，且滋灌溉。不然，何以能生，故著《天癸娠孕》一篇。

人之气，即天地之气，消息与通，迭相感应，故气运之推移，偶失其和，讫有偏胜，则人必有感之而为病者，六淫之症所以多也，故《内经》之言五运六气详矣。兹为举其略焉，虽未必尽符，要使人知所备焉，谨之于未病之先，时行或可不染也。

首一卷皆言治病之理。二卷以后，及于药性、方剂。药性、方剂乃有九卷，干约而枝不能不繁，然博学而详说之，将以反说约也，阅者其反本求之。

天地间人与物皆资以相养，而养人惟谷为良，蔬果辅之。且谷及蔬果，未尝非药也，而纂"药性"者，或反遗之，颠矣！故此编以"谷部"为首，次"蔬"，次"果"及"草"草药为多，分上、下二册。上册皆用根，下册乃用枝、干、叶、花、实，木、火、土、金、石、水及鳞凡游者皆鳞、羽凡飞者皆羽、毛凡走者皆毛、介凡穴者皆介，及人身可用者。凡供人食者，虽不为药，亦备载之。而怪僻之药，则所遗者或多矣。

夫草木难言，《神农本经》百余味尔，至《名医别录》而益广，其余历代各有所增，至李时珍《纲目》而大备矣。然以言药味，或此以为苦，而彼以为辛；以言药性，或彼以为寒，而此以为热。药之性味固有定，而言或不同，盖尝之未真，且转移以就己见也如人参本甘、苦、微寒，而或以为甘温。彼盖以为寒则不补，且移就"甘温能除大热"之说耳。又古今方俗，或异其名，则展转承讹，而难于是正。考本草者，固未能行遍天下，物物而亲睹之而亲尝之矣。夫以时珍之该博，且不能不一二讹如以"蕳"为"薍"，以"鼻涕团"言"山楂"，以大如桃李之"羊桃"为"姚弋长楚"。况每下者，不出乡闾①，见闻未广，而欲以所见翻前人哉如今人有以"芦稷"当"黍稷"，以"幽兰"花叶为《本经》之"兰草"者。此编于不可考者，则宁阙之如白头翁竟不敢决，其余未经见者，则言"形状不可知"云。又古今《本草》于凡药，皆言"入某经某经"。愚意药不可皆以经言，当言"补某脏，泻某脏"尔。且同一祛痰，而痰实不一；同一止泄，而泄或不同。是治症亦不可以胪言②，恐用之有或误也。雷敩③《炮炙》，故作烦难，多可不必。故此编皆置不录。要于其所以能入某脏某腑，所以专行某经之故，则每为详道之，使人知所以用也。

明于药性，而后及方剂。因病制方，宁必前古。而必辑古人方者，示人以用药之权衡，制方之规矩。规矩则无不范，而应变则无穷也。首及"肾部"，继以"心""肝""脾""肺""三焦"，此皆补剂，以治内以调元化。继及"寒""风""暑""湿""燥""火"，皆以治淫，救弊补偏。继及"经""胎、产"，生人之本也。继及"婴儿""痘疹"，养之于萌芽也。继及"痈""疡"诸伤，以尽变也。目之用要矣。而于诸症未有分属，故特备一部终焉。

"三焦"一部，水火之交，阴阳升降之道路，而言医者往往

---

① 乡闾（lú 驴）：家乡；故里。
② 胪（lú 卢）言：传言；流言；群体之言。《国语·晋语六》："风听胪言于市，辨祆祥于谣。"韦昭注："风，采也。胪，传也。采听商旅所传善恶之言。"
③ 雷敩：南朝宋时著名药物学家，以著《雷公炮炙论》著称。

略之。此辑诸方加详，谓其行命门之化，所关实重，不容略视也。抑言医者于三焦，先未明的矣！仲景，方书之祖。其论伤寒，实可以该六淫，而示人以分经治病之法，故"寒部"所辑，多仲景方，诚以规矩准绳，于斯已备。神术散而后，意欲圆融，而分经之法失矣苍、白二术，非太阳经药，且不足以祛隆寒。其余益元汤而下，则亦皆列之"寒部"，冷泻及疝，皆寒疾也。然概以仲景分经法移治他淫，如易老之加减小续命汤，则又不尽然。盖寒为专淫阴性专也。而有传经，风多兼挟，而阳经并受，鲜及于阴，且不复传，无庸作印版文字也。惟冬月为正伤寒，若春夏而有感冒，则皆伤风，瘟疫亦风淫挟火，故凡类伤寒及风温之治，皆列"风部"，不惟中风、风痹乃谓之风，而痹症又不专属风矣。痢症列"暑部"，痢兼清湿之淫，而暑为主也。水气、着痹、食积、痰饮、诸泻则皆列"湿部"，食壅湿生，痰即湿之所溢也。燥本清凉之气，故《内经》又多言清如"风胜清复""清胜暑复"之类。本近于寒，而今人言燥，则属之火热之症，是已失之。丹溪以六郁为燥，良得其情。盖诸气膹郁，皆属之肺，燥淫乘肺，气血乃不得舒。此不独在深秋，而实深秋气也。疟症亦列"燥部"，疟兼暑湿，而清燥之遇之者深也。"火部"当次暑淫之后，而此次"燥部"之后，以火淫无专属，五脏气有所逆，则皆为火，且亦犹三焦孤腑，而列部于五脏之后云尔。"火部"之后，继以"经"及"胎、产"，三者皆妇人事，而分二部，以调经如垦田，胎产如稼穑也。继以"婴儿""痘疹"。痘疹亦婴儿事，而分二部。痘疹又婴儿之变，且有专科也。"痈""疡"亦当属"火部"，而外科症烦，治术多乱，故特分部详之。凡此诸部之中，分晰条理，各有先后次第，细玩乃见，俱非信手拈录。

辑医方以治病。愚所以辑方，非徒为治病，而欲治治病者之病。何则？今但云某方治某病，而不察某方之所以治某病；某药入某经，而不察某药之所以入某经。其轻重主佐，各有深心，而或肆为增损，方守一隅，病情多变，为之诡遇，则故步已忘，病或偶瘥，而隐伤已随之。此非治病者之大病欤？注释医方者，若成无己、吴鹤皋，亦匪一人，而特见亦或有之，然循方附会者为多。而又往往多生枝节如分有汗为伤风，无汗为伤寒之类，臆见①揣度②，反失事情如传经为热邪，直中为寒邪，又疑"伤寒传足不传手"之说为不然之类。而方有治经病者，有治脏腑病者，今概谓某方为某经之药，则亦已失之此于经字、脏腑字混而不分之过。大抵古人名方之可为楷模者，其用心为最苦。盖用药如用兵，制方如庙算③，必非信手拈撮，抚剑疾视，以敌一人。多算胜，少算不胜，而况于无算乎？宜只就本方对所治本症而细按之，思其何以用某药，何以不用某药，何以重用某药，何以轻用某药，何以补表兼施，何以辛酸并用，何以寒热并行，明其所以然，而思过半，则战胜于庙堂之道也。仲景，方书之祖，次则莫如东垣。此编所辑，二家为多。愚于《药性》中，既详言性味所趋，而于每方下，又每复详述之。诚使人知其所以用之之

① 臆见：个人的私见；主观的看法。
② 揣度：考虑估量。
③ 庙算：朝廷或帝王对战事进行的谋划。《孙子·计》："夫未战而庙算胜者，得算多也；未战而庙算不胜者，得算少也。"

故，而悟对症之宜。方后复总论之，以明其选将、用师，为制胜当然之术，欲人能即此而推之，以得泛应之宜。夫岂徒抄誊墨卷欤？

仲景方，药简而剂重；东垣方，药多而剂轻。故今人多疑仲景方之过峻而不敢用。抑知汉时斤两、升斗与隋唐而后之斤两、升斗本不同，每轻如三之一三两当今一两，三升当今一升。又当时药草盖贱，每大剂锉合服，使病痊而止，不尽者乃遂弃之，不必尽剂，其于麻黄汤下已言之，盖诸方概然也。今为之说者，乃谓"古人体厚，可当重剂；今人体弱，则不可用"，是欲并仲景方而废之也。夫古今人体即①或有厚薄之殊，亦何为独至隋唐间为厚薄分界？且自汉至唐，不过六百年，而厚薄顿殊如此？则自唐至今，且千余年，其厚薄相去又当若何？而思邈、东垣之方，又宜皆不可用矣，岂其然哉？大抵后人识力不如古人，其认症先已不的②，用药因亦不敢直前，多方诡随，习为乡原之行，以人试药，以药试病，盖往往而然，而遂自以为得计焉尔。循至今人，见用药稍峻者，遂谓之"霸药"；其平庸不足恃，不痛不痒者，乃谓之"王道"。是既不识医，又安识王霸夫？汤武③救暴安民，不期而会孟津④者八百国，《诗》称汤曰：如火烈烈，则莫我敢遏。武之誓师曰：尚桓桓⑤如虎如貔⑥，如

---

① 即：原作"则"据光绪本改。

② 不的：不可靠，不确实。

③ 汤武：商汤与周武王的并称。

④ 孟津：古黄河津渡名。在今河南省孟津县东北、孟县西南。相传周武王在此盟会诸侯并渡河，故一名盟津。后讹作孟津。为历代兵家争战要地。

⑤ 桓（huán 还）桓：威武的样子。

⑥ 貔（pí 皮）：传说中的一种野兽，似熊，一说似虎。

熊如罴①，是以苟有三蘖②，莫遂莫达，肆伐大商，会朝清明。此何等动地惊天事业！齐桓、晋文，假仁托义，费几笼络，始获一盟召陵，费几阴谋，始获一胜城濮，且不旋踵，而楚之强梁如故。由是观之，其孰王孰霸耶？然则，东垣之方，又何以称善乎？曰东垣力量，亦实不如仲景，而其智独留心脾胃，是谓操之有本。且其用药虽多，而实各有条理。譬之为将，仲景直捣其中坚，东垣务剪其羽翼，而其先为不可胜则无不同，所以同称善将，自非可与乡原并讥也。自二家而外，他方之可以为法者，固未尝不收，且有传其方而未知所出者，又己所制方有成效者，亦间见一二。要以示人知取法，务于审症的而用药当，毋徒为以药试人也。

　　此编所辑"药性"，凡六百八十余，而所常用之药则不过百余味，盖取材欲多，韩子所谓"俱收并蓄，待用无遗"，虽不必皆用，而其材所能否，则不可不知，其亦或有待也。方剂亦六百三十余，而附见加减之方，则所不悉数。盖病情万变，庄子所谓"得其环中，以应无穷"，岂一一而豫之。而变化之法，触类引申，庶③可以尽天下之能事也。大抵首一卷言性命之大原，举医道之大略，其言虽约，而其指已无不该。二卷以下，记载虽详，而论其本原，其实要归于一。盖详于药性者，格物

---

　　① 罴（pí 皮）：熊的一种，即棕熊，又叫马熊，毛棕褐色，能爬树，会游泳。

　　② 蘖（niè 聂）：树木砍去后从残存茎根上长出的新芽，泛指植物近根处长出的分枝。

　　③ 庶：表示希望发生或出现某事，但愿，或许。

致知①之学，知崇效天，以尽其虚，而具众理之体，稽实待虚，存体应用也。用之方剂者，诚意正心之事，礼卑法地，以尽其灵，以应万事之用，慎独②审几，克己复礼③也。知此意而参之，则毋轻言医矣，则亦可与言医矣！

婺源汪绂灿人氏再书

①　格物致知：谓研究事物原理而获得知识。为中国古代认识论的重要命题之一。语出《礼记·大学》："欲诚其意者，先致其知，致知在格物。"

②　慎独：在独处中谨慎不苟。

③　克己复礼：约束自我，使言行合乎先王之礼。《论语·颜渊》："克己复礼为仁。"何晏集解："马曰：'克己，约身。'孔曰：'复，反也。'身能反礼，则为仁矣。"

目 录

卷 九

卷 一

医 源

五行相生

水生木　木生火　火生土　土生金　金生水

五行相克

水克火　火克金　金克木　木克土　土克水

五 脏

肝属木　心属火　脾属土　肺属金　肾属水

但肾有两枚，右肾属火，又主命门，乃水中之火也。

六 腑

胆：属木，附于肝，气与肝相表里。

小肠：属火，其气与心相为表里。

胃：属土，附于脾，气与脾相表里。

大肠：属金，其气与肺相为表里。

膀胱：属水，其气与肾相为表里。

三焦：属火，为无形之腑，命门之火之所行也，故《脉诀》以属右尺。然火气自下而上，达于膻中。盖下焦当阑门间，主泌别屎、溺；中焦当幽门以上，主腐烂水谷；上焦当贲门以上，主升达气血，皆命门火之所熏蒸而已。凡饮食之入，则自上焦而中焦、而下焦，乃屎、溺以出。故《内经》又曰：

三焦者，决渎之官，水道出焉。① 然三焦水道，所以下行，而决之使通行者，则火气之上达也。命门火气之通行，自下焦起，则以下焦属之右尺，附右肾可也。

七　门

飞门：口唇。

嚼门：齿牙。

吸门：咽喉。吸门之间，分为二道。曰"喉"者，下达于五脏，人之气所由呼吸言语也；曰"咽"者，下达于胃肠，人之饮食所由入腹而生化气血也。

贲门：人之咽，又名食管，在气喉之后，并肺而下达于胃，胃之上口谓之"贲门"，饮食入胃之口也。

幽门：胃之下口，接小肠处也。饮食入胃，脾土运化，而挹②水谷之精以为气血。谷之精为气，水之精为血。气上行于膻中而肺主之，血上输于膈上而心主之。故《内经》曰："气会膻中，血会膈俞。"

阑门：小肠之下口，接大肠膀胱处也。胃中水谷之精既化而蒸为气血，其糟则并下入于小肠，小肠之火气又为泌别之，水之浊者为溺，渗入膀胱，乃自膀胱达于前阴而出；谷之糟秽，下入大肠，达于魄门以出。阑门，泌别屎、溺，分道之门也。

魄门：大肠下口，即屎孔也。

腹中脏腑部位

喉：气管也，有软骨九节，下达于肺。

肺：上接气管，下覆心主，后附于脊骨之第三椎。五脏，肺最居上，故

---

① 三焦者……水道出焉：语出《素问·灵兰秘典论》。

② 挹（yì 亿）：舀，把液体盛出来。

曰"肺为五脏华盖"，又曰"肺朝百脉"。

心包络： 此包于心上之黄脂，而别为一经，与上焦为表里云。

心： 紧承肺下，外有包络裹之，上有管，上接肺管，其旁又分有三管，下通于肝、脾、肾。心附于脊骨之第五椎，下有膈膜，以分上下。凡秽浊不得干焉。

膻中： 即胸中膈膜之上，心肺所居，其边旁之空处也。膻中，乃上焦清气之所会，故上焦与心包相表里，而亦别为一官。《内经》曰"膻中者，臣使之官，喜乐出焉"① 是也。

膈： 横膜，在心之下，肝之上；前当胸前窝上，后附脊骨之第七椎。所以隔别上下也。膈上为心肺所居，上焦清气所升。膈下为肝脾所居，中焦化气所存。脾生血而上输于心，必循膈而上。故膈为血之大会。

肝： 当膈之下，居胃之右，后附于脊骨之第九椎，其上有管，上通于隔上心肺之间。

脾： 在膈下，附胃之左。脂膜相连，后附于脊骨之第十一椎。其脾上管，上通于膈上心肺之间。

肾： 在肝脾下，后附于脊骨之第十四椎。肾有两枚，夹处脊骨左右，相去各一寸五分，中有细管，白膜相连，系于脊骨，其当中一点，是为命门。但左肾主水，主藏精；右肾主火，主作强。故《难经》遂以右肾为命门云。

命门： 当脊骨十四椎下，即两肾中间一点白膜也。其上有细管，循脊骨上膈，上通于心肺之间。两肾中间一点，乃元阳所聚，为人生命之原，故曰"命门"。其位居水中，其气则真阳之气，为水中之火，故曰"相火"。又曰"雷龙之火"，三焦之火之原也。但其气寄于右肾，故其脉亦动见右尺焉。

以上五脏部位。

咽： 食管也，软管并肺管之后，下膈而下，接贲门通于胃。

贲门： 当膈之间。即胃上口。

胃： 在膈下，居肝脾之间。脂膜与脾相附，正当胸下腹中，为中焦运化

---

① 膻中者……喜乐出焉：语出《素问·灵兰秘典论》。

水谷之所。故诊脉者必以有胃气为主。

幽门：当脐上二寸，近后附脊，即胃之下口，小肠之上口也。

小肠：上接胃之下口，后附于脊，前附于脐。叠积十六曲，皆左回，为下焦火气泌别屎、溺之所。其位与心相远，而小肠为心之腑者，其经络自相通也。故其脉附心而同见左寸。

阑门：当脐门稍上，后当肾命稍下。前有脂膜连膀胱，即小肠之下口，大肠之上口也。溺于此而渗入膀胱，屎于此而下大肠。

大肠：上接小肠，位当脐以下，叠积十六曲，皆右回，为秽浊所出之路。其位与肺相远，而大肠为肺之腑者，其经络自相通也，故其脉附肺，而同见右寸。

广肠：附脊。即大肠下截。

直肠：又广肠下截出肛门者。

魄门：即肛门。

上自咽以下至魄门，皆水谷之道，上下相通者也。

胆：附肝之短叶间，近脊第十椎下。此与诸腑皆不相连，然实为命门相火所行，故能吸气血之清者，以积为青汁，而主能决断，为清净之腑。

膀胱：附阑门之间，当脐上二寸，位正居脐下，后当脊骨十九椎下。膀胱有出孔无入孔，然脂膜与小肠下口相附，故小肠之水渗入膀胱而为溺也。膀胱与肾亦不相连，而为肾之腑者，亦其经络相通，故其脉附左肾，而同见左尺。

此二腑与肠胃别。

脊骨脏腑次第

大椎：颈后大骨也。其上仍有二骨，上颈窝中，上通于脑。其下二十一椎，下抵魄门，合数之则二十四椎也。

第三椎：当肺。

四椎：当心包络。

五椎：当心。

七椎：<small>当膈。</small>

九椎：<small>当肝。</small>

十一椎：<small>当脾。</small>

十四椎：<small>当命门二肾。</small>

十六椎：<small>当小肠。</small>

十九椎：<small>当膀胱。</small>

二十椎：<small>大肠下俞。</small>

二十一椎：<small>尾间尻骨。</small>

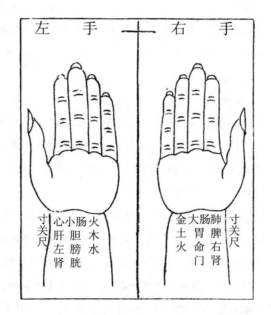

寸、关、尺三部，总谓之寸口，本肺家太渊脉也。以肺朝百脉而脉会太渊，故于此可以诊五脏脉焉。左寸以候心，小肠附焉；左关以候肝，而胆附焉；左尺以候左肾，而膀胱附焉；右寸以候肺，大肠附焉；右关以候脾，而胃附焉；右尺以候右肾，而主命门之火。只此为定说，其他说多谬。

左脉三部

左寸：主以候心。心包络虽别有经脉，然亦只是心，其属火而主血，皆行心之令耳。则左寸以候心，而心包络同候矣，不必别求之右尺也。高阳生①以心包络列于右尺，非也。心与小肠，一脏一腑，其经脉彼此相络，而皆行于手，故小肠宜附心而同见左寸。且小肠鲜有专病，如溺赤淋数，皆心之遗热；小便清冷，亦心之虚寒。候心即以候小肠矣。滑伯仁、李士材别以小肠附之左尺，亦非也。《内经》于左寸云：外以候心，内以候膻中。② 膻中者，即心肺所居，在膈之上也。外、内云者，盖即寸部分上下，上为外，下为内也。言左寸"上以候心"，其稍下则并可以候膻中之上焦清气也。凡脉之三部，皆只以候脏气。而浮多外感，沉则病深，不得有"浮以候腑，沉以候脏"之说。

左关：主以候肝。肝与胆，一脏一腑，其经脉彼此相络，而皆下行于足，且胆即附肝上，而风木相火亦同气，候肝即可以候胆矣。《内经》云：左外以候肝，内以候鬲。③ 按膈在肝上，不在肝下，而经云然者，盖"鬲"字非指膈膜言，乃自膈膜以下，幽门以上，肝胆脾胃所居。故言左关以候肝，其稍下则并可以候膈下中焦之化气云也。

左尺：主以候左肾。左肾主水，肾与膀胱，一脏一腑，其经脉彼此相络，而下行于足，故膀胱自附肾而同见左尺。且膀胱寒即肾寒也，膀胱热即肾热也，候肾即可以候膀胱矣。《内经》云：尺外以候肾，尺里以候腹中。此并两尺两言也。"腹中"，谓肾与膀胱所居也。两尺皆主以候肾，而其下则并可以候腹中下焦之浊气也，非以腹中兼指小肠、大肠也。小肠属火，左肾主水，左尺与小肠何与④? 大肠属金，右肾相火，右尺与大肠更无与。而李士材以小肠列左尺，大肠列右尺，则大非矣。

---

① 高阳生：五代时人，著《脉诀歌括》。
② 外以候心内以候膻中：语出《素问·脉要精微论》。
③ 左外以候肝内以候鬲：语出《素问·脉要精微论》。
④ 何与：犹言何干。

右脉三部

右寸：主以候肺。肺与大肠，一脏一腑，其经脉彼此相络，而皆行于手，故大肠宜附肺而同见右寸。且大肠鲜有专病，即如肠痈、肠澼、肠风、痔漏，要皆由肺胃之热；洞泄、清冷，亦由肺胃之寒。大肠非能自病也，候肺即以候大肠矣。滑伯仁、李士材别以大肠附之右尺，大非。《内经》于附上言：外以候肺，内以候胸中。① 胸中即膻中也，偶变文耳。三部皆一脏一腑，而只以脏气为主。其有腑病，则只以脉症相参而可推耳。

右关：主以候脾。脾与胃，一脏一腑，其经脉彼此相络，而皆下行于足，且脾与胃本相附，而皆主土，候脾则所以候胃矣。《内经》云：右外以候胃，内以候脾。② 其变文先腑而后脏者，六腑莫重于胃，其诊他脏脉，亦皆以有胃气为主。中焦化气，人之气血，皆自胃而升也，然胃气之所以能化，则皆由脾土为运化之，脾胃固同候中焦矣。

右尺：主以候右肾。右肾主水中之火，盖命门之火，寄于右肾以变见也。故凡肾水衰少，相火妄行，及膀胱有热。皆每见右尺浮洪大数焉。若命门之火衰微，则右尺亦必微弱，然则膀胱病，亦实并见右尺也。三焦之火，即命门之火之上行，在下焦则泌别秽浊，在中焦则暖脾胃而消水谷，在上焦则升达气血，实则一火气所行也。故《脉诀》以三焦列右尺焉。然右尺只当以诊下焦，其于中焦、上焦则不能相及，中焦自当候两关，上焦自当候两寸。李士材说是也。而下焦又三焦之本，则右尺固特重也。三焦经脉，与心包相表里，而彼此相络。盖下焦起于命门，中焦并于胆胃，上焦极于膻中，膻中即心肺所居，而气则肺主之，血则心包主之，上焦固与心包相表里也。以下焦为三焦之本，则以三焦并列右尺，犹之为可。若以三焦与心包相表里，而并以心包络列之右尺，则大不然矣。心包自宜合心为一而候之左寸，上焦膻中则宜并候两寸。高阳生以包络列于右尺，此大非也。

---

① 外以候肺内以候胸中：语出《素问·脉要精微论》。
② 右外以候胃内以候脾：语出《素问·脉要精微论》。

人迎气口

人迎：左关前一分为人迎，以候外感。关前一分者，以关之一部，分为三分，其左关前一分近寸处，以候外感之风邪也。盖风为六淫之首，而左关肝属风木，与风同气，是以外感于风，则肝脉前一分为之变而紧盛，犹木之枝叶因风而动摇也。然此所谓外，只指风言耳。

气口：右关前一分为气口，以候内因。右关脾胃，仓廪之官，伤于饮食，则胃气不和，故右关前一分为之变而紧盛。此所谓内因，只指饮食言耳。

脏脉本象

肝脉弦而长：其长直如引弓弦也。凡六脉见弦，皆属肝气所乘。如弦而劲，则肝风相火之盛，肝邪有余也；弦而虚，如茈脉之类，则肝虚失血，正不足也；若在左关一部有弦意，则不为病，其本脏然也。然有太过、不及，则亦肝病也。春而六脉有弦意，亦不为病，其时然也。非春时而见弦脉，则病也。弦而尚有和缓之意，为有胃气，虽病不凶。若独弦而不和已甚，则死脉也。

心脉洪而钩：洪，大也。钩，有曲意，圆转如珠也。凡六脉见洪，皆属心火所乘。如洪而数，则心令君火之盛，火邪有余也；洪而虚，则心血虚热，正不足也；若只左寸一部有洪意，则不为病，其本脏然也。然有太过、不及，则亦心病也。夏而六脉有洪意，亦不为病，其时然也。非夏时而见洪脉，则病也。洪而尚有和缓之意，为有胃气，虽病不凶。若独洪而不和已甚，则死脉也。

脾脉大而缓：缓，和也。有从容自得之意。脾胃属土，五行得土而成，五脏皆以脾胃而养，如六脉皆和缓，是谓有胃气，谓之无病，虽有病亦不甚。惟太缓而迟，则是土气不足而内寒也。迟而且微，则虚寒已甚也。其或如漏之滴，如雀之啄，则死脉也。

肺脉毛而涩：毛，轻浮也。涩，难行而短之意。凡六脉见涩，皆属肺金之燥。涩而实，则气血有阻，收敛之过，痰①壅之类；涩而虚微，则肺气短

---

① 痰：原作"疾"，据光绪本改。

少，正不足也。若只右寸一部有毛涩意，则不为病，其本脏然也。然有太过、不及，则亦肺病也。秋而六脉有毛涩意，亦不为病，其时然也。非秋时而见毛涩，则病也。毛而尚有和缓之意，为有胃气，虽病不凶。若毛涩不和已甚，则死脉也。

肾脉沉而石：沉按方见，如石在水中也。六脉沉石，皆属肾水所陵①。如沉而愈实，则有痼冷、癥瘕，邪有余也；沉而微细，则肾水虚寒，正不足也。若只两尺沉石，则不为病，其本脏然也。然有太过、不及，则亦肾病也。冬而六脉见沉石，亦不为病，其时然也。非冬时而见沉石，则病也。沉石而尚有和缓之意，为有胃气，虽病不凶。若沉石而不和已甚，则死脉也。

三部本象

左寸洪浮而散：其来甚盛，其去有散布之意，此心火本象，然须于洪散中有和平之意。若浮洪实数，则火令太甚，为实热也；若浮洪而虚，则火之假象，为虚热，为外感也；洪而太散，则心神散矣。左寸见弦，母病遗子，久当自愈；如左寸太缓，则土实火虚，其病方日甚；左寸见毛涩，则金来侮所不胜，宜补心而泻肺；左寸见沉石，则水来克火，其病大凶矣。凡脉象与本部相违则病，相反则凶也。

左关弦直在中：不浮不沉，弦而平直，此肝木本象，然须于弦直中有和平之意。若弦实而劲，则风火交作，相火病也；若浮弦而虚，则失血或阴虚也；弦而太劲，则肝木枯矣。左关见沉石，母病遗子，邪退自愈；如左关浮洪，则火实木焚，其病方日甚；左关太缓不弦，则土来侮所不胜，宜补肝而健脾；左关见毛涩，则金来克木，其病大凶矣。凡两关本象不沉，言沉者非也。

左尺脉沉濡而石：按之濡软而有神，如石在水中，此肾水本象，然须于沉石中有和平之意。若沉伏涩石，则禁痼沉寒，水令过甚也；若不沉而浮，按之不石，则肾水亏失；浮而无根，根本败矣。左尺见微涩，母病遗子，邪

① 陵：通"凌"，侵犯，欺侮。《礼记》："在上位，不陵下"。下同。

退可愈；左尺见弦，则木实水虚，病方日甚；左尺见洪，则火来侮所不胜，大宜壮水之主以制火；左尺见迟缓散漫，则土之克水，亦大凶也。大抵两尺人之根本，其脉宜有凝聚而通达之意，然不谓之神门，其有"神门脉"，在小指掌后锐骨端，乃心家脉名，不可相混。

右寸浮毛而涩：浮指即见，轻软如毛而短涩难进，此肺金本象，然须于毛涩中有和平之意。若短涩迟滞，是清燥过甚，则气血不舒也；若浮毛虚软，则肺气虚，正不足也；毛如散麻，则肺气竭矣。右寸见迟缓，邪衰自退；如右寸见弦，则木来侮所不胜，宜补气而泻肝，如生脉散之类；右寸见沉石，则寒甚病深；右寸见洪数，则火来克金；浮数或胃火上迫；实数则大凶也。

右关和平缓大：不浮不沉，缓大从容，脾土本象。脾胃后天之主，气血所由滋也。然过缓迟滞，则湿令太过，胃之阳不足而气不滋；过大实数，则胃火过炽，脾之阴不足而血不滋。右关见洪数，饮食稍过，人常有之，但不宜太甚；右关见毛涩，则金实土衰，壅滞不舒；右关见沉石，则水来侮所不胜，宜健脾强胃，且补命火；右关见强劲，则木来克土，过甚则大凶。

右尺沉石而洪：两尺脉皆宜沉石，水之本象。但左尺有濡意，专属水也；右尺有洪意，水中之火也。《脉诀》谓"右尺与心同断"，则是欲其浮大而散，失之甚矣。沉石而洪，亦须和缓。若右尺沉伏微细，则是命火将绝，急宜补火；右尺浮洪虚大，则是命火散逸，根本已亏，洪而实数，命火独炎，皆凶道也；右尺短涩，亦是火衰，或有癥结、瘕疝；右尺见弦，相火将动，病必日进；右尺洪而不浮，亦宜壮水以制火；右尺迟缓不浮，亦宜补火。

四时脉象

春弦：春属木，肝气宜旺也。春初见沉石，冬气未衰，病有余寒，不足为病；春见洪脉，病必日进，至夏必凶；春见迟脉，肝气不足，宜舒肝气；春见短、涩、浮、毛，金克木，为大凶。

夏洪：夏属火，心气宜旺也。夏初见弦脉，春气未衰，有余风，不为大病；夏见迟脉，病亦日进，夏末病甚；夏见毛涩，心气不足，宜补心气；夏见沉石，反时，水克火，为大凶。

夏季缓：脾土分旺四季，然火生土，土生金，则在夏秋之交，乃正脾土行令之候也，故夏季之脉，尤宜和缓，而入当夏末时，脉亦每多缓弱，固其常也。夏季见洪脉，亦自不为病，以火令犹行也；夏季见毛涩，秋盗土气，至秋必凶；夏季见沉石，脾胃气衰，宜健脾强胃；夏季见弦劲，则本来克土，脉反时，为大凶矣。

秋毛：秋属金，肺气所行也。秋初见缓大，土气未衰，有余湿，不足为病。秋见沉石，病必日进，至冬必凶；秋见弦脉，肺金不足，宜敛肺气；秋见洪数，则火来克金，为反时，为大凶。

冬石：冬属水，肾气宜藏也。冬初见毛涩，金气未衰，有余燥，不足为病。冬见弦脉，病必日进，至春必凶；冬见沉洪，或浮洪，肾气不足，宜壮肾水；冬见迟濡太甚，则土来克水，是亦反时，为大凶矣。

脉象大略

浮：轻指按之即见。外感脉浮，感风尤浮。

洪：大也，浮而有力。病多属热。

钩：浮洪而实，如操带钩。多实热。

虚：谓虚浮也，轻指见浮洪，重按则无力也。此虚热。

散：浮而不聚。此阳虚欲尽。

毛：浮甚而轻，且有涩意。气虚血少。

沉：重指按之方见。多属内伤，或外邪深入。

石：沉指见有力也。病多痼冷。

伏：至骨始见。寒甚。

牢：沉而弦劲也。伏火。

弱：沉且无力。大虚。

细：如丝欲绝。虚甚。

迟：一息只三至或二至。寒也。正气虚也，虚则寒。

涩：迟且往来难也。或风或痰，或血阻气不行也。

结： 脉迟而时或一止，不相接续。多是寒痰所壅。

代： 止有定数曰"代"。此脏已有绝者，病多不救。

数： 一息有六至或七至。热也，邪气实也。实则热，或阴虚生内热。

紧： 数两有力，如转绳也。此寒热相迫而热。

动： 数而圆转如豆粒。此气血不定也。

促： 脉数而时或一止，不相接续。此多是相火上迫。

弦： 如张弓弦，此阳气欲达而未得之象。有浮弦，有沉弦，有弦而数，有弦而不数。或阳闭，或阴虚。

芤： 弦而中空。谓浮指见弦，而重按则中空也。此多失血之候，肝血虚热也。

革： 浮见弦急，重按则不见，此阳气浮虚，而阴寒迫之。与芤同而更甚。

滑： 往来流利。病多属痰，孕脉喜滑。

长： 脉过本位。气盛也。

短： 不及本位。气收敛也。肺脉宜短。两关无短脉。

缓： 脉平和也。

外感六淫

风： 风气属木淫。脉多浮弦。

寒： 寒气属水淫。脉多浮紧。

暑： 暑淫属君火。脉多濡细。

湿： 湿气属土淫。脉多迟濡。

燥： 燥令属金淫。燥，清冷枯竭也。脉多迟涩。

火： 火气属相火。此伤火也，与暑不同。脉多弦数。

内伤七情

喜： 过则伤心而神散，故其脉散而大。

怒： 过则伤肝而气逆，故其脉弦而数。

忧： 过则伤心包而气郁，故其脉细而紧。

思： 过则伤脾而气滞，故其脉多迟而涩。

哀： 过则伤肺而气短，故其脉浮而短。

恐： 过则伤肾而气下，故其脉多沉石。

惊： 过则伤胆而气乱，故其脉动鼓不定。

用劳五形

久视伤血脉多虚弦数大，久行伤筋脉多弦紧不定，久立伤骨脉多沉濡而伏，久坐伤脾脉多迟濡而沉著，久卧伤肺脉多浮毛短涩。

过伤五化

过醉伤神神伤则气血皆伤，房劳伤肾肾伤则气血无本，此二者皆先天受伤，过饥伤胃气血不生，过饱伤脾不能运化，此二者皆后天受伤，多言伤气，亦伤肺也。

脉象病情相参，此以上已得其大概。《内经》言望望气色、闻闻声音、问问受病原因。《难经》尤详诊声色，要皆五行生克之理，不可不参看也。

五　　色　参《内经》《难经》

木青： 肝病则面青，青如苍璧者生，青如草兹者死。春色微青无害，夏季而青大凶。凡物之青色者多入肝经。

火赤： 心火则面赤，赤如缟裹朱者生，赤如衃血者死。夏色微赤无害，秋面赤大凶。凡物之赤色者多入心，入血分。

土黄： 脾病则面黄，黄如罗裹雄黄者生，黄如枳实者死。夏季微黄无害，冬春面黄大凶。凡物之黄色者多入脾经。

金白： 肺病则面白，白如鹅羽者生，白如枯骨者死。秋色微白无害，春面白大凶。凡物之白色者入肺，入气分。

水黑：肾病则面黑，黑如重漆者生，黑如炲①者死。冬色微黑无害，夏面黑大凶。凡物之黑色者多入肾经。

五　声　参《难经》及《管子》

角木：角音，如雉登木，各各然也，牙音也。凡肝病有余，则多呼号怒骂，角音也。

徵火：徵音，如人负豕而骇，例例然也，舌音也。凡心火为邪，则多噱②然嘻笑，徵音也。

宫土：宫音，如牛鸣窌中，烘烘然也，喉音也。凡脾胃有余邪，则多言语含胡，宫音也。

商金：商音，如离群羊，汪汪然也，齿音也。凡肺邪有余，则多悲哀啼哭，商音也。

羽水：羽音，如鸟鸣树，于于然也，唇音也。凡肾水为邪，则多细语呻吟，羽音也。

五　味　参《洪范》

木酸：肝有火邪则口酸也。凡酸味补肺泻肝。

火苦：心有火邪则口苦也。凡苦味补肾泻心。

土甘：脾有热邪则口甜也。凡甜味五脏皆补。

金辛：肺有火邪则口辣也。凡辛味补肝泻肺。

水咸：肾有热邪则口咸也。凡咸味补心泻肾。

淡：胃气寒则口淡无味。凡淡味主渗水利窍。

详见"五脏补泻论"。

---

① 炲（tái 抬）：烟气凝积而成的黑灰，俗称"烟子"或"煤子"。

② 噱（xī 西）：口哨。

五　臭　参《月令》①

木膻： 膻气，如羊肉。凡病觉鼻闻膻气，是肝邪也。

火焦： 凡病觉鼻闻焦气，是火邪也。

土香： 凡病觉鼻闻香气，是脾邪也。然凡香物，能醒脾气。

金腥： 腥气如猪肉，凡病觉鼻闻腥气，是肺邪也。

水朽： 腐烂之气也。凡病觉鼻闻朽气，是肾邪也。

五　液　参《难经》

泪： 泪为肝液。肝病多泪，感风多泪。

汗： 汗为心液。心虚则自汗，脾虚则盗汗，汗多则亡阳。

涎： 口之痰涎也。涎为脾液，脾土壅滞则多痰涎。

涕： 鼻涕也。涕为肺液，肺为寒闭则多涕，脑热亦多涕。

溺： 溺为肾液。肾寒则溺多而清，热则数而短。

津： 肾液之精者。润于周身，上出于舌下之廉泉穴，即口中津吐。修炼家所谓"上池之津"也。凡人身之液皆咸，唯口中津液独淡。修炼者常以舌舔上腭，则津自生，漱而咽之，可以灌溉五脏云。

五脏所主五体

肾主骨： 人之始胚，得父精而分两肾，两肾之间，脊骨生焉，故肾主骨。凡骨伤则肾伤，肾病则骨痿也。两肾中间，当脊骨之十四椎下中一点，曰"命门"，尤为生命之本。凡骨中之髓，填满空窍，上聚于脑者，又皆命门之所主也。

　肝主筋： 肾水生肝木，肝附脊骨之第九椎。有肝则有筋，筋缠绕于骨，

---

　① 月令：《礼记》篇名。礼家抄合《吕氏春秋》十二月纪之首章而成。所记为农历十二个月的时令、行政及相关事物。

故肝主筋。凡筋伤则肝亦伤，肝病则筋疯瘕也。

心主脉： 肝木生心火，心附脊骨之第五椎。有心则有脉，脉循筋骨而行，故心主脉。凡血伤则心伤，心病则脉枯涩矣。

脾主肉： 心火生脾土，脾附脊骨之第十一椎。土性下沉，故脾位在肝下。有脾则生肉，肉周于脉外，故脾主肉。凡肉伤则脾伤，脾病则肉重也。

肺主皮毛： 脾土生肺金，肺附脊骨之第三椎。有肺则成皮毛，故肺主皮毛。皮伤则肺气伤，肺病则皮毛见焦痿也。

五脏所藏五化

肾藏精： 肾为作强之官，技巧出焉。积一身之精液，聚而藏之于肾，以为生育之本。及于命火一动，则男女交而精泄，所以成胚胎也。

肝藏魂： 呼吸为魂，魂即气之运也。肝为将军之官，谋虑出焉。凡有动作，皆魂所运也。然魂藏于肝，而肺又主气者，肝主行，肺主敛，魂行而有呼吸，而肺则主以为之节也。

心藏神： 心为君主之官，神明出焉。聚五气之灵妙，合而萃之于心，以为泛应之主。及夫视听一接，则内外交而神注，所以役群动也。

肺藏魄： 视听为魄，魄即血之英也。肺为相傅之官，治节出焉。凡有聪明，皆魄之灵也。然魄藏于肺，而肝又主血者，肺主静，肝主动，目得血而能视，耳得血而能听，魄静而司视听，而肝则主以为之谋虑也。

脾藏意： 脾土，心火之子也，故主思而藏意。五行皆得土而成，精神、魂魄之灵，皆合于脾，而随心所使，以发之用也。

五脏所开七窍

目： 为肝窍。目眶属脾，目内眦属心，目外眦属心包，目白珠属肺，目黑珠属肝，目瞳子属肾，目中精水属胆。然合之总为肝窍。肝热则目赤，肝虚则目昏也。

舌： 心之苗。舌不可言窍，故言心之苗。心受邪，则舌或大，或短，或肿胀，或硬不能转也。舌胎则胃气所变见，胃寒则舌胎白而润，大寒则黑而惨，胃热则舌胎黄，大热则焦而裂，胎薄则邪轻，胎厚则邪盛，多属热，亦心火遗于脾胃也。

口：为脾窍。五味皆变见于口。

鼻：为肺窍。气之呼吸，皆通于鼻。肺主皮毛，皮毛有寒闭则鼻塞；肺热则鼻干。

耳：为肾窍。肾热则耳脓血，肾虚则耳聋，肾气有所壅而不得上通，则亦耳聋。然手足少阳经脉，皆行于耳，暂时耳肿、病脓血者，又多属少阳风热也。

前后二阴：肾又下开窍于二阴。前阴男曰"宗筋"，女曰"廷孔"，通于膀胱。后阴通于大肠，似不与肾相通，然肾主闭藏，屎、溺之出以时而不漏者，以肾主之也。若小便遗精，大便不闭，则肾病失闭藏之令也。

五脏荣余

爪：肝之余。肝主筋，筋之余为手足指甲。肝气足则爪甲厚，肝气虚则爪甲薄，肝热则爪甲燥裂，肝寒则爪甲青黑。

眉：肝之荣。肝气有余则眉厚，肝气不足则眉疏。

发：心之荣，血之余也。血盛则发长美；血少则发黄短；血衰则发落，火上炎也；又血衰则发白；心血枯则发直。

唇：脾之荣。唇赤脾热，唇白脾寒，唇裂胃火，唇青黑则脾胃败死。

毛：肺之荣，身上细毛也。肺气盛则毛润，肺气衰则毛枯，肺受寒闭则毛竖。

齿：肾之余。肾主骨，骨之余为齿牙。肾水日盛而齿生，肾水日衰而齿落。然齿属肾，而齿床、龈肉则属胃。胃及大肠之脉，皆荣于唇齿，故肿痛皆属阳明胃经之风火。痛或虚火，肿则实火，郁热也，齿缝出血则心肾虚热也。

须：肾之荣。肾有余则须多，肾气衰则须落，更衰则须白。然有肾气内藏而无须者。

望色、闻声、问病所由起、切诊脉，以审病情者，亦云详矣。然伤寒则有传经，诸邪所中，亦各有所中之经，而病形以异，故十二经络及奇经八脉，尤不可以不知也。

十二经脉络 详必考之《素问》《灵枢》《甲乙》等经及《明堂》《铜人图》，此撮其大略耳

手太阴肺经之脉：起于中焦幽门之间，下络大肠肺与大肠相表里，还上行循胃口，上膈。属肺，从肺系肺系于脊骨之第三椎下。横出腋下，下循臑内臂之上截曰臑，行少阴心主之前逾心经脉而行其前，下肘中手肘腕中，循臂内上骨下廉手腕面曰"臂内"，手肘面背为"臂外"。臂有两骨，接大指者为"上骨"，接小指者为"下骨"，廉，边也。太阴脉循臂内之上骨下边而行也。后凡言内、外、上、下者仿此，入寸口寸口，即关骨之间，寸、关、尺三部也，动见太渊即寸口穴名，寸、关、尺三部动脉也。今人以候五脏脉者，上鱼掌后接寸口处，循鱼际手掌、手背分际之边上也，出大指之端此正脉所止处。其支者自关骨上分支向掌后边，从腕后手掌门曰"腕"，直出次指内廉次指，食指也。内廉，次指之近掌近大指边也，出其端接行手阳明大肠经。

手阳明大肠经之脉：起于手大指、次指之端承太阴肺经脉，循指上廉手指以近背为上廉，出合谷两骨之间大指、次指两支，至掌背两骨之间而合，动见合谷手阳明经穴名，大肠脉动见于此。《内经》云：以候膻中之气，上入两筋之中合谷后有两青筋，循臂上廉臂上骨之上边近后，入肘外廉肘以上近前边，上臑外前廉臑以向前面一边为前外，上肩，出髃骨之前廉髃，肩骨名，上出于柱骨之会上颈旁天柱骨名，下入缺盆肩之前下颈间，大骨横向上处陷中曰"缺盆"，络肺此正支自缺盆入腹内之胸中而络肺也。大肠与肺相表里。下膈，属大肠此正脉所归处。其支者，从缺盆上颈自缺盆分支行于外者，上颈行颈之前，贯颊，入下齿中左右两脉相交，还出挟口出齿床，挟口角，行上唇，交人中，左之右，右之左复交而又分行左右，上挟鼻孔在鼻孔外旁沟间，接行足阳明胃经。

足阳明胃经之脉： 起于鼻挟鼻孔两旁而起，承手阳明大肠经脉，交頞中頞，额也。二支并行，挟附鼻梁，而上眉心之左右，上行至额，而左右相交，旁约太阳之脉复左右分行，约束足膀胱脉，乃出行肌肉间而下也，下循鼻外鼻外之两旁，入上齿中左右两脉，又交于上齿中，还出挟口出齿床，挟口角，行于下唇，环唇又左右交，下交承浆环唇而复交于承浆。承浆，穴名。当下唇下正中，上与人中穴相对，却循颐后下廉口旁曰"颐"。颐之下边，今俗所谓"下爬骨"也，出出行于肌肉间，动见大迎穴名，在下爬骨两旁陷中，如韭叶许阔，循颊车分左右循颊下骨边，而行至颊车。颊车，穴名，又在大迎左右，乃下爬骨动处也，张口有陷，动见颊车《内经》以候口齿，上耳前，过客主人客主人，少阳经穴名，在耳目相去中间，今俗谓之"太阳筋"，循发际两巅之际，至额颅额上发际头骨。其支者，从大迎前下人迎此分支自大迎穴分行下颈至人迎。人迎，穴名，在结喉两旁，动见人迎此非左寸关前之人迎也，此人迎亦可以诊胃气，循喉咙，入缺盆此正支从此入腹中，下膈，属胃此正脉所归属，络脾胃与脾相表里。其直者，从缺盆下乳内廉此又自缺盆分支而外行于胸前者，下挟脐行腹前挟脐之左右，入气街中穴名，在脐旁稍下。其支者，起于胃口此又腹中分支者，自膈下胃上口分支下行也，下循腹里附腹中里肉而行，下至气街中而合复出腹外与外支合，以下髀关穴名，足腿之大骨转关处也，抵伏兔穴名，腿骨承髀关处，下膝膑中膝盖骨曰"膑"，下循胫外廉足筒骨曰"胫"，下至足，动见阳跗穴名，又名冲阳，在足跗上五寸骨间。《内经》于此候脾胃之气。足跗，足背承胫处也，入中指内间足之中指近次指处。此支终于此。其支者，下廉三寸而别此又自冲阳下外边分支者，下入中指外间足之中指近第四指处。其支者，别跗上，入大指间，出其端接行足太阴脾经。

足太阴脾经之脉： 起于大指之端大指内端，近次指处，承接阳明胃经脉，循指内白肉际，过核骨后指内白肉之际，大指白肉内边之近足掌处也。核骨，大指后节高骨，上内踝前廉内踝，足之内边。足踵前承胫骨处高骨，俗谓之"脚苦肘"也。太阴行于此骨之前廉，上腨①内腨②，足肚筋也，循胫骨后，交出厥阴之前逾肝经脉而行其前，近胫骨处，上膝行膝内旁股内前廉行股之内侧而近前，入腹自前阴两旁当股上屈处入腹，行于腹中，属脾此正脉所归属，络胃脾与胃相表里，上膈挟咽咽，食管也，连舌本，散舌下入口散于口中舌下，正脉终于此。其支者，复从胃别上膈自络胃而又分支上行，注心中接行手少阴心经。

手少阴心经之脉：起于心中承足太阴脾经脉，出属心系自心中而出在心上也，心系于脊骨之第五椎，下膈循脊骨而下，络小肠心与小肠相表里。其支者，从心系上挟咽自心系分支而上，系目系从内自咽而上行。其直者，复从心系却上肺此又别支，自心系而上肺，下出腋下自肺而出，乃出腹行腋下，下循臑内后廉臑之下侧近后处，行厥阴心包之后，下肘内手肘之内近下，循臂内后廉，抵掌后锐骨之端锐骨，在小指侧之掌后，与关骨相对，动见神门穴名，当锐骨前，上与太渊穴相对。《内经》于此候心，入掌内后廉近小指边为后侧，循小指之内内，近指面，近无名指，出其端接行太阳小肠经。

手太阳小肠经之脉：起于小指之端小指外端，承少阴心经脉，循手外侧小指外边，近手背侧，上腕手门，出踝中手踝，即掌后锐骨也。此行锐骨之中，直上循臂骨下廉臂之下骨下边，出肘内侧两筋之间肘下侧两筋间，亦有两骨，太阳脉行其间，上循臑外后廉臑后侧近下，出肩解穴名，肩骨分解运动处，绕肩胛，交肩上分绕肩胛而交肩上，入缺盆自肩上向前而下入缺盆，乃行腹内，络心小肠与心相表里，循咽，下膈，抵胃，属小肠此正脉所归处。其支者，自缺盆循颈上颊自缺盆分支而行于外者，上颈挟阳明而行，逾阳明上颊，至目锐眦目外角，却向耳，动见听会穴名。在耳门小乳之前陷中，入耳中《内经》以听会脉候耳目病。其

---

① 腨：原作"端"，据光绪本改。
② 腨：原作"端"，据光绪本改。

支者，别颊上频频，颧骨近鼻处。此又自颊别行，抵鼻，至目内眦目内角，此接行足太阳膀胱经，斜络于颧此其余也。

　　足太阳膀胱经之脉：起于目内眦承手太阳小肠经脉，上额交巅自额行头上，上头顶。其支者，从巅至耳上角横络足阳明脉。其直者，从巅入络脑直者，即上额交巅之脉，入项中，散络脑髓，还出别下项行顶上者，别直行顶后，下项，与络脑者会也。颈后曰"项"，循肩膊内挟脊自项下大椎左右各分两行，内二行夹督脉而行，各去脊骨二寸，外二行又夹内二行而行，左右各去内行二寸，去脊骨四寸，至脊骨尽处而会，抵腰中内两行当脊骨十四椎间，入循膂循脊骨，络肾膀胱与肾相表里，属膀胱正脉所归处。支者，从腰中下夹脊此别于腰中，不入腹内者，贯臀内外两行，皆会于尻骨左右，而后贯臀，入腘中自臀行股后入腘中。腘中，膝后足腕中也。其支者，从膊内左右别下贯髀此即自大椎侧分行者。髀，臀腿间大骨也，挟脊内，过髀枢自髀上入挟脊而过髀枢。髀枢，穴名，股大骨转关处，循髀外又出行髀外之左右，从后廉下合腘中自髀上分行，又至此而与直行者会，以下贯腨内行足肚里，出外踝之后外踝，足外廉近踵承胫处高骨，俗亦名"足苦肘"也，循京骨外踝骨前骨穴，至小指外侧接行足少阴肾经。

　　足少阴肾经之脉：起于小指之下承太阳膀胱经脉，斜趋足心足掌心涌泉穴，出于然谷之下穴名，在踵前内踝外，循内踝之后内踝与外踝相对，别入跟中跟中，脚后跟，即足踵也，动见太溪穴名，在内踝下少许陷中动脉，《内经》以此候肾病，自跟中上腨①内，出腘内廉腘之内侧，上股内后廉当两腿之内挟前阴，贯脊后行入腹内，贯脊，属肾此正脉所归宿处，络膀胱膀胱与肾相表里。其直者，从肾上贯肝膈贯肝而上，又贯膈上，入肺中，循喉咙，挟舌本正脉终于此。其支者，从肺出络心，注胸中胸中，即膻中，心肺所居。而包络，即包裹于心上者。肾脉络心注胸

---

　　① 腨：原作"踹"，据光绪本改。

中，乃接行手厥阴心包络经。

手厥阴心包络经之脉：起于胸中承足少阴肾经脉，出属心包络胸中，上焦清气所升；心包，膈俞，血之大会。一气一血，彼此相滋于此，下膈，历络三焦三焦无形，而心包经脉历络三焦，则《难经》言无形者非矣！盖三焦非有别腑，即六腑之水道相通，其交注之处。犹心包非有别脏，即心之包络，辅心君而主五脏，通血脉也。故心包、三焦相为表里，"历络三焦"，盖下膈络贲门；又下中焦络幽门；又达下焦络阑门也。其支者，循胸出胁自心包分支，循胸膈间而出胁下，下腋三寸以自胸膈间出，故在胁下三寸，上抵腋下复上行至腋下，循臑内，行太阴肺经、少阴心经之间，入肘中正当肘上，下臂，行两筋之间肘下有两筋，中间有沟，入掌中自太阴、少阴之间，过手门，入掌中心，循中指出其端正脉所止。其支者，别掌中，循小指次指无名指也，出其端接行少阳三焦经。

手少阳三焦经之脉：起于小指、次指之端承厥阴心包络经脉，上出两指之间此在手背两指叉间，循手表腕手表，即手背也。正行手背之中，直过腕后，出臂外两骨之间臂后曰"外"，上贯肘正贯肘骨，循臑外亦以后为外，上肩而交出足少阳之后逾胆经脉而行其后，入缺盆入行腹内，布膻中上焦清气所布，散络心包三焦、心包，一气一血，相表里，下膈，循属三焦属贲门间，气血得阳而升，故上焦如雾，以膻中之气言也；又下属幽门间，水谷得阳而化，故中焦如沤①，以脾胃所化言也；又下属阑门间，秽浊得阳而行，故下焦如渎，以小大肠、膀胱所泌别言也。以火气之元言，则命门之火始于下焦，上达于心君，而光明乃无所不照。以水谷之滋言，则饮食所入，始于上焦，下达于膀胱、大肠，而水道乃无所不通。其支者，以膻中上出缺盆自膻中而出行于外，上项颈后曰"项"，此自缺盆出，稍向后而行于项侧，系耳后，直上出耳上角，以屈下颊至顿颛颧骨尽处。

---

① 沤：原作"沥"，据《灵枢·营卫生会》改。

其支者，从耳后入耳中，出走耳前，过客主人有动脉，此头上诸阳之会，《内经》以候头角，前交颊复交于自耳上角至颊之脉，至目锐眦接行足少阳胆经。

　　足少阳胆经之脉：起于目锐眦承手少阳三焦经脉，上抵头角行额角，下耳后循颈，行手少阳之前正行颈之两旁，至肩上，却交出手少阳之后稍近背曰"后"，入缺盆入行腹内。其支者，从耳后入耳中，出走耳前，至目锐眦后不及目锐眦少许。其支者，别锐眦下大迎穴名，在颐下，合于手少阳，抵颛，下加颊车胃经动脉，下颈此支自颊车而下，合缺盆以下胸中合前自耳后下之脉为一也，贯膈络肝胆与肝相表里，属胆正脉所归处，循胁里出气街穴名，在脐两旁，绕毛际下前阴毛间，横入髀厌中两股髀大骨所压之中。其直者，自缺盆下腋此自缺盆分支而行于外者，循胸过季胁胁骨尽处曰"季胁"，今所谓"血堂"之上，下合髀厌中与行于内者合，以下循髀阳髀骨之外，正当髀两旁，出膝外廉自两腿而下行膝外之外侧，下外辅骨之前辅骨，膝压下辅膝者，直下抵绝骨之端胫骨尽处，下出外踝之前，循足跗上正行脚背上，入小指、次指之间正脉所终。其支者，别跗上入大指之间，循大指节歧骨内出其端大指之端，还贯爪甲大指爪甲，出三毛大指甲后节，上有长毛数茎，自此接行足厥阴肝经。

　　足厥阴肝经之脉：起于大指三毛之间承足少阳胆经脉，上循足跗上廉足跗上直骨高处，动见太冲穴名。在大指本节后二寸陷中。《内经》于此候肝脉。上行去内踝一寸，上踝八寸，交出脾①太阴之后向足肚边，上腘内廉，循股阴腿内边也，有动脉，但不便诊，入毛中前阴毛中，过阴器男宗筋，女廷孔，抵少腹入内，挟胃，属肝正脉所归，络胆肝与胆相表里，上贯膈贯膈而上，布胁肋布散于胸胁之肋骨，循喉咙之后，

---

① 脾：原作"髀"，据医理改。

上入颃颡①颃，亦颈也。颡，额也。但此乃行于其内者，连目系，上出额，与督脉会于巅此正脉所止。凡阴脉皆不上头，惟厥阴肝脉上达巅顶。其支者，从目系下颊里，环唇内此从目系而分者。其支者，复从肝别贯膈，上注肺此又自肝上分而别行者。自此接行手太阴肺经。

十二时血气贯注

寅：气血注肺。

卯：气血注大肠。

辰：气血注胃。

巳：气血注脾。

午：气血注心。

未：气血注小肠。

申：气血注膀胱。

酉：气血注肾。

戌：气血注心包络。

亥：气血注三焦。

子：气血注胆。

丑：气血注肝。

按：气血时时周流于身，灌溉脏腑，必无一时独注一经之理，但十二经灌注之序，则若有然耳。或当曰：寅时肺经主之，卯时大肠经主之，辰时胃经主之，巳时脾经主之，午时心经主之，未时小肠经主之，申时膀胱经主之，酉时肾经主之，戌时心包经主之，亥时三焦经主之，子时胆经主之，丑时肝经主之，则于理可

---

① 颃颡（hángsǎng 杭桑）：咽喉。《医宗金鉴·正骨心法要旨·头面部》："玉堂在口内上腭，一名上含，其窍即颃颡也。"清·张志聪《侣山堂类辩·音声言语论》："肝脉循喉咙，入颃颡。"

通，必非一时独注一经也。

十二经各有所见之证，然知其经络之所行，与其脏腑之所主，则参之于症，可以意会如寒感太阳经，则头痛项强，肩背引痛，以太阳经脉行于肩、背、头、项也；寒入阳明经，则鼻干额痛，以阳明经挟鼻上额也；寒入少阳经，则口苦耳聋，目眶痛，以少阳经行于耳目也。又如肺病欲哭，心病喜笑之类，皆可以意会而类推矣。若枚举之，反不能尽，而挂一漏万也。故十二经之下，不复录其见症云。若十二经之外，别有奇经八脉，则又不可不知也。

奇经八脉

督脉： 起于下极起二阴之间，后行长强、尾闾，从脊骨中直上巅顶，前下额，行鼻准中，下止于人中其见脉则六部皆浮直。其见症则腰背强痛，不可俯仰。主风痛。

任脉： 起于下极前行前阴而上，循少腹、脐，上胸脯，直上颈而止于承浆唇下正中穴名。其见脉则六部紧细实长。其见症则少腹绕脐下引阴切痛。主寒、瘕、疝。

冲脉： 起于下极居二阴之中，上行腹中，直至胸中而散其见脉则六部沉牢。其见症则气逆支满。主寒气上攻。

带脉： 后当命门脊骨十四椎下，前当脐，旁当章门穴名，绕腰一周其见脉则两关左右弹。其见症则腰难承载，腰以下冷如坐水中，四肢重。

阳跷脉： 并足少阳而行，主诸阳络其见脉两寸左右弹。其见症主风痛、发狂。

阴跷脉： 并足少阴而行，主诸阴络其见脉两尺左右弹。其见症主痰滞、癫痫。

阳维脉： 《内经》未详言所在。主阳络其见脉自尺而斜向小指，不由正位。其症亦主风痛。

阴维脉： 《内经》未详言所在。主阴络其见脉自尺而斜向大指，不由正位。其症亦主癫痴。

脏腑脉络，参之见症，而可知病之所由矣，然后可言方药。古人用药以味为主，而气次之，知药味之所宜，与病症之所合，则方可自我制矣。

五脏苦欲补泻　纂《内经》

肝欲散，急食辛以散之畅茂条达，木之象，肝之化也。故肝欲散。从革作辛，本金之味也。金气敛极则散，故凡辛味主升散。味者，化之极，物极则反也，以辛补之辅其畅茂条达之气，则是所以补之。凡发散之药，皆是所以补肝，非但生姜、川芎，即桂枝、麻黄，亦是补肝之药。而钱乙言"肝无补法"，则失之者也，以酸泻之"曲直作酸"，本木之味也。而木气散极而收，物极则反。故凡酸味主收敛，肝气过于畅达，则阳恐一发而竭，故宜酸收以泄其太过，所以持其平也。虚则补之肝之正气不足，则不能畅达，故急宜以辛散之，所以补肝之正气也。肝苦急，急食甘以缓之。肝胆，风雷之气，而处于至阴之下，为阴所遏，奋击而出，故每失之急，急则发而难收。"稼穑作甘"，土之味也。土性冲和，其味不变，故凡甘味主和缓。甘以缓之，使畅达之气得发之以从容，而不失之急也。

心欲软，急食咸以软之光明普照，火之象，心之化也。故心欲软。软者流动不滞，遍布无方之意也。"润下作咸"，本水之味也。水气坚极则软，下极而上，故凡咸味主软坚，亦物极而反也，以咸补之辅其流动不滞之气，则是所以补之。凡咸软之药，皆以补心，亦不独熟盐为补也，以苦泻之"炎上作苦"，本火之味也。而火气熯①极则凝，上极而下，故凡苦味主坚、主降泄。火气过于敷布，则阴绝而阳亦亡，故宜苦降以泄其太过，所以持其平也，虚则补之心之正气不足，则无以宣布光明，故急宜以咸软之，所以补心之正气也。心苦散，急食酸以收之心君神明之主，其用泛应无方，故

---

① 熯（hàn 汗）：干燥。

苦于散。散则劳而神疲，故宜酸以收之，使神明之用得以劳而有节，不至于过散也。

脾欲缓，急食甘以缓之和顺安静，土之象，脾之化也。故脾欲缓。甘本土味不变，得气之中和者也，以甘补之辅其和顺安静之气，则是所以补之。凡甘和之味，皆以补脾，亦不独甘草也，以苦泻之土气过于缓，则濡而不运，故又宜苦泄以作其缓，所以持其平也，虚则补之脾之正气不足，则无以滋生气血而成五行，故急宜以甘厚之，所以补脾之正气也。脾苦湿，急食苦以燥之脾胃湿土之气，虽生于火而与水同居于下，安缓沮洳①，最易沁湿。湿则废于柔软，故宜苦以燥之，使水下行而不上侵，土德之安和，有以制水而含物化光，不使其失于过缓也。

肺欲收，急食酸以收之肺金收敛清肃，金之象，肺之化也。酸本木味，散极而收，物极则反也，以酸补之辅其收敛清肃之气，则是所以补之。凡酸涩之味，皆以补肺，又不独芍药、五味子也，以辛泻之金气过于收涩，则阴气恐一收而熄，故宜辛散以泄其太过，所以持其平也，虚则补之肺之正气不足，则无以收敛向成而为治节，故急宜以酸收之，所以补肺之正气也。肺苦气上逆，急食苦以泄之肺金清肃之气，虽生于土，而伏于火中，位居心火之上，熔铸熏蒸，上极难下。气上逆冲，则燥而暴折。故急宜苦以降泄之，使火常温而不焦烁。金令之清肃，可以承火而揫敛下行，不使之上而难下也。

肾欲坚，急食苦以坚之坚凝闭固，水之象，肾之化也。故肾欲坚，苦本火味，上极而下，物极则反也，以苦补之辅其坚凝闭固之气，则是所以补之。凡苦降之药，皆所以补肾，亦不独地黄、黄柏也，以咸泻之肾气过予凝闭，则阳绝而阴亦亡，故宜咸软以泄其太过，皆所以持其平也，虚则补之肾之正气不足，则无以保合太和而为作强之本。故急宜苦以坚之，所以补肾之正气也。肾苦燥，急食辛以润之肾、命同居下极，阳火伏于阴水之中，

---

① 沮洳（jùrù 具入）：低湿之地。

是为生命之本。寒水职司闭固，闭极则寒凝而燥，不复滋润，命门之火，无以施生，而精寒道塞矣。故宜辛以润之，使阴虽闭而能开，阳虽藏而能发，不至于燥而枯竭也。凡辛味，能润能行，今人每以为燥药，亦失之甚矣，何其不读《内经》也。

苦欲补泻论

凡补者，补其正也肝木升散，以辛补之；心火敷布，以咸补之；脾土安缓，以甘补之；肺金收敛，以酸补之；肾水闭固，以苦补之，皆补其正也。凡泻者，泻其邪也肝过散，则以酸泻之；心过软，则以苦泻之；脾过缓，则以苦泻之；肺过收，则以辛泻之；肾过坚，则以咸泻之，皆泻其邪也。凡不足者，正不足也肝木不足，则不能舒畅条达；心火不足，则不能光明照物；脾土不足，则不能滋生气血；肺金不足，则不能收敛清肃；肾水不足，则不能坚固闭藏。凡此皆谓之虚。凡有余者，邪有余也邪者，非其正也。或感于外淫，或本脏之气自过，皆谓之邪。感外淫者，如风为肝邪，暑为心邪，湿为脾邪，清为肺邪，寒为肾邪，火为命门之邪是也。本脏为邪，则因他脏之气有不足，而彼此至于偏胜。如肝不足，则肺金乘之，脾土侮之，而有脾肺之邪；心不足，则肾水乘之，肺金侮之，而有肺肾之邪；脾不足，则肝木乘之，肾水侮之，而有肝肾之邪；肺不足，则心火乘之，肝木侮之，而有心肝之邪；肾不足，则脾土乘之，心火侮之，而有心脾之邪。凡邪之有余，亦因正之不足而生也。邪者，凡乘其所胜，如水来克火；侮所不胜，如金反侮火之类，皆是也。凡诸风掉眩、筋节搐搦，皆为肝邪；凡诸疮毒、痛痒、汤火发热之类，皆为火邪；凡诸湿肿、重著之类，皆为土邪；凡诸燥裂、皱揭、枯竭之类，皆为肺邪；凡诸澄澈清冷、禁痼、厥逆之类，皆为肾邪。补此即以泻彼，泻此即以补彼也彼者，此之对也。如辛补肝即以泻肺，酸补肺即以泻肝，咸补心即以泻肾，苦补肾即以泻心。惟甘之味，无所不补。所苦者其行之过也，救过所以承之也肝散之过，则失之急；心软之过，则失之散；脾缓之过，则失之湿；肺收之过，则失之气上逆；肾坚之过，则失之燥。是皆其行之过也。救急以缓，使心君得遂其软，如夏之承春也；救散以收，使肺金得以渐收，如秋之承夏也；救上逆以泄，使肾水得降而坚，如冬之承秋也；救燥以润，使肝木得遂其散，如春之承冬也；救湿以燥，土居火金之间，而金承火土之余也。**五味以滋五化，使对待不失其冲**或补或泻，以适其平，**而流行不失其渐**救其所苦，相承以渐。**审其气味形体之厚薄、浮沉、上下、轻重而为之剂焉**，气浮、味薄、体轻则上行，气沉、味厚、体重则下行。又凡物之枝叶，则多上行；凡物之根柢，则多下行；凡物之果实，则多中守；凡物之核中仁，多入心肾。此皆可以意解之。故辛以补肝，则如干姜、麻黄、紫苏、肉桂、川芎、当归之类；酸以泻肝，则如乌梅、赤芍、山萸、醯醋之类；甘以缓肝，则如甘草、饴糖之类；咸以补心，则如熟盐、龟板、龙骨、牡蛎之类；苦以泻心，则如黄连、连翘之类；酸以收心，则如枣仁、白梅、五味子之类；甘以补脾，则如甘草、饴糖、人参、黄芪、白术、苍术之类；苦以泻脾，则如青皮、枳壳之类；苦以燥脾，则如艾叶、乌药、黄连之类；酸以补肺，则如白芍、五味子、白梅、枇杷叶之类；辛以泻肺，则如生姜、麻黄、薄荷、苏叶、知母之类；苦以降逆，则如桔梗、黄芩、人参、苦茶之类；苦以补肾，则如生地、苦参、黄柏、黄连、乌药之类；咸以泻肾，则如泽泻、精盐之类；辛以润肾，则如附子、肉桂、知母、细辛之类。凡此，皆审其气味、形体之厚薄、浮沉、轻重以剂之，为补泻救过之用也。用药即此可以类推矣，**是用药之权衡也。**

六淫治法　纂参《灵枢》《内经·素问》

风淫于内，治以辛凉风乘于肝，而风为阳邪，风木同气，肝不足则风邪乘之。治之以辛，所以补肝之正；胜之以凉，所以治肝淫也。辛味之性，亦多寒凉，今人多以辛为热，失之矣，佐以苦甘风则生热，以苦泻其子。肝苦急，以甘缓之，**以甘缓之，以辛散之**辛散，即所以补肝而祛风也。

热淫于内，治以咸寒热即暑也，暑乘于心，君火之气，心不足则暑邪乘之，治之以咸，所以补心之正，胜之以寒，所以治暑淫也，佐以苦甘热则气逆，苦以泄之；暑亦急，以甘缓之，**以酸收之，以苦发之**热则气散，心苦散，以酸收之。发犹泄也，即苦以泻之也。

湿淫于内，治以苦热_{湿乘于脾，脾不足则湿邪乘之。然他脏皆以其味}补正，而脾独泻之以苦者，土性和缓，缓则易于生湿，故宜苦以燥之，不欲更以甘缓之也。脾，太阴土，土一于阴静，不济以热，不能运行，而湿淫不散，故胜之以热，以阳济阴也。治脾湿独异于他脏，土不变，以变变之也，佐以酸淡_{湿转生清，酸以补其子。淡味本乎天，以天交于地，}以苦燥之，以淡泄之_{苦则湿燥，酸则湿收，淡则湿渗。}

火淫于内，治以咸冷_{火者，相火之令也。火淫则非人身自具之火，而}外烁之火，如饮啖焦煿、甘肥、浓厚之味，及汤火泡伤火气内逼者，乃谓之"火"，与暑热不同也。然火淫与命门、三焦、胆同气，皆属之阳。相火不足，则火淫乘之，治之以咸，所以补命门之正。物必濡软而后生气徐行也，冷即寒而甚于寒，胜之以寒，所以制火淫也。以寒治热，以热治寒，古医经皆然，亦一定不易之理也。今俗人每言治热不可用寒凉，恐顿其火，何悖谬之甚乎，佐以苦辛_{苦降以泄之，与治暑热同。又苦坚肾水，所以安相火也。其用辛与}治暑淫异，君火散极而欲收，命火之源则欲散，所谓以辛润之也，以酸收之，以苦发之_{此收之以敛阴，使无过散而发之，即所以泄其火淫也。}

燥淫于内，治以苦温_{燥者，清凉挈敛①，衰飒枯竭之气，非火燥也。}《内经》于六气多言清，清即燥也。但金虽生于湿土，而火土同居。又秋承夏令，金伏火中，故其气不润而燥，则于火之余，一变而遂成清冷，所谓"从而又革"也。燥乘于肺，自阳而之阴，肺不足而燥淫乘之，治之以苦，泄上逆之气以安肺也，不言酸补。阴气始肃，不欲过敛，亦扶阳抑阴之意，胜之以温，则所以治燥淫也。苦味之性，亦多温热者，今人见苦味，则概指为寒，是亦失之也，佐以甘辛_{甘补土，所以生肺金。凡甘淡之味，则能补肺，又不}特以酸也，辛则所以泻燥淫也，辛润则不燥矣。辛，发生之味也，以苦下之_{所谓肺苦气上逆，宜食苦以泄之也。}

寒淫于内，治以甘热_{寒乘于肾，凝阴之邪，而寒水同气，肾不足则寒}

---

① 挈（jiū 纠）敛：聚集。《慎子·外篇》："气之挈敛而有质者为阴，舒散而有气者为阳。"

邪乘之。治之以甘，甘固无不补，肾命并居，气兼水火，故不独以苦坚肾，而甘以和之，成水火之间，济阴阳之会也。胜之以热，则所以治寒淫，热甚于温，凝寒之气，非大热不能胜也，佐以苦辛苦以坚肾，补肾之正；辛以润肾而行命门之阳，使生气条达，则凝阴可散矣，以咸泻之泻肾之邪也。寒则禁固坚凝，故咸以软之，以辛润之，以苦坚之此与补肾法同。治淫之法，于寒言之独详。寒，阴邪也，闭塞人之生气。生气郁则转而生热，热则气竭；热不胜则复为寒，寒则生气尽矣。故泄之散之，以遂生气者，苦辛之治也。至于郁热结中，阴寒锢外，则有咸以软之。阳卒不胜，而治以甘热矣。甘热所以正治寒淫也。仲景《伤寒》书，治不外此而已。其独论伤寒，亦诚以寒非他淫比也。

《内经》此节，盖因六气为序，初气厥阴风木，自大寒而后，其令已行，至春分而二气少阴君火；自春分而后，暑令已行，至小满而三气太阴湿土；自小满而后，湿行热中，火土并居，至大暑而四气少阳相火；自大暑而后，火令大行，代君火用事；至秋分而五气阳明燥金始行；至小雪而六气太阳寒水始行；至大寒而风令复承之矣。此其序。如亥巳厥阴风木，子午少阴君火，丑未太阴湿土，寅申少阳相火，卯酉阳明燥金，辰戌太阳寒水是也。然此客气之行，非主气之序，而主气又与四时相参错，如大寒后风令虽行而冬气正肃，时虽伤风，只同寒治。春分后春气盛行，而暑令亦布，其暑未盛，病为风温。立夏后夏令乃行，而三气、四气在客气则湿土承君火，居二火之间；在主气则湿土承相火，居二火之后，是多湿热相挟，中暍、伤暑、飧泄、下痢，皆参错相为病也。燥令在秋分之后，而秋气已先在立秋，故痢、疟每在夏秋之间，实燥淫也。若秋分而后则燥令又比于寒，略同寒治矣。经著成法，而因时施治，又存乎人之变通也。

治寒热论

凡以热治寒、以寒治热者，逆治也逆以胜之，如上章所云也。古人制方，有逆、顺、奇、偶、单、复、君、臣、佐、使。逆即逆治，顺即从治；奇者药味用单数，偶者药味用双数；单者单主于一味，复者重叠互用之；君者一方中一药为主，臣者以他药为辅，佐者佐君之所不及，使者使之为导以通道也。此专主顺逆言。以寒治寒，以热治热者，从治也从其病之情，而因以治之也。逆治正也治法原不可变，从治权也一时之权耳，非常法也。攻之而势两相格，不相受也。于是乎从以入之，不过一味外淫之气方盛，逆以治之，而势不受制，如服药而吐，或投之不效，则于是用从治之法；如以热治寒，而于热药之中加一味寒药；以寒治热，而于寒剂之中加一味热药。如用兵者使一人为反间，则大众随之以入，可取胜矣。古人用芩、连、知、柏或炒之，又如以冰煎理中汤，及服热药待冷饮之，服寒药乘热饮之，皆从治之意也。凡正足者，外淫不得而伤之，虽伤亦浅不至淫于内也。正不足而后外淫凑之，故治淫必先辅正古人纵大剂攻邪，未有不兼辅正者，如仲景治伤寒，桂枝、麻黄二方大表散，而于中皆用大枣、甘草，此辅正之显然者，况二方之辛温，亦正所以辅肝而润肾也，至若入少阳经以后，则多用人参矣，补正亦必泻邪如六味地黄丸中之用泽泻，咸以泻肾也；四物汤中之用白芍，酸以泻肝也。补必兼泻，古方多如此。泽泻本泻肾，而今人以为补肾，又每言肾无泻法，皆谬甚。凡言补者，皆补正也，正无可泻也；凡言泻者，皆泻邪也，肾有邪，而可不泻之乎。正虚甚而邪复乘之，则补正尤重古人有于麻黄汤重用人参者，正足而后邪可祛也。然补与攻并行，亦必无舍热邪不攻而独用补者，非甘温能除大热之说也。五味以滋五化，五气以治六淫《内经》云：气归形，味归化①，使气化不失其衡，而节宣有其度，审其内外邪正之浅深、轻重、缓急而为之剂焉如张仲景之《伤寒论》，别六经浅深而分治法，此实治六淫之准则也，此用药之权衡也。

风　淫

风为六淫之首，以其发无定时，其中于人无定所也。立春而

条风至东北风，春分而明庶风至正东风，立夏而清明风至东南风，夏至而景风至正南风，立秋而凉风至西南风，秋分而阊阖风至正西风，立冬而不周风至西北风，冬至而广莫风至正北风。如其时方，乃谓之顺，顺风不伤，虽伤亦浅四时八节之风，各如其方曰顺。至以其冲，乃谓之逆如立春而或发西南风，春分而西风，立夏而西北风，夏至而北风，立秋而东北风，秋分而东风，立冬而东南风，冬至而南风，此至以其冲也，逆风乃伤《灵枢》《素问》皆戒人毋当逆风。贼风砭①肌骨，令人痹门罅、壁穴、地穴隐隐之风，中人尤恶，谓之"贼风"。浅则病头痛发热，深则成痹者。邪之所聚，在四肢肌肉筋间，有深痛麻木不仁处也。飓音具。具，四方乱风也、颓旋转之风也、焚②轮旋风自上而下、扶摇旋风自下而上，中之者，筋脉缪绤③戾也、口眼㖞音戈斜。内不足而风乘之，是以诸风掉眩凡头晕目昏，手足搐搦，筋节缪戾④，肌肉瞤动，酸痛麻木，皆属风淫，皆属之肝厥阴风木，与肝同气，故风乘于肝。肝脉上巅顶，会于太阳经及督脉，故头晕；肝脉系目系，又目为肝窍，故目眩昏暗；肝主筋而苦急，故筋急而抽搐缪戾；风性动，故筋肉瞤动；木味酸，故筋节酸楚。然风为淫倡，每有所挟四时皆有风，非若寒暑之专于冬夏，夏则挟暑治当从暑，秋则挟燥治当从燥，冬则挟寒治当从寒。仲景每言中风伤寒，实则主冬月正伤寒，但兼有风耳，惟春月风温，是专风木之令自大寒后，已行风木之令，然风温之病，多至春深而后发。是故冬伤于寒，至春而温风时发，乃有风温今人谓之"瘟病"，病非一种，然皆发热、晕眩、迷乱而不畏寒，以风固阳邪也。冬伤于寒，则肝木之气不得舒，而肝不足矣。及春得温风，乘正气之不足而中之，故其发多暴热而不寒，其脉多浮洪，风木生火也。

---

① 砭：用石针扎皮肉治病，引申为刺。

② 焚：原作"楚"，据光绪本改。

③ 缪绤（tiǎn 天）：相缠结。《淮南子·本经训》："华虫疏镂，以相缪绤，寝兕伏虎，蟠龙连组。"高诱注："缪绤，相缠结也。"

④ 缪戾（lì 力）：错乱；违背。

或浮而弦数，风本象也。此风邪非复寒邪，治之宜以辛凉，如蓝靛、女青、薄荷、天麻、升麻、防风、荆芥、归尾、知母之类，辛以补肝，凉以胜风，或辅之以甘缓可也。其乘所胜，则为飧音孙泄风木乘于湿土也。飧泄在春末，则治宜兼辛凉以胜风；在盛夏，则宜苦温以燥湿。其侮不胜，则为逆气、咳嗽、鼽①音裘嚏肺不足则肝邪无畏，木反侮金，从风为治，辛散甘缓。肝木乘土，脉右关弦而浮；肝木侮金，脉右寸浮长而数。其为痹也，挟寒则痛痹今谓之"痛风"，其痹有常处，挟湿则着痹重着不能举动，而不甚痛，风则行痹肌上如虫行，风火合炎乃有热痹此古人所未言，今之所谓"雷火风"也，脉皆宜浮大。然寒痹则弦紧，湿痹则濡缓，风痹则浮大，热痹则浮数而弦，风挟相火也。治皆以辛行为主，挟寒则用热胜之，挟湿则以苦燥之，风聚则以甘缓之，挟热则苦寒降之。皆宜引以酒，酒味辛也。忌用酸咸。回风之中人也，多犯阳明即旋风也。手阳明大肠金也，亦侮所不胜也；足阳明胃土也，亦乘所胜也。二经皆上行于面，故口眼㖞斜，风急则筋缩也。治宜甘缓而行以辛温，以补肝和胃而生金。《内经》以桑钩钩其口，令坐桑柴中，啖②以美酒炙肉，亦补正之意也。③ 气血甚亏，则为瘫痪血虚则左瘫，气虚则右痪，然大要两皆虚也。男忌左瘫，女忌右痪，老者可治，少者多不治。治宜甘、辛、温，大补气血，如八珍、十全可也。风干于血，则有风狂脾生血，心用血，肝藏血，三脏皆主于血。或有过喜、郁怒、沉思，气有所偏，而风遂挟痰以干之。治宜酸寒，佐以甘辛，当补其正，不专治风痰也。干于胃气，则有阳狂胃者，气所由生。其经气血皆盛，而挟相火为用。风乘脾而干胃，则胃气争而狂作。凡狂之为症，自夸自誉，多怒善歌，弃衣扬掷，登高乘危。其病属之阳，其脉多浮、洪、长、实而不数。《内经》治此，禁之饮食，而饮以铁落汁，盖欲减其胃气，而折之以咸、寒、辛、苦也。风干胆肾，痰壅奇经，则有癫痫大惊伤胆，大恐伤肾，其气

---

① 鼽（qiú 球）：（鼻孔）堵塞。

② 啖（dàn 但）：吃或给人吃。

③ 以桑钩钩其口……亦补正之意也：语本《灵枢·经筋》。

偏失，则风挟痰而壅之。而心者，神明之主，七情之伤，未有不干于心者。但偏阳则狂，偏阴则癫耳。癫症或笑或悲，常若畏人，脉浮虚而缓。若风痰壅而溢入于络，积于奇经，则其发不时，或作或愈，猝动其经，则昏仆于地，过时而复。盖阳跷、阳维，主诸阳络；阴跷、阴维，主诸阴络。而督脉为诸经之海，故壅于其经，则猝发为痫也。寸口三部脉皆浮长而直，主督脉病；两寸左右动摇，主阳跷脉病；两尺左右动摇，主阴跷脉病；尺脉外斜向手背，阴维脉病；尺脉内斜向手门，阳维脉病。凡治癫痫，宜理心肾，如六味丸、补心丹之类，加以辛行淡渗可也。脉俱宜浮缓，不宜沉小弦实。**根本欲绝，乃暴中风酒色所伤，能使根本断绝**。饥馁之甚，亦使气血衰微。于是外淫乘之，乃至暴死。凡中风者，面多青，其脉或闭绝不见，或浮洪弦急，有痰壅而不盛；中寒者，指爪青，无痰，脉或细绝微见，或浮紧而虚；中暑者，面晦无痰，腹必急痛，脉细而虚，或代绝不常；中痰者，痰涎壅盛，面白，脉或弦，或涩，或滑数无伦，或代绝不常，或闭绝不见；中气者，内寒也，手足厥冷，脉必沉微细伏，或沉弦牢实者，寒溢冲任脉也；中火者，面赤痰涌，脉或洪数，或细绝；中恶者，山林野冢，古庙古井，阴寒所积不正之气，或墙垣毁拆，山圹掘发，积土之气，重者七窍流血，轻者指爪青，手足厥，其脉亦或闭绝，或动不常也。凡此各有所主，而附见于风淫之下。治中风以去痰为开门事，以补正为根本事，大要不外于辛行甘缓。**凡风脉宜浮缓，忌坚、大、弦、数风之气浮也**，然弦亦肝木本象，而忌之者，以邪气实盛也。

寒　　淫

寒淫行于冬月冬寒之令，至小雪而后行，迄大寒而止。然立冬后，即有寒气先时而至者；大寒以后，虽春亦或有余寒，气有有余不及也。或非冬时，亦有暴寒，此则尤不正之气也，**乘于肺肾之虚**寒水，肾之气也，肾之正气不足，而寒淫凑之矣。肺金，肾之母，金不足则不能生水也。又肾为气之元，肺为气之主，气者阳也，阳不足则畏寒，而寒凌之矣。肺主皮毛，肺气虚则腠理不密，寒邪尤易入也。寒之中人也，其始栖于腠理之间毛孔间，洒洒淅淅寒貌。腠理不治，入于孙络络之小者；孙络不治，入于大络；大络不治，乃入于经脉之正道曰经，斜分者曰络。寒，阴邪也，性缓，故其入以渐。

一日太阳受之，阳郁而热足太阳，膀胱经也，太阳脉浮于表，寒自外入，故先干太阳经。又膀胱属太阳寒水，与寒同气，经之正气不足，则寒感而凑之。寒入于经，反作热者，人身阳也，寒邪外束，阳与之争，则郁而成热。其恶寒者，表虚寒束也；恶风者，冬月之风必挟寒也，非伤寒恶寒，伤风恶风之说。太阳脉行于背，上肩项，上头，故头痛、项强、背痛。治宜发表，以辛行之，以甘缓之。仲景分有汗、无汗。有汗桂枝汤，盖寒闭未深入经，则腠理犹开，阳汗自出，故只用桂枝，助阳而胜寒，以达其邪。若入经已深，则腠理反为寒所闭，汗不得出，故更用麻黄，大开腠理，使邪从汗出，亦非"风伤卫""寒伤营"之说。寒伤太阳，其脉浮大而紧。表寒邪多用辛，寒虽在太阳经，辛味实以补肝木之气也。盖冬月寒闭之甚，则肝木发生之气不能上达，故补肝以宣达阳气，使寒散而热之郁者亦舒，又非"寒淫于内，治以苦热"之谓。寒在阳经则阳郁，故宜宣达其阳。若入阴经则阴寒，宜苦热以胜其阴矣。"伤寒传足不传手"，人或疑之，抑知其所见症皆在足经，以寒属阴邪而居下也。且此以经言之，乃寒所入之浅深耳，非谓肺、心、大小肠独不病也。经犹道路，脏腑犹室家，不必相混。而一方不靖，征徭①遍天下，安得谓他经遂不病。

二日阳明受之，郁热益盛足阳明，胃经也。胃脉行肌肉间，故寒自太阳而益进，则干阳明经。邪入阳明，不恶寒，反恶热，额痛鼻干，甚乃壮热谵语欲狂。盖是经多气多血，又为相火所行。邪深阳明，则邪已盛，而胃气亦盛，两盛交争，作热益甚，故不恶寒，反恶热。阳明脉行于面，挟鼻上行交于额，故鼻干额痛，热盛之至，则谵语而狂。治宜解其肌热，行以辛凉，折以苦寒，缓之以甘，如升麻之辛寒，葛根之苦甘微寒是也。交争在阳分，必仍用辛表之，其热乃平，亦犹是舒肝木之意。但热已甚盛，则不得复用热药。其入阳明未深，而犹近太阳之间，则兼用麻黄；入经已深，热邪灼肺，

---

① 征徭：赋税与徭役。《后汉书·隗嚣传论》："至使穷庙策，竭征徭，身殁众解然后定。"

则用石膏、知母之辛寒；更深下而干胃腑，则折以酸寒，行以辛寒，如石膏、大黄、朴硝之类。大抵寒邪入阳明，虽寒亦热，如加冷水入干热之釜，其热必暴涌尤甚，而釜几裂矣。故治阳明经之寒，必用寒凉，无用热药者。若热甚伤血而有燥结，则兼用破结行血之药。

三日少阳受之，寒热往来足少阳，胆经也。胆脉在表里之间，故邪自阳明而益进，则干少阳经。邪入少阳，则寒热交作，微热不甚，耳聋，目眶痛，口苦。盖是经居三阳之内、三阴之外，内之正气出与邪争，则作热矣。外之淫邪入与正争，则外虚而生寒矣。又少阳脉或出或入，交于阳明之经，故或寒或热，行于耳目之间，故耳聋、目眶痛。胆味苦，胆气逼而上溢，故口苦。治少阳经邪，平其阴阳而已，辛以补肝润肾，苦以泄火坚水，小柴胡汤主之。或邪不入经而处上下内外间，则近上者可以越之、吐之，近下者因而攻之、下之，在上下间，虚气否隔，则亦以寒热合剂以平之。凡言一日二日，亦大概耳，其实不限于此。

四日太阴受之，不热而困，内病矣足太阴，脾经也。自阳经而入阴经，先及太阴。邪在太阴，不发热而腹痛，四肢重，或泻泄而清冷。至此，则所谓寒淫于内，宜治以苦热矣，炮姜之苦以燥之，参、术之甘苦以缓之、和之，如理中汤是也。

五日少阴受之，转益寒足少阴，肾经也。寒水之主也，邪入少阴，则内寒，少腹痛，或寒气逆上攻心。治宜大用苦热，佐以辛行。

六日厥阴受之，则阳绝矣足厥阴，肝经也。邪入厥阴，则手足厥冷，舌卷囊缩，其脉下缠阴器，上循喉咙，入颃颡也。寒入厥阴，百难一活。治宜苦辛大热，若附子、姜炭、四逆汤之类。凡邪在太阳则脉浮虚，在阳明则浮长坚实，在少阳则弦而不浮，在太阴则沉迟，在少阴则沉细，在厥阴则沉涩。

寒犯阳经，阳战而热；寒入阴经，阴并而寒。其有不寒而反热者，其人阳盛。寒邪已尽，而热反深入，自为病也寒邪不胜三阳之热，故寒自衰。而热之与寒争者，气不能平，反自为病也。大抵人生阳也，三阳经阳之阳也，故寒邪入阳经必与争，争则气乖而乱，虽阳亦邪矣，非直入阴经，则为阴邪。自三阳传入者，则为阳邪之谓也。根本未亏，肝肾气固者，七日而愈。其有两感，邪感盛而其人阳衰也《内经》两感之症，表里合病。一日则太阳、少阴皆病矣，二日则阳明、太阴皆病矣，三日则少阳、厥阴皆病矣，其病多不治。盖两感者，阳衰不能敌邪，而内之亏者又邪所易乘，故寒淫骤及。如房欲之后则肾亏，而太阳之邪得并入肾经矣；饥饿之后则脾亏，而阳明之邪得并犯脾经矣；劳役之后则肝亏，而少阳之邪得并犯肝经矣。况正气并亏，则寒淫之骤入，不已危哉！然及早亦有可治者，如太阳症具而脉沉细，此明是少阴并病，仲景用麻黄附子细辛汤。麻黄之轻虚以疏表太阳，附子之辛苦以坚肾润肾，而细辛之辛寒以通内外，是其治也。如元气虚不能作汗者，于补中益气汤加麻黄、桂枝，或麻黄桂枝汤加参、芪，是亦治法也。真阳不足而寒入之，是以澄澈清冷，禁瘛厥逆，皆属之寒真阳，命门之火也。肾命并居，则与寒水同气，阳伏阴中，于卦为"坎"。真阳足，则水不过于寒，而为生物之本，外寒不得而犯之，故凡寒疾皆肾虚也。如伤寒在阳经，犹能作热，在三阴，则澄澈清冷，禁瘛厥逆矣，然不独冬月伤寒也。寒乘于下，积为冷气，为疝为瘕男疝女瘕，皆寒气积于肾也。疝不一种，或睾丸偏坠，或痛引而上，或阴囊不收，或顽大不痛，男惟关于宗筋，女则阻于月事，然实肾寒而使木不舒，非肝病也。脉宜弦紧，尺多涩，忌细弱而数。溢于奇经，下引上逆冲脉、任脉，皆起下极。任脉前行脐腹以上，故寒气溢入，则苦少腹绕脐下引阴中切痛；冲脉内行腹中至胸，故寒气溢入，则逆气里急上攻于心，支满遗溺，皆瘕、疝类也。任脉动见寸口，紧细而长；冲脉动见寸口，弦长牢实。治瘕、疝宜苦热、辛热，如苍术、艾叶、乌药、附子、橘核仁之类。其乘所胜，为上脘痛上脘、胃口、贲门当胸膈也。此胃脘痛，俗亦云心前痛。心痛有九种，然猝痛或属热，久痛皆寒也。寒水克火，然心君至尊不受病，其寒气陵火，则并中焦而上干于膻中膈络间耳。脉宜迟细，忌浮大。治宜辛热，如丁香、桂心之类；侮所不胜，为腹中痛命门火衰，寒侮脾土，则脾不健运而腹冷痛，为泻泄清冷泻、泄不一端。风泻、惊泻，急而色青；火泻、热泻，急暴有声，黄赤而臭，或完谷不化；食积泻，腹痛而泻，泻出则痛止，色黄；湿泻，粪溏而不急；惟寒泻则洞出如水，而澄澈清冷，亦或完谷不化，色白，治宜苦温，为脾陷脾气下陷，五更泻也，治宜辛温苦热，冷食食积脾不健运，加以冷食，则有食积。脉右关滑，或迟涩，治主苦燥，虚气痞积多在脐旁左右上下。《难经》分五积，属五脏，然要皆寒气所聚，脉宜沉实，忌细涩，治以苦温辛散。寒溢于肺，暂而寒咳，积为寒哮肺主皮毛，暂感外寒，栖于皮毛，则腠理闭，肺气不舒，上逆而咳，治惟辛泻而已。其积寒在肺，则有哮咻、寒喘，春夏渐热则愈，秋冬遇寒则发。治宜辛散苦泄，胜寒以温，如桔梗、百部、生姜之类。老人则多属火。凡寒脉格于阳，则见紧盛；其乘于阴，则沉迟；其积寒则牢伏，迟微沉石之过，则皆忌之迟微过，虚寒甚也；沉石过，寒积实也。沉石亦肾之本脉。而忌之者，以寒邪实盛也。

暑 淫

暑淫行于盛夏自春分后，已行少阴君火之令，而暑暍未盛；小满后，少阳相火承之，暑气乃行；至大暑而止，然暑气犹余，虽处暑未歇，阳气常盈也。凡暑中人，多在夏秋之间，乘于肝心之虚暑暍，心之气也。心之正气不足而暑淫凑之。肝木心之母，木不足则不能生火也。又厥阴肝藏血，厥阴心包用血。血者，阴也。阴不足则畏暑，而暑陵之矣。肝主筋，肝气虚，则筋不柔，故暑令四肢急，筋急。暑之中人也，暴急无渐，不循于经暑，阳邪也，性急直，非若寒之传经，以渐而入也。乘于太阳，面晦凡伤暑必面晦，如火炎上之有烟尘也，痛绕脐，便癃手太阳，小肠也。小肠，心之表，与暑同气。故暑中人，多自脐干于小肠。暑，阳邪，位高，中多在手经。脐间，小肠所居也，小肠受热，故小便癃闭，而茎痛溺赤；乘于阳明，少腹痛，里急手阳明，大肠也，为火所逼，则痛而里急矣；逼于三焦，转筋霍乱手少阳三焦也。三焦，相火所行，三火合炎，则气血拂乱，水道不行，心腹绞痛矣。凡霍乱多得之暑。凡暑脉多濡细，气不足也。暑感小肠，宜淡泄苦降，如导赤散之类；逼阳明则宜淡渗甘缓，以寒折之，如益元散之类；逼三焦宜和其阴阳，盖三焦者阴阳升降之道也，阴阳水加熟盐以补心，最为不费而有神效，或用陈秫黍炒过煎汤亦效。秫黍，即秬黍，南方谓之芦穄，又谓之芦粟、穄粟。盖黍本属火，芦穄色黑性平，所谓得阴阳之和气者也，逼下下泻火气暴急，小肠传化失宜，膀胱不渗，阑门不宣，下逼大肠，则下急泻，逼上上吐暴火上炎，自幽门而逼上，中气不和，贲门不能纳，水道涌沸，则上涌吐，上逼下逼，吐泻交作，上下交逼，经脉纠结不吐不泻，名"干霍乱"。凡此皆三焦受淫也。下逼阑门则泻，上逼贲门则吐，中逼幽门则不吐不泻。治宜和阴阳，以淡渗之，以咸软之，忌辛热。脉多结促而代，或且暴闭，手足厥冷，此非死脉。其乘所胜，则气促急，暂而咯血火上迫肺也；侮所不胜，小便癃闭，肤热，暂而遗精脉沉实数，或右尺浮大，忌沉细。暑邪陵膀胱，则癃闭身热，治宜五苓散，以咸软、以淡渗而佐以辛行之也。邪陵肾命，则暂遗精，只宜平暑，不可收涩。真阴不足，乃暴中暍音谒。心火，阳也，内含真阴，是以心内含精汁三合，主用血以灌输经脉，"离"之为卦也。真阴足则火不过烁，而为应物之主，外暑不得而犯之。故凡暑症，皆心虚也。暑中暍者，脉虚濡细，或且暴绝，面晦身热，心烦，心腹痛，血凝不行，俗谓之"沙闭"，治宜通利关窍，而重以镇其阴，微用辛行、咸软、苦降，如行营散以嚏鼻之类。又宜于胸坎、手足、肘膝、腕中针出淤血，则暑随以散，徐补心以熟盐，用酸以破血淤，和其阴阳。

暑淫在内，外遏于清，四肢怠倦，寒热争盛暑而贪凉，则暑淫在内，而清凉之气遏之于外，脉亦细弱。然此宜胜其清邪，不专主治暑，宜辛香以达之，甘淡以渗之，如香薷、青蒿、扁豆、泽泻、茯苓之类。今专用香薷治暑，抑知香薷非治暑药也。争不治，为疟根平胃散、清脾饮，实皆以理中焦和阴阳也。合小柴胡汤及平胃散，亦可以平交争之暑，别详后，盛暑烦渴，引冷食寒，暑遏于脾，交争亦然盛暑必烦渴，只以苦茗泻热而升清，或乌梅、绿豆之酸以收其散，且宜热饮。若饮冷及啖瓜果过多，则为冷所遏，而热下遗于脾，脾受邪而木乘之，其脉弦或则双弦，寒热争矣。治亦宜平胃清脾，或柴苓合用，争而下逼，乃为肠澼，痢也。伤气白痢，伤血则赤，气血交伤，赤白并作痢之为病，皆暑邪也。暑为冷食所遏，逼而下伤于脾，则积郁而疟，更下而伤于二肠，则刮削而痢矣。其人血热，则小肠伤而痢赤，气热则大肠伤而痢白。小肠，心之表，而心主血；大肠，肺之表，而肺主气。或以白为寒，则大误。痢病之脉，宜沉小滑弱，以本暑邪，且在下部病也。然过于弱小亦忌。若实大浮数，则皆忌，以邪盛也。治亦宜和阴阳，轻则姜茶散，重则木香黄连丸，伤血则宜归芍及马齿苋之酸以泻肝木，伤气则宜人参、白术及扁豆之甘以缓肝急。凡暑必伤气，脉微细，转伤阴，则脉弦，忌洪数实大经云：壮火食气。[1] 又火灼伤肺，又少阴之令，脉反细弱也。血并伤则脉弦，过于引饮，亦脉弦，火炽甚则洪数实大矣。洪乃心脉本象，亦忌之者，以暑邪过盛也。

湿　淫

湿淫行于长夏长夏，夏季也。自大暑后始行太阴湿土之令，至秋分而止。然土旺四季，如春而灵雨，夏而霉雨，秋有霪雨，冬有阳雨，皆湿令行焉，不独季夏。而季夏则多旱，要以旱后骤雨，则溽湿挟暑，实中人尤易病。凡湿淫之伤，多在春夏之交及夏秋之交也，乘于心脾之虚湿淫，土之气也。脾土正气不足，而湿淫凑之。心火，脾之母也，火不足则不能生土；又脾土性缓，缓而命火不温，则湿淫于脾，亦火衰故也。湿之中人也，重着不行，濡软浸淫湿土之性，重坠居下，故受湿多自足起，故诸湿肿胀满，皆属之脾脾与太阴湿土同气，而胃又水谷所藏，脾不运则生湿，湿则肿胀而满，犹土地不治，一暴十寒，则土亦湿而成泥淖也。脾脉自足而行于腹，故脾湿则足肿、腹胀、中满。又坤卦为地为腹也。湿乘于中州，则腹大，腹胀，面黄，目下微肿，四肢倦怠不举土色黄，故脾湿则面黄。目眶属脾，故湿停于中，则气上溢而目眶下微肿。湿则体重，故四肢不举，水谷不化。其因于冷，则阳转亏，积而成寒，腹痛飧泄脾不健运，则水谷不化，或更因食寒饮冷，则胃气不生，食积成寒，停滞于中，时而泄泻，腹常冷痛，肌肉瘦削矣。阳亏者，胃为脾之阳也；其因于热，则阴转亏，郁而成疸，反为热邪其或更因浓酒燔炙，则脾力愈不胜，食积于中，郁而成

---

[1]　壮火食气：语出《素问·阴阳应象大论》。

热，乃有疸症，肌肉黄，目黄，溺黄，汗出亦黄，四肢倦怠。此如窨酱、窨曲之郁热而生黄衣也。阴亏者，脾为胃之阴也。土无专气，分旺四时，故从寒则寒，从热则热。食积泄泻为寒，脉濡缓，或弦或滑，治宜苦温消导，然以补正为主。黄疸之症为热，脉宜洪浮数，忌沉涩，治宜辛凉苦泄，如用茵陈、青蒿之类，皆忌甘肥之味。**湿寒亏阳，不嗜食，食减肌削，暑乃愈剧**胃亏则食不能消，故食减。脾胃主肌肉，故肌削，得暑愈剧，暑伤气也。此正以长夏为湿令所行也，小儿谓之"注夏"。**湿热亏阴，善啖而不消，癖乃生虫，饥则愈剧。**胃气胜故善啖，脾不运故不消。湿热所郁，则虫生焉。如物陈久腐热，亦生虫蛆也。虫类不一，如蛔虫、蛲虫、寸白虫、尸虫之类。或溢于皮肤，则为疥癣；或聚于二阴，则为阴蚀；或上于口鼻，则为鼻疳；甚为尸虫则痨瘵矣。惟蛔虫又名长虫，人常有之。虫类喜甘肥香炒，闻香则动，得甘肥饱食则安，得酸则伏，而畏辛畏苦。饥馁①及久无甘肥则动，动则绞腹而痛，甚乃上攻胃脘则心痛。凡蛔动之脉，时动时急不常，右关弦急，口角青，唇白，胃脉行绕唇也。治宜伏以酸，杀以苦，最忌甘肥香炒，然使君子、榧子亦主杀虫，则其性有相伏也。疳虫、疥虫，宜忌亦同。蟾蜍、虾蟆、鼠肉、鲮鲤之类，皆能杀疳，以其食虫也。**湿风相陵，逼下则泻**此春伤于风，夏而飧泄也。已见前风淫。**湿风相搏于经，为痉痓**，音径。此风湿乘太阳经也。太阳浮于外，故湿亦乘之。其症发热头痛，肩背反弓项强，一如太阳伤寒，但不畏风寒，其发亦不专于冬月耳。治之亦如伤寒，有汗为"柔痓"，用桂枝汤；无汗为"刚痓"，用麻黄汤可也，**滞于肌骨为着痹**风无恒性，湿无恒主，故相乘亦无定所。痹症见前，**下湿为脚气**湿注于足也。脚气症亦类伤寒，有头痛，脾脉虽不上头，而脾胃相表里，胃脉行于头面也；亦恶寒，然发不以冬月，且足重也。脚气究亦挟寒，有湿脚气，脚浮肿；有干脚气，不肿而痛，筋缓筋瘫浮肿，得之受湿，则指按成陷，停久乃复，其或脾气虚浮，则指按陷而随复。治以二术之苦甘，补而能燥为主，佐以甘辛行，收以酸温，以湿注于下，故收之使上也。如羌活、防风、荆芥，皆治湿

---

① 饥馁（něi 内）：饥饿。

之药，非独风药；木瓜、牛膝之甘酸苦，可行可收，更佐之以行血药，各随宜施治。溢于肤为浮肿；脾主肌肤，湿气溢于肌肤则为水肿，治主苦燥以健脾，兼以辛行水，如五皮汤之类，以行皮肤之水也。中气虚甚，脾阴独关，是为鼓胀鼓，亦作"蛊"，从鼓为是，以其外枵然①大而中虚如鼓也。《内经》曰：三阴结，谓之关。三阴，太阴脾也；结，阴甚也；关者，内不出也。今日气虚中满，鼓症不一，形似实殊。水鼓得之湿，即上文水肿，腹及四肢皆肿，指按成陷，停久乃复，此健脾行湿而已；食鼓得之食积，冷而生湿，亦腹及四肢皆肿而色黄，有腹痛泻泄，腹中或有块，健脾消积可愈，然要皆脾虚不能摄湿之故；至若脾胃虚甚，中气不行，则是太阴结也；四肢不肿而腹独大，亦或四肢肿而掌心平满，或脐反突出，腹有青筋，或下泄，或粪如羊矢，则败症矣。水胀脉浮大而软缓，食胀脉浮大而实，易治；沉实而石，难愈。气虚鼓胀，脉多浮而细，有胃气犹可治；沉而微细，则不治。《内经》用鸡矢醴，收聚老雄鸡矢，炒至臭气尽，用醋酒煎之。此方治诸鼓胀甚妙。雄鸡禀风木之性，以胜脾土之湿，而咸以软坚去积，苦以燥湿祛寒，加酒之辛热以鼓舞胃气之阳，故治也；其或气虚已甚，可佐以他补药，如参术之类。今多独用攻破辛热，非矣！愚谓可食雄鸡，但宜忌咸味，以既失之濡软矣，不欲其更软也；引饮不行，溢于心膈，为痞满此饮水过多，脾不能摄之故。心下痞满，以手按之则软，或亦挟食气。水气用生姜、茯苓；食气则枳术丸为佳。湿侵心则怔忡，心不宁也，宜茯苓、白术以渗之燥之；溢于肝为支饮肝脉行于两胁，湿溢之而引痛也，行之以苏子、白芥子；湿余为痰浓为痰，稀为涎，又清为饮，皆湿之余所溢也。然《内经》有饮字，无痰字，实亦水饮之浊者而已。痰脉多滑，饮则多弦，痰亦不一。暴涌者为风痰，水得风而涌起也，猝发令人暴仆，脉浮滑而大；或闭塞而代结，清冷咳吐而不甚浓，色白者为寒痰，脉亦浮滑，或右关浮长，寸上鱼际，此必咳嗽；若浓而色黄者，不寒为食痰，右关滑；浓甚为热痰，右脉宜洪而滑；时吐清痰不尽，悬挂如丝为寒饮，脉弦；痰或带血色赤为火痰，脉洪数；痰结成块

---

① 枵（xiāo 消）然：虚大貌。

成子，色青色黑，为陈久顽痰，脉沉而滑。此皆本于脾，随所挟而动，流溢无所不至。治法多主二陈，以辛行，以淡渗。半夏之辛滑，本润药，非燥药也，但恐过行则津液竭耳。若风痰则以胆制南星，胆引入肝，化以靖风雷之势也。其挟于火热，则用贝母、百合者，火气上迫，苦以泄之。贝母主疗郁结，是泻心而泄逆气，味苦，本燥药，非润药也。今人多不考其本矣。治顽痰则咸以软之；**痰逆而上，咳嗽**痰生于脾，随气而上升于膻中，侵肺则咳，咳而嗽痰，然咳亦不一，风寒栖于皮毛，腠理不舒，则肺气自热而咳，此治在风寒；若心火上炎，逼肺而干咳，治当酸以保肺；寒以胜火，苦以泄逆，宜用五味子、白芍、枇杷叶、二冬、人参无疑也；有湿水上溢，侵肺而咳，咳则肺胀面赤，得吐清水而后止，此当辛行苦泄，导水于高原，若止痰咳，则治痰而已；**上溢于高，头额痛**此亦类伤寒。痰挟风而上，胃为脾之表，而气血皆盛，痰多行阳明经，阳明交于额，会于太阳，故头额痛，但痛锁眉心如闭。此异于伤寒，其脉必右寸直上鱼际，其治在痰；**溢阳明经，痄腮**颊肿齿痛，阳明经所行也。此必挟风热，宜甘桔汤加导痰泻火；**滞而挟热，成瘰疬**痰结成核，绕于颐下颈间，累累成串，此湿痰挟热而滞于阳明经也。滞少阳经为马刀，亦痰瘰也。以形异名，痰挟热毒，而滞于少阳经，自耳后下过肩而锁于胸。少阳相火，其热尤甚，痰瘰至于破烂，多不可疗。结成核，则宜咸以软之，辛以行之，使自消，毋骤破取；**挟虚气成瘿**气逆而痰随上，脾脉挟咽，故循咽而上聚于结喉之下，此亦类顽痰，宜咸以软之。凡赘瘤亦多属痰，然有血瘤，则不可破；**流溢筋脉顽肿**如痛疽之类，但顽不甚痛；**更挟热毒为流注**流肿不常，至于破烂，多成不治痼疾；**痰湿下注有痰泻**粪中挟痰，腹常隐痛，时泻时止，久而不愈，此属寒，俗曰"休息痢"，实非痢，治宜苦温；**妇人经滞**或色淡白，或阻不行，脉涩，此亦寒痰，**气寒虚肥，暴阻经脉，乃有痰厥**即中痰也，脉闭绝或代结，虚肥人多痰。凡湿孤阴，脉多迟濡，痰饮阻溢，乃滑乃弦，各随所挟，脉象不一土无专气，故各随所挟。

燥 淫

燥者，凄清之气也，枯槁而非热，萧瑟而非寒，能使人适然而爽，亦懰①然而悲燥淫，人多以血热之意视之，非也。观《内经》于燥令多言"清"，则可知燥者，凄清之气矣。其淫中人于不知医书鲜言及于清淫者。燥令行于深秋自秋分后始行阳明燥金之令，至小雪而止。三阴之令，每行后时也，顾自梧叶始陨，零露初白，而清气已迎人矣梧叶始陨②，七月；零露初白，八月。是故夏伤于暑，及秋而凉风始至，乃有病疟经言：疟疾初伤于暑，继得之沐浴清冷，客于经络荣卫之间。清入与暑争，则表虚而作寒；暑出与清争，则表实而作热。是以寒热交作，荣卫流行，过其所栖之处，寒热乃止，及其复与邪值，则又复作，疟之因于清淫明矣。病虽寒热往来，而邪则不必在少阳，与伤寒少阳经之寒热往来固不同也。疟脉亦多弦，然以清淫束其暑气故弦，非必肝脉也。治可主小柴胡汤，然以此调和其阴阳，亦非因柴胡为肝经药也。疟固多有痰有食，然因阴阳乖争，荣卫不和，故食不化而痰生，痰食非疟之本原也。经又言：风邪入于风府，客于脊骨，循节而下，愈下则愈远，故发日迟；若退而日上则日近，故发日早。迟则邪深难愈，早则邪退易愈。由此言之，则邪不在少阳经明矣。邪日下一椎，至腰脊则入于内。乃间日一发，俗曰"三阴疟"，亦非也。秋月之风，必挟清燥之气，然则入于风府者，即清淫也。风府，大椎上颈洼也。俗以疟为"脾寒"者，脾者肺之母，脾不足则肺金不足。肺之正气不足，则燥淫凑之。肺主皮毛，脾主肌肉，脾肺不足，腠理不密，清冷之气易入而栖之矣，是其本则脾肺之寒也。故燥淫之初入，平胃散、清脾饮皆有可用；已疟则宜小柴胡汤和之；久而深则治在燥不在暑，宜酸以补肺，甘以补脾，若四兽饮之用，六君子乌梅是其治也；或主首乌，涩味与酸同效，是亦其治。如杂用方药，则宜乎疟之难愈矣。燥淫愈深，疟作间日，暑微多寒，燥微多热，肺胃气虚，乃有独寒肺主气，而胃者升气之本。气者，阳也，阳虚而清燥之淫独为寒疟，治宜酸温，四兽饮是也。更入于阴，伏为疟母此则由腰而入，更不在肺脾，而在肝肾之处也。欲治疟母，宜八味地黄丸。

② 陨（yǔn 允）：坠落。

疟母者，少腹脐旁成块如瘕，或有或无，微感清寒，则复发也。独热不寒者为"瘅疟"。此得自冬月，乃风温之类，与秋疟不同也。夫金自火伏，金长生在己，又小暑后逢庚为三伏，皆金伏于火之中也。夏革秋承金承火之后也，骤而揫敛，潦尽潭清秋气如此，乘于脾肺之虚燥淫，金之令也。肺金之正气不足，而燥淫凑之。脾土肺之母，脾不足则不能生金；脾主肌肉，肺主皮毛，主气，肺气衰短，肌理不密，则清燥乘之矣，是故诸燥、皴揭、龟音糜裂、毛发脱落，皆属之肺皴揭，皮枯而揭起也。龟裂，肉紧而坼也。肺主皮毛，脾主肌肉，清燥则皮起而肉裂矣。毛发脱落，如木之经秋陨霜而枝叶脱落也。乘于肺，肺痿痿者，下厌枯缩而不能举之意。肺痿者，肺叶下垂，时乃相著，则痒而咳，无痰，或吐清汁，脉浮虚紧数。此清燥之气栖于肺，非火热也。故仲景治以生姜甘草汤，或加芍药，所以补敛肺气，而温润以胜其清燥也。肺痿与肺痈异，痈则属火，今人同类共视，失之矣；其乘所胜则筋痿肝主筋，痿者，筋缓不收，足膝无力，时或酸瘈也。此宜辛温、甘温以补肝而已，指爪断裂爪甲，肝之余也；侮所不胜，则心悲肺之情也，善忘血不足也，血涩不行血因清燥而不行，此即脉痿也。心主血脉，治宜甘咸温，血不行则有经闭经闭有寒、有热、有痰、有湿，而因于清寒者为多，如月事方至而沐浴清冷，或饮食生冷，则经闭。此则感于清而为燥也。经闭者其尺脉必涩，气血皆清，肌肉乃削肺伤于清，则气衰飒。气不倡则血不和，气血皆收敛，则经脉皆涩，肌肉不荣而枯槁蹙缩，此即肉痿也；清燥寒涩，命火乃微，精髓不充，则脊骨痿缩矣此即骨痿也。燥为金气，收敛就衰，故其淫之为病如此，今罕有知者；酒醋卧地，乃成大疠疠，癞也。今曰大麻风。凡饮酒大醉，则腠理开或卧冷地，凄风入之，客于肌肉经络间，不入不出，久之毒发，则朽腐为癞。此病每始于腿有一块顽肉，不痛不痒，及成则肉起疙瘩，遍而周身，久乃溃裂，至于鼻梁倾，足掌穿，是皆燥淫之极。故凝涩燥裂，眉发皆脱如此，人不知其为燥淫之极也。方其初起，可以咸软之，以辛散之，如乌蛇、蕲蛇之类，久则不可治矣。凡燥脉涩短，其浮毛为安，沉涩则忌涩短，肺金本象，然过涩则大忌也。

火　淫

　　人生火也命门之火，为生命之原，肝、胆、脾、胃、三焦，则皆相火所行，静则安，动则淫此本人身之火而言。七情怫郁，饥饱劳役，火生于化忧喜之过，火注于心；怫怒之过，火郁于肝；思虑之过，火结于脾，过饥则火自胃生；过饱则火自脾作。凡有劳役，皆自生火；醇醪①燔炙，男女房欲，火因于外浓酒炙肉，以外火引内火。至于房欲，欲遂则水衰火炎；欲不遂亦火动而水不能制也；炮伤火炙，肌骨损坏，火逼于形凡汤炮火烧，固是火淫，即跌伤打伤，亦属火淫，以气血有所滞，则火郁也。是以诸疮痛痒，及诸血沸溢，皆属之火诸疮肿痛疽，皆火也。火重则痛，火轻则痒，火郁于阴，则其痛沉沉。诸血沸溢，如吐血、呕血、咯血、衄血、下血、溺血，皆血之为火所逼也。乘于肾命之虚肾虚则命火无制而失所居；命虚则火失所本而妄行且游散矣，其浮而上乘于所胜，则气高、气逆、干咳肺主气，火炎上则气高而逆。肺受火灼，乃有干咳，其脉右寸弦数，或洪大而长，治宜保肺以生水，兼用苦以降泄，如人参、二冬、五味子、枇杷叶、白芍、贝母、百合之类勿忌、衄血鼻血也，自气喉而上，则上溢于鼻，轻者可外止，如棕灰、红纸灰、干榴花之类；重者必须清肺泄逆补肾水、咯血咳而咯之，血和痰出，此亦有因咳伤肺，或喉破而出者，然究属之火、吐血偶吐数口、呕血大吐血多不止也。此皆血由肺系，自咽而出者。咳血亦属心火，呕血则兼胃火，然皆伤于肺金，血热脉必弦数，或两寸独数，或两尺虚浮，则伤本矣。细数、沉数皆凶，失血后必芤大，若更洪大数者亦凶。治宜酸以保肺泻肝，如赤白芍、乌梅之类；苦以降火坚肾，如黄芩、生地、黄连之类；甘以缓之，如人参、甘草、二冬之类；若因酒而动胃火者，可用泉水之寒以折之，不宜执甘温以除大热之说也。其逼处下，侮所不胜，则梦泄遗精，赤白淫浊梦交因于心，然相火承君火而动，动则精遗矣。其有

---

　　①　醇醪（chúnláo 纯劳）：味厚的美酒。

少年体壮精满而遗者，此自无害，不必治。有因心散用血之过而遗者，宜交其心肾，如补心丹之类；有心淫而遗者，宜收其心；有命火独盛，肾阴不固者，则宜坚其肾，如六味丸及加知柏之类，此皆不妨用寒凉而不宜过用收涩。盖收涩者，抑其标而已，而坚肾者乃固其本也。至于赤淫、白淫、白浊，则火炽已甚，其亦有痰湿杂居而然者，然要属之命火，治当以坚肾为主，佐以辛润行之可也。亦有肾寒而精滑遗于不觉者，此则当主桂附八味。凡命火胜者，脉右尺必洪数，左尺必浮虚，或两尺洪数而实，其兼痰湿，则脉见弦，或涩或缓大；若肾虚寒，则两尺沉微矣。凡脉弦、洪、实、大者，顺而可治，沉微细伏则难治也；**遗于膀胱，癃闭尿血**治用五苓、七气；**行于肝胆，妇人崩漏**肝宣而肾不藏也，治宜甘以缓肝，苦以补肾。亦有气血衰惫而崩漏者，则治之又宜甘温，久乃血枯血枯必作劳热，则难治矣；**郁乃上逆**亦吐血也，难治，**行于胃，善饥**①**善食**此可折以苦寒，或用辛甘以升阳散火，郁则反胃吐食此多由酒伤，宜散火和胃；**行于三焦，则有三消**上消烦渴，饮水无节；中消善饥，食后则饿；下消多溺，饮一溲二。此大热之症，脉洪大数可治。若反沉细数则不治，涩则不可救矣。治此折以苦寒，佐以甘缓，勿疑。**二火合炎，烦躁**②**并作**君火则烦，相火则躁。心不耐烦，且躁而渴，欲入水中也，如口渴饮水，唇舌焦裂，身体壮热，此折以苦寒无疑。即或手足厥冷，脉伏不见，然有渴症，仍从热治，勿忌苦寒也。若烦躁不渴，虽六脉洪大无伦，身有壮热，然脉必虚浮不实，此阴尽而二火浮散耳，可大用桂附八味也；**独烦不躁，神明失宅**此则无根之火，治之为难。若但觉虚烦，可和以栀子豉汤。**乘于大肠，肠风痔漏**此亦多伤于酒，使火灼金也。肠风便血，先粪后红者，多属虚火；先红后粪者，则实火矣。大便闭结者，亦实火也。有虚闭者，气虚也，便而大肠下突，大肠虚甚也。实火宜折以苦寒，槐花、地榆之类；虚火宜补以甘肥，佐以苦寒可也；热闭行之以辛，滋之以润，如当归、生地、郁李仁之类；其尤甚而血焦结者，其脉洪实，则桃

---

① 饥：原作"肌"，据文义改。
② 躁：原作"燥"，据光绪本改。

仁承气，滋阴承气，皆可用；其虚闭者，则补以升提之，用甘温可也。痔漏之治，与此同，若至于割削则难矣；**结于三阳，则有噎隔**经曰：三阳结，谓之格。格者，外不入也。三阳，太阳也。手太阳小肠，火也。足太阳膀胱，水也。水火之际，是为阑门。酒色甘肥之伤，或加七情怫郁，则内外之火交结于阑门之间，小肠枯涸，幽门不通，食下至胃，反吐而上矣。胃火亦作，贲门不纳，则食至胃口，反吐而上矣。贲门血枯，咽膈不利，则食入遽吐矣。治宜早散其郁，而滋之以滑润，如贝母、蜂蜜、人乳、牛乳、地黄汁、韭汁、姜汁之类，不可以香燥之味，取快一时也。如或欲用温补以滋气血，则惟六君子汤重加人参，可间服之；**上逼咽喉，则有喉痹**经曰：二阴二阳结谓之喉痹。二阴，少阴心、肾也。二阳，阳明胃、大肠也。心肾经脉皆挟咽，而咽则下通于胃，凡此二经之火，结聚而上逼，则有喉痹矣。咽喉饮食所从入，而火性急速，咽喉卒肿，此最急之症也。治法急宜针破其肿，吐去紫血，则火从以散，并用冰硼散吹之；**壮火食气，气虚血涸，乃成骨蒸**经曰：少火生气，壮火食气。火盛则气虚，血亦日涸；气虚则外畏寒，血涸则内生热。寒热交作，深入于骨，或子午潮热，手心劳宫，脚心涌泉，常热。是谓"骨蒸劳热"，此痨症也，伤于七情及劳役者为多。心肾皆少阴火，而肾中命门相火，骨髓血脉，皆为火灼，故至此。其脉或浮大，或沉微不同，而要皆弦数，浮大犹易治，沉细浮数则难治矣。治此自宜壮水以制火，如济阴丹、黄柏、知母及银柴胡、地骨皮之类，皆所当用。世俗畏忌寒凉，欲尽却之，非也。如察其气已虚而热不甚，欲补气以倡血，则参连汤或加人乳，亦自对症；或未至骨蒸而有成痨之渐，则常服六味丸为最稳；或相火浮散上逼，而尺脉反无根，则宜重用桂附八味丸，以引火归源；若尺脉不浮，而右尺实数，则必不可用桂附矣；或肾水独亏，而相火不甚，欲清金以生水，则六味加五味子、麦冬，是亦可也；若相火独行于厥阴肝及心包，则逍遥散加左金、薄荷，赵养葵之论甚允；如只劳心用血之过，则天王补心丹为良；如心肾不交，自汗、盗汗及不寐，则归脾汤、温胆汤皆可；如果气血两虚，而劳热不甚，则八珍汤亦可，然此治其标矣；若但气虚，则宜甘温补气，然气虚而血不虚，相火不炎，必无骨蒸劳热之症，勿执甘温能除大热之言，谓寒凉为必不可用也；**火伤气血，毒聚于肺，有肺痈**右寸脉必洪大或数，此必肺间痛，咳吐脓血，喉中血腥，其未成痈，则肺间痛而已，仲景治此，以甘桔汤吐之。盖火已僭①上，故可因而越之，且能缓能散邪而解毒也。余若薏苡、芦根、白槿花之类亦良。若脉见毛涩，则肺已平而痛愈矣。甘桔汤以甘草为君，桔梗为臣，重用甘草两余，乃得吐，今只用数分，则不见效矣；聚于肠，肠痈脉同肺痈，其少腹肠间痛，大便见脓血，即肠痈也。可用桃仁承气攻下之。此二症多得之于浓酒厚味；循行经络，结聚筋骨，为疽毒之平肿无头而硬，色白不甚红，痛深而不大者曰疽。治疽必用大剂温补气血，如八珍、十全之类，以内托之，待其嫩肿，毒气外达，而后可以外治加解毒药也；聚于经脉，为痈毒之高肿有尖，色赤盘大，痛甚于外者曰痈。治痈宜急于解毒，不妨用寒凉。痈疽之异，毒有浅深耳，非痈发于腑，疽发于脏之说。但所在各有经络，治者宜分别用药；发于皮肤，为疮疥此凉血、解毒、润燥，或兼以杀虫而已；火毒急发，则有疔疮此亦浓酒炙食之毒，或兼思虑膹郁所发，其疮必循经络，见有红丝，用粪蛆捣涂，或蟾蜍肝，或败琉璃炙研，和冰片涂之，皆效；毒乘气热，有游丹此非疮非肿，独见红赤一片，渐流渐大，肌热，此火之独发于气者，轻可敷以水中苔，重则解以三黄汤；淫毒之发，有杨梅疮疮形似杨梅也。古无此疾，后世自南蛮传染，今治之多用五虎丹，虽愈于一时，而积毒结聚，乃不可复救。肾水亏亡，乃暴中火已见风淫下，火伤火炙，得之于外而已火炙伤，只用凉血解毒药涂之而已。若火气内攻，则服清凉解毒之药，且加以升散，乃为宜也。凡火脉洪数，浮轻沉重。微细乃凶；无伦，凶微细是气血衰也，无伦是火无制也。

七　情

知则有情，情流伤化，故过喜神散，散者收之过喜伤心，宜酸以收之，如五味子、酸枣仁之类。或佐以甘苦，生脉散最佳。

---

① 僭（jiàn 见）：超越本分。这里指邪火逆上。

过怒气坟，急者缓之坟，高也。过怒伤肝，宜甘以缓之，如甘草、蔗浆、蜂蜜之类。或佐以酸收，如芍药之类。

隐忧气郁，郁者宣之隐，积也，痛也，多忧伤心包络，宜咸以软之，如知母、元参、龟板、阿胶之类。佐以辛行，如石菖蒲之类。

沉思意结，结者缓之多思伤脾，宜甘以补之，如人参、甘草、芪、术之类。佐以苦辛，补中益气汤最妙。

悲哀魄敛，敛者泄之敛，聚而上滞也。悲哀伤肺，宜苦以泄之，如贝母、沙参、桔梗、苦茗之类。佐以甘缓，如人参之类。

大恐精沉，沉者润之大恐伤肾，宜辛以润之，如肉桂、干姜及酒之类。佐以咸，如龙骨、泽泻之类。

乍惊魂离，离者镇之大惊伤胆，宜酸以收之，如枣仁、乌梅、芍药之类。佐以甘淡，如茯苓、甘草及辰砂、金银器之类。

要以心者神明之主，七情之过，皆生于心，而还而伤心。心有主，则因物以付而情不伤，此非药饵所能及也。

五 劳

生实劳人，形摇精疲，是故久视神劳，神不足补之心用血而藏神，神注于目，故久视则伤血。用血过劳，则心枯矣。心欲软，宜咸以补之，咸能散血软坚，则血足供心用而不劳也。古方孔圣枕中丹甚妙，神已劳泻之软而难用，则苦以泻之，坚肾水以济心火也。古人如柳仲郢母之苦参黄连熊胆丸最佳。即天王补心丹，亦泻心之药居多。

久行劳筋，筋不舒补之肝主筋而藏血，筋得血而始柔，而足膝为筋之会，肝木主动，过动则筋疲矣。肝欲散，宜辛以散之，辛味能润能行，故舒筋活脉，古之用四物汤是也，筋已劳泻之散而难收，则酸以收之，故木瓜、牛膝以治脚气最神，牛膝亦有酸味。

久立劳骨，骨不强补之肾主骨而藏精，精充于骨，故久立则伤骨，作强已过而肾惫矣。肾欲坚，宜苦以坚之，苦能燥湿固精，则骨可以作强而不劳矣，古人六味丸其最也，骨已劳泻之坚而难用，则咸以泻之，补心火以行肾水也，如泽泻之类，古人龟鹿二仙胶最妙。

久卧气窒，气不足补之肺主气，通息于鼻，而气大会膻中，肺金主静，过静则息劳，而膻中之气窒矣。肺欲收，宜酸以收之，酸味能敛气，膻中气调，则肺得其治节而不劳矣，生脉散是主方也，肺已劳泻之窒而不行，则辛以散之，如二陈汤所以行窒气也。

久坐脾困，脾不厚补之脾主运化水谷，生气血以充盈肌肉，脾气厚乃能含物化光，然脾土主静，过静则脾不运而生湿矣。脾欲缓，宜甘以缓之，从容积厚，则脾厚而运化不劳矣，四君子汤是其选也，脾已劳泻之湿而不运，则苦以燥之。古健脾丸实多泻脾药也。

夫治于已然，不若养于未然。养于未然者，储精于恒，滋化之源也。精不能不用，形不能不劳，寡杂虑则耐久视而血不伤矣杂虑寡，则神不妄驰，血不妄用，而耐久视；戒暴急，则耐久行而筋不伤矣从容有序，事自不劳。如行路者，心急行速，则其劳倍甚，事虽急而行以从容，自不劳而至；鲜房欲则耐久立而骨不伤矣色欲寡则精不旁耗，骨髓充满而耐久立；慎言语则耐久卧而肺不伤矣言语少则气不旁耗，虽或安卧，而息亦自调，圣人食不语，寝不言，亦所以养肺也；节饮食则耐久坐而脾不伤矣饥饱有节，则脾胃和调，脾自从容运化，虽久坐而不劳也。是存乎善养生者。

先天后天阴阳气血论

生人之原，本诸肾命，男女构精①人每言父精母血，实则男女皆有精，两精相合而后胎成，但更藉母血以养之耳，精以成魄魄，体质也，精之凝而为胚胎也，神亦注焉夫妇交媾之时，其神必并注焉。心火动而相火随之，相火摇而后精行，精行而命火随之焉矣，魄乃载魂魂，神气也。此大意

---

① 构精：指两性交合。《易·系辞下》："男女构精，万物化生。"

略本《左传》及《老子》。是故天一生水肾精之动，还成两肾，地二生火神之所注，存于命门，水火合撰，魂魄交营魄即肾水所凝，魂即命火所行。魂动生木魂动于魄中，水之生木也，故魂行于肝，魄静生金魄附于魂中，金之承火也，故魄藏于肺，肌体乃具全体成人，即天五生土也。心用神明心君之火，即命门火之精华所升腾而照物者也。此先天所以滋化也。先天禀诸父母，保合太和，存乎其人先天所禀之厚薄，有不可强者，人但顺养之而已。不知所养，则先天之化日亏，有非药饵所能补者也。滋养先天，惟六味、八味二方为最；肾水亏者，六味地黄丸；命火不足，则桂附八味丸。其他补肾之剂，皆不及此也。两肾中间，脊骨凝竖，下有七椎，为根为骶自命门而下七椎，如木之有根柢。上十七椎，上通髓海自命门而上十四椎，至颈为大椎。大椎之上，仍有三椎，合之则十七椎。合上下言之，则二十四椎也。自颈而上，上结巅顶，顶骨含髓，是为髓海。自顶前下额，乃极于鼻。肾水生木，肝成筋附；命火生土，脾主肌肉；肝木生火，心神乃足；脾土生金，肺乃上覆。此皆自下而上，略已见前。太渊分三部，寸、关、尺以诊脉，其次序亦如此。五脏既成，六腑斯备，四体百骸，九窍咸具。魄营视听，魂运呼吸；有动有为，能饮能食；胃为中宫，饮食所入；小肠化导，膀胱渗湿；下极大肠，糟粕以出；胆独清净，挹为青汁；命火所行，三焦受职此六腑之官，亦略见前矣。然而五行之用，待土而成，惟饮惟食，恃以养生。食味归化化者，五脏之化，如精、神、魂、魄及肾坚、心软、肝散、肺收、脾缓之类，食气归形形如骨、筋、脉、肉、皮毛及气、血之类。此二语本自《内经》。谷入于经，脉道乃行化谷之精以成气，而谷气乃周行于周身脉道间也；水入于经，血脉乃营化水之精以成血，而血乃周行为通身血脉也。此四语略本张仲景。是故后天之养，脾胃为主饮食之养生，药饵之治病，皆先由脾胃而后布散各经，此人力所可栽培者也。故凡医之用药治病，自当以甘补为主，以养胃气、保元气为先。古方中往往必用甘草者，正所以补脾胃，非如俗说之调和众药云也。补养脾胃之方，以李东垣之补中益气汤为最，方中有补有行，以治他病，可随宜加减用之，余方皆不及也。赵养葵《医贯》亦先天以六味、八味为宗，后天以补中益气汤为宗云。要以两肾元水，真阴在下；命门元火，夹而中处火处水中，乃不致过佚而有所妄行；如灶恒燃，如薪传焌。胆木肝风，风火相与相火行于肝胆；聚而上行，以胃为釜，火炎釜下，乃烹乃煮是故饮食减少，脾不运化，实当责之命火衰微之故。脾生于火，又以防水此又如灶之有堤，釜①之有甑②，所以聚火气，而防水之沸溢以致散流也；挹其精华，输灌脏腑挹取水谷之精华，即所以为气为血也；精气为气，升自于胃；火会膻中，熏蒸于肺膻中在膈上，当胃之贲门上口，膻中之上，则肺为华盖，故受胃气所输而主气，乃以遍输脏腑而行于周身也；分布周流，云行雨施此言气之流行，如云行雨施，如釜甑之有盖，则气之上蒸者复布于下，无不周遍也。精者为荣，荣于经隧荣亦作营。经隧，十二经脉之道也，此又精气之尤精者。十二经络，周贯脏腑，精气营于经隧，则谷气之遍行于周身而输灌脏腑也。此可合前十二经络条考之。人多以卫为气，营为血，非也。营亦气也，但血则循行营分耳；悍者为卫，卫于经外此精气之悍者，不必循经络，而行于经络之外，如捍内而卫外焉也。卫气行于腠理肌肉之间，腠理赖以充实完固。凡悍者居外，精者居内，物理皆然也。喉舌语言，鼻息呼吸，皆于是乎禀之此又气之资于外用者也。其糟其粕，浊而下行此言谷之糟粕；小肠分泌小肠之火，又为之分泌其浊水，达之魄门糟粕自大肠而达于魄门也。大肠与肺相应，肺气行，则大肠之糟粕能出；肺气不行，则大肠亦秘，而糟粕不得出。是故气本始于命火，达于肝胆；烁于胃中，滋于谷食；会于膻中，萃于华盖；布于经络，下于下极，而肾复纳之气盛于胃而主于肺，气主动而肺之收敛者主之，肾之闭藏以纳之，如物之生于春夏而成于秋冬也。欲益气者，和胃为主，而肺资为用矣益气之剂如补中益气汤，次则四君子汤、六君子汤，实皆和胃之药也。水气为血，挹之自脾；

---

① 釜：古代的一种锅。
② 甑（zèng 赠）：古代蒸饭的一种瓦器。

上会膈俞，心包受之膈膜亦当胃之上口而连于心包，膈自下盛，包络上蔽，心包受脾血所输而主血，乃亦以遍输脏腑而流溢于周身也。气阳血阴，血随气行；分布周流，惟气是随气之所至，血亦至焉。视听清明，足行手持，皆惟血是滋焉经云：目得血而能视，耳得血而能听，掌得血而能握，足得血而能行①。正谓此也。精血之余，遗为五液已见；渗于筋骨，以利关节津液行于外，则为涕、泪、涎、汗之类，其存于中，则亦以渗筋骨而利关节也。秽浊下行，小肠分泌；渗于阑门，膀胱以出小肠与心相应，心血和则小肠能渗便、溺；心气不和，则小肠亦泌，而便、溺癃闭不得出矣。膀胱主津液，其输灌以时也津液之藏于膀胱，如肾之纳气，五液又皆存于膀胱以分布筋节；其尤秽浊者，则竟自膀胱而下出。是故血本始于肾水，行于肝木，制于脾土，滋于水饮，会于膈俞，萃于包络，布于经隧，以会于肝，而肝复藏之血化自脾而主于心，血欲静而肝之升散者藏之，心之神明用之，如水之凝冰，待春而冰泮②，盛夏而水乃盛流，资用以灌溉草木也。欲补血者，和脾为主。而心肝资为用矣补血之剂，如四物汤，次则归脾汤及养荣汤，然实皆和脾之药也。要之，先天本也。

天癸娠孕

男子八岁而龀龀，音衬，换齿也。齿者肾之余，肾气初成而齿换。男子，阳也，阳遇于阴而肾气始成。八者，少阴数也。十六岁而精通，则有父道精藏于肾，肾气大成则精通矣。十六岁，二八也。女子七岁而龀女子，阴也，阴遇于阳而肾气始成。七者，少阳数也，十四岁而天癸至，则有母道十四岁，二七也。天癸，经血也。每一月而一行，故又曰月经。癸者，水也。血亦水也，亦肾气大成而精通，精通而天癸以行。但女子精不妄泄，而经血有征，故特以经血言之。

---

① 目得血而能视……足得血而能行：语本《素问·五藏生成》。
② 冰泮：冰散，冰解。

按：血藏于肝，非属于肾也。然天一生水，阳动阴中，则为生木之始。肾主闭藏，肝主宣泄，闭藏者既满，而宣泄即随之，犹冬至以后，而草木萌动，冬春之际，而冰泮水流也。是故女子天癸将至，则血华于色，太冲脉盛，皆肝气之生生故也。然古者男子生，三十而有室，女子二十而嫁，言其极也，言男子之娶不逾三十，女子之嫁不逾二十也。

以上略本《素问》及家语。亦养以充之也。胎以精成，血以养胎。此亦天一生水，水乃生木之理。是故天癸不调，无能成孕，盈虚之际，六淫感之，七情伤之，则生气怠矣经血既盈而行，已行则虚矣，所谓盈虚之际也。此时而感于邪，则邪感乘虚而入，经血所以不调也，最宜慎之。过多血败也肝不能藏也，过少血竭也血不生也。此二者多起于七情之伤；先时热也，后时寒也。色青，风也，色白，痰也淡白而已，非真白也。色紫，热也，色黑，热甚也紫有结而成块者，黑者或色如瘀泥。或多或少，或先或后，责之肝风风性不恒，故启闭失常。

察知所病之故，则调经养血可以随宜而施矣。闭绝不行，则生道息矣凡经闭者，大宜宣泄，如雄鸡马兰汤之类；其或气血虚竭，则八珍汤可用；子宫寒甚，则桂附八味可用。

大抵经寒者则不受胎，必宜温之补之；经热者能受胎，而多"半产"，宜以辛寒之味平之。然又有"四季经"者，有"暗经"者，有不行经而能受胎者，此又人所禀之不同，不可以一例论也。月盈则亏，月朔生明。生明之际，胎孕以成妇人经事应月，故以月之盈虚喻之。经血方盈，则盈而将倾，必不复能受胎；及乎月事既行之后，则旧血既倾而已尽，新血方来而日滋，此时而男女媾精，则新血之来而日滋者，有以养胎而胎成矣；其或虑气血虚寒，则归圆酒于行经后服之最妙。火以水居未交之先，肾水闭藏，命火以之而居，水以火行方感之际，心神注焉，命火乃动摇，而肾精因之以出，木吸水滋木能吸聚水气以上行，如龙升而云雨从之，男之宗筋，女之廷孔，皆厥阴肝木之所行也。故宗筋抽动，而肾精由之以出，二精既合。如果实之有萌芽，而新至之血，又日滋而养之，火附木生此即阳之来而日滋，如云雨作而雷奋，百果草木皆甲坼也。故肝木亦相火，而木又生火也。

精藏于肾，而实动于命门。命门当十四椎而通于脊髓，脊髓即精之所充，而肾主骨，骨之藏髓，犹肾之夹命门也。然则命门自当有精道，前通于宗筋。古医书之图脏腑者皆有之。惟李士材本，则谓不然。盖李氏以命门之与宗筋，当中有直肠隔之，精道无由逾大肠而达宗筋故也。愚谓：精道亦何必有形？但宗筋摇而精自来注之，非大肠所能隔也。胎孕之或男或女，或谓经行之后，一日则得男，二日则得女，或谓左受胎成男，右受胎成女，此亦皆臆说。窃谓阴阳之运左旋，精行要皆自左，男精左行而女精迎之，则阳生之方成男而胎俯；女精左行而男精会之，则阴生之方成女而胎仰。男之左旋自震而向乾，女之左旋自巽而向坤也。

是故受胎一月，如露如雾，厥阴肝养之。母足大指麻木，太冲动盛，尺脉数，头痛如露，精凝而白；如雾，其气之氤氲也。受孕自厥阴肝，故肝先养胎。肝脉起于足大指，故大指麻木；肝脉动见太冲，血有所聚，故太冲动盛，其尺脉始数，肾水生木也。肝脉上于巅，故有头痛。

二月始具形，少阳胆养之。始嗜酸，或口苦，寒热太息始具形，有头及四肢之形也。凡养胎之气，皆阴先阳后，由阖而辟也。始嗜酸，木味酸，血热故欲得酸以敛之也。口苦，胆气上溢也。寒热，少阳经在内外之间，故或寒或热也。太息者，火盛而气促也。

三月男女可别，厥阴心包养之，心中时动，掌心热，脉始滑数，剧则心痛心包脉行于掌心，火盛故掌心热，而甚则心痛也。热则经脉沸腾，故脉滑而数。

四月四肢具，七窍备，少阳三焦养之，气上逼，子悬心痛，或则子喑，或发热甚，恶食气，剧则胎堕三焦，相火也。火上行则子不安，故子悬逼而上，气逆而心痛也。心脉挟咽，故或有子喑者，此不必治，产则自愈。恶食气者，火上迫也。火热甚则胎堕矣。

五月筋骨悉成，太阴脾养之，脉不滑而数，子肿，或足出水脾脉当缓而反数者，血以养胎而燥急也。太阴土湿，故有子肿及足出水之病也。

六月毛发备生，阳明胃养之，冲阳动盛，时发热，剧则胎堕冲阳，胃脉所动见，阳明经气血皆盛，且亦相火所行，故病或发热而防胎堕。

七月子能运动，魂气足，太阴肺养之，太渊动盛大数，病气促，有产者体魄备而后魂气足，太渊本肺脉所动见，至此则寸、关、尺皆大盛也。肺主气故病气促，魂魄皆足，故有产者。凡气虚者其血多热，气虚血热，则不足月而产。

八月大动，阳明大肠养之，病或转胞，有产者转胞者，胎动压膀胱而不得小便也。七月产可育，八月产多不育，燥金之气非所以生物也。

九月少阴肾养之，精神乃足。

十月太阳膀胱养之，而子产矣子气始终于水，而太阳膀胱津液所藏，产母资其津液之行，然后胎滑而能出也。

凡经养胎，叠至而非代禅其气血以次来滋，非彼代而此谢也。气血多热，则骤至而不足月；气血多寒，则过月；气血平和，弥月而产有血气甚足而至过月者，其子气厚也。有孕，忌毒热胎前多热。严正为好，安静为宝如古人胎教之类，劳逸有节，以和气血有孕不宜过劳，然亦当时时动作，而不可过逸也。养胎之药，以和气血为主，而尤当养血，如四物汤加白术、黄芩之类，或更加黄芪为妙。其肥盛之人，或用瘦胎饮，然此皆破气之药，非所宜用，大概以和平血气为主。临产之际，尤宜安静从容。凡夫横胎逆产，皆躁急之过也催产以芎归散为佳。既产而后，则忌寒凉，恶露未净，导使下行胎产之时，恐恶露不尽，则百草霜童便和酒饮之最良。有血积成块而痛者，苦蘵①可以治之，亦以咸味能散血软坚也，然非此则不宜咸。其有外淫，病以当药，有故无陨，亦无陨也。无庸过忌矣要亦以顾胎产为本。

---

① 苦蘵（zhī 织）：植物名，茄科，草本。明·李时珍《本草纲目·草二·酸浆》："酸浆，苦蘵，一种二物也。但大者为酸浆，小者为苦蘵，以此为别。"

五运六气

五运六气，《内经》言之甚详，而先儒或不之信，然以气类推之，则亦或有然者，医者不可以不考也。其不尽应，则所处有东、西、南、北之殊<small>如南方多暑，北方多寒，东方多风，西方多阴</small>，土地有燥、湿、高、下之异<small>处高则多风寒，处下则多湿热，下湿则春夏之气常存，高燥则秋冬之气常存</small>，又有余不足，胜复郁发之际，每乍变其常，而非可一端尽<small>如阳则有余而气先至，甲、丙、戊、庚、壬之岁也；阴则不足而气后至，乙、丁、己、辛、癸之岁也。气有余则乘所胜而侮所不胜，如木盛则乘土而侮金；火盛则乘金而侮水；土盛则乘水而侮木；金盛则乘木而侮火；水盛则乘火而侮土也。气不足则所胜侮之，所不胜乘之，如木不足则土侮之而金乘之；火不足则金侮之而水乘之；土不足则水侮之而木乘之；金不足则木侮之而火乘之；水不足则火侮之而土乘之也。气乘所胜为"胜"，子复母仇为"复"，如以风胜湿，风胜清复；以暑胜清，暑胜寒复；以湿胜寒，湿胜风复；以清胜风，清胜暑复；以寒胜暑，寒胜雨复也。不足之岁则有胜复，有余之岁则无之。郁而发者，"两间"之气，有升有降，而或为"司天""在泉"之气所遏，则郁而后发也。又主客相乘，有相生、相克、比和之不同，相生则气和，相克则气暴，客克主为顺，主克客为逆。又运气迭推，有此盛彼衰、彼盛此衰、平岁之异。故化气与司天之气同，则为"天符"；干支所属之气同，则为"岁会"；化气与在泉之气同，为"同天符"；地支所属与在泉之气同，为"同岁会"。惟化气及地支所属，及司天之气皆同，如戊午、戊寅、戊申、己丑、己未之岁，则曰"太乙天符"，其气最烈，故运气之变，又不可以一例尽也。</small>大抵如《周礼·内则》^①所云：春多酸<small>春气行而肝木旺，恐木气过而侮金，故酸以泻肝而补肺</small>，夏多苦<small>夏气行而心火旺，恐</small>

---

① 周礼内则：《周礼》亦称《周官》或《周官经》，儒家经典之一。搜集周王室官制和战国时代各国制度，添附儒家政治思想，增减排比而成的汇编。"内则"，是《周礼》的一部分，主要记载男女居室事父母、舅姑之法，即指家庭主要遵循的礼则。

火气过而侮水，故苦以泻心而补肾，秋多辛秋气行而肺金旺，恐金气过而克木，故辛以泻肺而补肝，冬多咸冬令行而肾水旺，恐水气过而克火，故咸以泻肾而补心。调以甘滑甘，土味。土兼成五行，甘兼补五脏，故四时皆用之。淡滑者，滋味之本，得气于天，故四时皆调以甘滑也。甘味多缓，亦能生湿，淡滑又以渗湿，则甘无患过缓矣。是亦即《内经》所谓升、降、浮、沉则顺之，寒、热、温、凉则逆之，毋伐天和①之旨也。及夫多风、多暑、多雨、多热、多凉、多寒之岁，则因时调燮，毋助其愆如多暑之岁则勿用热药，多寒之岁则勿用寒药，多雨之岁则药宜燥湿，多风之岁则药宜祛风。俗有云"春不麻黄夏不苏"，亦是此意，但不可泥耳。因变制宜，常非可泥如寒水司天之年，或未必寒而反酷暑；君火司天之年，或未必热而反多寒；湿土之年，或未必雨而反多晴。此多由胜复之变，气运相违。又高土少湿多寒，下隰②少寒多温，则又各因其地也。盖时行之症，必谨察乎岁气所偏，如病自人生，则气运或所不问时行之症，即六淫也。如春而痛首③，夏而疮疥、飧泄，秋而病疟，冬而咳逆，及岁或大瘟、大疫、大寒之类，是多岁气所偏之变。若病自人生，则如七情之伤及饥饱劳役所致，是无关于气运，其当热、当寒、当补、当泻，无问岁气时候，故隆冬而用寒药，盛夏而用热剂者，亦有之。岁气岂可尽拘乎？但人之脏气有偏者，则亦每因岁气所偏而并发，是又所宜兼考也。如懵④不知有五运六气之说，则又何以能因时制治，而不至于伐天和也。《内经》所载，反复详悉，学者或未能尽识。此撮其大略于篇，俾学者知所考焉。

十干化气 此五运所由推也

甲己化土甲己之年，首丙寅月，丙火生土，故甲己化土。化气者，其

---

① 天和：谓自然和顺之理；天地之和气。
② 隰（xí 习）：低湿的地方。
③ 痛（xiāo 肖）首：头痛；酸痛。
④ 懵（měng 孟）：一时的心乱迷糊。

所生之气也，所谓黅天①之气，甲年为太过，己年为不及。

乙庚化金乙庚之年，首戊寅月，戊土生金，故乙庚化金，所谓素天之气，乙年为不及，庚年为太过。

丙辛化水丙辛之年，首庚寅月，庚金生水，故丙辛化水，所谓元天之气，丙年为太过，辛年为不及。

丁壬化木丁壬之年，首壬寅月，壬水生木，故丁壬化木，所谓苍天之气，丁年为不及，壬年为太过。

戊癸化火戊癸之年，首甲寅月，甲水生火，故戊癸化火，所谓丹天之气，戊年为太过，癸年为不及。

化气自寅月，地气始升于上也寅月而三阳出于地上，是地气始升也，故化气自寅月数。或谓逢龙则化者非是，岁运由是推焉每岁三百六十五日零三时，分为五气，则每气行七十二日三时有奇。如立春后为初运，至清明后十二日余而交二运，至夏至后八九日间而交三运，至处暑后二十日余而交四运，至立冬后二三日间而交五运。故五运自寅月始。如甲年则初运太宫，二运少商，三运太角，四运少徵，五运太羽；乙年则初运少商，二运太角，三运少徵，四运太羽，五运少宫；丙年则初运太羽，二运少宫，三运太商，四运少角，五运太徵；丁年则初运少角，二运太徵，三运少羽，四运太宫，五运少商；戊年则初运太徵，二运少羽，三运太宫，四运少商，五运太角；己年则初运少宫，二运太商，三运少角，四运太徵，五运少羽；庚年则初运太商，二运少角，三运太徵，四运少羽，五运太宫；辛年则初运少羽，二运太宫，三运少商，四运太角，五运少徵；壬年则初运太角，二运少徵，三运太羽，四运少宫，五运太商；癸年则初运少徵，二运太羽，三运少宫，四运太商，五运少角。凡太为太过，少为不及；太过则先时，不及则后时也。

六气参错其间，或则相助，或则相制，而变化纷矣六气见下章。

---

① 黅（jīn 金）天：古代所谓五天之一。《素问·五运行大论》："太始天元册文，丹天之气，经于牛女戊分，黅天之气，经于心尾巳分。"《医宗金鉴·运气要诀·客运歌》"五天苍丹黅玄素"注："黅天，天之色黄者也……黅天之气，土也。"

十二支合化

子午少阴君火火胎于子，而旺于午，天地之经位，向明而治，故为君火。火而谓之少阴者，至午位而阴已萌，阴以始生为少也。君火本也，少阴标也，应在肾、心肾应在子，心应于午，肾为足少阴经，心为手少阴经。子对化，午正化也子非火位，而对化为火，正化火有余，对化火不足。

丑未太阴湿土二支自是土位，然土旺四季，辰戌、丑未皆土，而独主丑未者，土为太阴。丑未阴支，若辰戌则阳支也。土生于火，则依母在未；水为土配，则依妻在丑。土为太阴者，阴以极盛为太也。湿土本也，太阴标也，应于肺、脾肺应在丑，丑为金库；脾应在未，土之正位。肺为手太阴经，脾为足太阴经。丑对化，未正化也肺非土而对化为土，其湿同。正化土有余，对化土不足。

寅申少阳相火火生于寅而病于申，木旺于寅而胎于申。相火者，方生之火，而行于木，为龙为雷，故寅申为相火。君居正位，相助其旁也。方生之火，火木相附，故为少阳。相火本也，少阳标也，应于胆、三焦胆应在寅，寅木火之位。胆木实行相火之气，犹震木雷火也。三焦应在申，申为水，长生之地。三焦行相火而实水道之官也。胆为足少阳经，三焦为手少阳经。寅正化，申对化也申非火而对化为火，正化火有余，对化火不足。

卯酉阳明燥金金胎于卯而旺于酉，地经南方火位，而革阳从阴，是为燥金。金而谓之阳明者，阳尽显于外，而严肃刚明也。燥金本也，阳明标也，应在胃、大肠胃应在卯，卯与未合，胃与脾合，以木从土，实行肝气，而其腑主藏纳，故又从金。大肠应在酉，酉金之正位，而酉与丑合，大肠与肺合，金实生于土也。胃为足阳明经，大肠为手阳明经也。卯对化，酉正化也卯非金而对化为金，正化金有余，对化金不足。

辰戌太阳寒水水库在辰，火库在戌，而戌当乾位，乾为寒为冰，故辰戌为寒水。水而谓之太阳者，水居五行之始，阳气之元也。阳以始为太，故曰太阳。寒水，本也；太阳，标也。应在膀胱、小肠膀胱应在辰，膀胱津液之腑，辰与申子合，膀胱与肾合，小肠应在戌。小肠泌别水谷，渗入膀胱，戌与寅午合，小肠与心合，而从水化。膀胱足太阳经，小肠手太阳经也。辰正化，戌对化也戌非水而对化为水，正化水有余，对化水不足。

　　巳亥厥阴风木木病于巳而生于亥，巳当巽位，巽为风为木，故巳亥为风木。而谓之厥阴者，阴至下极，物极则反，必逆而复上，故冬至阳生，为生木之始，阴以逆为厥也。风木本也，厥阴标也，应在心包、肝心包应在巳，肝应在亥，心包为手厥阴经，肝为足厥阴经也。巳对化，亥正化也巳非木而对化为木，正化木有余，对化木不足。六气行自丑半，地辟而天气通也天开于子，地辟于丑，地辟而天气通，故六气自大寒始。十干属天，而五运行气于地，地在天中，而亦常承天者也。十二支属地，而六气加临自天，天包地外以运行，气交地中也。昔人分配多失其义，兹特为详正之，岁气以是行焉主气岁岁所同，客气每年各异。主气错于四时，而阳赢阴乏岁自大寒厥阴风木始行，至春分而止；自春分后少阴君火气行，至小满而止；自小满后少阳相火气行，至大暑而止；自大暑后太阴湿土气行，至秋分而止；自秋分后阳明燥金始行，至小雪而止；自小雪后太阳寒水始行，至大寒而止。此每岁主气之常，客气加临，则因岁支而变。但主气则湿土行相火之后，客气则湿土居二火之间，大寒尚在冬月，而风木之气已行，至湿土犹挟暑令，故曰"阳常赢"。秋分后而燥金之气始行，及大寒而寒水之令遽改，故曰"阴常乏"。木火阳也，金水阴也；客气因岁推移，加临主气之上，而顺逆和乖异焉，则因为民病客气克主气为顺，主气克客气为逆；主客同气而或相生为和，相克则乖。然气运不及，则以相生相助为得其平；气运太过，而复生之助之，则愈厉矣。此在民病所以有寒、风、暑、火、湿、燥之淫也。是故升、降、浮、沉则顺之，寒、热、温、凉则逆之，所以调燮天和也六气有司天、在泉之气，有左间、右间之气，迭为升、降、浮、沉。气有郁而不得升者，则为升之；有阻而不能降者，则为降之。如"木郁达之，火郁发之，土郁夺之，金郁泄之，水郁折之"之类是也。其以寒治热，以热治寒，温则凉之，凉则温之，则所谓逆之也。

　　是故岁在子午：少阴君火司天，阳明燥金在泉司天之气，统主一岁。又三气以前，司天之气主之。四气以后，在泉之气主之。又人身自天枢以上，天气主之；自天枢以下，地气主之；天枢之际，中气主之。天枢谓当脐也，中气即主气也。初之气太阳寒水在泉左间之气，客气生主气，多风；二之气厥阴风木司天左间之气，客气生主气，多温；三之气少阴君火司天之气，二火合炎，多暑；四之气太阴湿土司天右间之气，主客皆土，多湿、热、雨；五之气少阳相火在泉右间之气，客克主，火伤金，肺病；终之气阳明燥金在泉之气，客气生主气，多清寒。甲子、甲午火生土，多热湿，丙子、丙午水胜火，气平，丙午干支皆火，多热湿，戊子、戊午天符，岁热，戊午太乙天符，热甚多疫，肾肺皆病，庚子、庚午金气盛，岁平，多燥，壬子、壬午风火相助，多风温，多热疫。五运参错考之，以察民病焉虽不必尽泥，要不可不知也。

　　岁在丑未：太阴湿土司天，太阳寒水在泉说已见上。初之气厥阴风木主客同气，多风；二之气少阴君火主客皆火，早热生湿；三之气太阴湿土主气生客气，湿热大行；四之气少阳相火；客气生主气，热湿大行；五之气阳明燥金主客同气，热湿始平；终之气太阳寒水主客同气，民多寒疾。乙丑、乙未土生金，金气平，丁丑、丁未木气不足，土侮木郁，己丑、己未太乙天符，湿气大行，多雨、多肿胀，辛丑、辛未土壅水，水不足，多寒湿壅，癸丑、癸未火生土，火不足，多寒湿。五运参错考之，以察民病焉。

　　岁在寅申：少阳相火司天，厥阴风木在泉是岁风火相助，肝胆为病。初之气少阴君火主气生客气，风温早作；二之气太阴湿土主气生客气，湿热大作；三之气少阳相火二火合炎，火气大行。民多内热；四之气阳明燥金火气始平；五之气太阳寒水主气生客气，清早寒；终之气厥阴风木主气生客气，早寒，多寒风。甲寅、甲申木，火、土交助，湿热较盛，丙寅、丙申岁平，丙寅木火得气，丙申火令反减，戊寅、戊申太乙天符，相火盛炎，肺肾交病，庚寅、庚申岁平，庚申木火反衰，壬寅、壬申风木、相火相益助岁，风热大作。五运参错考之，以察民病焉。

岁在卯酉：阳明燥金司天，少阴君火在泉外寒内热。初之气太阴湿土主气克客气为逆，风湿并作；二之气少阳相火二火合炎，金反不胜；三之气阳明燥金主气逆在天之气，金反不胜，多郁、暑、疟、痢；四之气太阳寒水主气克客气为逆，寒雨并作；五之气厥阴风木主气克客气为逆，风气清冷；终之气少阴君火主气克客气为逆，蛇虫不蛰。乙卯、乙酉天符，乙卯得木气平，乙酉金令，燥气大行，丁卯、丁酉气平，金反弱，己卯、己酉土生金，燥金盛，辛卯、辛酉金助水，多清寒，癸卯、癸酉火平，金亦不盛。五运参错考之，以察民病焉。

岁在辰戌：太阳寒水司天，太阴湿土在泉岁多寒湿。初之气少阳相火客主相助，蛰虫早出；二之气阳明燥金主气克客气逆，旱气早热；三之气太阳寒水客气克主气，岁不暑而热，气多内郁；四之气厥阴风木客气克主气，寒湿相挟；五之气少阴君火客气克主气，肺金受伤，咳，终之气太阴湿土客气克主气，寒湿相搏。甲辰、甲戌木土气足，水平，丙辰、丙戌天符，岁大寒丙戌寒减，戊辰、戊戌水火平，庚辰、庚戌金生水，岁多清寒，壬辰、壬戌水生木，岁多寒风。五运参错考之，以察民病焉。

岁在巳亥：厥阴风木司天，少阳相火在泉风火相助。初之气阳明燥全客气克主气，萌芽多枯萎；二之气太阳寒水客气克主气，草木不生逆；三之气厥阴风木暴风大热，风疫并作；四之气少阴君火客气生主气，热湿大行；五之气太阴湿土客气生主气，冷雨凄清；终之气少阳相火主气克客气逆，蛇虫复出。乙巳、乙亥金克木，金亦不盛，木气平，丁巳、丁亥天符，风木大盛，脾病，己巳、己亥木胜土，土病，辛巳、辛亥水生木，多寒气，癸巳、癸亥，木火相助，风热大盛。五运参错考之，以察民病焉，而又验之五纬五星也。如金胜木，则岁星失色；木胜土，则填星失色；土胜水，则辰星失色；水胜火，则荧惑失色；火胜金，则太白失色之类是也，候之八风东风曰"明庶风"，应在春分；东南风曰"清明风"，应在立夏；南风曰"景风"，应在夏至；西南风曰"凉风"，应在立秋；西风曰"阊阖风"，应在秋分；西北风曰"不周风"，应在立冬；北风曰"广莫风"，应在冬至；东北风曰"条风"，应在立春。各以时节应方而至则为顺，其有冲逆则水旱作焉，民病生焉，参之云气①如霾雾②、背玦③、晕珥④之类，《周礼》冯相氏⑤职焉。以参之诊脉，则又有南政、北政之殊凡太阳脉浮，阳明脉长，少阳脉弦，太阴脉缓，少阴脉微，厥阴脉涩，此亦应时而至，至当其时，合于主客之气，皆无庸遽⑥为诧异。而少阴脉微，故凡岁少阴所在，其脉多不应，不足为病，毋误施治也。南政、北政者，惟甲乙之岁主中央土，人君之位，故六气皆南面而定其位，司天之气在寸，在泉之气在尺。如君火在下左间，则左尺不应；君火在上左间，则左寸不应；君火司天，则两寸皆不应；君火在上右间，则右寸不应；君火在下右间，则右尺不应；君火在泉，则两尺俱不应也。若乙、庚、丙、辛、丁、壬、戊、癸之岁，则皆人臣就北面位，故六气皆北面而定其位，司天之气在尺，在泉之气在寸：如君火在下左间，则右寸不应；在上左间，则右尺不应；在司天则两尺皆不应；在上右间，则左尺不应；在下右间，则左寸不应；君火在泉，则两寸不应。兼候之太冲、神门、冲阳、太渊、太溪之部太冲，肝脉，动见足大指本节后二寸陷中，木病之年，太冲脉绝。死不治。神门，心脉，动见手小指掌后锐骨端，火病之年，神门脉绝，死不治。冲阳，胃脉，动见足跗背上陷中，土病之年，冲阳脉绝，死不治。太渊，肺脉，动见即今寸、关、尺三部，金病之见，太渊脉绝，死不治。太溪，肾脉，动见足内踝，下半寸陷中，水病之年，太溪脉绝，死不治。是凡此诸动脉，医者皆当兼诊，而今人独知有太渊一部，其于

---

① 云气：云雾，雾气。

② 霾雾（máiwù 买务）：霾：空气中因悬浮着大量的烟、尘等微粒而形成的混浊形象。雾：古同"雾"。

③ 背玦（jué 觉）：半环形有缺口的佩玉。这里指某种气象。

④ 晕珥（ěr 而）：晕和珥。泛指日、月旁的光晕。

⑤ 冯相氏：周官名。掌天文。《周礼·春官·序官》："冯相氏，中士二人，下士四人，府二人，史四人，徒八人。"

⑥ 遽（jù 巨）：遂，就。

病情不能无失者盖多矣。彼此参互，以谨于未病之先，察乎致病之源，暨于既病，乃见其情，以从施苦欲补泻、浮沉升降、寒热温凉之剂。噫，而岂易言哉！匪达于天人性命之原，审夫阴阳阖辟之几者，其或无轻言医也。

卷　二

药　性

用药之要，不过五味以养五化，五气以平六淫，辨其轻、重、浮、沉，以知其所入之经，所归之脏，更参之以五形五色，以意会之，则用药制方，以应症候，亦可思过半矣！然药之性味，不可不考。古今本草，不止一家，学者病其烦，则不能遍阅，近今所谓《药性赋》者，则又挂漏而不足以尽药之用，且言其用而不明其所以用，宜医者之日庸而日谬也。草木难言，虽淹博如李时珍，亦有不能无误者，况其下乎！兹特标其切于用者，而详其性味所宜，以待人之自为神明其用。不屑屑于治症及古方，盖不欲过烦，亦不欲人之执一而不通也。

谷　部

药而以谷部为先者，谷以养人，养适其宜，则勿药可矣。且五味以平心，谷莫非药也。若五谷之性且不能辨，则何以更用他药乎。谷食，日用所需，故虽无主治病症，亦特为考之必详。

稻

木谷也生于水田，水生木也，是以木春旺而生，金秋旺而成。

粳：稻之不黏者早熟者曰早米，受气未足，不甚益人；八月后熟者曰籼米，性平和；冬初始熟者曰晚米，又曰大米，性微寒。古方粳米是用晚米。大抵色赤微温，白微寒。新米多动气，陈米乃宜人，五谷皆以陈久者为良。甘，平。养肺气木谷而养肺者，犹酸味之补肺也。晚米味亦微酸，和胃，除烦热味甘而淡，故和胃，成于深秋，而性微寒，故能除心烦，解热毒。

谷芽：甘，温。和胃，顺气，消食积取其有变化而发生之气也。甘味皆补脾和胃。胃者，气之所由滋也，气和则顺矣。发谷芽宜用粳稻之赤者，炒用。

糯：稻之黏者古人所谓稻，却多是糯米。味甘，微苦，气温。甘能补健脾补土，苦能坚实大便，缩小便，补肾助闭藏，性黏而善化如为酒、为饴、为酱，皆惟所变化，故能化痈疽、痘毒，使之成脓。然性黏，食之壅气。

黍

火谷也暑至而生，暑退而成，故属火。且生于高燥之土而不畏旱，亦火之性也。出秦、晋、燕、赵，南方无之，故南人多不识，或只以秬黍当之，误矣！苗似芦，叶亦似芦，穗散垂，米圆而有沟，如麦。其大当稻米之半，而大于粱米。其色有黄、白、赤，而北人统谓之黄米，以黄色多也。宜为酒，为粢粿①，但性热壅，不宜久食。故古人虽亦以为饭，而所常食则多用稷及粱也。甘微苦，温。强骨坚肾以微苦故也。壅气以黏则滞故也。

秬黍：甘、微苦，微温。和阴阳，补脾胃，交心肾秬黍即黑黍也，以其大于他黍，故名。因讹而名蜀黍，又名秫黍。苗高及丈，粒圆大，壳色光黑而米色赤褐，南方有之。谓之芦穄，又曰穄粟，又曰芦粟。更有一稃②二米者，则曰秠，乃或者以秠为稷，则又大谬矣。本火谷而色黑，则得水火交济之义。甘则能补脾和胃，苦则能泻心火而坚肾水。故凡霍乱吐泻，及食积、寒积、热积而腹痛者，煎服甚效，以其得阴阳之和也。亦以陈久者连壳炒之为佳。古人酿为酒，曰秬鬯③，用以灌地降神，亦以其得阴阳之和故耳。今北方亦以秬黍酒为养人，胜于秫稻。但此本黍之一种，或者指为稷，则又大误矣！

稷

土谷也亦春生秋成，然宜于高土。色正黄，故属土。苗似黍，叶颇丛

---

① 粿（guǒ 果）：米粉或面粉。
② 稃（fū 夫）：小麦等植物的花外面包着的硬壳。
③ 秬鬯（jùchàng 巨唱）：古代以黑黍和郁金香草酿造的酒，用于祭祀降神及赏赐有功的诸侯。

密，芃芃①然。熟迟于黍，米不若黍之黏，而性疏散。秦晋人谓之穄子，作饭常食，南方所无，南人亦不识也。稷音或转为穄，而秬黍亦似穄，故南人或谓秬黍为芦穄，因遂以为稷，失之甚矣。甘，平。和中，益气。

粱

土谷也春种则夏熟，夏种则秋深而熟，宜于平土，色鲜黄，故亦属土。苗亦似芦，穗则聚附于茎，垂如狗尾，粒小于黍稷，南北皆有之。有黄粱、白粱、赤粱、青粱。青粱粒米小而味薄；白粱又曰芑②，粒大而味亦薄，性寒；赤粱又曰糜，性平，南方独指为粟，北方独指为谷，又或谓之为小米。性甘，微寒，微咸。和中，益气，补心，涤胃热，泻肾热甘故和中，亦能治霍乱。咸能补心软坚，故却暑淫而散结热也。北人以粟米饭浸冷水中，和水食之，能解渴除烦，通利小便，则其荡胃热泻肾之邪热可知矣。性微寒，盖稷属戊土为阳，粱属己土为阴也。

陈廪米：甘，寒，微咸。和胃，平气血，扶羸弱南人多用陈粳米，北人多用陈粱米，要以粱米为佳。有除烦解热，和中补正之功。古人用以治反胃。

秫：粱之黏者今人曰糯粟。又今亦指糯稻为秫。甘，微苦，微咸，微温，性黏性味略似糯稻。补气功多。解热和胃之功不足。多食令人壅气。

麦

金谷也秋末金旺而生，夏初火旺而熟，故宜属金，许慎说也。《内经》以为属火，为心之谷，盖以其成于夏而色赤入心也。《别录》以为属木，养肝，盖以有芒而得春气多也，亦郑康成说也。愚谓：麦本金谷，而能入心以除烦，衰其火势也；又能入肝而润燥，以金胜木邪而节其过也。其本金也。

小麦：曰来。味甘，微寒。除烦，止血养心平肝，利小便，润肺燥仲景合小麦、大枣、甘草，以治妇人脏躁悲哀欲绝，则其补肺之正可知矣。

面：甘、辛，温。益气，长力，厚胃白面则有辛味，辛温则润肾

---

① 芃（péng 棚）芃：茂盛貌。

② 芑（qǐ 起）：粱、黍一类的农作物。

而补肝，温厚肠胃，能作热生湿，反令人渴北方土厚，且习食之；南方土薄而多雨，麦受湿热之气，故多食则作热生湿。然作饭及和面同食，则不热不湿而解渴。独取白面则作热生湿发渴，金性外寒而内热未尽也。萝卜、面筋皆解面毒。

浮麦：甘、咸，寒外阴也。止汗，退劳热咸补心，汗为心液，故能止盗汗自汗；咸泻肾，故能退骨蒸劳热。

麦麸：咸，寒功同浮麦。除热血，理风湿和醋蒸，熨腰脚，能去瘀血，治湿痹，舒筋续骨。

面筋：咸，寒以麦麸浸水，加盐挼①洗麸中余面，胶黏成筋。凡物有内外异性者多如此。解面毒，和筋养血，去瘀此所谓养心益肝也。

麦奴：除热，去湿此麦穗之受湿而倏黑不成者也。以受湿之物而能除热去湿者，亦犹牛黄之解热消痰，僵蚕之去湿祛风也。

大麦：曰䴦。甘、咸，寒。益心，养肝，厚肠胃，和气血。

按：大麦当是不黏，壳色正赤粒大者，今谓之饭麦，又曰赤膊麦。此其性冲和。今人以黏，壳色青，早熟而长芒者，为大麦，殆古所谓青穬麦也。然咸寒之性则略同，宜作粥饭，养人。

麦芽：咸，平，微甘。和胃宽肠，去胀消食，散结祛痰，通乳下胎甘故和胃，咸故软坚，且取其变化而发生之气。然所祛者亦食痰耳。炒用。耗肾气咸泻肾，而其气过散。

菽

水谷也春种夏熟，夏种秋熟。地宜坟衍，故属水。乌花而卵实，味兼咸苦。大抵能交心肾，而随其色以各有所入焉。

黑大豆：甘、咸、苦，寒。交心肾，明目坚肾则精水足，故有明目之功，活血补心则血不滞，故有活血之功，散热以咸也，利水苦燥湿，解毒豆类皆解毒，黑豆、绿豆更良，但炒则热，煮则寒，随宜用之。

---

① 挼（ruó）：揉搓。

黑小豆：甘、咸、苦，寒今日马料豆。良于大者以其味稍淡而体坚紧也，但此乃谷类而性和缓。今人滋肾药每用此，乌能责效，欲滋肾，必地黄而后可。

青豆：甘、咸，寒。能缓肝。

黄豆：甘，平。能和脾。

泥豆：甘，平。和脾，养肾胃色黄赤褐色者，又谓之土黄豆。

大白豆：甘、淡。下气。

小白豆：甘、淡，寒。能清肺诸种皆以秋熟者为良，夏熟者令人动气足重。

豆腐：甘、淡。清肺热，止咳，消痰诸豆皆可作腐，石膏取者为良，以甘能补，淡能渗也。须清晨淡煮食之。

腐皮：甘、淡此又豆汁之精英所凝聚也。清肺热，止咳，消痰轻清上浮，色白入肺。

绿豆：甘、酸、咸，寒。清热缓肝急，泻肝火，利小便，止渴，解毒皆缓肝泻肝之效，解毒须合甘草更验。

豆粉：清热利水绿豆之良在壳，粉已去壳，更经澄治，其功逊矣。

赤小豆：甘、酸，寒。清热解毒，去小肠火，利小便，行水，散血消肿，通乳，下胎甘补土，酸能收心之散，味亦微咸，补心软坚而利水。小肠，心之表也。多食耗血酸泻肝，咸渗血。

饭豆：甘、酸，寒。和中亦色赤而微黑，形长似豇豆。

豌豆：甘、咸，寒，滑。利小便野生麦地中，荚长锐如绿豆，色斑驳，粒正圆如珠。

藿：甘、酸。可佐谷食豆叶也，古人以充蔬。凡豆叶皆可食。

豆芽：甘、咸，寒。除烦，清热白豆、绿豆皆可发芽充蔬菜，绿豆者为脆美。

䝁豆：甘、咸，寒，滑。滑肠，利水又名蚕豆，苗不类豆，而荚实如豆。豆大而形扁，与麦同种同熟，色青黄而赤褐，煮食亦能行水和中。

麻

连壳曰蕡音文，微毒。甘，平，滑，微辛连壳则有辛味。和胃，润命门辛能润肾，祛风辛补肝，治肝虚之风，利大肠甘和而辛，能泻肺，大肠肺之表。润胜涩，故能通大肠之壅，破瘀，通乳，下胎以其滑也。

麻仁：去壳者，和脾，缓肝，润肠，去风秘去壳则甘平，性尤和平益人。干高丈余，节间生叶如掌，至杪①乃结谷。有实者曰荸麻，无实者曰枲。其实充谷食，皮绩为布，古人惟麻布。元朝以后，乃广用棉布，而麻之为布者鲜矣。然种未尝亡，麻未尝不充用也。乃今人以苎为麻，而麻之用愈废，又且以胡麻为麻仁，而麻之为谷亦不识矣。李士材尚以胡麻为《本经》之麻，而况他人乎。

胡麻：甘、苦，寒，滑又名脂麻，其荚方，故又名苣藤子。其茎叶颇似麻，故名。然茎短不及大麻之半，叶对节而生。干稍方，花生节间，随结成荚，荚四隔，子著其中，圆扁而有尖，全不类大麻，皮亦不可为布。李士材以此即大麻，其误甚矣。黑色者能滋阴以其甘滑，补肾以其黑润而苦，利大、小肠以其甘滑，缓肝明目以其甘寒，凉血，解热毒以其甘寒，治疮润燥。白色者润肺，泄逆气以其苦能泄，亦止咳嗽。赤褐色者交心肾。又有大粒而色褐者，曰壁虱胡麻，或用以治疯癞亦取其缓肝润燥也。

麻油：甘，寒。解疮疡热毒熬膏良。

菰

甘、咸，寒，滑一名雕胡，生湖泽中，叶似芦而柔韧。始生，近根白芽肥脆，剥取之曰茭白，又名茭笋。及老而生穗结实，则曰菰米，粒长半寸许，色正黑，作饭甘滑，味似大麦饭，亦可粉之作粢粿。皖江贵池尚多有之，山中人不识也。和中除烦，止渴利水以上周礼注所列九谷也。

---

① 杪（miǎo 秒）：树枝的细梢。

荞

甘，寒，滑荞亦作荍，又名乌麦、花麦。此非麦类，以可面而冒名，然茎赤，叶青，花白，子黑，亦得四气之和，但秋种冬熟，受四时之气，偏于阴耳。去肠胃积秽，解热毒能去毛毒，解酒积。春后食之，动寒气，发痼疾。

叶：酸，寒。滑肠下气可作蔬。

苦荞：苦，寒。亦能充饥野生者花淡红色。贵州、思州、思南诸处食此。

穄

甘、苦，温一名鸡爪粟，一名云南稗，亦似芦而茎扁有棱。穗三四出，如鸡爪，粒如稗子，生于旱地，易种，只可磨粉作粿食。益气充饥。

稗

甘，温有旱稗、水稗，杂生黍稻中，苗如稻，穗如黍而粒小。可作粉济饥。

薏苡

甘、淡，微寒。色白入肺，清肺热甘能补，淡渗湿，又生水旁，能行水气。邪湿去则邪热除，故能治肺痈，除咳血。味甘和脾，行脾湿甘补，淡渗，故能行水肿，去湿痹，疗脚气，治湿痈、热淋诸症，皆脾之积湿也。缓肝舒筋急甘以缓肝。

根：甘、淡。治肺痈轻虚故亦能上行治肺。

孤儿星：性味同野生水畔，苗如薏苡，但实有硬壳，甚滑，坚而色黑，仁亦如薏苡。

御麦

甘、淡，微寒俗名薏米包，茎叶皆如薏苡，如芦，上亦抽穗，花实而不堪食，节间生包结实，有叶包之，有长须上出，柔细可爱，赤黄二色，附生一桴，累累如天南星状。益肺宁心可生食，可煮可炒。

罂粟

甘，寒，滑。除胃热其花名丽春，有红、紫、黄、白数色，大如碗，艳可爱，苗如苦荬，而叶多刻缺，甚柔脆，可作菜茹。茎断之有白汁，花落结实，形如小罂，中有黑米如粟，故名。合人参可治反胃。

壳：酸，寒，涩。止久泻虚者方可用，涩遗精，治脱肛皆酸涩之功，然不可轻用。

醋

酸，温用米作饭，以辣蓼腌之，使发热，至七日乃和水浸之，晒日中，梅条时搅之，久酿而成。所谓"曲直作酸"也。泻肝故能散瘀血，止血晕，破癥结，消痈疽疮肿，收心故能治辛昏，除心腹血气痛，醒睡梦，醒酒，补肺故能开胃口，发音声，杀鱼虫诸毒，伏蛔凡辛多生毒，金衰也；酸多杀毒，行金令也。多食伤筋收之过则筋缩也。酸酒改造者不堪用。

糗

苦，温炒米麦也。或屑之为粉，或不屑，皆可备食。用糯米、粳米冬月炊饭摊冷至七日，晒干炒之，尤佳。其冻米亦可久藏。健脾苦以燥脾湿，充饥，缩小便坚肾也。多食落毛发燥之过则皮揭毛落。

饴

甘，温米糖也。凡米皆可作，糯米尤良。炊饭拌麦芽，再和水入锅，以漫火温护，饭化乃榨其汁熬成。和中，补脾故建中汤用之，消痰陈者始能，以其化有为无也，缓肝能舒筋急。多食损齿，中满土味过则水亏也。甘缓之过则生湿。

酒

辛，热曲酿米化而成，所谓"从革作辛"也。凡谷皆可酿。南方多用糯稻，北方杂用之，惟秬黍酒为最。味有辛、苦、甘，败则酸，辛者散，苦者燥，甘者缓，酸者不可饮，而要之皆有辛味；散则急，燥则烈，缓则守，酸则悖，而要之其气皆热。散水，和血，行气，壮胆辟邪辛以补肝之用，暖肾兴阳辛以润肾，发汗，行药势，达肌表，御寒气辛以泻肺，多饮伤气泻肺之过，助怒，损肠胃补肝之过，助房欲，损精昏神润肾补命火之过，积热郁湿，生痰致病多端矣凡吐血、反胃、痔漏、咳嗽、消渴、痈疽诸症，皆酒之为害也，况酗酒乱德而生祸乎。

烧酒：辛，大热。伤人尤甚或以为寒，大谬。凡枳椇、葛花、橄榄、醋之类，皆解酒。

酱

咸，平糯米、麦面皆可作块煮熟，以杜荆腌之，俟生倏，筛去黄衣，磨细，用熟水①加盐浸之，朝朝搅晒，久乃成。此非古人醢②醢之酱也，然其用亦同矣。宁心解烦咸补心。多食生痰以其郁湿。

酱油：甘、咸，平。功用同作豆豉如作酱法，而取其精液也。

神曲

甘、辛，温白面百斤，赤小豆、杏仁、青蒿汁、苍耳子、辣蓼汁各三升，和作饼，腌以荆，俟生黄霉，晒干，陈久良。炒用，或煨。和中开胃，消滞去胀，破结行痰，回乳下胎甘则能和，辛则能行能散，以经变化而成，故长于消滞化坚也。盖青蒿之苦辛，以行肝散郁；赤豆之甘酸，以收散行水；杏仁之辛苦，以降逆行痰；苍耳之甘苦，以燥湿坚水；红蓼之辛苦，以温中利脾；白面之甘辛，以补中益气。加之以变化，是以能宣、能达、能消、能伐而正气不伤，借六神为名耳，不必惑于神也。

酒曲

功用略同，但性猛不和。

红曲

辛、甘，酸，热以水浸湿早稻米，中藏砒石、曲药，腌地下使作热，又复摊开，数腌数摊，则米郁烂成赤色，其赤入心透，捻之则碎。此亦与水谷入中焦，命火熏蒸而化血之理同也。破瘀活血，去伤赤入血分，酸则去瘀，辛则气行而血活，故治血痢，疗损伤，去产妇恶露，开胃消食，解生冷物毒由变化而成，故能消滞，且化物毒也。

---

① 熟水：开水。

② 醢（hǎi 海）：用肉、鱼等制成的酱。

淡豉

苦、甘，寒水浸黑豆一宿，蒸熟，青蒿腌之，俟生黄霉，晒干簸净，再拌水湿，收瓮中筑实，覆以桑叶，封固晒七日，取出曝干，又水拌入瓮，凡七次，再取蒸黑透心，藏用。除烦躁，解满闷黑入肾，苦坚水而泻心火，故能交心肾，治不眠，清热，调中，发汗，下气甘调中，轻发表，苦降泄逆气，解斑毒，止呕逆轻寒入阳明而解肌热也。亦治阴疟、血痢能滋阴能去热也。形气轻浮，非能下达于肾，然其功实皆以补肾水而泻心火也。云气得浮游而升达于上，则热郁之气平矣。愚以为能解暑。

蔬　部

蔬以辅谷食，故考之亦详。

葱

甘、辛，温陶氏谓"白冷""青热"，此却不然，但全用则行通身，根与白行肌肤，青与尖专行达肌表上头目。又生用则外行，泡汤则表散，熟之则中守。震雷之气，补肝泻肺，是以能升散郁阳故解热，施行云雨故发汗，攻决淫寒故散寒，且能治阴毒，通行血脉外直中通而升散，气行则血脉行矣，故亦能治吐、衄、便、利诸血症，无所不通通明耳目，通乳、通大小便。外敷治击伤、折伤生捣用。解饮食、蛇、虫诸毒熟用。种不一：汉葱春生冬死；寒葱冬夏皆生；结实者子黑色如蚕沙。皆可用。惟楼葱又名鹿角葱，形粗大而分枝，性热不甚香，不足用。多用亦耗气，忌同蜜杀人及枣食葱急，枣甘缓，两不相得也。

大蒜

辛、甘，热此胡蒜也。汉张骞得自西域。古中国只有小蒜，今竟不知为何物。李时珍以小而色赤辛甚者为小蒜，大而色白味甘者为大蒜。此不然也。赤白辛甘，因土之肥瘠而异，非二种也。窃谓小蒜乃今之蔖子，其根下成椎，故古以蒜名。蒜者，算筹也。生则辛多性烈，熟则甘多稍缓。命火之气，润肾补肝，宣达九窍，攻决六淫阳气宣达，故凡风、寒、暑、湿、清、曙之邪，皆能驱之，且能辟瘟疫，消痈肿，破癥结，消肉食，杀蛇虫毒，大要性似附子，但无其毒，且味甘则尚有和缓意，和胃，健脾以味甘色白入气分，行水以辛行，利膈通上下，无所不通不能如葱之发表，非若其中通外直，能泻肺而开膝理也。多食生痰动火，散耗气血，损目昏神为害同酒，命火上炎之过。壮火食气，火热生湿成痰。且阳盛阴亏，火盛水衰，则散而昏瞀①矣。忌蜜。

韭

甘、辛，温，微酸气味亦熏辛，而转有酸味。巽木之气。补肝而能泻，行血中之气，能充聚肺气，散泻瘀血以其酸也，宁心收心之散，助肾润肾之燥，和胃辛能和阳，酸能和阴，逐痰辛以行之，解一切毒荤味皆能辟毒。

韭汁：治吐血、衄血辛行酸泻也，和童便饮之。疗反胃、噎隔辛润、甘缓、酸敛也。用汁尤行瘀，合牛乳、姜汁温服，治三阳结，此方最妙，余皆不及。忌蜜。

韭子：甘、辛，温。补肝，润肾，助命火能暖腰膝，治筋痿及遗精、白浊、溺血、遗溺诸症，亦以其兼有涩味。炒研用。

韭根：甘、辛、酸，热。大补命火，去瘀血，续筋骨，逐陈寒，疗损伤加酒用之，回阳救急。

薤

甘、酸、辛，温似韭而叶润，色白光滑，辛熏之气则薄于韭。李时珍以"藠"当之，大误也。藠叶方而中空，薤叶扁而润，绝不相类。兑泽之气，补肺而能泻，行气中之血，故利大肠去大肠内之滞气而去其瘀，治泄痢后重，泄喘逆敛安肺气，而泻其邪热，疗胸痹刺痛胸中，心肺所居，气血之会也。酸以敛正，辛以去邪，故合瓜蒌用之。忌蜜古人用薤白近根处，则白非藠子也。

---

① 昏瞀（mào 帽）：昏沉；神志昏乱。

藠

甘、辛、苦，温似葱而色青，中空而外方，且长大于葱。根下成椎，如蒜而色白，不分瓣，汁如涕而滑。古无所谓"藠"名，疑即小蒜也。捣汁可涂治击伤、火伤，多食昏气、昏目。忌蜜以上皆荤菜，然俗以藠为素菜也。

葵

甘、咸，寒，滑今日马蹄菜，叶圆而后缺，形似也。又名蘄菜。又如一丈红花，故此花亦名蜀葵。但葵菜花甚小，实亦成小盘而瓣甚薄。葵水之气，益心泻肾，滑肠去结葵水何以益心? 曰: 戊癸则化火矣，行水，通乳，滑胎皆以咸而滑也。天行病后忌食。

菘

甘、辛，寒白菜也。种不一。有箭干白，白菘也; 有黄芽白，黄菘也，又名牛肚菘; 有三月青，黑菘也，又名瓢儿菜; 有雪里红，紫菘也，与芥菜相似。作淡齑则酸，煮汁，除烦热，醒酒以有辛寒之性存焉。盐干之为黑盐荠，泡汤，能治伤寒轻者，开声音亦以辛能表能泻肺邪也。

芥

辛，温种不一。有青芥，人所常食; 有白芥，子可入药; 有紫芥，尤辛辣; 有芥蓝，可作靛染绿，性独寒，多食腹痛。多食动气，发疮。

白芥子: 辛，温。补肝泻肺，功专行痰去支饮辛能行而生春月湿地，性尤专行湿痰，色青专肝木，行于两胁，肝气不能行水，则成支饮，子专入肝经，故行胁下支饮，炒研用。非胁痰不必用，久嗽气虚禁用，温中开胃，发汗祛寒力轻。亦治风痹补肝也，痰肿外敷之。

芥酱: 辛，温用青芥子，炒略热，研碎，汤泡和匀，纸封之，覆土地半日即成，辛美。开胃，豁痰利气，杀鱼腥毒。故内则食鱼脍，以芥酱配之。

芸薹

辛，温即今油菜，似白菜而小，子可榨油，道家以列五荤。行血消肿治游丹，消乳痈，亦以辛温能行能散也，而不能如葱蒜之专达。多食动气发疮由冬寒而春温，不正之气亦随发焉。

菜油： 气味同而尤燥热。

莱菔

辛、甘，寒萝卜菜也。茎叶上气，根魁下气，生食上气，熟食下气，宜分别之。生食解酒毒，清肺热，除烦，治渴，止痢须干久者，疗打伤、火伤辛而上行，以泻肺邪也。熟食宽中化痰，散瘀消食，止吞酸，利二便辛而下行，以行肝气，和脾胃也。亦治吐衄、咳嗽亦清肺之功，解面毒以寒消热，能渗血，最破积聚微有咸味，而辛散兼之，故凡作豆腐，及澄治葛粉、蕨粉，中入一片，则皆消散成水，其破积聚可知，故服地黄者忌。

子： 辛、甘，平。生用，吐风痰，宽胸膈，托疮疹；熟用，下气消痰，攻坚积，疗后重生捣，泡熟炒用。

蔓

辛，寒蔓青也，今曰大头菜，又曰狗头芥。茎叶似菘亦似芥，根魁如萝卜。江北多，南方少，南人多不知，或以为即萝卜，误甚矣。利水解热，下气宽中功用略同萝卜。

子： 益肝行气，去郁热，攻积聚，杀虫毒皆辛寒之效也。益肝故明目；去郁热，故治疸。蔓菁园中无蜘蛛，治虫毒可知。捣敷治疮肿。

菠棱

甘、酸，寒，滑叶似酸莫而色深绿，根大如指而色赤，丛生地上如盘，抽茎结实似蒺藜。敛阴和血，然多食发疮肺过敛则皮肤反燥。

莙荙

甘，寒一名菾菜，亦或谓之菠菜，形似白菜。茎肥正白，叶厚而脆，煮食有土气。今人或以为菠棱，反谓菠棱为莙荙，两易其名，误也。益脾，利肠胃以甘而有土气也。多食尤发疮土固无不发，且过缓生湿，腠理反涩而生燥，血凝不行也。

苦荬

苦，寒古曰芑，又曰荼，盖一物而二种。肥者苦而甘，瘠者尤苦。如今野生者有所谓老鸦苦荬，即荼也。叶色青白，亦有红筋者，其茎断之有白汁，抽茎作花，如单瓣小菊，结实甚秕，上有白蒻飞絮。已土之气芑字从已，火退而土任事。泻心解暑，去热除烦苦泻心，盛夏生食之，甚养心气。大热烦渴，饮汁即安。解一切煎煿火毒，通乳茎中空而有白汁故也。心有热邪，则血沸腾而就涸；心热去，则水安流就道而乳汁通矣。

莴苣

苦、甘，寒。泻心去热，解煿炙火毒有白苣、紫苣、生菜数种。白苣茎肥，可腌食，又名莴笋。茎叶略似苦荬，叶较柔滑，异其糙涩，花实亦同，最宜生食。北人多炙煿，故解以生菜，其除烦、祛暑、通乳之功不及苦荬，而味之脆美较胜。或云多食昏目，未必然也。

苋

甘、酸，温赤、白、花绿，高下种类不一。赤者味厚，白者味薄。和中，散血活血色赤入血，微酸散血，性温活血，离火之气形高大而外见色赤，中含溽暑苋含湿热蒸郁之气，宜肠胃。而多食作热，烂疮疮家忌。忌鳖鳖，介虫，而亦有离象。语云：青泥杀鳖，得苋复生。盖未必然，然同食或转生虫蟨耳。

马齿苋

酸，寒一名酸苋，一名九头狮，以枝头多也。叶排如马齿，盘生苋菜地及阴湿处，节节著土则后生根，有大小数种，金陵人曰安乐菜。去瘀酸泻肝，散血，杀虫虫见酸则伏，治痢以酸补肺大肠，而去瘀又寒胜热也，治淋酸收心火之散，即去小肠之热，杀疳以杀虫去热也，滑胎，治游丹其汁含水银之气，最去毒热，而性下沉滑。忌鳖。

藜

甘，寒今灰藋也，又名灰莃，又名灰苋。杂生苋菜中，茎叶似苋，而叶糙有刻缺，近本处有灰，有红灰、白灰二种，赤灰者有小毒。去湿热拌苋蒸茹，能使经宿不馁败。

茼蒿

甘，温即菊花菜。花叶似菊，茎脆中空，春末即花，结实如苦荬子。蒿类甚多：蘩，白蒿也；菣，青蒿也；蓬，野艾也；莘，蓊蒿也；莪，萝蒿也；蔚，牡蒿也；鼠曲，黄蒿也；金铃，茵陈蒿也。又斜蒿、蒌蒿，或可为蔬，或以入药，此不具录。而茼蒿则园圃所植，尤甘脆香美。开胃和脾，多食动气。

鼠曲

甘，温黄蒿也。色白花黄，布地如盘，花叶皆白丝如绵，以捣和米粉作粿食，软韧而美。有大叶白花而高者，亦名香茅，花甚香，可置枕中辟恶，而味不可食。有贴地生而小者，曰地锦。补肺，消痰治喘以色白入肺，味甘淡补肺，如白绵而温，能固气而胜寒，故消寒痰治喘。地锦能补肺，去寒热，治吐衄，温下部，续筋脉，暖命门。

蒌蒿

甘、苦、辛，温似白蒿而茎肥脆，生湖泽旁，长数寸，时采为菜，香脆而美。开胃行水以在泽旁也。

马兰

甘、苦，温亦蒿类，叶如泽兰，花如菊，色青绀，故曰马兰菊，春月采食，甚香美。补肾命，除寒湿，暖子宫苦坚肾去湿，色黑能入肾，妇人以煮雄鸡食之，能令有子。杀疳蟹苦杀虫，治小儿疳积。

胡萝卜

甘、辛，温根如萝卜而形长，有红黄二色，茎叶如川芎，花实似蛇床，又似茴香。根苗皆可食，而根为香美。生微辛、苦，熟则纯甘。润肾命，壮元阳，暖下部，除寒湿甘补辛润，故壮阳暖下，功用似蛇床，根、实皆可用，而今人不知，蕃舶胡芦巴实，亦此物耳。

蕹

甘、咸，寒，滑蕹音瓮。出南蕃，又曰无心菜。叶如犁尖，茎中空，蔓地，节节生根。有水蘸，尤脆美，无花实，有蛇蘸。花实皆似牵牛，而花色淡红。此二种近水乃生。**解虫毒及砒石毒，补心血，行水**咸以软之之功也。捣汁解虫毒最效。

石苋

酸、咸，寒色亦，茎叶似苋而厚，俗名观音苋。摘莳土中即生，味作松香气。**可治火毒**盖如景天、龙芽草之类，以得金水之气多也，**接断伤**。

芹

甘、咸，温水陆不一种，家芹为佳。方茎而高，至秋乃花曰马芹，味最下；白根而夏初即花曰水芹。人谓三月后不可食此，亦不然，但拣择宜净耳。**补心**咸能护心，**生水中能交心肾，去瘀**咸渗血，**续伤**根断复生。可为夹棍药，赤紫芹尤效，又名强盗草。多食亦发疮。

莼

甘、咸，寒，滑莼音纯。生水中，如荇菜，而叶大如掌。**除烦解热，消痰。**多食腹寒痛。

荇

甘、咸，寒，滑生水中，茎如钗股，叶正圆有缺如马蹄，浮水面，背有水泡。**除烦解热，消痰行水。**

萍

甘、咸，寒，滑生水中，如荇，而四叶聚于茎端，形如田字。一名大萍，一名田字草。**功用同上。**

藻

咸，寒有马尾藻、蕴藻二种。今所谓蕴筛也，细如绿丝者，青紫可爱。大如鸭舌者次之。摘嫩芽，按去腥水，皆可作菹。**补心行水，消痰软坚**能消瘿瘤，破结核，消水肿，疗脚气，通噎隔，消积食，皆咸之功也。凡水藻可蔬可药，海藻尤佳，以咸味尤厚耳。**凡水菜，忌甘草。**

蕺

甘、辛，咸俗名鱼腥草，又名臭猪巢，生下湿地，叶如荞麦而厚，面青背赤，花白，根红白色，气甚荤臭，可作蔬。行水攻坚，去瘴解暑，疗蛇虫毒，治脚气，溃痈疽气重而力猛，去瘀血，补心血。

芫荽

辛，温一名胡荽。叶似芹而圆阔光润，茎细如缕，布地蔓衍，结实圆小，中含细子，气荤甚。升散阳气，辟邪气，发汗托疹补肝泻肺，升散无所不达，发表如葱，但专行气分。多食昏目耗气补肝之过。或指为蒩，尤谬。但昏目同耳。

冬瓜

甘、酸，寒秋晚乃熟，藏待冬食，故名。又曰白瓜。利便行水，散热止渴，可敷痈毒，疗火疮酸补肺而泻肝，甘和中，行秋冬之令，疗火疮，陈者佳。癞者忌食善溃也。

子：甘，寒。润心明目，毓神瓜泻肝，而子则补肝。

南瓜

甘、酸，温种自南蕃，故名又曰蕃瓜，或讹北瓜。补中益气冬瓜善溃，此不溃；冬瓜酸多，此甘多，故功效不同。益心酸以收散，色赤入心。敛肺酸亦补肺，瓜形如肺。多食滞气甘过缓，而南瓜肌肉如粉，故滞气，且有小毒。

黄瓜

甘、酸，寒遍体多磊如疮。利水解渴功似冬瓜。忌落花生。

甜瓜

甘、酸，寒有甜瓜、菜瓜二种，甜瓜瓤甘酸，菜瓜瓤则不可食。其状或青或白，皆相似。功同黄瓜但此不溃，宜入酱。

蒂：苦，寒。涌吐风痰宿食苦味降泄，而涌吐者，膈上有痰食之阻，苦不得降，则攻而涌之，以遂其降。犹以石击水，激而跃之也。且气恶也。

丝瓜

甘、咸，寒老而成网如丝，故名。又名天罗，又名纺糙。解热化痰咸软坚。

瓜网：凉血渗血，通经络，托痘毒烧灰存性。

子：治肠风，痔瘘，崩漏，下乳。

苦瓜

苦，寒体多块磊，色白而长者味苦而美；圆短者曰红瓤，熟则色赤，瓤味甜，可食。泻心火，解暑喝，疗热毒六七月食之最宜。

匏

甘，寒有甘、苦二种。苦者不可食，甘者一名瓠，又名壶，形长或圆而上锐。细腰者曰葫芦，有斑驳及白者，老则壳皆坚，可剖为杓。利二便略同冬瓜。

苦匏：涌吐同甜瓜蒂。

落苏

甘、咸、辛，寒俗名茄子。本以味似乳酪，故曰酪酥，然有荃麻之味，荃与辛同性，故以辛言之。宽中白者佳，纯甘，散血咸故散，紫者入血分，止渴白者可生食。多食动风，发痼疾。

根：辛、咸，寒。散热消肿，治风痹渍酒饮，疗冻疮煮汁渍之。

扁荚

甘、酸，温有短长厚薄数种，豆或黑或红，惟白色肉薄者入药，一名沿篱，一名扁豆。和脾，交心肾，脾土之菜也乌花卵实，荚状如脾，是能交心肾于黄庭①也。

白扁豆：甘、咸，温。却暑补心，渗水泻肾，降浊升清交水火于黄庭，和胃厚脾甘补脾，咸渗湿，湿去则脾厚矣。用白者以入肺胃之分，且有腥气，又能升达肺气，清金生水，通利三焦。色微黄，兼入脾分，以和中州。凡感暑为冷饮所遏，入于脾胃者宜之，故能治痢。以健脾则连皮炒熟，

① 黄庭：指中央。《黄庭内景经》务成子题解："黄者，中央之色也；庭者，四方之中也。外指事即天中、人中、地中，内指事即脑中、心中、脾中，故曰黄庭。"清·洪昇《长生殿·觅魂》："方向呵，镇黄庭，通紫极，子午坤乾。"亦特指脾。

使甘香入脾。却暑利气则生用，使腥咸入心、肺、大小肠以渗水。浸去皮用，则专补心和胃，解毒醒酒，解河豚及砒石毒。多食亦壅气脾过缓则气亦壅。

豇豆

甘、咸，温一名降蹿，俗名羊角，亦名豆角。花有红白，荚必双生并垂，长者二尺，故名降蹿豆。似肾而色红，豇亦言红也。补心泻肾，肾之菜也泻者，泻有余之邪也。豆似肾而荚双垂，故下入肾。渗水利便，降浊升清凡蔓生远行者，多能通彻上下；瓜瓞之类，蔓空茎脆，则通利水气而已；豆则蔓实茎韧，气劲而能升降气化，以上下于三焦，又不止行水已也。多食滑肠下行速也，小儿食之多完豆不化。

刀豆

甘、咸，温一名挟剑豆，以荚形名也。和胃，升清降浊力尤劲。

壳：甘、苦，咸，平老壳坚者。和中，交心肾，止呃逆苦降咸升。

根：苦、咸。止肾气攻心心痛能通冲脉而济水火，交心肾也。

虎沙

甘、咸，温俗名虎爪豆，以数荚聚生形似。通彻上下，而气不纯良以其藤蔓最高，而荚有毛，则上能达肺。且腥气重，故食之多使人吐。其色黑味咸而体重，故下则入肾，下彻于足而涌泉作痒，痒征火之动也。

狸沙

甘、咸，温一名玉豆，似虎豆而形扁，色红白斑驳，荚硬不可食。效同虎沙。

姜

辛，温。宣达阳气，严毅正性，通神明，去秽恶，肝木之药也辛味本得之金，故严毅方正，而收极而散，则辛能补肝。用根在下，故专入肝，补肝木则生心火，而宣达其光明，故通神明。秉阳令而消阴翳，故去秽浊也。

生姜：辛，温。上行，升达于肺，则畅胃气胃气上会膻中，泻肺邪外入之邪，皆能泻之，故治伤寒头痛、鼻塞、咳哕，行痰去湿，开胸膈，纳饮食，此皆生用，以达生气于上，而去其收涩之邪，通膝理皮毛者肺之合，泻肺则毛孔开，故发汗，辟邪山岚瘴气皆能辟，杀毒半夏、南星之毒皆能杀。然多食亦耗气生热以上诸症，因于阴邪闭塞者则宜之，若阴虚多火则不宜，与酒同食尤不宜暂以御寒则可，若多食则有发痔损目之病，且反能发呕反胃。《周礼·内则》皆言"秋和多辛"，以秋令收敛，恐其过敛，故多辛以取其平也。今人乃曰"秋不食姜，夜不食姜"，是大背于经矣！孕妇忌姜，以其热耳。

干姜：辛，热生则气升散，故温；干则阳气皆中守，故更热。暖胃温经，中守于肝不发汗，专除中州积寒阴翳，治寒呕，消寒痰，化冷食，通月经。

炮姜：辛、苦，大热湿纸包微煨。去沉寒，祛积湿，达阳气于太阴太阴，脾也。苦能燥脾泻湿，故沉寒积湿，以此胜之。

黑姜：辛、苦，温煨至黑。去下部沉寒积湿，回阳气于至阴，润肾坚肾色黑则入肾经，火化则不热而止于温。苦坚肾水，辛补命火，续绝回阳。

姜炭：苦、辛，平煨成炭，存性，则苦味多而辛热之性平矣。坚肾补肝，止妄行之阳，宣而有守子母相守也。黑能止血，苦能降泄，故止吐、衄。

姜皮：辛，寒凡皮多反本性，故寒。达于皮毛，行水驱风以皮达皮，辛则能行，故治水浮肿，去皮肤之风热，止汗姜发汗，则姜皮止汗，且微寒也。姜为医药之用至多，故于此考之尤详焉。

百合

甘、苦、涩，平。一名蒳葍，根魁分瓣如蒜，一茎顶花，叶则附干旁出，白花者入药，澄粉食之亦良。凡涩与酸同用。补肺，降逆收散，肺金之药也甘补肺，苦降逆，涩敛肺，兼能收心，故清肺宁心，去热止嗽，而治百病不安之症，敛下而上直达于肺，以收为用色白入肺，独茎直达，亦能利二便，消浮水，开痞满，疗乳痈。然要知此以敛为用，内不足而虚热、虚嗽、虚肿者宜之，与姜之用正相反也。

山药

甘、涩，平有涩味，人不觉。和中，可上可下，而以清虚热，收散气为用薯蓣之紧小色微赤，生于山而可入药，故名山药，怀庆产为良。色白微红，上行则清肺热，宁心神，治健忘；中守则固肠胃，化痰止泻，治痢；下行则敛胃气，防溢水，固命火，涩遗精。生捣外敷，则消痈肿。根长而下引，蔓延而上行，味甘淡而兼补五脏，故可上可下，视他药所向而行。

薯蓣：甘、平有白，有红，有长而肥大，有多岐如掌者。白者入气分，红者入血分。补中顺气，佐谷食。

蕃薯

甘，平根似薯而蔓生著地，出广、闽。止渴醒酒，益肺宁心生用之效，益气充饥，佐谷食熟用之效，熟则甜甚。

芋

甘、辛，平有荎味，用同辛。益气充饥，行水，多食壅气味如粉者必壅。

芋荷：甘，平。敛自汗、盗汗茎叶也，辛之反，则能敛能固，野生者尤良。

萱

甘、咸，平，滑金针菜也，野生者曰黄花菜，叶花皆可食。补心清肺，破郁行水花轻虚上行，色黄赤入心，兼入脾、肺；咸则软坚，故破郁消忧。养胎滑胎所谓宜男也。

红百合

甘、咸，平山丹花也，干之亦佳。性味略同萱花，可治吐衄。

槿

甘、淡，滑，平木槿花也，古名舜华，又名日及，千叶者名扶桑花。有红、白，白者良，嫩叶亦可蒸食。**清肺宁心，渗湿去热**白花轻浮入肺，肺热咳嗽、吐血者宜之，且治肺痈，以甘补淡渗之功。又赤、白花，分治赤、白痢，以大肠与肺相表里，小肠与心相表里。凡痢，二肠湿热也，以滑去滞则愈矣。

叶：沐发去垢亦可食。**宣肠胃。**

根：治肺痈、肠痈能下行。

荠

甘，平冬至后布地生叶，似萝卜菜而甚小，根直下如线，抽茎直上。三月初开小白花，结荚扁而三角如扇，清香，交夏则死。一名芊菜，一名鸡心菜。**利水和脾，辟蚤、虱，散郁热**略似夏枯草，但不入血分。上巳①戴其花，又煎水沐浴，以辟蚤虱，除不祥，亦采蘭意也。

苦蘵

苦、咸，平一名败酱，叶似泽兰，有朽气。**去瘀解暑**苦泻心，咸泻肾。朽，肾气也，能软坚固散，宜暑月，可交心肾，多食令人脚软。煎汤治产妇血母成块作痛，亦去瘀软坚之功也。

苦板

苦，寒似萝卜菜而小，微红有毛，花作蓊头飞絮。**解暑去热**腌干为黑盐齑，藏肉食不坏。

鹅肠

苦，寒一名田眼，似苦板而黄花。**同上。**

鸡肠

甘，平一名蘩蒌，草作蔓，叶圆尖对节，茎空而中含一筋，故有"嫂缕"名。

蕨

甘，寒，滑一名鳖脚。**滑肠发疮**色紫入血分，含气未舒，故发疮。

---

① 上巳：旧时节日名。汉以前以农历三月上旬巳日为"上巳"，魏晋以后，定为三月三日，不必取巳日。

蕨粉： 甘，寒，滑捣根澄治，可济荒，无补益。多食令人瘤冷。

笋

甘，寒竹萌也。大竹曰毛竹笋，小者箭竹曰水笋，又有玉笋、琅玕笋、紫竹笋、斑竹笋、桂竹笋，惟苦笋为良。不从竹入木部，并笋入蔬部者，以竹固非草非木，而笋供日食为多也。阳动阴下，震木之气，而阴方盛则其发急，然味甘能缓，缓肝开胃。不利大肠古谓为刮肠篦，然不及于肺，以犹在下也，木盛则陵金，发痘疮含阳气而欲舒也，今多以其尖托痘。

苦笋： 苦，寒。宁心解郁热苦泻心火。

竹： 中虚有节，上行直达，震木之气。

竹沥： 甘，寒，滑。能行肝胆之阳气阴汁，以达于经络，而通其阻滞之邪肝木胆火，当热而反寒者，犹胆汁之性亦寒，而其用则以行相火之令也，以阳在阴下也。竹有节而中通上乔，故沥上行无所不达，能驱风散火，去湿行痰，透筋节而发之，正迅雷之发，则阴翳、郁热、暴雨皆止而爽然矣。是以治中风、中痰、风痉、癫痫、消渴诸急病，而利窍、明目、止汗、清热、除烦，皆宣达肝胆之阳气故也。宜和姜汁以助肝阳。今人视为险药霸道，失之矣。

竹茹： 甘，寒竹之青皮。能开气化之阴郁，以达之膻中，而舒其君相之火心，君火；胆，相火。合而郁于思虑，则阴气郁于膻中，而虚烦不寐，相火不得舒，是胆冷也；心火不传木，则温温欲灰而已。竹茹挹轻虚之肝气，而达之以上行，心胆之郁开，则胆遂其温，而心有所决，思虑安矣。故能治烦热不眠，除吐衄惊痫。肺不受灼，肝不受抑，气化平也。

竹叶： 甘、淡，寒用淡竹之叶，其竹薄而节间有粉。能开外郁之阴翳，以达之肌肤四末之表，而舒其肺胃之阳最轻而在上，故达阳气于上焦，及手足肌肤之表，而去其外邪之阴翳，使阳气宣达，是以能除阳明发热，退肌肤热，去心烦，治喘咳，止呕哕，止渴保肺。此皆宣达阳气之功，或以其寒而不敢用，惑之甚矣。

天竹黄： 甘、淡，寒老竹节中黄粉，乃津液所凝结，不必海外。功同竹沥而稍缓久而凝成，故性和缓，然功不及沥之速，而沥亦不及黄之和，须审其缓急用之。宁心治痫小儿客忤、急惊尤宜。

芦笋

甘、淡，寒芦之萌也。兼得水泽之气，解鱼虫毒最解河豚毒。鱼，鳞虫也，亦属木，而生于水。河豚之性，稍触则怒。怒，肝象也。芦笋达阳气于郁阴之下，故能平其毒，快痘毒。

根： 性味同，能渗湿行水味淡渗，且生水中。疗肺痈肺痈，相火侮金也。相火之气宣，则不侮金矣。

茭白

甘、淡，寒茭草根芽，又曰茭笋。

蒟蒻

甘、辛，温苗似虎掌、南星，茎有斑驳，根魁如芋子。以磨粉，灰水治之，去其毒，釜内煮和，倾冷，凝结如豆腐，色淡黑微赤，又曰灰蒻。去肺寒，治痰嗽杨升庵指为蒟酱，亦非。蒟酱自是广中浮留藤之类。

海带

咸，寒，滑长而厚，色赤黑。有圆短稍白者，曰海白菜。补心行水，消痰软坚消瘿瘤结核，攻寒热瘕疝，治脚气水肿，通噎隔。

昆布

咸，寒，滑《尔雅》所谓"纶"也，今谓之紫菜。出登莱者搓如绳索。闽、广者，叶散如木耳。功同上。

石花

咸，寒，滑粗而黄黑者，曰鸡脚菜，形似也；细而红者，曰牛毛石花。洗净，糖、醋蘸食皆可。煮化，倾冷，凝块亦可。海中石上，得海水之余气英气，凝聚而生，犹木上之生菌蕈、木耳，山石之生石耳也。功同上性尤寒，多食腹痛。得水石之气而寒，乃谓补心者，犹盐亦海水所煎，而能补心。润下作咸，咸则凝极而反散，阴阳之变易然也。曰补心者，补火也。寒而能补火乎？曰"离中无阴画则不成离，坎中无阳画则不成坎"，火之能布散其光明，正以阴丽阳中也，寒何害于补火？心主血脉，使血脉有所涩滞不行，如瘤瘿、瘕疝、痰阻之类，即是心病火衰，神明有所窒而不舒处也，咸以散瘀攻滞，非补心而何。

苔

咸，寒石上者曰"石发"，水中者曰"水衣"。**益心解烦，敷治游丹、火毒，长毛发**须寒水中者，敷游丹最效。游丹，心火之郁于气分而发，以寒胜热，而咸则能渗散，不必疑其外闭也。石苔煎沐，能去垢长发。发者，心之华也。海苔今以当蔬，然凡水苔，洗治皆可食。

蕈

甘，寒又曰菌，俗曰菇，《内则·燕食》所谓芝栭，疑即此。或生于木，或生于地，赤曰红菇，白曰鸡肉菇，竹林中曰竹菇，松林中曰黄菇。稻杆堆上曰草菇。浙闽山中，伐杜木、枫木横置之，斧劈成痕，日沃以粥，冬月生蕈，鲜香甘美，曰香蕈。又有麻蕈、羊肚蕈，出淮南、北及汉上，皆珍品。又天花出五台山尤美，然性皆寒而有毒，鲜者勿轻食，中其毒，善笑而死。笑由神散，蕈亦木之余气所生，而就散者也。蕈初生似心，渐就腐散，干则不至杀人，亦有毒。甘草、绿豆、泥浆、鸡子、鸭子皆可解之。**可托痘毒。**

木耳

咸，寒萃水木之余气而生，非若蕈之郁湿热也，故性味不同。在处有之，郧阳者佳，槐树所生勿食。**补心**有刑罪者，预食白木耳以护心。盖刑重则瘀血攻心而死，咸能散血，故可护心，是补心之明验也。且木耳木之余，而心即木所生也，**清肺**心火虚炎则铄肺，心火四布则肺安，**治肠风痔瘘**小肠心之表，大肠肺之表。

石耳

咸、苦，寒萃高寒水石之气，凝结而生。**补心清肺，治肠风痔瘘**尤良于木耳，**行水解热毒。**

果 部

果亦可辅谷食，故继蔬部及之。

李

苦、酸，温_{种不一，味皆带苦涩}。属木，养肝，泻肝_{泻其邪}，破瘀。

郁李仁：苦、甘、辛，温_{棠棣也。花有红、白，子如李，大若樱珠，}小者仅如豆，取核中仁，去皮尖，蜜浸，研用。苦能泄能降，辛能润能行破血瘀，治大肠气滞，辛润肠也；消水肿癃闭，辛行水也。

梅：酸，温_{冬花夏实。味正酸}。得木气之全，而能泻木敛肺，去瘀生津_{木能吸水气以上行，故生津}。多食发疮_{敛之过又使血热也}。

乌梅：酸、咸，温_{小便浸青梅，置火上烟熏成，故有咸味}。敛肺涩大肠_{治久嗽肺虚，久疟阴虚，火动肺伤，至成吐血及骨蒸者，皆敛补之功也}，和脾泻肝火_{治血瘀而霍乱吐逆，泻肝之功也，色黑能入血分}，解热毒_{治肠澼、血痢、热泻，涩肠解热之功也}，安蛔_{蛔得酸则伏}，去恶肉_{煨敷}。

白梅：酸、咸，温_{盐腌干之}。略同乌梅，兼能补敛心神醒睡，解酒，祛痰，开猝厥牙关_{擦之。吸津使上行，则牙开矣}，镇惊痫_{酸能拔取其痰，且收心之散}，治口疮喉痹，痈毒_{去瘀而已，拔矢陷肉中以吸取之效}。多食伤筋。

杏

苦、酸、甘，温_{种不一，熟而自裂不黏核者佳}。得火之气而能泄火。

杏仁：辛、苦、甘，温_{出回回①旧地，日巴旦，或作八达。今诸土}皆有，以肉薄核大仁扁者良。泻心火除烦热，泻肺邪，泄气逆_{治咳逆喘}促，散心肺风邪，通大肠气秘。大肠，肺之表也。凡仁类多入心、肾、大小

---

① 回回：旧时称回民。

肠，虽苦而不燥能润，攻坚杀虫辟毒以有火性，春花夏实，得火之全，故能烂铜锡，作杀狗毒，其锐可知，然味苦而降泄，升极而降也。去皮尖，炒研。发散留皮尖。肺虚及双仁者勿用。入气分。

枣

甘，温种不一，大而黑者佳。蒸熟干之乃益人。功专脾土以纯甘肉厚也。补脾则能兼补五脏，通和十二经脉，故补表药中皆加入，惟中满及湿症忌，以甘味缓，脾过缓，则反生湿也。入上焦血分，或用红枣。入中下必用黑枣。

酸枣仁：甘、酸，平樲棘也。小而肉薄，味酸，不专补脾，惟取核仁用。入心仁性润，多入心及肾命，补心以甘，收散以酸，敛肺，泻肝皆酸之用。炒用则平，甘多而补能补心和脾，缓肝养阴，治胆寒不寐、虚烦。胆寒者，胆虚而思虑不决也。肝胆相火，心火之母。胆寒则心火亦耿耿然而已。然能收自汗、盗汗，则又以有酸之功也。生用微寒，酸多而敛于心为收，于肝胆为泻，能止渴生津，治胆热好眠。胆热者，肝胆之气过而难收，则神明昏妄，不知思虑，故好眠也。凡气粗而热者，心神必昏，或疑胆热好眠为不然者，不知此理也。入气分。

桃

甘、辛，温种不一。夏熟者多酸，秋冬熟者微有辛味。属金，养肺，泻肺体有毛者多入肺，辟邪金肃。多食泻泄，生疮。

桃枭：治魅病鬼疟在树经冬不落者。

桃仁：苦、甘、辛，平用冬桃者。泻心，燥脾能去瘀血，补肝，和脾，缓肝能生新血，苦味多于辛甘，故尤去瘀。治热入血室，损伤积血，经闭血痹。炒用则甘多而缓，能润去皮尖，研。治血热，皮肤燥痒；生用则苦辛而行，善攻连皮尖捣泥，治血痹，燥粪，血块，发狂，血秘。入血分杏属心而仁行气分，桃属肺而仁行血分。何也？曰：内外每异用也，气血相唱随也。血虚及双仁者，勿用。

花：苦，平。燥湿除痰，悦颜色，泄肺逆。

叶：辟邪，发汗。

樱桃

甘，温一名含桃。多食生内热。

杨梅

酸，热。多得湿热蒸郁之气。

橄榄

甘、酸，温。敛肺泻肝一名青果，圆而白者曰白圆，薄劣寡味者曰余甘木榄。能除烦，清咽，解酒。酒辛，助肝怒，灼肺金，故青果之甘酸能解之。

核：消鱼骨鲠磨服。敷疰疖烧灰。

仁：甘、淡。润肺解酒，解鱼虫毒果色青，核有三仁，木高乔上耸，味酸涩。是得木性之全，而"曲直作酸"，则反能补肺而泻肝。仁白而轻，则专入肺。

山枣

酸，温亦名酸枣，又曰鼻涕团，以色正黄，皮内含白肉，黏滑如涕也。李氏与山楂混附为一，失之矣。核圆长坚实，有五隙含仁，今人置柄用之，以敲方响。清痰，和胃，益肺。

柿

甘、涩，寒有大、小、圆、长、尖、扁、黄、赤、青、黑数种，最小者曰丁香柿，黑者曰椑，可榨汁作漆。肺家果也涩用同酸，敛肺清金。多食腹寒痛忌酒，忌蟹。

柿干：润肺去热能止热嗽，治肺痈，疗肠风痔瘘。大肠，肺之表也，和胃涩肠治反胃，以寒润可去火而通三阳之结也。亦能止泻。

柿霜：甘，寒，轻虚。尤清肺精液所凝，色白轻浮，专入肺，并治口疮。

柿蒂：苦，寒。止呃逆胃火陵肺，而气上逆也。蒂象肺，故专入而苦以泄之。或加丁香者，以胃火抑于寒，因之不和，故又用辛热以散之，而呃治矣。今专以呃为寒，又以蒂为苦温，皆失之矣。

梨

甘、酸，寒类不一。润肺收心，利大小肠能止热嗽，消痰，去喘，止渴，除烦，解酒，通水，泻淤，宜生用。恐过寒，熟之亦效，非生清六腑，熟滋五脏之说，若山橘多涩，则宜熟。多食寒泄脾虚血虚有积冷者皆忌。

木瓜

酸，温古曰楙，香者楄梓香瓜，有鼻者木桃，又谓之楂，以圆长似瓜者为正。泻肝和脾柿轻而虚，功专于肺；梨脆而津，通彻上下；木瓜重而实，功在泻肝。肝邪退则脾土和矣。重实故行下部，又酸能收湿，肝脾之脉，皆行于足，肝气平，脾土和，湿水去，故专治湿热水肿脚气，靖少阳火胆及三焦，皆少阳相火所行，胆与肝相表里，三焦与心包相表里。酸以泻肝，则胆火平；酸收心散，则三焦火平。故能治霍乱转筋，且调和气血，是皆酸之为用在下如此也，亦止渴。多食病癃酸收之过。

山楂

酸、甘、咸，温大者曰棠梂子，不入药。软坚咸故消肉食，化顽痰，磨宿积，去瘀酸且咸，故散瘀血，治产妇儿枕。多食令人嘈烦消耗之过。

频婆果

甘、酸、咸，温大柰也，北方佳果，南方少。止渴除烦，解暑去瘀。

林檎

甘、酸、咸，温柰之小者，一名来禽，一名花红，一名五色柰。止渴除烦，解暑去瘀。

石榴

甘、酸，温。多食生痰，作热痢色赤入心，收敛反郁。

皮：酸、涩。止泻收脱勿轻用。

枇杷

酸、甘，温一名卢橘。解渴生津。

叶：苦，酸，平去毛净，蜜炙。清肺泄逆气轻虚在上有毛，故专入肺。酸以补肺之正，苦以泄肺之逆，又甘润则能顺气降逆，消热痰，治热咳，疗呕逆矣。

荔枝

甘、酸，温。补肺宁心，和脾开胃宜干者。生食多则生热煎壳核汤可解。

核：甘、涩，温，微咸。抑肝之过散，固肾之闭藏，而能破积寒，和气血产南方，色赤，夏至熟，得火之正。生必双，壳如阴囊，核实黑如睾丸，甘能补，涩能收，咸能泻，是能入命门而保其阳气以生物也。故治癫疝，散滞气，破沉寒，敛精固本，亦治胃脘寒痛，气血滞痛。置核砚池不冰，可知补命门之意矣。

龙眼

甘，温。补中益气，和脾生血，交心肾于黄庭干始益人，味全性纯也。甘专补脾和胃，胃和则气益，脾补则血生。肉黑而滋润入肾，汁红入心，是又能交心肾。凡忧思伤脾，实本于心，故能治盗汗、自汗、怔忡、健忘、惊悸，然多食亦生热。

橘

甘、酸，温皮赤，味辛苦，异柑。除烦醒酒，多食生痰。

橘皮：辛、苦，温。上则泻肺邪，降逆气；中则燥脾湿，和中气；下则舒肝木，润肾命。主于顺气，消痰去郁随他药偕行，非入补则补，入泻则泻之说，以陈久者为良。

橘红：专入于肺，兼以发表去皮内之白，更轻虚上浮，亦去肺邪耳。

橘核：苦，温。润肾坚肾治疝。

青皮：苦、辛，温。补肝泻肺未熟时剥取，其色青专入肝，气重兼能上入肺，发木之郁而助其升散，是以攻坚破滞，除痰消痞。治胁痛，疗疟疾，亦发汗，气虚忌用。

柑

酸、甘，寒皮黄，味酸苦甘，而酸较多。除烦醒酒，多食生寒痰皮无用。

金橘

辛、甘，温又曰金豆。开郁顺气，和脾醒酒最芬芳。

金柑

酸、甘、辛，温小而长，又曰枕头柑。肉酸涩，劣；皮甘香，佳。亦能醒酒。

橙

辛、苦，温似橘而大，糖制其皮为橙丁，香美。肉劣。宽中顺气。

柚

辛、酸，平似柑而大如瓜，又曰壶柑，瓤亦正酸。

香橼

辛，温似橙尤香。干久。治胃脘痛，宽中，顺气，开郁。

蜜罗

辛、甘，温。功用同上。

佛手

辛、苦，温。功用同上。

核桃

甘、辛、涩，温一名胡桃。此取食核中仁也。甘而微辛，连皮涩。补肾甘润，润命门辛温，固精黑白味涩，泻肺去清邪，疗寒嗽，补肺甘润，润大肠通热秘，止寒泻、虚泻。昔人云：留皮则入肾命，去皮则入肺。愚按：凡仁皆润而多入心，所谓仁人心也。下行则入命门，仁为生生之本也。核桃仁有肾命之形，色黑肉白，则补润肾命，其固然也。肾命得补，精气坚固，则阳气自行于三焦，以上达膻中，肺自得其温润而寒嗽除矣。不必以留皮、去皮分上下，但连皮则能固能补，去皮则止于能行能润耳。曰仁皆两片，何独此？曰：此却似四片分两片，中又连属之，极似两肾命门，又似"坎"

卦。古人合补骨脂用，然此自能温固下焦根本，非必藉补骨脂力也。风、火、邪热、嗽非所宜。油坏者可杀虫敷疮尤辛，螫人喉吻，故杀虫，且行毒气。

榧

甘、涩树似杉，纹理斐然，故名榧。涩，用同酸而温。属火，润肺宁心属火而能润肺，何也？曰：金须得火以温之，方不一味清燥，治寒嗽，杀尸虫甘而能杀。气严正也。

白果

甘、苦、涩，温一名银杏，外形似也；一名鸭脚，叶似也。炒食，补肺，泄逆气，固肾，除邪湿润肺，治寒热哮喘，色白入肺也。缩便，止白浊、白带，仁性入肾也，生食，消痰，杀虫毒以涩。多食壅气，小儿食之发惊花夜放，即收，罕见，禀阴性多。仁熟色绿，入肝，是以金伐木，不利于胆，故魂不安而发惊。生捣浆，泽手面，浣油腻亦苦涩收敛之故。

松子

甘、辛，温树生球，子在球甲中，近处老松亦有之，而子秕小，惟辽东、云南粒大仁肥。松子既为果，故松节等亦自木部移入。润心肺，泻肺行水去清燥之邪，治寒嗽干咳，润肠通闭润心肺即润二肠矣。

松节： 苦、辛，温。治骨节风湿苦收湿，辛补肝，行水祛风，性又坚悍，能通骨节，须浸酒用之。

松脂： 苦、甘、辛，温。熬膏敷疖毒除风湿，化毒杀虫，生肌止痛。

松叶： 煎汤浴身治脚气，疗虫疮。

茯苓： 淡，平生松下而不相附，然枝根皆注向，是神气所凝聚，犹松之精魄也。宁心益肺，定魄安魂，渗湿通窍，去热固精心常苦散，得此凝聚则神安矣。心下有邪湿则神不安，得淡以渗湿则心安矣。火妄则金不安，心安则肺亦安矣。又白色入肺，赤色入心。魄藏于肺，魂藏于肝，魂以依魄为安。

此为松之魄，是魂依于魄也。凡湿积成热成痰，淡渗湿，故去热行痰。湿热妄行，则精恒不固；湿热邪除，则精固矣，不必以虚寒为虑也。小肠，心之表，渗胸膈之水，则小便利；小肠清，则膀胱津液之腑亦清。余若治痞隔、烦满、通淋、定呕，其功用可类推也。白入肺，赤入心推类审用。忌醋。

茯苓皮： 行皮肤之水。

茯神： 淡，平茯苓抱松根而生者。功专入心以抱根有神守之意，治怔忡、惊痫、健忘。

茯神木： 治偏风㖞邪，筋挛心掣茯神所抱之木，取神抱而木伸之意。

栗： 甘、咸，平。生食补心散血，清肺泻肾咸味多，熟食厚脾胃，益气充饥甘味厚。古云：一球三枚，居中者名栗楔①，尤养血治腰痛，亦未必也。多食滞气凡实粉多者能滞气。

枝皮： 煎水洗口疮、口烂。

芧音序栗： 甘、咸，平小栗也。一名栭栗②，俗讹芧栗。又曰茶子栗。

榛

甘、咸，平大者似栗而壳薄，小者形如鸡心，俗曰鸡心栗。补心散血以似心也。

苦櫧

苦、咸，平。可济饥，亦可澄治作粉。

甜櫧

甘、咸，平一名栲櫧。

---

① 栗楔（xiē 歇）：栗壳里呈扁形的栗子仁。中医入药，去痛活血。明·李时珍《本草纲目·果一·栗》："栗楔，一球三颗，其中扁者栗楔也。"
② 栭（ér 而）栗：木名，栗之一种。即芧栗。宋·程大昌《演繁露·栭栗》："吾乡有小栗丛生，其外蓬中实，皆与栗同，但具体而微耳，故名栭栗。"

柞子

苦、涩，平一名栎子，树或大，或小，仅高尺许。作粉济荒，能涩肠止水泻。

椆子： 苦、甘，咸，平亦名钩栗。功同榛。

梧桐子

甘、咸，平此椅桐也，作荚如豆。荚子熟则荚裂如船，其子著于弦上，如胡椒子状。补心润肺。

南烛子

甘、咸，温一名杨桐子，一名草木王，今人谓之乌饭。子小，叶似茶而稍短，软嫩新枝则色黄赤，而味甘酸微咸。秋后结子成穗，初时色紫赤，经霜则黑，圆而少扁，大如大豆，顶有脐如有细孔，中无核而沙细者，即其核，甘美可食。补肾暖命门，泻邪水，滋血，能治腰痛，强筋骨道家采其叶，捣汁渍糯米作饭，所谓青精饭，陶隐君谓之乌粗。

羊矢枣

甘、涩，温树小，叶细繁密，不凋，实圆小，色黑。补肾固精。

枳椇

甘，平树高大如白杨，及叶落而嫩枝肿胀，中含水汁，似癫者指头，别有子，黄黑圆扁光泽，垂指端，并可食，故名癫汉指头，一曰鸡距，一曰金钩，一曰木蜜，一曰白石枣。解酒止渴甘而皂荚气多，其去垢恶之性疑亦同。植舍旁则造酒不成，叶入酒则化水。

无花果

甘，温一名阿驵，树叶粗大如南瓜叶，实如馒头，无核。广中无花而实者不止此，惟此入中土，故擅名。益肺通乳蒂摘有白汁，故通乳。

葡萄

甘、酸、涩，温色有青紫，西蕃以为酒，野生小者曰琐琐葡萄。敛肺解烦，多食生内热性善收，吸水气，反生积湿。

蘡薁①

甘、酸，温似葡萄而小，藤蔓软细如草，则异葡萄之粗硬而有刺。益肺。

羊桃

甘、酸、咸，温藤蔓粗大，大叶有毛，子如小桃，皮黄褐色如杜梨，瓤黄绿，中有细黑子。闽人曰藤梨。又有色青形稍长而毛者，曰毛桃，浸藤汁，和石灰，饰壁筑坟，甚胶固。然此非苌楚②姚弋，苌楚虽弱，实是木类，如樱桃，花红，子亦似桃而小如豆，亦有此名。李时珍混为一，失之矣。山东者甚大而瓤赤。益肺止渴，多食寒中。

落花生

甘、辛，温一名长生果。细蔓著沙地，开小花，长蒂垂沙上，结荚则钻入沙中，故名。荚如萝卜子状，中实如豆，皮红肉黄白，可榨油。和脾醒酒，托痘毒生食润肺，炒食则惹咳。或云有利无害，不然也。忌黄瓜。

西瓜

甘，寒种不一。除烦解渴，利水醒酒，多食寒中，且郁湿成热作疟痢。

子：甘，平。多食惹咳生痰。

蔗

甘，寒有紫、白、荻③数种，形如芦，截老蔗横埋土而生。和中，益脾，清热，止渴，解酒，消痰，利水甘入脾，汁和姜，治反胃及寒热痰咳，兼和五脏。

---

① 蘡薁（yīngyù 应欲）：植物名。落叶藤本，枝条细长有棱角，叶掌状，有三到五个深裂，缘有钝锯齿，下面密生灰白色绵毛，果实黑紫色。俗称野葡萄、山葡萄、山蘽。

② 苌（cháng 长）楚：即羊桃。

③ 荻（dí 敌）：多年生草本植物，生在水边，叶子长形，似芦苇，秋天开紫花，茎可以编席箔。

白糖：甘，寒晒蔗汁凝如霜，精英者结白，次则散白，浊者在下则赤黑。和中，消痰，清热，利水，润肺。

沙糖：甘，热亦曰红糖。煎蔗汁而成，性反热。暖胃补脾，缓肝去瘀，活血润肠，多食损齿。

莲子

甘、涩，平连皮及生嚼涩多，去皮及煮熟甘多。甘入脾，涩敛心，心肾之交也，水火之相济也，铅汞之相守也生于水，成于夏。壳坚黑，肾也；实红赤，心也。味甘气芬入脾，而涩则有以固肾之精，泻肝之过，收心之散，顺肺之藏，是能以魄拘魂，以铅制汞，而戊己①相守也。去心连皮生嚼最益人，能除烦，止渴，涩精，和血。止梦遗，调寒热。煮食仅治脾泄，久痢，厚肠胃，而交心肾之功灭矣。更去皮则无涩味，其功止于补脾而已。

薏：苦，寒莲心也。泻心坚肾，留欲尽之血，存生育之本莲心极于上而反向下，色青入肝，故能反，所以留肝血之散，而血得所藏也。

石莲子：苦、甘，涩极老而壳至坚者，今广中有生树上者，不可用。交心肾尤效清心除烦，治淋浊、噤口痢。盖水生而火降，诸病自除。连心壳椎②碎用，功乃全。入水则沉，入卤则浮。卤，盐也。盐，补心物也。莲子亦心之属而入水乃沉，可知其交心肾矣。

莲须：苦、甘、涩，平蕊也，白者佳。治遗精梦泄亦交心肾之效而取其涩水尤重，能黑须发，止崩衄形类须发而汁黑，血见黑则止，故效如此。

蓬壳：苦、涩，能去垢，功用略同。

藕：甘、咸，平其节生花叶必相耦，故名。藕生于下，而味咸，则泻肾补心；莲结于上，则多苦而泻心补肾，可知上下之交矣。除烦止渴，散瘀解毒，引肾水以济心火，止吐血、衄血宜生；补脾胃，止泻泄宜

---

① 戊己：古以十干配五方，戊己属中央，于五行属土，因以"戊己"代称土。宋·苏轼《思无邪斋赞》："培以戊己，耕以赤蛇。"

② 椎（chuí 垂）：敲打，用椎打击。

热。莲之为体，自藕及茎实，无不外直中通，所以能通上下，交水火，而味又皆兼甘涩，故通而有节，以补中州。

藕节：甘、咸、涩，平。止吐衄、淋痢、诸血症甘能补中，咸能软坚去瘀，涩能敛散固精，又取其通而有节也。

藕粉：甘、咸，平。安神和胃经澄治，功逊矣。

荷叶：苦、涩，平，微咸。功略同于藕及莲心，而多入肝分，平热去湿，以行清气以青入肝也。然苦涩之味，实以泻心肝而清金固水，故能去瘀保精，除妄热，平气血也。或以象之震木，属之甲胆，则未切情实，如枳术丸、清震汤，其用则得之，然取意则已失之。叶形虽仰，殊不似震，性味亦不同于雷火。

芡

甘、涩，平一名鸡头，一名雁喙。抑木敛金，补土固水甘少涩多，实紧硬，收敛之意为多，不可生食，能止泻泄，去带浊，治梦泄、遗精，功略似莲子，而不及其交济水火，又能坚强腰膝。多食难化入涩精药，连壳捣碎煎乃效。

菱

甘、涩、咸，寒两角曰菱，四角曰芰，大小青红不一。止渴除烦，清暑解酒芰花向日，菱花背日，随月转向，是得太阴之精者。多食寒中足软嫩芽可蔬。

凫茈

甘、咸，寒，滑俗名荸荠，一名乌芋。益心软坚，除热解毒，荡胃热，止消渴茎中通，实结根下，是能通上下之阻隔，而软坚之力甚速，能烂铜锡，则治噎隔可知。

向日葵

甘、咸，寒，滑戎葵子也。茎高丈余，叶圆有尖，花黄，大者如盘。实攒生盘中，色黑，似西瓜子而肥，其中仁灰白色。去瘀行湿，解热，亦能滑胎花向日，又名向东莲，然性亦属水，正如月之受日光，以为光耳。

草 部 上

甘草

甘，平叶似槐，根直行，色正黄，出怀庆，大而粉者佳。脾土之药，坤德之纯。熟用补中，兼补五脏，行十二经河水蘸炙。古人以其补土，为五行所赖，既成扶正，乃可攻邪，故补表、泻下之剂皆用之。且有以为君，分两独重者，非协和众药，使之不争之说也。惟入肾水及去湿满则不用，不欲其缓以生湿也。古人用药，每寒热同剂，补泻同剂，自有妙义，何待此为和之？若以为和之使不争，则肾气丸中有丹皮、泽泻之寒，有附子、肉桂之热，又何不以此和之乎？今则凡方皆用之，而止于三五分，是非推为国老，而奴之耳，是误于调和众药之说也。生用泻火养阴，周行肌表生则有散意，土固火之子，然土令行则火令谢而衰矣。涌上如甘桔汤之类，宜用头生干处；达下淋浊之症，宜用梢。反大戟、芫花、甘遂、海藻。此皆决渍之性，故与补土者相反，然古人亦或合用之以建功，是在变通而已。药有畏、有恶、有为使之说，然多无义理，且古人方药亦多不拘，故此皆不复录，惟相反者则不可不慎。

黄芪

甘，平苗叶似槐，根粗长有歧，甘味淡于甘草，皮黄而肉白，白水芪微寒，赤水芪微温，出绵上者佳，今汾州介休也。胃土之药，卫气之主，炙用和胃益气，固表止汗蜜炙用。若伤寒而气虚不能作汗，则加于表药中，反能使之发汗，然非黄芪无汗能发之谓也；生用解肌热，泻阴火，动荡卫气，填实腠理托痈毒，排脓血，以气倡而血自随，非能生血也。

白术

苦、甘，温一茎独上，叶生抱茎，根作块多歧。有云头、狗头、人腿形者。以出杭州于潜县为胜。甘补苦燥，脾土之药，同糯米炒，补脾和胃借谷气以致其和也。炒不宜焦，色黄为度，能开胃进食，化癥消痞。止呕吐，去肌热，起倦怠，止虚汗，以脾主肌肉四肢，故能治诸症也。亦能安胎止痛。用陈壁土炒，燥湿收痰借土气以助其力也，治湿痹水肿疸黄，止湿泻，发邪汗，利小便，皆燥湿之治。血热及疮溃者忌以过燥。术取其燥，蜜炒、乳拌皆非。

苍术

苦、辛、甘，温茎叶似白术，干有分枝，枝各五叶，根色苍赤，尤多坎坷，出茅山，有朱砂点者良。行震木之气于坤土之中甘补脾，苦燥脾，色苍有赤，气辛性烈，是行肝木之气于脾土之中也。《本经》不分苍、白，《别录》始分二种，然气味、枝干各有不同，分之为当也。宣阳气，达阴郁宣达胃气，荣于肌肤，达于腠理，能发汗，治痿躄，舒筋骨，止上下吐泻。凡郁塞之邪无不达也，逐壅塞，辟邪恶凡痰生于湿，此行脾湿为能治痰之本，且凡湿肿胀满及湿热下流，而为肠风带浊，皆能治之。焚之芬香四达，可辟山岚瘴气，逐鬼气，皆震木一阳宣达之性也。但医书所云"饵之可长生"，则必不然。燥结多汗阴虚者忌以宣达之过。米泔浸，滤干用，不必脂麻炒。

紫参

甘、苦，微寒一名牡蒙，茎叶似人参，根形圆短色紫润。今药肆不复识。入肝而缓肝之急，生血养血，去血中之邪热肝苦急，宜甘以缓之。凡苦降之味，皆以泻心火去热邪之过，而色紫入肝，是能泄血分之邪热。凡阴虚作热，及痈疽疮毒，皆主之。今汉上有一种紫色圆短如茄，亦以为人参，而功力不逮，入疮科治痘疹热毒甚效，是则古所谓紫参也。反藜芦五"参"皆反藜芦，盖"参"字古作"蓡"，有浸润从容之意。藜芦辛恶急遽，宜其两相反也。

丹参

苦，微寒茎叶扶疏，根细而疏散。入心而泻火之妄，去瘀生新，调经脉之缓急苦以泻心，泻心者泻火令之过炽也。心，用血者也，而主脉。心之用血太过，则血不给于用，阴虚劳热之症作焉。且火盛则焦而血瘀，血不循于脉，而妄行则有瘘痹，妄发则有疮疥，妄聚则有癥瘕，妄下则有崩带。

丹参色赤入心，故能以苦泻心之邪火，火不妄则用血有节而阴不虚，炎威不灼而血不瘀，经脉之行有常，而诸血之症不作，瘀血去，新血自生，足以供心之用矣。又能安生胎，堕死胎，亦以调经脉，去邪热之故。又能治目赤，及肠鸣腹痛之属于血虚火郁者。昔人谓丹参一味可当四物，此亦不然，丹参自是丹参之用，四物自有四物之用。忌醋，反藜芦丹参主降泄，醋一于收。

人参

甘、苦，微寒茎三丫，每分五枝，根色黄润有歧，或微赤，或微白，古谓有人形，殆亦神其说耳。生每依椴木下，背阳向阴，古时皆出上党，今则出长白山及高丽，盖地气有厚薄变迁也。上党参今有小如人参，色不甚润者，殆荠苨伪充，其大而枯者亦不足用，惟肥大而实者佳，宜多用，少则寡效。人参本苦、微寒，今多以为甘温，谬也。五参皆微寒，又谓生用微寒，熟用甘温，盖煎汤则谓之生用，炙过而后煎则谓之熟，古方有炙者，正以恐其寒也。入脾而兼和五脏之气，调燮阴阳，益气生血，退邪热，治虚劳甘而有苦，和缓而不至生湿，脾厚胃和，则气血自生。又其生背阳向阴，是火土之交，阴阳之和，补益阳气，自有生血之理也。脾主忧思，益脾则和缓而七情之伤可除，且可消痰破积；以入肺则除喘促，治虚热，止干咳，降逆气；以入心则除烦热，调血脉，降虚火，益精神；以入肝则缓肝急，定惊悸，舒筋急，理寒热往来；以入胃则治胃气不和，呕哕反胃；以入肾则益精；以入肠则治下痢滑泻。盖正气既调，则一切外淫可杜。但外邪方盛，有宜攻散者，则非所用。若邪盛而正虚，又当补正乃可攻邪，仲景伤寒书，自入少阳而后，用人参者甚多，今每为伤寒家所畏忌，或又执甘温能除大热之说，皆失之也，顾所以用之者何如耳。人于烦渴时含之，则口津自生而清凉，非温热明矣。以热治热，古有从治之法，而亦非人参之谓也。忌铁，反藜芦。

沙参

甘、苦，微寒茎似桔梗，开青花如杯状，萎乃转紫色，根长直，白而润，出北土沁、泽诸州者，细长白润为佳。南方枯燥哮①大者劣。入肺

---

① 哮（xiāo 消）：内中空虚的样子。

而泄上逆之气，润燥清金，布膻中之治令气会膻中，而肺主气者也。肺敛之过，则气上而不下，往而不返，喘嗽肺痿之症作焉。又气涩则燥而不润，不润则消而不行。沙参色白轻虚，上浮入肺，甘以补土生金，苦以降泄逆气，且苦而不燥，故能和肺气，治邪火上迫。肺气虚损，及敛涩太过，以至痿咳者，或谓人参补阳此补阴，阴虚者用以代人参，亦不尽然也。反藜芦。

元参

苦、咸，微寒一根双干，根成块，色红润，干则黑，有香腥气。入肾以靖水中之火，澄源去浊，游清气于太虚苦以坚肾，坚者补其闭藏之令也；咸以泻肾，泻者泻其藏纳之污也。肾水中有火，阴亏则火妄，火靖则水清，清润之气，下极乃上，游衍三焦，津液周布。火妄则水浊，浊热之气上行，至耳目不明，咽喉痹痛，房劳骨蒸。在气分则阳毒发斑；在血分则痈肿疮痛；挟湿痰则瘰疬结核；冲而上干于心，则心烦懊憹；沉而滞阻于下，则经闭、便闭。元参黑色入肾，坚肾而能滋，泻邪而有节，气又腥香，故能使清润之气上升，以散其浮游之火。凡阴亏火妄之症皆治之，然与地黄之一于滋润者，不同也。虚寒则忌，反藜芦。

苦参

苦，寒茎叶似槐，根长大，色黄白，味大苦。沉阴坚肾，去血热、湿热、风热，治大麻风，杨梅诸疮水坚则热除，凡热之生于酒色，浸淫于肠胃肌肤者，皆能解之。阳虚者忌。

黄精

甘，温茎叶紧细，叶或对节或否，略似竹而茎弱作蔓，节间垂须，缀小实如豆，根结块如姜，故一名野生姜，一名鹿竹。色黄白，煮极熟则黑，山人当果实，九蒸晒有功。补脾和胃，填精益髓，壮筋骨，杀尸虫。按：生黄精实有辛苦之味，戟人喉吻，惟蒸晒久，庶几补养滋肾耳。然纯阳能动命火，使血妄行，山中人饮汁杯许则衄，可知其性大热，无庸过誉也。

玉竹

甘，温一名葳蕤，苗似黄精，根长细不作块，色黄白多须。补脾缓肝，和阴阳，润肌肉补脾故能益气止汗，润泽肌肤，缓肝，故治风淫四末，猝中风热，及目痛眦烂。寒热久疟，然力量甚薄。李时珍谓可代参芪，亦过誉也。

狗脊

苦、甘，温叶似蕨萁，丛生根上，根黄如脊骨，有黄毛色黑，名金毛狗脊。坚肾缓肝，除湿去痹坚肾故能治腰脊痛及脚弱，疗失溺不节；缓肝故能补风虚，利机关；苦能燥湿，又生于阴湿之地，而能去湿。其坚腰膝亦以形用也。

当归

甘、辛、苦，温叶如芹而大，又如术。其根首大尾细，多须如马尾，紫黑芳烈，好生石畔，秦、蜀皆有，多用蜀产。贵润，枯而粗者曰镜头当归，稍劣。补脾和胃，去湿而血得所生；补肝缓肝，抑火而血得所藏；泻心坚水，而血不竭于用。要之，辛以补肝，而性润得所滋，以血得其归为主，故曰"当归"。全用则活血，用首止血之妄行，用身养血使中守，用尾行血以去瘀所治症可类推。酒洗或炒，有痰，姜汁炒。凡冲脉、带脉为病，及妇人经海，皆主治之。肠滑者忌以性滋润。

芎䓖

甘、辛，温苗、叶、花皆似芹而高大，根下结块，色黄白，蜀产曰川芎，为良。陕产曰西芎，江南产曰抚芎，去湿而已。补肝搜风，行血中之气，推筋骨之湿。上彻巅顶肝脉上会于巅，下彻血海冲脉并肝脉而行。除寒开郁，活脉舒筋治症可类推。多用耗气香窜之过。

芍药

酸、苦，寒花单瓣者入药，用根。白者补敛肺气，固腠理桂枝汤用之，表中有收也，降逆气，除烦退热收心之散，泻肝去瘀泻肝则能和脾，治腹痛、胁下痛，抑相火入气分功多敛肺，宜酒炒；赤者平肝泻火，去瘀散血，调诸血痛，去血中之滞热入血分功多泻肝，宜醋炒；以治血滞、痔、痢，宜生用。大要亦通用，或谓白补、赤泻，亦非也。反藜芦性味亦相反。

生地黄

甘少、苦多，大寒此掘取初出土者，其叶似芥菜，抽茎数干，开花结实茸茸然，根下分歧，累累结聚，如瘦小萝卜，色青黄。怀庆产最佳，粗大有断纹。泻心火，以生肺金于脾土之中。色黄归脾，味苦微甘，泻心补肺。盖土承火后，则火令就衰，而金气生焉，脾土其中之传舍也。下沉归肾体性皆下沉而汁黑，金则生水，苦能坚肾也，解大热，达沟渎宜捣汁，能通溺。小肠心之表也。能去瘀平血逆，治吐衄通经，解烦祛热，凡大热火炽之症。

干地黄：甘、苦，寒干则寒气、苦味稍减，今南方所用皆干者。泻心补肾，滋肾水以养心，火降则金不伤，肝缓则血不妄干则色青黑，黑沉入肾，滋肾可以养心者，火得膏而久燃，火气静则不遂，焚膏以速尽也；青色入肝，而肾又肝血之母，甘以缓肝，则血得所藏而不妄矣。故凡血虚发热，劳伤咳嗽，吐衄崩中，尿血便血，凡瘀血及折跌筋绝、惊悸心痛之症皆主治之。

熟地黄：甘、苦，微寒酒浸透，九蒸晒，则甘多苦少。且苦而不燥，更滋润，用此取其能君众药；色黑性沉，专达于肾，果得宜，自不泥膈。若以砂仁制之，减其滋润之化，何以滋肾？况砂仁是脾胃之药，反引地黄留中州以泥膈矣。肾家专药，苦而能滋苦味多燥，此则滋润。水滋则肝木能平；水壮则命火不妄。是为补养先天，滋阴生阳之本滋阴所以生阳也。忌铁。

何首乌

苦、甘、涩，温藤蔓坚韧，叶如犁尖，好生古墙石砌中。根蔓引深长，结块大者为良，赤、白皆可用。人传藤夜交，盖未见其然。又云成人龟形，亦皆神其说而已。平木敛阴，缓肝坚肾生石砌，故专行下部，深入筋骨，以补水和筋，敛精坚骨，养血充髓；又温而不寒，故能乌须发，祛风，有子。然与地黄之用悬殊，彼在滋，此在涩，或以此代彼，或并用，皆失之，又能治恶疮，疗痃疟治久疟，所以遂秋冬清燥之令，而平暑湿留滞之邪也。此《本草》所未言，今人用之为得其当者也。白者入气分，赤者入血分，合之拌黑豆九蒸晒，取其黑色专入肾也。忌铁及血。

远志

苦、辛，温苗名小草，小叶红花，根长下达，中有硬心。苦坚辛润，养水中之火，而宣达上下，益精强志。远志以其功名也水中之火，肾夹命门也。肾藏精藏志，水坚火靖，则专一而精益志强矣。根有心，自下而上达于茎，以分布枝叶，亦肾水之敷荣而上行，以与心交济也。能聪明耳目，治迷惑、健忘、梦交、惊悸，又能治痈疽、积聚之郁于七情而成者。去心，甘草水浸一宿用以有小毒也。

石菖蒲

辛、苦，温大曰泥菖，小曰龙须蒲，中曰石菖蒲，以生水石上，叶有剑脊，根瘦而节密者入药，不必拘一寸九节也。补肝则能生火，泻心则不过炽，舒风肝木舒展，则风不挠，行湿生水中能行水，又辛则能润能行，除痰开膈凡风痰迷心，胸膈满闷者宜之。能开心利窍，明耳目，发音声，宽中止痛，亦解毒杀虫。去皮微炒，肝家药也功在舒肝而已，以为补心固已失之，更称久服轻身延年则尤妄。辛香必耗气，岂可求益乎。

牛膝

苦、酸、甘，温茎叶赤似苋，根黄赤亦似苋而肥韧直长，出怀庆者肥润为佳。川产虚大而枯，只可用治痈疽之类。熟用甘多酸少补肾苦坚，缓肝甘缓，和筋缓则筋和，坚骨补则骨坚，守于下部熟则守，酒蒸之，治腰膝骨疼，足痿筋挛，阴痿不起，失溺不知，久疟下痢诸症。生用酸多甘少泻肝酸敛，收散收心之散，去瘀破症，导热使下行生则行，皆酸之为用，而色赤入血分也。治经闭、癥瘕、滑胎、催产；治心痛及淋痛、尿血，以其去小肠火也；又治喉痹、齿痛，以其导热下行也；又治痛疽、恶疮、金伤损折，出竹木刺，则又皆去瘀直行之用也。肠滑者忌，遗精者忌。

土牛膝

甘，寒，微酸茎叶如牛膝，而花作五出，根短白，一名天名精。功专缓肝，去毒热。肝缓则毒热可去，故治喉痹、血淋，小儿急、慢惊风。又治积痰积血，捣敷蛇虫毒。

天门冬

甘、苦，大寒苗蔓生，枝叶茸茸如丝，根下簇生门冬，攒聚数十。大如拇指，其肉色白。功专入肺以泄逆气，故能清金而下生肾水根攒聚而轻虚，有如肺形，而色白入肺。甘补肺，苦降逆，故专于清金，金清则水生矣。故能治火热肺虚之咳嗽，及肺痈、肺痿、嗌干、吐血诸症，并治虚劳骨蒸，阴虚火热，足心热痛，以其能出水也。去心用。脾肺虚寒者忌。

麦门冬

甘、淡、微苦，微寒叶如韭，根多须，须上散结麦冬，小于天冬。泄肺逆，泻心火，渗膻中之湿色白入肺，疏散兼入心，淡则能渗，润肺除痰，除烦止嗽，治呕吐，靖虚劳，疗痿蹶，降火宁心。去心用。脾肺虚寒者忌。

紫菀

辛、苦，温每枝三叶，中干直上，顶作小花，根直下而多节，根尾有须，色紫，以软润者为良。补肝之升发，泻肺之清燥不当敛而敛者，即肺之清邪也。跻阳气于阴中，舒郁热于膈上，治上焦之血，去心包之郁色紫入肝而气上行，有节，故能散肺中之热郁、寒郁。主治嗽吐浓血，邪去则血安而气降矣。能开喉痹，吐恶涎。喉痹者，二阴二阳结也。亦治小儿惊痫。惊痫亦胆及心包病也。人知其治肺病，不知其实肝药，亦失之矣。去头须，蜜水浸焙。

女菀： 苦，温，微辛如紫菀而小白。专入气分，顺气已咳。菀，郁也，可去郁也。

百部

苦、甘，微温有二种，一则蔓似天门冬，一则叶对生而小。根下结百部，累累攒集，亦似天冬，而百十成串合部，故名。功专入肺，以泄寒逆色白入肺，甘补苦泄，且合百成部，有肺朝百脉之象，但性温异于天冬，故生水之功稍逊，而润肺治燥之效则尤长，凡清寒积于肺，而哮喘、咳嗽者宜之。尤长杀虫以苦多也，秋金令行，炎暑退处，则虫死矣。能斩三尸，去蛔蛊。煎汁洗，除绳虱，疗疥癣，烧烟能杀木中蛀虫。

桔梗

苦、辛，平或一茎，或分歧，叶对生，花著节间，下垂如铃铎，紫碧白色，根白独下如胡萝卜，中有硬心。下气散郁，舒快膻中，功专入肺苦泄逆气，辛行郁气，色白入肺，凡肺所敛寒热湿邪，皆能泄散，故利咽喉，快胸膈，清头目，行痰壅。治肺痈、肺痿，及寒咳、热咳、喉痹、咽痛。又治腹痛肠鸣，肠澼下痢，大肠肺之表也。苦以降逆，其用主下气，以专入于肺，快膻中之气，故兼及胃，胃气上贲门，会膻中，而肺主之。胃之浊气并升，则上焦不清，而膻中不快。此能散浊降逆，所以快膻中而葆肺也。故或谓其载诸药以上升，后遂不知其下气之为用矣。

荠苨：甘，平桔梗之不苦者，非别一物也。亦能止咳、清肺、解毒干治之，可乱人参；白糖煎之，亦作佳果。

白及

苦、涩、辛，寒大叶如菝荠，抽茎作花，根下结荚，多两歧，肥白而黏滑，常数荚相连及。敛肺散瘀，降逆气，能敛所难敛，肺家专药花白入肺，形亦似肺，汁善胶黏，根相连及，功长于涩敛。治肺伤吐血，补肺填损，及跌伤折损，手足龟裂，去瘀血、瘀肉，生新肉，所谓敛所难敛也。反乌头。

白前

辛、甘，寒独茎直上，大叶色白如织纹，根下共一芦头，而分须柔白，长似牛膝，干则劲燥易断。散肺之邪郁，治痰嗽以辛泻也。

贝母

苦、辛，寒独茎直上，长叶如蒜，开大花于顶，色可爱，根下亦如蒜分瓣，周处共抱，中心成椎，瓣成肥白，如牛虻状，故一名虻。川产紧小多瓣者良，浙产大而松脆，只可用以外敷去毒，无瓣者勿用。散肺郁，降逆气色白入肺，形亦似肺，行痰湿辛能行水，苦而不燥，泻心火苦泻心，形亦略似心包，快膻中之清气膻中为心之臣使，喜乐出焉。贝母润心安肺，故古言其疗郁结可忘忧，能治热痰咳嗽，止虚劳烦热；疗吐血、咯血、肺痈、喉痹；通噎隔，下乳汁，催产滑胎；又治淋沥，小肠心之表也；又治瘰瘤，散郁结之效也。又敷恶疮，治蛇虫毒去火散邪之效也。功主泻肺泻其不当敛而敛者。反乌头、附子。

半夏

辛，温直茎如钗股，三叶聚生于顶，略似竹而柔脆，根下结圆魁，大如指头，色白体滑，春生苗，夏至根下生圆颗，故《月令》云"五月半夏生"。润肾补肝，健脾和胃润肾水而命门之火复，后补肝木而发生之令行。命火不妄散，则上烘于胃，胃暖而脾健，得以化食而气血日滋；邪湿不留，而痰涎不作，故为开郁化痰之专药。凡一切痰症皆治之。又以其辛行而体滑也，凡一切郁滞、痞隔亦治之，皆润肾补肝之用耳。其色白，宜亦入肺而非肺家药者，根独结于下而不分瓣，是阳气之钟命门也。命门，黑中之白也。叶数三，是少阳之行肝木也。三，少阳之数也，开阖阴阳，通利关节自冬至而苗上萌，至三阳而出土，自夏至而根下结，至三阴而苗枯，顺阴阳之开阖者。然阳方上尽，而遂能下复，是能保命门之阳，生水中之火。歧伯以此煮粥治不眠，使阳气得入于阴；仲景以柴胡汤治寒热往来亦用之，皆以其开阖阴阳也。其治痰湿，上及头目咽喉，中在胸膈，旁及四肢，凡有痞隔，无所不行。能救暴死，是其通利关节也。然半夏乃命门、肝胆、相火之气，其主治皆以宣达阳气，一往一复，若阴虚火炽，热痰、火痰干咳，则宜贝母、天冬，而不宜此。今人以为燥，则又非所以谓半夏也。然有毒凡命火之药，皆不能无毒，用姜汁制之，或用白矾制，则失其性矣。然亦有时宜生用者，如三生散以治暴死是也。反乌头性相似而相反，不两相立也。

半夏曲：韩飞霞造曲有十法，欲稍变其性之强悍，然亦似不必。

天南星

辛、苦，温茎有斑，叶大开五歧，茎上结椎，实累累著椎上，红黄光润，根似半夏而大，下分小歧似虎掌，故曰虎掌南星。润肾补肝，兼行血分以茎斑赤也，祛风行湿，破滞通关其茎高，力猛势骤，入肝为多。凡肝虚则风乘之，如木虚则风拔之，故补肝即以祛风，补正即以去淫也。木拔则水湿不行。故补肝则所以行湿也。故凡惊痫、风眩，及抽搐、反张、喉痹、核结、痈毒，凡风淫湿滞、痰壅猝死之症，皆能治之。又能杀蛇虫毒，敷治疥、癣，堕胎。毒甚于半夏酒或姜汁制至不麻舌乃始可用。反乌头。阴虚者忌。

胆南星：辛、苦，平捣末入黑牛胆中，风干，取出，复入鲜牛胆中，如此七次，色黄黑滋润，如陈久腌卵黄乃佳，功近牛黄。性和缓，补肝肾，驱风痰而不失之骤。

独活

辛、苦，温独茎直上，旁枝每三叶，茎杪结实散垂，累累如赤珠，根大如术，色黄，出羌地者良。《本经》云：独活，一名羌活。人言其有风不动。无风自动，故名独摇草，此亦未见其然，但枝叶婀娜，常觉自动，而干颇粗劲，有风亦不甚倾侧耳。补肝润肾，行湿祛风此辛散之意多，而性稍从容不骤，治诸风掉眩，诸湿痉痹，舒筋活骨，循经络而行，非若半夏、南星之劲悍，不问经络也。又南星、半夏之体滑，而治痰之力多。二活则气行而搜风之意胜，故二活为搜风入经之药。又二活分用，则以形虚大而根多白，节疏色黄者为独活。医家以为行足少阴肾经，理阴分伏风。愚谓既虚大而疏节，则未必入于阴伏之地。又色淡则其气柔，恐分非所分也。但二活有缓有劲，力不同耳。

羌活：性味同而力劲医家以体紧、节密、色紫黑者为羌活。按：此种枝叶尤茂，气更雄悍，故宣布升达及于表里也。去湿祛风，自内达外，无所不宣。活骨舒筋，达于腠理医家以为行足太阳膀胱经，而太阳亦少阴之表也。又云兼行厥阴肝经，要之二活皆润肾补肝耳。按：羌活、防风，本皆治风湿之药，非治寒也。寒淫则当以苦热，然仲景治寒之未入阴分者，如麻黄、桂枝、石膏、升麻，未尝非以辛发之。盖肝木发生之气行，则寒水之凝闭者自止矣。后人虑太峻，改羌活，用防风，其用辛发之意则同，然已缓而难发重寒之侵矣。或更改用菊花、苏叶，病轻固可遂愈，邪劲何能建功乎？如过虑羌、防，则监以参、芪可耳。

防风

辛、甘，微温苗似菊，根长韧下引，色黄而润。补肝缓肝，则风淫不能乘正，故曰防风根柔韧引长，筋类也，故入肝舒筋。凡掉眩搐搦，缪戾反张，强项头痛之因风湿者，皆筋急或筋涩也，筋舒则邪却矣。此不专入一经，随所引而至，而要能以润泽和缓胜邪，为去风主药。能杀附子毒。

藁本

辛，温茎干直上，枝分五叶，花聚顶，根下引，紫色，似芎劳而轻虚。补肝润肾，达命门之气以直通于上下而布散之命门当脊骨十四椎下，脊骨为督脉所行，下抵至阴，上达巅顶，肝脉亦上行与督脉会于巅顶。藁本紫色入肝，根本在命火，独行督脉，以上达巅顶，故治头顶痛，项脊强，及痫痉诸症，以去其风湿，兼入冲任而治瘕疝及胃风泻泄。太阳经亦夹督脉而上行，然此非表药也。

白芷

辛，温茎直上，枝各五叶，顶开独花如菊，根下结块，似芎劳，色白，气甚馥。行木气于土中辛补肝，而辛香醒豁①脾胃，行足阳明经。泻肺邪于经遂色白入肺，行手太阴、阳明，凡不当敛而敛者，皆为肺邪，以达头面肌表手足阳明脉皆行头面，脾主肌肉，肺主皮毛，此能治头面清痛、眉棱骨痛、牙痛、面皯、鼻渊、目泪，皆阳明分也。又治皮肤燥痒，则肺所主也。

---

① 醒豁：清醒，明白。

又治血崩、血闭、肠风、痔瘘、痈疽、疮疡。排脓活血，生肌止痛，则辛本补肝，而能去血中之邪壅也。但性升散，阴血虚者忌。解砒毒、蛇毒。

细辛

辛，温叶大如葵，一茎两叶，一上一旁，根细散如须，气辛烈，色紫黑，出华阴者良，对叶者不用。补肝润肾，宣达命门之气，以窜达于九窍百骸，潜通咽后命门并两肾，为生人之本。督脉为干，百骸九窍，无所不通。肾脉行于身前，亦上自咽后以通营耳目。细辛一本两叶，根细散辛烈，故有布散宣达，窜走百骸九窍之用，主治咳嗽上气，脊强头痛。行督脉及少阴肾经也，并治喉痹、口疮、鼻渊、齿䘌、耳聋、鼻塞、风目下泪、倒睫拳毛，皆宣达九窍之用也。又辛能行水散结，故能治心下停水，行痰通经下乳。又辛以补肝，治胆虚惊痫，但性烈不可多服。反藜芦。

杜蘅：辛，温。性味功用同叶厚而硬，似马蹄，故名马蹄香，亦一本两叶，根粗而有块，气辛烈，曰南细辛，功力稍劣。

升麻

甘、辛，寒一茎直上，对节生叶如麻，根外黑内白，曰鬼脸升麻。亦有色青绿者，根多须散，以紧实为良。去芦须用。行肝气于脾胃，以升达膻中，宣布肌肉，发郁散邪主宣达胃中之阳气，以升之膻中，而散风温之邪，达湮郁①之火，治时行头痛，肺痿寒热。而清升则浊降，故治下痢后重，及风热、飧泄、脱肛、崩带；又带脉并于脾胃，以绕腰一周，带脉虚则下部失所系，而中气下陷，此能升提之，治足寒阴痿；又治痘及斑疹，以达肌肉间之邪热也，脾胃主肌肉。解毒吐蛊，辟鬼气皆以其升阳也。阴虚者忌下部为阴。

葛根

辛、甘，微寒蔓如豆，剥治其皮可作布，花亦似扁豆，成穗作荚，根长而肥大轻松，色黄白，多粉多汁。行肝气于脾胃，升达膻中，解肌肉

---

① 湮郁：谓心情抑郁不畅快。

之郁热，逐外闭之清寒主治与升麻略同，兼能清肺解渴。治胃虚飱泄、温疟、血痢，尤有效。解毒，多服寒中。

生葛汁：除烦解热，止吐衄，疗肠风性大寒。

葛粉：甘，寒。除烦、解热、醒酒，治喉痹、齿痛澄治为粉，有甘寒之性，无辛表之用矣。

葛花：甘，寒。醒酒清肺白葛花尤良。

葛实：甘、咸，寒。补心清肺，解酒毒。

天麻

辛，温叶对生，茎直上，中空如麻，花开顶上，结细子，子落还入茎中，名还筒子。根如黄瓜，长肥攒簇，联附还抱，一根十数。补肝，主治诸风掉眩，上达巅顶，小儿惊痫根类肝，气直达，人言其有风不动，无风自动，盖亦不必然也。

赤箭：作汤浴，去风即天麻苗也。

白附子

辛、甘，热叶厚韧长，如石韦辈而旁作锯齿，根似乌头而色白，皱纹多节，出青州者良，亦出凉州。补肝祛风，入阳明祛风风多犯阳明，乘所胜也。白附上行，治头面诸风，小儿搐搦，兼行寒痰，亦治心痛血痹，又治阴下湿痒。

秦艽

苦、辛，平大叶丛生，抽茎作花，根两歧，各螺旋而下，左旋者良。色黄白长大，根上罗纹相交。补肝燥脾而善行下部，引木以疏土，能养血荣筋辛补肝，苦燥脾，治风痰、湿痹。肝脾之脉皆行于足，风湿之痹多在下部，此根如两脚，故行于下。艽者㨁①也，又交也，以风胜湿，引木疏土，故能引血荣筋，治挛急疸黄之症，及酒毒湿热，小儿劳热骨蒸，兼入血分，去血中风湿。

---

① 㨁（wěi 伟）：骨弯曲。

柴胡

苦，寒有略起茎而叶如韭者，有起茎而叶如竹者，根皆分歧如指爪，色紫黑。北产柔软为良，南方者燥硬。升肾水于肝胆之部，以坚水而泻火，调剂阴阳肝、胆，木也，相火所交而君火之母也。木虽生于水，而相火之气骤，外偶遏于阴，则热自内作而水亏。始则内热外淫交争，久则火郁不行，真阴反内耗矣。柴胡色紫入肝，有以靖阴血之储；味苦入胆，有以济相火之过；而气轻虚浮游疏散，引肾水以润肝木之枯，泄逆气以舒胆火之郁。是能调济阴阳，犹爽气微行，轻雨洒尘，而溽暑、暴风皆涣然消释也。故寒热往来、虚劳肌热、骨蒸劳热、呕逆心烦，皆能治之。又少阳经脉之行，每出入阳明脉之间，故邪入少阳经，则寒热往来，惟此能和阴阳，故为少阳、厥阴主药，然要之非表药也。又能散结调经，及胸胁痞痛，妇人热入血室，凡血热、血结诸症，皆和肝之用也。

银柴胡：苦，寒出银州，今河套间地也。根长尺余，色微白。坚肾水，平相火，治骨蒸劳热，杀疳已疟。

前胡

甘、苦、辛，微寒枝叶疏散婀娜，根下行，皮白肉黑。泻泄高亢之气辛泻肺，苦降逆，而甘能补，疏畅下行之滞辛补肝，甘缓肝，苦补肾，皮白入肺，苦以降之，肉黑入肝肾，辛以行之，甘以缓之，有知白守黑之意焉。功专下气行痰，亦能调剂阴阳，非表药也。

黄芩

苦，寒一本四五茎，疏散丛植，叶略似竹，根长引下行，老则中虚，色黄。主降火。

枯芩：降泻心火于高位以安肺，清肌表之热即老而中空者，以黄明为良。酒炒或浸使上行，主泻肺热，利胸膈，治热嗽、喉腥、目赤肿痛，凡上焦之邪。

子芩：彻邪热于下行，而厚大肠，除肠胃湿滞又曰条芩，嫩长而中实者，宜生用。治腹中急痛、肠澼、下痢、淋闭、失血、黄疸、痔瘘，坚肾水，去膀胱小肠火，凡下焦邪热之症。亦除寒热往来宜胆汁炒，引入肝胆，用同柴胡。虚寒者忌。

黄连

苦，大寒有苗似竹，每枝三叶者；有苗如凤尾草，好生阴岩绝险之处，根有拳曲如鸡爪者，有如连珠者。其引长者不足用，川产紧实为良，徽、宁产曰宣连，粗大而性尤寒劲，去毛刺，随宜制炒，惟其所引也。主泻心火生用泻心经实火，治心痛痞膈，止盗汗自汗，及解百热毒。或谓久服反热，非通论也。苦从火化，当上炎而反下降，此则阴阳往复之理，若久服寒药而反热，则必无之理也。人固无久服者，果有之，必以寒死矣，安得反热？但生于阴险之地，禀至阴之性，自宜慎用。然古人用药，于寒凉中必加温热以剂之，于温热中必加寒凉以剂之，则无偏胜之患，且有寒热并用者。韩懋曰：黄连与肉桂同行，能交心肾于俄顷，此可知用药之法矣。靖虚火治虚烦，止虚汗，醋炒，兼退五脏六腑之火去肝胆火，胆汁炒，以镇肝、凉血、定惊；治上焦肺火，酒炒，以除热咳；治中焦火，姜汁炒，以燥湿行痰；治下焦火，盐水或童便炒，以除劳热，逐瘀血，及淋、癃、下痔、赤白痢；治食积火，或土或米炒，以厚胃和脾；治气分之湿热，吴茱萸炒，谓之左金，亦以伐肝也；治血分之湿热，黍炒，以止吐衄；点目，人乳浸，以治目赤眦伤。余若疮疥、痛疽、酒毒、胎毒、安胎、杀蛔之用，皆可以意推矣。虚寒者忌，忌猪肉。

胡黄连

苦，寒苗叶如芦根，似连珠黄连，色稍枯黑，外黄内黑，中虚，折之尘出如烟，出波斯国。今秦、陇、南海亦有之。功用同治骨蒸、劳热、温疟、消渴、泄痢，以治小儿疳积、惊急尤良。

大黄

苦、微辛，大寒丛生，每枝三大叶，根结大块，剖之色黄赤，纹如锦，川产良，有香。泻脾胃火，荡肠胃有形之积滞，去血分郁湮①之实热色正黄而结体大，气重力雄，入脾胃，推荡有形之滞积。凡胃、小肠、

---

① 郁湮：犹郁塞。湮，埋没。

膀胱、大肠之燥结郁热瘀蓄皆能去之。其治肌肤壮热谵语者，以滞去而热自解也。其纹赤故入血分，能去心包、肝膜血中伏火，及血逆、血瘀、损伤、痈疽、肿赤之类。又行水除痰者，以辛味则能行也。如欲其升胃气入于膈上，则用酒浸洗；欲其中行则生用；以治损伤去积瘀则酒煎。外敷，治游丹热肿，汤火伤，折伤。去瘀血，生肌肉捣和醋，又合陈石灰炒至红，去大黄用灰，曰桃花散，凡痈疽已溃毒尽，敷之生肌灭瘢。

知母

辛、苦，寒，滑叶如萱草，当中抽茎，直上花实。根下行交纠相附，旁小根围绕，状如蚔①附。坚水润肾，亦补肝坚而润，则不凝寒；润仍坚，则不散漫；肾水壮而命火安。故合黄柏以滋阴，治产后蓐劳，骨蒸劳热。凡阴亏之甚，相火无制，必用勿疑。又辛能补肝，使肝木从容条畅，而燥金之气不伤，故治久疟；辛能行水，使膀胱滋润以行津液，故利小便消肿。膀胱，肾之表也，泻肺，泄逆，而即以生水泻其过敛，泄其上逆，则高而不亢，故治热嗽，止烦渴，消热痰，治泻痢。又敛而不燥，上而能下，则金能生水矣。所谓治源也，所谓知母也。下行盐水拌，上行酒浸。忌铁，多服滑肠。

泽泻

甘、微咸，温丛生泽中，叶似车前草，嫩时柔脆可茹②，抽茎分歧，乃作花实。一丛有数根，皆如萝卜，色白微红，干则黑，出晋地，建宁亦出。功专泻肾，去浊生清生水中，味咸，故专能软肾之过坚，而泻湿行水。钱氏言"肾无泻法"，非也。凡泻者，泻邪也。邪者，有余也。水凝聚不流，则必生污而水益郁，反作热而浊气上蒸，于是邪水有余，则骨蒸劳热，此乃有以泻之，故能治劳热、淋沥、阴汗、水肿、尿血、泄精、泻痢、湿痹、利小便及脚气诸症。且肾水清而浊气不作，耳目自可聪明矣。故《本经》言其"聪耳明目"，列之上品也。多服昏目此语人多疑之，然吾亲见建宁人多茹其苗，而目昏赤肿，盖泻肾太过，则水亏矣，凡物皆宜有节也。

---

① 蚔（qí 其）：蝎子一类的毒虫。
② 茹：吃。

附子

辛、甘，大热一茎独上，旁分两支，支各三叶，直干又抱有小叶，顶作花，叶与花俱略似单瓣菊。根下结魁如芋曰乌头；附乌头生而圆好端正曰附子；附子之根开两歧者曰乌喙；形细而长，两角下向者曰天雄；旁乳之小而未成者曰侧子。西秦、川蜀皆出，以四川彰明、赤水者为最。皮黑，体圆，脐平，下尖八角，重一两外者良。补命门之火，左旋以生肝木辛热，润肾补肝，后行督脉，通行十二经。生用走表，开腠理，通关窍，逐寒风，清湿之邪治猝中风寒，痰厥暴卒。用之涌吐，及大寒在表，关窍不开，皆宜生附以开之；熟用行里水浸裹面煨之，发拆后切片，炒黄退冷用，回欲尽之阳，滋已燥之血燥，枯萎也。此以温脾胃，使滋气血；交心肾，而济水火。如六脉沉微不见。阳欲尽也；六脉洪数无伦，按之即散，亦阳欲尽之，用熟附以回之。加入补气血药中，使命火存，则脾胃有所温而气血生，肝木得所生而春令行，三焦得其润而决渎利耳。如阴阳否隔①，上下不通，则合寒药苓、连之类用之，所以交心肾于黄庭，而通上下也；制用滋本童便浸七日，或加盐及姜汁合和煮熟，一以杀其毒，一以引使下行归肾命也，固命火于寒水之中，逐淫邪于沉痼之地性急，制用则从容下行，有以滋化之源，如八味丸是也。凡风、寒、湿、燥之邪，沉痼积聚于脾胃、大小肠、膀胱及血分，及积而成痹痿、瘕疝、冷痢、寒泻在下焦者，皆可统治。用尖，则直达尤速，如其所指尖下向根也，以为向上，则误矣。生用外行，熟用内行，皆能直达病所。有大毒甘草、童便、黄连、犀角、绿豆、黑豆皆可解。胎孕忌下同。

乌头： 补肝肾，祛风略同附子，但气已旁泄，故补命火之功不及，而辛热之性无殊，可用以逐风去痹行湿。

乌喙： 祛风去寒之在表者以偏斜旁达，不能如附子之直达也。

天雄： 制之可下入命门以两尖皆直长向下也。昔人谓补上焦者误。

---

① 否（pǐ 皮）隔：亦作"否鬲"。隔绝不通。

侧子：可用以发表，治四肢风、寒、燥、湿之邪燥，清也，枯涩之气也。此如桂之用枝焉。

草乌：辛、苦，大热即川乌一类，但野生，非秦、蜀之产。根不生附子，下行多歧，味不甘而苦，毒尤甚。亦可制用姜汁。以治风湿，攻顽痰，去久痹。奸人用以作蒙汗药，泥水绿豆、甘草皆可解。熬射罔敷箭射猛兽。

香附

辛、微甘，平苗曰莎草，叶细如韭而韧，抽茎作碎花细实，根散布如须，须上结块如鼠矢，色黑气香有毛，去毛制用。补肝破郁，宣达气血，肝家主药，兼利三焦辛补甘缓，行而有节，根叶疏散而缓着。故气尤散行，能解忧思、悲怒、惊恐之郁结，破气血、痰湿、寒热之郁积，去痞满，消肿胀，止吐泻，攻食积，疗脚气，治痈疽，止吐衄肠血，调妇人经血。凡血气不调之病，亦治疟痢。上行胸膈则生用，以升之散之；下行肝肾治腰膝，则熟用以和之守之；童便炒则入血分；盐水炒则补心软坚；蜜水炒则滋润；姜汁炒则行湿化痰；醋炒则攻积去瘀；酒炒则通行经络；水炒黑色，则止血。忌铁器。多服耗气过散则耗。贝母、香附皆解郁之药，妇人尤宜。然贝母主上焦心肺之痰郁而寒，香附主中焦、下焦之气血而平，用宜审人禀之阴阳耳。

木香

辛、苦，微温土产苗如小木，南海来者不可详，盖用根也。形如枯骨，味多苦而黏舌为良。补肝泄肺，升下焦无形之气，以达于上；而蒸水谷，和气血，降上焦有形之物，以行于下。可司决渎，去滞壅，理冲脉之寒气、逆气上行治胃脘痛，呕逆反胃，痰壅气结；中守和脾，消食，安胎；下行治泻痢、癃闭、痞块、癥瘕，行冲脉，治寒气上攻。又治霍乱，杀鬼物，去腋臭，凡一切不正之气，多服耗气，宜磨汁。

威灵仙

辛、咸，温茎弱叶粗，独茎作长穗，根下须如马尾，长及二尺，色深黑，曰铁脚威灵仙。以深山者为良，不闻水声处者更良。补肝祛风，泻肾行水散行经络，治一切顽痹积湿，宿水陈痰。性极快利，不可轻投。气血虚者忌。

续断

苦、辛，温独茎大叶，上乃分支，花如芙蓉而小。根皮黄，多节，碎皱密断，如鸡脚。去皮里硬筋，酒浸用。坚肾补肝，去伤续断主金疮折损，止痛生肌。以形用，以功名也。能破瘀消痈，缩小便，暖子宫，治腰痛，止胎漏，及崩带、血痢、肠风、遗精等症，则苦坚辛补之功也。

骨碎补

苦，温一名猴姜。好生木石上，叶似石韦而多刻缺，贴根有厚叶数片，坚硬而短如手掌，根似姜而扁，有黄黑厚毛，去净，蜜拌蒸。补肾，治折伤；泻心，去瘀血外敷止血。

白薇

苦、咸，寒茎叶参差，顶花如金钱，根似牛膝而短，白色柔软，去旁须，酒洗。和水火，渗邪湿，去妄热治妇人血厥，伤中淋露，心下虚烦，及凡热淋、温疟，时寒时热，昏惑。

延胡索

辛、苦，温蔓生弱枝，每枝三叶，根似半夏，三五簇生，肉色黄，形小坚实者良。通气血之凝滞辛补肝而气行于血中，苦泻心而血渗于气中。凡蔓生多能去滞。补肝，故除风痹；泻心，故利小水；通气血之凝滞，故治诸痛，调妇人月经及产后血晕、暴血、下崩上冲，凡妇人血症，多宜之。又去癥瘕、疝气，及折伤瘀血。

大蓟

甘、苦，寒叶丛生如苦荬①而多刻缺，茎叶皆有细刺，故俗名牛触嘴。抽茎直上，小叶抱茎，顶开花作蓊头，色紫，状如鼓椎，又名鼓椎。老则飞

---

① 苦荬（mǎi 买）：亦称"苦菜"。越年生菊科植物。春夏间开花。茎空，叶呈锯形，有白汁。茎叶嫩时均可食，略带苦味，故名。

絮，亦如苦芙，根下结块如术。坚肾水，去血热，泄逆气治肠风、肠痈，及妇人赤白沃，亦治吐衄，能安胎。

小蓟：苦、甘，寒小叶，小紫花，亦作蓟头，根长直。功用同力微。

地榆

苦、酸，寒，涩瘦茎直上。节上分枝，叶颇似榆，故名。茎上作花球，圆长紫黑，类椹与枣，故亦名酸枣。根分歧似柳而软，外黑内红。坚肾去热，泻肝去瘀色赤入下焦血分，主治血崩、血痢、肠风。身、头止血酸炒黑用。稍行血生用。

三七

甘、苦，微寒亦作山漆，广西番峒者佳。苗叶之状未详，根略似白及而有节，味颇似人参。治一切血瘀、血热，疗金疮、杖伤又谓之血参。

土三七：甘、苦，寒茎叶似苦芙，分枝繁衍，叶多刻缺而尖，茎有赤棱，秋作黄花，其中蕊如金丝盘纽可爱，但不香，根大如牛蒡而软。味甘多苦少。功用同。

蔄茹

辛，寒抽茎作丛，叶对节抱茎，实如豆，一包三粒，根如萝卜，皮黄肉白，断有白汁。益肝去热能蚀恶肉，去瘀血，除热痹，破癥瘕，排脓血，杀疥虫，行新血。小毒。

郁金

辛、苦，寒茎叶类芭蕉，根下圆长，横纹状如蝉肚，外黄内赤，色鲜。降泄心肺之逆，以达于至阴之下；升达肾肝之气，以宣于清明之境。气阴而行于阳，以宣郁行瘀苗逐层包裹，而以渐舒。根逐节骈联①，而体下锐。皮黄入脾土，内赤行血分，故能下气破血中之滞，治吐衄、溺血、

---

① 骈（pián 片）联：重叠连接。明·陈子龙《豫章行》："偃蹇屈翠盖，枝叶相骈联。"

妇人逆经，及败血攻心，痰涎入心，诸血滞痛之症。气芬芳，又能宣达阴中之阳，盖古人用和鬯①以灌地降神，求神于阴，亦有所取类也。

姜黄

辛、苦，温苗叶似郁金，根下结黄块，形扁如姜，故名。不香。行肝气于脾，理血中之气功用亦以郁金，然辛多苦少，气较烈，根形作块，气不芳馥，又不能如彼之从容而达于上下也。有横行之力，治四肢之风寒湿痹。

莪术

辛，苦，温苗叶亦似郁金，根作卵形，三五成簇，旁多芽，色青，味苦多于辛，坚硬难破，以灰火煨透，乘热捣之。补肝泻脾色青入肝，补肝气之行，而达其瘀血；味苦泻脾，发脾土之缓，而行其湿气。功长破积。

荆三棱

苦、辛，平贴根生叶，略似莎草，抽茎直上作三棱，故名。顶分三歧，横出作穗，缀子甚细，叶亦多三，近根有毛，结块亦成三数，多芽，形长扁如鲫鱼，色黄。行肝气于脾，攻坚破积，通乳堕胎有辛味，三之数行，无坚不破。力峻亦耗气。

白茅根

甘，寒。降火，清金，行水能除火于心肺之部，治虚火迫上之吐衄，亦利小便。然血热之不在上焦者，不能治。

茅针：甘、淡，寒。清金解热，能溃痈疖白茅初生未舒叶，形如针，中含白花，成穗如绵，小儿剥食之曰茅蜜。按：茅，巽木之气也。色白入肺，一阴之生，凉风解热，是以清金散火。然针能溃痈疖者，巽善入，入而散之之义也。又初生时，生气上而必舒，其形上锐，是以有溃痈之功，且去热也。酒煮服之，一针溃一孔，二针溃二孔云。

---

① 鬯（chàng 唱）：古代祭祀用的酒，用郁金草酿黑黍而成。

仙茅

辛，热叶如白茅而润，根直下如小指，色黄白而多涎，花亦多涎，或开在顶而红，或附根开而红紫如筒，用根去皮，米泔浸，去赤汁。有毒。补命门火，强阳皆茅类也，而与白茅正反，观其形色可知。

芑根

甘、咸，寒，滑。含气滋生一岁三刈①，而能复生，气坚固也，补心清火色微赤，入心入血分，使三焦心包之火，不妄不郁，软坚去瘀安胎，治天行热病，止渴，治狂，除烦，下治诸淋。外敷赤游丹毒、痈疽、发背、金疮、折跌，又化骨鲠。以皮作产妇枕，能止血晕；安腹上能止血母痛。汁能化血为水，皆甘咸补心用血之功也。孕妇两三月后相火日盛，血益热，胎多不安，芑根甘咸入心，能布散其光明而不为郁热，此安胎良药也。皮作布，宜于夏，犹葛也。根亦如葛，皆能养心、清肺、散火。但葛色白，入气分散阳明之火；芑色赤，入血分散厥阴之火。散火即以补心也。

花：作茹，清心，利肠胃，散瘀叶间作穗成球，色红，即花也。可蒸食，至老而成子则色青。

野芑根：安胎尤效。

蔷薇根

苦，涩，寒蔓生，茎劲多刺，阳地则花红，阴地不见日色则花白。野生则单瓣，家园有千瓣。泻心坚肾水，泻肝靖相火能除风、燥湿、敛精、坚骨、生肌、杀虫。又治泄痢，遗尿，好眠，皆靖火之功也。治牙痛、口疮尤效。

花：干之可罨②金疮，去瘀生肌。白者良。

营实：甘、苦，涩圆小色赤，中有白子包聚，多毛，去子及毛净，可煎饴如金樱。敛精固气，补肺收散功同五味子。

---

① 刈（yì益）：割（草或谷类）。

② 罨（yǎn眼）：覆盖，掩盖。

芭蕉根

甘，大寒赤白二色，可蒸作茹。靖火清金白治天行狂热，除烦解渴；赤治产后血胀、血逆。捣汁服，外敷痈疽、疗毒。

甘露：甘，寒抽茎作大花，如莲蕊，色黄，每清晨开瓣，瓣中盛露，其甘如饴。清心养肺凡甘寒多汁者，皆清心而养肺，以火谢而土生金也。

蕉芽：甘，寒，微涩花谢后，附茎结实，排列如牙，色青，剥去青皮，中肉黄白，两广乃有之，可当果。中原罕结实者。止渴清热，去瘀解毒。

甘遂

苦，寒蔓茎小叶，根下行，累累如串珠而圆长。泻脾湿，坚肾水，专以攻湿为能，经隧无所不达。有毒凡水湿积聚，皆达而泄之，治水肿之悍药也。兼能治痰，裹曲煨，或荠苨水浸制其毒。脾虚者忌。反甘草性味亦正相反。

大戟

苦，寒茎弱，每枝三叶，根下行，色紫赤，芽正赤，刺人喉，故名红芽大戟，杭产良。泻心燥湿色赤入心，北方者色白，不可用，以其能伤肺也，以攻水行血为能，决渎搜脏腑之湿。有毒，堕胎浸汁，色青绿，兼入肝血之分。然专入三焦，以决渎而下达于膀胱也。反甘草损肝肺，以浆水煮，去骨用之。

防己

辛、苦，寒蔓茎弱，叶三歧，根下行，中通，心有花纹，出汉中者色黄为良。其木强而有黑点者，曰木防己，不足用，亦可治风。泻心去小肠邪火，坚肾化膀胱津液，功专行水，决渎以达于下，险捷无所不达苦燥湿，兼以辛行水，形下达兼以中通，故最捷。性不安和，能耗心肺之气，以降泄太过也。木通亦中通，然用茎而味甘淡，行气分之水，此苦寒而用根行血分之湿也，燥脾土之湿，故曰防己脾，己土也，凡去湿者皆苦燥脾也，治脚气肿尤效。

商陆

苦、酸、微辛，寒大叶似莴苣，抽茎作碎白花，附茎上，子略似菠菜，根下行有歧，生阴湿地，赤花者伤人，服之见鬼，阴气胜也。沉阴下行，泻火逐水，去热结水性下行，逐水乃正以顺之也，功用略同大戟、甘遂，又可磨涂疮癣，杀虫。有毒黑豆汤浸用。

赤商： 败瘀血，利小便敷恶疮，贴脐利小便，消水肿。凡逐水者，皆能堕胎。

常山

辛、苦，寒苗叶疏散，略似漆，根下行多载，似鸡脊骨。泻肺泄逆泻其过于敛涩之清燥，泄其过于敛上之逆气也。合甘草必吐而曰泄逆者，敛于上者，吐而越之，则气得以下降而自顺矣，专除痰饮合甘草则涌吐，合大黄则下利，合乌梅、鳖甲则入肝，合浮麦、竹叶则入心，合麻黄则入肺，合附子则入肾，合草果、槟榔则入脾，然要则辛以行其气，苦以抑其逆而已。其究以补肝而使之散，泻肺而不使之敛，去其滞于中者，而阴阳平矣，主治诸疟疟者，阴阳争也。不当敛而敛则疟，阳不行而水滞成痰、成饮，常山、草果行其不当敛而敛者也；可敛而不能敛则亦疟，阴不成而气散无所主，何首乌、乌梅敛其当敛而不能敛者也。有毒酒浸蒸。

蜀漆： 功用同常山苗也。

藜芦

大苦、辛，寒独茎对叶，叶上经纹有三，根散下，枯壳数片，包其近根处。涌吐风痰宜痫症。有毒入口即吐，气恶通顶，令人嚏，大泻肺也。反细辛、芍药、五参。

巴戟天

甘、辛，温枝叶扶疏，根多分行，促节如串珠，以根中微紫有白粉而色理暗者真，出蜀中。强阴益精，亦治风湿去心，酒浸，焙。

甘松

甘，温叶丛生如茅，根须繁，散垂，气馥。补脾，理气，开郁西凉、黔、蜀皆出。

山柰

辛，温根叶皆似姜，气甚芬芳，出广中，盖杜若之类也。补肝温中，除寒辟恶治心腹寒痛，亦治霍乱，去湿、杀虫。

良姜

辛，热根叶亦似姜，而开花结子，出高州。补肝暖胃，消食散寒，功用同上。

红豆蔻：温中散寒，醒脾燥湿即良姜子也。俱壁土炒。

射干

苦，寒一名扁竹，长叶排如鸟翼羽扇，又名鸟翣。抽茎作花，聚于顶似蝶，色有红、黄、白、紫、翠，瓣皆杂斑点，根长细，好生水旁石砌。降少阴、厥阴之火，散少阳相火喉痹要药，散血消肿，除痰结核，散疟母，通经，利大肠泔水浸，和竹叶煮用。

山豆根

苦，寒苗蔓如豆，经冬不凋，用根。泻心火，保肺金治喉肿、喉风、牙龈肿痛，及喘逆、热咳，并治肠澼、痢疾、痛痔，解诸药毒、虫毒。

山慈菇

甘、微辛，寒叶如萱草，抽茎作花如龙爪，色黄。根圆如慈菇，无毛，出处州山中，衢州、建宁亦出。有毛者乃乌蒜，叶相似，花红，名龙爪花，是处有之。有毒。清火散结治痈疽、疔肿、瘰疬、结核，解一切蛇虫毒。

贯众

苦，寒根苗皆似狗脊，但色黑而大歧，根丛聚连贯生苗，故名。讹曰管仲，好生山溪水石间。泻火，解热毒热结，软坚杀虫能化骨鲠，亦有咸味。有毒炼丹家谓其能制三黄，化五金，结丹砂，制水银。

漏芦

苦、咸，寒枝茎皆三叶，花圆大，尖瓣，有托，如石榴，根茎枯如麻梗，色黑，出闽中。泻火解热，软坚杀毒治痈疽发背，排脓活血，止痛生肌。又能通经、下乳，治遗精、溺血。

白鲜皮

苦，寒茎叶疏散而弱，根黄白散出，取皮用。**泻脾燥湿，行下焦，泻小肠，和膀胱能治诸黄，去湿痹。**又治诸疮、疥、癣。

五茄皮

苦、微辛，寒茎似木而长，弱如蔓，多软刺，枝叶繁，每枝五叶，结实叶间，如黑豆，三五攒簇，根坚硬长引，用根皮。**坚肾补肝，燥湿行水，活骨舒筋**凡藤蔓之类，多能舒筋；根皮之类，多能行水。况茎似木坚长引，根好生石砌，故尤能入坚穴，通关节，无所不达，为治风痹、湿痹良药。色青黑，专入肝肾。昔人谓为五车星精，以叶五出，又备五色，而功专去风行水，然此亦夸辞也。气芳芬，兼益脾和胃，嫩叶可茹。三叶者曰三茄皮，气味同而功劣。

萆薢

甘、苦，平蔓枝长引而劲，叶三歧似枫，根浅而横，亦长引，有浅黄而硬者，有白色虚软者，白良。**缓肝坚肾，清小肠火，化膀胱水，亦治恶疮**治风湿痹，杀相火之势，清君火之邪，通利水道，和缓从容，良药也。以其去热，故亦治疮。

菝葜

甘、苦，平蔓枝长引，劲而有刺。叶上三经纹，茎色赤，叶间有须。生红子如豆，著节间，有核。根结块，色黄，一名金刚刺。**功用同上**长于治毒疮，治蛇虫毒。

土茯苓

甘、淡，平弱蔓长引，色黄赤如线，叶长而厚，细根亦长引，入土深，下结卵，累累作串，大如鸭子，或赤、或白，俗名粳饭团。**补脾和胃，渗湿利水，缓肝舒筋，主治恶疮，解毒**甘淡之味，土德之纯，多能解毒。蔓藤之性多入肝，甘则能缓肝，此蔓尤似筋，又能渗去筋脉之邪湿，故治毒疮最良，且能攻坚破结也。杨梅疮、马刀瘰疬，皆统治，常服亦可。**忌茶。**

白蔹

甘，寒蔓生柔韧，枝叶烦密，一枝五叶如爪，俗名五爪龙，根引长，结卵圆长。一巢三五枝，色白。除热解毒，散结生肌甘而能攻、能散、能敛，以其形用，且火邪退而土自生金也，治温疟、血痢、肠风、痔瘘、赤白带下，及一切痈、疮、跌损，及面上疱瘰，生肌肉，敛疮口。蔓中通，折断吸之，有甘汁，能解渴、消暑、去瘴。

赤蔹： 甘、苦，寒。尤解血中热毒功用同。

乌蔹： 苦、辛，寒色黑，根亦黑，茎蔓枝叶，皆如白蔹，有细倒刺如毛螫人，一名蔏草，一名乌蔹莓。能攻毒，有小毒。

草 部 下

艾

苦，温家艾也，古以汤阴淇水上者为良。得火之正性，坚肾固命门，养阳逐阴茎乔，味苦，性热，是火之正也，故以承冰下，敛日之光，可取火于日，其固火之源可知。性阳而行于少阴、太阴、厥阴之经，守在下部，能暖子宫，调经血，安胎孕，治崩漏，疗冷痫；燥脾土，养胃气，温中去寒苦以燥湿，脾健而胃能化气。犹灶火之温，乃以熟物也。治腹中冷痛，去脾胃之沉寒，亦治霍乱，所谓"寒淫于内，治以苦热"者，安正辟邪火德之照临也，能杀蛔，疗癣疥，用以灸火治百病古人多用针灸，火气所达，气血自调，邪淫自散。今人治寒病及痈疽，犹有用灸者，但古法具在，人失其传耳。《素问》《灵枢》《明堂图》，周身经穴甚详，不敢用者，恐审穴不确，穴亦有禁灸者。灸火用陈久者为良。

蕲艾： 功用同亦艾也，但叶多刻缺，深歧如指，气更香。出蕲州，或以为野艾则不然。野艾，蓬蒿也，辛而不苦，可蒸茹。

青蒿

苦，寒乔茎直上，碎叶茸茸如绿丝，花实附茎叶间。亦细碎。得木之生气，坚肾靖相火，滋阴调阳色正青，生最早，性寒而气自芳畅，是木之生于阴，而从容以达于阳也。行厥阴、少阳之经，以清血中之湿热，守在下部，治骨蒸劳热，蓐劳虚热，黄疸及凡郁火不舒之症，能明目，安正辟邪辟蚤虱，治恶疮，除尸气鬼疰。子、根、叶同功童便浸，捣茎叶取汁熬膏良。古人云：用子勿使叶，用根勿使茎，用茎勿使根及子。不知何故，泡汤亦解热渴。

茵陈蒿

苦，寒有似青蒿，枝叶茸茸，但色黄绿不芬者；有似菊叶而薄小，作黄花如铃下垂，曰"倒挂金铃"者二种，皆因旧根而生新苗，故名。得土之生气，坚肾燥脾湿，去郁解热色微黄，花亦黄，是有得于土之气，而行湿以去其郁热也。苦能燥脾土之湿，湿不积则不郁而成热。主治黄疸，泄太阴、阳明湿热，而通之太阳水道。守在下部，亦治时热瘴疟。

香薷

辛，温茎乔直上，小叶细枝，有二种。家香薷温，石香薷平。得金之和气，泻肺舒郁暑，散结行水好生石砌，味辛得金之和也。肺金主敛，而气清燥，人感暑热之气，则有溽湿随之，乃复过于凄清，则暑湿郁而不得舒，以有烦热、头痛、躁渴之病。此肺之敛所不当敛，而失其和也，久之则疟痢以清燥而起矣。此味辛以泻肺行水，肺不妄敛，则暑热自散，热散水行，而小便利矣，故为清暑之药。其气行于中上，治霍乱，安呕逆，解烦躁，清水肿。多服耗气实辛散之药，热非清遍，不得多用，以陈久为良。

角蒿

辛、苦，寒牡蒿也，一名蔚。叶似菊而薄小，花淡红紫，结角微弯，长二寸许。行肝气于脾，以舒蕴湿积热主治口疮，除痦虫蜃。

紫苏

辛，温。补肝泻肺，舒气行血，祛风散寒，肝之药也辛味散气，开腠理，发汗行水，祛风散寒；色紫专入肝，兼行血分，亦能和血安胎。茎叶同用。多服耗气凡辛散者皆不可过用。能解鱼蟹毒。

苏子：辛，温炒研。功用略同，能润心舒肺，下气消痰，除咳定喘，利膈宽肠，温中止痛凡用子用仁，皆有润意，辛尤润肺，过敛则气上而不行；辛泻肺，则敛者开而气顺矣。凡下气者，言顺气也。气顺则膈利，宽肠，亦以其润而降也。

白苏：辛，温。解鱼蟹毒可作茹，不入药。

荆芥

辛、苦，温苗叶略似苏，亦曰野苏，然苏之花实，聚附茎端，此则成穗疏散。补肝泻肺，上行祛头目之风，除经隧之湿清头目发汗，治头风痛，及诸症强直，宜生用，去血中之风湿，解血分之蕴热治肠风，及妇人崩、带、血晕、瘀血，及瘰疬、疮肿，宜酒炒黑，俱连穗用取其上行，亦以能润。反鱼、蟹、驴肉紫苏能解之。

薄荷

辛，寒苏州府儒学前者为贵。补肝泻肺，上行清头目之热风治头热痛，清目利咽，愈牙痛，已热嗽，和口气，开声音，解郁暑，止烦渴，生津液。凡上部之热，旁行搜皮肤之湿热治斑疹、游丹、疮疥，中去肝胆之虚热肝胆正气不足则虚热生，此定小儿惊悸，且治血之虚热，下治肠胞之血热止血痢，通小便。

鸡苏

辛，温今日大叶薄荷，实非也。方茎中空，叶似白苏稍长，旁多小刻，气辛烈。补肝泻肺，下气理血功用略似紫苏，而解表不如，亦略似薄荷，而清凉不及。

藿香

辛、甘，温茎似苏，叶如落苏而小，出两广。补肝和脾，泻肺邪之清冷，舒胸膈之热郁主治藿乱，故名。

夏枯草

辛、苦，微寒丛生，叶似苦蘵而糙，花附茎端如麦穗，或红或白。坚肾、补肝、泻心，行于东方，散结气，除内热冬至生，入夏枯。阴方掩阳，则能达之，阳气已盛，则气亦尽，是以散结除热，亦解暑。且治瘿、瘰、温痹诸疾，萃胆肾之气而能明目。

益母草

辛、微苦，寒一名茺蔚，一名蓷①。方茎直上，高者及丈，叶对节似麻，每枝三叶，碎花附节间，或红或白。补肝和脾，燥湿行血脾生血，肝藏血，脾湿则血不生，肝虚则血不藏，火炽则血妄行。此草色微红，入肝专主血分，能去瘀生新，调经解热，行任脉而安胎产，治胎漏产难，行带脉而提气血，治带下崩中，为妇人经产良药。又治疔肿乳痈。

子： 主治大同，更能益精明目，润心除烦又治血虚头痛。

兰草

苦、辛，甘寒茎高叶繁，紫茎素枝，赤节绿叶，叶光泽有歧，对节生。方采时不香，接软稍干则芳香耐久，今之都梁香也，俗名辟汗草。顶作紫花似苏荏，曰孩儿菊而不似菊。泄肺逆，泻心火，和中利水，破郁舒脾气香能解陈郁，味辛行水，苦燥湿也。《内经》以治数食甘肥，传为消渴之症，其和中破郁可知。又辛能行痰，香能辟恶，佩之且能去秽除邪，是以又有杀虫去恶之功。自寇宗奭、朱丹溪、李士材考之不详，惑于黄山谷"一干一花，香有余为兰，一干数花，香不足为蕙"之说，遂以《本经》之兰草为山兰，而指今之幽兰花当之，前人辨之虽详，近犹有循其误，且为之说者。抑思幽兰花虽有香，叶则全无气味，以为能清肺开胃，消痰利水，解郁调经，于义类无所取。今人重建兰花，因并及叶，强附医经，多见其惑，然《本经》列兰草上品，别泽兰中品者，则以其非兰而类于兰，非家园种蒔，而野生泽中，故别之。犹马兰、虾蟆兰云耳，古人采兰、佩兰、浴兰，皆贵兰草，泽兰殆非所重也。

泽兰

苦、辛、甘，寒似兰草，茎微方，节促，叶有毛，香亦不足。补肝泻脾，和气血甘则和缓，利筋脉辛则能行，主活妇人血分，调经去瘀节促所主下部，色紫所主血分，能消癥结，散水肿，降血逆，为妇人要药，

卷 二　一三五

---

① 蓷（tuī 推）：一种中药草，即益母草。

又治痈毒。

幽兰根

苦、甘，温此谓山兰，又曰土续断。治肠风，涂痈肿因辨兰草、泽兰，并及此，惟根有用耳。

龙胆草

大苦，大寒独茎直上，叶对干，厚而青绿，花色青碧，大如钱，生深山。坚肾水，泻相火，除下焦湿热，定肝胆虚邪治骨蒸、黄疸、热痢；亦治时行瘟热，定小儿惊痫，引使上行；亦治咽喉热痹，赤睛胬肉；外治痈毒、疮疥。虚寒者忌。

大青

苦、咸，大寒独茎直上，每节三叶，叶圆而长，秋开小红花成簇，结赤实，大如椒，俗曰女儿红。补心神，泻邪热，泻脾胃火治寒闭郁热，天行时热，阳毒、发斑、阳狂，及黄疸、热痢、瘴疟、喉痹。

蒲公英

甘、苦，平由叶似莴苣而小，抽寸许，作黄花如菊，茎中空，断之有白汁，花罢飞絮，亦如莴苣，一名黄花地丁，又曰兔公英。补脾和胃，泻火花黄汁白，叶亦淡黄，宜归脾胃，能化热毒，解食毒，消肿核，疗疔毒、乳痈，皆泻火安土之功。通乳汁，以形用也；固齿牙，去阳明热也；染须发，汁久则黑，血之类也。可解虫螫。人言一茎两花，高尺许，根下大如拳，旁有人形拱抱。捣汁酒和，治噎隔神效。吾所见皆一茎一花，亦鲜高及尺者，然以治噎隔，则有可得效之理也，亦可茹。

紫花地丁

辛、苦，寒小叶，密排附茎，如柳，茎青黑，弱如蔓，夏开紫红花，垂如铃铎，细结小角。补肝燥脾，平血热，去壅湿主治一切痈疽、疔毒、瘰疬、血热。

紫背天葵

酸、咸，寒生阴地石砌，弱茎，叶五出而尖，聚茎端，圆布如葵，背深紫。故有斯名，实小草也。**泻肝胆肾命相火之邪，解一切热毒、金石药毒**雷敩每用以炮制毒药，能制丹汞之毒，**定小儿惊悸，治吐血、衄血，涂火疮热毒。**

雷丸：苦、酸、咸，寒或云生竹下，或云生淡竹草下，或云生紫背天葵下，惟大竹下者未见，余皆亲见之。其生天葵根下，色紫黑如鼠矢，淡竹草下者亦然。**平相火，燥湿土，定惊悸，解忤，消积，杀虫**相火，雷火也，且雷惊人也，以平相火定惊悸而名，非得霹雳而生之说。

淡竹叶草

甘、淡，寒贴地小草，叶如竹而薄，背有毛，茎细弱作蔓。**功同竹叶，并治小儿惊痫**甘以缓之，淡以安之，亦平相火之治也。

三叶酸

酸，平小草弱茎，蔓生石砌，每枝三叶，圆聚茎端，则形如六叶，叶有齾①，夜则三叶皆合，晨复开。开小黄花，结小角，中有四五小子，色褐。**补肺泻肝，除热气，去瘀血，敛阴出治节**能煮红铜为白，其去瘀血可知。味酸数三，则肝木也；开合应晨夕，则肺金之出治节也；酸主收敛，而开合以时，故能补肺金而靖肝火，使气静而血不妄行。**治吐血、衄血，去一切逆血、瘀血及血热、痈毒、汤火伤，毋以贱而忽之。**

萹蓄

苦，平亦名扁竹，叶似竹而细，弱茎蔓地而扁，促节有粉，故名竹，三月花红。**靖少阳火，燥湿土**主利小便，亦泻心火，治黄疸、热淋，杀蛔，凡虫蚀下部病。

稀莶草

苦、辛，寒一名火杴草，一名老虎婆，一名黄猪母。茎方根紫，叶对节，颇似苍耳与苏，嫩苗可茹，有猪腥气，故名。莶，恶味螫口也。开小黄花，圆聚。**坚骨行肝，燥脾去热，主治湿痹、风痹**生下湿而味苦辛，

---

① 齾（yà压）：缺齿。

茎紫花黄入肝脾，自应有治风湿痹之功。猪性好涂泥，其气息亦或能去湿也。酒拌九蒸晒，炼蜜为丸，或捣汁熬膏用之。唐成讷、宋张咏皆盛称其功。然气味非纯善，称之者或不无过誉也。

茵芋

辛、苦，温茎紫，叶如石榴而短厚，炙用。治风痹、湿痹。有毒或熬膏，或作丸，不煎。

泽漆

辛、苦，寒茎劲，上分四枝，中有白汁黏人，叶圆黄绿如猫眼，一名猫儿眼睛草。泻肺降气，行水去热能止嗽杀虫，利大小肠，逐水肿。

旱莲草

苦、咸，温生觅菜地中，叶似竹而糙，高二三寸，花白瓣碎有托，结实如莲蓬，小如豆，内子细如沙，茎断之有黑汁。补心血，泻心火，济水火，交心肾能止血，黑须发。黑汁入肾，交心肾也。昔人夏至收之，冬至又收女贞子，炼蜜合之，名二至丸，方意甚妙。

马鞭草

苦，寒茎叶似益母草，穗如车前，花细色紫。泻心火，破热血主通经杀虫，攻瘕结，去热。

刘寄奴

苦，温一茎直上，上抱小叶，贴根丛叶如苦荬而糙涩，杪作花如菊，花白蕊黄，花谢飞絮，亦如苦荬，子作黑秕，均可用。坚肾泻心，破血通瘀，止金疮血药以宋武帝刘裕得名，此事不知果否。其气能令人吐，或有治血之功耳。

淫羊藿

甘、辛，温三枝五叶如藿，一名仙灵脾。补命门肝肾能壮阳益精，亦去寒痹。

白头翁

苦，寒四叶贴根，独茎直上，近上亦有四叶对生，杪作独花如蓟头，近根处有白茸。**坚肾泻心，破结去热治热毒血痢，攻瘕疝血痔，不专入阳明**也，以除热耳。人云"有风不动，无风自动"，亦不然。又按：土人所用，有草生水泽中，亦名白头翁，茎叶与此相似，味辛、苦，气熏，能行湿去风，性温，能治痹，岂所传或伪欤。

紫草

甘、咸，寒茎如苏荏，根茎花实色皆紫，近根有紫茸。**补心缓肝，散瘀活血**色紫、赤，入心、肝血分。心软则能用血，肝缓则不失所藏，兼能渗热湿，利小肠水，靖肾命火，治痘症及一切恶疮、血热之毒。

茜草

酸、咸，温弱茎蔓生，茎中有筋，每节四叶对生，圆尖如杏，茎叶皆糙涩，根亦细弱长引，色赤可染绛。**泻肝补心，收散渗湿，活血消瘀**色赤入血分，泻肝则血藏而不瘀，补心则血用而能行，收散则用而不费，故能剂血气之平，止妄行之血，而去瘀通经，兼治痔瘘、疮疡、扑损。

天仙藤

苦，温叶似葛而圆小，白根有须，四时不凋。**坚肾燥湿，活血疏气**主治水肿。

蒲黄

甘，平此菖蒲作花，其蕊屑也。蒲中抽茎，后有一长叶抱之，前有一短叶承之，花黄坐其中作穗如杵。**生用行血消瘀**蒲生水中，本行肝气以入心，蒲黄又有心君之象，是交肾于心，而通行血脉也。甘平和缓，能通经利水，活血行血，去瘀生新，疗损伤，消热肿；**炒黑则止血**去妄血得黑则止，而此又其类也。能止崩带、吐衄，且涩精。

海金沙

甘、淡，寒细蔓碎叶。蔓生木上，其叶皱纹中含细沙，采之微晒使萎，击以杖则沙落，色黄赤。忌焙。**除手足太阳二经之血分湿热，且除狂热**草上结沙，亦所含之精英也，气轻上浮，宜入心肺；沙体下坠，则入二肠；甘淡则能渗湿去热，色黄赤则入血分。故主治五淋、茎痛、湿肿，下热除则上热亦息。

石韦

苦、甘，寒生水石上，只一叶，柔韧如熟皮，长三五寸，形如短刀，背有黄毛，作点子两行，排列整齐，俗曰七星剑。清肺降气，能生肾水，坚肾缓肝，以利水道主通淋，治膀胱热，且能益精气，去毛微炙。

毛：敷汤、火炮伤。

瓦韦：同用可治淋，无坚肾之功。

虎耳草

甘、淡，寒以形名，生水石上，叶圆如钱，后缺，背色赤，旁引长须亦赤。揉汁滴耳中，治聤耳肿痛凉血、渗湿之功当不止此。

谷精草

辛，温收谷后，生稻田中，似嫩秧抽茎，上结圆粒如星，又名戴星草。益肝明目辛益肝而目为肝窍，茎端戴星，形似目而有光，故主上行而明目退翳，亦治齿痛。

石斛

甘、微咸，平生水石高峻处，逐节生叶似竹，另抽茎作花，每八九朵，或红或白，无香，与根茎皆略似山兰，人取之裹以棕丝，挂檐间，不须土，茂如故，可辟火。以出霍山者茎短而中实，光泽如金，曰金钗斛最良。他产虚长曰木斛，功力劣。补心神咸补心，不藉土而能活，花叶鲜好，以其神舒淡也，泻肾浊咸泻肾，生于水石，把水石之英而遗其浊秽，其质洁清也，和脾胃甘补脾，淡渗湿，且兼补五脏，得清虚之气，以祛浮热而保其真能治劳热，去妄火，壮筋骨，起痿痹，治自汗、盗汗、梦泄、遗精、吐血、衄血诸症，不寒而能退热，不涩而能敛阴，气味中和，须习服久，始得益，难刻期责效。熬膏不如水煎，当茶常饮为妙。

麻黄

辛、微苦，温虚而有节，枝而不叶，辛而非荤，所生之地冬不积雪，非其热也，其升散固然。补肝行水液，泻肺降逆气，行彻肌表，故以为足太阳经药以治太阳伤寒，开腠理而大发其汗，以祛外闭之寒邪，故今人以为太阳药，然实非入膀胱也。大补肝木，升散其阳气于沉阴积寒之下，则润泽之气从之以升，膀胱之津液大作，是犹龙飞而雷雨从之以起，阴郁旋消，而百果、草木皆甲坼矣。然其轻虚上浮，气分之药也。汗者血之类，仲景于太阳伤寒无汗者，麻黄汤中究，兼用桂枝，以胜寒于血分，而后汗作寒散，非徒以伤寒、伤风，发汗、止汗分两途治也。其轻虚入肺，以治肺中积寒、痰哮、气喘，则不发汗矣。是可知用之之道。用以发汗则去节，否则汗不透。煮十余沸，掠去浮沫。实震木之气，自下而达上，自东而行于西也如所谓东家种竹，西家折屋者。此言本于肝而行于肺也。气虚者慎用同参芪亦可。

根节：止汗。

木贼草

甘、淡、微苦，微温色青绿，似麻黄而茎粗，糙涩如错，可刮磨金石竹木，故名。缓风泄肺逆，轻浮上达能发汗祛寒，亦似麻黄，但味不辛，升散之力不如，渗邪湿，除妄热，刮垢去翳以能刮磨竹木，故治目去翳膜。目，肝窍也，兼行血分青色入肝，故行血分，能治赤痢、肠风、脱肛、痔瘘。一以其微苦而甘淡，能除血中湿热；一以其中空类肠，而又能磨垢，故去肠胃垢秽。今只用以去目翳，不知有发汗治痢诸功矣。

灯草

淡，寒。清肺金而渗湿，去妄火以宁心无味，淡即其味。色白轻浮入肺，以渗湿行水。又心以入心，心，君火也。君火有主，则神明敷布而不热；君火无主，则火气怫郁而不明。其受膏燃火，心之用血而生明也，故能宁心，心宁则妄热不作矣。又形类肠，小肠，心之表也，淡渗湿，寒去热，金生水，故入肠利小便，治疥癣擦癣则虫俱著草上，浮水可见，亦以其去湿热，且能出毒也。

灰：能止血，吹喉痹，涂乳，止夜啼黑能止血，且火性已过。是能灭火也。小儿夜啼，亦心火妄而不安于夜，故服此能止。凡惊痫不安，用药皆当以为引。亦治淋，消水肿。

通草

淡、寒茎蔓似竹而弱，叶尖长多皱，垂蒂作黄花，似菊而圆小，一名黄蔷薇，亦以蔓叶略似耳。茎中含白瓤，可㨃①之而出，轻软洁白，如灯草而粗大，又名通脱木，今用作象生花。功用同灯草，兼能通胃气，下乳汁，催生。灯草体小而行专，专入肺、心、大小肠。通草体大而行泛，可统理三焦水道及周身窍穴，无所不达。麻黄、木贼，中虚而通，升阳气以上行，自下极而上达于头、目、肌表；灯草、通草中实而通，降阴气以下行，自上焦而下达于二阴、体、足。

木通

甘、淡、寒藤蔓粗大而弱，叶狭长而色黯糙，花如铃铎，荚如皂角而圆肥色黄，瓤或黄或白，甘可食，子色黑，如豆而有尖，一名燕葍，俗名白那、黄那。清肺金而行水，去妄火以宁心，决渎以利三焦，化液而通九窍色黄宜入脾。脾，湿之主也。藤中实而通，遍体縠文，轻虚上行，淡以渗湿利窍，故能清肺金以涤水之源。心火郁则生热，通则明而热除，故木通之通，能清热而宁心。三焦水道所由，有所壅则火蒸湿而成热，水泛溢而成肿，木通之通，所以决其壅而化津液。故能通二便，消肿胀，除湿热。又能止渴除烦，开音声，明耳目，除瘛瘲，疗喉痹，醒脾胃，且能破血排脓，通经、下乳、催生。汗多者忌恐重耗其津液也。木通、防己，皆轻而疏通。防己味苦，用根则专行下部；木通味甘，用茎则能升清气于上焦，而后降浊水以下达。灯草、通草、木通，味性皆相似，然通草通形于实，木通通气于虚。色黄粗大为劣，色淡紧细为良。

燕卜子： 甘、寒即木通实也，又名山萝卜。解渴除烦，通淋利水。

钓钩藤

甘、微苦、寒生水石旁，藤劲色紫，叶长尖对节而生，节间有劲刺，如钓钩双出。缓肝风，抑相火色紫入肝，治小儿惊痫、瘛瘲、客忤、胎风、斑疹，亦治大人诸风掉眩，以形用也不耐久煎。用钩。

---

① 㨃（dòng 动）：摇动。

金银花

甘、微苦，寒一名左缠藤，藤左绕也；一名忍冬藤，冬不枯也；一名鸳鸯藤，花似之。藤柔而韧，叶狭长而糙，花簇生，长蒂，二瓣长，二瓣短，初开色白，经宿则黄，黄白相间，故曰金银，气甚清芬。**缓肝补肺，降逆散热，养血祛风，止渴清暑**大解热毒，藤左缠，是能缓肝以养荣而舒筋，故治风热、痈疽、恶疮、疥癣及肠澼、血痢。凡一切血热，皆能治之。宜花与藤叶兼用，花色黄白，入脾、肺，以解暑止渴，去上焦烦热，和脾胃则独宜花。**疮家主药。**

款冬花

辛，温细草茸茸，作花于山涧溪谷，隆冬冰雪中，黄如千瓣菊，花后更生大叶如苦荬，取蕊尤良。甘草汤浸一宿暴干。**行肝气于肺金之中，以舒其闭敛之邪**能治咳逆、气喘、喉痹、肺痿、咳血、吐血。**为除痰嗽要药，**兼能除烦、定惊、明目，以行阳气，开阴郁也。

旋覆花

咸、苦、微辛，温茎叶略似金钱花，花亦似而红，形如小盒，午开子落。**补心通血脉，泄肺降逆气**午开花，含阳气而升于极上，色赤入心，散心之郁血顽痰；子刻花落，顺阴气而降覆于下；味苦降泄，降肺之逆气、水气。故治结痰痞气、噫逆水肿之隔于胸中者。**虚人慎用**能泄气也。取半开花，去蒂下皮壳已落者不用。

根：能续筋捣汁滴伤处，敷以渣，半月勿动，断筋自续，以其能续阴阳也。一名金沸草。

瞿麦

苦，寒丛生细茎，小叶似竹，作花有单瓣、重瓣。瓣末碎如剪绒，又名剪绒花，色内白外红，中有黑画，斑斓可爱，五月开至九用，用蕊壳。**泻心降火，破瘀行水**能利小便，治淋闭，破血、溃痈、消肿、通经、堕胎，又能明目去翳。

红蓝花

辛、苦、甘，温茎枝乔上，叶对节生，花长瓣细碎，如菊而成球，实似麻仁。补肝行血，泻心去瘀色赤入血分，去瘀血，生新血，治痘疮血燥，喉痹咽肿，通经利水，血逆血晕，能下死胎。不可过用。

凌霄花

甘、酸，寒一名陵苕，一名紫葳。柔藤缘木，极于巅顶，叶深绿，光泽多皴，每枝五叶，花五出，形如杯，色深黄有赤点，不宜近鼻嗅，伤脑。缓肝风，泻肝热，去血中伏火治瘀血、结血、血闭、肠结、崩带、淋闭，诸血热生风之症。治肝风巅顶痛。《本经》言能养胎，盖相火过盛，血热而胎不安者宜之。捣敷酒齄鼻甚效。

芫花

苦，温叶似柳，长茎袅然，生古墟墙垣及水砌，紫花成穗，花落叶生。功专行水理脾湿，下逆水滞水，可毒鱼。反甘草。

根：治疥杀虫花叶皆有毒，擦皮肤便作赤肿，如打伤状。

莞花

辛、苦，温作黄花。功用同芫花，行水尤速。

甘菊花

甘、苦、辛，平《菊谱》以花小色黄，外有平瓣，而中涌碎花者为甘菊，俗曰馒头菊，又曰簪头菊是。其他则黄、白、红、紫，千瓣、单瓣不一类。今所重邓州白菊，要以黄为正，白者专入气分，赤者专入血分也。昔又谓野菊泻人为苦薏，真菊延年。愚谓分家菊、野菊，以得气有厚薄耳，安得分真假。且菊终有辛耗之意，安在其能延年也。得金气为多，而清虚芳洁，盖入肺而行肝气，降逆气，因得以下生肾水，上清头目，去过敛之邪，补清润之正也主明目，目虽肝窍，睛属肾水，水清则明，肝热则昏，行肝之郁，清水之源，是所以明目。清气得以上升，而浊热下降，则头目眩晕可除。此以滋肝木之阴，以泻肺金之涩也。然气味甚轻，非有补养之效，即用以清头目，亦未必可责之一撮之微也。

五味子

性温，五味皆备，而酸为多蔓似葛。叶亦略似，结子成穗如葡萄，色紫赤，俗曰赤葛。出南方色赤者劣，出辽东色紫黑者良。**肺家专药，功擅收敛轻虚上浮**，干则吐白霜，故专入肺。肺在上而下覆，此有其形，肺为五脏华盖，而朝百脉，此兼五味，是亦兼五化，而酸为多，则专补肺而助其收敛，收耗散之气，靖方旺之火，退过甚之热，拘游荡之魂，定将离之魄。治虚极气促，喘咳无力，及瞳子散大，劳热不辍诸症。人言"脉数有实火者勿用"。愚谓：此非补火，乃退火者，何实火之不可用。但风寒邪郁作热，方宜表散，则酸收非所用耳。如阴虚作热，则此在所必用也，**兼敛心神**咸补心以用血，酸收散以宁神，除烦渴，止吐衄，安梦寐。以敛心神宜生用，勿槌碎，盖其补敛酸甘之味，在皮肉不在核也，核辛苦，**且生肾水**核形似肾，味辛苦，苦能下气，泻心补肾，辛能行水润肾，故锤碎则兼滋肾水，以强阴涩精，亦以其敛阴而善藏，使阳气不过耗，而安有于内，所以利贞①而干事也。

马兜铃

苦、辛，寒蔓弱而韧，叶如犁尖而软薄，实作球，中多子，似木槿花子，熟则四裂，下垂如铃，故名。去筋膜，用子。**泻肺降逆轻虚上行入肺**，下垂似肺而能开，又则有降泻之意，治喘咳。然此泻而无补也，亦能涌吐，去虫毒。

青木香： 能治击伤，解毒即马兜铃根，非木香也。

瓜蒌仁

甘，寒，微苦古曰果蓏，一名柿瓜，实相似，故名。子色青绿，仁色白。多脂，令人吐，压去油用。**清心润肺，泻火泄逆，荡上焦垢腻轻虚上浮入肺**，用仁则并润心肺，能降郁热，治热咳，除胸痹，止吐衄，止渴生津，又润肠通利二便。二肠，心肺之表也。

瓜蒌： 甘，寒兼皮瓤合用，以面裹煨。**去肺中沉寒积热**主治哮喘痰火，亦通乳汁。反乌头。

天花粉： 甘、酸、微苦，微寒即瓜蒌根，澄治为粉。**补肺敛气，**

---

① 利贞：和谐贞正。《易·乾》："元亨利贞。"

降火宁心根虽在下，气味轻虚上行，色白入肺，亦补肺之主药也。润燥、消痰、降火，治时行狂热，解渴除烦，兼泻肝邪，缓肝急，清膀胱热根在下体，故兼能泻肝缓肝，治一切痈疽、发背、痔瘘，消肿排脓，生肌止痛，兼能行水通经，止热淋小便短数，除阳明湿热。脾胃虚寒者忌。

王瓜

苦，寒一名土瓜，一名马炮瓜。蔓似瓜蒌，叶细碎多刻。蔓多须，瓜圆小如弹丸，四五月间早生，故名王瓜。功用同瓜蒌，尤长通乳形似乳头，多汁。

根：甘、苦，平。亦同天花粉。

连翘

苦，寒其茎乔然疏散，结实作房似莲蕊，中分数房包碎子，熟则房裂五瓣。专泻心火形似心，故入心。味苦善裂，故散泻心火。兼泻三焦火利水通经，为治疮毒主药排脓活血，止痛生肌，杀虫消肿。凡诸疮痛痒，皆属心火。

苍耳子

甘、苦，温一名枲耳，叶初生，如鼠耳，茎既高大，叶又略似麻枲，色苍白，花紫五出，实如鼠矢，坚硬多刺，仁色白。不辛而能汗，以形用也形多刺。燥湿除风苦燥湿。汗则能祛风，上下内外，无所不达上通脑顶，治头痛、鼻渊、目暗、齿痛；下行足膝，治肢挛痹痛；外达皮毛，治瘰疬、疮疥，遍身风热瘙痒。去刺，酒拌蒸。

根叶：治同作汤浴，去风润燥。忌猪肉、糯米。

菴䕡子

苦、辛，微寒菴䕡蒿也，茎叶似菊而薄，叶粗，茎秋间作碎紫花，结细子附茎。补肝坚肾，散热行水能强阳续伤，治腰膝骨节重痛。又通经，治产后血气痛，气行则血从也。能制蛇。

黑牵牛

辛、苦，寒蔓弱而繁，叶三歧如枫，花青蓝如酒杯，不分瓣，见日则紫碧而萎，结实有蒂，作小球，中含黑子，如山楂核。补肝，润肾命，行水破疝癖，去下焦积湿郁热寒故能除热，气辛烈故善行。东垣以为热，殆不然也。然能润命门之燥者，命门固水中之阳，行则润矣。其所长惟去湿行水，通下焦气秘，治水肿，利大小便。

白牵牛

甘、苦、辛，寒蔓似黑牵牛，叶圆长，花亦如杯，色红白，结白子，亦如黑牵牛而长蒂，一名天茄，嫩时可茹。功用如黑牵牛，入大肠气分。

葶苈子

辛、苦，寒丛生，叶如苦苣、萝卜菜之类，抽茎开细花，作黄实如黍米而圆长。泻肺降逆气，行上焦之邪水，以下达于膀胱。肺因积水而咳喘、愤急作胀者，此能除之，故止嗽定喘。能攻积聚瘕结，留湿伏热，亦通经。孟夏杀三叶。谓荠葶苈，靡草也。靡草，即夏枯草。葶苈以阳动而生，阳盛而死，行春气之生。实升阳而达于上，故能上达于肺而苦得火味，上极而下，阳极于上，其成则必降于最下，是以下气而行水之功最速，且必下达也。有甜葶苈，性缓功劣。

车前子

甘、微咸，寒一名芣苢，一名牛舄，俗名虾蟆衣。子成穗如鼠尾，夏月收。补心除妄热，泻肾渗邪水功用似泽泻，但彼生水中，专去肾之邪水，此生陆地，则兼去脾之积热；彼用根专下部，此用子兼润心肾。又甘则能补，故古人谓其强阴益精，然要之行水去妄热是其所长，能治湿痹五淋，及暑热泻痢，通利小便。若补肾令人有子，则虚语也。《诗·序芣苢篇》"妇人乐有子"之文，殆相附会耳。以子治产难催生下胎，则信有之，亦咸能软坚，滑能利关节之功耳。

叶：甘、咸，寒，滑。补心宁血热，泻肾靖肝火止吐衄，消瘕癥，去瘀通淋，且明目，解酒毒。

地肤子

甘、苦，寒似蒿而多支，细叶赤茎，子附茎端，去壳细如蚕沙。补肾坚肾，利膀胱水水壮则热除，故去膀胱邪热而小便利，其补肾，能强阴益精，且治癥疝，坚则固也。

叶：去皮肤风热，明目去毒煎汤浴，治疮疥及丹肿，洗眼除雀盲及涩痛。

菟丝子

甘、辛，平子如黍粒而扁，色黄，落地生苗。长寸许，则蔓附草木而上，根遂断，故见以为无根。蔓如粗线，脆嫩多汁，黄赤如金，有枝茎而无叶，枝端红白花，圆好如珠，芳香远闻，花后结实，至冬而蔓尽枯，嫩时可茹，古曰唐蒙菜。润肾补肝，益精续绝润肾补命门，故益精健筋骨，益骨力，兼能祛风明目；以其补肝而不热，且治口苦燥渴；以其清胆且足肾水，止精寒、淋沥、精滑；以其阳气自足也，治一切劳伤。其无根而能荣茂花实，则其续绝补不足之功可知。拣净，酒浸一宿，蒸捣作饼。

茎苗：作茹，功用略同。

金樱子

甘、酸、涩，温蔓生而劲，大叶赤茎多刺，开白花五出，略似栀子花而圆瓣。结实黄赤如石榴而长，亦多刺，实中白子多毛。去刺及子净，熬膏。补肺生水，和脾泻肝抑其升散之过，则所以泻之也，固精敛气治梦泄遗精，止气虚劳嗽，及泄痢便缩，功略同五味。

覆盆子

甘、酸，温宜采草本，蔓地生，茎少刺，花白，实如杨梅而无核，去蒂则中虚，形如覆盆。干则色紫黑，此为名实相称。今曰莳田薰，有高干似树而生者。干则色带青黄，去蒂亦不似覆盆，此名留求子，俗曰耘田薰，又名木薰，今多用之，性味虽相近，恐补肾之功不如也。补肺生水，泻肝益肾，固精敛气治肺气虚寒，气短不足，固精，缩小便，去妄热，明目，捣汁色黑，能黑须发。

叶：捣汁滴目中，去目弦虫痒此用木薰之叶也。

蓬蘽

酸，热寒蘽也。茎蔓多刺，实小而繁，冬乃熟。补肺去寒余功略同。

白蒺藜

苦、辛，温细叶蔓生繁密，实三角如芰，刺甚锐。补肝祛风刺尖锐，祛风之力甚劲悍，坚肾去湿治虚劳腰痛，遗精、带浊，泻肺泄逆治风寒咳嗽，肺痿哮喘，通行上下体轻故兼能上行，亦通乳、催生、堕胎。

沙苑蒺藜

苦、咸，平出于沙苑，故名。细草蔓生，小花作荚，中实如豆，形似肾，色青绿。坚肾水，泻邪湿治虚劳腰痛，带浊、遗精，去癥瘕、痔瘘，明目目以肾水养。

茴香

甘、辛，温直茎分枝，细叶如丝，色黄绿，披纷可爱，实攒聚茎端，如川芎、蛇床荤，出宁夏者大如麦粒，有细棱，轻虚芬烈，谓之大茴。润肾补肾甘补，补命门，暖丹田，开胃调中，上达膻中，舒肝木，达阴郁，舒筋，下除脚气气味厚重，形质轻浮，故大补命门而升达于膻中之上，命门火固，则脾胃能化水谷而气血生，诸寒皆散矣。肝胆亦行命门之火，肝木气行，则水湿不留，虚风不作，故其功亚于附子，但力稍缓耳。

小茴：治寒疝亦名莳萝，粒甚小，余功亦同，但力尤缓。以调食味，能茴臭恶之气，故名。

八角茴：甘、辛，热。功用同大木所生，来自海外。今闽广亦有，子分八瓣如盘，每角中含圆子，色紫赤，圆而有尖，香尤烈。

使君子

甘，温蔓生如马兜铃，结实如榧子，有五棱，中实亦似榧仁而软。出蜀成都眉邛，今闽中邵武亦有。煨熟及生者配食，以其壳煎水下之，亦入煎药用。补脾润肺，主治杀虫五棱，味甘，盖亦得五行之正焉，土成五行，五气和则虫蟨自息。忌饮热茶犯之则泻。

益智子

辛，热丛生大叶，抽茎作花，子如枣核，取仁用。补肝肾、命门，温脾胃，开郁结去腹中积寒滞湿，功用似茴香，然辛热之品，或谓能涩精固气，盖未必也。

砂仁

辛，温贴根生小叶，而后抽茎上达，实累累，亦结贴根处，圆大如指拇，外有薄壳，中包细仁，数隔扁形相砌，体质轻虚，一名缩沙蔤。出广中，以阳春者为佳。润肾补肝，补命门其实在下，尤能温子珠。和脾胃，开郁结轻虚上行，实主于温养中州，而行气于膻中，故能治寒热、噎隔、寒咳、呕吐、霍乱，散咽喉口齿浮热。消食醒酒，又祛逐寒痰，治赤白滞痢。盖其品中和，然辛而不汗者，其用以仁，其行在中，不及表也。又合黄芩能安胎，以和阴阳之意。能化铜、铁，消骨梗，则命火之化也。

白豆蔻

辛，热抽茎大叶，抽穗作红花，结白实成穗，似砂仁而稍大。温养命火，达中州而上浮膻中，泻肺、散寒、润燥燥，清冷也。此上行穗生色白，故入肺，而辛润能泻清燥之邪，故主治寒疟，破滞解酒，止吐逆，和膻中，兼能温脾胃，化食，去冷积。

肉豆蔻

辛，温一名肉果，茎叶似白豆蔻。实散垂，较圆大，如荔枝，壳有皱纹，壳内有斑纹，糯米粉裹煨，忌铁。行相火于脾胃，以去土中之积郁形似胃，故功专阳明，消食，去寒，行湿，消痰，治心腹冷痛，止吐逆，亦能醒酒。

草豆蔻

辛，热一名草果，高茎小叶，根下另发枝，花如莲中裹实，产闽中建宁者，大如龙眼而稍长。皮黄白色，壳薄而棱峭，仁似砂仁。主温脾胃，开郁结功用略同肉豆蔻，而性尤烈，能治瘴疟、寒疟、食疟，解臭气及鱼肉毒，然耗气、生热、损目。

草果：辛荤尤烈，主治同滇广者，如诃子，皮壳厚，而色黑棱密，子亦粗大，与闽产不同。以面裹煨用，气味不和，要非良品。俱忌铁。

荜茇

辛，热出岭南，茎蔓叶大，实似桑椹而长，色青。此盖扶留蒟酱之类。去挺，米醋浸，刮净皮粟用。去胸中沉寒非良品。

胡椒

辛，热蔓生，实成穗，似花椒而无核，垂叶间，叶还裹之，出南海及滇中。温中去寒，杀毒快气性非和纯，令人嗜好以供食料，然耗气，生火，发疮痔，昏目，损齿。

毕澄茄：气味功用同一类二种，或云即胡椒之未成熟者。

蛇床子

辛、苦，温茎、叶、花皆似川芎，子聚茎端细枝上如床，似小茴而尤小，微有臭气。语云：蛇床乱蘼芜①。坚肾润命门，去下部寒湿，祛风杀虫能强阳暖子宫，治阴痿囊湿，及腰酸痹痛，女子阴痛阴痒，产门不闭，带下脱肛诸症。又治癣、疥、恶疮，煎汤浴，止风痒。盖味多苦，入肾守在下部。今但知用以治疮，其补益肾命之功，失之久矣。

鹤虱

苦、辛，温苗叶似天名精。抽茎作实如蛇床子。沈括《笔谈》谓即土牛膝子，非也。功用略同蛇床子今惟用以治虫杀蛔，然功亦能温下部。但气狐臭，有小毒。子好粘人衣。

牛蒡子

辛，寒大干似木，大叶似桑，实如葡萄，褐色有毛，一名恶实，一名鼠粘子，俗曰饿死囊中草。功专泻肺，散结去涩，去皮肤之风热利咽膈，治喉痛，止咳嗽，除痰，退斑疹，亦统治诸疮肿，兼通利二便，以辛润而性

---

① 蘼芜：草名。芎䓖的苗，叶有香气。《山海经·西山经》："（浮山）有草焉，名曰薰草，麻叶而方茎，赤华而黑实，臭如蘼芜，佩之可以已疠。"

滑也。酒拌，待有霜。拭净用。

根：苦，寒。可敷疮肿猪脂捣敷，又捣汁饮，可治中风。

续随子

辛，温贴根有小叶数瓣围茎，抽茎直上，每对节生三四叶，茎杪作小花结子。一名千金子，去壳取仁，压去油用，有毒。行水破血，杀虫毒，下恶物行三焦水道，通利二肠，外涂治疥癣，去虫毒。

马蔺子

甘，平，微咸一名蠡实，丛生似薤叶而长厚，结角如麻角子，亦略似脂麻而赤色有棱。醋炒用。破血软坚下可治疝，上治喉痹，治一切痛、疮、毒肿，及妇人血气烦闷，血晕崩带，利大小肠，大约少阴、厥阴之药。

根叶：同功令人泻。

蓖麻子

甘、辛，温高茎直上，叶如麻，五出如爪，开花结子成穗，子作球如栗，多刺，中含实，圆大如豆，光泽如漆，似斑蝥、牛虱之状，背黄赤而黑点，壳中仁色白。补肝气之升发，能拔有形之物而上之治针刺入肉，竹木骨鲠，敷恶疮、肿毒，能追脓拔毒，凡有形之滞物，皆能出之；泻肺气以下行，能决至高之水而下之治肺胀胸膈停水，治水症浮肿，约研服五六粒，便下青黄水，不可过服；通关窍，正经络，调上下治偏风口眼喎斜，捣饼敷之，偏右则贴左，偏左则贴右，一时便正；治胞胎不下，合巴豆、麝香作饼贴足心，若盘肠并下者，贴顶心；又凡口噤、鼻窒、耳聋作于一时者，捣子绵裹塞耳鼻，治喉痹舌胀，压油作纸捻，烧烟熏口中，涎沫自出，流尽即愈。有毒，忌铁或云服此则毕生不可食炒豆，亦不然。

冬葵子

甘、淡，寒，滑今多取一支红花之子，即蜀葵子也。凡葵子性味皆同，葵菜子亦可用，取冬子，以得水之令也。通行上下之水利二便，行津液，下乳催生。

花：治赤、白带，赤、白痢，通淋，染须白花治白带、白痢及肺痛；赤花治赤带、赤痢及血淋。皆以甘滑而淡，渗湿去热，利关窍也。有黑花可染须。

黄葵花：甘、咸，寒此非葵而有其名，以性味同耳。叶五歧如爪，花黄如杯，一名侧金盏，一名秋葵。结实作球，内分房含子，色黑，略似牵牛子而圆小。敷汤火疮，余功同葵麻油浸花，涂火疮良。

青葙子

苦，微寒野鸡冠花也，但穗尖长，子黑坚肾水，去妄火，明目杀虫。

马蹄决明

甘、苦、咸，平茎长而弱，叶左右夹枝如槐，花黄如鸟形。荚长细如绿豆，子密砌十余粒似豆，而形如马蹄。缓肝急，坚肾精，泻邪水，养心神，明目连茎叶捣汁可作酒曲，名独占红，亦辟蛇毒。

汪芒决明：功用同茎相似，但叶疏小，荚短小，子圆小。

蓼实

辛，温取辣蓼子。非水红花，马蓼子也。古人用以调和食味，今以为毒而弃之。明目温中，行水祛风今人以作老酒曲，白花者良。

预知子

苦，寒藤蔓如扁豆，紫花，作荚如皂荚，子褐色而光润，出蜀中。坚补肾水，能治劳热，辟蛇、虫毒。按：此即今小儿所佩压惊子耳。是处有之，不必神奇其说。

木鳖子

苦、甘，温蔓生大叶，实如瓜，用其核，形扁似鳖。色绿。治诸疮毒，亦止泻痢，杀疳积。有毒，忌猪肉可毒犬。番木鳖功用同。

马勃

辛、咸，平生湿地，或粪草堆中及朽木上，形下小上大，如伞之未开者，色紫中虚，亦如肺状，不分叶。弹之则粉出，取粉用。泻肺能止咳，补心能散血，治喉痹、咽痛，止衄，清金能清发音声，去瘀敷治一切恶疮。

肉苁蓉

甘、酸、咸，温生北边西陲产马之地。形长大如臂，重及斤许，有鳞甲如松球，或云马遗精所生，盖未必然，要亦发于蕴热之气，如蕈、蕈①之类耳。暖水脏，泻邪湿，敛精气，壮阳事《本草》盛称其功，谓可治五劳七伤。然恐非纯良之品，且令人滑肠。

草苁蓉：功力稍劣小而无鳞甲。

锁阳

甘、咸，温鳞甲密比，形如男阳，亦肉苁蓉之类。润燥壮阳。

浮萍

辛，平青萍，叶稍圆大；黑萍，面有皱纹；惟紫萍，背紫赤色，叶最细碎，入药用。生于水而味辛色紫，全乎肝木也，然有咸味，生于水也。《本草》未及言。行少阳之令，补肝气，而升达于皮毛三月萍始生，味兼辛咸，化血作汗液，而体轻浮水面，是以表散邪汗，开发腠理，而达之于外也；决三焦之渎，泻肺金而行水于下极生水中，咸渗辛行，是以能逐水气而下达之于膀胱小便也；去皮肤风热作汤浴，治遍身疮癞，去瘰痹，治筋肉痿痹辛能祛风去湿。最难干。惟盛以筛，置盆水上，晒日中，则干。烧烟能辟蚊。

卷柏

辛、咸，平生水石上，起干分叶，茸茸如柏，雨润则舒，晴干则卷，故名。一名万年松。亦苔类也。补心行肝，专入血分色青微红，水石之英，故入血分，生用则行去癥瘕，通淋闭，破瘀血，通月经，炙用能止炙则温，兼火化，有苦味而辛减。故止血，治崩漏、脱肛、肠风、血痢。

---

① 蕈（xùn 训）：生长在树林里或草地上的某些高等菌类植物，伞状，种类很多，有的可食，有的有毒。

青黛

辛、咸，寒靛花之精也。按：蓝靛有蓼蓝，似蓼与苋，味辛温；有槐蓝，枝、干、茎、叶似槐及决明，味甘咸；有芥蓝，亦名芥蓝菜，味甘辛可食。性寒，本芥之别种。皆可作靛，其法：刈浸水中，淹以石灰，至烂尽而靛成，则蓝草之本性已化，惟是积朽成咸，与石灰之辛存耳。**补肝泻肺**色青入肝，而辛补肝，舒畅其气，则木安而相火不郁，肝血不涸矣。质虽沉降，气味轻浮，其英上浮，故能入肺，而辛泻肺，去其过敛之邪，则肺清而逆气可平，热邪退散矣。故治发斑、咯血、痔瘘、肠风，去一切郁火风热，小儿惊痫、疳热、丹毒、血热，**泻肾补心**靛重则黑，而青中自含赤艳，故咸味又能下入肾而上入心；水停则朽，即以靛之停久而朽者，泻其苟聚之污；火软乃明，即以黛之轻散上濡者补其神明之用。故治溽暑蕴隆，天行湿热，燥渴虚烦，下通二便之浊，上宁君主之官，敷痈毒，治蛇、犬咬毒。

补 遗

急性子

辛，平凤仙花子也。荚如莲蕊，成熟则裂而卷，其子爆出，故有此名。子褐色，粒圆如萝卜子。**催生下胎**取其意也，且能顺气，**解蛇虫毒**大能解毒，花丛下蛇所不至。**花叶可洗疮解毒**白花佳，叶亦可茹。

番椒

辛，温一名辣椒，非椒也，以味得名。茎叶扶疏，叶圆有尖，开白花，结实短者如鸡心，长者如指，嫩青老赤，鲜红可爱。子色白，形扁如茄子，可充食料，辛美而烈。海外番人当果食。**开胃除寒热，润肠疗痔瘘**大辛温，而能疗肠风痔瘘者，以其实下垂，性下行，色赤入血分，味辛泻肺，导火以下行，故虽热而能去热，若吴茱萸亦然。

地芫荽

辛、苦，温布地生，似芫荽而小，气甚烈，一名鹅不食草。**通郁去**

寒，可截疟止痢捣汁和酒服。以干末搐鼻，可发嚏，去寒郁。

翳草

辛，平蔓地生，叶圆如钱而小，有刻缺，色绿而光润可爱，麋鹿所嗜。明目，去翳揉塞鼻中，左翳塞右孔，右翳塞左孔。

麋衔草

甘，温草如车前叶，无三经纹，背色赤，微有毛。温暖肾命，益精强阳。固卫气，和荣血，悦颜色一作薇含草，一名鹿衔草，谓日交数牝①，愈则食此而复强。愚谓其亦甘温沉厚，性味略似车前、泽泻辈，能去肾邪而安正耳。《内经》合泽泻、苍术以治酒后受风而汗出，谓之漏风，则其用可知矣。或谓夷齐②采薇而食，三年颜色不变，即此草，是则无稽之谈也。

虎杖

甘、苦，辛，温粗茎直上，叶如椿，茎叶浑身密刺，俗曰虎肌巴，又名乌不踏。嫩苗色赤而脆，去皮可生食。坚肾润命，强阳益精，壮筋骨，增气力根煎浓酒服，更以渣合酒糟、盐，敷跌伤折损处，可续筋接骨。

黄藤

甘、苦，平一名茶哺藤，藤生而叶似茶。气味清香，嫩苗可茹。解瘈犬咬毒犬闻气则远避，疯犬伤，采此蒸煮食。或煎根汁服，毒遂解，后亦不发。

牛李子

甘，寒一名乌罡子，一名鼠李子，一名牛诮子，一名楮李子，一名禾镰子。好生道旁田畔，一杆直上，叶长大而色青黑，似桃而厚且软，秋结实成穗垂叶间，圆大如豆，色黑多汁，可食，中有细核。取汁熬膏，滋阴，养肾，活血，能起痘疮黑陷。

---

① 牝（pìn 品）：雌性的鸟或兽，与"牡"相对。
② 夷齐：伯夷和叔齐的并称。《孔丛子·陈士义》："夷齐无欲，虽文武不能制。"

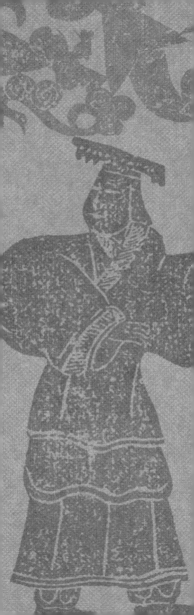

补骨脂

苦、辛，温茎高三四尺，叶小似薄荷，花微黑色，实如麻子，圆扁而黑，九月采。生岭南诸州及波斯国，今岭外山坂间多有之，四川合州亦有，皆不及番舶者佳。胡人呼为婆固脂，而俗讹为破故纸。酒浸蒸用。亦有童便乳浸，盐水炒者。大补命火，暖丹田，壮元阳，缩小便亦治小儿遗尿，膀胱病也。夜属阴，故尿不禁，破故纸炒为末，每夜热汤服五分，治虚寒喘嗽能纳气归肾，唐郑相国寒嗽方，破故纸十两，酒浸蒸为末，胡桃肉二十两，去皮烂研，蜜调如饴，每晨酒服一大匙，忌羊血、芸苔。白飞霞曰：故纸属火，坚固元阳；胡桃属木，润燥养血，有木火相生之妙，腰膝酸痛，肾冷精流，火虚泄泻命火微则脾胃无以化水谷，譬如鼎釜之下无火，物终不熟，故补火即以生土。四神丸所以治肾泻、脾泻，及妇人血脱、气陷、堕胎。凡阴虚有热，大便闭结者戒之如不得已用于丸中可也。

药　性

木　部

肉桂

辛、甘，热木有菌桂、筒桂、板桂、牡桂之殊；叶有似枇杷，似冬青，似柿之异。今不能细分，但以厚而色紫气香者为良。古惟贵广西桂林紫金山所出，今则广桂鲜佳，所用多出云南交趾。补肝，润肾，助命门火，行少阳之令，实肝脏主药色紫入肝，味辛补肝，决痼冷沉寒而宣达气血，祛风去湿，皆阳春之令，胆火肝木之行，转冬为春也，兼和脾土甘则补土，且肝木之阳气舒，则土膏动，而土遂其生物之功矣。故能开胃进食。治湿泻寒泻。辛虽主散，而甘则能缓，故虽热而和，不过于走散。

桂心：苦、辛，热去皮肉，独用其中紫赤有油者。专入血分，行血消瘀，除寒去湿，舒筋活血能托痈疽，攻癥去痹，泻心之邪障心者，神明所居，有外邪障之，则病而膻中不舒，膈俞血涸，噎隔、心痛之病皆是也。辛以行之，苦以泄之，则心安矣。故桂心能统治九种心痛。

桂枝：甘、辛，温小枝上嫩皮也。补肝泻肺，行阳气于四表，燮调荣卫，化汗液，去邪闭，外彻腠理以其能升达阳气于四表，且色紫入荣分而去其寒邪，故太阳伤寒，仲景麻黄、桂枝二汤中皆用之。且阳升则津液随之而汗作矣，是以①人以此为太阳药。其实，此何尝是膀胱药也。又言"寒伤荣"用麻黄，"风伤卫"用桂枝，伤寒恶寒，伤风恶风，皆非通论也。冬月之风即是寒，未有不恶寒而专恶风者，且此色赤，主入荣分，而麻黄汤中亦用此以去荣分之寒，非麻黄汤独治荣之寒，桂枝汤独治卫之风也。但无汗用麻黄汤者，所以疏通其腠理之外闭，而使汗得出，邪从以散也。有汗用

---

① 以：光绪本作"故"。

桂枝汤者，以寒既侵荣分，则腠理反自开而汗出，故大去其荣分之寒，使邪从汗出，及邪去则荣卫和，腠理密，汗自止矣。非此能止汗也，夫岂有辛散而反能止汗者，**祛四肢及胁下风湿。**

牡丹皮

甘、咸、微辛，微寒单瓣红花之根皮入药，此有咸味，咸多于辛，人自不察。**补心，缓肝，和相火，行少阴之令，实心血主药**色赤入心，甘咸补心，甘能缓肝，相火者心火之母，相火炽则心火不明，故必缓肝而后心能行令也。君火以布散为明，以血液为用，二火合则血枯结而心失所用矣。于是有神短心烦，积血瘀血，火气妄行，聚为骨蒸，迫为吐衄、恍惚，为惊痫、瘰疬之病。丹皮补心以供血之用，缓肝以免火之妄，能去血中伏火，以和血生血，去积血，通经脉。故能除烦热，止吐衄，治无汗之骨蒸，安心神之恍惚，治惊痫，定搐搦，及一切疮痈大毒。汗，心之液也。而无汗骨蒸属之心者，其液内枯，其神明短缩也，**兼泻肾邪**肾之邪水停污而不行者，停污则朽而生热矣，故八味丸中用之。亦以泻肾邪也。

厚朴

苦、辛，温树牟直，叶似樟而长，子亦如樟而色青黑，味甘咸可食，核形圆而扁如盒子，生川中者皮厚而紫润，故曰厚朴。或以为榛树皮，误矣。去粗皮，姜汁炙，或醋炒。**燥脾，泻心，行积湿，和太阴阳明之治，为脾家主药**体厚多肉入脾，苦以泻脾燥湿，辛以和胃行气，降已上之逆气，破未行之宿血，消食化痰，行水破瘀，和中州，厚肠胃，治反胃呕逆，及腹中冷痛泻痢，亦治霍乱，除满闷，皆承溽暑之后，而和其湿润之气，使脾土不失之过缓也。**孕妇忌**孕欲润欲缓，不欲燥。

桑白皮

甘、酸、微辛，寒用根皮，刮去粗皮，取白者蜜炙。**补肺泻火，缓脾土，敛肃清之气，为清肺主药**桑固东方之木，而根皮能入于西，阴阳互根也。色白入肺，而酸敛甘补，其有酸味，人多不察耳。肺主气，壮火则伤气，承夏以秋，故火退而湿溽亦以下行。又辛能泻能行，故为补肺清金之药，抑已亢之火，决高原之水，止热嗽喘满、吐血咯血、肺胀浮痰，利大小便，散瘀血，敛清气，皆所以清金而遂其肃清之令也。亦治心烦。寒嗽者忌，忌铁。

桑枝： 甘、辛，平。祛风，行水古人以桑为箕星之精，箕处天河之畔而主风，故用其枝能祛风行水，此则肝木之令也。古人重桑薪，其火能拔毒，凡烹煮鱼肉，煎药熬膏多用之。

桑叶： 甘、酸、辛，寒。清金，敛神清金能止嗽，敛神能止盗汗，去风，明目能靖肝火，故明目。

桑椹： 甘、酸，寒此有酸味更易知，而前人不察何也。补肺生肾水，敛魄拘魂味甘酸补肺，色黑入肾，敛固精魄，则神魂亦安，故能聪明耳目，通利关节，止渴除烦。又能消水肿，乌须发，取黑椹捣汁熬膏和蜜服之。

桑寄生： 苦、甘状不一，他树亦有，必桑上者乃可用。坚肾泻火固齿牙，长须发，止崩漏，下乳安胎，除风去湿，又能散痈毒。寄而能生，有续绝之义。

黄柏

苦、微辛，大寒叶圆小而厚，出川蜀者树大而皮肉厚，色深黄而黑。补肾，清金，抑相火，行冬藏之令，为坚肾主药色黄而深暗，气味沉厚入肾，苦坚辛润，行膀胱之浊水，而敛二肾之真精，治阴虚之骨蒸劳热，疗血竭之痹痿瘫痪，止妄热之泻痢、崩漏、痔瘘，行旁溢之疸黄、湿肿、淋闭，肃清尘秽，能使耳目聪明，反源归根，以俾真阳不泄，是归藏之令。自秋而闭塞成冬，以保合太和，然后更生也，兼泻心火治诸疮痛痒，疗口疮，杀蛔去虫䘌，此犹冬雪之杀蝗螟也。中寒者忌尺脉弱甚者忌。生用降火，炒黑止崩带，酒炒则上清耳目、口齿，清金，蜜炙治肝胃火，盐水炒能安肾水，靖膀胱火。

地骨皮

甘、淡，寒枸杞根皮也，南方者树不满三尺，北方者高及丈许。补肺清金，平肝火，滋肾水甘淡之味，多能补肺。甘，土味，土生金，而味薄则上浮入肺。淡者水之源，而金生水，故甘淡兼能滋肾，若二冬亦然。凡根皮之用，体厚者则下守，如肉桂、黄柏、厚朴是；体薄者则上浮，如桑白皮、牡丹皮、地骨皮是。然厚于下则必生于上，故肉桂、黄柏亦能上升；浮于上则必反于下，故桑白皮、地骨皮皆能清上滋下。又木皮多能行水，木之引水而上荣枝叶，分水而下泻土中者，皆由于皮。故木而横剥断其皮，则枯死矣。桑白皮、地骨皮，性味则上浮，体则根下，故清肺于上，而淡能渗水于下，以甘缓肝，以水滋肾，故地骨皮上行则治咳嗽、吐衄、消渴；中行则平怒气，治胸胁痛；下行则利二肠，清膀胱热。内平血热湿热，外退肌热止虚汗，治有汗之骨蒸良品也。

枸杞子：甘、苦，寒以甘州产为最，粒不大而味多甘。补肺体轻上行，平肝甘缓肝，坚肾苦补肾。核亦有肾形，实成则下复于肾，色赤味苦，是泻心火以下交于肾，故能坚肾而益精强阳，补虚劳，壮筋骨，且益肝明目。目肝窍，而肾之精也。

叶：苦、甘，寒叶味苦多于甘，昔人谓之天精草，嫩苗采茹，最益人。补肺清金，泄逆气轻而上荣，蔽芾①如肺，能清肺之客热，止消渴，而无下行之功。

杜仲

甘、微辛，温叶有三经纹而软薄，根皮厚而色紫黑，中有密丝如绵，切之不断，出汉中者良。补肝行气而能缓守于中下，非若他辛味之升散，润肾益精而不泄从容滋养，非若他辛味之强阳，和筋束骨，续绝除伤皮中丝不断，故能和筋束骨。色紫黑入肝肾，肝主筋，肾主骨，而甘又能补能缓，故治腰膝痛。又能安胎，除阴下湿痒，止小便余沥。不必去丝留丝乃有舒筋之用，或酥炙、蜜炙、酒炙、酒炒、姜汁炒。

乌药

苦、辛，温树小，叶有三经纹而茂，子黑，根多粉，切之有车轮毂文，形如连珠，出天台者良。泄肺逆，燥脾湿，润命火，坚肾水，去内寒

---

① 蔽芾（fèi 肺）：引申为荫庇。宋·苏轼《宝月大师塔铭》："锦城之东，松柏森然，子孙如林，蔽芾其阴。"

降一切逆气，调冲任二脉，温脾①胃，消宿食腹痛，治寒而反胃吐食，及泻痢霍乱，去膀胱寒气，小便频数，亦能杀蛔，治血凝血滞。

叶：苦，温一名蒡箕茶，嫩叶茸茸，色黄白，炒干收贮，陈久愈佳。温中燥脾能消食杀蛔，治腹中寒痛，小儿尤宜。

椿白皮

苦、甘、涩，寒东引根皮良，或蜜炙、醋炙。泄肺逆，燥脾湿，去血中湿热木色赤，皮白亦微赤，故入血分。而苦能燥，涩能止，治泄泻、久痢、肠风、崩带、小便赤数、去虫蛊。

苗叶：甘、苦、辛，平新苗可茹，气甚荤而美，然能昏人神，同猪肉食闭气。

樗白皮

苦、甘，寒一名臭椿，气甚恶，木疏散无用。泄肺逆，燥脾湿，行气分湿热木白理疏，故治久泻白痢，去陈痰，止小便数。必泻痢久者乃可用。

榆白皮

甘、寒，滑种非一，取白粉榆皮为良。皮中粉脂，可济饥充食。补肺清金，益气敛神，行痰去湿，通利关窍治淋沥，去湿肿，下留滞，止咳嗽，消痰，能安神，治心烦不眠，亦以通阴阳之故，与半夏粥同意也。通利二便，去大小肠之湿热，治泻痢。二肠，心肺之表也。又能治乳痈妒乳，催生下死胎，皆淡滑通窍之效也。又治疥癣、疬秃，消赤肿。此必能治肺痈、咳血、衄血，但未试耳。

叶：甘，寒，滑可茹，古人以和饮食羹汁。益肺，和肠胃。

荚：甘、酸，寒，滑圆薄如钱，嫩者可食，作酱酸滑。中原北方甚多，江南少白榆。补肺，止渴，敛心神，杀虫蛊其杀虫与芜荑同。

木槿皮

微苦，寒，甘，滑木槿花根皮也。花叶已详蔬部。今重川槿根皮，然

---

① 脾：原作"皮"，据医理改。

皆可用。补肺，渗湿，去热，安心神，通利关窍治肺痈、肠痈、肠血、衄血、消渴、心烦不眠，下治二肠，通利二便，疗肠风泄痢，亦杀疥癣。

秦皮

苦、涩，寒木似槐，其根皮有白点，性直而韧，色黑驳，渍水则青碧。书纸不脱，或以为榛皮亦非也。坚肾益精涩精，令人有子；明目；煎洗，去翳膜，退赤肿，泻肝涩与酸同用，平相火，止惊痫，又治崩带下痢。

杉

辛，温。补肝，祛风，行水，去湿用皮，杉性直上直下，色赤，得相火上行之气，然内而不表，其皮固也；宽中利气，其理疏通也。治心腹胀满，及脚气肿痛，洗毒疮。

乌桕

苦，寒叶圆而尖，经霜色红，子有黑壳，老则自裂，肉白如脂，内复有核，色黑，中又有仁，皆可榨油，用根皮。燥湿，去热，彻于下极，解砒石毒浸汁色黑，下行入肾，行湿之功最速。治疔毒，杀鱼虫毒。

子：膏可涂疮皮内肉可压油制烛，亦可食。核中仁复可榨油燃灯，不可食。

海桐皮

苦、辛，温如桐而多刺，花红如盖，大如钱，皮白色，坚韧，作索不断，出广南。去血分之风湿木色微赤，故入血分，能行经络，直达病所。其多刺固皆血脉所行也。治风蹷顽痹、腰膝寧痛，杀疳䘌、疥癣，洗目赤，去牙䘌，涂虫螫。

芙蓉

甘、辛，寒，滑一名拒霜，又名木芙蓉。皮亦可作索，柔韧不断。清金泻肺，用行皮毛之湿热，吸在内之郁毒根、花、叶皆可用以外敷，清一切痈疽，排脓消肿，亦治火疮，人谓之铁箍散，又名清凉膏、清露散。捣烂敷之，中间留头以出毒气，干则频易。然只可治阳分之实热浮浅者，若阴分毒深者，非所能及。

棕榈

苦、涩，温用棕皮，败棕尤良。烧灰存性，止吐衄，凡一切失血。

棕子： 苦、甘，涩取仁，可用以服食作粥。涩精，坚肾。

苏方木

甘、咸、辛，寒状不可知。补心散瘀心，用血者也，散瘀血即所以补心，除血分妄作之风热治产后血晕及血母痛，通经去瘕，疗痈疽毒，排脓止痛，及扑打损伤。多用破血，少用和血。

沉香

辛、苦，温状不可知，有白斑者曰黄熟香，软而削之则卷者曰黄蜡香，投水中浮者曰栈香，半沉者曰煎香，沉水而心空者曰鸡骨香，以沉水底而黑如犀角者乃入药。升于至高气香辛升，沉于至下体重苦降，坚肾润命门暖精助阳，温中燥脾湿平肝怒，和胃气，消痰，和上下，泻心降逆气治心气痛。凡一切不调之气，皆能调之气之本在命门，周行上下，而肾复纳之。沉香色黑，沉归肾命，故通彻上下如此。并治噤口毒痢，及凡邪恶冷风寒痹。忌火宜磨用。

檀香： 辛，温状不可知，或亦檀树之类。补肝，泻肺，和胃，利膻中气，进饮食。

紫檀： 辛、咸，平。补心和血可敷肿毒，金疮，止血定痛，消肿。

降真香

辛，温状不可知，色赤。功用同紫檀。

茶

苦、辛，微寒。得清高之气，甘则能补，而泄肺逆，泻心火，燥脾湿，坚肾水，开爽心神，良品也以生于高山岩石深隐云气之上者为佳。是得最清最高之气，故能升清降浊，止渴除烦，清头目，去痰热，止咳嗽，醒昏睡，此皆泄肺逆、泻心火之功。又能消宿食，解酒毒，去一切油腻烧煿之火毒、热毒，而利大小便，此燥脾湿、和肠胃之功也。浮火去，则肾水坚，且使相火不作，又降中有补。但甫经火制则挟热，须以经年陈久者为良。多饮亦能耗散，且使不寐清燥之过也，有节则无损矣。性味似人参，而参则补，茶则耗散，何也？曰：参之用以根，且得厚土之气多，故补；茶之用以叶，且得水石之气多，故散。然参何尝不降泄，茶何尝不缓补。其解渴除烦，和胃消食，解酒去热，开爽精神，俱同。但一则散而能收，一则散而不收耳。今人务服补药，嗜肥炙，反视茶为鸩毒，则惑之甚矣。

姜茶散：苦、辛、甘，平切生姜同茶炒，陈久为良，治赤白痢最佳。且能平和阴阳，消暑去寒，解酒食毒，亦治疟。

孩儿茶：治口疮，解渴云是捣茶汁所成，然味过于苦涩寒凉。

石南叶

辛、苦，温大树茂叶，颇似枇杷而无毛，秦中者佳。炙用。润肾补肝，壮命门火此木叶而功在下者，盖气味重软。古人用以治脚弱风痹。谓能补内伤阴衰。而《别录》云：妇人服之，则切切思男。《药性论》又云：令人阴痿。李时珍以为阴痿者，恃此以纵欲之过。前人之言，或非无谓，可用之药甚多，亦何必此也。

苦丁茶

苦、甘，大寒。治天行狂热。

赤柽柳

甘、辛、咸，寒河柳也，然绝不似柳，生水泽畔，乔然直上，叶茸茸类桧柏，但枝弱下垂，秋则凋如柳耳。天将雨则树有云气上蒸，故一名雨师，有赤、白二种，并良。泻肺热，散瘀血，能挹润泽之气而升之于上，宣毒去郁疹症、痘症、毒热不起者用之，以其能升达布散也，则移治他症亦或可推矣。用叶。

水杨柳

苦，平河畔野柳，似柳而枝短不垂。泻火热，宣毒气枝叶煎浴，可起痘浆，饮汁可治黄疸。

辛夷

辛，温紫木笔也。取花包，剥去外旁皮毛，微炒用。宣行肝气，直达于上，上彻巅顶，快胃气，泻肺邪，通关利窍，去热祛风治鼻渊、鼻塞及目眩牙痛，亦能发汗解肌，以敷面去黑斑、皶鼻。

密蒙花

甘，寒叶似冬青，冬不彫，花繁密蒙茸，故名。缓肝凉血，专主明目花紫赤，入肝血分，上行头目。治目中赤筋青盲，肤翳赤肿，眵泪烂弦，及小儿痄积攻目。出蜀中，以酒浸蜜拌蒸晒用。

山茶花

甘、辛，寒树叶似茶，故名。花有赤、白，用赤。补肝缓肝，破血去热能上止吐衄，下治肠风，涂汤火伤。

山茱萸

甘、酸，温，涩非茱萸类，不知何以得名，核滑精，宜去。益肾泻肝酸味泻而非补，抑其发散升达之过，而与之以节焉，是乃所以泻肝也。肝过散则相火大行，而肾水衰涸，抑肝气之散，所以敛相火而滋培肾水也，固精敛气肾藏精，主纳气，酸涩以收之，不使过散，则精得以藏而气得所纳矣，补肺金于肾部，以引金生水，而行秋冬之令，使之保合太和，安息阳气也肺金为肾水之母，肺居上极，而敛之则下行。萸肉体轻，亦能上浮入肺，气味则重，是以沉而下行，引金以生水，引母以就子。人知秋冬为肃杀衰老之气，而不知阴阳循环，不敛则无以复舒，不降则无以复升。有秋冬之收藏，所以为春夏发生之本；有宵夜之寝息，而后为旦昼动作之本。萸肉之甘、酸，温，所以安息阳气，以藏之静密之中，而为动用之本，所谓"战乎乾，劳乎坎，而艮以成终成始也"①，故仲景八味丸用之，或以此为补肝，则大误矣。但此虽非补肝，而肝木之根荄②则赖是以固，大抵此药功在固

---

① 战乎乾劳乎坎而艮以成终成始也：语出《说卦传》："帝出乎震，齐乎巽，相见乎离，致役乎坤，说言乎兑，战乎乾，劳乎坎，成言乎艮。"乾，西北方卦也，战乎乾言阴阳相薄也。坎者，水也，正北方之卦也，劳卦也，万物之所归也，故曰劳乎坎。艮者，东北方之卦也，万物之所终而所成始也，故曰成言乎艮。

② 根荄（gāi该）：荄：草根。根荄比喻事物的根本、根源。

精敛气，性不寒凉，故能暖腰膝，缩小便，治鼻塞、目黄、耳鸣、耳聋，是皆泻肝而不使浮阳过散，相火妄动之功。《本经》言其通九窍，固非无谓，而《别录》谓能发汗，则已大非。又王好古谓八味丸用此为君，夫八味丸则何尝以为君也。

女贞子

甘、苦，平女贞、冬青自有二种，俗谓女贞为小叶冻青，谓冬青为大叶冻青是也。女贞子纯黑而繁，冬青子黑而微赤，子亦疏散，用黑者。**坚补肾水，安养阳气**肾家专药，有强腰膝，明耳目之功。又能黑须发，盖其物多汁，兼入血分也。

柏子仁

辛、甘、咸，温柏有数种，惟侧柏入药，俗名扁柏者是。结子作青球，大如小指，顶球中含数子，辛气甚重，色褐，去壳取仁，黄白色，多脂，压去油净尽，其味甘咸，盖去油则辛减而甘咸出矣。**补养心神，润燥益血**心家专药。此木本属燥金，仁则润而补心，燥之极则润，敛乃复散，而火之神发其光明矣。辛润而泻肺，咸软以补心，能安神养血，布散光明，止盗汗、自汗，定惊痫，明耳目，辟鬼魅，盖使心能主血，而血足以供心之用，则不瘀不妄，心火亦以安，又兼能醒脾土，泽肌肉，皆辛润甘缓咸软之功。心火生脾土，脾土生肌肉，血脉安行，肌肉自得所荣也。

叶：苦、涩、微辛，微温扁如翣①，故侧柏叶人言其西指，亦不然，但性喜向阴耳。味苦涩，气则辛，木色白，叶则苍翠。**泄肺逆，泻心火，平肝热，清血分之热**叶皆上行于肺，气辛又泻肺，味苦则泄肺之逆气；用叶必兼有枝梗，梗则赤，故又入心入血分，而苦泻心，涩破血；叶青入肝，而涩泻肝，平妄火，故主一切血滞血妄之症，而顺养阴气。治吐血、衄血、血崩、血痢、肠风、溺血诸症。又捣涂汤火伤，生肌杀虫。生用清血热，炙炒养阴血，炙研可罨冻疮，治龟裂。

---

① 翣（shà 煞）：古代帝王仪仗中的大掌扇。

栀子

苦、酸，寒酸多于苦，生山野，紧小者良。家种肥大，只可染色。人每言七棱栀子，吾所见皆六棱，一阴生而栀始花，花亦六出。六，阴数也，其性所以泄亢阳而滋晏阴①。然异半夏者，彼生于下，则阳之复于下，此结于上，则阴之降自上也。**泻心火，安心神**苦以泻之，酸以收之，**敛相火之妄行**酸泻肝火，**沦三焦之水道**苦以降泄，色赤黄而体轻虚，上行入心，泻膻膈之妄火邪热，使心神安，水不腾沸，三焦水道亦以通行。亢者抑之，散者收之，此所以定晏阴，安血脉也。故能治心火虚烦，懊憹不眠，止消渴，治吐衄、血痢、血淋，通小便，疗疸黄，治胃脘火痛，凡一切火症。又治赤白癞风、皴疱、击跌损伤。生用泻火，炒黑止血，姜汁炒止烦呕。清内热用仁，去表热用皮。

枳实

苦、酸、微辛，微寒类橘而更多刺，实亦相似，但苦涩不堪食耳。古云江南有橘，移江北则化而为枳。**功专泄降，敛微阴而破逆气，行秋令也**人知其破气而不知其敛阴，盖酸能补肺，所以敛阴也。《本经》言其益气明目。肺主气，壮火烁金，则能耗气，补肺降火，则所以益气，故大小承气汤中皆用之。承气者，火方盛而以阴承之，使气不至于一散而尽，则益气之说明矣。火能昏目，火气靖则目明，盛夏人多气促而目昏，及秋爽则气平而力出，目亦明爽，尤易见之理也。其行痰、定喘、止咳、利胸膈，消痞结，攻食积，开胃健脾，兼治泻痢、淋闭、痔肿、肠风，似皆破气之用，然所破者逆上之气，逆气消则正气顺，扫除秽浊，以成清肃之功，则万宝西成矣。

枳壳： 苦、酸、辛，寒小而皮厚曰枳实，大而独用其皮曰枳壳，古未尝分，晋魏始分用。

---

① 晏（yàn 燕）阴：柔和之阴，微阴。《礼记·月令》："（仲夏之月）是月也，日长至……百官静，事毋刑，以定晏阴之所成。"孙希旦集解："晏，安也。阴道静，故曰晏阴。夏至之日，微阴初起，故致其敬慎安静以养之，而定此晏阴之所成就也。"

槟榔

苦、涩，温生闽、广濒海之地，树似棕榈，叶聚巅顶如翼，抽茎作包，生槟榔，下垂累累然，坚实而色红黑，形如鸡心，破之中有赤白锦文。岭南人嗜之。合浮留藤叶及蜃灰①嚼之，苦涩而美，少顷则回甘味，以之代茶奉客，然多食则醉人。功专泄降，去瘴除痰，亦敛阴气降泄肺气，下行以堕于下极，消食行痰，攻坚去积，燥湿去瘀，治二便气秘，里急后重，及脚气上攻诸症。又能杀虫醒酒，辟瘴毒。全无辛味，惟合浮留藤叶及蜃灰嚼之，则有辛味。《本草》言味辛，误也。又入口甚涩，涩与酸同，实有补肺敛气之功。人第知其下气破气，而不知其顺气敛气，逐邪乃以安正也。又回味甚甘，则亦能和能补矣。

大腹子：苦、涩，温亦槟榔也，但梢散垂而穗生，作大包以裹子，形圆而肥扁，味苦涩，不堪嚼食，小异槟榔耳。今药肆不甚分别，昔人谓向阳者为槟榔，向阴者为大腹，亦非也。功用同形不下尖，则下降之功恐不速；味不回甘，则中和之气恐不足，然大概相同耳。

大腹毛：苦，温苦而淡，亦不辛，此其外包也。色黄白，形如败毡乱毛。鸩鸟好止此木，须酒或黑豆甘草汤频洗而后用之。下气开胸膈，燥湿平霍乱亦能逐水肿，治脚气，去痰涎，治瘴疟，通利大小肠。

楮实

甘，寒即谷树子也。形如覆盆桑椹，扁大鲜赤，多涎滑，虽甘不堪食。明目，去骨鲠形似桑椹，功用亦相似，然色非若彼之黑。《别录》称其补虚劳，壮筋骨。《修真书》又云久服令人骨痿。甚矣，古书之宜深酌也，《别录》之称固太过，《修真》之云亦未必然。其性多汁而善胶黏，则行痰固气，滋养之功容或有之。其能去骨鲠，则以其滑也。

皮：行水消肿剥取作纸，性柔韧，汁甚胶固不解。

---

① 蜃（shèn 甚）灰：用蜃壳烧成的灰。其用途与石灰同。蜃：蛤蜊。《周礼·秋官·赤犮氏》："以蜃炭攻之"。唐贾公彦疏："蜃炭者，谓蜃灰是也。"

槐角

苦，寒荚如缸豆，独子，五子者勿用。忌铁器，用牛乳拌蒸。**泻心火，坚肾水，功专固肾，兼清肺金，靖肝火**古称为虚星之精，则属水可知，且木色黑，鸟花卵实，类诸豆，是以泻心火兼清肺金。火降则金不受灼，坚肾水兼靖肝火，肾水固则相火不妄炎。二肠为心肺之表，心肺遗热于大小肠，乃有肠风痔瘘，此味苦降，下达二肠，故为治肠风痔瘘之主药。且泻心，故治烦闷；靖肝，故治阴疮湿痹而明目止泪；坚肾故能固齿乌须。又能杀虫堕胎。

槐花：苦，寒色青黄，能染绿，形如飞鸟。**泄肺逆，泻心火，靖肝火，坚肾水**体轻入肺，色绿入肝，兼入血分。治风热目赤，赤白泻痢，痔瘘肠风，吐衄崩漏。气较缓于角耳。

根皮：洗痔杀虫。

苦楝子

苦，寒木略似槐，季春乃花，结实垂如金铃，一名金铃子，壳中含子，取子，去皮核，用肉。酒蒸，川产良。**泻心火，坚肾水，清肺金，靖肝火**形垂如铃，气味厚而下行，故入膀胱及阴囊。主利小水，治诸疝，以形用也。然疝多积寒，宜治以温热，此不过引导之使至耳。又治伤寒狂热，热攻心腹作痛。又杀虫治蛔及癣疥，皆泻火之功也。

核：苦、辛，寒去肉，槌碎，浆水煮。**治疝去瘤冷**须合温药如茴香等类。

皮：大苦，大寒用根皮。**杀疳治疸力甚峻**，勿轻用。

蔓荆子

辛、苦，微寒非荆类而气味似之，亦不蔓生，形弱似欲蔓耳。开小黄花，结实附茎，粒如椒而大，轻虚上浮。**行肝气于上极，以散热祛风，兼能燥湿**肝脉上行巅顶，与太阳脉会，此味辛苦，补肝祛风而轻虚上行，故主治头风脑鸣，并能清头目，利九窍。治目赤牙痛，凡一切头面风虚之症。固齿牙，长须发，亦治湿痹拘挛，以其苦燥湿，而辛能舒筋也。

牡荆子

辛、苦，温即黄荆也。花紫色，子成穗而轻虚。补行肝气，祛风燥湿能发汗行水，治水肿身黄，又消食和脾胃。

茎叶：辛、甘，温用以罨酱黄，罨曲。作汤浴，去风湿。

荆沥：甘、辛，平去叶，截取中间尺余，架两砖上，中间火炙，则两头沥出。祛风逐痰，达肝气于经络骨节之间，以通其滞窒治中风失音，惊痫眩晕及热痫，功同竹沥。热多宜竹，寒多宜荆，皆以姜汁和之。

皂角

辛、咸，温树似槐而多刺，作花亦如皂，结荚，有数种：长大而枯燥，形扁者，俗曰皂荚；有短而圆肥者曰肥皂，又曰肥珠；有小而肥如猪牙者，曰猪牙皂角，此种最良。去弦及子，或蜜或酥炙，或绞汁或烧灰，随宜制用。性能消铁，凡研锤见此，久则成蚀孔。若树不结荚，近根处凿一孔，纳铁孔内，封之，则结荚矣。大行肝木，敷布心火，雷电合作，烛幽破坚，荡阴秽，辟邪浊辛以行气，咸以软坚，行气以祛风，软坚以解热，烧灰搐鼻。治中风口噤，令作嚏可醒。调末服，可涌吐痰涎，通利关窍，治喉痹胸痹；炙过煎服，消痰破结，垢腻毕除，荡涤肠胃，搜泄湿热，攻一切结聚，杀一切虫蛊，下胎；焚之可辟瘟疫；外敷散肿消痈。以威为德，卒成肃清，非可轻用辛，金味；咸，水味。此得金气以行水令者，是以涤荡秽浊，已过则辛咸清燥之治，生气反耗缩矣。

子：甘、咸、辛，温圆大如小栗，壳坚而黑，煨熟去壳，有软皮一层，热汤泡浸，则消化如胶，妇女用以梳妆胶发及刺绣胶线。其仁色绿，小儿亦或食之。益心润肺，通大肠燥结，杀疳虫煨熟存性用。

刺：辛、咸，温辛多于咸，须用牙皂之刺，长寸余，色如犀角者佳。功同皂荚，锋愈刮利，长于攻溃痈毒引他药直达患处，已溃者勿用。

白蕤仁

甘、咸，寒树茂丛生，有刺，花小，实如小郁李而扁，紫赤成纹，甘酸可食。取核中仁，泡去皮尖用。润心宁神，生治昏睡，熟治不眠功略同酸枣仁，生则咸多，布散神明之用；熟则甘多，安定神明之主。人知其治目疾，而不知其能补心久矣；散血去热，明目除痰治目赤肿，眦烂多泪。

诃子

苦、酸，温，涩来自番舶，今广中亦有之。叶大如栗，六棱色黑，一名诃黎勒。补肺敛气，泄逆去热，燥脾和胃，安厚仓廪，行秋气敛阳之令去核生用肉，清金降逆，止渴开音，治气逆、喘咳痰嗽。煨熟和胃进食，治寒气腹胀，膈气呕逆。下行以固涩大肠，收脱止泻，治崩带不止，大肠肺之表也。但凡有外邪病初起者，未可辄用。

椒

辛，热俗曰花椒，以别于胡椒。秦产曰秦椒，实大而薄；蜀产曰川椒，肉厚而皮多皱者，最佳。闭口者有毒，微炒去汗，捣去里面黄壳，取红肉用。补肝润命门气味重沉，色紫赤，入肝及命门，用盐引下行，治冲任寒气上逆，及阴汗泄精，破血分寒阻经闭、癥瘕。又能坚齿牙，治目之火衰而不明者，暖胃燥脾湿命火常温则脾不湿，而胃能化食矣。能除胀满，及腹中寒气冷痛，吐泻、冷痢、寒痰，去饮食毒。若胃气素热者忌，泻肺开闭塞体质轻虚，生用能上行入肺，宣达寒淫，发汗行湿，治伤风寒咳嗽，斩尸杀疰雷火之气也。

椒目：苦，辛椒中黑子也。坚肾润命门，行淫水，安相火黑色专入肾，行水道，治肾虚耳鸣。

叶：杀虫合松叶、金银花煎浴，治疥疮、血疮。

吴茱萸

辛、苦，热可作苦辣酱，古人谓之藙。补肝燥脾，泻肺降气有小毒。不及椒之严正，功用亦略同。可治厥阴头痛、阴毒腹痛、寒呕吞酸、冷气痞满、食积泻痢、寒疝血痹。引热下达，通大肠秘结，及肠风痔瘘，行水，治脚气水肿。降逆气，祛积寒，治冲脉里急上冲胸膈。滚汤泡去猛烈之性而后良。止呕，黄连炒或合黄连用。治疝，盐水炒。下产后余血，醋炒。

丁香

辛，温母丁香大而肥，鸡舌香小而瘦，小者良。忌火，宜磨用。补肝润命门壮阳暖阴户，治下部寒气，疝癖奔豚，冲脉寒逆，气厥上冲胸膈，暖胃去中寒治胃寒壅胀，呃忒呕哕，泻肺散风湿辛能祛风行水。

芜荑

辛、苦，温树大叶多歧，荚轻虚似榆，有三瓣，又似薯蓣①等，所作荚，有臭气，陈久为良。泻肺祛风湿，燥脾消寒食，功善杀虫气味形体，皆轻而上浮，故散行，去皮肤肢节之风湿，而苦燥膻臭之气。又能散脾湿去胀满，治腹中积冷、癥结、疸黄。又杀虫去蛔及疮癣一切虫病。

巴豆

辛、咸，热。毒叶似蜡梅，实似大豆，色黑黄，一名刚子。形多作三棱，雷公炮炙分巴豆、刚子为二种，非也。大毒。补肝泻肾，行阳决阴，宣关窍，逐沉寒，无所不达生用，去壳取仁，去心、皮膜、油，曰巴豆霜，用以急治，斩关夺门，推荡水谷，去生冷硬物之伤，及痰癖、气痞、血瘕，其力最猛。熟则炒去烟，令紫黑乃用，使稍缓，以磨久积，化癥瘕，行水肿，可止泻痢崩漏，治惊痫。以入血分，则醋煮用，可通经，下死胎。以去表毒，则用壳，可杀虫，疗疮痏，又治一切蛇蝎之毒。压取油作纸捻燃之，吹黑以熏鼻，或刺喉使吐恶涎、恶血，可治中风、中恶、中痰、中气暴厥及喉痹等急症。中其毒，冷水冷粥可解。重者以黑豆、绿豆汁解之。

没石子

苦，温出大食国，树形不可知，粒小纹细者佳。炒，研。忌铜铁。坚肾固精收阴汗，黑须发。

大风子

辛，热，毒出南番，树形不可知，子中有仁，色黄白。行痰杀虫，劫毒压取油，劫一切毒，治疮、癣、疥、癞。用霜。亦可劫顽痰，行积水。

卫茅

苦，寒一名鬼箭羽，叶似野茶，干有别叶四棱，夹笴似箭羽。用羽酥

---

① 薯蓣（yù 预）：又叫山药。一种多年生蔓草植物，叶心脏形，对生，具地下块根，可供食用。

炙。杀虫辟鬼，亦能破血通经，催生堕胎《本草》盛推。盖取其苦寒泻火，又以形用耳。

漆

辛、咸，温树叶俱似椿，取漆者审其理脉，斜斧向上斫之，伤口向下，以蚌壳或竹筒嵌斫口，盛汁收之，如乳，色黄白，久则黝黑如饴，用陈干者。**补肝行血，补心散瘀，力劲攻坚，性黏续绝**凡木汁多入血分，漆之辛咸能行血中之气，而软坚破积，消久瘀积滞，一切血块癥瘕，杀传尸劳瘵虫蛊。清明心主，使用血通脉，无所凝滞。且黏粘之性又能凝固器物，使寒暑不变，虫蛊不伤，而发其润泽光明，故入药实能续筋坚骨，补正之功，入人于不觉耳。但气重而力峻急，自不利于皮毛肌肉，骤中其气，即发疮肿裂，或磨铁锈水搽之即愈。又用蟹壳水洗之亦妙，以漆见蟹，则成水耳。入药，须烧灰存性，总宜少用。

乳香

苦、咸、辛，温木汁也，木形不可知，出南番，似枫香，凝如乳头，色明透者佳。以灯心同炒则易研细。**补肝祛风**去血中之风，伸筋行血，治口噤、耳聋、痈疽、疮肿、折伤，**补心宁神**能护心使毒气不犯，调心气，散瘀血，通神明，解郁热，治心腹诸痛，癫狂失心，**生肌止痛**能生肌者，气安和也。外科尤多用之。

枫香

苦、咸、辛，平枫脂也，亦名白胶香。**功用略同乳香**叶经霜则红，《山海经》谓为蚩尤①桎梏②所化，故性亦行血分，去血中之风，兼治吐衄、咯血、风疹、齿痛。

猪苓：甘、淡、微苦，平枫之精气所结，犹松之茯苓也，形如猪矢块，皮黑肉白。**补肾渗邪**水色黑入肾，淡渗湿，**泻心平暑**暍气味轻淡上行，而降气泻火，能开腠理以发汗，利小肠水，渗入膀胱，而通水道。治瘟

---

① 蚩尤：传说中的古代九黎族首领。以金作兵器，与黄帝战于涿鹿，失败被杀。

② 桎梏（zhìgù 至故）：刑具。脚镣手铐。

疫大热，伏暑，痎疟，解懊恼，消水肿，止燥渴，通淋浊，止泻痢。多服损神功多似茯苓，惟此相反，岂松属阳而枫属阴故欤。

没药

苦、辛、咸，平木汁也，木状不可知，色赤透明者良。功效略同乳香，而补心功多以色赤也，布散血脉，通十二经，以行血中之气。通滞去瘀，定痛消肿，破癥瘕，疗痔瘘，治阴疮、折伤。生肌活血，补心胆惊悸，安定神明，兼治目赤翳晕。

冰片

辛，寒木状不可知，出南番，或曰老杉脂也，殆未必然，以莹白如冰作梅花片者佳。补肝泻肺，散郁通窍，内宣骨髓，外彻腠理辛香之气，固无不达，且足以感鬼神。或疑辛味补肝则不当寒，香气属阳亦不当寒，岂知阴阳之中，又各分阴阳，肝木不属阴乎。凉风吹人，则烦郁顿解，木气郁热，则枝叶枯缩，凉风解郁而枝叶舒矣。郁金亦辛而寒，梅花独作寒香，勿谓辛香遂不寒也。但寒而香者阴中之阳耳，犹鬼神之莘莘然也。冰片主散郁火，能透骨除热，治惊痫、痰迷、喉痹、舌胀、牙痛、耳聋、鼻瘜、目赤浮翳、痘毒内陷、杀虫、疮痔、催生，性走而不守。亦能生肌止痛。然散而易竭，是终归阴寒也。

樟脑

辛，寒以木切片，浸水煎成霜，取霜置罐中，上覆碗，盐泥封固，文武火炼之，其精汁飞升，凝于覆碗之内，成片莹结，可混冰片。木色赤，老樟有血，能生阴火成妖魅，是亦阴类。且经火升炼，火化之极，则反而寒，如轻粉、朴硝之类，皆辛寒也。樟脑能于水中发火，以布濡樟脑炙火，火燃而布不焚，其属阴火可知。功用略同冰片置鞋中能去脚气，熏衣箧可辟蠹虫。

血竭

甘、咸，平一名麒麟竭，木汁也。木状不可知，出南番，色赤，染透指甲者真。补心行肝，专行血分，去瘀生新治内伤积血，及外伤失血，癥瘕痛毒，金疮折伤，止痛生肌。以色赤味咸，故入心入血分也。性亦走而不守，须另研。若同众药研，则化作尘飞。假者是海母血，味大咸而腥。

苏合油

甘，温出南番，云是合众香之汁煎成，然气实不甚香，却能固冰麝诸香之气，使不走散，行而能守者也。色黄白如乳，以筷挑起，悬丝不断。补脾开胃气，通窍开郁，杀精鬼，辟不祥专主气分。

阿魏

辛，温木汁熬成，木状不可知，出西戎诸国。气味极荤臭，而能解臭秽，佩此入厕，不觉秽气。色紫黑，取少许安铜器一宿，粘处自如银锡。释家列于五荤，盖羌戎人食之也。今以大蒜合捣羊脂伪之。补肝和胃，开郁解毒消食积，去秽恶，解菌蕈及诸自死牛马肉毒。温中，治心腹寒痛，杀尸虫、疳蟨，亦治瘴疟痢。多服耗气昏目。

安息香

苦、辛、咸，平出安息国，色黄黑结块，气亦不甚香，而能和众香。亦木汁熬成，或云狮子屎，殆不然。通达布散，彻于上下，去积攻坚，辟恶去秽嗅之则气下泄，坐之则香气达鼻，其通彻上下可知，鲜有真者。

芦荟

大苦，大寒出波斯国，亦木脂也。味苦色绿，气甚臭恶，一名象胆。泻相火，安心神清肝热，明目，定小儿惊痫，杀口、鼻、齿牙内外诸疳，镇心除烦，功专清热，杀虫清积。胃寒者忌投。

胡桐泪

苦、咸，寒出甘肃西凉，盖胡地另一种桐树，生斥卤处，其汁入土结成者，形如小石片，而体黏滑，如膏油。按：梧桐花汁，亦黏滑成泪眵，岂即此类欤。补心血，泻心火，散结热，杀虫蟨磨汁扫喉中取涎，能治咽痛。煮汁漱口，治齿蟨，风疳，外敷散瘰疬，结核。

火 部

明火

以金燧取于日而得者金燧者，炼精铜为鉴，吸取日光，以艾草承其光则火炎矣。古人以供祭①交鬼神，燔②脾膋③萧合黍稷④，又蒮⑤荆灼龟⑥以卜。今广中有火珠⑦、火镜⑧，乃琢玻璃为之，亦可聚日光以取火。**舒肝润肾，明志意，动魂气，合冥莫，感神灵。**火非可服食，何以舒肝润肾？人见火光，则气血自觉舒展，志意自觉欣动，魂气宁一，志已默通于鬼神矣。

木燧火

《周礼》司爟⑨掌四时变国火，以救时疾如春有痟首疾，夏有痒疥疾，秋有痎疟疾，冬有咳逆疾，此四时之疾也。春取榆、柳之火，夏取枣、杏之火，夏季取桑、柘之火，秋取柞⑩、楢⑪之火，冬取槐、檀之火，此四时变国火，以救时疾也。仲春寒食令民息其火，次日清明，乃燧取榆、柳薪火以遍布用之；至小暑前一日，又息其火，而取枣、杏之火，季夏大暑前一日，又息其火，而取桑、柘之火；季秋前一日，又息其火，而取柞、楢之火；季冬前一日，又息其火，而取槐、檀之火。此如大傩、王傩、国傩，及藏冰、

① 供祭：祭祀。

② 燔：焚烧。

③ 脾膋（lǔliáo 绿疗）：古代祭祀用的牲血与肠间脂肪。《礼记·祭义》："鸾刀以刲，取脾膋，乃退。"郑玄注："脾膋，血与肠间脂也。"

④ 黍稷（shǔjì 数计）：黍和稷。为古代主要农作物。亦泛指五谷。《书·君陈》："黍稷非馨，明德惟馨。"

⑤ 蒮（ruò 若）：烧。

⑥ 灼龟：古代用火烧灸龟甲，视其裂纹以测吉凶。《史记·龟策列传》："灼龟观兆，变化无穷。"

⑦ 火珠：即火齐珠。唐玄奘《大唐西域记·屈露多国》："既邻雪山，遂多珍药，出金、银、赤铜及火珠、鍮石。"《旧唐书·南蛮西南蛮传·林邑》："（贞观）四年，其王范头黎遣使献火珠，大如鸡卵，圆白皎洁，光照数尺，状如水精，正午向日，以艾承之，即火燃。"

⑧ 火镜：指凸透镜，可聚日光取火。

⑨ 爟（guàn 惯）：举火。

⑩ 柞（zuò 昨）：落叶乔木，叶子长椭圆形，结球形坚果，叶可喂蚕；木材坚硬，可制家具，供建筑用，树皮可鞣皮或做染料。亦称"麻栎""橡"，通称"柞树"。

⑪ 楢（yóu 由）：古书上说的一种树，木材坚韧，可做车轮，也用来取火。

开冰之意，使四时之令随所取之火而舒也。钻木可以取火，今海外诸番犹用此法，虽不及击石之易，然其道古矣。舒民志意，易气移神此就"改火"之意言之，榆、柳色青，故春取其火以达肝气；枣、杏色赤，故夏取其火以达心气，桑、柘色黄，故夏季取其火以达脾气，柞、楢色白，故秋取其火以达肺气；槐、檀色黑，故冬取其火以达肾气。盖春病痛首，肝风也；夏病疮疥，心火也；夏季泄泻，脾湿也；秋病痎疟，清燥也；冬病咳逆，寒闭也。故四时改火以达其气如此。

石火

便民致用两间之物，莫不含阳而生，阳气之动则发为火。故木、石、金、宝之类，燧之皆可得火。硫黄，土中之火也；汤泉，由土中火使之热也；雷则土中之火，因地气上腾而发者，至于水中有火，则滇、蜀之间有火井。故火无往而不在，泯于无形，用之以时可有，不用亦一时可熄，熄之未尝灭，用之未尝留，天下之至神者。故于人为心为神明，寂然不动，感而遂通天下之故焉。然有所谓"君火""相火"，何也？曰：火亦非有二，以其得于阳以生而有炎热之气，有长养万物之机，有变化万物之用，则谓之"相火"；以其阳德之发为光明，而有炳照万物之光，有宰制万事之权，有灵妙不测之用，则谓之"君火"。故君火惟一，相火则本于命门，动于肝胆，熏蒸脾胃，行于三焦，无在不有，犹木、石、土、水中皆有火。随所燧而即得，随所动而辄生。其发为光明，则主于一也。凡火之出，惟燧出之。相火之动，惟心使之。故心火君也，相火欲其热，不欲其燎原；君火欲其明，不欲其逐物。明滞于物，则火必燎原矣。故君子观于木、石之有火，而知养生焉。

稻薪火

和缓舂容①，有谷之余气焉。烹饪饮食，以安养脾胃，调和气血者宜之稻、黍、稷、粱、麦、菽、麻之秆皆可。《内经》独言稻薪者，岂以生于水而用于火，尤为得阴阳之和乎？然草火之性和缓，凡茅芦之类，可类推矣。

---

① 舂（chōng 冲）容：舒缓从容。

桑柴火

坚劲而和，有攻坚入里之能。煎补药，熬膏胶，及煎去淫感之药宜之桑火甚劲，凡难烂之物，惟此能煮透。谚云：老鸡煮不烂，移祸于枯桑。《诗》云："樵彼桑薪，卬烘于煁①"，盖惜之也。且能拔毒，痈疽不起，瘀肉不腐，流注、瘰疬、恶疮不愈者，燃桑木片吹息，灸患处，其毒可拔。火虽同而薪性异，是不可以不择。如枳枸为薪，能败酒；皂荚树为薪，能裂釜；槐树为薪，宜煎射罔。可知火之性各因其木，举一端余可类推。

荆柴火

通志意，达经络，古人用灼龟以卜牡荆方，心劲实而通，古以其火灼龟，谓之"楚焞"②，能通人志于神，以方而有恒也。

萧火

其气荤蒿，其意悽怆，古人合膟膋、黍稷爇之，以求神于阳即野艾也。古爇以感神，自觉有荤蒿凄怆之感。今人焚香，其用遂废。惟以之辟蚊蚋③而已，然取类用物之精，今不如古也。

艾火

严气正性，以祛百邪，以灸百病能透百脉，拔六淫之邪。

炭火

魄复载营，其焰不扬，用以烹饪，令人志气不强。以燔以炙，以烹茶茗，以炼丹石，凡小用宜之木焚为炭，所存之魄，以爇火，是魄之复载魂也。故其火无烟，而焰亦不扬，不足于光明，但取能热耳。只用烹

---

① 卬（áng 昂）烘于煁（shén 神）：卬，我。烘，烧。煁，一种可移动的火炉。
② 楚焞：灼龟之荆木条。古代占卜时用点燃的荆木条钻灼龟壳，视其灼裂的兆纹，附会人事，以断吉凶。《仪礼·士丧礼》："卜人先奠龟于西塾上南首，有席，楚焞置于燋，在龟东。"郑玄注："楚，荆也。荆焞所以钻灼龟者。燋，炬也，所以燃火者也。"
③ 蚊蚋：蚊子。

饪，非有室家者所宜。惟其无烟而火热有恒，故烹茶、煎药、炼丹宜之，以焆①温熟物则亦宜之。然炭又自有刚柔、草木之异，柔草者，仅冬烘而已。

石煤火

地中之阳气所钟也山有煤，其水必出泥浆而带硫黄气。凡地下之矿，皆阴精也；地下之煤，皆阳气也。开凿恣取，气必竭，脉必伤，是天地鬼神之所忌，人材日下，物产日薄，未必不职②此之由。古者焚莱有禁，斧斤以时入山林。后世不然，林木既穷，并掘根柢，且烈山而焚之。柴薪不足于用，乃取给于石煤。今则燕、蓟、豫、章之境，待以举火者，不知几亿万家矣！呜呼！六府不修，三事不和，不为撙节③爱养④之谋，而暴殄天物⑤，日有甚焉，将伊于胡底也。刚而不和，烈而无焰，熄则难燃，燃则不熄，令人短志寡神，思淫好忿有相火之热，无君火之明，其气偏，则养人亦偏宜矣。

粪火

扫拾于牛、马者薪炭皆穷，乃以此备烹饪之用，噫，甚矣，臭秽熏蒸，烹饪不洁，令人志亦卑浊，何以滓濯神明禽兽不火食，惟人火食，所以灵于物。人所居方土，且足以移人，况火以烹饪，其有不足以移人者哉？

土　部

黄土

甘，平掘地，去秽土，取新黄土，汲清泉沃之，搅浑待澄清，用其水，一名地浆，亦或用土。和阴阳，解百毒治赤白泄痢，瘴暑霍乱，中暍暴死。

---

①　焆（xún 循）：用火烧熟。

②　职：由于。

③　撙（zǔn）节：节省；节约。《新唐书·柳公绰传》："遭岁恶，撙节用度，辍宴饮，衣食与士卒钧。"

④　爱养：爱护养育。《汉书·张骞传》："遂持归匈奴，单于爱养之。"

⑤　暴殄（tiǎn 舔）天物：任意糟蹋东西。

解一切鱼肉、菜果、菌蕈、药草、丹石之毒及虫蜞入腹中者，**去瘀血，续伤损**以净土蒸热，帛裹之，更互熨受伤之处，虽瘀血凝聚，气绝欲死者，皆可复治。

伏龙肝

辛、苦、甘，温取灶心土，或灶额土，久受火气，坚结如石，外赤内黄者，研细，水飞过。**温中和脾，祛寒燥湿**治反胃，止寒咳，妄血，吐衄，崩带，及溺血，遗精，以苦能抑火泻心，甘又能补能缓土德，又安静以止之。醋调敷肠风痛肿，猪脂调敷赤丹毒，水调服可下死胎。

百草霜

辛、苦，温灶突上烟煤也。**泻心降火，去妄热，止妄血，下气消积，**行痰上灶而赤，下灶而黑，辛行苦泄，主泻心安肺，止吐衄及诸积瘀积血，降使下行，并治伤寒阳毒发斑，疸热，热膈及咽喉、口舌白秃诸疮，凡火毒之已亢者。

墨

辛、苦，平古用松烟，性近温，今用桐油烟，性近寒。然气味轻虚，俱不失为平。珍之者加入珠、金、冰、麝，陈久为良。**泻心清肺，去妄热，止妄血，下气归肾**止吐衄，敷肿毒，点飞丝入目。和酒服，催产下胞胎，疗咽、喉、口、舌诸疮尤效，以泻火泻心也。

乌龙尾

辛、淡，平梁上烟尘也。**泻肺清热**敷治诸丹毒及皮肤风热。

石灰

辛、苦、涩，寒须墙壁上风化久者良，古圹灰尤佳。火毒未退者勿用。**泻心坚肾，破瘀攻结，敛肺清金，杀虫解毒**辛能散能行，苦能降能坚，涩能收能止。风化石灰煎服，可止泻痢崩带，破坚核积聚，收脱肛、阴挺；外敷能散瘀止痛，止血生肌，蚀恶肉，去瘢痣，杀虫虱，治金疮顽疮，久不收口者尤效。以攻则甚锐，以止则能固，由火化之余，行秋冬之令者。

碱

辛、涩，寒柴灰也。凡稻、麦、黍、稷之秆，及蒿蓼之属，烧灰存性，以水淋汁为碱，浣衣去垢，发面起酵皆用之。白面入碱水中，久则凝淀如石。降胸膈痰涎，除肠胃积垢，功用略同石灰治反胃噎隔。火化之余，能除郁火，且辛润苦降也，然敛涩肠胃，反至停食。

垩

甘，平白土也，一名白墡土。补肺生金，解渴清暑治肺痈痿，止赤白痢，和脾胃，治霍乱腹痛。

金石部

石亦金类也。

金

辛、甘，平黄金也，出沙中。味补肝化，而气能镇肝邪五金皆然，黄色属土，其气尤和。开爽精神，镇安魂魄治小儿风热惊痫。汤药则加金器同煎，丸药则以金箔为衣。畏汞五金皆然。或云有毒，非也。天地之精英，安得有毒。但非肠胃所能容耳。

银

辛，平白金也。出山中，取矿烹炼而出。功用略同黄金严气正性，以造盂碗，遇毒气则变黑，以造剪刀，割痈疽则解毒。

铜

辛、苦，平赤金也，红为本色。杂以铅乃有青铜、混铜、黄铜。烹炼得法，则有响铜。至若白铜，则另是一种。镇心明目。

铜绿：酸，平铸铜作版，米醋浇之，则化绿花，可铲用。青本生丹，此则丹复于青，其味从醋也。补肺泻肝，破瘀血，行妄火，敛金气，合肌肉治风烂泪眼，恶疮瘴疮，合金伤，生肌肉。又治妇人血气心痛，引吐风痰。

古铜钱：微酸，平凡古铜之自吐青花，尤良于醋所浇刮者，味亦酸，盖从木之色，则从其味也。泻肝火，主明目风泪赤眼，日揩青绿古钱，亦良。

自然铜：辛、苦，平产铜坑中，自然而成，可以燧火用。宜火锻醋淬七次，乃细研，以甘草水飞过。金也，而能补肝，化生于自然，中涵火用。主治折伤，续筋骨，去瘀血所涵有火，是相火也，藏火于金中，故行肝化，而能续筋骨，去瘀血。今接骨者用为要药，不必疑其有毒。

锡

辛、酸，平青金也，最柔者。

铅

辛、咸黑锡也。《参同契》言其"被褐怀玉，内含金华"，以喻肾水，能制心火。盖五金皆畏汞，汞最善走失，故以喻心火，而汞见铅则止，是肾水能制心火也。炼丹家乃谬以"铅为金丹之母，八石之祖"，直以铅制金石之类，升炼为丹而服之，至唐宪宗遂以服金丹而死，愚哉。补心安神，祛风明目能解毒堕痰，煎用之取其气耳，非可服也。作铅丸两手时摩弄之，可去鹅掌风。

铅粉：咸、辛，寒以酒糟腌铅使腐，入甑蒸之则化为粉，朽腐故有咸味。软坚行痰，杀虫镇惊，入气分，于肺为泻白色，入气分，散其所不当敛为泻。可少许入药，或熬膏外敷。

铅丹：咸、辛，寒以硝矾加盐炼铅，则化为丹，亦"戊己相抱，月魄载营"之意。盐、矾、硝石，皆咸酸以补心之味，故铅亦化丹，归色于心也。功用同粉，入血分，于心为补赤色入血分，软坚行痰，皆心之令。铅丹熬膏，外科最需用，能除热拔毒，去瘀血而长新肉。

铁

辛、咸，寒黑金也。其咸味含之即见，前人多失察。泻肾舒肝，补心宁神。凡补肾药忌之黑色归肾，而咸泻肾，故补肾药忌。然亦自有交济心肾、定魄安魂之用。

铁落：苦、咸，寒煅时砧上椎落，得火化，故苦。宁心神，泻妄火，坠涌痰《素问》云治狂症，禁其饮食，饮以铁落汁。

铁精：同煅击时飞起如尘者。泻肺逆，坠涌痰。

铁锈：补心宁神，解毒除热朽铁上赤衣，涂漆疮尤效。

铁华：酸、咸，寒醋浸使生赤衣也。补心宁神，平肝定惊，止怒解毒加之酸以收心泻肝。

铁砂：辛、苦、咸，寒琢针所错落者。行水消肿，兼济心肾治痼散瘿，染须发。凡铁汁色黑，皆染缁。

密陀僧

辛、咸，平出取矿银坑中，难得，今用乃倾银罐底所积，实银、铅、铜余气所还结也，谓之炉底，有毒能杀人，须甘草水煮用。镇心神，散毒肿，坠痰杀虫外敷，略可治冻疮，又搽胁治狐臭，然烂人肉。

丹砂

甘、微辛，寒黔、沅诸郡皆出，辰州为良，明透，形如箭镞者尤佳。细研水飞二三次，去黑脚勿见火，火炼则有毒。君火之下，承以阴精，神以静安，明乃四彻，离之为卦也，形静而神动，有妙于无凡阴阳水火，其宅皆互藏。肾水、命门，则水中之火，坎中之阳也。心火也，心内有窍，内含精汁，则火中之水，离中之阴也。铅黑而内含金华，砂赤而内含水银，皆动藏静中，故精神不失，而妙用出焉。丹砂本藏土中，得土之正味，故甘；钟于南荆，得火之正色，故朱。形则金石也，得金之形体，故镇静；静而居阴则生水，得水之精气，故寒凉。静极复动，但未用耳。故内含水银而味遂兼微辛，水中相火，又火之根也，故能镇心神，定惊悸，辟邪恶，除恶热，安相火，平肝木，明耳目，祛风痰，养血安胎，除烦止渴。要以色赤归心，俾君火得以静而明生焉。重镇之体，不可过服过服反重坠而生毒。《周礼注》以丹砂、雄黄、石胆、磁石、矾石为五毒。

水银

辛，寒汞也。丹砂烧煅，则自流出，是其液也。性善走，铅能制之使止，亦水能制火，黑能止赤之理，故修炼家以喻坎离交媾①之义。磨镜

---

① 交媾：阴阳交合。

者必用铅所制之汞，光明乃发。人毓①精以养神，使心神常静，则能动发光明，亦犹是矣。其已制而未碎者，合枣肉入口唾研之则碎；其未制而散走在地者，可以花椒、茶叶末收之。功专杀虫治疥癣，杀虮虱，能**堕胎绝孕**此非毒也，其无微不入，一散难收，亦犹心神之用，逐物以流，不能复反，则伤物败度，为害无穷。辛行而散，寒则摧伤，此其所以毒也。

银朱②：辛，寒制汞腌以酒糟，蒸熟则变为丹，复从朱砂之色，犹铅制而成粉，复从金石也。粉复烧之，又复成铅，银朱复烧之亦复成汞矣。以标朱为上，心红为下。功用同水银毒稍减。

轻粉：辛，寒盐、矾、硝石升炼汞则化为粉，亦从金色。**破坚行痰，毒能攻毒**劫顽痰、风痰，消坚积热毒，窜走经络，可治痪痿抽搐之病，不宜轻用。外敷亦杀虫治毒疮。今治杨梅疮必用之，然贻害甚大，昔人有深戒矣。中其毒者，土茯苓、黄连、陈酱及黑铅、铁汁皆可解。

玉

甘，平出昆仑、于阗诸西域，具五色，以粹白为贵。其出北方瀚海者曰瀚玉，水晶亦曰水玉。凡所称宝石，皆玉类也。**镇心安神，平补五脏，清明耳目，润泽肌肤**古王者服食玉屑，《周礼》玉人所供食玉，韩昌黎所称玉扎也。玉分五色，苍养肝，赤养心，黄养脾，白养肺，元养肾，皆能镇心安神。屑为末，敷身面，能悦泽肌肤，涂灭瘢痕。口含玉屑，则能生津止渴，盖其气恒润而体恒温。

水晶

甘，寒莹彻如冰，有白色、茶色，以墨色为贵。**止渴生津，镇心明目，益肾清火**琢为坠子，时用揩目，可去热清目。墨晶作眼镜，尤养目。

---

① 毓（yù 育）：生养，养育。
② 银朱：即硫化汞。由汞和硫混合加热升华而得。用作颜料和药品。明宋·应星《天工开物·丹青》："凡朱砂、水银、银朱，原同一物。所以异名者，由精粗老嫩而分也。"

琥珀

甘，平赤色为贵，蜜黄色者曰蜜蜡。人云松脂入土千年而化，又云枫脂所化。其凝萃精华，则亦玉类。以手摩令热，能引芥。体至坚，击之难碎，刻之不入，须煮半日，乃可捣用。赝者煮松脂鸡子及青鱼枕等以伪托之。镇心宁神，安魂定魄，破癥散瘀，平补五脏气味甘淡，上行能降泄肺间邪水，以通行三焦，而下达膀胱。形体沉重，下行能降泄邪热，破逐积血。又能生肌肉，合金疮，明目退翳。然大要色赤入心，兼入肝经血分，故小儿科、外科多用之。

空青

甘、酸，寒产铜坑中，甚难得，大如鸡卵，小亦如雀卵。中空有水，色青。收心之散，泻肝之热，平胆火，利小肠水明目之功最大。

云母

甘、淡，平石也，层层迭起，薄可如蝉翼，光莹明彻，日照之如银，俗谓之老鼠银。轻虚易碎，有五色，以白为良。补肺下气，坚固肌理，去热解毒虽石药而体质气味皆轻虚上浮。色白入肺，甘能补肺，兼补五脏；淡能渗水解热，通利关节。昔人炼粉服之，谓入火不焦，埋土不腐，故可长生。此则妄矣。然可熬膏合他药以贴疮疡、痈疽，亦治疟痢。疟痢多挟暑燥，乘肺金之虚故也。

石膏

甘、辛、淡，寒。泻肺开闭塞，补肺清壮热气味轻浮，色白入肺，辛泻肺，所以开闭塞发汗，以去其收涩之邪。甘能补，所以解火气之灼，清金而保其主气之正，故大青龙汤、白虎汤皆用之。宜生用则辛而能表，煅熟则不表矣，和胃解肌热，补脾益中气体重下降，味甘补土。脾胃主肌肉，阳明多气血，故病干之则发热必甚，或至烦渴谵语，壮火食气，气反短促矣，故清胃火，益中气，解肌热，厚脾土，皆其用也。又治阳毒、斑疹、牙痛、舌焦，皆肺胃所主之病，益心除溽暑淡能渗湿，寒可胜暑，故治小便赤浊。小肠，心之表也。止中暑自汗，内受暑而外之腠理疏，则自汗。此非止汗者，但暑从汗散，则汗自止，犹桂枝治太阳有汗伤寒耳。亦解渴除烦，止火咳，皆甘辛淡之用也。用药当辨症，不容多忌。如用此药，必察果非实火，而真虚寒，则不可用。若真实火迫于肺胃，须用无疑。且此能表，不谓大寒，其入豆腐中，人不嫌日食之，而入药则畏之何也？且味淡薄，少用无效，必须三四钱至一两为妙。云母石横理层起，横达治四肢，此则直理如牙，直行通上下。

凝水石

辛、咸，大寒盐精渗入土中，年久结成。清莹有棱，入水即化，与石膏不同。李时珍曰：古方所用寒水石，是凝水石。唐宋诸方寒水石，即石膏也。补心除妄热，行水消肿暑暍之邪乘心虚，补心所以除妄热。治天行大热，及霍乱吐泻，心烦口渴，湿热水肿。

滑石

甘、淡，寒，滑用纯白者良。补肺清金，降热渗湿，抑溽暑而成清燥之治，革①夏徂②秋也凡甘淡之味，皆能上行而补肺。甘，土味，补土所以生金。而淡则上行，色白入肺，味淡能渗湿利窍，降火除热。凡淡渗之味，皆上升而后下降。长夏之令，火土并居，故暑湿相挟，湿行则暑热亦以消，湿去暑消，则肺金清肃。而二肠又心之表也，心火平则小肠亦平，肺金清则大肠亦清，暑湿之下降者，必由膀胱而消，此潦尽潭清之理。故此石治中暑、中暍，解渴除烦，止呕哕吐衄，消水肿脚气，通小便淋闭，理肠澼泻痢，亦治黄疸，通乳汁，滑胎产，其功则专在清肺渗湿。然此石非能作汗，但湿汗得此而渗；亦非能止渴，但暑退则渴自止。张子和以为燥剂，得之。

朴硝

咸、苦、辛，大寒阴僻斥卤之地，少见日色，土自起霜如灰，刮取煎炼成硝。在底为朴硝，在上有芒为芒硝，芒起牙为马牙硝。置风日中，消尽水气，轻白如粉，为风化硝。阴之华也，而化于火，补心火咸能软坚，

---

① 革：取消，除掉。
② 徂（cú）：往。

所以补心。人知其泻火，不知其补心火。心火，少阴君火也，生于阴而发于阳，故中虚而能应物，所谓神明也。心火有恒，无过不及，则神明安而照物审。心妄则火自为邪，热自内生，相火复动，两火合则反昏，而有狂惑及骨蒸等内热之病。心气不足，则外邪乘之，热自外作，真阳内郁，内外争而亦有狂热烦闷实热之病。凡此皆火邪，非心火之正也。心火之正，虚明安静，敷照事物，通布血脉，无或不周。硝虽生于阴而性寒，然发火之药也，宣布通达之用也，以能发火而宣布通达之意思之，则其能补心火之化可知矣，**泻妄火**寒郁作热，天行暑热，溽湿成热，皆妄火也，**推荡三焦邪热**贲门以上至膻中为上焦，贲门以下至幽门为中焦，幽门以下至阑门及下达魄门为下焦。三焦水道所行，而实相火之始。火衰则水谷不化，水炽则水道焦枯，于是有结气、瘀血、燥粪、顽痰之阻，而上下不通矣。心包、三焦相表里者。补心火，泻妄火，所以推荡三焦邪热也，**软坚消硬，无所不通**此即君火之用。硝者，消也。五金八石，且无不可消，况脏腑之积聚乎？非补火而能消物若此乎？故主治通彻上下，去胸膈、脾胃、大小肠、膀胱之实热，凡气结、血结、硬痰、燥粪，皆能消之。仲景于阳明伤寒大小承气汤中，皆用此，所谓"热淫于内，治以咸寒"者，以咸补心，以寒胜热是也。凡黄疸、淋闭、瘰疬、疮肿皆可治，又能通经堕胎。合火药用焰硝硫黄，营弁①云：黄力横破，硝力直达。故火箭起火诸具，多用硝；炮火用黄，取其发声而已。因悟硫黄少阳相火，裂则横发；硝火少阴君火，炎则直上。是以硝入药，不惟下降，亦能上行，以观火箭起火，使之向上则上，向下则下，前后左右，惟其所向。凡热邪所在，则能消而去之矣。

芒硝：体轻而性稍缓《别录》谓之硝石。李时珍以为上升属火，性温。愚谓硝性皆属火，皆能上升。芒硝之轻，以下降或稍缓，以上升当更速。去中下之邪宜朴硝，去上焦及头目之邪宜芒硝，但李氏以为性温则未必然。

风化硝：润燥，去皮肤风热治疮肿及目赤障翳。

元明粉：甘、咸、辛，寒煎化朴硝同萝卜煮，又用甘草煎入罐，火

---

① 营弁（biàn 便）：旧时称中下级武官。清·黄六鸿《福惠全书·莅任·交接寅僚》："州邑俱有营弁驻防。"

煅，去其寒性。功用同硝而稍和缓畏硝之寒，而力速者则用此。俱忌苦参。

元精石

咸，寒凡积盐处皆有之，积卤所结也。青白莹彻，片皆六棱，六水数也，犹雪花之六出。人谓之太阴元精石。愚谓：以医家言之，则亦少阴耳。补心消暑，去邪热功用略同朴硝。

浮水石

咸，寒水中浮沫所结，故不沉，以出海中者佳。补心，泻上焦火，清肺金，以渗水消痰咸则补心，色白体轻，上浮入肺，是泻火于肺中而清水之源也。可止渴、止嗽、消痰，能消瘿瘤结核，亦通淋下气，令人善泄屁。

蓬砂

甘、咸，寒卤液所结。出西番者白如明矾，出南番者黄如桃脂，以白为良。补益心肺，攻坚破结，去热生津，去哽①续绝咸补心软坚，而色白入肺。甘则能补，能解渴止嗽，治喉痹口齿诸病，亦攻积块、结核，去胬②肉，除目翳，消骨哽，哽去则绝者续矣。且蓬砂、硇砂皆可作钎③药，以合金银器，永不脱落，则又能固正气。而胶续筋骨，亦可想也。能制汞。

硇砂

咸、苦、辛，热出西番，卤液所结。状如盐块，置冷湿地即化，殆经煎炼所成者欤。白者良，有毒。水飞过，再以醋煮至如霜，刮下用。软坚破瘀，去目翳胬肉能烂肉，不可服。

赤石脂

甘、酸，温，涩有五色，分入五脏，性味实相似，前人惟用赤，余色罕及，细腻黏舌者良。泻肝去瘀，固下敛脱体重下沉，色赤入肝入血。泻

---

① 哽：食物阻塞在喉不能下咽。

② 胬：原作"弩"，据文义改。

③ 钎（hàn 汗）：指焊药。焊接时用的涂料。能清除焊接金属表面的杂质，使容易焊接。

肝者抑其散而不收也。脂甚黏，故能敛而固，治泻泄、虚脱、痹痫、崩带、遗精。痈疽伤溃，能使收口长肉。又能催生下胞衣，盖固气而逐其瘀，则胞胎自下矣。

禹余粮

甘、涩，平石如卵，生池泽中，层层可剥，其中所涵黄粉，则曰禹余粮。补脾，敛固胃气，泻肝，去瘀血，厚大肠大肠，肺之表，敛涩在下焦，则所以补大肠而固下止脱也。能通血闭，止血崩，催生产。

磁石

辛、咸，平生于出铁山之阴，故能吸铁，其气通也。以火锻醋淬，研末水飞，或醋煮三日夜，或渍酒用。润肾燥，补命门，泻肾邪，镇精髓色黑体沉，下入于肾。肾若过坚则燥，辛以润之则精益生；肾主闭藏，有不当藏而藏者，泻之则浊热去，故能填实精髓，治骨节疫痛，羸弱周痹，且能聪明耳目。耳为肾窍，目为肝窍，目之精水，亦肾水也。知白守黑，魄与形亲，而技巧出焉白，肺金也；黑，肾水也。魄藏于肺，形则肾也。此石能引铁，石体镇重，铁自来附，金水相依，则是精魄不离，肾精不劳，而能作强，技巧以出，此所以能聪明视听，且祛劳热，止烦躁也。《千金方》有磁朱丸，用以明目。磁石毓肾精，丹砂镇心神，精神交足则目明矣。

青礞石

甘、咸，平坚细青黑，上有白星点，无者不用，又曰金星礞石。以此石、硝石各半，打碎拌匀，入罐内锻至硝尽，而色如金为度，盖所以去其毒也。缓肝，补心，渗湿，坠痰色青入肝，甘益土而缓肝。心木之子，而咸补心，能镇惊治痫。其软坚而下沉之性，乃所以坠痰也。

代赭石

苦，寒煅红，醋淬，水飞。泻心泄热，镇逆安惊色兼赤白，微黄微紫，有如人肌肉而赤为多。入心泻热，入肺泄逆，入肝平相火，入脾去湿，气味轻而浮上，形体重而降下。能定惊痫，下痞逆，治噎隔。上治吐衄，下治崩带，中安胎胎，又能催生，外敷金疮，能长肌肉，石药中良品也。

花蕊石

酸、涩，平出华陕及代地。体坚色黄，煅，研，水飞。泻肝行血瘀治损伤诸血，及胎产恶露冲逆，下死胎、胞衣，敛肺生皮肉敷金疮出血即生肌，不至作脓。

炉甘石

甘，温状如羊脑而轻松。产金银坑中。煅红，童便淬七次，细研水飞。益脾土，缓肝急，毓养阴血，而止妄血眼科要药。治目赤烂弦，除湿去翳膜，又止血消肿。盖功专平肝也。

阳起石

咸、辛，温出泰山云门。有此石处，霜雪不积。以云头雨脚，鹭鸶毛，色白滋润者良。火煅醋淬七次，研细水飞，或以烧酒樟脑合之，入罐升炼，取粉用。补命火，泻积水，攻禁闭之痼冷，起欲绝之微阳治阴痿，暖子宫，健腰膝，去寒痹，行水肿，攻癥瘕。性悍，勿妄用。

石钟乳

甘、咸，温出岭南、雄韶诸郡，山洞穴中，石液凝成，垂如冰柱。体轻中通，薄如鹅翎管，碎之如指甲，光明者佳，一名鹅管石。补命火，破痼冷，温脾胃，生气血强阳益精，通百节，利九窍。功用略同阳起石，然彼左行以助肝，此上行以暖胃，故能令人饮食暴进，形体壮盛。又善通乳汁，则固其类也。性亦暴悍，非可常服。

白石英

甘、辛，温有五色，各入五脏，形多五棱，色皆莹彻。惟紫白入药，余色罕及。火煅醋淬七次，研末水飞，凡石英同。补肺气，泻肺邪，行水利便味薄能升，色白入肺，甘补辛泻，体重能降下。实大肠，行水去滞，治肺痿，止咳逆，润肠胃，利小便，止泻。

紫石英：甘、辛，温。补肝木，缓肝急，去冲任之寒，益心包之血色紫入肝及心包血分。辛补甘缓，且能补冲任不足。故上安心神，神以血足而安；下暖子宫，血足而能受胎孕，为女科当行之药。

硫黄

辛、酸、甘，**大热**日本琉球之间，台湾之东北，有硫黄山，热气至重，旁及千里，他处亦出。以黄而有绿焰，坚而不散者良。土硫黄色淡而易散。气味无不辛腥者，勿谓石硫黄不臭，土硫黄独臭也。其甘味甚重，令人呕吐。《本草》只言其酸，不言辛、甘，亦失之而不详矣。**地下之阳，与雷同气**雷火必有硫黄气，汤泉亦有此气，是乃地下所凝积之阳也。**其在人为命门相火，故大补元阳，而能散、能收、能缓**辛主散、主行、主润；兼有甘酸，故能收，能缓。性虽悍急，几不可御，而不至耗竭津液，昏散心神。治阴毒伤寒，久患泻痢，脾胃虚冷。凡寒癖，冷癖，足冷无力，老人虚秘，及阳气暴绝，皆能起之。异他药之壮阳动火，思淫逞欲者。亦治小儿脾冷吐泻之慢惊。**制法**以萝卜挖空入硫合定，糠火煨熟，又或挖空豆腐入硫煮熟，然后以紫背浮萍同煮，又以皂荚汤淘去黑浆，今用猪肚或猪大肠入硫，酒煮熟，取出，复入鲜肠肚再煮三四次，以肠肚不黑，硫黄不腥为度。**秉正辟邪，杀虫蟊，诛鬼魅**外敷杀虫治疮癣，妇人阴蚀，又能化铅、干汞，解凡丹石之毒。**合硝石用，以和阴阳，发光明，去阴翳**太白丹、来复丹皆硝黄合用，一以发内郁之阳，一以扫外合之阴，黄行相火，硝行君火，一上行，一下照，所以通扞格①，和阴阳，而治暑湿霍乱之气。今合炮火药，亦必硝黄并用，以发其火。而攻坚之力愈不可御，能使正气一时舒畅矣。

雄黄

辛、甘，**温**赤黄明透者良。大至三五两重为雄精。古人云佩之宜男，然谓孕妇佩此可转女为男，则未必也。或以萝卜汁同煮以杀其毒，然亦不必也。**补命门而能镇，补肝木而能缓，补脾土而不濡。严毅正性，得阳之纯者**命火上炎，重故能镇，肝木苦急，甘则能缓，脾土苦湿，辛则不濡。**左行入肝，搜骨节之风，治头痛眩晕，镇惊定痛；上行以温脾胃，逐积湿，控痰涎，进饮食，尤治暑湿疟痢。**疟痢多因溽暑所伤，又外抑于凄清之

---

① 扞（hàn 汉）格：抵触，格格不入。宋·苏轼《策略五》："器久不用而置诸箧笥，则器与人不相习，是以扞格而难操。"

令，此以宣达其火而行其溽湿，则凄清之气亦无复留矣。又能杀蛇虫、疳䘌、疥癣、劳瘵诸毒，辟鬼魅不祥之气，化瘀血为水。

雌黄：功用略同雄黄生山之阳，此生山之阴。雄黄色赤而明。此色黄而稍黯。雄黄力猛，入肝之功居多。此力缓，入脾之功为善。炼丹者合而并用之，盖必有相助之意。琐碎带砂泥者有毒，不足服食，然亦有杀虫之功。

白矾

咸、酸，寒。辅君主之神明，而澄清秽浊，敛妄行之血液，以环卫①宸居②其咸以软坚，能使秽浊下沉，而清明上著，用搅浊水，泥滓即沉，色澄味美，可证补心益神明矣。心神过散，则血热妄行；火气过炎，则血枯髓涸。凡诸疮痛痒，皆属心火。咸以渗之则不痒，酸以收之则不妄，故能止血定痛，治疔肿、瘰疬、疮疥、痛疽、喉痹，去瘀血，生新血，蚀恶肉，生好肉。又能除痼热，填骨髓，皆敛妄热妄血之功。且入水则化，入火则溶，是以善于化痰而生津解渴，利大小便。酸泻肝火，能治惊痫，疗黄疸，去风眼泪眵，止崩带，收脱肛，及阴蚀阴挺，鼻中瘜肉；酸敛肺气，能渗高原之邪水，清膈利咽，涌吐风痰；咸泻肾邪，功用甚广。然以补敛心神，为心家专药。凡恐受刑杖及痈疽大毒，先服蜡矾丸，护心托里，使瘀毒不至内攻，所谓环卫宸居也。兼能泻肾疏水，敛肺平肝，疗蛇、虫、犬、虎咬伤之毒凡受伤处，血必凝瘀，软坚破瘀，所以去毒也。生用解毒，煅用生肌却水。或以火煅地，洒水于上，取矾布地，以盘覆之，四面灰壅一日夜，矾升盘上。扫收之为矾精，用以护心，治喉痹尤宜。其未尽者，更如前法，再以醋化之，名矾华，尤妙。

胆矾

酸、辛、咸，寒产铜坑中，故色青如鸭嘴，亦矾也。以磨铁便作铜色。行肝风，泻肝火，敛肺气，清肺邪，亦兼补心，软坚去毒色青

---

① 环卫：宫廷禁卫。也指禁卫官。唐·陆贽《论叙迁幸之由状》："重门无结草之御，环卫无谁何之人。"

② 宸居：帝王居住之所。《文选·任昉〈王文宪集序〉》："是以宸居膺列宿之表，图纬著王佐之符。"刘良注："宸居，天子宫也。"

入肝胆，主平相火，气轻上行故清肺，能涌吐风痰，治喉痹，止咳逆，去牙痛虫䘌，定惊痫，下疗崩带、淋沥、阴蚀。功用略同白矾。

皂矾

咸、酸，寒矾之别种，深青明莹。功同白矾，而长在泻肝色青故也，力稍和缓胆矾、皂矾俱长于明目，去风湿浮热。

矾红：补心平肝，养心散瘀，行秽浊，收积湿，杀虫䘌锻炼皂矾，如化矾精法，则色赤。今以画瓷器。功亦略同白矾。色赤入心入血分，治诸血病，从容平缓而有奇功，尤消水肿、血胀、食蛊。治劳疸，合苍术及神曲用之；治中满鼓胀，胜于鸡矢醴及他攻破之药；又能敛气，且不必忌盐。盖平肝即以和脾，补心即以生土也。

无名异

咸、甘，平大块如卵，内包小黑石子数百枚，生川广。火煅，醋淬，研细水飞。补心去瘀，解毒生肌治金疮折伤，凡恐受刑杖，先服此可耐，瘀血不至攻心，功同蜡矾丸。醋磨敷痈疽肿毒，去瘀血，长肌肉，又能通乳。

矾石

辛，热有苍、白数种，山生此石，不积雪，石置水不冰。火煅虽解散分裂，其坚如故，醋淬煅须七次，煎用，以甘草、黑豆、羊血等制其毒。补命门，破痼冷治风寒湿痹，沉寒坚癖，寒疝。

石蟹

咸，寒形似也，或云即蟹所化，出南海，又山中有石蜗、石螺，亦此类也。补心散瘀，去妄热，解金石毒性味功用，仍同蟹而更和平。治天行暴热，明目去翳，平相火也。又解一切金石丹毒。醋磨外敷，亦治一切肿毒。

石燕

咸、辛，寒形略似而色白，出衡山，天欲风则飞。功用略同石蟹，能祛风去瘀。

砒霜

辛、苦、咸，大热。毒出广信及衡州。赤、白二色，赤尤毒。人云锡之苗，未见为然。又云生者名砒黄，炼熟名砒霜，然今统称砒霜，生者猛，熟较缓。中其毒者，绿豆、黑豆、甘草、羊血、鸭血、泉水皆可解。可用以吐胸膈间之顽痰、风痰、寒痰，截疟杀虫。

水　部

明水

甘、淡，寒以方诸①取于月而得者。方诸，鉴名。今用铜镜，或大蚌壳，承明月中，皆可得水，月固水之精也。古人以供祭祀郁鬯②之酒。润肺清心，安神明，静志虑，明耳目，悦颜色月中得水，而安神明者，水火相济也。明耳目者，魂魄抱一也，以之洗目，最明目去热。

露

甘，平早晨收于荷叶及草木上，百花上者尤妙。润肺清心，解暑止渴，明耳目，悦颜色欲敛肺及治疟药，宜露一宿服。凡疟必由暑。

霜

甘，寒露之凝也，而能杀物。清金，降热，燥湿，去垢，杀虫霜水能令人皮肤皲揭。

雨

甘、淡，平久晴乍雨，檐水勿用，恐瓦苔有湿热毒气，及洗一二日后则可。若空旷不由屋上者不拘。润肺，清热，利小便。

雪

甘、淡，寒雨所凝也。冬作花六出，水之数也。扫入瓷，密封阴处，可待用。春则花五出，不堪藏用。降热杀虫，清金利水治天行瘟热，伤寒

---

① 方诸：古代在月下承露取水的器具。《淮南子·览冥训》："夫阳燧取火于日，方诸取露于月。"

② 郁鬯：香酒。用鬯酒调和郁金之汁而成，古代用于祭祀或待宾。《周礼·春官·郁人》："郁人掌裸器，凡祭祀宾客之裸事和郁鬯以实彝而陈之。"郑玄注："筑郁金煮之以和鬯酒。"

壮热，伤暑郁热，止渴除烦，宁心安神，拂摩热痱。

雹

咸，寒霰，阳搏阴；雹，阴搏阳。大雹中每含有细虫。不可食。

泉水

甘、淡，平性各稍异，土出者甘平，石出者甘冽而寒。侧出平流者曰酒泉，性亦平和；正出上涌者曰槛泉，性亦逆上，多哽人喉；下瀑者曰下泉，性亦趋下。出之缓者性亦缓，出之急者性亦急。润心清肺，解渴除烦，坚肾利水泉多自石出，金水之本源，大能治热病。凡大热伤肺致吐衄者，及天行时疫，狂热烦闷不可忍者，汲此恣饮，自有滋阴降火清金之益。胜服凉药百倍，勿疑伤脾胃也。

井水

甘、淡，平亦泉水之汇，或江河溪涧所渗而入地深得者，多得阴气。若咸浊有碱气者，则秽浊所渗聚，不堪用。养肾滋阴，升清降浊甘淡者，万化之原，故无不补。井水深而在下，自有养肾滋阴之义。其清气往往上浮，是能升清而降浊也。

井华水：清明头目，澄濯心神此平旦首汲者，静夜所息，清明之气，尤能交心肾而清头目。

无根水：止渴除烦，上清胸膈汲来未放下地者，亦取用其意耳。

新汲水：解心腹热闷，通利大小便贵初汲者，阴静之意犹存，久则动而烦矣。故以新汲之水频呷嗽口，可治阳明牙痛。蘸青布洗口舌，可清心火；拍颈窝可止鼻衄；蘸青布熨胸前，可治烦热难耐；及酒醉欲死，壮热如火，和蜜饮之，可治心闷，汗出不止。

长流水

甘、淡，平水无当于五味，故可以淡该之。然流水性味亦殊，大抵东方多酸，南方多苦，西方多辛，北方多咸，中原多甘。溪涧自山始出者多淡而冽，江河下流及池泽不流者多咸。河性急而浮，沸性沉而伏，淮性平而准，江性深而毅，汉性潜而渗。是以五方风气不同，人之性质亦因以有异，皆所居水土之性使然。然涓鲋岂待西江？故第以长流概之。**疏通经脉，灌溉周身**水入于经，血脉乃行，长流尤见流通之意。

急流水：去壅滞，通二便，排痹著以其性急则不能阻，而直趋于下。

逆流水：涌痰涎，清厥逆，靖浮热又曰洄澜水，洄旋复上，有似逆流耳。

池泽水

甘、淡，平如土河土池之水。安养脾胃凡土河土池之水，多不流而有土气，故甘归脾胃。

劳水

甘、淡，平此恐水有咸味，而以瓢扬沸之万遍，一名甘澜水。开胃和脾，灌溉脏腑仲景治伤寒劳伤等药，往往用之，不欲水性之下沉，而欲其数散也。

百沸汤

甘，平汤岂定以百沸，此言其大数，必以百沸为数，则文人之愚也。宣助阳气，通行经络凡寒饿欲绝者，滚汤一呷，即复回阳；四肢脐腹冷甚及寒痹者，滚汤浸脚，或坐汤中，皆能回阳；感冒风寒者，坐密室，以汤或蒸或浴，亦能发汗。随宜施治，惟人意会。

阴阳水

和阴阳，交心肾合沸汤泉水各半盏，少加熟盐尤妙，治霍乱兼吐泻及干霍乱腹中绞痛，神效。

酸齑水

酸、咸，寒此齑菜中酸水也。补敛心肺，降渗湿热，涌吐痰涎，解酒开音。

冰

甘，寒古人子月藏冰，卯月开冰，调燮阴阳，国家视为大政。盖冰坚而藏之地下，所以靖地中闭固未尽之阳；冰判而出所藏于地上，所以宣地下伏藏未散之阴。使阳气不怒，则秋冬无震电之变；阴气不伏，则春夏无凄风寒雨之虞。阴阳和而年谷可以顺成，民疾可以不作，且其为用甚大。有以奉宾祭，使饮食不至变味；养老疾，使暑暍不至烁肌；赡死伤，使尸骸不至秽腐。今朝无其政，则都会之中有藏冰卖冰者，亦庶民谋利资耳。**靖暑暍，安心神，保肺金，澄肾水，解渴除烦，敛汗凉血**水以冱寒①而凝，此太阳寒水之令固然，谓水极似土者非也。固闭之坚，阳气得以安存于中，以为复用之本；若固闭不坚，则阳气散而不收，以趋于尽，无以成终而成始矣，故寒水所以为太阳也。藏冰用于夏，味得之则不变，气得之则不秽，形得之则不腐，蝇蚋见之则远避，心志以之而安静。故古人祭享②尸宾，安养老疾，皆用之。凡天行毒热，伤寒阳毒，阳明壮热，以至神气昏迷者，置冰块心胸间，即可清醒。夏月伤暑、感寒、泄泻、痢疾、霍乱诸症，皆宜用以煎药，必能调剂阴阳，不独杨介之以冰煎理中汤，治徽宗脾泄为可传为故事也。**但不可过食**凡食物皆不可过，不独冰也，冰过食反伤阳，命火以衰，脾胃不能化矣。陈藏器谓盛夏食冰，与气候相反，冷热相激，却致诸疾，此说亦不然。夫冬宜温暖，夏宜寒凉，此如冬裘夏葛，冬向火，夏就凉，乃调燮自然之理。公都子曰：冬日则饮汤，夏日则饮水。如藏器言，则盛夏当食烧炙姜桂，然后为顺气候乎？《内经》云：毋伐天和。正言火令则不宜更食热，寒令则不宜更食寒，此理不明，皆妄说乱之也。夏食冰，犹胜于瓜果。盖瓜果终含溽湿，冰则无也。

米泔水

甘、微苦，微寒五谷之性，多内温而外寒。米皮、麦麸，皆微寒而不失为冲和之气，淅米③之水，其性亦然，宜温饮之。**安养脾胃，清肺宁**

---

① 冱（hù 户）寒：闭寒。谓不得见日，极为寒冷。《左传·昭公四年》："其藏冰也，深山穷谷，固阴冱寒，于是乎取之。"杜预注："冱，闭也。"孔颖达疏："牢阴闭寒，言其不得见日，寒甚之处。"

② 祭享：陈列祭品祀神供祖。《逸周书·周月》："至于敬授民时，巡狩祭享，犹自夏焉。"

③ 淅米：淘米。《仪礼·士丧礼》："祝淅米于堂，南面用盆。"郑玄注："淅，汏也。"

心，荡热去垢解浊除烦而不伤脾胃，且能解热毒，以沐发去垢腻，以浴身润皮肤，去燥热风热作痒，愈疮疥。

盐

咸，平所出不一，性味亦稍异，咸其大体然耳。天津、长芦、淮、浙、广、闽盐出于海；四川、滇、黔盐出于井，色皆有白黑；山西解州、陕西、宁夏，盐生于池，有红色，或洁如水晶，此其大者。而陕之阶成，则生于山崖；西戎则生平土，其色青；苗蛮有生于草木上者，此又不可胜穷也。淮、浙之盐，皆煎成，须收以皂荚，故味微辛。而淮盐甘，浙盐苦，则又因方所不同。闽盐晒成，其形方块如石子，味最甘。广盐或煎或晒，淮上亦有晒者，然不及闽之甘。解池盐待风刮而成，味兼苦辛，如朴硝，且易成水，故不坚固者，谓之盬①盐，即池盐也。石盐、草木之盐皆不事煎炼。**熟炒过用补心**，安神止妄治笑病不休，神多妄者。心以虚灵不滞而能泛应。一有所滞，则坚结一向，而神妄注于偏矣。故必以咸之软坚者为能补其虚灵泛应之体。凡七情之伤，皆本于心之偏滞。此心之正不足，非邪有余。由是以推，则凡偏怒、偏哀、偏恐，皆当以咸软之，又不惟好笑一端矣，**活血去瘀**心用血而生脉者，心虚则不能用血，血妄则自生热，而或瘀、或逆、或涸，以不会膈俞，不为心用。炒盐之软坚，能治转筋、霍乱。攻核结、积聚，吐顽痰、醒醉。瀹②三焦水道，通利二便，排经脉壅滞，溃散痈疽；外用熨身，可去寒湿风痹，消肿散血，止痛定痒。此皆活血去瘀之功，即补心以用血通脉之功也。凡心火安足，则神明四彻，血脉流通而不热；心火不足，则相火无君，而妄热自内生，以有血热、血妄、血瘀、血逆、血涸、结聚、壅肿诸病。若外火乘心之不足，则外邪有余，而有霍乱、便闭、吐泻、转筋、烦闷作渴，变而疟痢诸病。人知为邪火之有余，不知为心火之不足，故咸以补心之说，鲜有能发明者。**生用泻肾，坚骨，固齿**泻肾、软坚而能坚骨、固齿，何也？曰：凡补者补不足，泻者泻有余。不足者正不足，有余者邪有余。凡禁

---

① 盬（gǔ 古）：古代盐池名。
② 瀹（yuè 月）：疏导（河道）。

固凝聚而不当者，皆为肾邪。邪有余则水反生热，而骨不坚，故泻肾软坚，正以坚其所当坚，使邪不干正也。凡泻水者皆能补心，凡泻火者皆能补肾。咸泻水，即泻肾补心也；苦泻火，即泻心补肾也，降逆消痰润下渗湿之性然也。血病无多食咸以过于走渗，则耗津液。哮喘、消渴、水肿者忌之补心泻肾，则不益于肺，肺喜清肃，宜淡而不宜咸。水肿者脾之濡也，咸软则益之濡滞。凡入肾之药，多用盐引，用其趋下之性耳，以为补肾则误矣。

青盐

甘、咸即戎盐，色青明莹，结块成方棱，不待煎而成者。功用同食盐，而能平肝火，渗妄血治目痛赤涩，齿舌出血，以擦牙良。

鳞　部

鱼类皆鳞，即鳝、鰋①无鳞，而鳃、鳍、尾、翅具焉，是亦鳞虫②也。鲮鲤③非鱼而有鳞，则亦附鳞虫焉。鱼类不可胜穷，不能尽述，兹撮其切于食用及有可入药者录之，后皆仿此。

鲤

甘，温形色不一，性亦微异，鲜红而长者微热，红而黑背圆短者温，最益人，黑者平。又有赤而金者，洛鲤贵，江汉次之，吴会为下云。和脾养肺，平肝补心，孕妇最宜食之安妊孕，好颜色，止咳逆，疗脚气，消水肿，治黄疸。行水之功，鱼类所同，此则更能滋阴而养阳云。

骨：烧灰，治鱼骨鲠鱼类所同，即此可推。

金鱼

酸，平此人家养玩之丹鱼，亦名金鲤，不堪食。疗赤、白痢能行水，赤入血分，酸敛肺，厚大肠，泻肝，去血瘀热结。

---

① 鰋（yǎn 眼）：鲇鱼。
② 鳞虫：体表有鳞甲的动物，一般指鱼类和爬行类。
③ 鲮鲤：穿山甲。又名龙鲤、石鲮鱼。

鲩

甘，温此人家池塘所养草鱼，略似鲤而色青白，种出九江。平肝祛风，治痹截疟大至十数斤者，其头蒸食尤良。可截久疟，治虚劳及风虚头痛，助火发疮鱼类所同，此尤甚。

鲢

甘，温鱮①也，腹有白棱一条，故俗曰白脚鲢。人家亦池养之，味薄于鲩。

鳙

甘，温似鲢而大头，俗曰鳙头鲢，味尤薄劣，其美在头。

青鱼

甘，温似鲩而色深青，人以为即鲩之雄者，鲩无雄而有子则胀死，以无青鱼逐之故也。滋阴平肝，逐水截疟，治痢青入肝，甘缓肝，和阴阳之争，益肺，清大肠之火，故治疟痢。

胆：苦，寒。泻肝胆相火，明目疗喉痹凡胆皆苦寒，此独贵者，以鳞虫本属肝木，而此鱼色青，更专入于肝木。故腊月收取阴干，磨汁以点眼，能消赤肿，去障翳。目，肝窍也。目珠所含，胆水之精也，相火炽则目昏，降泻之所以明目也。含胆咽津，能吐喉痹之风火痰涎，此亦相火病，少阴、少阳之结热上攻也。外敷，治火疮，亦去鱼骨鲠。

鲫

甘，温又曰鲋。好族行，相即相附，故名，形略似鲂。和胃健脾，去湿杀疳，治疸消肿鱼类皆能行水。此生于土河，行必依土，形又类脾，故其性更为从容和缓，能行水而不失之燥，能补土而不失之濡，所以可贵耳。或云此独属土，土能制水，故有行水之功。抑思土能防水耳，未闻土能行水也，此中正无容混看矣。

---

① 鱮（xù 蓄）：古指鲢鱼。

鳊

甘，温鲂也，色青白，形方而扁，故有鲂鳊之名。功用近鲫亦有健脾行水之功，味尤美，人多嗜其味而不知取其功用矣。

文鲵

甘，温一名鳑鲵①，生溪涧，大不满五寸，形扁薄，多骨少肉，易馁。其色青、赤相间，故曰文。好游飞水面，有同类而白者，则谓之小白鱼。善发疮，可用以起痘毒其性好急水，而又善飞扬。

竹鱼

甘，温俗讹曰足鱼，色青身圆长，腹中只一肠，肉厚而肥美。

黄鲴

甘，温鲴，鱼肠也，此鱼腹中只一直肠，黄脂裹之，肉最肥美。多食，令人发热作渴。

石斑

甘、酸，温溪间小鱼，身颇长厚，味美，有青黑紫赤斑文及金色者。腹中子不可食，令人作胀痛子自含毒耳。或云此鱼与蜥蜴交，恐亦未必然。

鲜：甘，温似鲤与鲩，而大鳞力雄，善裂网，且健啖小鱼。发疮发热此鱼鳃下有二虫，须检去之。

鳗

甘，温鳠也，一名扬，一名黄颡，身圆厚有力解飞，健啖小鱼，味劣。

鳜

甘，温大头，巨口，锯齿，身方而短，鳞细如沙，文杂白黑，尾小无歧，鳍坚锐如刺，有十二鳍骨应十二月，闰则益刺。鱼皆无胃，此独有，尤健啖小鱼。健脾开胃，其肚可消骨鲠。

---

① 鳑鲵（pángbǐ 旁比）：亦作"鳑皮"。鱼名。即鳑鲏。

鲨

甘、咸，平溪鲨也。小如指，腹下平，口在颌下，鳞细如沙，背有方格文，行尝附沙，而张口吹沙。一名鮀①，一名沙竹。利小水，通淋。

杜父

甘、咸，平小鱼，形如蝌蚪，尝沉水依沙，目不明，性复騃钝②，好唼小虾。

石首

甘、咸，平海鱼也。每季春千万为群，上入于江，伏形水底，渔人听水声网取，首含二石，故名。浙称黄鱼，肉色黄也，又曰江鱼。浙、闽间谓之黄瓜鱼，无血，腌而干之，为白鲞。鲜食不见益人，作鲞能开胃消食，治腹胀，止暴痢性好沉而不浮，有属土之意，故益脾开胃。肉颇不腻，故凡病人可不忌，其止痢治胀亦行水之效耳。鱼腌干皆曰鲞。

鱼鳔：暖精益肾腹中白泡也，能浮水以有此，无者则不能浮，是鱼之水脏也。最软润胶固，澄浊水，固精气，用同阿胶。且鱼类多子，故鳔③合破故纸等药能暖精种子，然不独此鱼。取此以其下沉耳。

首中石：咸，平治石淋。煅、研，白汤服。

勒鱼

甘、咸，平最多子。

鲻

甘、咸，平色黑。此皆与石首鱼相先后。

鲥

甘，温季春始上，非其时则无，故名。鳞白肌腴，最鲜美。性自爱鳞，

---

① 鮀（tuó 驮）：古代一种生活在淡水中的吹沙小鱼。
② 騃（ái 挨）钝：呆笨。清·蒲松龄《聊斋志异·锦瑟》："生斤斤自守，不敢少致差跌，但伪作騃钝。"
③ 鳔：原作"膘"，据光绪本改。

一丝挂之，则不复动。味美亦在鳞，濒海诸郡皆有之，镇江者尤佳，但肉嫩易馁。

鳞：贴治疔毒是疔则黏，非疔则脱。

鲈

甘，平腹下平，似鲇鳜，近海诸郡皆有，淞江者四鳃，味尤美。

嘉鱼

甘，温似鲤而鳞似鲔，出沔水以南，凡向南之穴中有之。故《诗》云"南有嘉鱼"，味甚美。

白鲦

甘，温此江、河、湖、泽中鱼，色白而身长，味亦美。

乌背

甘，平小鱼。一名鲹，一名鲋，一名鱼鯆，背上黑，好从大鱼群游。

鲳

甘、苦，温似鲂，一名鲳鳊，好从他鱼后而食其沫，味微苦而腴，但腥气重。

鳣①

甘，温江湖河沛中大鱼，有百余斤者，首似龙，身无鳞而夹鬐，有甲二道至尾，可以磨姜，肉色黄，骨脆软可食，今曰鳇鱼。壮筋骨，长气力。

鲔

甘，温今曰鲟鱼，又混称鳣为鲟鳇，谬也。鲟似鳣而色青，长鼻如铁兜鍪，又名鳢鮵，岫居而川游，尝以三月出水，大者不及百斤。功用略似鳣。

鲛鲨

酸、咸，平出南海，类不一。虎头鲨最大，皮有沙，须剥去乃可食；小者皮可饰刀剑鞘，骨脆软，鳍翅味尤美。消肿去瘀。

---

① 鳣（zhān 沾）："鲟鳇鱼"的古称。

翅：甘、咸，滑。渗湿行水。

白：甘、咸，滑腹中泡也，又曰鰿鮧①，非此鱼独有，而此尤大，今人谓之鱼肚，其实非肚也，亦海错美品。益肺，补心，消痰，逐水下行，养精固气，澄清肾水，滋阴补阳令人多子。

鳢

甘、咸，平非海鱼而有咸味，一名鮦，形似筒也。皮黑白，斑驳如蛇，故又名蛇皮鱼。首有七黑点，故又名七星鱼，俗曰乌鱼，亦善啖小鱼。补心养阴，澄清肾水，行水渗湿，解毒去热味咸补心，色黑入肾，取鳢鱼一斤以上者，和冬瓜、葱白作羹，可治十种水气。其行水之功，加以咸软，故无坚不达也。除夕日煎汤浴小儿，且令稍食之，可免出痘。须周身九窍浴遍，勿嫌腥而洗净，使自腠理熏蒸入里，经络筋节俱到，乃能去毒也。道家以此列"三厌"，好事者又巧为之说，知道君子必无惑焉可也。

胆：苦、甘，寒凡胆皆苦，此独甘，然究竟有苦味。缓肝，平相火，专治喉痹干者磨点喉中，甚则调汁灌之。

鲇

甘、咸、平，滑大头小尾，偃额平腹，两目在额，长须夹鼻，体多涎沫，色有黄白。滋阴补虚，和脾养血天行热病后，诸肥肉及有鳞鱼不可食，惟鳠鲇养阴。

鳠

甘、咸、平，滑似鲇而圆长，俗曰石鳠，又曰潭虱。滋阴补虚，澄清肾水鲇生田泽及泥河，故能和脾；鳠生溪涧及石穴，故能清金澄水。

黄魟音轧

甘、咸，平一名黄樱。黄色小鱼，鳃旁两横骨刺人，执之啧啧作声。

---

① 鰿鮧（zhúyí竹移）：鱼鳔、鱼肠用盐或蜜渍成的酱。《南史·宋纪下·明帝》："以蜜渍鰿鮧，一食数升。"明·李时珍《本草纲目·鳞四·鰿鮧》〔释名〕引陈藏器曰："鰿鮧乃鱼白也。"

鳅

甘、咸，平有泥鳅、沙鳅，惟海鳅大至数千斤。

鳝

甘、咸，温异于蛇者鳃尾。滋阴养阳，补虚劳，和气血，壮筋力有微毒。斤余大者，食之浑身筋骨暴胀，至不可忍，必令人椎击乃宽，气力亦暴长，虽曰处阴，而劲悍之性达于阳也。

血：咸，温。能正经络，去壅滞，缓风软坚，渗湿去热中恶风而口眼㖞斜，取此血和麝涂之，左㖞涂右，右㖞涂左，俟正则急洗去。以滴耳治聤耳肿痛，以滴鼻治鼻衄。以点目治痘后生翳。李时珍曰：鳝善穿穴，与蛇同性。故能走经络，疗风邪，及诸窍之病。风中血脉，用血主之。从此类也。愚按：蛇一于阴，而鳝则阴中之阳，此其稍异也。又蛇鱼力俱在尾。

骨：烧烟辟蚊。

鳗鲡

甘、咸，温鳝体圆长。此稍扁似鳝，尾亦稍大。滋阴养阳，补虚劳，理冲任，杀虫蛊性味颇同鳝，然鳝居于土，得土气之冲和；此游于水，得水石之清洁，而鳝有穿穴之力，则非此所能及；此有从容滋补之能，又鳝所难同也。得水石之清洁，故能泻肾之邪水积湿，而治劳热骨蒸，理冲任之沉寒逆气，而止心痛满闷。又治湿痹，杀虫蛊，盖虫生于湿热，湿热去则虫不生矣。溪涧中者色青黑，能资肾平肝，最清劳热；若江海中色黄者，每钻人尸及死牛马，难免毒。昔人云"昂首上山者不可食"，乃今濒海处则专取能上山者，谓之竹鳗，味尤美，是不可解。昔又云鳗无雌，以影漫鳢而有子故名，此亦不然。予尝食此，亲见其有子满腹云。

骨：烧烟辟蚊昔人云其骨烧烟，蚊化为水。

马鲛

甘，温体斑似鲛鲅，而非类也。出山东濒海诸郡。

鯸鮐①

甘、咸，平河豚也，大首小尾，背有斑文，腹有圆图，偶有所触，则气胀腹满，形如木杓，味美。有毒，芦笋可解毒在肝在血，以善怒也。须去血净，煮时不可少触灰尘。芦笋能解者，舒肝气也。子尤毒，杀人。然今以作醢，称美味，是不可解。或谓埋土中数日，则毒解云。

带鱼

甘、咸，平出东南濒海诸郡，形长如带，青白色，一名鞭鱼，以形名也。或云此一鱼出水，则众鱼衔其尾而上如带云，多脂易化。

比目鱼

甘，平一名鲽，一名鞋底鱼。鱼各一目，两片相合乃能行，若乍相离，则泛泛无所著。然其类亦不一，有长、短、紫、白、青，随在各异。令人夫妇相媚或以此为脍残鱼，或以银鱼为脍残鱼，未知孰是。

银鱼

甘、苦，平细白如银丝，湖海间皆有之，平望者尤佳。补肺清金，滋阴补虚劳鱼类多动火发疮，此独不然。

燕窝

甘、咸，平此亦银鱼之类。海燕衔之以作巢者，胶黏成片，形如莲瓣，出海外孤岛中。滋阴养阳，调和气血，补虚劳，去蒸热甘能和脾，养肺，缓肝；咸能补心，活血，泻肾除热。其胶黏之性，尤能滋涸竭而化痰涎。又经海燕衔吐，有精液聚焉，神志注焉，故能大补虚劳。宜和米煮粥淡食之。

针工鱼

甘、苦，平出太湖，长二寸许，色青，口有长刺如针。上湖者针在上唇，下湖者针在下唇。滋阴，能穿溃痈毒作汤服之。

---

① 鯸鮐（hóutái 猴抬）：河豚的别名。

拖枪鱼

甘、咸，平出闽海，大寸许，阔而扁长，刺在背，闽人腌之以为鲊①。解酒除烦，宽中化食醉饱后略食此，顿觉胸腹宽畅。

桃花鱼

甘，平出婺源，大不满寸，形似黄鲀。桃花开时取之，故名，味美。

望灯鱼

甘、咸，平出温、台海滨，色赤似虾，不满半寸，见灯则群出，因而取之。

麦鱼

甘、咸，平出贵池江滨，小不半寸，色赤黑，麦熟时出，过时则化为小蜻蜓。发疮。

黄雀鱼

甘，温出广西，每秋风起时，渔人候之，风动即下网，得于水中者鱼形，水上者雀形，水面间者半鱼半雀形。

龙骨

甘、咸、涩，微寒出晋、绛、河津、龙门，往往掘地得之，状类石灰，以白地锦文黏舌者为真。市肆或以古矿石灰伪之。或生用，或酥炙及酒煮。或浸一宿，研，水飞三度，制当随宜。补心益肺，敛散泻肝，固精宁神，拘魂定魄，解毒辟邪龙之变化无方，潜见以时，至于骨则收敛潜伏之意居多，而神明不测之用，亦未尝不寓焉。其用以阴，其物本纯阳，非一味收敛而息其生机者所可比，故能安神明，治乱梦及梦遗，敛魂气，定惊痫，止盗汗、自汗，安喘促，宁体魄，聪耳明目，固精髓，止带浊，坚骨养力。以入气分则敛浮越欲散之气；以入血分则止妄行妄聚之血，止吐衄、血崩，治大肠脱肛，敛疮去瘀，功用甚大。而大要归于补心安神，为心脏之主药，有开广神智之功，孔圣枕中丹用之，非徒涩以止脱而已。忌鱼，恶伤其

---

① 鲊（zhǎ 眨）：一种用盐和红曲腌的鱼。

类；忌铁，龙之所恶也。

龙齿

功主镇心安神，余同骨骨之华而达于外者。主治小儿惊痫，亦止一切狂热。

鼍①

甘、咸、涩，微寒四足如蝘蜓，而夹鳍有鳞，每于湖滨掘得，谓之土龙，能横飞作雾，其鸣应更，所居之地则善崩岸。用熬膏，溃坚拔毒，去瘀生肌。

鲮鲤

甘、咸，寒俗曰穿山甲，浑身有鳞，尖首，长尾，短足，善穿穴，好食蚁，居山穴中。偶见人则缩其首尾四足于腹下，形如僧家所敲木鱼，色黑。

肉：杀虫行血，攻坚散瘀，治痹通经。

甲：咸，寒。走窜经络。无所不达，以软坚攻毒，去瘀排脓治风湿寒痹，托内毒，溃痈疽，兼能通经下乳。世专用其甲，或酥醋，童便炙，或土炒，制各随宜。如患在背用背上甲；在手，用前足甲；在足，用后足甲，效更验。如托痘毒及通经下乳，尾甲为良。痈疽已溃，忌用。虫、疮、疥癣，以此甲搔痒，亦能杀虫。

羽　部

鸟也。凡能飞者，虽非鸟，亦属之羽虫。如蝉、如虻是也。若蝙蝠非羽，而亦附羽虫，以能飞也。凡羽虫之所成，亦附羽虫，如蜂房、五倍子、桑螵蛸、蜂蜜是也。

---

① 鼍（tuó 驮）：爬行动物，吻短，体长二米多，背部、尾部均有鳞甲。穴居江河岸边，皮可以蒙鼓。亦称"扬子鳄""鼍龙""猪婆龙"。

鸡

甘、辛，温形色性味，各有不同。温中补虚，益肝木，长气血，然每能动风助火，肥腻壅滞。有外邪者，皆忌食之羽虫也，亦巽木也。故雄性急躁好动，色赤者动风助火尤甚；然风寒湿痹，滞于血脉，又可藉其雄悍而善入之性，以通之逐之；雌性和缓，甚有补益。昔人云：孕妇宜食牝鸡。抑知牝鸡较胜，但伏而未醒者则无益。若色黑骨肉纯乌者，则不问雌、雄，皆得水之色，减躁热之性，入肾、入骨，滋润命门，甘温补养，能去骨蒸虚劳，止虚火烦渴，治崩中带下，阴虚血热之病，巽阴下伏，主肝肾而能风以散之也。有白丝毛而黑透骨肉者尤良；倒毛者治反胃；如雄而骟①过者，去其躁急之性，谓之羯鸡，尤专补益。

冠血： 咸，温精华萃于雄冠。涂恶风口眼㖞斜，及中恶猝忤，及百虫咬毒性善入，故窜走经络，伏于阴而发声于阳，能却阴伏之邪。食百虫，故能杀虫毒。

血： 涂心胸间，治鬼击猝死黑骨者良。血无益，勿同肉煮。

肝： 苦、甘、咸，温。治小儿疳积杀虫善怒，见虫则怒啄，故肝尤杀虫。

膍胵： 甘、咸，涩一曰胗皮，一曰鸡内金。补脾胃，益心肺，敛散气，渗邪湿此即其脾也。其化食而不溺者以此，故能消食缩小便。咸补心，去热除烦，清小肠之火；涩补肺，治泻痢，通大肠之火，故并治溺血、肠风诸症。亦治食隔，反胃，及小儿食疟。

屎： 苦、咸，寒用雄者。降逆气，燥脾湿，软坚积，去瘀血，续筋骨《内经》以鸡矢醴②治蛊胀，取其降浊气，燥脾湿，软坚去积。而雄悍之性又能下达以去太阴之结，且能杀百虫毒。凡小儿食癖，皆可随所嗜作引以治之。打跌伤，酒和鸡矢白饮之，瘀即散而筋骨续矣。

卵： 甘、咸，平鸟卵皆有咸味，此尤易见，《本草》多不言，何也？

---

① 骟（dūn 墩）：阉也。原作"镦"，据文义改。
② 醴（lǐ 李）：甜酒。

补心安神，活血去瘀，散妄热，定惊悸宜煮勿煎；清咽喉，开音声，止咳嗽此宜用生卵，以百沸汤冲下搅熟饮之。甘以益肺，且使心火不聚而上炎也；止久痢久泻以醋煮，补虚劳骨蒸伺其生出，乘热即刺一孔吸之，或浸童便一宿煮食；利产安胎只宜煮食；去伤杀虫取卵黄煎出油，同发灰治痫血。又外敷击伤，及诸虫疮毒。

卵壳： 治疮肿痘毒用抱鸡已出之壳尤良，俗名混沌皮。炙研，麻油调敷。

雉

甘、辛，温野鸡也。凡翚①、翟②、鷮③、鷷④之类，毛色各有不同，通谓之雉。温中补虚，益肝和血，然亦能生风动气属离火，性好斗，故亦补肝生风。然文明炳著于外，则不至如家鸡之性热。

鵔鸃

甘、辛，温锦鸡也。毛冠色黄，身黄质而备五色，腹下正赤，尾亦长而弱于翟雉，黑白细文相间。雌者无文彩，色黄黑相杂。功用同雉。

鷩

甘、酸，平毛冠色绿，面正赤，身正白，有黑文细绣。如鱼鳞，尾长而杀，如锦鸡，白黑相间而显。雌者无长尾，亦有黑鷩。补中益肺。

鶡

甘，温吐绶也。颔下有胡如囊，晴暖则舒，五色备而鲜好，圆如月华，阴雨则收不见，故曰吐绶。头上有两毛角，故又名角鸡。身尾色黑而有白点。

鷓鸪

甘，温越鸟也，闽粤有，岭北无。形如母鸡，体近方，毛黄褐色，有白点，

---

① 翚（huī 灰）：古书上指有五彩羽毛的雉。
② 翟（dí 敌）：长尾山雉（野鸡）。
③ 鷮（jiāo 交）：野鸡的一种，尾长，可作装饰品，边走边叫，性勇健，善斗。
④ 鷷（zūn 尊）：野鸡。

短尾。补中消痰，作羹能辟蝇食半夏苗，故能消痰，然有毒，姜汤可解。

竹鸡

甘，温。补中，杀虫，解毒，消砂石毒好食臭芹，及白蚁、臭虫、砂石，故有此功效。

鹑

甘，温形如小鸡，大如拳，色黄赤或白，文皆细绣如鳞。雌雄相随，飞不高，行不越草。补脾和胃，长气血性纯谨，故气味亦和缓，然鸡类无不好斗者，故皆助肝风。

鴽

甘，平鹑也，亦作鴟，即《月令》"田鼠化为鴽"者，今曰田鸡，又曰水鸡，身圆短而色黑，与鹑殊不相类，乃合而呼名，其误久矣。

鸭

甘、咸，寒毛色不一。滋阴补虚，行积水，去妄热。羽虫属火，凫鸭之类游于水，则火中之水，如心之内含真阴而能主脉用血也。其入水不濡，是能泻肾中之积水妄热，行脉中之邪湿痰沫，故治劳热骨蒸之真阴有亏，以至邪湿之生热者，其长固在于滋阴行水也。去劳热故治咳嗽，亦治热痢，以老者良，白毛乌骨尤贵。盖黑专入肾，白又有清金生水之意，是更能补肾之正。且一雄能统百雌，雌又乘雌，不必尽交雄，能传所受之雄精，播遍同类。卵则皆可雏，是其甘寒，又实能养肾以填固精髓也。

血：咸，寒。解丹石、砒霜及鱼虫百毒黑鸭血尤良。冬入水而不知寒，其一身皆寒而心独热也，故用以滋阴者宜去心。

卵：甘、咸，寒。补心清肺，除胸膈间邪热宜煮勿煎。止热嗽，治喉痛齿痛百沸汤冲食，清肺火，解阳明结热。

腌卵：久者能解暑，利小便补心去邪热，行水也，实大肠，治痢止泻腌久则黄变黑，能入肾，有涩味，能敛肺而止泄。其白入肺，咸软坚，寒去热。

变蛋：辛，寒。泻肺热，醒酒，去大肠火，治泻痢用石灰杂柴灰盐腌之，味辛涩，兼甘咸，能散能敛。

凫

甘、咸，寒野鸭也。补心养阴，行水去热性浮而善飞扬，清补心肺，不专入肾。

鸥

甘、咸，寒小于凫而色多白，一名鹥。善没水，偶见人则群没水中。越数十丈而复出，俗曰习鸭，又曰水伶行，又曰䴙鹈。其膏拭刀剑，可不锈。可去肺肾之邪。

鸳鸯

甘、咸，寒匹鸟，生有定偶相依，不肯再匹。雄者备五彩，腹下白质，黑缕如绣，头上有长白毛冠，夹尾有二毛如钺斧。雌者无彩。杀鱼虫及短狐毒短狐，蜮也，似鳖，三足，又曰射工。在水中含沙射人影，中者辄生疮作寒热。此与𪀠𪀠，性食短狐；美心意，令人夫妇相媚。

𪀠𪀠

甘、咸，寒亦名紫鸳鸯，形似而较大，色多紫，绀顶无长白毛。杀鱼虫、短狐毒《杜台卿赋》云：𪀠𪀠寻邪而逐害。此鸟专食短狐，及溪中敫逐害物者。其游于溪也，左雄右雌，群伍不乱，似有式度者，故《说文》又作溪鹎。南方有短狐处多有之，人家宜畜。

鹅

甘、微辛，温色白或苍。益气发疮毒，动痼疾亦好斗，而勇逊鸡。亦游水，非若鸭之恒习于水。性似舒缓而实躁急，阳之陷而未能发者。白鹅性纯，苍鹅色杂，助肝气，究竟皆有小毒，作血分之热而动气发疮。

脂：甘，平鸡脂甘而有腥气，惟此独佳，肥而不腻。润皮肤，愈龟拆亦治癣、秃疮、疥。

卵：甘、咸，平有草气腥气。不益人。

鸿

甘，温天鹅也。多出和州、泗州，然人每浑以鸿雁言之。

雁

甘、微辛，温色苍，或白。益阳气，暖水脏以冬月随阳，且居水滨也。然古人食雁去肾云，余功用略同家鹅。

鸽

甘、咸，平毛色不一。平阴阳，和气血，补心血，解百药毒服药者忌，若食此则药不效；顺肺气，令人不噎其饲子，皆已食入腹乃复吐出哺之，鸠类亦然，故皆能不噎，顺肺气且和胃气也；暖肾益精咸泻肾，而甘则能补。其性好合，他鸟惟雄乘雌，此则雌雄迭相乘，虽有定匹，失偶亦改匹，故食此颇令人强阳好色，鸠聚①阳气鸠鸽发声在喉。阳气聚于内也，能温中而去寒。其美在血，用时惟以两指擒闭口鼻而不割，留其血，使气聚于中，然气闭而毙。食此过多，亦恐气壅。

卵：甘、咸，平。小儿食此，可稀痘毒亦能补心，去瘀血，生新血，兼解伏毒。

屎：苦、咸，平雄者左旋，故名左盘龙。雌者不用。下气破积，攻蛊去瘀。

鹁鸠

甘、咸，平其鸣姑恶姑者，居近人家，春而多声。一名佳，佳音追；一名夫不，不音浮；一名鸣鸠；一名祝鸠。大小似鸽，而色青微赤灰色。功用略同鸽海外有白鸠，功用亦同。

斑鸠

甘、咸，平其鸣布谷者，季春始鸣，居小林中。一名布谷；一名鸤鸠；一名结掬；一名郭公；一名戴胜，以头有毛胜也；一名鴶鵴，以毛斑驳如破衣

---

① 鸠聚：聚集。《晋书·阎鼎传》："乃于密县间鸠聚西州流人数千，欲还乡里。"

也。比鹁鸠稍大。

鹊

甘，平。止鼻衄衄病时作者，以鹊肉作羹，食之不复发。盖衄虽肺火，而实作于肝风，肝主血而风上越，则鼻衄头痛，木侮金也。鹊知天风，而巢最固。岁多风则巢卑，少风则巢高，是能防颠顶之风者，故治衄。

莺

甘，平。令人相爱止妒取莺鸣求友之意。色正黄，故名黄鸟，两两相丽，故曰黄鹂。翼有黑羽间之，望之苍然，故又曰鸧鹒。春出秋蛰，盖有得于气化之和，故能疗妒。

啄木鸟

甘、酸，平。治蛀齿，杀虫䘌有黄、黑、绿数色，身小，长喙如锥，能缘木枝，倒悬而行。或煮汁含漱，或全体干炙为末，擦牙可绝蛀，服之亦杀蛔虫、寸白。擦疥癣可治皮肤内虫，盖其啄木食虫之性然也。术家云：取此血清晨东向饮之，能使面乍变五色，随意所欲。

雀

甘，温其类不一，人所取食，房舍、檐瓦及木穴、墙穴中者，所谓瓦雀，俗曰麻雀。大于此者蒿雀，色绿；小于此者黄雀，色黄；及鞍雀、鹖鹑，则鲜有食之者。大壮元阳，令人多子。性最淫，方春时，一雄乘数雌，求合不已。头壳薄，满裹髓，故壮阳益精，然助淫而已。

屎：苦、咸，平又曰白丁香，雄矢上有尖，雌矢不用。下气攻积，破痼冷。

卵：甘、咸，温有赤斑点。补心明目，充髓治鸡盲眼。

白头翁

治热劳，止吐衄似脊鸰而稍大，毛黑长尾，有白文间之，头顶一片白毛，故名。飞常循山谷深坑中，得涧谷之阴精，故能去热邪。

鹳骨

辛、咸，温少阳之鸟，秉阳逐阴，引气多寿。能罡步杀蛇虺，辟不祥。

然食毒虫，毒聚予顶，故顶上正赤，甚毒，肉则可食，解蛇虫诸毒。壮筋骨，除痹痿，祛风辟邪，解鱼蛇毒，化鱼骨鲠。

鹰骨

辛、咸，温最大纯黑者曰鹫；次大黑斑翅如车轮者曰皂雕，赤色斑者曰鹑，鹑音团；又次则色苍者为苍鹰；余则有曰鹞、曰鹯、曰鸷、曰鹭、曰海东青，皆鹰类而稍异。若鹘，则别是一类，又谓之隼。又鹎鸟亦名伯劳，亦樱食鸟雀，然雄健惟鹰，肉亦可食。壮筋骨，益气力，除痹祛风，明目去积，消鸡骨鲠酥炙用。目最明，云霄中能俯见伏草莽间物。术家剌取眼内水以点人目。凡用七鹰，可令目明见云霄外物云。佩其爪亦能辟邪，若鸡骨鲠，以爪搔喉间即下。

枭

甘，辛，温头似猴，毛如衣蓝缕，两距有毛至足，状甚凶恶，一名训狐，一名只狐，目圆大，昼昏眊①，夜乃明见蚊蚋，常夜鸣。此则人面而食母，不孝之鸟也。可为炙，壮筋骨，治头眩其身纯筋，痛鞭竹箠，肉乃少松；头善旋转，能迥见尾，故治头眩。

鸺鹠

甘、辛，温一名猫头鹰，一名鸱枭，一名角鸱。有毛角，色苍黄，尝夜鸣，鸣则不祥，亦枭类而小耳。治头痛风眩。

鹏

甘，平羽色绿如鹦鹉，尝居林木间。其鸣云"苦也，苦也"，俗曰苦鸟。入人家则不祥，又曰姑获鸟。昔人言其尝夜飞，若遇夜露小儿衣物，志以血点，则魂为所摄，儿辄减食黄肿，谓之"无辜疳"。食之已疳鸟类非可尽述，只择其可常供食及可入药者，余置不录。

五灵脂

甘、咸，温出太行山及北岳诸深山中，号寒虫屎也。其形未知，或云

---

① 昏眊（mào 帽）：眼睛昏花。唐·柳宗元《与萧翰林俛书》："居蛮夷中久，惯习炎毒，昏眊重腿，意以为常。"

有四足，夏月羽毛五色鲜好，鸣云凤凰不如我；冬则毛尽落，忍寒夜鸣，曰得过且过。又以为即鹖旦①，夜鸣求旦之鸟。然《月令》仲冬而鹖旦不鸣，则非此矣，未当附会。**补心平肝，活血散瘀，通利百脉，和中止痛，杀虫解毒**此屎色黑，有脂润，气甚臊恶。然能补心缓肝，和血通脉者，意以其物耐寒，冬虽无毛，不至禁痼凝涩以死。其血脉常流通，阳气内全，故严寒不能伤欤？其粪之臊恶而滋润，虽藏久外干，中犹濡黏如脂，是则阳气之蕴郁而通。色黑故入血分，主血病。生用则咸多，能渗能行；熟用则甘多，能缓能止。宜炒令烟尽，研末酒飞过，去沙石。主治血痹、血积、血痫、肠风、崩中、暴下。又治心腹血气诸痛，定惊去痫，和冲任之脉。此皆补心缓肝之用，而或以为去风之药，则不然矣。又能杀虫，去蛇蝎咬伤诸毒，盖此鸟亦食毒虫，故能制其毒。其屎如脂，受五行之灵气，故名。

夜明砂

辛、咸，寒蝙蝠屎也。夜飞食蚊，蚊目不化，取屎淘于流水，其细沙存者即是也。蚊目固夜明者。**补心肝血分**蚊固吮血之虫。**主养阴明目**治目盲、障翳、雀盲，**兼能行血去瘀，治鬼疟，定惊痫**催生下死胎，以其咸能软坚，辛能行气，且蝙蝠乳而产最易也。鬼阴物，夜出，此亦然，故取其意，要之气血和而不滞，则疟愈矣。蝙蝠非可服食，昔人称为"仙鼠"，皆诬妄之见。

蝉蜕

甘，寒有夏蝉、秋蝉、寒蝉，惟夏最大，而色黄黑，朽木根所化。始名蝮蜩，穴土上出，为日色所曝，则背裂而蝉出，出则飞鸣于树。此所蜕之壳也，入药用。**缓肝养肺，去血热，除风湿**本木土之余也，甘则缓肝清肺，本湿热之气所化也。蜕则去湿热以就清高，以善蜕故去目翳，催生下胎，且及胎产，皆肝所主也。其蜕则肤壳也，故治皮肤风热隐疹、疮痏。皮毛肺所司也，去秽浊而就清高，且其体轻虚，故能托痘疹疮毒而宣之于表。以清高而发声，故治中风失音，清肺金也。昼鸣夜息，故治小儿夜啼。此症亦阴分

---

① 鹖（hé 和）旦：亦作"鹖鴠"。鸟名，即寒号虫。《礼记·月令》："（仲冬之月）鹖旦不鸣。"郑玄注："鹖旦，求旦之鸟也。"

有热而心不安，肝胆有热则惊痫，其止啼，治惊痫，亦以去其热而已。然用以止啼，须去其腹取其首，盖蝉有喙而不鸣，鸣以腹，此又物理之不可不明也。

蜣螂

咸，寒一名蛣蜣，俗曰滚屎虫，又曰车屎客。身圆长，色黑有甲，甲下有翅能飞，生粪壤中。好雌雄共团粪作丸，各以两足团之，圆如弹。**泻大肠血分湿热，软坚拔毒**炙，去净秽气，研，治肠痛、腹痛、便闭、下痢。外敷脱肛，去疮疽虫痔，能拔肉中箭镞。人或用螳螂者，误也。

蜉蝣

咸，寒一名略渠，一名独角犀牛，似蜣螂而狭，长甲，色黄黑，光如漆，有翅能飞，头上角长寸许，角端分歧如刺，骨朵亦蜣螂类也。**功用同蜣螂**力更猛。

螳螂

甘、咸，温一名天马，昂头如虎，细颈长身，前足短如锯齿，常举不下，后有四足，长股长胫，似草虫而长，翼有赤文。腹中有二铁线虫，能绕牛马尾至断，用时须去之。**补心缓肝，去风热，定惊痫**色青入肝，仲夏始生，入心而能泄热气，散瘀血。

桑螵蛸：

甘、咸、酸，温螳螂卵也，附桑上成房，长寸许，房中细子如蛆，芒种后出，半月乃化为螳螂，他树亦有之。**补心收散，补肺敛精，泻肝肾之邪热**乘夏化而敷子，子聚成房，此非独精交，及其神所萃。凡不交而孕者，皆由神交，蛟龙鸒鹊是也。聚子百十，有房包之，待时变化而出，此亦如心之以虚而具万，且乘一而应万也，作房有敛之义。夏火而金已伏，肺金者肾水之母，故凡酸以补肺者，虽轻虚上行，要皆能固肾敛精，金之生水也。故桑螵蛸能补心安神，止梦交，治健忘，通五淋，散瘕疝，又能敛气固精，起阴痿，愈腰痛，止白浊、血崩，缩小便，止小儿夜溺。为春夏之令所由成，秋冬之令所由始，以桑上者良。他树者则以桑皮、桑叶佐之。或炙，或煨，或醋煮，或汤泡用。

五倍子

咸、酸，寒，涩倍当作㯂，木名，即盐麸木，乃虫食木汁，遗子叶间，结房如文蛤，形圆长，大小不一，子化飞去而房存，色黑黄，轻脆中空，可用以染皂。补肺敛气，补心安神，泻肝肾之邪热积湿，攻专收敛大略同桑螵蛸，而彼固阳气，有散有收，此敛阴气，一于收涩；彼合其子为用，生气存中，此则子去壳遗，独存敛固之性；又桑木属阳，肤木属阴也。其轻虚上行，入肺，清肺金，固肺气，治虚火上浮之咳嗽、吐衄、消渴，能生津去痰，解酒，入心而除妄热，止一切血热、血妄，诸疮痛痒，敛疮口，解虚烦。研末调口唾敷脐，止盗汗、自汗甚效。又能治肠风、痔瘘、脱肛、泻痢，大肠肺之表也。收一切脓水湿烂，洗目消肿，去肝肾之湿热也。生用上行，炒用下行。若咳嗽由外感，泻痢非虚脱者，则不可用。可染须发。

盐肤子：咸、酸，寒盐肤木略似桑，生子成穗如芑，子甚繁衍，色青而有白霜，小儿喜采而吮食之。功用略同不能及五倍子之敛固。

白蜡

甘、淡，温，涩蜡虫①如虮虱②，食冬青叶，吐涎于嫩茎，化为白脂，至秋刮取煮滤，凝块成蜡，虫化蝶去，遗卵树上，作房包子。次年复作蜡，俗呼蜡种。补肺敛气，环卫心君白色入肺，味甘气涩，大能补肺固气，且和膻中之气血，以安护心君，使瘀血惊气不得而犯之，坚完肌肉，续筋接骨外敷能生肌续伤，其胶固凝成之性然也。凝聚之中实含滋润资生之意，然今人只知其外著之效，而不知其有内补之功矣。

蜂蜜

甘，寒春与夏取者，多采芸薹、桃李之花，性味不能醇；季秋取者，多

---

① 蜡虫：即白蜡虫。成群栖息在白蜡树或女贞树上。雄虫能分泌白蜡，包围体躯。早在 13 世纪，我国已知饲养白蜡虫以生产白蜡。明·李时珍《本草纲目·木三·女贞》："立夏前后取蜡虫之种子，裹置树上。半月，其虫化出，延缘枝上，造成白蜡，民间大获其利。"

② 虮虱（jīshī 几师）：虱及其卵。《韩非子·喻老》："天下无道，攻击不休，相守数年不已，甲胄生虮虱，燕雀处帷幄，而兵不归。"

采荷、桂、菊花，性甚醇好；闽广者，有酸味不寒；川中者，亦不甚寒；徽、宁及蜀有采黄连之蜜，味微苦；西凉有梨花蜜，色白如脂，性皆寒；又人家木桶及山木穴中者，性平微寒；石岩取得者，则大寒。挹草木之英，含清露之气，冲和滋润，柔滑胶凝，而甘无不补，补脾和胃，缓肝润肺，调营卫，通经络，滋血养气，通利三焦，解百毒，和百药生用清热，熟用补中；以入肺则止嗽润燥，止渴生津；下行大肠，治痢通闭；以入脾则和中止痛，调和阴阳，通利水道；以入血分则去热凉血，去妄血，和经络；以外用则润肌肤，悦颜色，止疮疡诸痛，生长肌肉，治汤火伤；其解百毒和百药，同于甘草；又能固敛药气，故丸药多用之。性滑肠，寒泻及中满者忌中满忌甘。忌葱同葱食能杀人，盖一上升，一下降，其势相逆也。古人云忌莴苣，则殊不然。

黄蜡：甘、淡，平，涩取蜜后余渣。功同白蜡而补，暖脾气，止泻痢色黄故入脾。蜜令人泻，而蜡止泻，以其凝而气涩。余功同白蜡。

露蜂房

甘，平蜂类不一。有腰细身长足长色黄赤者，曰长足蜂，多穴野亭砖壁；有身圆色黑者，曰蚂蜂，好穴人家木壁梁柱；有身小色黑腰细如缕者，曰蠮螉，又曰螺蠃，此负螟蛉为子者，好居墙隙，或几案笔筒中；惟身圆大色赤黄者，曰桃蜂，又曰壶蜂，最螫毒，能食小蜂及蚕蟓之类，吸取木汁以作房，一缕悬树，其下渐大如莲房如斗，当暑则群居土穴，隆冬反在树上房中，故谚云"壶蜂天倒拗"。缓肝平相火，祛风杀虫，和胃益心肺。能拔脏腑及骨髓之毒，又能壮阳起阴痿夏不畏湿热，冬不畏风寒，故能平相火治惊痫瘫痪；能吸取木汁成窠，故无坚不拔，而又能强阳起阴痿，以能平君相之火，故治瘰疬及小儿重舌，兼能和胃；煎水洗疮能杀虫，含漱治风虫牙毒；炙过醋调涂痈疽。有毒甘草和用。

蚕蛾

辛、咸，温蚕所化蝶，择用雄者。补君相之火性淫，故能固精，壮阳事。

蚕蛹：甘、辛、咸，温同茧入汤煮，及出茧未化蝶有赤壳者。和脾胃，去风湿，长阳气小儿宜服。

僵蚕：甘、辛、咸，温受湿气自僵死，色白条直者良。去嘴甲，及余丝净，泔泡火炙。补肝和胃，祛风胜湿桑性本祛风，蚕食其叶且未至吐茧，则含桑之清液为全故也。蚕病湿僵，而能胜湿者，风终胜湿，其僵不朽，则湿尽矣，亦能除痰，补心安神，清肺泻热气味形质皆轻而上行于心肺，色白入肺，辛泻肺，咸补心而去妄热，软坚结，通利经络凡经络风寒湿热阻滞，皆能通之。故治中风失音，头风齿痛，喉痹咽肿，丹毒瘰疬，结核顽痰，及崩中带下，小儿惊痫，风热搐搦，下乳汁，灭瘢痕，止瘙痒。要其功在于行肝气，散血热而已。凡血虚及无积邪者忌用。

蚕退纸：解结热，治邪祟蚕子著纸，及春蚕已退之纸，自有散结去热之意，烧灰存性，和麝少许，可治走马牙疳，及邪祟发狂悲泣诸症，用酒或水下。

蚕茧：甘，温。平相火，利小水，抑君火，溃痈疽蚕本属君相二火之气，与马同气，而天驷房星主之。及其吐丝作茧，则火气已泄，归于平和，故又能平君相之火。

缫丝汤：淡，平。止消渴亦以能抑心火而升清气故也。

蚕绵：烧灰存性。敷冻疮，补龟裂。

晚蚕沙：甘、辛、咸，温第二番再养之蚕矢，又曰原蚕。原者，有原复敏速之义。祛风胜湿治风湿痹瘰不仁，及腰脚冷痛、冷血、瘀血。又麻油调敷烂弦风湿，亦桑木之余气，且咸能渗湿也。

虻

辛、苦、咸，寒吮嘬牛马血者，状如蝇，大如蜂，常半身钻入牛皮里而不能复出。仲景抵当汤用之。今人或误以为蚊虫，失之矣。破瘀血，去蓄血。

油蚘虫

辛、苦、咸，温身圆长而扁，色黄赤光润，大不及寸，甲下有翅能飞，常居厨灶碗架间，食油腻余沥，其气臭秽。健脾行水，软坚燥湿，解油腻，消食积炙熟则香，研末捣饭和丸，以饲小儿，大能健脾，又能治食肿、水肿、黄疸诸症。

灶马

苦、咸、甘，温一名灶鸡，即莎鸡也，形似蟋蟀而翼短。健脾消积行水可炙饲小儿，然勿轻用。

斑蝥

辛，寒大毒。牛马误食之，则胀死。形似萤火，甲色黄褐有斑纹有翅，常食豆花。陶弘景云：春食芫花为芫青，色青绿；夏食葛花为葛上亭长，黑身赤头；秋食豆花为斑蝥，色斑；冬入地为地胆，黑头赤尾，乃一物而随时变化。苏恭云：不然。下猘犬咬毒，拔瘰疬疔毒，破石淋猘犬毒重者用七枚，去头翅足，合糯米炒黄，去米为末，空心酒服，能逐毒自小便出，皆作犬形。或用此虫二十一枚，糯米一勺，炒至烟尽为度，去虫用米，冷水入清油少许，调米粉，空心服，愈后忌闻钟鼓声。以治石淋、瘰疬，制法同。此虫被捕，捕则放屁，臭不可闻，故锐于下行。然能烂肉堕胎，非大不得已勿用！中其毒者，靛汁、黄连汤解之。外敷疥癣恶疮，蚀恶肉凡芫青、葛上亭长、地胆功用同。

毛　部

兽也，四足而走者，皆毛也。

牛

甘，温牛类不一，有黄牛，色或红黄、淡黄、黑而白花，肉脂皆黄，味甘而厚；有水牛，色青黑或纯白，肉赤脂白，味甘而稍薄。补脾和胃，益气生血，壮精神筋力，土畜也其属土，自古云然。《易》以牛为坤地。《周礼》牛人属之地官司徒，有任重之力，性和顺。味甘，专补脾土。脾胃者，后天气血之本，补此则无不补矣。但水牛好沉水，其色性未能如黄牛之纯补土，宜兼有行水攻积之功。丹溪倒仓法：用牡黄牛肉二十斤，煮极烂，滤渣，熬成琥珀色，前一夕不食至旦，空腹坐密室，每饮一钟，少刻又饮，积数十钟，身体觉痛，或吐或利。吐利后必渴，渴则饮已溺，至饥倦乃与米饮二日，进淡粥，渐进软饭。静养一月，沉疴悉安。须断房事一年，断牛肉五年。按：此法以补为攻，造意甚妙，而愚则以为可用水牛肉云。道家以牛、马、犬为"三厌"。世俗惑于异端，故有食牛戒。然耕牛自不忍食，病牛固不可食，且为大牲，国君尚无故不杀，庶人何敢过分不惜物力，肆意宰食？但补养之功，则诚有然。若屠①非自吾，买食无害也。产妇食之少乳。痈疽未愈，食之筋缩。

血： 甘、咸，平。破瘀通经，利大小便水牛者为佳。

肝： 甘、微苦，温。明目黑牛者良。

胆： 苦，寒。以制天南星，治风痰入南星末，风干取出，又易入鲜胆，如此七制，可当牛黄。制石灰，治金疮法同，不必七制，皆以黑牛胆良。

心： 甘，温。辟邪操左道邪术者，食之即败。

胃： 甘，温。和中养胃醋煮治反胃，盖牛、羊肚皆有百叶，皆反草出嚼而复咽也。

喉： 治反胃，通肠结用白水牛咽喉，全具，除两头，去脂膜，醋浸炙末，每服二钱，陈米饮下。咽食管，喉气管也。

乳： 甘、咸，微寒，滑煮为酪，精液上凝者为酥，酥上如油者为醍醐，极甘美。然经煎治，不如直饮乳尤良，但滋润之性亦同也。润肠胃，解结热，滋阴血，补虚劳以黄牛乳稍和姜、韭汁频饮，治反胃、隔食最为良方。盖三阳结谓之格，三阳者太阳也，小肠与膀胱经，二经有结热，则阑门、幽门枯涸矣。幽门闭则火气上炎，而贲门、吸门亦枯涸矣。以为痰，以为食，以为寒，而用香燥之药以通之，是不揣其本，焉能愈疾？故惟此物滋润为宜。

角笋： 咸，平。长筋力全力在角，角力在笋，故大力丸主之。

牛黄： 甘，寒牛土畜也，性畏热，热生溽湿，偶值天行大热，又食热草，则肝胆火动，木克土，土不能胜，则真阴为所搏而凝聚成黄，栖于肝胆。

---

① 屠：光绪本作"宰"。

黄土色，栖肝胆，为相火所挟也。故牛病有黄，必目赤如火，多怒多吼，大渴饮水，其为热可知。昔人谓承盆水擎之，不使得饮，又迫喝之，则吐黄堕水为生黄，最贵。愚谓：此盖医家因世人珍重，特神其说耳。喝出者从未经见，所见皆杀后，或在角中，或在心中，而栖于肝胆者为多。肝胆中者似鸡卵，极轻虚，重细叠叠可揭，气香，以磨指爪透甲者真。骆驼亦有黄，不足用。**平相火，抑君火，缓肝风，通关窍，化痰癖**治惊痫，安心神，尤宜小儿。疗中风不语，风自脏生者宜之。盖肝虚生风，胆虚生火，心虚生热也。其卒发为中风，必九窍闭塞，故此物为脏气凝结者所宜。牛以火病结黄，而黄反能抑肝风胆火，犹蚕以湿病僵，而僵蚕反能治风热湿痰也。牛结而成黄，蚕僵而不腐，其真存焉，故反能胜也。或曰黄非因病，乃食百草之精华所凝结，犹人之有内丹。此亦巧为说，而究非其情实也。牛病而有黄者，彼或未亲见耳。

黄牛胶：甘，平净牛皮熬成，色黄明透者佳。**补肺清金，滋阴养血，行水利大肠**皮本属肺，胶则黏而能续，滑而能通，滋阴补肺，可治吐衄，止咳嗽，消痰固气，功用略同阿胶，但不及其下沉入肝肾，澄清秽浊耳。

牛屎：醒酒冲水，搅汁灌之，虽醉欲死可醒。

牦牛

甘，温出西蜀，毛色苍白，蹄膝及尾皆有长毛，古人取以为干旄①，今人用以为冠缨皆是也。亦名旄牛，西人谓之为毛毛牛。**功用略同牛肉。**

犀

甘，温出交广蛮中，色青黑，形似豕。头角三：一在额；一在鼻，甚短；一在顶，最长。性善入水，若坐则必倚木。有血病，口鼻常②喷血，畏热，故常望月就凉。好食百毒草，及蛇虺③、毒虫，故解毒。

角：苦、酸、咸，寒精力在角，以鼻上者为最，然不易得，但色黑光

---

① 干旄（máo 毛）：旌旗的一种。以牦牛尾饰旗竿，作为仪仗。《诗·鄘风·干旄》："孑孑干旄，在浚之郊。"

② 常：光绪本作"长"。

③ 蛇虺（huǐ 悔）：亦作"虵虺"。泛指蛇类。

润纹理细者，即真而佳。若有白理一条达矽者，为通天犀，尤难得。已制成器者，多经蒸煮，不堪用。用时或磨汁，或锉末，但坚而难锉，惟纸裹入怀待热，捣碎。取角尖良。**补敛心神，降泻实热，泻肝胆相火，清脾胃湿热，去血中风热，解一切毒物**定惊安神，治一切吐衄、便血、妄血、蓄血，托痘疮热毒黑陷，消痈化脓，治伤寒郁热胃中，及天行大疫狂热而发丹、发黄、谵语者。又能明目解毒，凡饮食中有毒者，以角搅之，则生白沫。犀有喷血之病，而角能清血热；犀嗜食百毒，而角能解百毒。此正如牛黄、僵蚕之用。物理固然，无庸惑也。

兕①

甘，温山中野牛也。

角：功用似犀角今人多以相混。

羊

甘、辛，大温羊类亦不一，今以有角者为山羊。其性热，无角者为羬羊，又曰绵羊，其性稍平。而最恶湿，南方卑湿，非其所宜。大抵南方之羊，皆群至自秦晋也。苏湖之间，以桑叶饲羊，故羊肉肥美。又南中所出土羊，大仅如犬，味亦不佳，其毛色则有青黑者，有黄赤者，而白者为多。**补润命门，长益气血，壮阳开胃，火畜也**《易》以"兑"为羊，此取象耳。时日家以未属羊，则是火中之土。《周礼》羊人属之夏官司马②，是以羊为火畜，考其性味，自当属火，然所补者命门相火，非心火也。辛润甘补，故仲景治虚痨羸蓐劳，用当归羊肉汤。大抵命火衰微，脾胃不能生气血者宜之，补阳亦以生阴也。但助热发疮，血分素热者不宜。

血：咸，平。解一切丹、石、砒、硫及百草毒乘热吸黑羊血最效。羊食百毒草，惟不食黄杜鹃。

肝：甘、苦，温。缓肝风，泻相火，明目凡肝皆紫，羊肝独青，合黄连用。

---

① 兕（sì 四）：古书上所说的雌犀牛。
② 夏官司马：《周礼》载周时设置六官，以司马为夏官，掌军政和军赋。

胆：苦，寒。治风热泪眼，赤障白翳肝、胆皆以青羖羊者良。腊月入蜜胆中风之，待霜出扫以点目，或待干研末，或含化，名二味百草花膏。羊目无瞳而能视，其肝胆尤明目，真精内存也。

胫骨：咸，平善登山，履险岩如平地，人云蹄有磁石能吸铁，盖不必然。然以火烁金，金石所畏也。消铜铁，固齿牙头骨灰可消铁，胫骨灰可磨镜，误吞铜钱，米饮调下。如杏亦属火，杏仁消铜，同一理也。然软坚如此，而可擦牙固齿者，则又肾命同居，阴阳相固，且骨以补骨也。

角中虫：咸，温。托痘疮毒。

乳：甘，温，润滑。功略同牛乳但滋阴不及，然可含漱治口疮舌肿，又治蜘蛛毒，亦作酪酥①、醍醐②。

屎：沐头长发干久，炒尽秽气，煎水。

山羊

甘、辛，热古人谓之苋羊。苋，音桓。真纯阳属火之兽，色苍黑而大，好居山石岩穴间。补虚羸，壮阳气大补元阳，然助热作渴，发疮。

血：咸，热。行血去瘀，续绝除伤此血最热，除伤去瘀之功甚速，痘疮虚寒不起，用此托之，心血尤妙。但阴虚体热者，食此令人发衄。

角：功用近羚羊角今人多以相混。

羚羊

甘、辛，热出华山以西，秦、陇、汉中山中，居深林岩石间，走险如履平地，食百毒草。两角长锐而曲，挂树夜宿以远害，独角者最难得。

角：苦、咸，寒精亦在角，然肉甘辛热而角苦咸寒者。《易》云：晋其角。又云：姤其角。角上之穷，物穷则反也。角有挂木痕，然牦、羖者可混犀，山羊、山驴者亦可混此，以皆有肿节，但较疏耳。究竟真者莹洁细好，纹如旋螺，非可及也。又此能碎金钢石及貘骨，尖锐之至，无坚不破，

---

① 酪酥：由牛羊马等的乳精制成的食品。
② 醍醐：酥酪上凝聚的油。

医林纂要探源

二二六

如羊角亦能消铜铁。羊固属火，羚羊尤火之精，夜常挂木，木火之母也。**补心宁神，宣布血脉，无坚不软，无瘀不行，兼平君相二火，降已亢之阳，除邪妄之热，成光明之治火本一也**，自其本于下而言，则曰相火，行于肝胆；自其著于上而言，则曰君火，秉于心君。惟相火已亢，则君火不用，而神明反昏。君火已劳，则相火不安，而谋虑不断，此妄热所以作也。若心主之神明宣著，百脉流通，则见火之明而不见为热矣。命门之水火相依，真阳安静，则见木之生而不见为热矣。羚羊，火畜，而毓其精于角，炎上之至，著为神灵，故专入于心，其软坚行瘀，皆心化之布也。夜则挂木，木，火之母，相依而安，故兼平肝胆之火。二火不妄，则不热矣，故反见为寒。寒以火之靖言之也。治惊痫、狂越、梦魇、骇怒，疗搐搦筋惕，解伤寒伏热、痘疮毒热及心烦、气懑①、食噎诸症，行瘀积、恶血、肿毒、血痢。明目去翳，解百毒，辟百邪。其咸能软，能散，能补；其苦能泄，能降，能泻，实能专于治心也。见羊角功亦相近，但力不及耳。

猪

甘、咸，寒北方者大耳短喙，皮皱而厚；荆楚间者小耳长喙，皮厚不皱；广中者肥圆短足而皮薄。**滋润肌肤，和柔筋骨，通利脏腑，渗达津液，水畜也**《易》以坎为豕，时日家以亥属猪。《周礼》无豕人，当在"冬官司空"，因缺之故也。性好涂泥，善以喙掘地，食秽浊，处污下，其为水畜可知。然主在膀胱之水，非肾之先天水也。为人家所常畜，日用、奉养、宾祭②、耆老③皆不可缺。老人肌泽枯涩，尤赖滋润以为养。诸家本草皆甚言其无益有损，是犹平日吃饭不见饭之益，及饱食伤胃，乃谓饭为伤人，岂通论哉！贫贱经月无肉，及偶获肉食，则筋力顿强，精神顿倍，孰谓无补哉。惟动风发疾则有之，盖过于肥腻，反易滞，如泽之聚水不流，泥污相积，则

---

① 懑（mèn 闷）：烦闷，生气。
② 宾祭：谓招待贵宾和举行大祭。《左传·襄公十年》："鲁有禘乐，宾祭用之。"杨伯峻注："鲁用周王之禘乐，于享大宾及大祭时用之。"
③ 耆（qí 其）老：老年人。《礼记·王制》："养耆老以致孝，恤孤独以逮不足。"

臭腐而生秽翳浊热之气。多食肉以至生痰动风发癫疾，亦犹是也。若伤寒初起，及大病新愈，则忌油腻又不独此也。

血：咸、寒，滑。利大肠，尾血起痘疮倒靥猪血虽不益人，有时亦取用。如以心血补心，尾血起痘是也。尾动而不息，为血所注，故取之。或云宰时惊气入心，绝气入肝，心肝皆不可食。此则何畜不然，不足信也。

胆：苦，寒。泻火明目，杀疳公猪者蒸熟食，点目用汁。沐发令光泽。外用通大便闭和醋灌入肛门。

肚：健脾和胃。

肺：治肺虚咳嗽用公猪者先浑煮，置管釜外，使滚出秽沫，乃去管割膜，则不生痰而能补矣。猪脏腑惟肚、肺益人，然以心补心，亦能安神止汗；以肝补肝，亦可明目，肝下有小叶曰马蹄肝尤效；以肾补肾，可泻肾邪而安正，治腰痛，通耳聋；以大肠入大肠，可治肠风便血；以膀胱入膀胱，可治疝气遗溺。惟小肠令人发疮，不见有益。

脂：甘、咸，寒。泽枯润燥可去血热，解肉毒，利肠胃，润肌肤。合疮药用之，以润燥杀虫；润肺药用之，以顺气止咳。古人春膳膏香，香，牛脂也；夏膳膏臊，臊，狗脂也；秋膳膏腥，腥，鸡脂也；冬膳膏膻，膻，羊脂也。惟不言及猪脂，岂贱之不用耶，抑四时皆和用耶，然其用为益多矣，至于骨髓、脑髓，《内则》云：豕去脑。以有秽毒之积，不益人也。今凡补虚赢药中，用以和丸，是何取古人之所弃耶。

蹄：甘、咸，平。补气血，养虚赢，疗风痹，通乳汁猪肥重无筋力，惟四蹄有筋，以胜一身之肉，故精力在此。性好卧，起必先前蹄，尤为有力，最益人。

蹄甲：治痰喘，及痘疮入目，肠痈痔瘘煅研，或左甲，或后甲，取其能去风热。羊，火畜，喜升高，力在角而苦；豕，水畜，喜污下，力在蹄而咸。

野猪

甘、咸，寒形同家猪，但腹不大，脚稍粗且高。补养虚赢，祛风解毒家猪生痰动风，此反补虚祛风者，其体实，非若彼之虚肥而滞腻，性躁动，非若彼之倦卧而气壅不行；四蹄尤能祛风治痹；肚最消食，又解毒，以啖蛇故也。然滋润悦泽之功，则不及家猪。

豪猪

甘，咸，寒非猪类，形似耳。项脊有豪如箭，能激射人。补心神，平相火，保肺金，顺气血，祛风，杀虫，解毒嗜苦参及诸蛇、虫、蚯蚓，故能靖相火，除邪热，治劳热骨蒸，止吐血、衄血，清肺顺气，治逆经，疗肠风、血痔、积热。又解百毒，杀百虫。

肚：甘、苦、咸，寒连秽悬阴处风干。治小儿疳积，破诸热积、虫积、反胃、隔食、消渴。

地猪

甘、咸，平似猪非猪类，类貉亦非貉，一名猪獾，一名貒①，足短而爪非蹄，色褐。补中益气血，杀虫治疳积亦掘地食蛇虫。

犬

甘、酸、咸，温北犬高大而瘦，有悬蹄，垂耳长尾；南犬矮小而肥，无悬蹄，竖耳茸尾；南海外则有小如兔，茸毛如狮子，曰哈②叭狗；西北大者有茸毛，大尾如狮，又谓之厖③，其毛色不一。而犬、狗互名，犹猪、豕、豨④、彘⑤并呼耳。或云大曰犬，小曰狗；或云有悬蹄曰犬，无悬蹄曰狗。古人皆未尝如此分也。补肺气，固肾气，壮营卫，强腰膝，严外卫内，搜邪察奸，金畜也《易》：艮为犬。取其止也。时日家以戌属犬。戌，火库，亦金辰也。《周礼》犬人⑥属秋官司寇⑦，是以为金畜矣。其守昏亦金水

---

① 貒（tuān 湍）：猪獾。
② 哈：原作"合"，据光绪本改。
③ 厖（máng 忙）：长毛狗，亦泛指犬。
④ 豨（xī 希）：古书上指猪。
⑤ 彘（zhì 至）：猪。
⑥ 犬人：官名。《周礼·秋官·犬人》："犬人掌犬牲……凡相犬牵犬者属焉，掌其政治。"
⑦ 司寇：寇：原作"马"，据光绪本改。司寇：古代官名。古代中央政府中掌管司法和纠察的长官。

之时。昔人未尝言补肺，然食之则气顿强，且酸能敛气，是补肺矣。肺主气，肾纳气，皆秋冬敛藏之令，所以安息阳气而固存之。其能固敛阳气，亦犹能守夜以固门户也。肺得所敛则肾得所纳，是以兼能补肾，故充实卫气，扫寒湿，活血脉，强腰膝，自道家摈①为地厌②，其功用不复详矣。夫古人宗庙之礼，犬曰羹献③，乡饮酒礼烹狗于东方，《月令》天子秋月食麻与犬，何世俗不知考则，惟崇异端而深戒也？但难烹烂，恐不化伤脾，且多食之亦伤脾。或云益脾胃，则不尽然，非不益，其功不在此。忌同蒜食，饱后忌茶，令人黄肿发渴，不可不知。《内则》云：狗去肾，以苟淫也。今有用犬阴茎为补助阳事者，是何去取之大相反也。

血：咸，温。辟鬼气，败邪术犬于卦为艮者，阳极于上而止，因能止群阴也。先天位西北，秋冬之交，暮夜之时，敛藏之会也。后天位东北，则成终又以成始之用也。其象下垂似肺，一阳为主，百脉所朝，群阴所止。又肺主皮毛，所以固卫一身之血气。在面则象鼻，鼻为肺窍，司息之出入者。艮为土，为石，亦为金。人知艮属土，不知艮属金耳。犬鼻最灵，嗅气而知禽兽之踪，其以阳而止阴，昏夜能察鬼魅之形，是以邪僻皆畏之，盖不止其血为然。而血腥所触，幽接神明，尤能无所不感。人每以猪、狗血并言，而谓其带厌，抑知其非厌，且非猪血所可并言者。

心：甘、酸、咸，温。安神守舍，令人心灵犬心有土气。土，金之母也。卧土上，百步外气息微动，辄知之。夜虽睡，神自清，守黄庭能不昧故也。治昏睡，不醒人事。又心血合酒饮，治肠痈。

肝：甘、苦、咸，温古人合肠间脂炙之曰"肝膋④"，列为八珍之一。

脬：甘、咸，温膀胱也。止小儿遗溺，治疝。

---

① 摈（bìn 殡）：排除，抛弃。

② 地厌：古代术数家谓狗为地厌。明·李时珍《本草纲目·兽一·狗》："术家以犬为地厌，能禳辟一切邪魅妖术。"

③ 羹献：古代祭祀宗庙所用之犬。《礼记·曲礼下》："（凡祭宗庙之礼）犬曰羹献。"郑玄注："羹献，食人之余也。"孔颖达疏："'犬曰羹献'者，人将所食羹余以与犬，犬得食之肥，肥可以献祭于鬼神，故曰羹献也。"

④ 膋（liáo 辽）：同肠上的脂肪。

骨： 烧灰，治骨硬，消肉积。

豻①

甘、酸、咸，温胡地野犬也。或苍黑，或苍黄，中国山中亦有之，色逊其美耳，皮作裘服。《玉藻》所谓青豻也，山中人曰茅狗。又曰山狗。常彻夜鸣吠达旦，古人以其善守，故图象狱门。世乃以配井宿，而夸其能食虎、豹、蛟、龙，皆妄诞也。功用同家犬好盗食鸡。

狐

甘，温似犬，而大前小后，茸尾，有苍、黄、紫、白诸色，而黄为多，白与元皆难得。古者人君狐白裘②，取颔下白嗉③合成之耳，故曰千金之裘，非一狐之腋也。其为物多寿而有妖气，世每云狐精，或尊曰仙。南方少，不知其状，则指狸而合呼名云。其妖在首《内则》云：狐去首。

豺

甘、苦、酸，温似犬而瘦，足高，性不伤人，有絷④之，牛豕亦不害，好群游，亦有独行者，曰独豺，更矫桀⑤。补虚劳，攻坚积，长气力，消骨哽昔人谓不堪食，令人瘦，然山中人腊之为良药，病久虚羸，稍食此则神气顿足，骨力顿强。若食伤、肉伤、坚积者，煎腊服之即消，且不损真气，是则昔人之言亦多有未尽矣。令人渴凡犬类之肉，多令人渴。此能食虎，必近水乃杀物，性畏渴也。

狼

甘，温亦似犬，高前广后。白颊尖额，性残暴，成群则害人。膏肥，肠

---

① 豻（àn 暗）：古代北方的一种野狗，似狐，黑嘴。
② 狐白裘：用狐腋的白毛皮做成的衣服。《礼记·玉藻》："君衣狐白裘，锦衣以裼之。"《史记·孟尝君列传》："此时孟尝君有一狐白裘，直千金，天下无双。"裴骃集解引韦昭曰："以狐之白毛皮为裘，谓集狐腋之毛，言美而难得者。"
③ 嗉（sù 素）：鸟类喉咙下装食物的地方。
④ 絷（zhí 直）：栓，捆。
⑤ 桀（jié 杰）：凶暴。

少回曲，故粪烟直上，烽火用之。老则颔下有胡如黄牛。**补养虚劳，益气**古人田猎，春献狼，贵其肉之隽美也。胸间脂尤佳，《内则》所云"小切狼臅①膏，杂稻米为酏②"也。**功略同豿。**

猫

酸、甘，平家猫捕鼠者。**食之令人骨软。**

狸

甘，平苍黑黄斑驳色，盗家鸡者曰野猫，形似也；嗜瓜果者曰果子狸；面白者曰玉面狸，浑身皆脂，味最肥美；尾如牛者曰牛尾狸；斑文明好，脐有香如麝者曰文狸，又曰香狸；大而尾长，白黑相间至九节者，曰九节狸；九节尾之大如豹者曰程，有青程、麻程，此类亦为妖，昼伏夜出，自是阴物，时有鬼气凭之。或云神狸，身自具牝牡③。则亦妄也，今多合狐称之。**其妖在脊**《内则》云：狸去正脊。

脐：香、辛，温。功用同麝力稍不及，今多混之，称为狐麝，更为胡麝，然亦不易得。

虎

甘、酸，热浅毛者曰猫虎，深毛者曰马虎，又曰披鬃虎，面稍尖，长足，前四爪，后五爪。其前后皆五爪者，曰貙虎④，各有黄斑、黑斑二色。**长胆力，壮筋骨；消食积，化骨鲠**肉理粗，有朽气，不甚美。

肚：甘，温。**治反胃**连粪新瓦煅研末，佐以他药，羊肚亦可。**止可治食隔。**

骨：辛，热前胫良，然用各有当。李时珍曰：辟邪。治惊、瘟、疟、头风，宜头骨。治手足风宜胫骨。治腰脊风宜脊骨，从其类也。**追风辟邪，**

---

① 臅（chù 处）：胸腔里的脂肪。

② 酏（yǐ 已）：米酒，甜酒，黍酒。

③ 牝牡（pìnmǔ 聘母）：鸟兽的雌性和雄性。《荀子·非相》："夫禽兽有父子而无父子之亲，有牝牡而无男女之别。"

④ 貙虎：即貙。《尔雅·释兽》"貙，似狸。"晋·郭璞注："今貙虎也，大如狗，文如狸。"

健筋力，壮志，消骨哽，补命益肝，攻坚泻肺龙，阳物，而骨主收敛；虎，阴物，而骨主宣散。龙属肝木，骨反补肺泻肝；虎属肺金，骨反补肝泻肺。其故何也？曰：此犹木作酸，主收涩；金作辛，主宣散也，且龙兴于至高而云从之，则敛阴补肺可推矣；虎啸于深山而风从之，则追风补肝可推矣。龙虽潜伏，而神明之用全；虎以咆哮，而作强之功出。故龙主补心君，而虎主补肾命。能治风痹拘挛，骨节疼痛，惊恐失志，及腹中痛冷，沉寒积聚，辟百邪，止瘟疟，有填精益髓之功，而追风之力亦于是著焉。其在天则东方青龙，房心大火，日在大火而物藏；西方白虎，参伐实沉，日在实沉而物盛。阴阳互根也。

胶：辛、咸，热宜全骨熬。功同骨，而滋益从容然不若骨之可以因病分用。

虎威骨：佩之可辟邪在尾上。欲作威，必先举其尾。

须：用剔齿去风。

睛：治惊痫，小儿夜啼合竹沥用。或云虎夜以一目放光，一目视地，死则目光落地下，掘深数尺得之为虎魄，未知果否。

豹

甘，温狸类耳，或云与虎同产，非也。西北戎中钱文赤黄者，日下有光，霜雪不近，古所谓赤豹皮甚贵，胜于貂。北方土豹亦贵重。西蜀有白豹，能食钢铁，即貘，又名白泽是也。其余则色多苍黑，文如艾叶，亦间有金钱文者，威力皆不及虎。

骨：多与虎骨相混功用亦略同。

貆

甘、酸，平亦作貆，似犬而小，与貒同穴。貒，猪貆；貆，狗貆也。杀虫制疳常食蛇虫。

貉

甘，平似貆。亦曰金毛貆，好睡，皮可裘。同貆。

獭

甘、咸，寒似犬与猫，然长身，短足，广额，修尾，紫、黑、黄、白数色，大者曰獱①，亦有妖气。益阴，杀鱼虫毒忌柿同食。

肝：甘、咸、苦，寒。治传尸鬼疰疰症令人寒热，沉沉默默，不知病之所苦，而无处不恶，死后传人，乃至灭门。古人云：端午日有雨，过后伐竹，节间有水，曰神水，取以服獭肝丸，能杀鬼疰。愚按：三尸之说，上尸好货，中尸好味，下尸好色。是则以心、脾、肾言之耳。货利、声色、滋味之欲，纵而不返，则痨瘵之所由来。痨瘵深则精神日昏，气血耗而有寒热，沉默不知所苦，无处不恶者矣。此医缓所指晋侯之病为蛊者，正此类也，岂真有尸虫尸鬼云哉！然人之阳气衰惫，则阴鬼乘之，正气劳散，则虫蛊生之，所谓"尸疰"，固亦有焉。此物昼则伏处，夜则食鱼；处则在陆，食则在水。是有入阴幽隐伏之处，杀其虫蛊之理。而肝又其阳之发于阴中，主雷龙之气，宣发生之令者，故主杀腹中之虫，所以治此症也。肝主谋虑决断，所以和阴阳而治其沉沉默默也。古人谓诸肝皆有叶数，惟此肝一月一叶，其间又有退叶，则殊不然。予亲见几次，留心审视，肝皆如常，未尝见一月一叶也。

骨：治鱼骨鲠。

飞狐

皮可催产覆产妇身，胎即下。形似猵獭，四爪在翼末，身尾皆长如蝙蝠，而不及其善飞，色紫绀，居山中，食云气火烟，俗曰飞虎。或云善淫，亦有妖气。以猿为牝，即庄子所谓猨，猵狙以为雌者。

马

甘、酸，寒兵戎所资，非为食畜，故列于六畜之后。益气长力，动风发毒，火畜也午属马，又大火房心主马。《周礼》校人镜马，诸官皆

---

① 猵：古书上说的一种獭类动物。

掌于夏官司马。是为火畜，其肉发疮毒，披鞍下脊肉为恒着力处，多郁湿热之气，有瘀血之积，尤毒。其肝无胆，是相火并在肝，肝更毒，均不可食。今人不知忌，虽不至即受害，亦痈疽、疔毒、热疫所由来矣。

溺：咸、辛，寒。杀虫破癥积，治反胃汗、血、溺皆有毒。人有破伤处，见之必燉肿，然以毒破毒，且顺而下行，故有杀虫破积之功。

驴

甘，寒。动风发毒略同马肉。

溺：咸、辛，寒。功用同马溺能治反胃、噎隔者，亦如鸡矢醴之治鼓胀也。鸡，木畜，以其矢治太阴脾之结。马、驴，火畜，以其溺治太阳小肠、膀胱之结，皆行其所旧行之路，以润之软之，因而行之，使下达焉。是宜其效也。

阿胶：甘、咸，平东阿县阿井水熬黑驴皮成胶，以黑光带绿色，夏月不软者佳。或面粉、或蛤粉、或蒲黄炒，或酒、或水、或童便化，各随宜制用。补肺固气，澄清肾水，补心和血，散热滋阴皮本属肺，胶则有黏固揪敛之用，然润而不燥，补肺而得其和平。取驴者，凡畜皮多动风，驴为甚，熬成胶，则水火之化匀，且得所凝定而风静矣。取黑者，以其滋阴，且下入肾。必阿井者，其水即济①之伏流，性沉善伏行而能澄污浊也。胶本能澄水，而咸以泻肾，去下极之污浊，然泻而能滋，则不伤肾气。胶亦血液之类，而甘、咸补心，其胶而不滞，滑而能行，则和血去瘀之道，气血平和，则风热不作，而阴得所滋矣。故能润燥化痰，治虚劳喘咳，止吐衄及肠风、血淋、血痢。大小肠，心肺之表。治腰酸骨痛、血痛血枯、月经不调、崩带胎动。以能澄清肾水，则邪热去而肝木亦得其平。然愚谓：济宁、东平、济南之境，凡地下得泉，皆济水所伏，何独东阿。牛马之皮，亦皆可胶，胶则滋补，何必黑驴。今之用药者，殆亦多重名也矣。

骡

甘、酸，寒驴父马母而生。不益人。

---

① 济：济水，古河名。

骆驼

甘、咸，平北方大畜，高丈余，首如胡羊，无角，长颈，脚三节，蹄如蒜子，如米囊，背有生成肉鞍，其鞍峰味最肥美。力负千斤，日行千里，能知泉脉，嗜盐。益气血，壮筋力最畏热。热逼则结黄，人多以乱牛黄。

象

甘、咸，平南方大兽，高丈余，形壅肿，如豕，大耳长鼻，食则以鼻卷之入口，有长牙，下两牙长于上，自珍之，脱则埋焉。四蹄如囊米，西南夷畜之，以资乘载。

皮： 外用敷金疮皮最厚，夷人以铁钩钘之，援上而乘，钩破处见星即合，故烧灰以敷金疮。或熬膏用，皆可立愈。

牙： 拔肉中箭簇恶刺刮末合脑肉捣敷，觉大痒自退出。

胆： 功用同熊胆亦能辟尘明目。人言其胆不在肝，春在前左足，夏在前右足，秋在后右足，冬在后左足，此妄也。但在肝不定一叶，有时藏隐难见耳。又云身具十二生肖肉。惟鼻乃其真肉，故伤之则死，亦妄也。但身肉壅肿，鼻上肉薄，又用力所在，故不可伤耳。

鹿

甘，温黄质，白章，歧角，性淫，一牡交十余牝。卧则曲身以口接尾间，故能通督脉。择草而食，如鹿竹、鹿葱、鹿韭、鹿衔草及青蒿、黄芩之类，故多寿而肉亦养人。补脾胃，益气血，补助命火，壮阳益精，暖腰脊功用似羊，其能补命门，更以通督脉，食良草之故。然獐鹿之类，不足于魂。每善惊而多妄。古云：獐鹿无魂。非无也。盖阳气之动，方盛而难遏，其魄不足以拘魂，则妄而无主耳。故鹿、麋、獐、麂肉，虽养人而助欲，使心志迷惑，此不可不知。又古人食鹿去胃，则未知其故。

血： 咸，热。行血去瘀，续绝除伤与山羊血同，而性较中和。

鹿茸： 甘、咸，热夏至角解，旧脱新生。才出者为茸，长二三寸，分歧如马鞍，色红莹，破之如朽木者佳，未分歧者尤佳。或酒或酥微炙用。不可嗅，恐有虫入人鼻。大补命门，生精益髓，长养气血，健骨强筋甘无不补，咸以软坚，而继长增高，不惟补心，亦补命火，物非软不生也。此自夏至到秋不两月，辄大十余斤，歧分而入，血气生长坚实，未有如此之速者。首为诸阳之会，阳气更钟聚于角，常通督脉。督脉即命门所主，而上达巅顶，其补命门而益精髓、长气血、强筋骨宜矣。凡腰肾虚寒，四肢冷痛，头目眩晕，及崩带，遗精，痛疽，痘疮不起者，皆宜之。然非相火衰，不当用此。

角： 咸，温生得者良，山中自解者。血气已枯，功力不足。锉末酒冲治折伤，醋磨涂痈肿。软坚散结，行血去瘀，消肿辟邪有梦与鬼交者，服鹿角酒则鬼精自出。盖鹿固阳物也。

胶： 甘、咸，温寸切血角，浸河水七日，刮净，桑柴煮七昼夜不绝，去渣取净汁，加无灰酒熬成胶。强阳益精，滋补气血他胶滋阴，惟鹿与虎则专补阳。虎骨力猛，锐于攻邪；鹿角稍中和，一于补正。

角霜： 甘、咸，温所熬未化之角，入醋少许，煮干，取捣成霜用。补阳益精用胶犹有滋意，此则一于补阳。

鹿鞭： 甘、咸，热。强阳事阴茎也。古人食鹿去胃，食狗去肾，则此岂宜用乎。鹿筋味甚美，今以充馔，宜能补养筋力。

麋

甘，温似鹿而稍大，牝皆无角，色苍黄，背有鬣毛，人称马鹿。目有四，非真也，目上二窍似之耳。补肾益精，健骨充髓，略同鹿肉。

血： 功同鹿血。

麋茸： 甘、咸，温冬至角解。古人云：鹿，阳兽，居山，感一阴生而解角；麋，阴兽，居泽，感一阳生而解角。阴阳既殊，补养亦异。但茸难辨，惟以亲得于夏冬之时分别之耳。功同鹿茸麋鹿既别阴阳，功用似不能无异。李时珍云：鹿补右肾精气，麋补左肾血液。是或一说乎。然鹿茸在夏至，是顺阴气；麋茸在冬至，是顺阳气。鹿虽阳，茸则能滋血液；麋虽阴，茸则能补精气，又未尝非一理也。要之皆逾月成角，气血骤长之功，自无不同。愚谓鹿得山气多，感阴而角解，应宜男子；麋得泽气多，感阳而角解，应宜妇人。以是分而用之，其于理或有当乎。

麇

甘，温獐也。似鹿而小，无角，性善惊，少神志，故云无魂。补益脾胃，略同鹿肉。

麂

甘，温似麇而小，亦四目，牡有角，只两歧。补益略同麇肉。

麝

甘，温似獐而口露悬牙，色苍黑，食蛇虫，出汉中。新安亦有之，味不美。

麝香：辛、咸，温香聚于脐，脐即阴茎露处。食香草毒物，精皆萃此。捕时则自剔出，香之所落，草木黄萎，故猎者不用犬逐，惟察踪张罝网之，急扎四足，紧缚阴茎，将取之，是为当门子，否则难得生香。若杀后则香散入血，功力劣矣。不可近鼻，防虫入脑。窜走经络，外彻九窍，内透骨髓，攻坚逐壅猝中外忤，经络闭塞，九窍不利者，必赖此开导。治癥瘕、瘅疟、痰结、冷癖。外敷散痛瘀血、解毒杀虫、堕胎。凡瓜果触之则落，故消瓜果积；酒醴触之则败，故解酒毒。然损人真气，不得已乃少用之。勿以惬鼻为快而居恒佩服也。

猴

甘、酸，温形似人而无脾。不忍食之，味亦不美。

猿

甘、酸，温似猴而长臂，或黄或黑，鲜白者，居木上不落地，饮则相援垂入山涧，迭换而下。

猱

甘、酸，温似猴与犬，能食猴，援木尤捷，长尾仰鼻，雨则以尾塞鼻，倒挂木上，前掌有白毛如印，首色苍黑，腰以下黄，又能吹尾作角声，有妖气，然群居慈孝有义，故先王画之于宗彝，一名狖。今人或合称之曰猱狖。狖，音又。

熊

甘，温黑色者今所谓猪熊也，形似猪，亦似犬，前后掌皆如人足，善援木，猛挚，力能拔木，冬蛰夏出，蛰则不食，常自舐其掌，故美味在此。补中益气，润肌肤，壮筋力。

掌：甘、咸，温。滋补气血，祛风去痹，续绝除伤汁胶黏，故滋阴续绝；力劲捷，故去痹除风。

胆：苦，寒胆为相火所行，而味苦能泻相火，此凡胆所同。龙雷有所潜，而后为飞跃掣击之所从出，此胆之所以决断也。兽惟熊类有蛰而木居。故有类于龙，而得木气为多，其胆得木之精也。胆本清净之腑，熊胆尤清净善辟尘，扑尘水上，试投少许，则豁然而开，故特异于他胆。平相火，泻心火，坚肾水，杀虫䘌镇惊治痫，清心宁神，明目去热。磨汁点目，去赤肿，退翳膜。涂痔瘘脱肛，杀下部虫。

脂：甘，温多脂，而冬尤盛。润肌肤，杀虫䘌，治疡秃性亦食虫豸，故杀虫。凡湿热蒸于皮肤，血热而皮燥，则虫生焉。若皮肤润泽和柔，虫无所容矣。故凡脂皆杀虫，而此治疡秃尤效。

罴

甘，温赤黄而大者，今所谓马熊也。长颈长鬣，高脚，力尤猛挚而憨，善矫引屈伸，以舒筋力。功用同熊肉稍粗。

胆、脂：功用皆同熊心胸间有白毛作十字，此处脂尤厚，谓之熊白。

魋

甘，温黄色而小者，今所谓狗熊也。功用同。

猩猩

甘、咸，温形似豕，而能人言，出交趾。今指为人熊，又传其嗜酒著屐致被擒。血可染朱，是殆难信。古以其唇列为八珍，未见其有功用。所称猩猩红者，则言其血之红耳。又南交有狒狒，长唇反踵，见人则持而笑，笑则唇蔽其目，反被人戮，亦曰人熊。二者每混称，俱不足据。

鼠

苦、咸，平其类至不一，但述可供食用者。杀疳治瘘善穿穴食虫，故能杀疳虫，治鼠瘘。骨不可并食，令人瘦。

　　肾：干佩之，令人相爱有纹如绶，谓之鼠印。

　　胆：苦，寒。取汁明耳目能夜视，善窃听，故滴目可明目，滴耳治久聋。无肝，其胆附膈间，色白不青，故难寻觅，非随死辄消之说也。

　　矢：甘、咸，寒用两头尖雄者。**治伤寒劳复，及阴阳易**①动于夜而子属鼠，有阴往阳来之义，故取其意以治此各症。用矢者，气化之余，有通而去之之义。古方治男子阴易腹痛。愚意治男子阴易以雄矢，治妇人阳易以雌矢。

　　田鼠

　　甘、咸，平大于家鼠，尾稍短。**功用同。**

　　松鼠

　　甘、咸，平似家鼠而头圆茸尾，又名栗鼠。居树上，轻捷如飞，食榍、栗诸果及虫豸，能擒啮家鼠。中原者形小毛浅，北方胡貉中者形大毛深，即貂也。**杀疳治瘘，消瓜果积。**

　　鼬

　　甘、咸，平似田鼠而大，居地穴，鲜见风日，见日则目昏，竹鼬食竹根，茅鼬食茅根，肥腯而美。**养阴除热，杀疳蟗，治痨瘵，止消渴**居地下故养阴；常食茅竹根，故治痨瘵。止消渴，大抵功用同兔。

　　石鼠

　　甘、咸，平缺唇，八窍，似兔，色纯白，亦有杂黄者。耳长目赤，雌常舐其雄，可家畜。生子不令人见，或亦如兔之从口出欤。**养阴除热，功用似兔。**

　　兔

　　甘、咸，微寒缺唇，长须长耳，短前足，色黄褐，或灰黑，亦有白

---

　　① 阴阳易：病名。语出《伤寒论》："伤寒，阴阳易之为病，其人身体重，少气，少腹里急，或引阴中拘挛，热上冲胸，头重不欲举，眼中生花，膝胫拘急者。"指伤寒或温疫等病后余热未净，由房事传之对方者。

者。穴居。人言无雄，望月而孕，非也。自有雌雄，但只八窍，无前阴，难辨耳。曾见搏治，腹有睾丸二枚，非雄而何。昔人云雌舐雄毫而孕，及其生子，从口而出，故名兔者，谓吐出也。养阴除热。治瘰疬，止消渴，保肺气，清肾水，疗吐衄其孕虽非望月，然秋月明则兔多，盖实得明月之精，禀金水之气，水精皎洁，而相火不妄，则其目最明，故《礼记》兔曰明视。肉能养阴，可治骨蒸劳热，及消渴吐衄，昔人多忽之。孕妇忌，防子缺唇。

血：咸，寒。逐血中痼热，稀痘治疮冬取活兔血，和荞麦面，加雄黄四五分，丸如绿豆大，初生小儿，乳送二三丸，遍身发红点，后遂免出痘，虽出亦稀。按：兔血可治一切血热。

肝：甘、苦、咸，寒。平相火，泻心火，安心神，清肾水，明目，治疳杀虫胜于獭肝。

明月沙：甘、咸，寒兔矢也，无前阴而尻有九孔，矢散出于其间，此异他兽矣。矢虽糟粕，而得阴精之化甚纯，故有此名。养阴除热，缓肝补心，保肺金，清肾水治骨蒸劳热，杀尸虫，去疳墨，止吐衄，愈消渴，破结热，明目去翳，痘后尤宜之。

彙同猬**皮**

苦，平形似鼠，尖首短足，腹下赤如生肉，体则攒毛外刺，见人则卷缩首尾四足于腹下，圆如栗房，大如拳，黄褐色。治肠风痔瘘或炙研油调敷，或煎水服。《淮南子》云：猬使虎伸。以其能入虎腹，食其肠胃，当亦能入人肠胃，去其瘀血积热之毒，且居地下穿穴，搜毒固其能也。

脂：滴治耳聋，敷治阴肿皮灰亦治阴肿，大约主治同鼠。

胆：点痘后风眼。

介　部

有壳者皆介虫。无壳而附在介虫者，居在水石间，则皆介虫。且羽、毛、鳞，介中皆有裸者，犹土之分寄四时也。

龟

甘、咸，寒《周礼》掌取互物，以时籍①鱼、鳖、龟、蜃，则龟之供食，古人以为常矣。清肾补心，滋阴养阳。通心灵，靖妄热，行诸血，平百脉首常缩入腹，不食不饥，故以为能通任脉。然介虫属水，而此味咸，则泻肾补心，何也？曰：凡介虫之类多咸，水之润下作咸也，故多补心。咸则软坚而补心，此化极而反，其固然矣。心则属火，乃补心而又曰滋阴除热，何也？曰：心，少阴火也，处阴而静，则神明宣著而不热，逐阳而动，则神明偏著而反暗，妄热生矣，故补心则能除妄热。咸软坚何以补心？曰：软坚者，调和布散之意，心之神明偏著，则苦其坚，坚则窒；心用血而主脉者，有所窒而生热，则血或瘀或妄，而百脉失其和，故软坚所以补心。凡介虫中虚，阳而含阴，阴丽于阳，皆有心象，故离为鳖、为龟、为蟹、为蠃、为蚌，龟肉之补心，无容疑矣。治骨蒸劳热、吐血衄血、肠风血痔，凡阴虚血热之症。予族侄患瘵，日以此供食，期年而愈。

壳：甘、咸，寒壳皆可用，今重腹甲，谓之龟板，以腹尤至阴也。又以自死者为败龟板，谓得阴气之全。愚意不然，凡只用数片入煎剂，则宜龟板；若丸散则当全用，何必败龟板？或醋、或酒、或酥，随宜炙用。其甲外周，得气之全，功用与肉同，而力尤贞固入丸散，必用甲。

胶：甘、咸，寒熬法如鹿角胶。滋补尤宜，且兼养肺。

阴魂

甘、咸，寒山龟也，头扁大，难缩入腹，居山。滋阴清热，治久泻、久痢、痎疟②，去疟母，杀疳蟨补心清肾之功不如龟，以其陆处也；然能治久痢、老疟。凡疟、痢皆起于暑，此能滋阴清暑，为治其原。又咸能软坚，以破其寒热之结聚。在山常食蛇虫，故治疳蟨。

---

① 籍（cè 册）：用叉刺取鱼鳖等。

② 痎（jiē 街）疟：疟疾的通称。亦指经年不愈的老疟。《素问·四气调神大论》："夏三月，此谓蕃秀……逆之则伤心，秋为痎疟。"张隐庵集注引马莳曰："痎疟者，疟之总称也。"

玳瑁

甘、咸，寒亦龟类。六足，肉可食，壳薄，可饰器物。

鳖

甘、咸，寒腹下纯黑者佳，纯白、纯赤，或黑点者均可食，黑点成五字、王字，及三足与山鳖，均不可食。忌苋菜、鸡子同食。**缓肝补心，滋阴和血，保肺润燥**鳖亦介虫，补阴而色青入肝，故能清血分之热，除瘀散结，兼能清补肺金。长于治疟、治痢，盖肝肺持平者，凡疟痢之起，皆先伤于暑，继伤于清，伤暑则肺气促，伤清则肝血凝，二者交争，清胜则疟，暑胜则痢。故治此宜和阴阳，亦持平之法也。其滋阴则能胜暑，行血则可胜清，故古人有糖鳖汤，煮鳖加生姜、沙糖食之。勿加盐、豉以治疟痢，此与姜茶散之意同，亦良法也。

壳：咸，寒壳色绿，甲止八肋，古云九肋为胜，医家难其辞以示异耳。或醋，或童便，随宜炙用。**泻肾水之邪热，软肝血之坚积**治阴虚郁怒，房劳积湿之劳热骨蒸。元气久虚，气窒血凝之疟母，更治胁痛、腰痛、积血、癥瘕及经阻经妄，亦治肠痈、肠风、痔瘘及诸疮肿斑痘。盖鳖甲虽色青入肝，多主血病，而形穹上覆，分布八肋，则实有肺朝百脉之象，其敛阴和血而通百脉，又能无所不周也。亦可治惊痫。

卵：咸，寒。治久泻、久痢腌藏久愈佳。胆味辛。不须去，可以去腥气。《内则》："鳖去丑"①。丑，鳖窍也。或云颈间有骨形如小鳖，能毒人，又能清暑气。

鼋

甘，温形如大鳖，头多疙瘩，红白如癞，故曰癞头鼋。巨者广博丈余，然此自一类。或谓以鳖为雌，则妄也。死不瞑目，断其头悬之，犹能顾盼，口尚噬物，挂肉架上惕惕而动，下垂及地，偶有所触，骤缩而上，必烹之至

① 鳖去丑：语出《周礼·天官·膳夫》："不食雏鳖。狼去肠，狗去肾，猫去正脊（山猫去脊骨），兔去尻（脊骨尾端），狐去首，豚去脑，鱼去乙（鱼眼旁边的骨头），鳖去丑（窍）。"

烂肉乃死。**益气力，强筋骨，明耳目**鼋、鳖皆无耳，以目听，目虽死皆不瞑，偶动辄闻，故食其肉，皆能聪明耳目。

蟹

咸，寒其类不一。大者蝤蛑①，曰青蟹，曰毛蟹，曰稻蟹；小者石蟹，曰金钱蟹，皆可食。惟蟛蜞②长足蟹，及独螯③六足无毛者，皆不可食，温、台间有软壳蟹，曰蝑，味尤美。食蟹忌荆芥。烹蟹不可食其汤，令人泻，中其毒腹痛，泻泄者，紫苏、藕节皆可解。凡腌蟹见灯即沙，入蒜则不沙。**补心泻肾，除热去瘀，软坚散血，续绝除伤**其软坚即其泻肾也，其散血即其补心也。蟹以善解得名，凡八足二螯之类，皆善解散。其抱子也，子出而母成空壳，身足解散矣，壁镜④、螲蟷⑤、蜘蛛之类皆然。且咸主软坚，故能败漆，其破结、散血、解热、去瘀之功可想矣。然善解则又善续，二螯八足中，皆髓所充满连属。盖其布散无所不通，则连贯无所不合，故筋绝者，取蟹黄足髓，熬纳疮中，筋即复续，骨节脱离者，生捣蟹合热酒服之，以渣罨伤处，半日可复合。又性横行，故能强四肢筋力，大力丸用之。但多食寒胃，能堕胎催生，下死胎，有蟹爪汤。人云其螯烧烟能集鼠于中庭，未知果否。

蚌

咸，寒即江湖池泽中蛤蚌之大者。**清热渗湿，解渴除烦，醒酒利小便**凡蚌类皆有咸味，皆软坚，不必在海中者。

壳：咸，寒。**煅灰治顽痰，止咳嗽，清心保肺**煅灰则味兼辛苦，故泻肺降逆，加以咸之能消顽痰，则咳嗽无不自愈矣。

---

① 蝤蛑（yóumóu 由谋）：亦作"蝤蝥"。即梭子蟹。

② 蟛蜞（péngqí 朋其）：螃蟹的一种，身体小，常见的头胸甲略呈方形。穴居海边或江河口泥岸。亦作"彭蜞"，又名"螃蜞"。

③ 螯（áo 熬）：螃蟹等节肢动物变形的第一对脚，形状像钳子。

④ 壁镜：壁钱。蜘蛛的一种。体扁黑色，腿长易脱落，常在墙上织成白色圆形的囊，用以孵卵。

⑤ 螲蟷（diédāng 叠当）：一种生活在地下的蜘蛛，黑褐色，在土里打穴，穴口有盖，可以开合，伺小虫经过，翻盖捕捉。

蚬

咸，寒行潦山涧中蛤蚌之圆而小者。与蚌同。

壳灰：除血热，敛虚汗壳中色紫，故兼入血分，余同蚌。

蛤蜊

咸，寒海蛤之小而肉色黄白，形如铖斧者。功同蚌蚬，滋阴明目。

文蛤粉：咸，寒即蛤蜊壳之有花纹者。功同牡蛎见后。

淡菜

咸，寒海蛤之稍圆大者，一名蝛蟷，一名东海夫人。随波动荡，进而不退，肉形圆长，中拆而含微毛，或有珠。补心泻肾，养血滋阴，余功同蛤蜊治劳热骨蒸须多食乃见功。若数两作丸散，未有大效也。

抱鱼

咸，寒海蛤之更圆大者，其肉中实，不似淡菜之含沙，中亦时含有珠，今讹曰鲍鱼。功同淡菜。

西施舌

甘、咸，寒肉色黄白，形如人舌，味甚鲜美。

江瑶柱

甘、咸，寒肉柱突起，形如宝塔，味甚甘脆鲜美，为海菜中第一，功用无可考。

蚶

甘、咸，平亦蚌蛤也。壳形圆厚，有沟楞如瓦屋，故又名瓦楞子，肉含血而色赤。补心血，散瘀血，除烦醒酒，破结消痰蚌类无血，此独有血。

壳：甘、咸，平火煅醋淬三次，研末。攻坚破瘀去一切痰积、血积、气块，破癥瘕，攻瘰疬。

蛏

甘、咸，寒海蚌之狭而长者，大如指，肉分两歧如箝，色赤。闽有竹蛏，壳形如小竹管，味尤鲜美。解渴醒酒，除烦去热生食大寒，令人泻；

干食稍平，能补心滋阴。

镜面鱼

甘，咸，平一边附石而生，一边有壳如蚌而扁，厚而莹白，里边有孔，或五、或七、或九，肉中亦或含有珠。补心缓肝，滋阴明目又曰明月鱼，可治骨蒸劳热，解妄热，疗痛疽，通五淋，治黄疸。

石决明：咸，平即镜面鱼壳，盐水煮，或面裹煨，研细水飞。去风热，明目，除骨热，通淋主治明目，内服除青盲内障及骨蒸劳热，利小便，去淋沥。外点退翳，投末瓮中可治酒酸。

珠

甘、咸，寒蚌类皆生珠，虽河、淮、江、湖中者，亦时有之。古人珠取于淮浦，汉以后取于交广，蚌含月精，月明生则肉日满，月魄生则肉日消，其孕而有珠，则更毓明月之精而成者。陆农师云：蚌无阴阳、牝牡，须雀化成，故能生珠，专一于阴阳也。愚按：蚌无阴阳、牝牡固也，然雉化为蜃，雀化为蛤，亦一时偶有耳。水中自有蜃、蛤，乃气化而生，若必待雉、雀之化，则溪涧污泽中，此物不少，安得许多雉、雀化此也。补心缓肝，养肺清肾，定魄拘魂，保精安神，聪明耳目，除热毒，去浮痰月之体黑，其魄也，肾水也，精也；受日之光而生明，其魂也，心火也，神也。蚌之毓精于月，而月明亦犹是，毓而成珠，则其以魄拘魂而不散，以精凝神而不离，是如老子之所谓"载营魄抱一①，能无离"，魏伯阳之所谓"坎离②交媾"矣。故珠能镇心安神，定惊去痫，洗濯肺金，澄清肾水。以点目则去翳膜，以绵裹塞耳则通耳聋，以敷面则去斑痕悦颜色，以敷痛疽则去瘀肉，生新肉，敛疮口，以治产难则下死胎胞衣。但须新洁，未经钻缀。圆白如绿豆大之珠，乳浸三日、七日，然后研细用。若药肆中细

---

① 载营魄抱一：身体与精神合一。载，用作助语句，相当于"夫"；营魄，即魂魄；抱一，即合一。《老子》："载营魄抱一，能无离乎？"朱谦之校释引刘师培曰："载营魄者，即安持其神也。载、抱同义。"

② 坎离：坎、离本为《周易》的两卦，道教以"坎男"借指汞，内丹家谓为人体内部的阴精；以"离女"借指铅，内丹家谓为人体内部的阳气。

碎水花珠，只宜疮科，未能有补心安神诸大功也。

牡蛎

甘、咸，微寒海滨石岸，咸水激沸凝成如石，是为蛎房。形如蚌房，每房有泡子稍起，房中含肉，采者以铁钩破其泡，就钩取其肉，朝取夕生，夕取朝生，此取彼生，彼取此生，昼夜不息。水滨恒喷喷有声，肉作汤食甚鲜美，腌之货四方，曰蛎房酱。**清肺补心，滋阴养血**得金水之精，以入心而滋阴养血，能解渴醒酒，去热除烦。闽人言海滨食蛎房者少疾多寿，养心血之功，盖不诬云。

壳：咸、涩，寒附石而生，骈联①如冈阜②。壳即海石耳。然房中藏肉处如有曲穴，而光滑若螺蚌，采者连房研取以入药，即牡蛎壳。医家每云"左顾牡蛎"，亦无所辨为左顾也。或生用，或煅粉，随宜制之。**补心敛神，补肺固气，泻肝和血，清肾去热。**散有形之结聚，敛无形之气化止汗安神，止嗽解渴，大补心肺之虚；止遗精崩带，治温疟，止虚劳烦热，退骨蒸，大泻肝肾之邪；破结痰，消瘰疬结核，散老血，除血痢、癥瘕；厚大肠，止泻去瘀，利小便，能缩能通。

黄螺

甘、咸，寒田螺也，形圆，壳薄而黄，肉不黄。**益脾胃，除湿热，利三焦，通水道**生于土而味甘，故益脾胃，咸故渗湿去热，壳形盘曲，而肉能脱壳以出，且多涎滑，故通利三焦水道。止渴醒酒，治脚气湿肿，疗黄疸，利大小便。捣碎入盐少许，敷脐下寸三分，通便闭甚效。敷两股脚气，随愈。加麝少许，敷脐下以火熨之，治噤口痢，令思食。点目去赤肿，搽痔及狐臭皆效。

青螺

苦、咸，寒生溪涧中沙石上，壳肉汁色皆青绿，形稍尖长如小指顶，

---

① 骈（pián 片）联：重叠连接。明·陈子龙《豫章行》："偃蹇屈翠盖，枝叶相骈联。"

② 冈阜：山丘。《南齐书·氏传》："仇池四方壁立……上有冈阜泉源。"

味苦而鲜美。补心气，泻心火，平相火，解暑热，明目散血，利三焦，通水道味苦泻火，色青入肝，除烦解渴，醒酒，利大小便，尤平暑暍。大抵功同田螺，而效更捷，但不利脾胃。

土螺

咸，寒生海滨泥汀中，浙人曰土蚨，壳扁薄如豆壳，肉色青绿，生腌食之亦鲜美。除烦醒酒。

蜗牛

咸，寒生墙壁及山石上，一名蜒蚰螺，壳圆而扁薄，肉角二，故有牛名。目在角上，负壳而行。行则有涎布地。好缘草木，居叶下，涎尽则枯死。亦有生而无壳者，直名蜒蚰，能食蝎及蜈蚣。疗毒疮血热捣和酒服，或龙眼肉包而吞之，治血疯疮，及杨梅疮，虫蝎螫毒捣涂蝎及蜈蚣咬伤。

车渠

咸，寒海中大螺也。

贝

咸，寒大小厚薄，紫、黑、黄、白，斑驳不一，古用为货，以之买卖，肉亦可食。功颇近珠煅灰用，镇心安神，坠痰明目。

虾

甘、咸，温最细者曰米虾，稍大有长股二支者曰公虾，大者曰对虾。游水中，数退而善跃。生则色青，死则色赤，其孕子附腹外。壮阳道，助血热，下乳汁居水中而性躁急，色赤好动。动命门火，壮阳道，发疮毒，托痘疮，多汁而滑。又子附腹外，故能下乳。性亦滑肠，可涌吐风痰。

海马

甘，热。壮阳道亦虾类。

鲎

咸，寒鲎，音候。海中介虫，如蟹，八足聚腹下，长尾如铁鞭，形又似木杓。其壳当脊中横断，可屈伸俯仰，雌大雄小，雌常负雄，故谓之鲎媚。血色青如蓝靛。

乌贼

咸，平一名墨鱼，出东海，大腹，首足聚于腹下，八足皆肉须耳。形如算袋，故有秦皇渡海遗墨袋所化之说。常吐墨汁自覆，人因取之，或云腹有墨，以书字逾年乃灭，则妄也。捕则足据石上甚固，故又名章距，又名章邶。其身无骨，只背一骨，长扁如鲫。鱼目皆圆，此独一边平，如半珠。补心通脉，和血清肾，去热保精作脍食，大能养血滋阴，明目去热。

海螵蛸：专入血分，生新血，去瘀血，通血闭，止血脱，聪耳明目即墨鱼骨，扁长一片，色白，轻脆如硝，或炙或生研用。此鱼无血，墨汁即其血也。无五脏，一骨即其心也。咸补心，而专行血分，治血枯、血结、血崩、血闭诸症，及血痛环脐，阴肿蚀痛，目翳流泪，又为末掺聤耳出脓。凡目得血而能视，耳得血而能听也。

鳍

咸，平鳍，音愤。鳍形如荷叶，头足聚腹下。一名荷叶鱼，一名锅盖鱼。

鲊

咸、平，滑亦作舵鲊，俗曰海蜇，水母也。形如牛胃，泛泛水上。有血气，而无耳目，顶有窝，常聚涎沫。虾集食之，得虾则浮，失虾则沉，故云水母目虾。渔者钩取，腌以盐矾，压以石，去其沫，谓之蛇皮。补心益肺，滋阴化痰，去结核，行邪湿，解渴醒酒，止嗽除烦色白而形浮，故兼入肺，肺亦水母也，见火即化，故善化痰消核。

海参

甘、咸，温形圆长，无头足，腹中含沙，似水蛭而色黑。出闽广者，大而无刺曰光参；辽东者，小而多刺曰墨刺，尤珍贵。此物古所未闻，明朝始尚之。或谓即蜟蜈，但古云蜟蜈一首数尾，辽东人食之。此则无尾，或者指其多刺为尾，而言未之审欤。称参者，以其补人如人参也。补心益肾，养血滋阴，补虚羸，靖劳热黑入肾，甘补肾。

海粉

咸、寒，滑海滨作池，养海粉母于中，则粉生焉。其形如参而色白，体多粘沙，充货曰白参，味涩不美；粉如绿豆索粉，色青绿，味鲜滑。解渴醒酒。

蟾蜍

辛、甘、咸，寒大于虾蟆，多疙瘩如癞，善怒。人履之，则气胀满腹如鼓。能穴土善遁，居土下，食百虫。人言其精应月，又言有三足者，千岁蟾蜍，腹下有丹书八字，是皆未敢知云。能散能行，能软能渗，而锐于攻毒。主治痈疽疔毒，杀小儿疳积剖其腹，合肿毒上，稍久，必臭不可闻，如此三易，则毒可消。或取其肝敷之，数易亦愈。盖以怒气去毒甚锐也。作脯食小儿，治疳积羸瘦，且能健脾消食，亦以其能食百虫也。

蟾酥：辛、咸，温捕蟾蜍紧握之，以针刺眉间，则怒不得舒，并出精于刺处，以蚬壳刮取之。初出白色，久则黑。或煎荆芥汤倾瓮中，多捕投之。须俟汤温，使跳踯不得出，则并酥浮汤面，少顷放之，倾汤掠取其酥，然不如刺出者为佳。有大毒，略点舌上则口尽麻。功专治毒功用与肉大同而更锐。

脂：软坚涂玉则刻之如蜡。

石蟾

甘、辛、咸，温生深山石涧中，似蟾蜍，无疙瘩，色青黑，体滑口方，能食蛇虺，徽、饶、浙、闽皆有之。土人讹呼为石蛤，又曰石鸡，味甚滑美。滋阴助阳补阴中之阳，补虚羸，健脾胃，杀疳积亦有毒而能解毒。

虾蟆

甘、辛、咸，温色绿而黑斑及青黑者，皆可食。色麻而小及绿，而手足长，作鬼声者，不可食。功用同石蟾腿间交骨，及大且老者勿食，令人小便闭，助阳道。

黄蛤

苦、咸，平亦名白蛤，似石榴而色黄白，身瘦而手足长，常以暮春寅日雌雄群聚而交，相抱甚紧，任人拾取，山中多作脯。杀疳虫，助阳道。

蛤蚧

甘、咸，平出广南，首如虾蟆，背绿色而斑点如锦，雄皮粗，口大身小尾粗，其鸣蛤；雌皮细，口尖身大尾小，其鸣蚧，故以为名。相呼累日乃交，交则紧抱，虽捕而擘之死不开，去头足洗净，去肉上毛，或酥蜜炙，或酒浸焙用。益气血，助阳道能定喘、止嗽、止渴，治肺痿、咯血，亦能通淋，咸泻肾及膀胱也。凡肺气不足者可用之，盖观其善以脰①鸣，而知其肺气之足。蛤蚧虽有尾，亦蛙龟之类，皆善淫，壮阳道，然即此能伤人矣。

守宫

咸，寒守宫、蝾螈、蜥蜴、蝘蜓，《尔雅》只反复相释，不及细别。今考，居人家壁间而色黑褐，能食蝎及白蚁者，守宫也。居草泽中，而色黄赤，体肥大者，蝾螈也。居草石间，色黄赤，而尾青绿者，蜥蜴、蝘蜓也。蜥蜴能食蜈蚣，而蛇有受伤者，蜥蜴辄采药救之，故俗曰蛇医，诗人以虺、蜴并数之。其色黄赤而尾不绿者，蛮人捕食，谓之山鳅。此一种而有毒、无毒分焉，特分别录之。祛风痰，补心血，治惊痫。

蚺蛇

甘、咸，寒蛇类，处裸虫②、介虫③之间，其蟠④时首必向壬土之寄于水者也。蛇多含毒，阴气伏藏，动乃贼物。然毒每能攻毒，且其性善穿穴，食虫豸⑤，故能走窜经络，去血中之热毒、风毒、湿毒，散恶血，去死肌，杀

---

① 脰（dòu 豆）：脖子、颈。
② 裸虫：指蹄角裸现或无毛羽鳞甲蔽体的动物。
③ 介虫：有甲壳的虫类。
④ 蟠：屈曲，环绕，盘伏。
⑤ 虫豸（zhì 之）：小虫的通称。

三虫，此蛇类所同。但含气有厚薄、急缓之异耳。蚺蛇色黄，属己土①之正，毒不甚，肉极腴美。**澄水中之淤，除血分之热，杀虫蜑，治痈疽**性颇中和。

胆：苦、甘、咸，寒胆味皆苦，此微甘微咸，似鳢鱼胆。意者甲己化土②，而从土味欤。又其胆上旬近喉，中旬近心，下旬近腰，此亦物理之异。置少许水中，旋行极速，性之善窜然也。**保心宁神，活血去瘀，明目杀虫**胆固心之母也，而苦泻热，咸散结，则外毒不至内攻，故能护心止痛。含此受刑杖，虽伤重不死，与蜡矾丸意同。其明目则胆所同，其杀虫则蛇之性也。

白花蛇

甘、咸，寒出蕲州，然柳宗元有《捕蛇者说》，则永州亦出。龙头虎口，黑质白章，胁有二十四方胜，腹有念珠斑，口有四獠牙，尾有一指甲。虽死目光不枯。雌者尾无指甲，白花不明，腊而用之，宜完首尾，力乃全。酒浸三日，去皮骨，独用肉。**保心宁神，安魂缓肝**蛇类善惊，然善伏藏，如龙之冬蛰，故能宁神安魂，而治惊痫，**透骨搜风，攻坚去毒**嗜石楠叶，故虽本阴类，而能壮阳祛风，善窜穴士石，无阴不达，故能内彻脏腑，外达皮毛，中透骨节经络。凡有风湿、血瘀之积，皆能攻而去之，能攻痹破结，去死肌，杀三虫，治中风瘫③痪，口眼㖞斜，筋惕搐搦，大疯疥疬，凡经络中血气凝滞之病。

乌稍蛇

甘、咸，寒色纯黑，草经行过，皆染黑迹。性善，不噬人，尾甚细，可穿百钱。雌者尾钝，以小为佳，大则力反减。去头及皮骨，或酒煮酥炙用。**功用同白花蛇，而尤能滋阴明目**蛇目虽死而光不枯，故皆能明目。此色

---

① 己土：出自《素问·五运行大论》。天干与五行的配属关系。天干第六位己，相配五行属土，故称。

② 甲己化土：天干的合化，人们用得最多的是正化。即：甲己合化土，乙庚合化金，丙辛合化水，丁壬合化木，戊癸合化火。

③ 瘫：原作"痈"，据光绪本改。

医
林
纂
要
探
源

二
五
二

黑尤得阴性之纯，而不甚毒。尤能澄清肾水，以有滋阴明目之功云。

蛇蜕：甘、咸，寒凡蛇感湿热之气，则肌肤发痒而皮壳枯脱。其有蜕亦毒气于是而舒也。宜取新脱色白者，皂荚水洗过，或酒醋蜜浸炙黄，或烧灰存性，随宜制之。**缓肝保心，去毒热，除风湿**平君相之火以滋养真阴，能定惊痫，去皮肤之湿热，能治疥癣、痈疽、疔肿、痔瘘。舒气血中之风热，能治重舌、喉痹，又治目翳，催生产，取其能脱也。又能祛鬼魅，解蛊毒，亦取其有所蜕也。凡蛇蜕皆可用，特附说于此。

蜈蚣

辛，咸，寒一名蝍蛆。赤头者力雄，或取黑头，盖畏赤之毒盛耳。全炙，或去头足尾，荷叶包煨。被伤者，捕蜘蛛吸其毒，及蜒蚰、鸡矢、桑汁、盐、蒜皆可解。**入肝祛风，入心散瘀，旁达经络，去毒杀虫**炙末乳调服，治小儿脐风、噤口、惊痫。杀虫解蛇毒，蜈蚣能食蛇也。外用可敷瘰疬及诸肿毒。若治脚上鸡眼，研末敷疮，更以醋调南星末围之，则疮自脱，然则蜈蚣亦能去死肌生新肉矣。

蝎

辛、酸、咸，寒两箝八足，大首小尾，形如琵琶，尾有钩螫，毒所在也。色青紫，居土壁间。南方少，药肆多以盐腌致之。肉虽不酸，其出则有酸气远闻，故曰醋蝎。本草不言酸，亦失之也。**专入肝木，主治诸风，兼能益心，下清肾水**色青入肝，辛补肝以行之，酸泻肝以节之。主治诸风掉眩，口眼㖞斜，筋脉抽掣，而能收敛心神，安惊定痫。又治耳聋，通肾窍，及带下、疝气、风疟、血风诸症。

蜘蛛

酸、咸，寒类不一，或黑而圆大。或白而身瘦足长，或小而乱丝不成网，或大而色绿赤斑。中其毒，盐汤解之。**可截温疟，解蜈蚣螫毒**取圆黑者捣乌梅为丸，塞耳中可以截疟。**取其丝，箍外痔**血瘤血瘤不可破，破则血不止。取山中大绿蜘蛛所作网，助以生苎丝缚瘤根下，渐加收紧，直至枯落，而皮肉不伤，箍外痔法同。

蟢子

酸、咸，寒一名蟏蛸，作窠壁间，下有丝垫，上有丝盖，身居其中，圆黑而背中正白。若扁大而色斑驳，下有白窠而上无盖者，则名壁劳，无可用。治小儿急惊捣之和白汤服，一时即静，咸能补安心神，酸能平肝敛心。又蟢处阴而安静。

窝：敷刀伤、击伤，止血，生肌，定痛但物小不能及大。

水蛭

咸，寒俗曰蚂蟥蜞，生水田腐水中。色紫赤，无头尾，善钻吸人血，人足入水，则两头皆钻入肉，饱血而后落。断之即成二，蛭不死，若菹①菜中误食之，能在腹食人血。惟黄泥浆可解。用此以新瓦焙之极干，研细。更有山蛭，形如蚯蚓而有耙头，尤毒，不可用。**破瘀血，去蓄血**抵当汤用之。

蚯蚓

甘、咸，寒一名寒蟪，一名地龙。色赤气香者可用，黑而易断如烂泥者勿用。白颈者另是一种，气味尤鲜香，治热更佳。有寒毒。小儿溺触之，则随气而上，阴茎猝肿，洗以甘草及盐水，或使鸭口衔之可愈。大人中其毒，盐汤浸浴。**清肾去热，渗湿行水，去脾胃湿热，通大便**水道居下湿土中，食槁壤，饮黄泉，穿穴往来俯仰，故能去肾及膀胱湿热，清脾胃之积湿郁热。又其形中通如肠，故能通利二便。治天行疫热，阳明狂热，狂言便闭，大腹黄疸，及肾风、脚气诸急症，则捣汁泉水下，缓则煅为末，或烧灰存性，或盐化为水，随宜制用。

蚯蚓泥：甘、咸，寒所居之泥，实即矢也。**功同蚓，治赤白痢，退诸热肿**敷小儿阴囊湿肿，及肿腮、赤丹、游毒。

五谷虫

苦、咸，寒即粪蛆也。囊置急流中，漂至臭气尽，晒干，或炒，或煅用。此亦化飞蝇而不列羽虫者，其未化也。化蝇则无用矣。**健脾化食，去**

---

① 菹（zū 租）：剁成肉酱，切碎。

热消痞治小儿痞积、食积，及狂热谵语、毒痢。

人　部

人而列于药，不可言也。然有不能废者，择其无害于义者载之。至于人胎，孩儿骨，天灵盖，及红铅之类，则概置不录。

血余

咸，苦，微寒发也，或以其上生为属心，或以为属肾，然《内经》言肾者精之处也，其华在发。王叔和云：肾主脑髓。脑者髓之海，发者脑之华，脑髓减则发白，然则发自当属肾矣。要之心肾相牝牡者，心肾交则肾气荣而上行；心肾不交则心血枯而发槁。血亦人身之水而已，故发主治皆血症。胎发为上，髡薙①者次之，自落者为下。然古人剪为髻，理之为两髦，子事父母者插之左右，父死脱左，母死脱右，脱而藏之。凡栉沐②所落，皆藏之。及死，乃并齿爪之剪落者，纳之棺中，重父母之遗，以归全也。惟罪人乃髡之，因以为贵者被髢③之用，故古经有以发鬏④入药者，不然则用为药，亦古人所不忍也。交心肾，通关格，治诸血症，能止能行咸则补心泻肾，苦则补肾泻心，本血之华也。故治诸血病，以皂荚水洗净，入瓦罐固，煅存性，治诸积血、瘀血、血痢、血淋，通噎隔；烧灰吹鼻，止衄血；涂舌上治舌血；合鸡卵黄熬汁服，治风痰迷心，及心虚惊惕；烧烟可辟邪恶土气；发灰合鸡卵煮食，可止咳嗽；和酒服，治冲任寒气上攻，小腹切痛；并治尸疰；调猪脂涂小儿口角生疮。

上池津

甘、淡，平口唾也。舌下有廉泉穴通肾，渴时以舌舐上腭则津液自生。人身之水液皆咸，惟此水独淡，修炼家常漱咽以灌溉五脏，因贵而称为上池之津。止渴明目，悦泽肌肤，杀虫毒，辟鬼祟清晨以擦面目，能悦颜

---

① 髡薙（kūntì 昆踢）：谓剃去头发。
② 栉（zhì 至）沐：梳洗。
③ 髢（dí 敌）：假发。
④ 鬏（bì 毕）：假发。

色而明目。凡虫螫毒，遽不得药，则以己发和口唾用力擦之，毒自解。又鬼祟畏唾。小儿乍忤惊魇，唾其额而擦之则安。

人牙

咸，温取七八岁时龀齿①藏之。治痘疮倒黡牙有毒，惟出痘不快而黑陷，不得已乃用之，以其为肾之余而脱落，故能入肾拔毒。煅存性，研和猪尾血用。

爪甲

咸，温。出竹木刺煅存性，合口唾涂刺处，少顷自出。爪甲肝之余，能拔出指上，又能掐取出物也。

乳

甘、咸，寒，滑李时珍云：无定性，其人和平，饮食冲淡，乳必平。其人躁暴，饮酒食辛，或有火病，乳必热，受孕之乳有毒，每令儿吐泻，成疳魃之病。内亦损胎。按：李氏此语最精。母之乳子，不惟乳有寒热不同，儿食之有异。并儿之心术性情，亦因而移易。故古人必择宽裕慈惠，温良恭敬，慎而寡言者，使为子师。司马温公亦言乳母不可不择，至理然也。然则资以养病者，亦必择和顺少妇，乳白而稠，方为有益。知或黄、或赤、或清而散，气腥秽，则反有损。滋润脏腑，通利关节，补益血气，和剂阴阳乳亦血也，血亦水也。水本于肾，血化于脾而藏于肝，升于膈俞，用于心君。妇人血盛于气，故其血之余摄于冲任，其未孕则行为月经，即孕则留而养胎，产后则化乳汁以饲子。然经血赤而乳则白者，胎已离腹，余血不复下行，而胃为摄之，胃气蒸化。以上输于膻中，流出于两乳。血从气化，所以色白。此阴阳之和，视经血之属阴而下行者，为不侔矣。故乳哺小儿，实能兼长气血。独以为滋阴补血者，其说为未尽也。顾其性滋润软滑，惟小儿肠胃未成，及老人肠胃枯涩者宜之。两母乳有限，儿日渐大，岂能专恃此以养？半岁后必助谷食，乃自然之理势，非乳汁专养小儿而不能补养大人也。故凡病虚弱劳瘵，气血

---

① 龀（chèn 衬）齿：儿童脱去的乳齿。

枯竭，噎膈、咯吐诸病，皆宜人乳滋补。至若止消渴，润皮肤，点赤眼，则其余事而已。脏寒者不宜多服以性寒滑也，或锅烧热汤。用锡瓢倾乳少许，沸汤荡熟，再浮冷水上，立干，刮取粉用。再荡再刮，聚之以服食甚良。

童便

咸，寒宜十二龄以前，性情和顺，饮食冲淡，无病童子，溺清如水，倾去头尾，取中间一截用之为良。若肆食酸咸、酒肉、烧煿、瓜果，及常有滞积痞疸诸病者，溺必赤黄臊秽，勿用。**通利三焦，降热去瘀，滋补心血，降泻肾邪**人之精血液溺，皆水也。水之并火而居者，守而为精；水之从火而化者，行而为血；血之留余而未化者，渗而为液；液之最浊而下沉者，出而为溺。盖先天之水气，从火而升。则外入之水，从之而化。外入之水液自上而下，则上行之火又从之而降，而三焦为上下往来，便溺即水之自上而下达者，是以能通利三焦，降火去瘀也。咸补心，心资血以为用，水化而血以布于脉，是其补心也。咸泻肾水之浊秽，渗于膀胱而达于下，是其泻肾也。水道顺行，浊秽不积。能治肺痿失音，止吐血、衄血，止阴火咳嗽，靖劳热骨蒸；去损伤瘀血，及胞衣不下，产后血晕，败血入肺，妄血上行诸症。凡跌打血闷欲死，灌此即苏。新产和酒饮之，可免血晕上攻，血瘀作痛，此皆咸以散瘀，见效甚速者。至于骨蒸劳热，咳嗽吐衄，其效诚有之，然非可专恃。盖降泻之用多，而滋补之力微也。昔人谓劳极之病，饮溲溺，百不一死；服寒凉，百无一生。此岂确论。夫谓寒凉不可服，则童便未尝不寒；谓咸渗血，血病不可食盐。而食秋石又何尝不咸？是皆言医者流，遁失中之说。大抵芩、连、知、柏、桂、附、参、芪，各有所宜，非可偏废。如用童便，则宜乘热饮之。不然，则反令人胃寒，而致饮食减少。

还元汤：咸，寒清晨饮自己溺，又曰回轮酒。功用略同童便由三焦以降，还而通利三焦，以泻屈曲之火，是宜其有功。然愚谓：人无火病，则不必服此。既有火病，则清晨一溺，必尤黄赤臊秽，带有火气，未必有益。惟治目赤肿，乘热拭洗，闭目少顷，颇见清热之效。

秋石：咸，平取法当依《蒙筌》，每月取童便，每缸用石膏七钱，桑条搅澄，倾去清液，如此数次，乃用秋露水搅澄，如此数次，滓秽净而咸味减，乃以重纸铺灰上晒干，刮去在下重浊，取轻清者为秋石，方有益。若杂取人溺，又不以秋时，不用秋露，乃以皂荚水澄晒为阴炼，火煅为阳炼，失之矣。此则与盐何异，何用此为。补心软坚，渗血去瘀，利三焦，通水道，澄清肾水，降逆消痰润下作咸之性，大约如盐。第本于人身得阴阳之化，自三焦而降，为旧由之道，又重之澄以石膏，和以秋露，则滋益真阴，补心清肺，去肾水之秽浊，利三焦之决渎，自应有胜于盐者。李士材概谓其尽失真元之性，又或谓其能使虚阳妄，真水愈亏，则一偏之论矣。至于软坚去瘀，亦与盐同。其能治劳热骨蒸，虚火咳嗽，白浊遗精之功，自不可昧。《内经》云"咸走血，血病无多食咸"①者，以人或失血已多，血液枯少，不宜更以咸渗之耳。非指火逆血妄，火郁血瘀而言也。血妄血瘀，正宜咸补心以靖之散之矣，安得复有"无多食咸"之戒。今人于虚羸火妄，吐血咯血，及腹肿鼓胀，每戒食盐，而劝服秋石，夫润下作咸，秋石与盐，亦复何异欤？

秋冰：咸，温秋石再研入罐，瓦盖盖定，盐泥固封，打火三炷香，其升起盖上者，味淡而香，乃秋石之精英也。补心功用只同熟盐，但更滋阴耳。古云男取童女者，女取童男者，亦有理。

人中白：苦、咸，寒溺垽②也。取童子及老僧溺器者为佳，或煅或生用。降火散瘀治消渴、鼻衄、牙疳、口疮，亦治痘疮黑陷。咸本补心，白兼入肺，苦能降逆也。

人中黄

苦、咸，寒取粪缸中多年黄垽，煅存性。降心肺逆气，燥脾胃湿热，攻坚破积，解毒消痰治天行狂热，心腹实热，消食积，起痘疮黑陷，除痰火，解一切药毒。

甘草黄：甘、苦、咸，寒为末，入竹筒封固，冬浸粪缸，至春取出，洗悬风干，用甘草末。功用略同，更能补中，去③五脏热竹筒须去青

---

① 咸走血血病无多食咸：语出《素问·宣明五气》。

② 垽（yìn硬）：沉淀物；渣滓。

③ 去：光绪本作"解"。

皮，有用皂荚末者，功主消痰破癖。

金汁：苦、咸，寒用棕皮加绵纸上，上加铺黄土，置竹架上，下承以桶，淋粪滤汁，另入新瓮，碗覆埋土中，年久愈佳，清若泉水，全无秽气。功同人中黄而性尤寒解热毒如神。

粪下土：解热毒筛，敷痈疽疔毒甚良。

脐带

甘、苦、咸，温人生之根带在命门，与脐相对。此带系胞衣，乃人之开花处，胞即花也。人成而胞衣脱，犹果熟而花落耳。补益血气得人气之余故也。小儿羸弱及痘疮不起，用此煎汤服之，亦颇见效。

紫河车

甘、苦、咸，温即胞衣也。长流水洗净，剔去血丝，酒蒸焙干，或煮烂食之，或捣和药用。崔行功云：胞衣宜藏天德月德吉方，深埋紧筑。若为猪狗食，令儿癫狂；蝼蚁食，令儿疮癣；鸟雀食，令儿恶死；弃火中令儿疮烂；近社庙、街巷、井灶皆有所忌。此可谓慎重之至矣。然愚见贫家往往卖此于药肆，其子亦卒长成无恙，则崔氏之言不必尽拘。此不过所落之花，何足关重轻于儿哉？顾揆以古人之义，凡胎发、落发及指爪之类，尚不忍弃掷，待死而全敛之棺中，则此亦亲所遗，何可入药为人食乎？则用此者，亦非君子所忍也。补益血气，治虚劳癫痫亦血气之余，非无补益。但人所落之花，久已萎矣，谓有大力，愚不然也。况补物甚多，何必用此。医家有以天灵盖、人胎、孩儿骨及人肉并列于补药者，则不仁甚矣。能非用此者为之作俑乎。

上所论药性，有大翻前人窠臼者，气味之间，或酸或咸，有所增减，或寒或热，有所更改，要或以亲尝知之，或以博考得之。而其所论补泻，又实皆本《内经》之旨，参以博之经传，然后穷悉物情，根极理要，以发明之，非敢以己意为异同也。所论主治，不欲过烦，然提挈纲领，亦已简而该。善用者，可以引申而触类矣。

卷 四

方 剂

　　医家立方，因病发药而已。古方岂可胜载，而用方者，亦岂可以一定拘，然用药之准要，不可以不知，是又在阅古人之方，而知其意也。兹为分类，各录数方，详释其所以制方之意，定其所为君、臣、佐、使，相资相辅之法，使阅者推其意而广之，则变通存乎人矣。

肾 部

　　肾欲坚，宜食苦以坚之，以苦补之，以咸泻之。虚则补之。肾苦燥，宜食辛以润之。此治肾之道。

肾气丸 《金匮》

　　仲景以治蛊胀，及消渴，及妇人转胞。钱氏减去桂、附，以治小儿阴虚。崔氏又平加桂、附，以补相火。今按蛊症，则属之脾无阳；消渴，则属之胃无阴。而仲景统治之以此方，且不言脾胃，而名之以肾气者，诚以肾命为阴阳之本，生命之源，水火并居，命火亏，则肾水泛溢而脾湿，蛊胀所由来也；肾水衰，则命火妄作而胃燥，消渴所由来也。肾水得命火之温，则水有所依，而脾不受湿；命火得肾水之养，则火有所居，而胃不过燥。此亦炉鼎之喻也。故治一肾，而水火得其平，坎离、牝牡、戊己合居，则蛊胀、消渴，统可治矣。此所以名肾气丸。

　　地黄酒制八两。甘、苦。补肾，苦而不燥，且能滋润，为肾家之君药　山药四两。甘、涩。甘则能补，涩则能固，有以防肾水之泛溢　山茱萸四两。甘、酸。酸以泻肝，使肾水不至于旁有所耗　茯苓四两。淡渗，伏处地中，渗下部之邪湿，不使水侮所不胜　牡丹皮三两。辛、咸。辛则能润，咸则能泻，补心于肾，交肾于心，使火不妄炎，而水无蕴热，则不至有沸腾之患　泽泻三两。甘、咸。咸以泻肾之邪，补之，滋之，固之，敛之，皆所以保其正。而必用咸以泻之，以去其邪，不使有余，所以无偏胜之患　肉桂一两。辛、甘。辛以润肾，而补命门之火。补命火于肾水之中，则水不失之寒凝，而火亦不至于妄动　附子童便制，五钱。辛、甘。辛以润肾，而附子直达命门，用补先天之火，所谓温养子珠也

炼蜜丸，如梧桐子大盐汤服。

此方不皆肾药，而以地黄为君，则余药皆随地黄以下沉于肾，使水有所防，火有所养赵养葵曰：君相二火，以肾为宫。水克火者，后天有形之水火；水养火者，先天无形之水火。水静而不旁溢，火安而不妄作。水得火而不失之寒凝，则贞有以起元也；火得水而不至于易烬，则子珠所温养也。所以补肾气，而滋先天之化之本此方或谓以附子为君，或谓以茯苓为君，是皆不然。以附子为君者，见其开之以阳，使脾胃之水得下行耳。然附子走而不守，使非帅以地黄，则附子亦不专沉于下，何足以开肾之关，只益使火妄耳。以茯苓为君者，见其为渗脾之湿耳，然主于渗湿，而水失所归，则非所以濬其源。且此方何以名肾气，惟其君以补肾滋水之地黄，则山药、茯苓、丹皮、山萸，皆有以佐其补肾滋水，而为之堤防，为之渗泄，虽泽泻之泻，桂、附之行，亦皆肯为之佐使，以助其阴阳调燮之功，如江河归海，众流自灌注以从，此理甚明，乃前贤何愦愦①欤。盖不独可治蛊胀、肾消而已也消渴引饮，饮一溲二，曰肾消症。

加味肾气丸

治症同。

即前方加牛膝须怀庆产者一两，酒浸用。苦、酸、甘。其性一直下行，

---

① 愦愦：昏庸；糊涂。

以壮其下达之势；而苦以坚肾，甘以缓肝，且导火以归元水也，车前子微炒，一两。甘、咸。泻脾肾之邪水积湿，使由膀胱小便而出。此围师必阙①，逐贼而开其去路之道，非谓能补也。

此专以治蛊胀、肾消，故导火而下之使居，导水而逐之使去。寻常补养，不必加此。

六味丸钱仲阳

天一生水。水为五行之首。人生阳也，小儿之初，阳方日长，苟非胎寒中天，则命火不患其不存。惟恐阳胜而阴不足以滋之，则孤阳不化，阳气反就散亡，而无所依附耳。故钱氏即肾气丸而减去桂、附，以六味专滋肾水之阴，此其为意甚善，而后人推而用之。则凡相火偏胜，而真阴有亏者，皆可用，此为滋肾之良方，又不独以之治小儿已也。

即肾气丸减去肉桂、附子。

肾命虽水火并居，而亦常有偏胜之患。如命火独炎，则真水不足，于是有虚羸之症。此不容更以桂、附助火，但滋其水，而火亦自安赵养葵曰：人身水火，原自均平，偏者病也。火偏多者，补水配火，不必去火；水偏多者，补火配水，不必去水。譬之天平，此重则彼轻，一边重者只补足轻者之一边，决不凿去法码。今之欲泻水降火者，凿法码者也。愚按：外邪之水可泻，肾之真水则不可泻；外邪之火可去，命门之火则岂可去。六味丸，以地黄之坚肾滋水者为君，而山药、山茱萸、茯苓、牡丹皮，则皆有安静固守之长。阴之安静闭藏者固，则阳气中存，不至妄动而散。此夜气所以为旦昼动作之本，而贞以起元也。其用固以补水，亦即所以养火，赵氏之所云"非凿法码"者，正此意也。或谓此为本补肝药，则大不然，方中有

---

① 阙（quē 缺）：古代用作"缺"字。空缺。

泻肝，无补肝。此方方一意敛藏，不欲稍为疏泄。若加桂、附者，则补命火，即以补肝云可耳。然须确以地黄为君，不容他有废置钱氏去桂、附为六味丸，此意固大可师法。然又谓血虚阴衰，熟地为君；精滑目昏，山茱萸为君；小便或多或少，或赤或白，茯苓为君；小便淋沥，泽泻为君；心虚火盛，及有淤血，丹皮为君；脾胃虚弱，皮肤干涩，山药为君。此则大不可从。山茱萸泻肝而壹于敛涩，茯苓、山药皆本心脾之药，泽泻泻肾，是岂可以为君？如用此数味为君，而反使地黄为臣，则地黄反从之以入肝、入脾、入膈、入膀胱，必有泥膈滞脾之害，惟肾水为先天之主，则以地黄专达于肾，而诸药自可分职以并奏其功，何可使之他有偏主乎？又地黄惟味苦而能滋，故能滋肾阴而补精血；熟之以酒，所以杀其寒而益使之滋耳。后人谓恐地黄泥膈，于是制之以砂仁。夫砂仁疏快，与地黄性味大殊，且气味究是上行以入脾胃，制之以此，是不欲其滋润也。不欲其滋润，则安用地黄为，况引地黄之气以上行，是益资之泥膈耳。此皆不可从者。此方滋益真阴，殊不见为近效，而实益人于不识不知之地。无病时，亦可常服。

桂附八味丸崔行功

六味丸，加肉桂、附子，仍即是金匮肾气丸。但此则桂、附平加，意在补火。凡相火不足，尺脉甚弱者宜之。

肾水之脉，见于左尺；命火之脉，见于右尺。此非右肾为命门之说，而右尺相火，右关脾土，右寸肺金，其相承之序，有固然也。两尺皆濡弱无力，迟滞不行，此命火、肾水皆虚，宜用桂、附八味无疑。八味固平滋水火者，如左尺如常，或更有力；而右尺独濡弱迟缓，是则命火独衰。亦宜此以补水中之火，不能离水而别为补火也。命火之衰，必有其症，如羸弱少气，饮食不消，脾湿不运，胃气不舒，水泛为痰，湿溢肿胀，脚气上冲，小便无节，此皆命火大虚之候，仲景以肾气丸治蛊胀是也。其或左尺浮洪，则是肾水腾沸；右尺浮洪，则是命火散妄。但使按之无力，沉伏不见，则皆属命火之虚，而反至浮游欲散，甚或三部皆浮洪弦数，而按之不见，两尺若全无者，则命火游散欲尽，皆急宜用此以引火归元。其症如劳热骨蒸，咳嗽吐衄，消渴引饮，饮一溲二，目赤唇裂，喉舌如焚，是皆命火游散之候，仲景以肾气丸治消渴是也。然所谓"引火归元"者，非谓以桂、附作引，而能使妄行之火皆随之以归元也。正谓肾命之水火皆衰，真阴已耗，而微阳无依，如人之将死，而魂气游荡于外，不复附身以就散耳。故八味丸，君以地黄以滋水，佐以山药、茯苓、山萸、丹皮以敛之固之，泻以泽泻以通之，而桂、附亦从地黄以下补命门之火。真水既有所滋聚，真火之原亦安，真阳既得来复，如雷之藏地中而浮焰自息，此即所谓"归源"。此固本续绝之治，而岂如世俗所谓处其窟宅，同气相招之说乎？故桂附八味丸，惟是脉浮洪弦数，且或有欲散之意，而按之无根者宜之。如脉方浮洪弦数，而按之则沉实有力，或虽无力而沉微急数者，此即水不胜火，而非命火之衰，不得为引火归元之说也。

即六味丸加肉桂一两，附子制熟，一两。

桂附八味丸，实水火平补。其用桂、附，即在六味丸之中，不得偏谓为补火也或谓此为"益火之原，以消阴翳"，则似偏谓其为补火矣。但非命火之衰，则不必加桂、附。命火虽少衰，而不至水湿肿胀，火散焰浮者，亦无庸骤加桂、附也人生阳也，故"阳常有余，阴常不足"，故命门、三焦、肝、胆、胃，皆相火所行，而心为君火。若人身之水，则只有肾水耳。故滋阴补水为急，亦滋阴补水为难，况劳扰其心与酒色之肆，又皆有以助火而耗其水乎！是故阴虚之人，十常八九；阳虚之人，十只一二。而乃好用温热，视寒凉为鸩毒者，不亦偏乎？至若命火之衰者，则亦有之。然大要其人皆肆欲之过，以至水火皆日就衰，而炎火当风，其烬尤易尽。至于将尽，乃谋有以救之，药虽良，不已晚乎！

知柏八味丸 朱丹溪

六味丸已足以补水，然或阴亏之甚，至有左尺浮散无根，而右尺独盛实者。或六脉皆洪大实数几无伦次者，其症或骨痿髓枯，五心如焚，目昏耳鸣，时作呃逆，腰脚无力，干咳无痰，此则相火妄行之极，而肾水不足以制之，是不得不大用寒凉以壮肾水，六味之平和，固未可深恃为能胜也。说者乃往往偏于温补，而欲摒绝寒凉，至谓服知柏者，百无一生，则其论亦已偏矣。要以人之气禀不同，方土有殊，奉养各异，其受病也，惟是观症察脉以施调剂。又安可执一臆见以先之欤？

即六味丸加黄柏 盐水炒二两，知母 盐水拌，二两。

桂附八味丸，水火平补，然人之相火亏失者鲜，而肾水不足者多，故六味以为常专以滋阴补水，而相火自可保存。至于六味丸，犹不足以滋易耗之阴，不能存相火于水中，而使之安静，则黄柏、知母之加，自不容已 黄柏味苦微辛，苦坚肾水，辛润脾燥；知母味辛苦寒，上清肺金，以下生肾水，合黄柏以滋真阴，行其邪湿于膀胱之腑，而补肝木之气，以纳于至静之渊，故能靖龙雷之火，使不至于妄行，亦战乾劳坎之道，以魄拘魂之意。人或疑相火人之真阳，不可加之戕贼，抑知此亦敛而使之藏耳，何尝戕贼而剥烂之。况火盛车薪，又安可不为之杀其势。朱丹溪曰：君火者，心火也，人火也，可以水灭，可以直折，芩、连之属可以制之；相火者，天火也，龙雷之火也，阴火也，不可以水湿折之，当从其类而伏之，惟知、柏之属可以降之。

愚按：芩、连、知、柏其苦寒一也，何以芩、连独折人火，而知、柏独降相火乎。盖一以芩、连气味轻而上浮，知、柏气味厚而下沉；一则以芩、连苦而不辛，则一于降泄，燥而不润，则一于固闭。而相火者人身之阳，作于水中，水非所畏。如暑暍之气，固得雨可解；而雷电之作，则更以阴雨兴。故芩、连非所以折相火，知柏皆苦而有辛，则皆于降泄固闭之中，而寓润泽流行之意。知母自上而下沉，泄肺金以生肾水，则敛阳于命门之中，所以纳气也；黄柏自下而反行，清膀胱而行浊水，则保真精为生木之本，所以养血也，皆以阴而含阳，阳以得所藏而安。此知柏所以靖龙雷之火。是故桂附八味丸与知柏八味丸，其一寒一热不同，而安命火之意则一。惟命火将散而尽，则急以桂附救命火于本根，而散者可聚；惟命火炽而无制，则急以知柏戢命火于燎原，而炽者可敛。人不察其原，则崇此而抑彼，而不知其各有攸当也。第恶知、柏之苦寒者，宁非一偏之惑欤。但非相火炽甚，而肾水大亏，则亦无庸骤加知、柏也人之有生，阴阳合撰，相火之炽，亦非本然。必其人纵饮醇醪，恣啖烧愽，使饮食之火有以助之，而后火乃日炽。又或其肆情徇欲，多服助阳邪药，如鹿鞭、锁阳、阳起石、石钟乳之类，以取药恣淫，于是相火虚炎，真阴欲尽，则相火之炽亦非真炽，而肾水之亏乃属真亏，病至于是，而后谋所以救之，亦为已晚。苟其人溺而不返，则知、柏亦安能救人也？

八仙长寿丸

人生阳也，阳往而不反，则散而无继。故养生家以知白守黑，"载营魄而抱一无离"为宝，常压朱雀使不飞，制青龙以白虎。盖肝实藏魂，而主气者肺，纳气者肾。岁有秋冬，所以为春夏发生之本；月有晦朔，所以为弦望之机；日有宵夜，所以为旦昼之基。此养生家所以不重言肝心，而重言肾命也。然有秋之敛而后有冬之藏，有肺之主气而后肾得而纳气。故金实生水，欲补水者当先清金。此方补金以为生水之源，其意甚善。居常服食，其滋养之益，自应不浅。

即六味丸加五味子二两。甘、酸。为敛补肺气之主药。而核味辛苦，其形又似肾，故补金而且能降气以下生肾水；是补肺使主气，而因授之肾使纳之者，麦门冬三两。甘、淡、微苦。渗膻中之湿以清肺金，始承溽暑之化而濯以清凉者。二味皆主治肺，而加入六味丸，则主于生水。

此方补金生水，而实能去湿以宁心；养肾滋阴，而实能安神以固气。其有因思虑过多，相火为心君所役，而至于气血耗散者，则六味丸恐不及补，此方宜之凡人有禀阳之弱者，有所劳役，则相火衰散，宜桂附八味丸主之；有禀阴之弱者，有所劳役，则相火独炎，宜知柏八味丸主之；若乃真阴虽弱而滋之则犹可生，相火虽炎而敛之则犹可降者，则无庸知、柏之沉厚，而但加敛肺固气以资化之源，则此方为可用焉。夫以本末言之，则相火本也，君火用也；以尊卑言之，则君火为神明之主，而相火实承命以随之动焉。此犹《易》卦之爻位，自下而上，因以初爻为本，而至九五则当君位，为一卦之主，心君亦犹是。故凡七情之伤，五役之劳，皆莫非心君之为，而相火皆随以动；相火之所熏灼，津液必为之枯；心之用血过多，阴血复为之竭。外入之水不及化血，则只成浮痰停湿，而阴复无所滋。肺处心上，受火熏蒸，肺金无以生水，火气上而不下，散而不收，则劳伤蒸热之病，所从起也。肺既无以主气，金既不能生水，则六味丸虽有滋阴固敛，其如水之无源，气之不归何？故此方有麦冬以宁心，而清肺渗湿；有五味子以收心之散，而补肺敛气。庶心君宁而相火亦息，肺金润而肾水亦滋。气得所主而肾可纳之，由是而滋以地黄，敛以山萸、山药，静以丹皮，渗以茯苓、泽泻，源濬于上，流清于下，血有所滋，气有所固，水足而相火可安。此尽力沟洫①，而使旱涝有备之方也。亦居常所可服也。

滋肾丸 李东垣

东垣制此以治小便不通，几成中满，腹坚如石，腿裂出水，不能饮食，夜不得眠者。

按：此水肿之症，似宜责之脾胃无火；以小便不通言之，则

---

① 沟洫（xù 旭）：借指农田水利。《论语·泰伯》："卑宫室而尽力乎沟洫。"

又似为君火之过，宜清金以降火。而东垣不然者，肿胀由于小便不通，则肿胀非脾湿；小便不通以至于几成中满，而其人不渴，则火不在上焦，而非君火之过。是以此方主于滋肾。盖肾与膀胱，一脏一腑，肾阴有亏，则阳无所滋，而膀胱枯燥；又且饮啖浓厚，有以助命门之火，则积湿生热，膀胱所以愈涸。膀胱枯涸，则便溺之渗，膀胱所不受，受之亦无由以出，此小便所以癃闭，而水无所泄，则成肿胀。湿热合并于下，且不及上焦，所以不渴。故惟厚滋肾水，苦以坚之，辛以润之，使火不胜水，则膀胱得所滋而不枯不涸，热解而湿得以行矣。热解而湿行，则小便通而肿胀以消。此与肾气丸所治症略相似，而寒热异用，宜细参之。

黄柏酒炒，二两。苦、辛，苦以坚肾，辛以润肾。凡木根之皮，多能行水去湿，是以能润膀胱而行下极之水。坚肾以胜火，行水以去湿，故以此为君。酒炒者，欲其行之意多也　知母酒炒，一两。辛、苦，滑，其根似群蛀附母，有肺象焉。而味重下沉，降泻肺金，以下生肾水，辛润肾燥，苦坚肾水。昔人每以黄柏、知母配用，盖以知母自阳而之阴，降肺气以纳之肾中，以安命门之火；黄柏自阴而之阳，行肾水以泻之膀胱，以通肝木之液。要之皆有以坚壮肾水，相需而行。昔人分一入气分，一入血分云，此方则用之为臣。以助黄柏，使专于坚肾润燥，清湿中之热，使得以自行也　肉桂一钱。知、柏皆苦、辛、寒，而桂则甘辛热。是用之为反佐，所谓寒因热用，使不至扞格而不相入。顾寒热虽殊，而辛润命门，宣行水湿之用则一。寒以清之，温以活之，是所为相协以成功也

此方专滋肾水，大用苦寒，正北方之专药凡肾以苦坚，而苦味多燥，则肾又苦之，故惟苦而不燥者，于肾尤宜。如地黄之补肾，亦苦而不燥者；知、柏皆苦而有辛，能坚皆润。故亦可泻肾之主药，与何首乌之专于坚涩者大不相似。其协以肉桂，亦坎中之微阳不徒资为反佐而已，阴阳相资以劳乎坎劳，去声，慰安之义也。阳居阴中，相火安息之义。而知柏、肉桂皆味辛，则辛润于下，又有使肾水安流之义，是阴阳适以相资也。凡除下极之湿热以补水安火者，自肾气丸而外，宜莫良于此方，但宜审

症而施，有不可以相混者肾气丸与此方皆治蛊胀，而肾气丸水火平补，滋肾丸浊重滋阴。此有不同者，湿作于脾胃，在幽门之上，此命门火衰也。其小便虽亦或不行，而行必清冷，其人必倦怠，脉必迟濡，或则欲衰之余焰上行，而上焦反热，至于烦渴，故宜于肾气丸，以桂、附补命火为根本也。若湿作于下极，在幽门、阑门之间，而膀胱不渗，则命火独治于下，而肾阴亏损，以故阑门枯涸，湿不得行，湿郁成热，益助相火之焰，且逆而上为喘为哕。此其人必烦闷坐卧不安，小便必癃闭而重痛，脉必沉而实盛，热作于湿必不渴，故宜用滋肾丸，以知柏补肾水，为救弊补偏之治。骨蒸劳热而有湿，逆气上冲而下无力者，皆可服也。

二至丸

专于补肾滋水，性味和平。以二至名者，其可采适当二至，因应二至而采之，即以美其名，非有大取义也。然补阴而有生阳之意存，则亦阴阳互根之道。

女贞子甘、苦，平。坚补肾水而能安养微阳；苦而能润，有强腰膝，明耳目，黑须发之功。冬至日采，不拘多少，阴干，蜜酒拌蒸，过一夜，用粗布袋擦去其皮，晒干为末，瓦瓶收贮，待用。又或先熬旱莲草膏以待，旋配用之　旱莲草苦、咸，温。汁色黑，入肾，则能坚肾滋阴；而成则又能泻肾补心，生阴血，止妄血，济水火，交心肾。夏至日采，不拘多少，捣汁熬膏，合女贞子末用

合和为丸，临卧服取静以养阴也。或加桑椹或干为末，或熬膏，和入桑椹，甘酸色黑，能补肺金以生肾水，敛固精魄，亦有聪明耳目乌须黑发之功。

此方坚补肾水，而不失之寒凝性皆温平，且能滋润，滋血养阴而不过于滞泥旱莲草之咸，坚而能软也，收藏而有发生之意女贞之性，冬夏不凋，润下而伏炎上之机有交心肾之意。药味甚平，可以常服，亦能补养真元于不觉也。

肝　部

　　肝欲散，宜食辛以散之，以辛补之，以酸泻之。虚则补之。肝苦急，宜食甘以缓之。此治肝之道。凡辛味皆以补肝，即麻黄、紫苏皆补肝药。凡酸味皆以泻肝，即芍药、山萸皆泻肝药。肝主升散，则凡助其升散，皆以补肝。而钱仲阳谓"肝无补法"，则大非岐黄之旨，彼专指甘温滋敛为补，斯谓之无补法耳。

四物汤《局方》

　　统治一切血虚之症，其用之则存乎人之加减。然人知其为补血，而不言其为补肝，则惑于"肝无补法"之言耳。试详其药味，则补肝之法固显然者。且血藏于肝，补血即以补肝，若非补肝，则血何所归，而不谓之补肝可乎，或疑肝木升散，此当以气言之。若血之藏于肝，则与升散之意大异。何得以此遂为补肝，殊不知阴阳一致，血气相资，肝惟升散，故能下吸阴血而藏之为用，亦惟藏血，故能遂其升散而畅茂蕃滋。则试以木言之，木含生生之气，故能吸土中膏泽以成其津液，以荣于枝叶，而脉理和柔。若无此发生之气，则土膏不荣于木中矣。木吸土中之膏泽，故生气得所滋润，而脉理和柔，枝叶得以上荣而生以遂。若不藏土膏之润，则木亦枯槁，而生气不存矣。故升散乃所以藏血，而藏血乃所以能升散。寒闭之病，阳气不舒，血脉凝滞，中干外强，一行升表，津液大作，而寒解矣。妇女阴血不足，经水不调，则不能生育，调经治血，必以四物为主。经血调则能生育，是升散即以补肝，藏血即能升散，其理固甚明也。又或疑脾生血，心用血，肝藏血，则补血安得而专属之肝，抑知脾之生血，犹土膏也。补脾则有以生血，而脾为肝雌，则血必输于肝。心又肝之子，肝有所藏，心乃给用，故补心则以散血，皆非补血之谓也。日补血则善其藏，藏而待用，乃正所以补肝。况归、芎气味，皆非所以补心脾，人或云"肝肾同源"，补肝即以补肾，此尤大不然。肾主敛闭，肝主疏达，二者乃正相反，岂可同治，惟是用辛以滋润肾命，则以为补肝之本矣。

　　当归酒洗四钱。甘、辛、苦，温。甘缓肝急，辛补肝行，肝气行而血从之，肝行缓而血从容以入之。其性滋润，色紫赤，血之类也。血归于肝为得所归，肝得血之归，而木不枯槁，故此为补肝君药　生地黄酒润三钱。甘、苦，寒。甘以缓肝，色亦青绿入肝，而其性亦滋润，又当归辛温主升，而地黄之苦主降，乃所以济当归而安静之。然其滋润之性则同，故能协以成功，而用为当归之臣佐　白芍药二钱。酸，寒。酸以敛阴泻肝。盖肝行相火，恐肝气行则相火随炽，故此所以抑之以为之反佐，如六味丸中之用泽泻也。不用赤芍而用白芍，以节升散之气，不欲泻血也　芎䓖一钱五分。甘、辛，温。甘缓辛行，排筋骨之湿，行血中之气，与当归相须而行，如知母之于黄柏也

　　此方归、芎为补肝主药一血一气，相并而行，然肝以血而滋，故用当归君焉。而用地、芍以调剂其间地黄非肝家专药，而芍药则以泻肝，惟其君以当归，协以川芎，并归于肝，则地、芍亦从之入肝，以滋阴养血。且归、芎主血中之阳，以动荡者来之而血归焉；地、芍主血中之阴，以静敛者安之而血藏焉。此则所以调剂之而不使有香窜妄行之失，使血从气聚，气以血滋肝本藏魂，魂即气。而又藏血者，血因魂致用，故生气之行而血从之；女以男为家，肝所以藏血也，魂得血为依，故阴血之藏而魂居焉。男以女为室，肝所以藏魂也。此亦"载营魄抱一无离"之道。然魂之出入靡定，而肝之藏血有常，如月魄之体常存，而后晦、朔、弦、望之生明不息。设月魄不存，则明无所附，故补肝主于补血也。生气升而不离，血液存而不耗。血得气而有所依归，雷风所以为恒；气得血而增高继长，风雷所以为益风，巽木，肝血也。雷，震木，胆火也。相火行于肝胆，而胆附于肝，故血从之以藏。而相火之动无常，惟阴血有以滋之，肝附于胆，阳

气乃日滋而不至于游散也。补血即以补肝，而滋少阳之化。凡助阳之升散者皆以补肝，而此为阴阳平补，其有加减，随血所之。要以使之归肝，而寒热温凉不同，亦以调剂相火之过、不及。其或助以气分之药，则变通亦存乎人血阴气阳，而气血又各分阴阳，故一于动荡升散，在气分则为补肝之阳；一于安静滋润，在血分则以补肝之阴。此方归、芎以动之，地、芍以静之，是阴阳平补，盖为肝化不足者而施，非为外邪相干，侮所胜而乘所不胜者施也。其有加减：如血热则或加黄连、胡连；血寒则或加肉桂、附子；血妄则或加元参、蒲黄；血瘀则或加红花、桃仁。要皆以归、芎之补肝为主，或加以参、芪则以厚木之土，而使根柢不摇云尔。

补肝丸《元戎》

肝虚生风，此肝自生之风，非必外感，如木根不固，而枝叶自动摇倾侧，不能扶也。四物汤似专主于血，而实未尝非补其发生之气，此方则更以条达其生气，舒畅其筋节，使达于四表，使湿从血化。血以气行，所以治风虚掉眩。

当归四两　生地黄三两　白芍药二两　芎䓖二两　防风二两。辛、甘。辛补，甘缓。其根长引而深固，柔润如筋，所入虽不主一经，而要主于去湿舒筋以条达肝气，木气条达则风不能摇拔，顾名可以思义矣　羌活二两。辛、苦。苦补肾，辛润肾，故行足太阳、少阴二经，以动荡膀胱津液，而润肾即以补肝，使津液灌溉于筋骨之间，以循经布散，则肝木敷荣矣。是以名之曰"活"，活即流动敷荣之意。故此方以四物为主，而加防风、羌活，更所以平补气血而为补肝之全

蜜丸如梧桐子大姜汤或酒服。

肝何谓虚？气不敷荣而膏泽鲜少也。气不敷荣则膏泽不萃，膏泽不萃则气日游散而枯槁矣。然所谓气不敷荣者，非参、芪能补之之说，参、芪只以补土，可以厚培本根，而补肝者则必使之发散流通，畅茂条达，生意直遂，无所壅遏，然后可谓之补。若

生意一有夭阏①不行，则培土虽厚，亦如种树阴房，而又束缚其枝叶，树鲜不郁塞以死矣此如伤寒、中风诸症，以及风湿内作者，不用表散辛升，而但言补气，皆肝木之不遂其生而使之郁塞以死者。此方以四物为主，所以滋之润之，而生气即行于滋润之中归、芎之辛，皆有以行畅遂之气，而芎劳尤主于行气也。以防风、羌活为辅，所以达之宣之，而滋润即随其宣达所至防风、羌活之辛，皆主于行气，而津液则随以灌溉周流。补肝之道如此，而他可类推矣如或加羌活、天麻，以治瘫痪脚气，语言謇涩；或加桃仁、红花、竹沥、姜汁，以治左瘫，半身不遂；或加木香、槟榔，以治虚气上冲；或加干姜，以治妇人疠痛，冲脉上逆；或加阿胶、艾叶、甘草，以治冲任虚损，经血淋沥；或加艾叶、香附，以暖妇人子宫，调经受孕；或独用归、芎以安胎利产。惟知补肝之意，则用之而无不可通矣。人亦知肝之以散为补，而肝之所以以散为补者，则人固不及知也。

羊肉汤韩祗和②

张仲景有当归羊肉汤，以治虚羸蓐劳。韩氏盖师其意，以治伤寒汗下太过，失血亡阳，恶人蜷卧，寒栗如疟，及产妇血脱之症。夫汗下之过，以至于失血亡阳，此阳之散而欲尽也。阳散欲尽，似不宜更用辛散，而此方大用姜、附、归、桂者，汗下已过，津液欲枯，故浮阳无依，亦将就散，急宜固其本根，大补肝虚，使命门之阳行于肝木，则津液自生而木不枯槁。佐以收敛，浮阳亦复得所依，故此方亦辛以补肝之大剂。肾气丸用桂、附以治消渴，亦固其本根而浮阳自复，此可以类推矣。

羊肉四两。甘、辛。补命门之火。补命门所以生肝木，又血气之味，以补血气，故以此为君　生姜二两。辛、温。为补肝主药，生用欲乘其生气，

① 夭阏（è 饿）：摧折，遏止。
② 韩祗和：北宋医家，潜心钻研伤寒之学，著有《伤寒微旨论》。

且与归、附同行，则皆守于肝部　附子炮，二两。辛润命门，补肝而回欲尽之阳　当归一两。甘、辛。滋润补肝，以萃忘归之血　白芍药一两。酸以敛阴，使散者不至于尽　牡蛎煅，一两。咸、涩。咸软以行枯竭之血，涩收以敛游散之魂　龙骨煅，五钱。咸、涩。龙固鳞虫，肝之类也，本飞跃不测，而用其骨则散者就收，亦所以敛欲脱之阳也　桂枝七钱半。甘、辛。生姜、桂枝皆发汗者，而与归、附臭味相同，欲敛将散之阳者，仍就其散去之地而敛之，使与同类皆归，则翻然归矣。此制方深意也

加葱白一握煮服饮汤食肉亦可。用葱白亦反本之意。

"肝欲散，宜食辛以散之。"散几欲尽而复用辛者，辛行于上，则津液外达，血泽旁行，辛沉在下，则滋润命门，萃元阳而为生肝木之本。上之宣达者，至于散而欲尽，以在下本根之阳微而不能相接续故也。阳微而遂至不相接续者，以津液暴尽，则当中枯竭，以至于不能相继，故欲回过散之阳，则仍求之生阳之始。此际之参、芪恐未足为功参、芪和缓，虽补气亦能生血，而未必能遽达下焦。补土以培其根，不若直补其根，使元阳得以相续也。而用羊肉、附子、当归、姜、桂，使生气复于下而津液亦相滋，又剂之以芍药、牡蛎、龙骨，以收其将脱之阳，使来复于下。此即"枯杨生稊，老夫得其女妻"①，而可以无不利之道也。补肝之法，又有如此者此方补肝之意甚明，或谓补肾者误也。

逍遥散《局方》

治血虚肝燥，以至于骨蒸劳热，往来寒热，咳嗽，烦渴，便涩，及妇人月经不调。夫骨蒸劳热，似属阴虚；而咳嗽烦渴，又似火盛。是则宜于降火滋阴。抑知寒热往来，则阴阳交争，阳郁

---

① 枯杨生稊（tí提）老夫得其女妻：语出《周易·大过》。枯老的杨树复生嫩芽。比喻老夫娶少妻。

于阴而不得直遂之故。人之阳气行于肝胆，如木之春生，肝木之气畅茂条达，则血液自从之而生。阳气直遂，则和平而不至于作热；血液从之，则滋润而不至于枯燥，气血和而阴阳合德矣。惟阳气一有所郁而不得舒，则阴阳搏击盘旋而肝风生，风火相助，相火因以不宁，而津液耗。风木陵土，相火烁金，而脾肺皆病，肾亦焦枯，而劳热骨蒸、寒热往来、烦渴咳嗽、经血不调之诸症作焉。此非必郁于外淫之寒风暑湿，而实郁于内动之七情。外淫之遏郁易解，而内动之遏郁难舒。七情皆主于心，而心用血者，情郁不舒，则用血必多；肝不及藏，而本先枯竭。又况遏条畅之气，伤和平之德，则肝气已先不行。此方之所以不用降火滋阴，而独为补肝补血也。肝气舒而血足，则生气周流条达，其风自息，其热自解，其火自散，此所以名逍遥也。

当归酒拌，二钱。甘、辛。补肝滋血为君　煨姜湿纸包生姜煨熟，一钱。辛、苦。补肝开郁为臣　柴胡一钱。苦坚肾，而色紫入肝，气味轻虚，浮游疏散，能引肾水以润肝木之枯，泄逆气而舒胆火之郁，故为肝胆主药，病关少阳往来寒热者必用之　薄荷一钱。辛、寒。补肝清热，气味轻虚，旁行条达，凡气血中之郁热虚热皆能解之　白术土炒，一钱。甘、苦。能补土燥湿。此用之以培肝木之根，而使之安固不摇，且后天之血，自脾土而生，脾土不湿，则化血而木得所滋矣。凡脾生血而肝藏之，木之膏液固自土中来也　茯苓一钱。淡渗湿，又所以为白术之佐，且茯苓固松木之精魄所凝，定魄则有以安魂，使肝木得所依而不妄也　白芍药酒炒，一钱。酸以泻肝，与四物汤之用此同　甘草炙，五分。甘无不补，且方中皆以助肝之升散，而此则甘以缓之

补肝之道，主于升散，前已言之，但升散宜知所节耳。前此《元戎》补肝丸主治风虚掉眩，故用防风、羌活。肝自虚而生风，补之而风自止。此方主治寒热往来，骨蒸干咳，则因肝木受郁不得舒，以至于生热而血液枯竭。肝木亦未尝不虚，故既以归、姜

补肝归主血，姜主气，亦气血相并而行。又以术、苓厚培其根根深而后津液有本而上行，以柴胡、薄荷条达其枝此去郁而使生气得舒也，所谓雷以动之，风以散之归姜之补，雷以动之也；柴、薄之轻，风以散之也，然后泻之以酸，缓之以甘。畅遂肝气之方，莫此为最。

加味逍遥散赵养葵①

薛氏加味逍遥散，即前方加丹皮、栀子，以治怒气伤肝，血少目暗，意主于泻火也。然火作于怒气伤肝，恐非丹皮、栀子所能泻，且栀子泄水决渎，尤恐使津液愈亏。故赵氏改用吴茱萸、炒黄连。赵养葵曰：东方生木，木有生生之气，即火气也。火附木中，木郁则火亦郁，火郁则土郁，土郁则金郁，金郁则水郁，五行相因，自然之理。余以一方治木郁，而诸郁皆愈，逍遥散是也。方中柴胡、薄荷二味最妙，盖胆乃甲木少阳之气，其气初动，象草穿地而未伸，此时若气化一有所郁，则软萎遏抑不能上伸，惟得和风一吹，则郁气始得畅达。柴胡、薄荷之辛散轻扬，乃所以解其郁。古人立方之妙如此。如其肝郁已甚，则加吴茱萸、炒黄连，所谓左金丸者，黄连清心胆之火。吴茱萸辛以补肝，用吴茱萸引黄连入肝，以平其愤横之气，此以金制木，左金所以名也。然犹继用六味地黄加柴胡、芍药以滋肾水，使能生木，逍遥散风以散之，地黄饮雨以润之，木有不得其天者乎？木火不郁，则土不受克，金水自能相生，余谓一法可通五法者如此。

愚按：赵氏之论甚善，但此方亦须有归、姜以厚其本，而后用柴、薄以达其枝，又用术、苓以培其根，用甘、芍以节其过，所以成中节之治，似不必独赞其用柴、薄之妙也。其加吴茱萸、

---

① 赵养葵：明代医家，原名赵献可，浙江勤县人。著有《医贯》《邯郸遗稿》等书传世。

炒黄连，则远胜于薛氏之加丹皮、栀子，即治怒气伤肝，亦茱、连为倍切。七情之易发而难制者，惟怒为甚。怒则气逆而上，怒而不静，则相火横动。不有大苦以泄其逆，则相火不能靖；不有吴茱萸之引，则黄连亦不专入肝也。

即前方加黄连一钱。用吴茱萸同炒，稍加水润之，炒干去吴萸。此用左金丸而稍变其法。黄连主泻火，引以入肝，则以平肝胆相火，相火气上逆，此以泄而下之也。

前方助肝木之升散以宣其湮郁①，补之，发之，培之，节之。已尽善矣。但以辛胜，恐无以靖风雷上发之威，虽有芍药泻肝，亦相火之势未能就敛，故又加茱萸炒连以靖其横愤之势。而所谓逍遥者，益从容顺适矣。得其意而推之，亦燮理阴阳之大法也。

赵养葵曰：此方以治郁推而广之，凡寒热往来，恶寒恶热，呕吐吞酸，嘈杂胸痛，胁痛小腹膨胀，头晕盗汗，黄疸瘟疫，疝气飧泄等症，皆对症之方。推而伤寒、伤风、伤湿，除直中者外，凡外感皆作郁治。以逍遥散之意推之，加减出入，无不获效。倘一服即愈，少顷复发，或频发而愈甚，此必下寒上热之假症，此汤不可复投，当改用温补之剂。

愚按：赵氏以外感皆作郁看，此说甚善。即以伤寒言之，寒而何以发热？非人身之阳郁而不能发欤？然其意虽善，而方则非可概施，变而通之可也。此凡所引赵说，皆僭为改窜数字。

温胆汤 《局方》

胆附于肝而相火所行也。木本含火，而木气少衰，则火不能发，如湿柴朽木，则不能供焚，此所谓胆寒也。胆火者心火之母。胆寒不能发火，则心火无所附其气，若明若昧，而耿耿②常存，正如湿柴朽木之火，不肯发焰，亦不至昏黑。且爆逸浮游，而反郁

---

① 湮（yīn 阴）郁：郁结；抑郁。
② 耿耿：心中挂怀，烦躁不安的样子。

成虚热，此虚烦不眠，时动惊悸之病所由来也。胆气上溢则口苦，其木虚也。胆虚不能制土，湿柴朽木不足供焚，则脾胃亦寒而痰涎上呕，以无火则不能化物也。要其故，责之肝胆之寒。凡伤寒病后，木之生气未能遽复，往往有此，惜人多不能发明"温胆"二字之义耳。

生姜一两。辛、温。为补肝君药　陈皮去白，五钱。辛、苦、甘。专行肝气，去白者不欲其入脾胃，而使之专行肝胆也　半夏五钱。辛、温，滑。《内经》以治不眠，曰"阳气满则不得入于阴，阴气虚故目不得瞑"①，是半夏能通阴阳也。少阳胆经脉，出入在阳明、太阴之间，故半夏实主少阳胆经，阳气满不得入阴，阳气虚则不能入阴矣。入寐则魂气入栖于脾。不得入，不能入，则皆虚烦不眠矣。不得入者，半夏之辛滑能行而通之；不能入者，半夏之辛温能补而助之，故半夏可治不眠。此方用半夏、陈皮皆挟姜以温肝胆，非用以和脾胃也　甘草三钱。此又以缓肝胆而兼补脾胃　人参二钱。缓肝补气，而补土亦以培木　酸枣仁炒，二钱。《本草》云：枣仁炒用，治胆虚不眠；生用，治胆热好眠。胆虚不眠之说，前已言之。胆热好眠者，肝胆之热，壅而不清，则魂神昏忽，不知思虑，故好眠也。凡愚人必气粗，气粗必好眠。此胆热好眠之明征。枣仁熟则甘多而能缓能补，缓肝而补脾，则阳可以从容而入阴，且酸以收心神之散，此所以治虚烦不眠。若生用则酸多，又有以泻肝胆之过，且收心之散，以使之有所用，故又可治好眠也　枳实面麸炒，一钱。苦、酸、微辛。以破滞郁之气，且以降胆气之上溢　竹茹一大握。竹，震木之气。其皮色青入胆。此以之为使，使诸药皆归于胆，且挹其轻虚之气以达而上行，使胆遂其温而肝有所决，则虚烦不眠之症息矣

水煎服。

此治虚烦不眠而温其胆者，呕涎口苦，无劳心用血之事，则不眠惊悸，非心之虚而胆之虚也。胆者心之母，胆无温气，则心失所依。此虚烦不眠，恍惚惊悸之所由来矣今人有所畏，则曰"胆

---

① 阳气满…目不得瞑：语出《灵枢·大惑论》。

寒"。胆主决断，不能决断，是气沮而寒也。胆寒则必彻夜不眠，神恍惚而失所依也。肝胆同气相附，温其胆者，补肝而已。辛以行之相火本于命门而行于胆，辛以润命门，则命门之生气舒，肝木荣，而胆温矣，甘以缓之，恐其过急也，过急则火妄而气散，故必用甘缓，使胆火有以传心，而心火得所依主方内生姜、陈皮、半夏皆所以温胆；甘草、人参则甘以缓之；而枣仁之甘酸又泻肝火敛心神，是所以传薪于火而治其不眠也，又以竹茹引之，而诸药并归温胆矣。而或以为是和脾胃之剂，则方名又何以言温胆哉《内经》亦有云：胃不和则卧不安。然胃不和又自有不和之症。其卧虽不安，必不虚烦惊悸，不得以此相混也。此方不可稍有加减。

心　部

心欲软，宜食咸以软之，以咸补之，以苦泻之。虚则补之。心苦散，宜食酸以收之。此治心之法。

按：方药之言补心者，多是泻心，鲜见有真补心者。但此亦有其故，盖相火无形，而心火有象；心火以血为用，而神明之化无方。神明之用愈纷，则其火愈炽，心火炽而相火从之，则用血过多而且日涸。是心火不患其不足，而常患其有余；不患心之不能用血，而患血之不足以供心用。合智愚贤不肖，而皆然矣。故医之言补心者，多是以水济火，补血而泻火耳，非真补心也。然此旨自老聃、魏伯阳之说已然，但竟以泻心为补心，吾又恐论者之忘其本，而《内经》"咸以补心"之说竟视之为空言也。要之，心自有顽然不软，不可不以咸补之者，人亦或自安于顽，而不加察故耳。

孔圣枕中丹《千金方》

孙氏为读书善忘而设。读书善忘，人以为心血不足，而痰与火乱之。愚以为不然，人身之血，化于脾，藏于肝，辅于膈俞，以供心之用。血足则用足，非别有心血而独见不足也。且方中有渗血之药，无补血之药，是非为心血不足故。若痰之与火，固足以昏人神志，然痰火每由役心太过而生，非不能用心者之所患。且痰火苟至于害心，则又必恍惚颠狂，而不止于读书善忘矣。抑此亦并非消痰降火之方，大抵读书善忘，非用心血太过，而生痰生火之病，乃心之坚顽浮浅而不软，不能用血之过。如枯顽之石，取之无火，则光焰不发；未磨之镜，光明不生，则照物不入。故宜咸以软之，辛以润之，软其坚而发其火，使之能用血已耳。是补其正化之不足，而非泻其外邪相犯之有余也。

龟板酥炙，四两。甘、咸。咸以软坚补心。龟，介虫之灵。固属水者，而用其甲则以补心，此润下作咸，坚极而软。寒水之下，君火承之，而藉其灵足以前知，以资人心之知，则又神明之照也 龙骨炙，研末，入鸡腹煮一宿，二两。甘、咸、涩。涩与酸同用，咸以软坚，涩以收散。龙，鳞虫之灵而属木。木，火之母。龙之变化无方，飞潜不测，而用其骨则潜伏之意多，然变化之用，未尝不寓焉。人心之顽者，浮浅易动，见物则迁，是以其中实顽，然理不入心，而不能记忆，用龙骨之咸以软之，涩以收之，使之潜心于渊，美厥灵根，则浮者可沉，而顽者可通，且借其灵足以资人心之变化也 远志甘草汤浸一宿，一两。苦、辛。苦坚肾而泻心，则心下交于肾；辛润肾而补命，则肾上交于心。此方之有远志，亦犹肾气丸之用泽泻，四物汤之有白芍也。且志藏于肾，正以两肾夹命火在水中。命门为心火之原，火之用不分，而志有所决；人心之善忘，固以其顽而不灵；与理不相入，亦由志之不立。是以心旁骛妄动，而因以入理不深。是远志之用，虽以泻心，实则养心，使之专能强识也 石菖蒲一两。辛、苦。生于水石，体软而能入坚，理疏通而节密，味辛以补肝。肝木，心火之母。火之所附以燃者，辛以散之，又所以开通心窍以发其灵明。此补心之母，以舒肝而生心火也

为末酒调一钱，日三服。

此方龟板、龙骨为补心主药一阴一阳，相并为用，而君火少阴也，故用龟板君焉，而用远志、菖蒲以调剂其间菖蒲实补肝药，远志则能泻

心，惟龟板、龙骨皆味以补心软坚，则菖蒲亦协水中之类以入心，而其辛足以破坚开窍。又肝木以生心火，而发其光明，远志又为心肾之交，坚肾而火得所安，润命而火得所本。且龟龙沉于至静，则以潴其灵而坚者可软，远志、菖蒲发其动机，则以发其用而塞者可开，所以调剂其间，而动静乃不偏于用也，使静能有所受，而动可不妄有所施龟之中虚，离象也。中虚而静，则能有所受。龙潜在渊，变化未施，而有其具。是使能裕众理于虚静之中也。远志以远其志，是静专而动直；菖蒲为阳之倡，是有感而遂通。心统性情，而该动静，静则中虚，而为明之本。君火所以为少阴也，动则泛应而神明出焉，其官所以为君主。苟块然不软，则不虚不灵之物而已，故补心主于软坚；动而不滞于有，静而不沦于无。静以涵动，重离①所以继照；动而仍静，牝牛②所以利贞。故可以补心而为强识之助静以涵动，如龟板、龙骨之能软坚，而神灵之用寓焉，离之二阳丽③于一阴也；动而仍静，如菖蒲、远志之能辛散，而苦坚之味存焉，离之一阴主乎二阳也。徒以祛痰散火言之，失其旨矣。然心之用与不用，存乎其人。稍有志于学者，或可以药饵助之。如其浮躁浅露，逐物纷驰，则终于冥顽不灵，又岂服药所能取效欤？

补心丹终南僧

人之有心，不能不用。而用心之过，以至于阴血枯竭，则虚损劳伤之病作。五劳七伤，虽各有所主，而心者君主之官，神明出焉。七情五役之伤，何一非心之为病？必欲隐明塞兑，上闭下闭，以为养生。此固非吾儒之事，但用之而知所节，则可不至于病。君子亦以理制欲而已。此方为思虑过多，心血不足而设，则

---

① 重离：《易·离》："明两作离，大人以继明照于四方。"孔颖达疏："明两作离者，离为日，日为明。"《离》卦为离上离下相重，故以"重离"指太阳。

② 牝牛：母牛。

③ 丽：附着。

凡七情劳役之伤，自皆可服。又其药味固五脏兼补，亦不止补心。但此乃补血气以供心用，非补心之化源；亦以泻心火之过，非补心火之不足。必言补心则必辛润以培生火之源，咸软以布神明之照，乃所以为补心，医者毋徒泥其名以相混也。

生地黄酒洗，四两。甘、苦。色青黑，味重下沉，入于肝肾。甘能缓肝，苦能坚肾。用生则其气上升，能上交于心，以养心火滋阴血，如以膏燃灯，灯得膏则明，不至于遽烬也　酸枣仁炒去壳，一两。甘、酸。甘补酸收，仁入心而能润，泻肝以决其不决之谋，收心以靖其不靖之虑。润与咸同用，则亦能软坚，故补心必用之　柏子仁炒，研，去油，一两。辛、甘、咸润。辛能润命，补肝以生火。但辛味甚重，压去油则辛减而咸见，能润心养神，去瘀血，来新血。此二仁乃补心之主药　当归酒洗，一两。甘、辛。补肝滋血，以供心用　五味子炒，研，一两。酸以补肺敛气，使不受火克，收心之散，使不至妄驰　麦门冬炒，去心，一两。甘、淡、微苦。润肺而降火，渗湿以宁心　天门冬炒，去心，一两。甘、苦。降上逆之气，清肺金，而下生肾水。此五味、二冬，实皆肺家之药。盖以用心太劳，则心火必炽，而肺金受烁，肺金伤则气无所主，是气血两亏，故用此以保之。而五味、天冬又能下生肾水以济火也　桔梗五钱。苦、辛。苦以降肺气之逆，辛以泻过敛之邪，此亦肺药，又所以辅五味、二冬耳　远志炒，五钱。苦、辛。坚肾润命门以上交于心，此犹燃灯之用灯草也　茯神去木，五钱。淡、平。渗心膈之邪湿，而茯苓本松之精魄所结，茯神又抱于木根，有精神相守之意，故可以治怔忡、健忘，使神不过散　丹参炒，五钱。苦泻心火，以保阴血　元参炒，五钱。苦咸入肾，以靖水中之火，使清气得以上升。此又皆助地黄以济水火而交心肾者　人参五钱。苦、甘。补脾胃以资后天气血之源，而兼补五脏　黄连生用三钱。用心过劳，则心火必炽，故必用此以泻之

蜜丸，如弹子大，朱砂为衣朱砂亦借以镇心安神。

临卧灯心汤化下一丸灯心之淡，能渗湿宁心，且所以燃灯用之，正其类也。

心者，神明之官。心之化虚，则神明短而不能用血，恍惚无所记忆，此宜咸以软之化字与气字不同，气有象，而化无形也。若劳心而至于过，则心火甚炽而阴血枯，脾之所生，肝之所藏，皆不足以供其用。此非心之虚，而血之虚也。然心非得血无以为用，血不足以供心用，则如灯火盛炎，而脂膏欲尽，其热焰乃愈炽，亦且自焚而就尽。是血之虚亦即心之虚，心火之失其本也。此方惟枣、柏二仁为补心主药仁则入心，仁，人心也。仁之润则亦能软。而君以生地黄，则补阴生血，佐以当归及丹、元二参，引之以远志、茯神，则皆引肾水以交于心而节其过，且滋血以供其用，非直以补心也。至用五味、二冬、桔梗，以敛肺清金，而下生肾水，又佐以人参，泄以黄连，则一恐壮火之食气，一恐阴血之难滋，而保金以生水，亦以节火之过炽，而均之以适其平也。均之以辨物居方火不妄炎，水不就枯，且使木不焚林，金不受烁，合之则坎离交媾水足以济火，归、地及二参、远志也；火收而不散，枣仁、五味及二冬、黄连也；人参，其黄婆①软。亦以铅制汞之道。而心君可安矣。此方乍见似失之杂，细按之则亦自有条理，但鲜有通其意者，而补心之说亦终以不明。

牡蛎散陈来章

治阳虚自汗。

汗为心液，心有火而汗出，此非心之盛，乃心之虚也。凡肝虚则生风，心虚则生热，脾虚则生湿，肺虚则生燥，肾虚则生寒。此皆非外淫之有余，实内伤于不足，各宜补其正而病可已。故辛以祛肝风，咸以靖心火，酸以收肺清，苦以发肾寒，甘以止脾湿。凡非外感，皆宜补正而不可泻，泻则正愈虚而病愈甚矣。心虚生

---

① 黄婆：道教炼丹的术语。认为脾内涎能养其他脏腑，所以叫黄婆。

火而汗出者，火失所主而妄炎，炎则心烦而津液外泄。如烛心含湿不能受火，则火爆逸而膏流。阳虚自汗者，阳谓外卫之气，卫阳而荣阴也，心以有火而烦，而卫外之阳又复不固，盖火烁肺金。则气亦失所主，故汗出而莫之禁也。

牡蛎煅，研，一钱半。咸、涩。补心和血，而安神补肺，固气而清热，气固则汗不出，血和则汗不作　浮小麦一撮，约百余粒。甘、咸。麦，金谷也，浮则入上焦，而咸能补心；浮者中虚，可以去妄念而除烦；其皮外坚，肺之合也，肺主皮毛，外坚可以固卫气，故除烦止汗之剂必用之　黄芪炙，一钱。甘、平。能补土生金，益气固表　麻黄根一钱。辛、淡。麻黄本补肝发汗之药，而根节能止汗，用根者不惟节之使有节，而且反之使归本。所以外助黄芪，内佐牡蛎，中间为之使也

煎服。

人心无主，则外逐而心烦。心烦则神明乱而火妄，火妄则血液沸腾而汗出汗亦血也。但火化太骤，则溢出而色未变耳。此如火迫则丹砂熔，而液流为汞。若汞复经蒸炼，则复成丹矣。肺金受烁而气伤肺主皮毛，肺伤则皮毛不固，腠理不密，而气失所主。此必由七情而本于心之不能虚静，不能虚静则中无真宰，是谓心虚。心虚宜咸以补之不虚不静，正是不能软，不能软者，不虚而不能体事理之实。不静而不能应事物之动，则是块然而已，故宜咸以软之。自汗似为轻病，而久之则血液日枯，心肾不交，相火益焚，真阴亏失，则咳嗽、吐血、骨蒸劳瘵所自来也。治之于早，此方为宜。牡蛎生于水而能补心安神，亦有水火互藏之意，宜以为君；浮麦补心，而其皮外固，则有保金固气之能，故以为臣此亦一血一气，相并以行也；佐之以黄芪、麻黄根以固外而安内，以此止自汗，是必有助焉，可不至血液日枯，真阴亏失之甚。然而养心息虑，则必存乎其人。

柏子仁丸 陈来章

治阴虚盗汗。

盗汗者睡而汗出，醒则汗止。此其汗不独发于心，实发于脾。盖人之心神，寤则明，发于阳而心独为用；寐则静，敛于阴而心肾交。脾为心肾相交之舍，是所谓黄庭也。脾为五脏之会，而实积湿之区，敛肾水而存之。肝为摄之，以待心用，如备膏以资火也。心肾交于黄庭，则夜之所息，受阴血足，昼用可不劳。然或脾虚不能制水，或肝虚不能摄血，或心之用血过多而不能继，则心虚生热，梦寐之际，魄不拘魂，心不安舍，心之妄热，从以入脾，湿不化血而化汗，心火逼之为盗汗矣。曰阴虚者，谓内虚也，心脾虚也。

柏子仁炒，研，去油，二两。甘、辛、咸，润。补心宁神　牡蛎煅，研，一两。咸、涩。补心收散，心自汗则欲其敛，故前方以牡蛎为君。心盗汗则欲安神以除妄热，故柏子仁为君，而牡蛎只从臣分　人参一两。补脾土，泻心火　白术土炒，一两。甘厚脾土，苦泻脾湿　半夏姜制，一两。辛、滑。润命门以暖脾胃，使脾胃能化气血而不至生痰。其应夏至而生，是能开阖阴阳；其辛滑能通利关节，《内经》用半夏粥以治不眠，所以使阳得入于阴而安舍也　五味子研碎核，一两。敛肺气，收心散，拘魂定魄，以除妄火　麻黄根一两。以止汗　麦麸五钱。咸。补心除妄热，固腠理止汗。此不用浮麦而用麸者，浮麦完固，使心自不汗，麸已去面，使去火而止不可知之汗　枣肉丸如绿豆大。枣甘补脾，使入黄庭，为心肾相交，魂魄相守之舍。

米饮下五十丸，日三服米饮下，亦使之入脾胃。前治自汗兼治外，故用散；此治盗汗专治内，故用丸。

自汗者，必心烦。心烦者，心虚生火也。此专责之心，盗汗者不心烦，然其神明必昏，亦未尝非心虚生火，但其心素浊，如火烟迷，迷而神在明没间耳。心神寤且迷没，及偃息而栖于脾，则其神挟火与俱，或魂梦扰攘如日在雾中魂之灵妙为神。魂即相火之行于肝木，而神其光明耳。神昏挟热，热妄即魂之扰也，或昏睡沉沉如火埋灰下昏睡亦属火，所谓胆热好眠也；热郁湿中，故沉昏不爽。云中之日，灰下之火，蕴热弥甚，脾固湿腑，火不受湿，逼而为汗，是为盗汗。脾不化血，则脾亦虚矣。此兼及于脾，脾不生血而生汗，则汗无所藏而魂失所依魂依于魄，魄即血之灵，而精尤魄之粹者。血不归肝，则魂失所依，相火独行而心热愈炽如以干木付火，心不用血，水不济火，火陵所不胜，而肾阴亦亏，陵所胜而肺金受烁，亦劳瘵诸病所由来矣。此方君以柏子仁，补之亦以清之柏子仁辛咸，咸软其坚顽，辛行其秽浊；臣以牡蛎，补之兼以收之，所以靖心火之妄；人参、白术以补脾去湿，使脾不积湿，而生血以供心用，则心亦安之，所以止盗汗之源；半夏通阴阳之扞格，亦以行湿；五味敛阳以就阴，亦以保肺。一行一敛，而阴阳和，魂魄合矣此不用枣仁而用五味子，不惟收魂，且以摄魄。节以麻黄根，固以麦麸，此即所以止汗。此方补心兼以补脾，以其既睡而出汗，故补心于脾中，而靖其妄热。

韭汁牛乳饮朱丹溪

治噎隔翻胃。

噎隔翻胃，有气格、血格、食格、痰格之不同，而未有不由于心虚生火者。丹溪禁用香燥，而言当补血、润燥、益阴、和胃、调中，斯可谓得其道矣。盖凡得此病者，多是隐忍郁昧，多思忧积，愠怒而不得自遂之人，加以酒肉厚味，辛热助之，心之用血太过，而血以枯，心虚火炽，而血益涸。酒肉厚味助之，而火热积于肠胃之间，火炽水干，阑门先涸。阑门者，小肠与膀胱相交际之处，水火之交也。阑门以上，小肠治之。而小肠者心之表，心有妄火，则小肠火结，故阑门先枯涸。经曰：三阳结，谓之格。

三阳者，手太阳小肠、足太阳膀胱也。阑门涸者，朝食暮吐，俗谓之"反胃"。小肠积热，熏灼于上，则幽门亦涸。幽门涸者，食下良久而吐，俗谓之"隔"。胃亦积热熏灼于上，则贲门亦涸。贲门涸者，食下须臾即吐，俗谓之"噎"。贲门火益上熏，则吸门并涸，而食不能下矣。要其始则热结先在小肠，其原则心火虚妄，而血热焦枯之故。又贲门以上为上焦，幽门以上为中焦，阑门之间为下焦。三焦者，相火所由上行，而水道所由下降，火气上逆，则水道不能下行，而三焦、心包又相为表里，心包主血以供心用，火炽血枯，故噎隔、反胃之症瘀血者为多。其症虽曰结在太阳，其治之之道，则在咸以补心软坚，润以滋阴活血，兼用甘以养之，酸以收之，而香燥之药，则所必忌也。

韭菜汁甘、辛而有酸味。补阳而能敛阴，益气而能滋血，和胃润肠，生新去瘀　牛乳甘、咸、滑。补心清火，润肠胃，解结热，滋阴血，补虚劳

等分，时时饮之。

肠胃枯涸，食不能下，此噎隔之标；心劳血虚，火妄血涸，此噎隔之本。标之见始于腑谓小肠，继而迭及三焦即阑门、幽门、贲门。凡隔症之始，必先小便赤涩，或且癃闭，食不能下，标症急矣。韭汁、牛乳以润之，可以和中养血，而治本之意，亦即寓乎其中咸能补心软坚，酸能宁心去瘀。阴血足，则心得所养而火不妄燃，火不妄则血日以滋生，而三焦不涸。是标、本两得之，故治格之方，莫良于此朱丹溪又言宜兼服四物汤。盖四物补肝，又所以为补心之母，专以滋血养心为本。有痰者，宜加姜汁、竹沥；火盛者，宜加童便，或芦根、茅根汁；食隔者，宜加荸荠汁，或陈酒，或米醋，各随所宜。愚谓此方并可以治吐血。

脾　部

脾欲缓，宜食甘以缓之，以甘补之，以苦泻之。虚则补之。脾苦湿，宜食苦以燥之。此治脾之道。脾胃为后天之主，五行待

土而成，故补脾可兼补五脏。凡治五脏病，皆以固脾胃为本。又胃为气之本，脾为血之本，此则有分有合，胃燥脾湿，又各宜视所偏为补救也。

补中益气汤 李东垣

中，谓脾胃也。脾胃兼统气血，而独益气者，气为血倡。气无质而血有形，气轻能上行，血重多下降。气充则能率血，而血从于气；气虚则不能摄血，而气反从阴以下；郁而成浊热，血反妄行矣。气愈升则愈清而为阳，阳之清者上升，则阴之浊者亦敛而下降。如日之升，愈高则愈明，而阴翳浮游之气自敛。此东垣所以多言升阳也。方中芪、参、术、草所以补中而益气；升、柴所以升阳；而当归亦以滋血。以言气血之本则本于肾命，命火为阳气之本，肾水为阴血之本，此气所由生，肾气丸所以补先天之不足。若乃后天脾胃以化水谷而滋气血，脾胃之为饮食饥饱劳役无节所伤者，则此方可以主之。厚土之化，使地气顺以承天，含物化光之道也。后天以脾胃为主，土兼五行，故诊脉亦以胃气为重。其有外感而兼内伤者，宜视此为加减。此惟上焦痰呕、中焦湿热、伤食、膈满者，则不宜服，东垣自言之矣。

黄芪蜜炙，一钱半。甘、平。色黄，胃土之主药。李东垣曰：脾胃虚者，因饮食劳役，心火亢甚而乘土位，其次肺气受邪，须多用黄芪，而人参、甘草次之。脾胃一虚，肺气先绝，故用黄芪以益皮毛而固腠理，不令自汗。按：黄芪本益胃，胃化气以输膻中，然后肺受而生之，故黄芪又能补肺而固卫气，然实补胃之君药也　人参一钱。甘、苦，微寒。色黄入脾胃。李东垣曰：上喘气短，故以人参补之。按：胃肺既虚，则必上喘气短，人参亦补脾胃而兼补肺也　甘草炙，一钱。甘、平。脾土之药，坤德之纯。李东垣曰：心火乘脾，用此以泻火热而补脾元。若脾胃急痛并大虚，腹中急缩，宜多用之，中满者减之。按：脾胃虚而心火乘脾云者，心失血之滋，而虚火妄炎，故下就子之养，而上烁肺金，至涸血且伤气也。以其为虚火，故甘草之甘温可以泻之。甘以缓脾，则血生而心得所资，虚火靖矣。人参亦泻心火　白术土炒，五分。甘、苦。补脾燥湿。李东垣曰：除胃中之热，利腰脐间血。按：土厚湿消，则胃热除而血亦利。腰脐当中州，脾胃所居。白术亦脾胃主药，而此只从臣分者，以脾虚有火，不欲使之过燥也　升麻三分。甘、辛。行肝气于脾胃，以升达膻中，去阴秽之邪，散埋郁之火　柴胡三分。味苦气轻，升肾水于肝胆，以游衍上焦，靖阴血之热，散阴火之郁。李东垣曰：清气在下，必加升、柴以升之，引参、芪上升，以补胃气之散而实其表，又缓带脉之急缩。按：此二味皆肝药，但升麻主气分而行于胃，柴胡兼血分而行心脾，此非以补气而资之以升阳，实以溯本根而达之枝叶也。带脉当腰脐间，虚则阳下坠而不能举，故急缩　陈皮五分。辛、苦、甘。舒肝木，和中气，燥脾湿。李东垣曰：气乱于中，清浊相干，用陈皮以理之，又助阳气上升以散滞气　当归五分。甘、苦，辛润。此入脾胃药中，则以补脾和胃，养阴生血。李东垣曰：阴火伤生发之气，则营血亏，血减则心失所养，故加甘辛之味，以生阳气。仲景之法，血虚则以人参补之，阳旺则能生阴血，更以当归和之　姜三片　枣二枚

煎姜以助阳，枣以和脾。

此方芪、参、甘、术为脾胃主药四药皆能兼补气血，而此方主于升达胃之阳气，以靖阴浊之火，故用黄芪为君，而用升、柴、陈皮以宣达其气，当归以滋其血四药实补行肝气，而以此辅芪、参、甘、术，则皆以宣达脾胃之阳而散其埋郁。土承天气以生物，人之脾胃，亦土也；人之肾命肝胆，亦天之阳气，所以生物。脾胃禀肾命肝胆之阳，而后能化水谷以生气血，灌溉周身，亦土之承天而生物。归、桔行命门之阳，以由胆而升于坤土之上，胃气以开；升、柴行肾水之阴，以由肝而升之坤土之上，脾血以滋。肾水，阴也，其来而升，则亦谓之阳。归则以阳滋血，升则以阴行气，此阴阳之妙合也。天气之阳，既来而升，而坤厚承之，则地气亦以上升，芪、参、甘、术，乃大著其生物之功。其上虽有阴翳郁积，亦皆变化消融，不至于过

地气之阳以蒸为邪热矣。赵养葵极赞此方之用升、柴，盖亦非无谓也，使土德加厚而生气日滋芪、参、甘、术，所以厚其土；升、柴、归、桔，所以滋其生，土厚而不濡，气滋而不息，厚德载物，含之所以宏，承天时行，光之所以大土不厚则含之不能宏，无以承天而生物；然生气不滋，则光之无以大，而亦不能生物矣。此犹妇人身体不强，则不能生子，而非得男子之交，则亦不能生子也。是以升肝肾之阳于脾胃，天气之交于地也；脾胃得芪、参、甘、术之补，则有以承气而时行矣。此补脾胃而滋后天之化之用，使生物有常，而物之成亦无不顺遂，莫之夭阏矣生物有常，如脾胃之生气血而灌溉百骸也。血气常用，则心火不亢，肺金不伤，虽偶有外淫干之，亦无不退，听而潜消矣。其有加减，视气血所偏及外淫所凑，变而通之，随在可以建功矣如精神短少，则加人参、五味；血液不足，则加当归；气虚多汗，则加芍药、五味；燥热短气，口渴无味，而大便溏，加重苍术及半夏、黄芩、益智三分；妇人经血不调，则加炒黄芩、神曲；头痛则加蔓荆子；痛甚则加川芎；头顶痛则加藁本、细辛；风湿相搏，则加羌活、防风；有痰则加生姜、半夏；胃寒气滞，则加青皮、豆蔻、木香；腹胀则加木香、砂仁、枳实、厚朴；腹痛则加白芍、甘草；热痛则加黄连；能食而心下痞，亦加黄连；阴火加黄柏、知母；大便闭加大黄；咽痛加桔梗；有寒加肉桂；湿甚加苍术；阴虚甚则去升、柴，加熟地、山茱萸、山药；肺热咳嗽，嗌干，则去人参，加干葛；泄泻则去当归，加茯苓、苍术；脾胃不调，胸满手足倦，食少气短，口不知味，则去当归、白术，加木香、苍术；饮食劳倦，满闷短气，不思食，不知味，时恶寒，则去白术，加草蔻、神曲、半夏、黄柏。又或随时令顺运气以斟酌变通，皆可无失其意。土为万物之母，补土则五行皆可赖以成也。

归脾汤 《济生》

治忧思伤脾，至脾虚而不能化血者。脾不健则血不生，脾血不生则心无所用，是以有怔忡、健忘、惊悸、盗汗、发热、体倦、食少不眠诸症。以血少则木枯而魂离，木枯魂离，则火炎而神荡，至于魂离神荡则血且逐火妄行，而有吐衄、肠风、崩漏诸症。方中以参、术、甘、芪为主，皆以补脾生血，而当归、龙眼以滋之，木香以舒其气，皆脾药也。其用茯神、枣仁、远志则所以安心神而止其妄，然忧思所以伤脾，而忧思者心也，心之用血无节，以至脾之所化不足以供之，则脾伤矣。故引水济火以敛其心而安之，正所以使脾不至于伤，而安火亦所以生土。补中益气汤意主于气，而未尝不留心于血，此方意主于血，而未尝不先补其气。要皆以脾胃为主，其曰"归脾"者，药不皆入脾，而用实归于脾，非使血归脾之说也。

人参二钱半。甘、苦。专于补脾、益气、生血　白术土炒，二钱。补脾益胃，燥湿去热　黄芪炙，钱半。甘补胃气，亦除胃热　甘草一钱。此用甘草甚轻，盖特重参、术之权耳　龙眼肉二钱。甘温滋润，色黑汁亦，能补脾和胃，滋阴生血，且交心肾于黄庭　茯神二钱。安心神　枣仁炒，二钱。甘、酸。补心神，敛散妄　远志甘草水洗，一钱。苦、辛。引肾水以上交于心而济火　当归酒洗，一钱。甘、苦、辛。以滋肝血　木香磨，五分。辛、苦。补肝行气，舒脾去郁，升清降浊　姜三片　枣三枚

煎服。

前方主于益气，故以黄芪为君，此方主于滋血，故以人参为君。参、芪、甘、术皆补脾，为滋血之主人身之血本于肾水，而脾土运化之，肝木摄藏之，然后输之以供心用，故脾为后天生血之主。脾厚而不生湿，则生血矣土气薄则不胜水而生湿；土气厚则有以摄水而化血。白术之燥湿，甘、芪之厚土，皆有以滋血也。龙眼甘补滋润，所以为生血之佐；木香、远志则又皆能升肾水以由肝而达之心脾远志达于心，木香达于脾，心脾得水，以能化血用血；当归以厚肝之藏；枣仁以节心之用；茯神以止心之妄枣仁甘酸而润，泻肝血以输之心。又收心之散以节之，而茯神以安之也。盖人思虑过则心火炽而用血多，用血多则脾劳而血不继，血不继则心火愈妄，肝木愈焚此怔忡、惊悸、盗汗、不眠、

发热诸症所由来也，火妄木焚，则血且旁溢此吐衄、崩漏诸症所由来也。故又引肾水以济火龙眼、远志皆能交心肾，且以滋血龙眼、当归皆以滋血，而开心脾之郁忧思则心脾郁。木香、枣仁，所以开之。然后脾土不劳，得以专于化湿成血，此方所以名"归脾"也。

四君子汤 《局方》

治一切气虚之症，其加减则存乎人。然人多以此为补肺，而不知实补脾胃。补气之所由生，非补气之所为主，与四物汤之为补肝者又不同。然胃气既旺，则肺亦未尝不受补矣。

白术二钱半。甘、苦，温。甘能补土，苦能燥湿，本补脾胃之君药。而此方或以人参为君，以白术为臣，则失之矣　人参二钱。甘、苦，微寒。补气而兼能滋血为臣　甘草二钱。功专缓补　茯苓二钱。淡渗，功专去湿。上三药皆甘，茯苓独淡，淡主渗泄，非补药，且入此方则非以安心神也。渗湿亦苦以泻之之意。此以为术、参、甘草之佐，然湿去则脾胃加厚矣　姜三片　枣三枚

煎服此皆中守之药，惟姜有以行之。

脾欲缓，宜甘以缓之。术、参、甘草皆甘味也。然过缓则恐生湿，而术、参则皆有苦味，缓而不至生湿。其有邪水，则茯苓渗之。脾厚而健运，则水谷化而胃气日滋，胃气滋则饮食益进，身体可日强。此脾胃独虚，肺气短少，而非先天之有不足者用之。

六君子汤

为气虚而有痰者设。痰本于湿而成于火，脾土不能制水，则水积淖而成湿，湿郁成热，脾虚亦生热，则湿结而成痰，故祛痰为末，而健脾燥湿乃治痰之本。然既有痰，则不可无以祛之，故此方加去痰之药而仍以四君子为主。

即前方加半夏二钱。辛、滑。能推壅行水，开阖阴阳，通利关节，为

行痰之专药。人多疑燥，实非燥也，但阴虚火烁，津液浑浊，逼而上沸，或夹脓血之痰，则非所宜，陈皮去白，一钱。辛、苦。燥湿和中，主于顺气，气顺则痰消。留白亦可。

此仍以补脾胃为主，而加祛痰之药。凡人之脾胃稍虚，则不能无痰。有痰而未至已甚，以生他疾者，可通服此或用治蛊胀，以胀自太阴之虚寒致之，亦脾虚生湿，湿郁成痰，因以阻塞不通故也。若脾健胃和，气旺痰化，则胀自可愈，非谓塞因塞用也。然浅者或能取效，深者未必建功，盖脾胃虚寒不能制水，必因命门火衰之故，不补命门，徒求之脾胃，则未探其本也视此为加减，亦可知因症而施矣如脾胃虚寒，或至胃痛或腹痛泻泄，则加香附、砂仁；或痰湿散漫，四肢不举，则加竹沥、姜汁；如虚热潮热，身体倦怠，则加柴胡、干葛、黄芩、白芍；治瘴疟、痰疟，则加草果、乌梅；又或去桔、半而加黄芪、山药，以养病后怠倦；去桔、半而加山药、扁豆，以治表热既解而复发热。此皆斟酌由人。然古方中亦有加减而未尽善者，则不可以古有此方而泥之。以四君子合四物用之，曰八珍汤。于八珍汤再加黄芪、肉桂曰十全大补汤。此果气血两虚已甚，不得已而用之。

理中丸张仲景

本作理中汤，治太阴伤寒者，又以之作丸。张仲景曰：大病瘥后，喜唾，久不了了，胃中有寒，宜理中丸温之。

按：此自可治一切脾胃虚寒之症。

白术陈壁土炒，四两。健脾燥湿，脾家君药　人参二两。补气厚土干姜炮，二两。辛、苦，热。去沉寒，行积湿，暖胃温中　甘草炙，二两。甘缓补土

捣山药为糊丸，如梧桐子大山药甘淡，可益脾胃，古方用蜜丸，愚僭改用山药。

此亦同四君子，但不用茯苓而用炮干姜耳。干姜味辛，炮之则有苦味，以之入脾益命火以温脾土，是为理中之本辛补肝命。姜性生则行表，干则守里，炮之味苦则能燥脾湿。且君以白术，则姜亦随之入

脾，以温暖脾胃。盖脾胃必得命门之火而温，如灶中有火，而后釜能热物。若徒厚脾土而不补命门肝木之火，则灶中无火，脾胃只成冷锅而已。故谓此方用炮姜为得理中之本。山下有雷，颐养之道胃阳土，艮山也。肝火为震雷，宜得古人之意而推之加附子为附子理中丸。治中寒腹痛、身痛，四肢拘急；加枳实、茯苓为枳实理中丸，治寒实结胸；加茯苓、川椒、乌梅，去甘草为理中安蛔丸，治胃寒吐蛔。

健脾丸

主消导。而方名"健脾"，脾不健，则积何以消？故以补脾胃为主，而后加消导之药。且泻邪即以补正，消之乃所以成其补也。

白术土炒，四两。为脾土君药　人参二两。以大补其气　陈皮一两。辛、苦、甘。随术、参则以行胃气　枳实三两。苦、酸、微辛。敛微阴，破逆气，力猛而功专降泄　麦芽炒，一两。甘、咸、平。咸能软坚，主消谷食　山楂去核，一两。酸、甘、咸，平。亦能敛阴，而主消肉食

神曲糊丸神曲甘辛和中，开胃消滞行痰。

米饮下。

脾胃为仓廪之官，水谷藏焉。胃主受，胃虚则不能容受而不嗜食，脾主输，脾虚则不能运化而成滞积。脾胃何以虚，过饥则伤胃，过饱则伤脾饥则胃气馁乏，饱则脾倦于运。及乎胃已伤而猝饱，脾欲倦而复加，则脾胃交伤矣。土已疲而木①乘之，则胃以生热，热气上逆，所以不能容；土已薄而水侮之，则脾以生湿，湿气沉濡，所以不能运。术、参皆味兼甘苦，有以厚安其土而除其湿热，为补脾胃之主。而后辛以行其气陈皮、神曲味皆辛，苦以降其逆枳实之苦，乃有以善其容；咸以软难化之坚麦芽、山楂味皆咸，酸以敛将疲之力枳实、山楂味皆酸，乃有以助之化。补之而后消，消以成其

---

① 木：原作"水"，据光绪本改。

补，故其功归于健脾如脾虚食减而无积滞，则去山楂、麦芽而加茯苓、甘草；如能食而不生肌肉，则去山楂、麦芽、陈皮，而加当归、芍药、川芎、麦冬、柏子仁。其或挟痰挟火，则亦随宜加减，存乎其人。

当归补血汤李东垣

治伤于劳役，肌热面亦，烦渴引饮，脉大而虚。

盖血虚则生内热，所以肌热面赤而渴；脉大而虚，则非由外作热，而热自血虚生。七情五役、饮食饥饱，皆足以并伤气血，然气无形而血有质，无形者之衰犹易回，有质者之亏则难补。且劳役阳作之气，是以多伤于阴。其气固未尝不虚，而血虚则先见；然血伤固先见于气伤，而欲补血则又必先补气。以气为血倡，男子不贫而后能娶妇也。此方君以黄芪，黄芪胃气之主药。胃气盛而后脾血滋，然亦必当归滋之，而后血乃日盛为之媒也。血生于脾，此方补脾胃以滋之，是为补生血之本。犹四君子为补生气之本，与四物汤之为补肝者又有不同。

黄芪炙，一两。甘补胃气　当归酒洗，二钱。甘、辛、苦。当归本补肝药，而辛润善滋，从黄芪以入脾，则可以滋脾而生血矣

空心服使直入脾胃而无饮食之杂。

脾胃主化水谷，以滋生气血。而阳盈阴歉，则气恒有余，血恒不足，况为劳役所伤，则阴阳偏有所亏，而两不相比。阴不能从阳，则脾不生血，血脉空虚，孤阳独治，此所以阴虚生热也。既曰脾不生血，孤阳独治，则何不急用四物，而仍君以补气之黄芪。曰：四物君以当归，佐以芎、芍，所以补肝而使血有所摄，非补血所由生也归、芎皆辛行，所以补肝。此君以黄芪，臣以当归，则所以补脾而滋之生血芪、归皆甘缓，则皆补脾，而借归之润，则血所由滋也，气倡而血从之矣用芪不用归，则只是补气；用芪而臣之以归，则可以生血，使或用参、归亦然。然不用参而用芪，东垣盖实师仲景之意，而别

出一途以自见耳。芪五倍于归，何也？曰：气味有轻重芪性平缓，气味皆轻；归性善行，气味皆重；芪不五倍，不足以倡归矣使平用则归胜，归自归肝而不入脾矣，故五倍也若用人参则不必然。惟阳独治，斯亟于求阴，山泽所以可损，惟山能受，斯泽从而应，泽山所以能咸胃阳土，主气，山也；脾阴土，主血，泽也。胃得脾助，阳乃不孤。当归辛润，可以行湿使化血，所以助阳而润物，如损泽益山也。胃气积厚，阳可倡阴，黄芪甘缓，有以待当归之滋润，而血从以滋，如山虚受，有以感泽，而泽应之为咸也。补脾胃以生血，其道又如此。

肺　部

肺欲收，宜食酸以收之，以酸补之，以辛泻之。虚则补之。肺苦气上逆，宜食苦以泄之。此治肺之道。

凡酸涩之味，乃所以补肺，五味子、芍药、乌梅皆是也。涩与酸同，百合、白及、五倍子亦补肺药。甘淡之味亦能补肺，则升土气以生金耳。苦辛味则皆泻肺邪者。肺主气，故补气亦所以补肺。然必肺能敛气，而后有以主之。若肺不能敛气，则又何以生气？今人只知参、芪为补气，而言及五味子、芍药、枇杷叶则视之为畏途险药，不亦惑乎。

生 脉 散《千金方》

孙思邈为壮火伤气者设。

肺为气主，肺受火烁则不能主气，而气失所归，则肺无以出治节，而百脉皆失调。故病浅则气短体倦，口渴多汗，肺燥而咳。若深则津液枯竭，百脉妄行，元气消亡尽矣。故此所以补肺而敛气。或疑此以补气，则似无与于脉，然不曰"生气"而曰"生脉"何也？曰：天气本于命门，谷气化于胃腑，胃气上输膻中，而后肺总摄之。气之生不在肺也，惟肺敛气而出治节，以敷气于周身，而后百脉从之。以分布流行，叠相灌注，此所以为"生脉"也。盖肺犹笙匏①，而众簧②植焉。匏坚而不裂，中净而无垢，然后有以受吹气而鼓动众簧，声发而各得其和。使匏有旁罅，中有不净，则吹气旁泄而无以动簧矣。此肺虚则不能主气，而补肺乃有以敛气之说也。然使置空匏而无吹气之人，则匏亦岂能自为动簧。是气虚则肺虚，肺无所主，又何以敷之百脉，此补气乃所以补肺之说也。气有所主，则来而聚；气无主，则散而衰。是故补肺乃有以敛气，而补气亦即所以补肺也。

五味子七粒，不研，碎核。肺为五脏华盖，而朝百脉。五味子备五味，又体质轻虚，自上而散垂于下，则亦有肺象焉。然酸味为多，故能助敛藏之化，而为补肺君药，然以五味子为君。而只用七粒者，其体质虽轻，而气味自重，故不在多用，虽只七粒，已可摄人参、麦冬之各五分者而君之矣　人参五分。甘、苦，微寒。大补元气，以从五味子，则所以输气而达之膻中，以使肺为之主　麦门冬五分。甘、淡、微苦，微寒。而性复滋润，甘能补气，淡渗邪湿；苦能降逆，润泽可以滋肺金之燥，而为生水制火之源。此所以为五味子之佐

水煎晨服分两何若是之轻，曰：古人上行之药，多用轻剂；下行则必用重剂。此以入肺，故从轻剂。惟连日服之无间，则其效自大。

此方以五味子为补肺君药五味则具补五脏之气，而酸敛为长。人见其只用七粒，则以此为参、冬之佐，抑知此方之所以敛阴保肺，润燥清金，而使热不能伤，气不耗散者，固全赖五味子以为补肺君药也。而人参、麦冬为之臣佐人参补中气，以输之膻中而使肺有所敛；麦冬降逆气，以宁抑心火而使肺得所安，使气以体固，体以气充体即魄也，魄即阴血之流而成脉，萃而成精，凝而成形。而凡为物之匡郭，以有精爽而妙于有无之间，皆

---

① 笙匏（shēngpáo 生刨）：管乐器名。笙，一般用十三根长短不同的竹管制成。匏，指笙竽一类的管乐器。
② 簧：乐器里用金属或其他材料制成的发声薄片。

是也。肺主魄，而又主气者。气以魄为匡郭，故体所范围，而气从而范之，以不至于散，君之所以制群臣也；魄以气为推行，故气所充周而体亦凭之，以不至于馁，臣之奔走以事君也。此肺之所以藏魄而因为气主。然国家惟臣是赖，肺出治节，而朝百脉，而无中气以充之，则治将谁治？故补肺主于补气也，体固而中有可存，气充而用惟其节，气以魄为范围，金堤防而水入优游矣。魄以气为充周，水有余而阳气伏蒸矣"金为堤防，水入优游，三分水余，阳气伏蒸"，此魏伯阳①炉火说中语。五味子补肺之敛，是以金为堤防也。金敛固而后有以主气，如有鼎而后有以容水，故言水入优游也。人参补气以充之，麦冬清火以辅之，是阳气伏蒸而水自有余，于是可以使脉气灌输，不失其节。气不短促，体不倦怠，口渴咳嗽之症可以除矣。此亦炉鼎之道。敛气所以补肺，此以抑少阴之过少阴谓君火，而救受烁之金。夏月盛暑，虽无病亦宜服之。使壮火不至于食气，人有将死而脉绝者，服此脉可复生，以气欲散而能敛之之效。

补 肺 汤

治肺虚咳嗽。

夫秋、冬、春、夏，皆以相生为序。而秋之承夏，则独以金继火。人之五脏，肾、肝、心皆自下生上，而肺居心上，则且以火烁金，阳当亢极之余，阴金何能遽敛？以未能遽敛之金而心火或陵之，此肺虚之所以咳嗽也。咳嗽非一端，有因风、因痰、因湿、因火、因寒之异。盖肺惟主敛，敛非所敛，则皆激而咳。外邪所干，皆乘其虚，而邪既有余，则皆属之实。惟或者悲哀所伤，肺气不能自敛，妄火过亢，以乘所胜，而肝木亦侮所不胜，脾胃之气，不输膻中，肾水位远，而不能救，则是肺金之虚，而非外感。此方所以补之，此肺虚其本，咳嗽其标。此方以补肺虚，非

---

① 魏伯阳：东汉著名炼丹家。其所撰的《周易参同契》是一部用《周易》理论、道家哲学与炼丹术（炉火）三者参合而成的炼丹修仙著作。

以治咳嗽，非谓治咳嗽者，可概用也。然邪之所乘。其正必虚，则凡治外感咳嗽者，亦非可竟忘补肺矣。

　　五味子炒，一钱。气味甚重。虽只一钱，已是君药　桑白皮蜜炙，二钱。甘、酸、微辛。色白，专入于肺，为补肺清金之良品，抑已亢之火，开生水之源者，其气味轻，故用二钱，却只是臣药　熟地黄二钱。补肾水以济火，使有制而不至于烁金。五味子、桑白皮补肺金而即能下生肾水，地黄补肾水而即可上保肺金　人参一钱　黄芪蜜炙，一钱。补土以生金，补脾胃之气，以上输于肺，使肺得主气，则肺充实而不畏火克。此与生脉散用人参之意同　紫菀一钱。辛、苦。以泻肺散郁。此则于补肺剂中用泻肺之药，与肾气丸中用泽泻，四物汤中用芍药同意。或一例谓为补肺之药，则失之矣　枇杷叶去毛净，蜜炙，一钱。苦、酸。叶在上而轻，有毛，又类肺主皮毛。酸以补肺之收敛，苦以泄肺之逆气，加之甘以润之，亦清肺金之良品，又以助五味子而为之佐

　　水煎服。

　　此方与生脉之意大同，特因肺之已虚而重其剂耳。其用桑白皮、地黄，犹生脉散之用麦冬。而重以地黄，为金之已受火克也麦冬、桑白皮皆能清金而生水。但麦冬兼可宁心，则不必熟地，此用桑白皮则又以接引肾水而使之上行。根皮之性，固引水而上荣枝叶者；熟地补水而下沉，得桑白皮之接引则水可上行而济火。用人参、黄芪，犹生脉散之用人参。而重以黄芪为肺气已虚也人参、黄芪补脾胃之气，兼能补肺，而升胃气于膻中，则人参尤赖黄芪之助。既皆重剂，则又用枇杷叶以助五味子之敛，以重补金化化字与气字稍不同。惟加紫菀以泻肺邪，则惟恐害正之深虑也补中用泻，皆如此。

百合固金汤赵蕺庵

治肺伤、咽痛、喘咳、痰血。

此方不专补肺而兼肺肾，以咽痛干足少阴脉也。然咽与肺合，

体相比，咽之痛究是肺之伤，而补水以制火，亦正所以清金而补肺。

熟地黄三钱。此以补水为君药，与补心丹之意略同　生地黄二钱。用熟以补肾矣。又用生者左行入肝，以摄血而上交于心，正所以济火也。凡熟则定守，而生则上行　麦门冬一钱半。清肺宁心，又以接引二地而通于肺，以清肺中之瘀血，解肺上挟咽之火也　百合二钱。甘、苦、涩。涩与酸同用，补肺金敛藏之化，而甘能补肺之正，苦能降气之逆，亦补肺清金之主药　白芍药炒，一钱。酸以敛阴，白色入肺，亦补肺之主药。且以泻血热，去逼而上行之妄血也　贝母一钱。苦、辛。色白入肺，形亦似肺之附于咽喉，而苦能泄肺中上逆之气，辛能行肺中陈郁之湿，且能解郁宁心，而快膻中之清气，所以止咳嗽，消上壅之热痰也　生甘草一钱。甘无不补，而用生则取其上行，补土以生金，能养阴而泻火　当归一钱。此以助生地之行，且使血复归肝而不上逆也　元参八分。苦、咸、润。能滋肾水而升其清气于膻中，以靖浮游之火。此又以助熟地之滋，且使水气敷散而不为痰也　桔梗八分。苦、辛。功专入肺，辛泻肺邪，苦降肺逆。在此方为泻肺之药，其与贝母不同者，贝母能滋润肺金，而此则苦燥也

水煎服。

肺为相傅之官，治节所从出，而居近心位，畏火之逼。然使肺金肃清以本化言，而五脏平和肺为五脏华盖，则不畏火之克，而治节自能从容。气有所主，以无游散拂逆之病，肺之化虚，则治无节，而不能主气，气逆脉乱，此宜酸以收之此生脉散之类。然肺本多气而少血，易失之燥。而或人之肾水亏失，相火上炎，金虽生水，而不足以胜火，则肺劳津液自肺而生，水道自肺而降，此水之上源，即金生水之实。君火无畏，相火助之，合而上炎，则肺愈受伤此咽痛、喘逆、咳嗽、痰血之病所由来也。是因肾之虚而反致肺之虚，肺已劳于用也肺以主气为本，以生水为用。此方惟百合、芍药为补肺主药，而君以熟地，则补肾滋水，佐以生地，以壮水而制相火；而当归、

元参又引水以上行，引血以归肝，麦冬、贝母、生甘草则上下其间，以通金水相生之路元参、生甘草。升清气以上清肺金；麦冬、贝母，肃肺金而下生肾水也；又以桔梗泻肺之余邪，而降其逆气。恐有不当敛而敛者，则泻之泄之。盖主于制火，使不至刑金，而后助金以下生肾水，则其意亦归于固金而已或谓：此不欲用苦寒以伤生发之气。然方内地黄、元参、贝母亦何尝不苦寒？若知、柏、芩、连则自非此症所用耳，何则？以肺化已伤故。李士材曰：此方殊有卓见。然土为金母，清金之后，急宜顾母，否则金终不可足也。

按：士材此亦一见，然此时此症只宜以本方治之，与生脉散、补肺汤之用又自不同。欲代此方，则八仙长寿丹近之，然而力缓矣。

补肺阿胶散钱仲阳

治肺虚火嗽，而无津液且气哽者，意重润肺泻火，然泻肺之药居多矣。但制方有法，则能用泻以成其补。

阿胶又蛤粉炒，一两半。甘、咸，黏润，能滋肺金之阴，而固其收敛之气。虽不酸而可与酸同用，且又以滋胜。肺液已枯，则宜胶以滋之。炒以文蛤粉之酸涩，又以助其敛固。阿胶难真，好黄明胶亦可代之　马兜铃焙，一两。苦、辛。苦泄逆气，辛泻肺邪，其形似肺之下垂，而开裂向下，故有清热降火之能　牛蒡子炒香，一两。味辛而功专泻肺，然能利膈滑痰，解咽喉间热毒　杏仁去皮尖七钱。甘、苦、辛。泄逆泻邪，而亦能滋润，且以软坚去哽，兼可宁心　甘草炙，一两。此则补土以生金，且以和阴阳使虚火自平。不用参、芪者，火方上逆，不欲骤益其气也　粳米一两。粳稻甘而晚稻又微酸，此亦补土生金，而性味冲和。且能助阿胶、文蛤之敛

水煎服。

此因肺气本不甚虚，而阴阳偏胜，气热上逆，遂成虚火，以致津液枯涸者而设。故滋润之意居多，不拘一于敛固，惟欲降其

逆而平其阴阳也。要其功则归于补肺。

加味百花膏《济生》

治喘咳不止，痰中夹血者。

咳嗽之因不一，而咳久则肺虚，肺虚不能主气，则气愈上逆，且喘而促息；气逆而上则生火，火结湿而成痰，火伤肺而夹血。正化既虚，则补正为急，而泻邪次之，以敛固而兼滋润。其本非气虚，则不须补土以益其气也。

百合甘、苦、涩。为敛肺主药　款冬花味辛。以舒其敛闭之余邪，且能散肺热而除痰定喘　乌梅酸、咸。酸以补肺而敛阴；咸以补心而散血。曾经火气熏蒸而色变黑，则肺居心上，不畏火之烁。此亦补肺主药　百部苦、甘。功专入肺，甘补苦泄，主治哮喘　紫菀辛、苦。舒郁热而行痰止血

炼蜜丸，如龙眼大，食后临卧嚼化一丸蜜能润肺止嗽生津，甘则能补。此取百合与款冬花而名"百花"，又蜜亦百花之英。临卧服者，卧则气归于肺，使药亦随之以入。

此为肺惫而虚，兼有外邪客之，久而不散，正不能胜邪者设。又补正之一法。

肺 血 丸丹溪

治咳嗽痰血。

凡血症多由于火，咳嗽则火之陵金，金受火则咳；金含湿则火迫为痰而嗽，火逆气上，则血逼而上溢。此或由相火则其血散，或肺自伤火则血缕从痰，而要责之肺虚。肺气不虚，则能生水以制火，且肺不受伤。惟肺虚而后火陵之，故仍当归重敛肺。血症不一：凡唾中带血，咯出有血者，肾之相火迫血上行；鼻衄咳嗽之血，则肺虚伤火；呕吐成盆成碗者，胃本多血，而伤于酒食热味；自两胁逆上吐出者，肝伤或肝气逆也；溺血者，心遗热于小

肠；便血者，肺遗热于大肠；牙宣，胃热也；舌血及红汗，心热也；又乍惊而动血者，心胆血也；盛怒而动血者，肝血也；忧思而动血者，脾血也；劳力而伤血者，肾血也。附详于此。

诃子肉苦、酸、涩。生用敛肺清金，降逆止咳 栀子苦、酸。炒黑用，抑妄行之相火，决三焦之水道，敛肺宁心，降逆气，止妄血 海石咸、涩。补心敛肺，清金降火，渗湿消痰 瓜蒌仁甘苦而能润，轻虚上浮，宁心润肺，泄逆清火，除痰去垢，开豁膛中之清气，亦治咳要药。须压去油用 青黛辛、咸。此补肝而泻肺，然补行肝气，使肝木自畅，则相火不至烁金；咸散肝血，则血各循经，而不至逆涌于上，且能解毒热

等分为末，蜜丸，如弹子大，嚼化蜜亦润肺，能补清高之气。嗽甚加杏仁辛苦甘润，取其大降逆气，且攻坚泻火。

此方治咳嗽痰血。然治咳嗽而不治其血者，以火气上逆，而血因之以上，则其过不在血也；火迫咳逆，然治火逆而不专降其气者，以肺虚不能敛气，而气因之以逆，则其过又不在气也。肺先虚而后火陵之，则补肺为主，酸涩以敛之诃子、栀子，皆以补肺，甘寒以润之瓜蒌、蜂蜜，皆以润肺，而后微苦以降其逆栀子、瓜蒌皆微苦，微辛以泻其邪青黛微辛，润以除痰瓜蒌、海石，皆能除痰，咸以散瘀海石、青黛，皆咸散血。肺能敛气而气不逆，则火不上逼而嗽自除上逆之气，即火也，嗽除而血自止。此亦治本之道。

诃 子 散 刘河间

治泻痢既久，腹痛渐已而不止者，则非复外邪，而肺虚不能复敛也。肺与大肠相表里，肺受火克之余，气逆犹有余火遗于大肠，因之而泻不能止，且或至于脱肛，则宜以此治之。

诃子一两，半生半煨。酸、苦、涩。补敛肺气，止泻收脱，其用半生半煨者，生以上行于肺，煨以下敛大肠 木香五钱。辛、苦。能行下焦无形之气以达于上，而调和气血，降上焦有形之物，以行于下，而决渎去秽 黄连

用茱萸炒过，三钱。苦以降火而能厚肠。用茱萸炒，即左金丸，引肺气下行以止肝之过于疏泄；以黄连合之木香，即香连丸，所以行大肠之郁滞而除其热　甘草二钱。以厚脾土而生肺金

合为末，每服二钱，用白术、芍药汤调下芍药以补敛肺金，以敛大肠之气；白术以补土生金，补气而输之肺。如不能止泻，则再加厚朴恐有余湿，以此竭之。

肺主治节，气之所由升降。其或暑热伤肺，而清燥之淫乃复遏之燥者，秋金清冷，肃然之气，则气逆乱而生火，火遏于腑，泄痢由之清胜于暑，则多成疟；暑胜于清，则多成痢。及夫外邪已退，余热未除，则肺金未能遂其敛，而泻有不能止者，故补肺以助之敛诃子、芍药皆补肺敛气，补土以益其气甘草、白术，皆补土益气。而佐以行气去热之品，以安肺厚肠，是此方之治也外邪未已者，此方非所用。

养脏汤罗谦甫

前方为大肠有余热者设。此为肺气虚寒者设。肺气虚寒，则大肠失所主，于是有泻痢已久，赤白已尽，而肠虚不能上举至脱肛者，宜此治之。

罂粟壳去蒂蜜炙，三两六钱。一于收涩，主敛气收脱　诃子面裹煨，一两二钱。苦酸收敛　白芍药炒，一两六钱。此三味皆以补敛肺气而收大肠之脱　生甘草一两八钱。重用甘草，所以补土生金，用生者使上行于肺。人疑不用升、柴，抑知此已有升提之用　木香二两四钱。不见火，此亦具升提之用　肉桂八钱。气已虚寒，用以助命火，使温脾胃，为气血之本　人参六钱。补气滋血　白术炒，六钱。补气而输之肺　当归六钱。滋血且以润肠

每服四钱，煎服寒甚加附子。

气者，阳也。有阳之生，而后有阴之敛。无气则肺何所敛，气虚则肺寒矣。凡物之不坠，大气举之。若泻痢邪尽，而气亦随

以衰，肺不上举，故形下脱此寒而脱肛也。是宜益气以实其肺，以举其脱，而不徒事收敛肉桂以生阳，而参、术、甘草、木香皆能益气行气以输之肺。然要以肺之能敛为主，上敛则下举故必以罂粟壳、诃子、芍药为之主，是此方之治也。

三焦部

膀胱与肾相比，胆与肝相附，小肠与心相应，胃与脾相附，大肠与肺相应，是皆一脏一腑，有与为耦。惟三焦独为孤腑，又为"少阳游部"。虽其经络与心胞络相配，而心胞络则不可离心而别为一脏，且所主气血，亦不相应，故于五脏之外，别立三焦一部，其所系固甚重，不可遗也。经曰：三焦者，决渎之官，水道出焉。然三焦之行，实主少阳相火。以水道言之，则自吸门至贲门为"上焦"，水谷所由入，又肺金所治，为生水之源；自贲门至幽门为"中焦"，水谷之所潴，又脾胃所治，为制水之防；自幽门至阑门以下为"下焦"，水谷之糟粕所从出，又肾、膀胱所治为受水之归。以相火言之，则命门之火行于肝胆，熏蒸脾胃，输血于膈俞，输气于膻中，而后心肺主之。命门并下焦，以上化水谷，下出糟粕；肝胆并中焦，以达阳气，以储阴血；心肺并上焦，以发神明，以主呼吸。要以命门之阳为生气之本，水下行以济火，而气血得所滋；火上行以济水，而气血从之化。此非偏主一气者所可该，故别为一部。当上、下关津之处，贲门、幽门、阑门即其所治。而三焦经脉，下出委阳，络于膀胱，当中历属三焦，其上则上布膻中，络心胞络，与水道相终始，与心肺、脾胃、肾命、膀胱历相维系。三焦并水火而司之者，顾人之阴阳，鲜有不偏，而饮食之所奉养，七情之所劳役，六淫之所侵伐，则水火益不能不有所偏胜，于是有客水溢而相火不能温，相火炎而真水不能胜者，水火不以相济，而反相暌革矣。故治三焦之病，在平其水火。

方书治病，多言五脏十经。而鲜有言及三焦者，故别立此以明之。

三才封髓丹 《拔萃方》

此方用前三味曰"三才汤"，以治脾肺虚劳，意在补土生金，引水制火；用后三味曰"封髓丹"，以相火过妄，肾精不固，意在壮肾水以安相火；合二方而一之，则上下兼治：下养相火使安其位而不失之寒，上清肺金使能生水而不失之燥，中厚堤防，而水可顺下，宣阳气而火可上通。是统治三焦，而交济水火，且可使精神血气皆适其平矣！此方前人未有言其治三焦者，愚特为表而出之。

天门冬二两。甘苦而能润，功专入肺。甘则能补，苦则能降，润则能滋，是以能清肺金而生肾水，为浚水于高原，此主上焦也　熟地黄二两。甘苦而能润，功专入肾。苦以坚肾，润以滋阴，所以敛阳气使固藏，而深其水之所钟，此主下焦也　人参一两。甘苦而能润，功专入脾。甘则补土，苦能泄火，润能滋血，有以和阴阳而壮脾胃气。气和则水行就下而不泛溢，阳气上达而不夭阏。此主中焦也　黄柏酒炒，三两。苦、辛。苦则能坚，辛则能润，是以寒而不冱，以壮水之主，而命火实温养其中，使真阳藏而不泄。又能行膀胱之邪水以钟聚真精，毋徒畏其寒也。此方中重用黄柏，以三焦经脉虽始膻中，而膀胱其委，命火则始自下焦，以浮游而上。命火炽且沸溢而逆行，浑浊而不清矣。故黄柏以靖相火，所以递水之下行，而澄之使清。且沁去其污浊也　砂仁一两半。味辛。补命门火，宣达肝木。其气轻虚上行，以温养脾胃而达其气于膻中，此阳气之行也。下焦肾命实为血气之本，黄柏以坚之，而血不涸；砂仁以达之，而气不郁。阴阳皆得所安，上下皆顺其道，则水不旁溢，而火亦不妄焚　甘草炙，七钱半。合人参以益厚脾中焦之土，且生金而补肺气

面糊丸面能润燥补肺，且利小便，故用此和丸。用肉苁蓉五钱切片，酒一大盏，浸一宿，次日煎汤送下肉苁蓉甘酸咸，能暖肾水，泻邪湿，敛精益阳。然其性滑肠，以酒浸之，盖使之上行也。药味多寒，此温以佐之，

汤散而丸之，气专递矣。

三焦脉始膻中，膻中气之所会，而肺主之。肺金生水，又水谷入自吸门，由膻中气纳，而后下入贲门，是则上焦为水道之源。络心包下膈，历属三焦三焦即贲门、幽门三处，以其为相火所行，焦熔水谷，故谓之焦；而中焦脾胃所治，所以容受水谷，变化气血，是中焦固用水之地，而沟洫堤防所布治；下络膀胱，膀胱、肾之腑，是则下焦为水之委，而肾精所由萃，津液所以藏，污秽所由出。上焦之气不清，则真水不生，客水不流，而水溢高原，留而为胀，逆而为咳矣。中焦之堤防不治，沟洫不分，则水停中脘，气血不滋，溢则成痰，积则中满，蒸则成热，无气则成寒矣。下焦之化不厚，则清浊不别，水蓄膀胱，肾精不固，火逸妄行，而水道无所出矣。要其遏溢之故，则惟先天之水不足以安命火，而命火不居，横逆而上，则水从之上逆，而随在阻滞不行，下则命门火衰，不能施化，而水满土湿。故此方意重下焦以固肾水君以黄柏，而宣其命火佐以砂仁使之不郁，不郁则其行不横逆。火行水中，水坚而火不郁，乃清其上源天门冬，导其流行水由地中行，人参、甘草以厚其土，深其潴泽黄柏、地黄，泄以尾闾黄柏之辛，又能泄膀胱浊水，水固流湿，就其故道肾、膀胱本水之所汇，而水自归之，而相火亦从容施化砂仁、人参、甘草又相助以宣达阳气，以上输于肺。上下交而泰成，水火交而既济。而咳逆、肿胀、腹满、少腹坚，不得小便、癃闭、泄精之病，皆可不生矣！是统治三焦之道方名三才者，以药有天、地、人之名，而治亦统上、中、下；曰封髓者，以精为骨髓，此能封固之使不妄泄。

麦门冬粳米汤

治上焦溢于高原之水。

水何以溢，下焦之相火有所郁逆，而拂而妄行，猝逼于上，则水亦涌沸上腾以积于膻中，而肺实受之。肺固布治节朝百脉者，为火所困而水复浸之，则无以布治，而肺气喘满，久之水所沸溢，亦行于百脉，四肢肤体，皆成水肿。此方以清肺金，亦即以清郁逆，且使之生肾水而安相火。

麦门冬去心，五十枚，姜炒。甘、淡、微苦。甘则能补肺气，淡则能渗积水，苦则能泄逆气，且泻火而下生肾水。其气清虚而润泽，故能清郁逆之火，靖沸腾之水，以肃清上焦 粳米晚稻者五十粒。甘而微酸，故能安养肺气。凡保肺之药多用之，非徒补土生金之说

水煎服。

水溢于肺，则肺胀满，肺胀满则喘促不得卧气为火所逼则短促，为水所阻。呼吸不顺，卧则气归于肺，气逆不能归肺，故不得卧，由是水溢肢体则肿胀。水从脉入，无所不溢，惟虚处则凑之，此非脾之湿，而膻中之水也，故曰"水溢高原"脾湿肿胀，则有腹满少腹坚之症，脾虚肿满，则有厥冷中寒之症。水何以溢？其上不舒，而火下逼之，则水溢矣此如锅盖盖于上，锅底火急，则锅中之水必涌沸而从旁溢出。上何以不舒？情或郁之，邪或干之，则膻中之气不清，所谓不舒。而又或多引饮及生冷也凡溢者皆客水。故以麦冬清之，以粳米助之，所以导水下行，且生肾水而制火清之则上焦气舒而火不郁，又淡渗苦泄，所以导水而下行，麦冬、粳米，气皆微寒。水已溢矣，而又使之生水，何也？曰：水溢者有形之水，肾水者无形之水，人知火有无形之火，而不知水亦有无形之水无形之火，谓相火也。惟有无形之水，而后足以安无形之火也。

中满分消汤东垣

治中满寒胀寒疝。二便不通，四肢厥逆，食入反出，腹中寒，心下痞，及下虚阴燥，奔豚不收，症虽杂见，中寒二字尽之。中寒者，命门阳衰，脾胃不治，则脾胃寒。脾胃气虚，无以制水，则水之浸渍土中者，亦寒而不化而中满矣。李东垣曰：中满治法，

当开鬼门，洁净府。开鬼门者，发汗也；洁净府者，利小便也。"中满者泻之于内"，谓脾胃有病，令上下分消其湿。下焦如渎，气血自然分化，如或大实大满，大小便不利者，从权以寒热药下之。其论如此，故所立治寒胀、热胀二方，皆以分消为名。或曰：中寒者由于命门阳衰，则何不直用金匮肾气而用此分消，得无非治本乎。曰：东垣亦言之矣。曰：人或多食寒凉，及脾胃久虚之人，胃中寒则胀满，或脏寒生满病，此汤主之，盖肾气丸所治。命火独虚，肾水无所依而上溢，此非有客水而脾自生湿，其胀中虚如鼓，水非有形之水，肾气丸所治也。其东垣所言者，其原虽亦由命门火衰，而胀非肾水之溢，以有外寒客水积之，而脾胃不能化也。人固有脾胃自虚者，如漏锅焉，灶火不能温水，而漏水反足以灭灶火；又小灶而大锅多水，火亦不足以温其水。此固未尝非命门火衰，而不可尽责之命火，则理脾胃为先。且此方首用川乌，佐以益智，则未尝不用意于命火。但分消多门，则因脾胃自虚，重以外寒客水，而不得不分消耳。

　　川乌头二钱。辛、甘、热。与附子略同，但附子能专达命门，而此则气已旁溢，惟其辛之行水去湿除寒则用之。理中焦寒湿，固甚宜也。东垣主于脾胃，故用乌头　益智仁三分。辛、热。补命门，去积寒而开郁结，此又以助乌头而行命火于脾胃　干姜二钱。行肝气于脾土，为温脾胃去寒湿之主药　荜澄茄二钱。辛、热。此与胡椒同类，或云此即胡椒之未熟而生采者。胡椒穗生而叶常抱穗，有固气温中之意，主除胃中之积寒久湿。然不用胡椒而用荜澄茄者，盖与用青皮同意，欲其行而散也　厚朴五分。苦、辛。燥湿行水，和脾胃以助干姜　草蔻仁五分。辛、热。温脾胃开郁结。此又以助荜澄茄　生姜二钱。用干而又用生者，干以守生以行，将以开鬼门而发之汗　青皮二钱。苦、辛。升阳发郁。亦能表汗祛痰，恐寒水之坚积，而用此攻其坚　木香三分。辛、苦。升达胃气　半夏三分。辛、滑。行痰，此二味又以助生姜、青皮　柴胡二钱。升肾水之清气而使之上行　升麻三分。又升胃气而使之散达肌表，使水湿从之以散，此又以助柴胡　麻黄二钱。微辛而淡。此乃大发其汗，使水从汗出，所谓开鬼门也；生姜自脾胃而外达，而青皮以下，步步为之接引，乃使麻黄从而达之　吴茱萸五分。辛、苦。行水燥湿，其热能引而下行，盖又将以洁净府而通之小便　茯苓三分。淡以自脾而渗之　泽泻二钱。咸以泻水，此又通之小便，使水从小便消，所谓洁净府也。自生姜而下，皆所谓分消　人参二钱　黄芪五分。此补脾胃之气，以厚其运化之本。不然，则不可分消，且不能分消矣　当归二钱。参、芪补之，则水蒸而成气；当归滋之，则水化而成血，皆以厚其本也　黄连二钱。燥湿去热，而厚肠胃　黄柏五分。苦、辛。坚肾水不使上溢，润命门不使郁塞，行膀胱邪水，又足以助泽泻之利小便。而连、柏皆寒，此实用之反佐，所谓热因寒用

水煎服。

水停中脘即胃也，则气血不滋，水渍土湿，而肿胀腹满少腹坚不得小便。此非肾气之溢，而客水之停也。水何以停？脾胃虚寒，不能运化水谷，而又或引饮生冷，则堤防不治，沟洫不分，所以停而土湿也此如田无沟洫，则水满坏堤，必至水溢平田而伤稼。故此方主于分消，止雨润而恒之以日川乌、益智、干姜、澄茄、厚朴、草果皆是，引其气而升之青皮、木香、柴胡、升麻，达其浊而下之吴茱萸、茯苓，利其关节生姜、半夏，而开其元门麻黄，洁其净府泽泻，皆所以分沟洫。由是而滋补气血以厚其本参、芪、当归，修其所经之道黄连以厚肠胃，浚其所潴之府黄柏以清膀胱，皆所以治堤防也。治中焦之停水如此东垣方向嫌其药味过多，似开陶节庵以"四边笼罩法"为治病之门。然东垣方乍看似杂，细按自有条理，学者不可不深察。

五 苓 散张仲景

此本治太阳伤寒，大汗后而脉浮，小便不利，微热消渴者；然亦可统治诸湿腹满，水饮水肿，或呕逆，或泻痢，或水寒射肺

而喘咳诸症；又以治中暑烦渴，身热头痛，膀胱积热，便浊而渴，霍乱吐泻，痰饮湿疟，身重身痛；又以治中风发热。七日不解而烦有表里症，渴欲饮水，水入即吐者；又治伤寒痞满，渴而烦躁，小便不利者。

愚按：治症虽多，要以除膀胱之热而达下焦之水云尔。下焦者，相火之源，而水道之委；相火者，人身之阳，以寒、风、湿、暑之淫而皆发热者，皆阳气之郁，则皆相火之为。太阳伤寒，热遗于腑，则水炎自水道以上行，而口渴水遏不得下行，而小便不利矣。渴欲水而水逆，相火热郁，下不行则上亦不能入，湿蓄下焦，而火复挟之逆行，则上且射肺；挟之旁行，则大肠泻泄。暑之中人，多在太阳小肠及少阳三焦，在上焦则吐，在下焦则泻，在中焦则兼吐泻。或则不得吐泻，水火争而霍乱。在小肠则亦必遗热膀胱。下焦阑门水火之会，下焦不治，水蓄膀胱。故此方治症虽多，要以除膀胱热而达下焦之水也。

泽泻一两六铢半。咸泻肾之邪水，宣泄膀胱之气化。生于水中而能行水，主在下焦，此用为君。古者二十四铢为一两。一两六铢半，是一两二钱二分。古之度量权衡，皆本于"黄钟"之律。古之三两，乃当今一两；古之三斗，乃当今一斗；古之一尺，乃当今六寸四分。变法自隋大业间始，而唐、宋以后皆仍之。故斤两、升斗、尺寸皆与古异。张仲景汉人，古法未变，故以铢数为言。其用一两六铢半，只当今之四钱耳。人每疑其用药太重，而不知此意　茯苓十八铢。淡渗，能渗泄膻中之水，以达于下而授之膀胱　猪苓十八铢。淡而微甘、微苦，能利小肠水以渗入膀胱。茯苓色赤，猪苓色黑，阑门之际，水火之交，故用二苓相佐以行，此皆臣分。而或谓二苓为君，泽泻为臣，是二君而一臣，失之甚矣　白术十八铢。甘、苦。厚脾土，而去其湿。凡湿必积于土，土受湿则水不复行，故必以白术燥之。十八铢，则七钱五分，只当今之二钱三分而已　肉桂半两。甘、辛。辛能行水，而热因热用。有泽泻以君之，则肉桂亦从二苓以行其邪水于下，且其性鼓舞流通也。

膀胱之蓄水行，则下焦之火亦散，而三焦之气皆平。此方中必当用厚肉桂方能达下焦，合四苓以鼓舞膀胱之气而达其水，且四苓皆在下之物，此乃统桂而谓之五苓，则其用近根厚皮可知。或云伤寒表症未解者，仍当用桂枝，此不然也。表症虽未除，而腑症除，则表症自解。若用桂枝，则是引二苓以散行上达，岂复能和一以成利小便之功乎？又四苓皆咸、濡、淡、渗、苦燥而已，不得桂之辛行，小便不能以遽达。仲景用桂，原非为恶寒而设。东垣谓"无恶寒症，不必用桂"，恐亦未然。又此以治渴而小便不利，夫既已渴矣，而复竭其水，不益之渴乎？曰：此之作渴，非无水也，水之浊秽不得下，则水之精液不能上，且水蓄于下，而火逆而上，故作渴耳。水达则气顺而火平，津液自生矣。若但渴而小便利者，则又当治渴，不当复用四苓

合为末，水服不为汤而为末，欲其合形质以下沉。此药合算分两共得四两。古四两，只当今一两三钱有零耳。下部之药，宜用大剂，此一两三钱只作一剂服之，传此方者乃云每服三钱，误也。且仲景方无言用钱数者。

水蓄膀胱则津液不化，水逆上行，而小便不利，且生郁热，水火亦争，或则逆吐，或则旁泻大肠于膀胱则为旁也。下癃而上渴小便闭者上多作渴，浊水壅而清气不升也。此非独尾闾之壅而不泄，抑亦川渎之浊而不流尾闾以前阴出小便言。凡水寒则清，水热则浊，浊则壅而不流，不流则且积而上溢，中焦脾胃且受浸渍，土湿而水益浊，湿浊则愈成热，而津液不上行。水何以蓄膀胱？阳有所遏，干于膀胱，膀胱之气不化十二官之用，皆以气化而出，不独膀胱；而膀胱官主津液，其气不化，则藏而不能出，则清浊不分，水所以壅于浊而不出人身之阳，本于命门，阳气条达，则不为火。一有所遏，则郁逆而成热，是皆相火之为也。相火藏于肾中，而膀胱为肾之腑，相火行于肝胆，而膀胱之位近之，又小肠为心之腑，同司君火，而膀胱则承其下，膀胱受真水于肾，受客水于小肠，是君相之火，皆得干膀胱。又三焦相火，其经脉亦络膀胱，故人凡有邪感则小便必变亦，以膀胱并受邪也。膀胱受邪，则气不能化而清浊不分。此方主于渗导小便，以泻其浊，即以挹其清主泽泻言，《本经》言其能聪明耳目，亦即此意。又渗其逆者而下之，则气随以顺气逆则为火，气顺则火降然

后以辛导而行之，治下焦蓄水之法如此有随症加减者，此不具录。

三 补 丸

即古之黄连解毒汤，去栀子而用粥丸也。然愚意以治三焦，仍加栀子为是。

按：黄连解毒汤，或以为太仓公制，又云崔氏制，此不可知，要以果属实火盛亢，则当用此。崔氏曰：胃有燥粪，令人错语。邪热盛，亦令人错语。若秘而错语者，宜承气汤；通而错语者，宜黄连解毒汤。改用粥丸，性稍和缓，以治三焦有火，嗌燥喉干，二便闭结，夜作烦热。此大寒之剂，而曰"三补"者，壮火食气，是抑其火，乃所以补其气。

枯黄芩泻上焦肺火　黄连泻中焦心肝脾火　黄柏泻下焦肾、膀胱火

栀子泻三焦屈曲之火，三补不数栀子，以其能摄之也

用浓粥丸，如梧桐子大，临卧每服三钱。

少阳三焦，命门之化所行，命火之阳，蒸于脾胃，行于肝胆，达于膈上，散于膻中，附于心胞，偶有所遏，则皆郁逆而成火。是故七情感于心，则君火妄而相火随之；六淫感于气，则相火焚而君火亦应之。至于怫郁之甚，则有三焦皆火，其发之暴，则烦躁、狂热、妄言、发斑、吐衄，其稍缓则亦上而咽喉干渴，咳呕心烦；中而湿痰热胀，下而二便闭结。此不可不有以折之。"亢则害，承乃制"也。是不可畏其寒凉而斥之因症加减，此不具录。

麦门冬汤《金匮》

此以治火逆上气，咽喉不利。

愚按：火逆即气之逆，气之本在下焦肾命，上行而熏蒸脾胃，胃乃化水谷之气而输之膻中，肺乃主之以布散于下，此皆顺不逆。逆即火也，气有所遏，则逆而为火，肺受火烁，则浊而不清，燥

而不润。膻中之气逆乱，而肺不能为之主，气愈上而不下，胃气亦因以不升，而津液枯涸，咽喉不利。故治此者，不急于降其火，而只以顺其气，清肺金便能主气，而升胃气以卑之为主。肺能布气，升降皆顺，则气不逆而火平。

麦门冬七升。古七升，当今二升三合零。润肺金以清膻中之气，且能抑火之逆 半夏一升。古一升，当今三合有三。辛滑行气，通利升降之道。此方用此，所以使气之升降、呼吸得以流通而无所滞逆。故仲景治咽痛，往往用之。咽痛者火逆，气通而不滞不逆，则无火矣。今人只知其为行痰，抑知其所以行痰者，亦以其辛能行气，滑通关节，故可除痰，非燥之之谓。喻嘉言赞此方，谓其"于大补中气，大生津液队中，入此之辛温一味，以利咽下气，为古今未有之奇。"此固未及窥古人立方之蕴，而或谓半夏能润能燥，以行水故燥，以味辛故润，是亦俗见未除。夫惟味辛故能行水，岂其能润故能燥软 人参三两。古三两，当今一两。补脾胃之气，而输之于肺，且生津降火 甘草二两。古二两，当今六钱六分半强。此当用生草能补脾以输气而上之，且能入肺泻火而下之 大枣十二枚。补脾益气而生津液 粳米三合。当今一合。甘而微酸，补肺而助其敛，故保肺之剂每用之

作汤服此不必一饮尽剂，乃随意饮之，病愈而止。略为剂其多少轻重之数耳。当时药贱故如此。

咽喉不利，上焦火也。膻中气逆，郁而为火，火烁则金燥液枯，而咽喉不利自贲门以上为上焦；膻中，气之大会，而心肺所居。膻中之气，一有所拂，或饮食之热物助之，则为火矣。火甚则烁肺而金流；火未甚亦液枯而咽喉不利。火逆在上，无与于下凡火炎上，而下焦为火之本，故下焦火作，则中上皆炎。若第上焦之火，则无与于下焦也，故但清其膻中，润其肺，而使之能主夫气麦冬、粳米清之润之而微敛之，本非肺虚，故无庸大为敛之；亦非三焦火盛，故亦无庸寒以折之。达其气而与肺使为之主半夏、人参、甘草、大枣，益胃气以输之肺，又达之无或滞。气治则无火，肺润而津生，止逆下气之大法也。

中满分消丸 东垣

治中满、鼓胀、气胀、水胀、热胀。

中，脾胃也。土宜中实，土化不行，则虚火而已，故曰"鼓"。土化不行，则气血不滋，下焦生气郁而不通，气不通则水之入者不行，而积而成湿，湿久积而火下郁，则展转生热。夫"三阴结，谓之关"，而亦有"热胀"乎？曰：热由积湿，湿由土化之不行，则总之太阴之结也。曰"土化不行"，殆由命火之衰少，则何不治以仲景之肾气丸？曰：自其本言之，固命火衰少，然亦有脾气本薄，加以忧思内郁，饮食失节以致脾胃益伤，不足以胜外来之水，则积而成湿者。湿转生热，则非命门无火，而湿实郁之，如借火而以湿物覆之。火气不得舒，其湿之热，乃愈甚矣。此亦不尽责之命门也。故此方以厚朴燥湿为君，虽分消多门，而要以去湿行气为主，湿去气行，则热散矣。

厚朴炒，一两。苦、辛，温。苦燥脾湿，辛行胃气，降欲上之逆气，破未行之宿血，消食化痰，为脾家去湿之主药，实亦助命火以暖脾土也　砂仁二钱。辛，温。润命门而宣阳气，以温养脾胃。而行其气于膻中，能平调寒热者　干姜二钱。辛，热。行命火而暖脾胃，且能温经　枳实炒，五钱。苦、酸、辛，微寒。破逆气，攻滞积，而实能敛阴平气，且与厚朴皆破宿血　半夏姜制，五钱。辛，温，滑。通阴阳而行痰利气　陈皮四钱。甘、苦、辛，温。行气而和中去湿　姜黄一钱。辛、苦，温。宣达埋郁，和理气血　黄芩炒，五钱。去肺与大肠之湿热　黄连炒，五钱。去脾及小肠之湿热　知母炒，四钱。苦、辛，寒。能泻高原之水以滋肾，又能坚肾水而滋润膀胱以行津液，故能清浮游之火，降逆上之气，消水肿而利小便。此三味皆以治热，而知母实枢管其间　泽泻二钱。此方实主去湿，而去湿必与以出路，故用泽泻之咸以泻之　茯苓二钱。淡以渗之　猪苓一钱。淡以渗之。此三味皆以导水使出自膀胱，而泽泻则为之主　人参一钱。补中益气　白术炒，

一钱。健脾燥湿　甘草炙，一钱。补脾和中。此三味乃所以厚脾土之根本

　　蒸饼丸，如绿豆大，焙热服焙热服之使与中热不相逆，亦因之之道。

　　中满热胀，中焦火也。中脘积湿，郁而为火，则气血不滋，小便癃秘，中气不快，经血不行自幽门以上至贲门为中焦。中脘水谷所藏而脾胃所治也。中脘之气，一有所伤，而或饮食外淫之湿热积，则为火矣。火甚则脾胃不治，而气耗血枯，不甚亦气郁血阻，而小便癃秘，火逆在中，上下皆病中气有阻。气之逆即火之逆，下之火郁而不得升，上之水滞而不能降，升降路绝，则上下皆病。故为之宣畅其气，均其水火而分而消之，以辛散而升之厚朴为之主，而砂仁、干姜、半夏、陈皮、姜黄之辛，皆能升肝命之气，而破脾土之郁；又能升脾胃之气，以达之上焦，以苦燥而降之亦厚朴可为之主，而枳实、姜黄、芩、连之苦，皆能降逆气，且燥脾土之湿，然后抑其妄热而靖之芩、连、知母，决其湿浊而去之泽泻、二苓，亦所谓分沟洫也。由是而滋益其中气，以厚脾土，亦所以厚堤防也。堤防厚而后沟渎清，水湿不积，湿不郁则热不生，气无所逆，而胀满消矣。

通 幽 汤东垣

　　治幽门不通，而上冲吸门，噎塞不开，气不得下，大便艰难。

　　按：幽门者，太阴、太阳之际会，幽门以上，足太阴脾治之，幽门以下，手太阳小肠治之。火结于小肠，则幽门枯槁；火气炎上，上冲吸门，而噎塞不开，是所谓"三阳结而为格"也。湿结于脾土，则幽门壅塞，水湿积中，气不得下，而大便艰难。是所谓"三阴结而为关"也。如或阴阳皆结，湿热并郁，则上下皆不通，所谓"出入废则神机减息，升降绝则气立消亡"矣。东垣以为治在幽门，是为得其要。要其所立之方，则不过润枯槁，通壅塞，不必有他奇也。

当归身二钱。辛甘而润，滋而能行，可以化湿而为血，调热而顺气。独用其身者，以养血而专治幽门也　升麻一钱。甘、辛、寒。行肝气以达脾胃，而达之膻中，使清气升则浊气自降　槟榔五分。苦、涩，温。能敛气而降泄之，以燥湿除痰，使下行而达于下极，治二便闭结，里急后重。此与升麻一升一降，皆所以通壅塞　桃仁一钱。连皮尖捣泥。苦、甘、辛、润。缓肝火，和脾土，去瘀血，生新血，润枯槁　红花一钱。辛、苦、甘。功专润燥行血，去瘀生新　生地黄五分。滋阴血以达之上，以助当归而润幽门之槁　熟地黄五分。坚肾水以守于下，而安下焦命门之火　甘草炙，一钱。厚脾土而滋血气，和阴阳也

水煎服。

下脘不通，下焦火也下脘谓幽门以下，阑门以上，小肠之间。下脘当土火水之交幽门上接脾胃，阑门下渗膀胱，中间小肠治之，土湿则火郁，火郁则水不行外入之水，积于脾胃，或土气自郁而为湿，则下焦命门气郁而火逆；下焦火郁，则心、胆、小肠之火合作，而胃中之水不得下，小肠亦不渗水于膀胱；又心热遗于小肠，则命火亦因而合作。由是火炎而上，则上枯而噎塞幽门而上为贲门，贲门而上为吸门，火上冲则液枯而塞；湿壅于中，则下竭而癃闭二便艰难也。幽门而下为阑门，阑门而下为魄门，及前阴水不行，则枯涩而闭；火逆在下，三焦皆病。三焦、心包相为表里，二火交动，下令气逆，上令血枯三焦经脉，络心包而历属三焦，主少阳相火，心包经脉，属心包而历络三焦，主厥阴行血，故相火、心火亦相连而动。三焦行命门之气，气逆则为火，心包主用血，心火妄则血枯也，故为之滋其血当归、二地，达其气升麻、槟榔，通其瘀桃仁、红花以通壅塞，壮其水生地、熟地以制命火降心火。血活而能滋，气通而不逆，真水足以济火真水谓肾水，则上下之门达，而决渎之官治。此治在下焦，下焦火之本也。

当归润肠汤东垣

前方统治上下，而意重上逆；此方加味亦统治上下，而意重

下闭。

李东垣曰：肾开窍于二阴。经云：大便难者，取足少阴。夫肾主五液，津液足则大便如常。若饥饱劳役损伤胃气，又食辛热厚味以助火邪，火伏血中，耗散真阴，津液亏少，故大便燥结。少阴不得大便，以辛润之；太阴不得大便，以苦泄之；阳结者散之，阴结者温之；伤食者以苦泄之；血燥者以桃仁、酒制大黄通之；风燥者以麻仁加大黄利之；气涩者郁李仁、枳实、皂角仁润之。不可概用牵牛、巴豆之类下之，损其津液，燥结愈甚，遂成不救。

按：此统言治大便闭结之法，而言取足少阴，且加意津液，则虽不言治下焦火，而其治法固已在下焦火矣。

即前方加大黄酒制，一钱。苦、辛、寒。荡肠胃之积热，去血中之实热，麻仁一钱。此火麻仁，非脂麻也。火麻仁，甘、滑、微辛而温，脂麻甘苦而寒，不可混用。火麻仁滑窍润肠，补中而去风秘。

火郁在下，大肠液枯大肠，金，本燥，又并下焦而居，且承小肠之下，火郁在下，则大肠津液枯矣。故前方已滋血行气，壮水制火矣。而此复加味以彻其液，且以润之，盖兼治阑门、魄门，而不独治幽门，故不曰"通幽"，而曰"润肠"也。

连花乳散丹溪

治渴症，胃热善消水谷。

按：口渴引饮为"上消"，上焦心肺热；多食善饥为"中消"，中焦脾胃热；渴而小便数如膏为"下消"，下焦肾热。经云：二阳结谓之消，二阳者手阳明大肠、足阳明胃也。大肠，肺之表，大肠热则金伤于燥，而气燥津枯，故上焦渴喜饮冷。经又曰："心移热于肺，传为膈消"，亦上消伤气也。胃者脾之表，胃热则脾过于燥，而阴亏血少，故中焦善饥喜饮热，中焦伤血也。消渴之原，多由饮食浓厚，而肠胃不足以胜之，则火生焉。然火之本则起于下焦，但其焰因所燥而上行，则上先病耳。中上之火，展转益炽，肾阴益亏，则命火独炎，而下消之症见。故治消之本，则仲景肾气丸。其中上有偏胜者，则又随症以治之。故此方统治三焦，并滋津血，然而下焦未病者也。

天花粉甘、酸、微苦，补肺敛气，泄逆宁心。此治上焦气分之热　黄连苦，泻火。此治中焦心脾血分之热。黄连亦入血分，且能厚肠胃　生地黄汁苦寒而浊，以治下焦肾命之火，清其本也　藕汁甘、咸、涩。敛阴散热，交心肾，济水火　牛乳甘、咸。润肠胃，解热结，滋阴血而引之上行

研黄连、天花粉为末，以二汁及乳调之，加姜汁、蜂蜜少许和服蜂蜜润燥去热，通利三焦，加姜汁为反佐以行之。

三焦水道，而相火所行，水谷赖火以能滋化；然相火偏胜，则血液枯涸，故引水以自救。水若沃焦海中山名，水沃之而随涸云，保金滋水，以救偏也。此方滋润而通利关津，并可以治噎隔。

人参白虎汤仲景

此本以治伤寒渴欲水而无表症者。然亦通治阳明消渴，散上焦、肺、胃、膻中、大肠之火，而保金生水，故录之于此。

石膏一斤。当今五两三钱有零。淡而微辛甘，白色而气味轻浮，上行入肺，甘补辛行，去肺中之邪热。体重下行入胃，甘补辛和，散胃中之妄火　知母六两。当今二两。苦、辛。泄逆气，泻邪热，清肺金，而下生肾水　人参三两。当今一两。补脾和胃，益气滋血，兼补肺金　甘草二两。当今六钱七分。火气急切，甘以缓之，则火势衰。又补土以和胃益气，而输之于肺　粳米六合。当今二合。补敛肺气，且能生津

先煮石膏数十沸，再投药及米，米熟汤成，温服石汁难出。故宜先煮数十沸，温服者，寒因热用也。

此去膻中之热，膻中者，肺胃之交，上焦气会，上焦之经脉

所自起。胃热生火，肺金畏火，散之泄之石膏、知母，和缓其气以顺之人参、甘草、粳米，肃膻中之气以保肺金，故曰"白虎"白虎谓肺金也。

地 黄 饮 《易简方》

治消渴烦躁，咽干面赤。

按：烦，心火；躁，肾火；咽干，肺受火；面赤，胃有火，此亦三焦皆火矣。然究之火浮于上，其心肾皆热，则责之阴血不滋

天门冬五分。甘、苦。清金　麦门冬五分。甘、淡、微苦。清肺宁心 枇杷叶蜜炙，三分。甘、苦、酸。补敛脚气，降泻火逆。此三味皆所以治上焦　人参五分。补气生血　黄芪蜜炙，五分。和胃益气，胃和气顺，而热自消。又参、芪皆微寒而能泻火　甘草炙，五分。甘缓补土，缓肝而和胃。此三味皆所以治中焦　熟地黄五分。甘、苦。下守以坚肾，滋水而制命火　生地黄五分。甘、苦。上行以滋阴生血，而济心火　泽泻三分。咸以泻膀胱之邪热。此三味皆所以治下焦　石斛二钱。甘、微咸。安心神，泻肾浊，和脾胃，得清虚之气以祛浮热，盖可以总上诸药而摄之，升清气于至高，而烦躁自除，消渴自止　枳实麸炒，五分。敛阴而破逆气。逆气，火也。石斛引水而升之。枳实降逆而下之，升降顺而气血平，三焦不为火矣

水煎服。

此与三才封髓丹治法大同，而意在滋阴血以济亢阳，故麦冬、枇杷叶所以佐天冬而清肺且能宁心火，生肾水；黄芪、甘草所以佐人参而和脾胃且能益肺气，泻心火；生地、泽泻所以佐熟地而滋肾生地可合麦冬而除心烦，熟地可合天冬而止肾躁；引肾水以上荣，而亢阳不能害，则于石斛取之石斛挹水石之精英于至高之地，能不土而荣，不为风日所枯。人身之血亦水也，故此方用石斛以总摄三焦。滋肾阴以生血，而升之上焦之上。此异于三才封髓丹之君黄柏也，但石斛气味皆轻，不多用不能

得效，若只用等分，则如无矣；又石斛味微咸，咸能渗血，而实能生血。如凡物见盐则汁出而濡，故去瘀即以生新，是以有补心之用。人多执"血病无多食咸"之言，而抑知无多云者，戒其过渗，非并忌之。医者以半夏为过燥，以咸味为败血，是皆不知辛咸之用者。固其本根熟地黄，达其条枚人参、黄芪，荣其枝叶二冬、枇杷叶上之权于叶，而血无不荣，破其上逆之势枳实，而泻其余邪泽泻。三焦之气顺，心包之血滋，火散而气清，润泽荣华，无烦躁咽干之病。此方主滋血也。

竹叶黄芪汤

喻嘉言曰：人参白虎汤专治气分燥热；地黄饮专治血分燥热。此方兼治气血燥热，宜审症而用也。

生地黄二钱。滋阴血于下焦之下，则血不枯而以为血分之君　淡竹叶二钱。甘、淡。轻清上浮，而本为震木之气，能宣达雷龙之火，而数散之，使无所抑郁，则转蕴热为清凉者，是以有退热除烦、止咳治渴之功。此用以达阳气于上焦之上，则气不逆而以为气分之主　当归一钱。滋脾血而归之肝，使得所藏，则用不匮　川芎一钱。行血中之气而布之肝，则血无不周芍药炒，一钱。泻肝行之过，且以敛肺金，使阴血极于上，而能有所止，则不旁溢。地、归、芎、芍，此即四物，而用法之意不同　甘草炙，一钱。以补脾土，又为滋运气血之本　人参一钱。补中气于脾胃，使得其和，则气不促　黄芪一钱。益胃气而输之肺，则气得所主　半夏一钱。泻肺敛之过，且以舒肝木，使气入于阴而能出于阳，则不逆郁也。甘、参、芪、半似六君子，而用法之意不同。不用苓术，不欲其燥也；用半夏以其润，半夏岂燥药乎　麦门冬一钱。竹叶一于上散，麦冬则清肺金而泄之，以还生肾水　黄芩炒，一钱。此以降亢极之余火　石膏煅，一钱。生地一于下滋，石膏则和胃气而升之，以上达心肺

水煎服。

三焦气之所行，而火逆则血涸；心包血之所主，而血滞则气

不行。血涸而气不行，渴之所由甚也。故此方气血兼滋焉。然无形之气易郁，故为之达其枝而后补之顺之竹叶达其枝，参、芪、甘草补之顺之；有形之血易竭，故为之滋其本而后活之行之。生地滋其本。归、芎、芍药活之行之。因以夺土之郁土者阴阳之交，脾胃为气血所由变化，土郁则气血交郁，故消渴多由胃火，半夏、石膏所以夺其郁，肃金之气肺处上焦之上，而为生水之源，乃逼近火位，胃火上迫，则肺金受病，故消渴病见于肺，麦冬，黄芩所以清肺金。然气为血倡，故方以"竹叶黄芪"名。

白茯苓丸

治肾消，两腿渐细，腰脚无力，而引饮不止，小便如膏。此下焦肾水之地，命火之元，如上消、中消展转不已，而至于下消，则根本病矣。论此者徒责之肺病，不能管束津液，其说非也。治此当以金匮肾气丸为得，如其肺病尤甚，欲兼治肺，则此方之意，亦不远也。

熟地黄二两。补肾水为君 白茯苓一两。渗地下之邪水，且茯苓松之魄，魄聚而魂依焉。精水凝而火不游散。小便如膏，清之以此，故主此以名丸 元参一两。苦补肾，而咸能泻肾，以靖水中之火，且能游清气于上。以清胸膈浮游之火，而宣布其津液 萆薢一两。甘、苦。坚肾，且能清小肠火，化膀胱火 覆盆子甘，酸。补肺敛气而生水，益肾固精，清热缩小便。然此方用此，犹肾气丸之用山茱萸 人参一两。补中气 黄连一两。泻心脾之火 天花粉一两。清金敛气，去肺中之火。此因肺胃之火传变而下，至极于下焦，故治之如此 蛇床子七钱五分。辛、苦，温，坚肾补命门，能暖子宫，强腰膝。此方用此盖犹肾气丸之用桂、附，所以安命火于肾水之中也 石斛七钱五分。引肾水以上荣，而游衍于三焦 鸡䏏胵微炒，三十具。甘、咸、涩。敛肾精，缩小便、清二肠之湿热，泻膀胱之邪水。因小便如膏，故用此治之蜜丸如梧桐子大，磁石汤送下磁石重而下坠，能引肺金以下滋肾水，亦即用肾水以清肺金。妄火自平，而金不受克。

此方大意与金匮肾气丸略同，用元参、萆薢，犹其用丹皮；用覆盆，犹其用山茱萸；用石斛、鸡肫皮，犹其用泽泻、牛膝、车前；用蛇床，犹其用桂、附。惟用人参、黄连、天花粉，则因中上之病而加，然亦得金水相生，心肾交济之意，制方非苟然矣。

瓜蒌薤白白酒汤《金匮》

治胸痹，喘息咳唾，胸背痛，短气，胸痹者。

此膻中之气有所郁而不和也。肺居胸而附于背，上焦之气不和，则痛引扁背，甚则不得卧，甚而阴阳邪正交争，则气结、胸满、胁逆抢心，仲景皆用此方加减治之，和上焦之大法也。

瓜蒌一枚。甘寒轻虚。专能理肺润肺，去肺中之寒热，净膻中之垢腻 薤白三两。当今一两。薤似韭，而色白叶阔，根下尤白，勿误以荙当之。薤甘、辛、微酸。色白入肺，酸敛肺气，辛泻肺邪，能和上焦之阴阳 白酒四升。当今一升三合零。辛散，上焦有邪宜散之，且亦能和气血

煮服。

上焦为清阳之气所居，一有阴浊干之，则膻中为之不快。阴浊者，非必在下之阴，而凡七情留滞，六气干和，则皆阴浊类也。肺居最上，逆气易干，然易以泻而散之瓜蒌以泻而洁之，薤白之散而去之，而毋伤其正瓜蒌之润，薤白之酸，皆有以保其正也。酒以温之，而益膻中之阳气，阳舒而阴邪以散。此以治胸痹也如不得卧而心痛彻背，则此汤加半夏。半夏所以通利阴阳之道路，如气结而胸满，胁下有气抢心，则去白酒而加枳实、厚朴、桂枝，盖痹而至于结，则阴阳争矣。胁下有气抢心，则是阴邪在下而上干，非酒所能散，故加枳实、厚朴以破之降之，加桂枝以行之散之。

黄连汤仲景

治湿家下后，舌上加胎，丹田有热，胸中有寒者。又治伤寒胸中有热而欲呕，胃中有寒而腹痛者。

按：湿属太阴，而湿郁则热；下药必寒，下后而舌上加胎，是丹田余热之所变现。湿土卑而在下，故其热亦在下，而药之余寒乃在上，阻于下热，未能和也。寒属太阳而阳郁成热，热邪外入，先及胸膈，而胃或先积内寒，则交阻而不和，均与以此汤治之。由此而推，则又治三焦不和之通法。

黄连炒，三两。当今一两。主泻心火。然上下惟火所在，本文只一炒字，窃谓丹田有热，则宜用盐水炒，或茱萸炒；胸中有热，则宜用酒炒　干姜炒，三两。本主祛胃寒，然亦能去胸膈之寒　桂枝三两。辛温升散。此以散寒热，不拘上下　甘草三两。以和中　人参二两。当今六钱七分。上下有邪，而交争不和，则正气必且受伤，正气强而后邪可屈服，故必用人参、甘草、大枣　大枣十二枚。补中　半夏半升。当今一合有七。通阴阳上下出入之路者，皆必用之，不止取其和胃止呕而已

水煎服。

人之一身，上下交而后寒热平。上实下虚，则上热下寒；下实上虚，则下热而上寒。实者，邪有余正气失平处，则亦为邪；虚者，正不足人生阳也，阳气不足，而后见为阴寒之症。上热下寒则暌①如上呕下痛，上寒下热则革此则必交争矣。惟是苦以泄之，则上者可下行，而下者亦不复上逆；辛以润之，则下之生气可复，而上之阳气可充。尤必甘以补正，而后寒热可平，如国家之安民固本，而后寇乱可平也喻氏曰：上热下寒，下热上寒，仲景皆以此方治之，其故何也，盖伤寒分表、里、中三治，表里之邪俱盛，则从中而和之，故有小柴

---

① 暌（kuí葵）：分离；乖隔。

胡之法；至于丹田胸中之邪，在上下而不在表里，即以桂枝代柴胡，以黄连代黄芩，以干姜代生姜。饮入胃中，听胃气之上下敷布，故不问上寒下热，上热下寒，皆可治之。夫表里之邪，则用柴、芩，用生姜以散之；上下之邪，则用桂、连，用干姜以开之。仲景之法灼然矣。或曰：上下未有不分表里者，大概上焦属表，中下属里，胸中与太阳为近，故用桂枝。喻氏立言高而未尽。

愚按：上下虽亦分表里，然小柴胡所主者，经脉之表里，而胸中丹田则腹中上下之表里，与经分表里者不同，不可混而一之。桂枝亦不一定为太阳经药，如谓胸中近太阳，故用桂枝，然则湿家之丹田有热者，又何以用桂枝乎，但喻氏之言，要自未尽，小柴胡汤自主少阳经之寒热往来，此方自以治上下之阴阳暌隔，不必强攀相附。上下之阴阳各处，所以不和，阴阳合撰则和矣。合连与姜而交济之，和之以甘，则上下通而和矣，非听胃气之上下敷布也。

阴 阳 水

治霍乱吐泻。霍乱吐泻，外来之寒热争也。其症多得于暑，暑伤气而清凄之气复抑之则争。又或相火为清寒所遏，则亦有然。争于上焦则吐，争于下焦则泻，争于中焦则上吐下泻或郁而不得吐泻。非必如张子和风、湿、热三气合邪之说。

百沸汤半钟　井花水半钟

和服，加熟盐少许，尤妙熟盐以补心去瘀血，暑邪所争，气壅血瘀，筋枯而急，非熟盐不足以软之。

此和阴阳，济水火之妙方。水火济则阴阳和，非分其阴阳之说试思沸汤与井水既合，能复分别之乎，此与喻氏"听胃气之自为敷布"者，同为未可以通也。

秬 黍 汤

治霍乱吐泻，及腹中有食积、寒气、热邪而作痛者，并治风泻。

秬黍即穄粟，一名芦穄，须炒过藏久乃佳。

秬黍连壳炒

煎汤服。

黍，暑谷而色黑，古所谓得阴阳之和者，故能和人身之阴阳也。

琥 珀 散

统治诸淋症，和下焦水火也。

凡心火遗热小肠，小肠之水渗入膀胱，小肠复移热于膀胱，则癃闭，甚乃溺血，是为"血淋"；胃有余热，肺气不清，热自上中流于下焦，则便涩而时有余沥，是为"气淋"；三焦热甚，水道浑浊，肠胃脂膏灼消而杂下，至小便和膏，是为"膏淋"；房欲不遂，命火独炎，肾水不能闭固，精流杂入溺道，凝结如石，是则有"石淋"；气血衰弱，不耐劳苦，劳则伤肾，下焦火作，因遗膀胱，小便时闭，是则有"劳淋"；其或寒气滞于膀胱，而禁痼清冷，至于不能施化其溺，每寒战而后能出者，是则为"冷淋"，然冷淋十中不一。而淋症多由于热，故可通治以此方，以和下焦之水火也。

滑石二钱。甘、淡、寒、滑。甘则能补，淡则能渗，色白气轻，上浮入肺，以渗湿利窍，降火去热，抑溽暑之气而成清肃之治。体重下沉，滑利关节，以直下决水道而达之膀胱。凡甘淡者皆上升而后下降，而滑石之滑。尤能直趋下极　琥珀一钱。甘，平。气味轻虚上行。而体重下沉，降泄上焦邪水，以通行于三焦，下达膀胱。人谓其为松脂入土，千年而化。又或云枫脂所化，要其性近于茯苓、猪苓，而宝气所凝，尤足以镇心宁神，安魂定魄。淡渗小便，只其余事。又赤色入心，则兼入血分，以降心包血分之热。此方以滑石为君，而琥珀为臣，以气为血倡也　木香一钱。辛、苦。辛行能升下焦无形之清气以达上，苦泄能降上焦有形之浊气以趋于下，并能理冲脉之寒气、逆气。要以统理三焦，而司决渎，为滑石气分之佐　木通一钱。甘淡中通，轻虚上行，淡渗下达。清肺金，降心火，泻小肠火，通膀胱水。决去壅塞而行水道，兼入血分，为琥珀心包之佐　萹蓄一钱。苦，平。坚肾水，平相火，以清利膀胱　郁金一钱。辛、苦。辛以宣达肝肾之气而上之。苦以降泄心肺之逆而下之，功能破金之郁，而宣达阴中之阳，且以行气中之血　当归一钱。甘、辛。行血以归之肝，而滋益阳中之阴，且能行血中之气

　　为末服。

　　此方统治诸淋。淋症虽不一，要以气热血伤，其原在上焦心、肺，而症见于下焦之小肠、膀胱。然气行则不热，气不热则血不伤，气血平则关窍通而水通顺。为清其源滑石、琥珀，为导其流木香、木通，为通其委萹蓄，此所以治水道也。顾郁香以行其气，气无所郁则热平，当归以活其血，血得所归则道顺。此又所以为调燮之均。凡水不温则不行，过热则浊，浊则必逆壅，不肃则不清肃即肺金清燥之令；过寒则凝，凝则必冰闭。当和其气血而燮调之，不壅不冰之道也此方治气血，而膏淋、石淋、劳淋自皆在所治矣。惟用药多寒，冷淋似非所宜。然有木香能理冲脉之寒，郁金、当归又足以开寒郁，则冷淋未尝不可通治，或仿五苓而加以肉桂亦可。

六 一 散 刘河间

　　谓"天一生水，地六成之"。又以六两、一两配合，故名方。主治中暑，而凡表里皆热，烦躁口渴，小便癃闭，吐泻霍乱，及疟、痢、诸淋，皆可加减通治，实主统理三焦也。

滑石六两。拣纯白者，煎牡丹皮水煮之，取出待干，研末极细；仍煎丹皮澄治，飞过未细者，再研再飞，去其浊脚，然后阴干待用。盖滑石气轻上行，质重下降。甘能补正，淡能渗湿，滑能通关，寒能胜热，清肺金而行水道，以下达于津液之腑；然止行气分，故制以牡丹皮，使兼能去血分之热

甘草一两，炙过。水行土而地成之，又以济滑石之寒滑也

为末，冷水调服，或灯草汤调服热水亦可。

凡火土并居，而湿热相挟五行之土，寄于季夏，以客气言，则湿土夹居二火之间；以主气言，则湿土承二火之后，热升而湿从如盛夏热甚，湿气遂从之而上蒸，热不上升，水不为湿，湿壅而热作如湿物久郁，则必生热，湿不壅则气条达上升不作热。然非气之升，则津液不化，无以旁流气即相火也。无相火以蒸化水谷，则凡水之入者，皆直流而下。何以成血热液乎；非水之从，则亦无所滋以为灌溉水即湿也，周身之血脉津液，皆水湿所蒸化，而从气以周流于身耳。故三焦水道也，而相火之腑，使清气升于上而津生清气，水之清气也。上焦膻中清气所会，而肺金主生津液，和气运于中而血荣亦水之和气也，中焦脾胃，气血所由化，而脾实化水为血，以归于肝，会于膈俞，待用于心包络，然后浊降于下而便溺行下焦小肠得火以分泌便溺，而后水渗膀胱，粕出大肠也。皆非火不为化，第是火炎或过七情之郁，房欲之过，饮食烧煿，浓酒厚味，以及天行暑热，皆能令火过炽，而清冷遏之贪凉过甚，饮冷过多，瓜李生寒，凄风时雨，皆足以遏抑方炽之火，而水郁而成湿，则湿热相挟，上焦不清而咽喉渴，中焦不和而三关涸三关，即贲门、幽门、阑门也，下焦不出而烦躁、淋沥、霍乱、吐泻、疟痢、壮热之诸病作矣。此方以统治三焦湿热，杀炎火而降之，即以导郁湿而下之。和之以炙甘草，所以安后土而使水行地中也刘氏曰：此方惟体盛湿多之人宜服之，以解暑利水，使湿从小便而出。若无湿之人，而多服此，则反耗其津液，而转渴甚矣。又当服生脉散。本方加辰砂一钱曰"益元散"，以镇心除烦尤佳；若加薄荷曰"鸡苏散"，以清肺；加青黛曰"碧玉散"，以清肝；加

红曲五钱则曰"清六散"，可治赤痢；加干姜五钱则曰"温六散"，可以治白痢；加生柏叶、生车前、生藕节曰"三生益元散"，以治血淋；加木香五钱曰"行气益元散"，以治气淋；加石首鱼首中石枕煅灰五钱曰"消沙散"，以治石淋；加牛黄少许，可治虚烦不眠；若去甘草而用吴茱萸，可治湿热吞酸。

卷 五

方 剂

寒 部

寒淫于内，治以甘热，佐以苦辛，以咸泻之，以辛润之，以苦坚之。

按：治以甘热者，以土胜水，以热胜寒，此治邪也。又用咸泻，辛润，苦坚。此则仍然治肾之法。以寒水同气，乘于肾也。邪乘肾则有余，故先言咸泻，而非补正无以去邪。故卒言辛润、苦坚，此可知治法矣。然经为"寒淫于内"言也。而人身阳也，邪来自外，阳必忿争。故凡六淫之侵，必皆作热。作热者，吾身之阳激于郁耳。而能郁阳者，莫寒为甚。欲使无郁，则以辛润为先，及夫展转忿争，酿乱益甚，则外来之寒，亦作为热，且其入里者，或不必外邪，而即吾忿愤之阳。即皆无制之卒，至此则非寒淫，反成热淫矣。是又宜咸润、苦降，不得复执治以甘热之言也。若乃内不胜外，展转益深，则又寒热交争，又宜补正以安集之，非可以强力胜矣。至或本元虚弱，正不胜淫，则淫极于内，复为清寒，所谓"治以甘热，佐以苦辛"者，其在是也。亦有本体热多，而热邪因以入内者，此又宜于敛补其阴，治法固非一例。治寒之法，仲景一书为详，其方未能遍述，兹大约杂录之，法可类推。

桂 枝 汤仲景

治太阳中风，阳浮而阴弱，发热，头痛，自汗，恶风，恶寒，鼻鸣，干呕；及阳明病，脉迟汗出多者，微恶寒，表未解也，可发汗。

按：《内经》曰：伤寒一日，巨阳受之①。太阳经脉循腰脊行头项，故头项痛，腰脊强。凡伤寒有头痛，皆邪在太阳也。仲景著书，本论伤寒，而此言"中风"者，以伤在卫分为阳，则以风言耳。冬月之风，要必挟寒。是风即寒也。且伤寒、中风，往往互言；恶风、恶寒，亦往往兼举。人而恶寒，则无风且畏，况有风乎？乃区区置辨于伤寒、伤风之异，而谓伤寒、恶寒，伤风、恶风，其皆谬见也。"阳浮阴弱"，谓诊脉轻按见浮，而沉指则见弱，是卫分有邪，而荣分不能胜，况荣出而争于卫分，则荣分益虚。邪正方争，故热大作，而腠理大开，腠理开则荣分之液自出矣。太阳经浮而在表，而卫分更在皮毛，皮毛又肺之合也，鼻为肺窍，邪干于肺，故鼻鸣干呕。阳明经本多汗，尚微恶寒，则太阳未解，已多汗矣，而又曰"可发汗"者，逐寒邪使从汗出也。

桂枝三两。当今一两。色赤入荣分，辛散能助阳气而除阴郁，桂枝则能布散于肌表，故以此助荣气而攻卫分之邪，此为君药　生姜三两。桂枝入荣分，挟以生姜，则偕之以出卫分，而寒邪可克　芍药三两。酸敛以监制桂、姜之辛散，使之怒而不暴。是为节制之师，且以敛过多之汗，以安集流散之民也　甘草二两，炙。当今六钱七分许。甘以补正，且缓桂、姜之急　大枣十二枚。甘补脾胃。脾胃者，荣卫所由滋。边境既有不宁，则内宜自强，治内乃可以攘外。故甘、枣所以治内，又甘热亦正所以治寒也

热服，须臾啜稀热粥，以助药力此更见补正之意矣。温服覆取微汗使寒从而出，不可令如水淋漓过多则重虚其荣。汗出病瘥，停后服。服一剂尽，病症犹在者，更作服。

寒之中人，自足太阳。足太阳寒水，同气相乘也。寒，阴邪，在下，故中足经。太阳经最浮在表，寒自外入，则先中之。太阳

---

① 伤寒一日巨阳受之：语出《素问·热论》。

经行于脊背、头项，故病则头痛、项痛而腰脊强。寒外侵，故恶风寒_{不必分伤风、恶风，伤寒、恶寒。}阳与争故发热_{吾身之气血皆阳也。}寒栖卫分，侵犹浅也_{经脉所行曰荣，气行于经隧之外而为外卫者曰卫。邪在卫分，则未入荣分，故曰浅也。不必如"寒伤荣""风伤卫"之说，冬月之风即寒。}战于卫分，则腠理不能固，而热作则津液流_{此所以自汗也。}外争则脉浮，津液流则荣虚而内弱。外寇扰边，守臣力弱，战未能胜，居民流离。此时命将出师，必得强有力者以救之_{后人只用羌活、防风，恐未足以当克敌之选也。}将以桂枝，副以生姜_{后人用生姜，只用二三小片，谓之药引，又安望其克敌，}节制之以芍药_{芍药非君，曰桂、姜二，芍药一，非能监之，亦参之使辑和而不暴耳，}甘、枣以和中，以强国本_{非徒以行津液之说。}文武兼备，内外交饬^①，而外寇不足平矣。

按：此方又言"阳明病，汗出多，微恶寒者，表未解也，可发汗"，是此方固发汗者。然又曰"无汗者不得用桂枝""汗多者桂枝汤"，是此方又止汗者。夫桂、姜之辛散，岂用以止汗者。汗多而用桂枝，亦以邪在卫分，而荣与之争，故助荣分之阳，以去卫分之邪，邪去则荣卫平而汗自止，非桂枝能止汗也。若"无汗不得用桂枝"云者，则以邪入已深，则卫分反为邪据，而营汗不能出，若不大开其腠理，则邪无从出，而徒以辛热加之暴，使正气亦为阳邪，非治也。况此汤中有芍药，则尤恐闭门而逐盗，故不可用此方。然而麻黄汤中，又何尝不资桂枝之入荣分，以任祛寒之责乎？

本方加附子，名桂枝加附子汤。治太阳病，发汗遂漏不止，恶风，小便难，四肢微急者。此为阳欲散于上，而用附子以复其阳于下。

本方加芍药、生姜各一两，人参三两，名桂枝新加汤。治伤寒汗后身痛，脉来沉迟者。此用芍药为君以敛阴，加人参大补其

---

① 饬（chì 赤）：整顿，使整齐。

中，为脉来沉迟、身痛而设，仍以姜、桂去未出之邪也。

本方加大黄，名桂枝加大黄汤。治表症误下大实痛者，此表里兼治也。

本方加厚朴、杏仁，治太阳病，下之微喘，表未解者。此因气逆而降其气也。

本方去芍药、生姜，名桂枝甘草汤。治发汗过多，叉手扪心，心下悸，欲得按者。此因津液已耗，而意重和中。

本方去芍药加附子，治伤寒八九日，风湿相搏，身体烦痛，不能转侧，不呕不渴，脉浮虚而涩者。此因湿则不欲敛，而以附子之辛行其湿也。

本方减甘草一半，加芍药一倍，名桂枝加芍药汤。治太阳误下太阴分而腹痛者。此因太阴受病，不欲其缓，而以芍药和其阴也。

本方去桂枝加白术、茯苓，治服桂枝汤或下之而头仍痛，发热无汗，心满微痛，小便不利者。此因热邪已伤内，故不用桂枝而重和其中，且导其小水也。

本方去芍药、生姜，加茯苓，用甘澜水煎，名茯苓桂枝甘草大枣汤。治汗后脐下悸，欲作奔豚者。汗为心液，汗过心虚，肾水凌之，故加茯苓以宁心而渗肾邪，仍以桂枝益心血也。

此皆仲景加减法，可以悟用药之道。后世陶节庵乃尽易仲景原方，治法杂乱而不可训矣。

又按：桂枝、麻黄二方，皆补肝药也。辛以补之，甘以缓之，酸以泻之。肝主发生之气，行命门之阳，阳为寒淫所遏而不得舒，生意不遂矣，故必用辛以畅遂之。邪方在太阳，阴加阳上，于象为"夬"①，阳必决阴，佐以甘缓酸敛，则所谓"健而

---

① 夬（guài 怪）：分决也，《易经》的一个卦名。

悦，决而和"也，泽决下下，刚长乃终矣。此如汗既透，而邪退气血和也。

麻黄汤仲景

治伤寒太阳症，邪气在表，发热头痛，身痛腰痛，骨节痛，项背强，恶寒恶风，无汗而喘，脉浮而紧。亦治太阳阳明合病，喘而胸满。

按：紧者，阳为寒气所束而不得舒之脉。脉浮而紧，邪尚在表，邪已束于经脉，而脉紧则荣分之津液不得外行，故无汗也。阳不得舒，作热愈甚，内迫于肺故喘。阳明胃输气于肺，阳明热作，则肺受迫，故胸满而喘。此不独寒淫为邪，即吾身之阳，亦乱作而为热邪矣。

麻黄去节，三两。当今一两。辛温升散，轻虚上行，开彻腠理，以通畅阳气。本补肝而泻肺之主药。肺合皮毛，太阳经行于表，亦在皮毛腠理之间，故欲祛太阳外束之寒，则以此为君药　桂枝二两。当今六钱七分。麻黄能开腠理，行津液，而助荣分之阳，以作其津液者，则仍借桂枝之用。作其荣分，汗而发之，使寒外出，亦犹鼓舞其士民，以攻敌而逐之于塞外也　杏仁七十枚，去皮尖。辛、苦、甘，润，以保肺降逆气，补之润之，而去其喘也　甘草一两。当今三钱三分零。此以和中而固内治

先煮麻黄数沸，去沫此用生麻黄，不当以醋制。麻黄味薄，其汁难出，故宜先煮数沸。去其沫者，恐浊沫足以滞其升散也。纳诸药，煎热服，覆取微汗，中病即止，不必尽剂慎之恐过汗也。无汗再服。

脉浮而紧，则寒伤荣分，寇已深矣。腠理之间，皆寒所据，寒气闭塞，则汗不得出，荣分已伤，则不能汗而使之出此所以无汗也。热郁于内，外不得泄，则反成内乱，热烁肺金，壮火食气此所以喘也。然寇由外作，靖寇为先凡太阳病未除，而兼有里症者，亦必先治太阳。故麻黄以解其围，以通其塞，而穷逐之于外，所谓"元戎十

乘，以先启行"①。而桂枝继之，以壮吾兵力，以固其守，以为后劲固守谓固其荣分。此克敌之师也此亦用桂枝，可见桂枝本作汗者，非止汗者。杏仁以润肺降逆气，甘草以和中杏仁去皮尖，全非滋其发散，此则所以安靖吾民，而加之厚德，此安内之道也人见太阳伤寒，则肺亦兼病，遂疑"伤寒传足不传手"之非通论。抑思伤寒所传六经，本于《内经》，而六经皆有见症，此亦何足复疑。而一方用兵，近其地者必扰，且朝廷亦为之焦劳，而安得不俱受病。然经自经，腑脏自腑脏，须分别言之。如头痛、项强、畏风寒、发热，此自是经病，不得谓为膀胱病。肺逆而喘，自是肺兼受病，又不得谓为手太阴经病。

本方除桂枝加石膏，名麻黄杏仁甘草石膏汤，治汗下后。不可更行桂枝汤，汗出而喘，无大热者。

按：已汗已下，无大热而喘，且汗出，此非复外闭之寒邪，而内热之作，尚留于肺者，肺受热，则腠理不能闭，故汗出。麻黄之辛以泻肺邪，杏仁甘苦以泄肺逆，甘草以和胃气，石膏以清肺热，此专以治肺也，桂枝之辛热不可用矣。麻黄本肺药，可以治哮喘，哮喘症用麻黄，能去寒热而不发汗。其有不当汗者，人自当临症辨之。如阴虚者不可汗，尺脉迟者不可汗，咽燥喉干者不可汗，咳而小便利或失小便者不可汗，下利者不可汗，淋家不可汗，衄家、亡血家不可汗是也。

桂麻各半汤仲景

治太阳症，如疟状，热多寒少。

按：言太阳症，则头痛项强、腰背皆痛之症具在也。又言如疟状，则又寒热往来也。寒热往来，似少阳症而非少阳者，无胸

---

① 元戎十乘以先启行：指大军出发。元戎：大的兵车。《诗·小雅·六月》："元戎十乘，以先启行。"朱熹集传："元，大也。戎，戎车也。"

脉痛、耳聋之变见也。非少阳而如疟状者，邪正争于荣卫间，而卫伤荣弱，邪入而争于荣，则卫分空虚而寒，荣犹能争；正出而争于卫，则卫分外实而热。惟其热多寒少，故病犹在太阳。若寒以渐多，则逾入而合少阳矣。

桂枝二两半　麻黄一两半　芍药一两半　生姜一两半　甘草一两半　杏仁去皮尖，三十五粒　大枣六枚

荣已弱，有时而寒，故重桂枝，卫方实邪在卫分而外闭，故谓之实；荣且作热，故仍麻黄此用桂枝、麻黄各半也。若太阳病已大汗，形如疟，而日再发者，则用桂枝二分、麻黄一分治之，名桂枝二麻黄一汤。以汗虽已发，而卫未和，又不可以重大汗故也。窃谓此方可以通治暑疟。

大青龙汤仲景

治太阳中风，脉浮紧，身疼痛，发热恶寒，不汗而烦躁。又治伤寒，脉浮缓，身不痛但重，乍有轻时，无少阴症者。

按：此脉浮紧不汗，即麻黄汤之症，所加者烦躁耳。烦躁者，其热内甚，胃气并热，上迫心肺，心热火妄，故烦。肺燥而水不生，故躁。又言脉浮缓者，浮在太阳，缓则见阳明之兆。阳明即土，主肉，故或外不痛而内重，然未入阳明也。其经腑未病，故暂重而有轻时，要其乍轻，则身必仍痛矣。其言中风、伤寒，则互言之，但中猝而伤以渐。冬月之风皆寒，其互言之，则以见其同治也。又言无少阴症者，烦躁，有太阳烦躁，此是也；有入里而烦躁者，即阳明也；有汗下后阳虚病未除而烦躁，此虚热也；有少阴烦躁，则必吐利、厥逆，见少阴脉症也；有少阴症而烦躁则不可服此汤，故言无少阴症而后可服此汤，成无己注释，全失仲景之意。喻嘉言所见略是而未详。

又按：桂麻各半汤，乃太阳症之将并少阳而未入者。此方所治，乃太阳症之将并阳明而未入者。

麻黄六两。当今二两。太阳无汗症具。仍以麻黄为君 桂枝二两。当今六钱七分 甘草炙，二两。同上 杏仁四十粒，去皮尖。此减于麻黄汤，以不喘而燥，肺并有火也 生姜二两。此减于桂枝汤，以桂枝已从减，故亦减之，虑其过热也 大枣十二枚。此不得减。与甘草同，以治内为本也 石膏鸡子大块。此须椎碎入煎。石膏淡而微甘微辛，色白气轻，上浮入肺，以泻肺中之邪热以生水；质重下沉，入胃，以和胃气之郁，且清肌热。肺胃之热散，则膻中清肃，而烦躁可除，且以断其入阳明之路。此仍是麻黄汤，而用麻黄更重，正以寒邪之势深入尤盛。正气不胜，而反内讧，故重麻黄以逐寒邪。而即麻黄汤中加甘枣以安内治，然后加石膏以靖内讧之热而除烦躁，治法甚明。而或谓为合用麻黄桂枝二汤，以风寒两解，且置烦躁二字于不言，失之远矣

先煮麻黄，去沫，纳诸药煎得汗则止。

脉浮而紧，边围方急，或浮而缓，身重，敌骑内略，内地且不安，讧乱愈热，阴燥阳烦血热、水枯、阴燥；气热、火妄、阳烦，荣卫俱热，迫而内向，烦、燥皆作，邪盛乱大，故重麻黄以攘外，加甘枣以安内仲景方分两加减，皆有深义，后人多不知省察。然后靖其内讧之阳即内热烦躁。方曰青龙，奋然除暴安民，时雨之润也。抑青龙，肝木也，大补其肝木，使之畅茂条达，而外至之寒邪，不得以阏郁①其生机麻黄、桂枝、生姜、石膏、杏仁，皆味辛而能润肾补肝也。其剂较麻黄桂枝二汤为愈重邪势更盛，故其剂亦愈重，故曰大青龙也喻氏谓：石膏一物，入甘温队中则为青龙，从清凉同气则为白虎。此不识仲景之意者。

小青龙汤仲景

治伤寒表不解，心下有水气，干呕发热而咳，或噎或喘，或

---

① 阏（è 饿）郁：阻塞郁结。

渴或利，或小便不利，少腹满，短气不得卧。

　　按：表不解者，太阳症具也。表不解而心下有水气者，寒邪之内轶，汗既不得出，则内逼而停聚于中，寒复遏之，水寒相搏也。水气即不得出之汗液。其曰心下，概言之耳。水溃胃脘即干呕，水上射肺则咳喘，水积不行则反作渴，水渍于肠则下利，水蓄膀胱则小便不利，水积下焦则少腹满，水溢上焦则短气不得卧。此流民无定居，而随在为害者。大青龙症为火之内讧，卫之逼而为邪；此症为水之内讧，荣之逼而为邪也。此太阳症之将作结胸而未甚者。

　　麻黄三两。太阳不汗之症具，则仍用之　桂枝三两。荣分已弱，且不得出，故仍重之　芍药酒炒，三两。即荣分之气而敛萃之，使不过散　细辛一两。辛以去寒行水，润肾补肝，通彻上下，无所不到　干姜三两。不用生姜而用干姜，不欲过散，且以克内轶之寒，而行内聚之水也　甘草炙，三两。赖以和中，此非可减半夏半升。滑通关隙，以去积水　五味子半升。芍药以敛其气于荣分之中，五味子以敛其气于清虚之府。诚恐水从气散，故辛以行之，使无凝聚。又酸以集之，使无妄行，调剂之道也

　　渴，去半夏加天花粉虑半夏之过于行水，故易用天花粉之甘苦以去热生津；喘，去麻黄加杏仁虑肺气之虚，故去麻黄加杏仁以顺气；形肿，去麻黄；噎，去麻黄加附子附子以去寒温经；小便秘，去麻黄加茯苓以便闭忌发汗也。

　　按：此加减法，似非仲景本文，且乱本方之意。

　　太阳有汗，荣气之外溢也；太阳无汗而烦躁，卫气之内溢也；无汗而心下有水，荣液之内轶也气，阳也，不得外达而内逆，则内热盛而烦躁；液，阴也，不得外泄而内壅，则热不盛而为积水。此因其人之阴阳有偏，抑饮食失宜，而变症所以不同也。外邪未解，则麻黄、桂枝之用，必不容已；而寒水已搏于内，则内消其水之治，尤不容缓失时不治，为痞、为结胸、为鼓胀，其变害无穷矣。辛以行之细辛、干姜、半夏

以流荡之，使不至蓄聚，凑于所虚而为害也，**酸以集之**芍药之酸，以靖荣血之妄散。五味子之酸而敛肺气，使气不妄散，则血脉亦各循其经，而水气顺道矣，此犹人民离散，而急为劳来还定安集①之也，**甘以厚之**甘草以和中，外内交伐，而不敢大肆兵威，要以安内为重，主于行水，所谓小青龙也在外未解之邪，仍令以汗而散；在内之水，则行之安之而已。又辛味皆以补肝，而水即木中津液也。

茯苓甘草汤仲景

治伤寒水气乘心，厥而心下悸者。先治其水，却治其厥，不尔，水渍入胃，必作利也。亦治伤寒汗出不渴者。亦治膀胱腑咳，咳而遗溺。

按：太阳伤寒，多有水气为病，以太阳膀胱经固津液所行，而太阳作热则每多引饮，其汗不得外行则反而浸渍于内矣。小青龙汤以统治水气之溢内者，此方则以治水气乘心，厥而心悸者。悸症不一，有过汗而悸者，心液竭而虚也；有吐下而悸者，逆乱而神不定也；有气虚而悸者，神不足也。此水气而悸者，心受水渍，形荡漾而神亦以不安也。其有厥者，则又因误过于表，而阳气虚则厥，寒水反以相搏，得入于里而乘心也。厥则邪之深者，乃先治水而后治厥，以水气不急治，则传变害大也。其伤寒汗出而不渴者，亦用此汤。既已汗之矣，而小便不利，热未尽除，但不渴则热未入里，惟是水气未尽而入里，而停蓄于腑，故以此汤行之。

生姜三两。辛以胜寒行水，发越阳气，使水仍从汗出　　**桂枝二两。**专

---

① 劳来还定安集：语出《诗经·鸿雁·序》："鸿雁，美宣王也。万民离散，不安其居，而能劳来还定安集之。"孔颖达疏："劳者，来，勤也，义与劳同，皆谓设辞以闵之。"劳来：以恩德招之使来。安集：安定辑睦。

行荣分太阳之水　茯苓二两。桂枝治外，茯苓治内，此以渗其内乘于心之水 甘草一两。厚其土，使不至受湿也。湿家忌甘。而此行水之剂，乃每用甘草 何也。曰：湿家忌甘，为脾土已湿者言，则不欲缓之以益其湿也。然脾土惟 厚，乃不畏湿，则凡恐水湿之渍于脾土，又不可不用甘，以先厚其土也

　　此仍是桂枝汤，但水气已入内，则不用芍药之酸收，而重生姜以宣气行水耳。用茯苓以渗内水，用桂枝以达荣汗，外内交饬也。所异于桂枝汤者，以茯苓易芍药，故汤以茯苓甘草名本方去生姜，君白术，名茯苓桂枝白术甘草汤，治伤寒吐下后，心下逆满气上冲胸，起则头眩，脉沉紧，发汗则动经，身为振摇者。此亦寒饮上逼胸膈，而不可再汗，故去生姜用白术，为之和中去湿也。

干姜甘草汤仲景

　　治太阳伤寒。脉浮自汗，小便数，心烦，微恶寒，脚挛急，用桂枝汤误攻其表，得之便厥，咽中干，烦躁吐逆，与此汤以复其阳。

　　按：此症其阳虚而不可汗者，用桂枝以作汗，是重虚其阳，故厥。太阳经津液所行，津液非阳，乃阳之阴也，然津液之行，实阳为行之，故过汗则阳气外泄而亡阳矣。

　　甘草四两。补土和中，为滋生气血之本，古人之重用甘草如此　干姜二两。此以复其阳也。生姜则行表以发汗，干姜则内守而温中，今人第以为姜而混用之，可乎

　　阳气不得外泄，则水气内溢，而寒从之，病也。其阳本虚，而过为外泄，则津液从之外竭，而阳亦亡，尤病也。阳欲竭于外，则急为复其中，甘草君之，干姜辅之。地中有雷，所以为复。

芍药甘草汤仲景

　　前症既复其阳，厥愈，足温，乃更作此汤以和其阴，其脚

即伸。

按：前此误汗，以致津竭，则阳散而阴亦亏矣，故急以此敛其阴。

芍药四两。凡辛味皆补肝者，辛而气味轻，及生用之者，则升而行肝气于表；辛而气味重沉，则守而补命门，以复阳气于中。凡酸味则泻肝者，故芍药所以敛其过散之阳，敛阳即和阴也　甘草炙，四两。复阳敛阴，要皆恃甘草之和中以为之主

急为先复其阳，阳，生之本也，继必为和其阴，阴，阳之辅也，不敛其阴，则恐中不和，而有燥痛之疾，则何不加芍药于前方之中。曰：阳气未复，阴不可得而和也旧加减法：脉缓伤水，加桂枝、生姜；脉洪伤金，加黄芩、大枣；脉涩伤血，加当归；脉弦伤气，加干姜。此用治杂症腹痛者，非治伤寒云。

桂枝二越婢一汤仲景

治太阳病，发热恶寒，热多寒少，脉微弱者。此无阳也，不可发汗，用此汤。

按：太阳症具而有寒，乃热多寒少，此即桂枝各半之症，荣之阳已不足矣。乃脉且见微弱，则是其外虽尚勉与邪争，而其中实已无阳，如国内空虚，民离财匮，而犹欲强战于外，不复内顾。则一发而民尽散，国且亡矣。顾边境不可不饬，而用武亦不可过，要急以内治为本。此方未尝不发其汗，然汗而有节，不使津液过散，而阳随以亡也。

越婢汤见"湿部"。

桂枝二两　芍药二两　生姜三两　甘草三两半　大枣十八枚　麻黄二两　石膏三两

表症不可不汗，而脉微弱则不可汗，故调剂其间，重甘、枣以安养吾身之阳阳即吾身之正气，气血皆可谓阳，对寒邪之阴言也。

甘、枣补脾胃，滋气血。是所以安养吾身之阳，如所谓胃气为本，故治脉之微弱者如此。喻氏以无津液为无阳亦未是。而生姜、石膏佐之生姜行气血以御外，石膏清肺胃以安内。仍用桂枝、麻黄以表散外淫之寒但轻其分两。而芍药节之，邪可去而液不过耗，阳不散亡，调剂之宜也。

十枣汤_{仲景}

治太阳中风，下利呕逆，表解者乃可攻之，其人漐漐汗出，头痛，心下鞕痞，引胁下痛，干呕短气，汗出不恶寒，表解而里未和，邪热内蓄有伏饮者。

按：汗出不恶寒，是表已解矣。而利且呕逆，此里未和也。表解而里未和，则非复外淫之寒邪，而吾身愤张之气血未能自平，酿而内乱，而太阳经本津液所行，所谓热邪内蓄有伏饮也。其汗出头痛皆太阳余热所为，其胁痛、鞕痞、下利、呕逆，皆邪热之挟伏饮而愤张未靖也，故可攻之。

芫花炒黑。苦、温，功专行水　甘遂苦、寒，攻水湿，能遍达经隧　大戟苦、寒，攻水湿，能遍搜脏腑　大枣十枚

先煮枣去滓，内前药末，强人服一钱，虚人五分，病不除者再服，得快下后，糜粥自养。

按："强人服一钱，虚人五分"。二语乃后人所改，非仲景原文。仲景时数铢不数钱分。然服此方则大约止可以五分一钱为止，不可过也。又"虚人五分"下，有"或枣肉为丸"一句，亦必非仲景原文。盖以十枣煎汤调五分药末，则枣得为君，而三药不至过峻。若和枣为丸，则枣与三药力均，不能君三药而有害矣。

此外邪已去，而吾身之气血犹愤张未平。悍将拔剑斫柱，不

可复辑，韩彭①菹醢②，非汉高之过。邪热挟水气而伏也，大攻其水而去之使从二便出。而甘缓以行之三药皆反甘草，故易用大枣，亦调剂之道，水去而热亦以平矣。

五 苓 散

方已见"三焦部"。此以治太阳发汗后，大汗出，胃中干，烦躁不得眠，脉浮，小便不利，微热消渴者。

按：脉浮则表邪未退，而胃干烦躁不得眠，小便不利，消渴，则太阳之邪热由经而入于腑也。热邪既入膀胱，则宜因而下之，使从小便以出。余已见"三焦部"中。

太阳邪在表则汗之，已入腑则下之循经而入腑，与传经而入里者不同。传经而入里，与自上而误下者又不同。

邪入阳明腑亦下之，承气汤是也。

抵 当 汤仲景

治太阳病，六七日表症仍在，脉微而沉，反不结胸，其人发狂者，以热在下焦，少腹当鞕满。小便自利者，必有畜血③，令人善忘。所以然者，以太阳随经，瘀热在里故也。

按：脉沉宜结胸，而不结胸者，其表症仍在，乃随经而入腑，非由误下重汗故也。随经而入，则本身热邪。而非外入寒邪，自经而下，不由胸膈胃肠而下也。膀胱在下焦，热邪入膀胱，小便

---

① 韩彭：汉代名将淮阴侯韩信与建成侯彭越的并称。《文选·李陵〈答苏武书〉》："昔萧樊囚挚，韩彭菹醢。"李善注引《黥布传》："薛公曰：'前年醢彭越，往年杀韩信。'"

② 菹醢（zūhǎi 租海）：剁成肉酱，切碎。古代把人剁成肉酱的一种酷刑。

③ 畜：通"蓄"。储存，积蓄。《天论》："畜积收藏于秋冬。"

当不利，如五苓症是。今小便自利，则非水气之畜，而血畜也。血畜者，血为热所烁而成瘀也。如狂善忘，皆瘀血之症。心用血者，血热则神乱而如狂，恍惚而善忘矣。此有经症而非可表，有腑症而非可下，则抵当之，使之自散而已。

水蛭三十个，猪脂熬黑。苦、咸。能软坚渗血，又居水中吮人血，膀胱积①水之腑，故入膀胱，除瘀血　虻虫三十个，去头、足、翅。此牛虻，大如蜜蜂状如蝇，好攒聚牛身吮其血者。今人以为蚊虫，误矣。此方既用水蛭，又用此者，水蛭潜而咋血，除在腑之瘀，虻虫飞而咋血，除逐经之瘀，其苦咸则同也　桃仁二十个，去皮尖，研。甘、苦、辛、润。苦辛行瘀血，甘润生新血　大黄酒浸，四两。苦、辛。善攻，荡除积热，以泄而下之。用酒浸者，使入血分，且能上升以荡在经之邪热，而消之于下也

五苓散治水气之畜于膀胱，抵当汤治血瘀之畜于膀胱，皆随经入腑之热邪也五苓散症脉浮，则犹有寒邪在表，虽汗出而阳气未快，气热挟水，而下畜于腑，故用桂兼以祛寒。此症脉沉，则其表症之未解者，亦愤热未解耳。热盛而逼荣血，血瘀随经，随经入腑，故专治其热，消其瘀，则表症亦自除。此方实以大黄为君，桃仁为佐，而虻、蛭为之用也荡除其热为主，所以使血不复瘀，其已瘀者，则蛭、虻以消之耳。

瓜 蒂 散仲景

治伤寒如桂枝症，头不痛，项不强，寸脉微浮，胸中鞭痞，气上冲喉不得息者，胸有寒也，当吐之。

按：头不痛，项不强，则所谓如桂枝症者。其发热、畏寒、自汗同耳。脉浮则邪在表，此脉微浮，则不全在表。不全在表，故头不痛，项不强，非经病也。然究有浮象，则邪又未入里，而当表里上下之间，故胸中痞鞭，气上冲喉，故微浮独见于寸也。

---

① 积：原作"稍"，据光绪本改。

此症必由桂枝症而转，阳气方愤张于荣卫之间，而阴寒已间入于膻中之境。膻中者，气之所会，故卫气疏而寒遂得间入之，成痞之渐也。以其犹近上，故可越而吐之，此非传经，亦非入腑。

甜瓜蒂炒黄。苦主降泄，又能涌吐。此如以石击水，石沉而水涌，且瓜蒂气恶也　赤小豆甘，酸，微咸。瓜豆性皆敛聚水液。与辛之行水不同，故膻中有所阻，则能敛聚而上越之

为末，熟水或酸齑①水调下亦取其酸能敛聚水气，且能补肺而不伤肺气也。今人但知言苦以越之，酸以涌之而已，抑思苦酸，岂主涌越者乎，量人虚实服之，吐时须令闭目勿使上晕，紧束肚皮勿令伤下焦。吐不止者，葱白汤解之二药皆敛，故以辛散之则安；良久不出者，含砂糖一块即吐酸胜甘，以甘引之，则随而上。诸亡血家者，老人、产妇、血虚脉微者，俱不可服此不可吐者也，或谓非尺脉绝者，不可便服此。

按：此为风痰杂症，言之可耳，若伤寒而尺脉绝，则又安得复服此也。

此卫气疏而寒遂间入气分，客于胸中也。中阳犹盛，邪入未深，因可涌之使从吐出。凡在表则汗之，在上则吐之，在腑则下之，仲景之法也。

栀子豉汤仲景

伤寒汗、吐、下后，虚烦不眠，剧者反覆颠倒，心下懊憹。及大下后，身热不退，心下结痛，或痰在膈中。

按：此已经汗、吐、下后，则其虚烦结痛，皆非寒邪，而吾身余热之邪。身热未退，则热邪未全入里，若全入则结胸矣。热邪游散，未至于结，故虚烦。此亦非传经，非入腑也。

栀子十四枚。苦，酸。能泻心及三焦之火，敛心之散而治虚烦；又酸能

---

① 酸齑（jī 机）：切成细末的咸菜。

敛聚水气，以涌而上之，其气亦令人吐，故有痰则可使之吐 淡豆豉四合。

当今一合有三。甘，苦，能坚肾，行三焦之水，而治相火之躁

服令微吐此二物，一赤一黑，能交心肾而济水火，本非吐药，实以平膻中余热之正治也。但邪热近上，当令之微吐而出耳，急服之则吐矣。今以此为吐剂则非也。病人旧微溏者不可服大便微溏者，其内虚寒，非蕴热也。

此寒虽已去，而气之余热未平，遂游衍①而客于胸中也，未离于表身热未退，热入未深，引肾水交于心，泄心火而下之，余热自平。但火性炎上，故微吐而愈胸中，心肺所居之位。凡浮热者，肾阴不足也。肾精游衍而上行，则烦躁平矣本方加甘草，治前症兼少气者；本方加生姜，治前症兼呕者；本方除淡豉加干姜，治伤寒医以丸药大下之，身热不去，微烦者；本方去淡豉加厚朴、枳实，治伤寒下后，心烦腹满；本方加大黄、枳实，治伤寒食复；本方加枳实，治伤寒劳复；本方加薤白，治伤寒下利，如烂肉汁，赤滞下，伏气腹痛。要皆所以平余热也。

大黄黄连泻心汤仲景

治伤寒心下痞，按之濡，关上脉浮。

按：痞者，心下鞕满而不痛，痛则为结胸矣。心下痞而按之软，是气痞也。结胸气痞，关脉当沉，此关上脉浮，只虚热也。又按：仲景云：病发于阳，而反下之，热入因作结胸；病发于阴，而反下之，因作痞。然此所谓阴阳，仲景未及说明，而成氏则以发热恶寒者为病发于阳；无热恶寒者为病发于阴。顾寒之伤人，未有不发热者，安得有无热恶寒，下之而成痞之症。成氏之说不可通。喻氏则谓：风伤卫为病起于阳，寒伤荣为病起于阴。然安

---

① 游衍：恣意游逛。《诗·大雅·板》："昊天曰旦，及尔游衍。"孔颖达疏："游行衍溢，亦自恣之意也。"

见中风之变，必为结胸，而伤寒之变，则止为痞乎。喻氏之说亦不可通。周扬俊曰：如成氏说，无热恶寒，则中寒矣，下之有不立毙者乎。如喻氏说，则仲景书中风、伤寒，每每互言，未尝分属，不知发于阴者洵是阴症，但是阳经传入之邪，非中阴之谓。阳经传入，原为热症，至于阴经，未有不热深于内者，此所以去"热入"二字，而成千载之疑也。

愚按：周氏之说，大略得之。但阴字以阴经言，则未见热邪已入阴经。又误下而只成痞者，盖热邪入阴经，其症自尤重于痞也。然则如何？曰：阳者，吾身之生气，荣卫皆阳也；阴者，外淫之阴邪，冬月风寒皆阴也。外邪在表，吾身之阳作而与争，于是外恶风寒，而荣卫皆作热。外邪已退，内热未平，热犹在表，未可下而下之，则热邪因以入内，而客于心胸之际，是为实热，为结胸，此病发于阳之谓；若吾身之阳或有不充，荣卫之防有所疏失，而外之寒淫乘间入内，内阳犹盛，邪入不深，亦客于心胸之际，是为虚热，为痞，此病发于阴之谓。曰：既由寒淫，何以为虚热？曰：人身，阳也。膻中，心肺所处，气之大会，又阳之阳。故虽寒淫，入此亦转而为热，如冷水入热锅，冷水激沸，亦成热水。如膻中之阳，不足以转寒为热，则寒淫且直入三阴，不留胸膈，痞轻于结胸，阴卒未能胜阳，外卒未能胜内故也。

大黄二两。苦、微辛。主泻脾胃之火，而胃气升于膻中，病起于阴，入客胸中而成痞者，以胃气格之不得下，故激而成火，因用大黄下之　黄连一两。苦，泻心火。诸泻心汤皆以治痞，而皆用黄连，以黄连主泻心火，故汤名泻心。治痞而泻心，心可泻乎？且虚热而何以遽用此苦寒，不益之寒邪耶？曰：心非可泻，泻心者，泻火也，心为火之主，而膻中者，心之所居，胃气之会，病虽起于阴，然误下而客于膻中，胃气之阳拒之，则不得下，心君之火怫郁，并而成热，以其并居，故只成痞。且心火固虚火也，苦以泄之，则上下通而邪亦散矣。泻心汤本以黄连立名，谓黄连泻脾而非泻心，立言虽似

而未当。然此汤实君以大黄，则以治胃气之上郁而逆，胃气不逆，而后膻中之虚热可平

阴寒未尽除而误下之，阴从所下而并居内地下之者，本下其阳，然未尽之邪已从而入矣。内地阳也，拒不与通，外之遗邪非能大害，以作而争，然非族类，其心必异，内治之梗也，故为痞瘕，只是隔异不通，心下鞭满，谓梗也。梗则不靖，郁郁成热，心君失治，久必酿乱。故不如勿拒，因逐而下之，苦以泄之，平其不靖之意而已。此泻心之大概也本方大黄用酒浸，更加黄芩名三黄泻心汤，治心下痞热，心气不足，吐血、衄血。盖心下虚痞，只是误下者未遂其下耳。其作热未甚，若至于吐血、衄血，则阻于下者，更逆而上，作热且烁肺矣，故加黄芩。

附子泻心汤 仲景

治伤寒心下痞，而复恶寒汗出者。

按：心下痞，则阴邪已入于内而外复恶寒，则阴寒未解于外，此而汗出，则阳复外泄而内不继矣。内外有邪，阳将不继，此非细故。内邪外邪之化，内阳外阳之本，故泻虚热以三黄而补元阳以附子，皆治内为本也。

大黄二两 黄连一两 黄芩四两。苦，泻肺火。盖汗出恶寒，是外寒未尽，亦肺受火烁，而皮毛不能敛固也，故加黄芩 附子一枚，炮，去皮，破则煮取汁。已汗下后，而复恶寒，是阳弱也。汗出是阳散于外而内不继，故附子以补元阳，阳气足则阴寒退。且附子合黄连，能平阴阳而交济水火也

阴邪内梗成热，而独泄其热者，恃内盛耳此大黄、黄连之治也。外复恶寒汗出则阳虚，真阳益虚，虚热益盛，故三黄加附子，真阳足而虚热除仲景曰：伤寒大下后，复发汗，心下痞，恶寒者，表未解也，当先解表，乃可攻痞。解表桂枝汤，攻里大黄黄连泻心。

按：此论则分二治，而此方则合一治，是宜审之。盖表症多则分二治而有先后，里症多则可合一治而有重轻。又曰：本以下

之故，心下痞，与泻心汤，痞不解，口渴而烦躁，小便不利者，五苓散主之。此有停饮故也。

大陷胸汤仲景

治伤寒下之早，表邪入里，心下满而鞕痛，或重汗而复下之，不大便五六日，舌上燥渴，日晡潮热，从心至小腹鞕满，痛不可近。或无大热，但头微汗出，脉沉，为水结胸。

按：心下满而鞕痛，此阳邪已因下而内结矣。又重汗而复下之，则寒邪虽已散，而愤怒之阳气未平，强抑而下之，所以热结于中，而津液枯竭，三焦皆火，而水道不通矣。其日晡潮热者，胃热郁甚，以贲门之气不获舒也。阳结为实热，故痛不可近，异于阴结之虚热也。阳结必身热，必汗，必脉沉而紧滑实大。若无大热，但只头微出汗而脉沉者，则是水饮不得外泄，为水结胸，可用半夏、茯苓之类行之。亦有热已入里，久不攻下而结胸者，有结而不热者，可用小陷胸汤。若脉浮大及烦躁者，则皆不可下。

大黄二两。以荡三焦之热　芒硝一升。当今三合有三。咸、苦、辛。咸则能软其结，苦则能泄其热，辛则能润其涸，阴之华也。泄阳邪之已亢，回真阴于欲绝，非徒取其寒以胜热而已　甘遂一钱为末。汉时不数钱。此必后人所改。或是二铢半。甘遂行水破坚，此取其破坚，非取其行水也，以为使耳。或谓此为君药，大非

先煮大黄，去滓，内芒硝，煮一二沸，内甘遂末服。

忿争之余，阳气方悍，不以渐平其气，而抑而下之，倒戈内向矣热未平而遽下之，热邪内结矣。重耗其液，热郁血干，重汗而复下之，下之热郁，重汗血干。重阳愤张，末由宣畅，故结胸荣卫愤争之阳，既抑而不能平，以结于心胸之间，而胃气上升之阳，又遏于内结之阳，而不能上达，故自心下至少腹，皆鞕满而痛不可近矣。既结于胸。非咸无以软之芒硝为君，非苦无以泄之大黄为臣，非辛无以润之燥渴不大便，以液

耗也，大黄、朴硝皆辛而能润，非悍无以行之甘遂。辑亢阳之悍，而承以晏阴①，当可而施，则勿疑其过峻也脉浮大者不可下，浮大仍宜表；烦躁不可下，纵见结胸症，亦宜大青龙汤。《伤寒论》中有谬误，而未必为仲景本文者，宜慎参之，勿轻用此。

大陷胸丸仲景

治伤寒结胸，项强如柔痉状。

按：此言结胸同。而项强如柔痉状则稍不同。项强似表症未除，然不言头痛，而言如柔痉状，则非表寒在经，而胸膈实满，热中挟湿也。湿热相挟，身重而强，汗以热而外泄，则内不得行，此与津液枯竭者异，则治主去结湿，湿行而热亦消矣。

大黄八两。荡脾胃之湿热　芒硝半升。软坚泄热行水　葶苈炒，半升。辛苦能决上焦之水，而达之下焦之下　杏仁去皮尖，半升。甘、苦、辛，润。降泄逆气，且能消坚去结

合研，取如弹丸一枚，别捣甘遂末一钱，白蜜二合，煮服甘遂引诸药而遂达之经隧。无所不至，以湿热相挟，胸结而项强，则湿在经隧间，非此莫达。白蜜甘润以去热，且甘以缓之，行而有补也。

大青龙症之烦躁，热独擅而将内逼者也。热独擅而内逼，则结胸而便闭燥渴矣，大陷胸汤治之。芒硝为君，以定晏阴而抑阳之已亢也。小青龙症之挟水，热挟湿而将内逼者也。热挟湿而内逼，则结胸而如柔痉状矣凡痉症以风湿相搏，此则以热湿相搏，故似之。大陷胸丸治之，大黄为君分两轻重不同，主治遂异。今人于此等处，全不理会，以清溽热而决三焦之渎也且使沟壑积水，皆注三焦。

---

① 晏（yàn 燕）阴：柔和之阴，微阴。《礼记·月令》："（仲夏之月）是月也，日长至……百官静，事毋刑，以定晏阴之所成。"孙希旦集解："晏，安也。阴道静，故曰晏阴。夏至之日，微阴初起，故致其敬慎安静以养之，而定此晏阴之所成就也。"

太阳经本津液所行，太阳之荣不得舒，则内多挟湿。

小陷胸汤_{仲景}

治伤寒误下，小结胸，正在心下，按之则痛，脉浮滑者，及热痰塞胸。

按："正在心下"，异于上下鞕满。"按之乃痛"，未若大结胸之实，亦非如痞气之虚。结胸脉沉紧实，或寸浮关沉。此脉浮滑，热虽内结而未深也。或热而挟痰，痰亦湿之聚，此必热不大逆不甚者，故其结亦小。

黄连一两。以泄结热　半夏半升。以通阴阳　瓜蒌大者一枚。甘、寒，润滑，以清心肺之热。以荡上焦垢腻，胸中热必伤肺，此实以瓜蒌为君

热结未深，独在上焦，未近阳明之分此以阳明腑言，非以经言，则无庸芒硝、大黄之下达，保肺去热，洁其膻中，无使阴阳扞格而已此方亦以除痰，然痰只结胸一端，结胸不专系此。结胸症皆由吾身之阳方张，而逆其势而下之，则反为邪矣。但逆有重轻，则结有深浅，大陷胸症结而下逼阳明者，此小陷胸症结而未逼阳明者。王海藏分大陷胸为太阳本药，大陷胸丸为阳明药，小陷胸汤为少阳药，非是。

葛根黄连黄芩汤_{仲景}

治太阳桂枝症，医反下之，利遂不止，脉促者，表未解也。喘而汗出者，此汤主之。

按：此则误下而入阳明腑矣。然未全入腑，而表症犹未解，则热不结。热挟湿而泄泻不止，其下通也。促者，脉数而时或一止，阳不畅也。阳不畅而脉促，荣分未平，知表犹未解。喘者，火食气也，因喘而汗出，内热迫之，亦表未解而腠理张也。然此症内热多而表症少。

葛根半斤。当今二两七钱少。辛、甘，轻润。能达肝木，生气于脾胃之

中，以升达膻中，且逐外闭之清寒，而解肌肉之郁热。脾胃外合肌肉，而阳明经亦行于肌肉，故葛根能兼主阳明腑经，为散胃热、解肌热之专药。又能升提胃之清气，故主治泻泄也　甘草炙，二两。厚脾土，和胃气　黄芩二两。降逆气，泄肺热，解肠胃热　黄连三两。泻心脾火

先煮葛根，后内诸药煎葛根味薄，故先煮之。

葛根，阳明主药。太阳误下，阳明表症未解，此舍太阳而专阳明解肌者阳明经脉，处太阳经之次里，故太阳传经则入阳明。阳明胃腑处心肺之下，汤药之自口入者，必先入胃腑。故凡误下者，由痞及结胸而下则入胃腑。此症因误下而入腑者，然表症未除，因从经治。热入已深，宜自阳明提之，内可外达，不然，恐遗内且上下判也阳明鲜专病，多连太阳，阳明浅则治太阳，阳明病自己；阳明深则治阳明，太阳邪亦自散。既达其外，复和其中甘草，乃清其内热黄连上清心火，下清小肠火，且厚肠胃。黄芩上清肺火，下去大肠火，心肺之火除，则荣卫和，脉可不促，气可不喘矣。肠胃之火除，则中气和，热不下迫而利亦止矣。内外兼治，上下和矣。

桂枝加大黄汤仲景

治太阳误下，转属太阴，腹满大实痛者。

按：腹满而大实痛，则脾家实热也。腹满而痛，有实热者，有虚寒者，然虚寒之痛不实，而脉必沉细。此大实痛则非虚寒而实热矣。脾之实热，由太阳误下，而阳邪内陷，然何以不属阳明而属太阴？曰：寒伤于荣，荣分热作则液枯，逆而入内，燥在阳明，则承气症也；寒伤于卫，卫分热作则津溢，逆而入内，湿在太阴，此桂枝加大黄症也。腹大实痛，而不发热，不自汗，不谵语，则是太阴。

即桂枝汤加大黄一两。荡其实热　芍药三两。泻肝火故能和脾土

凡荣卫之作热，以生气郁于寒而愤张也生气即肝木之气，肝木之

气即相火。愤张之势未已，而更从而逆之，热郁土中木生于土，而木克土，生意不遂，则热郁土中。故太阳症误下，热邪入里，必在脾胃。荣热而液枯则胃燥承气症，卫热而津流则脾胀此之腹满大实痛也。燥宜承其阴承，进也，续也，此阴以荣液言，胀宜和其阳此阳以卫气言。热邪逆入太阴，故仍用桂枝汤以和之和荣卫，使气无所郁，则津液亦安流，重平其愤桂枝汤已有芍药，此复加芍药，重以泻肝，而热可荡除矣大黄只轻用。太阴满实，故燮友柔克也此只是和之。若阳明燥热，则疆弗友则克，直用攻之矣。仲景曰：太阳病，脉弱，其人续自便利，设当行大黄、芍药者，宜减之，以胃气弱，易动故也。腹满而时痛时息者，只加芍药；腹满而大实痛者，乃加大黄。此亦如大承气乃加芒硝，小承气则去芒硝也。

葛根汤仲景

治太阳病，项背几几音殊，无汗恶风。亦治太阳、阳明合病下利。

按：肩背不舒，无汗，此症之似刚痉者。项背不舒，寒挟湿，故重著而不柔也。阳明经脉，上项交于太阳，然则项固太阳将传阳明之交，而脾胃主湿，故病并见。抑肝木生气，重壅于土，而筋不和柔也。然此终是太阳病。若太阳、阳明合病，则有头痛、腰痛、发热、恶风寒，而又有鼻干、目痛、肌热，其脉浮大而又见长也。伤寒有自上而误下者，太阳热作，热邪入自上焦，而下及中焦、下焦，如结胸、承气之症是。有自阳经而入于腑者，太阳之热入于膀胱，阳明经热入于胃，皆吾身阳邪之转变，其病因于寒，而病非寒也。其传经者，则自经而经，不关腹内，如自太阳而阳明，自阳明而少阳，自少阳而太阴、少阴、厥阴，以经脉之行于身有浅深，故由浅而深。在三阳为表，在三阴为里。其表、里皆以经言。有此经传彼经，而本经未解，彼经兼见者，谓之并病，如此之项背几几，亦是太阳病，而已并见阳明也；有二经皆病者，则谓之合病，寒邪势盛也；有越经而传者，如太阳不传阳明，而越入少阳也；有阴阳两感者，如太阳病而少阴亦病，阳明病而太阴亦病也。凡传经之病，皆寒邪势盛，吾身之阳力不能胜，转战而却，寒入渐深。但在阳经，则阳能与争而作热；若深入阴经，则阳愈衰败，而寒症见矣。其有在阴经而愈热者，则究是腑邪并脏，非传经所及。而或分传经阳邪直入阴邪者，其说大非。二阳合病，多自下利。下利者，以阳方并于经，津液不得周行，热复逼之于下，则因而下利也。

葛根四两。升举阳气，清理肌热，为阳明经专药。此用之为君，以寒邪既自太阳而入阳明，则逐之者要必自阳明逐之，使出太阳而后出之于外，且升举阳气，则兼以治自利也　麻黄三两。开腠理，行津液，使寒湿皆由汗而出　生姜三两。彻卫分之寒湿而行津液　桂枝二两。彻荣分之寒湿而作津液　芍药二两。二阳合病，热方大作，是不可不敛其阴，以固其内也　甘草炙，二两　大枣十二枚。内固其本，且以补脾不使阳明之邪得而犯之

论者皆谓此方于桂枝汤内加入葛根、麻黄而已，细按之不然，桂枝汤以桂枝为主，生姜助之，此以治卫分之寒，寒入犹浅者，及寒入荣分，则寒入渐深，易麻黄为君，而桂枝只以助麻黄。此方更君以葛根，正以寒犯阳明，故以治阳明之寒为主；且麻黄、生姜皆用三两，而桂枝只用二两，则是重兵镇于内以遏其内侵，锐师战于外以逐之外境；桂枝、芍药，但游兵中通道路，为应接耳。药味虽同，而制方之意大异，安得谓其以桂枝汤为主，而加葛根、麻黄哉？

此以治太阳、阳明传经之寒邪，寒入转深，肌肉皆病谓项背几几。升阳不遂，湿热下流谓合病下利，凡外束之病，寒束之也；内逼之病，则热逼之。太阳病热多上迫于心肺，加阳明病则下迫于脾。升提胃气

以助阳葛根，大启鬼门而逐贼鬼门，腠理也，邪所从入。此言麻黄、生姜也。桂、芍以辑和其外此辑和吾身之荣卫，非和亲匈奴也，甘、枣以厚固其中，邪虽盛可平矣今人见此，必谓为漏底伤寒，不知其病不在下利，但使升阳气，遂外邪既去，而脾胃自平。本方去麻黄，名桂枝加葛根汤，治前症汗出恶风，以有汗故仍主桂枝。本方加半夏名葛根加半夏汤，治太阳、阳明合病，不下利但呕者。呕者，胃气有扞格，故加半夏以通利之，而仍主葛根也。

黄 芩 汤仲景

治太阳、少阳合病，自下利者。

按：太阳、少阳合病，谓有太阳之发热、头痛、腰痛，又有少阳之耳聋胁痛，呕而口苦。此皆不必全见，但有一二端，即为兼病。太阳与少阳，中隔阳明，而太阳得合少阳者，此以经言也。少阳经行于阳明之里，而时交出于阳明之外，其交出阳明之外，则与太阳分位相近，而太阳之寒邪得并入之。其亦自下利者，少阳木也。木郁而乘于土，则亦利矣。又非必胆无出入之谓。

黄芩三两。太阳郁热则上烁肺，而下遗热大肠，故用黄芩以除肺肠之热芍药二两。少阳郁热，则木乘土，故用芍药以泻相火而和太阴　甘草二两。寒淫于内，治以甘热，是炙甘草，正是治寒之药。寒淫干及少阳，可谓于内矣，故即甘草、大枣以治寒，且以厚脾胃，生气血而治自利。凡寒邪干少阳，则不复用表。如边境已虚，则不可重虚其外；内寇已急，当清野而固守其中。是以麻、桂皆非所用，而芩、芍以辑吾众，使之不乱；甘、枣以励吾众，固我守御，使敌不能胜我，则我胜敌矣。虽有太阳之外邪，亦不逐而自退。此非和解之说，亦非舍外邪而只治自利之说　大枣十二枚。以协助甘草

此以治并入太阳、少阳之寒邪也。寒邪益深，阳气内郁不能上

升以外行，而反内遁以下逼，故自利也。里宜自实，表难再虚不可用发表之药。辑吾众而安之黄芩、芍药，固吾圉①以守之。此内地也，外淫宁能久居？吾之气血日滋，则寒淫亦自散矣此方后人主之以治热痢，痢固暑邪，然非清淫遏之，亦不成痢，则芩以去大肠之热，芍以靖肝脾之火，甘、枣以胜外遏之清，固其治也。因症而加减之，应变可无穷矣。本方加半夏、生姜，治前症兼呕者，以阳气犹欲上。则加生姜以宣其阳。

升麻葛根汤钱仲阳

治阳明伤寒中风，头痛，身疼，发热，恶寒，无汗，口渴，目痛，鼻干，不得卧，及阳明发斑，欲出不出，寒暄不时，人多疾疫。

按：《内经》曰：伤寒二日，阳明受之。阳明主肌肉，其经脉挟鼻络于目，故阳明病则鼻干、目痛、身热不得卧②。又三阳经脉皆上于头，故三阳经皆有头痛。但太阳头痛在顶项；阳明头痛在头角及额；少阳头痛在耳前、目后；厥阴脉亦上巅顶，故厥阴亦有巅顶痛也。寒之外束者深，则恶寒无汗；热之内作者盛，则口渴壮热；胃气逆故不得卧，此皆阳明经病，热郁则有发斑发黄者。

升麻三钱。甘辛直达，行肝气于脾胃，以升达膻中，而散布肌表，发郁散寒，为阳明经发表专药　葛根二钱。亦阳明专药，而兼能生津液，止烦渴　芍药二钱。阳明之热最盛，热盛恐阴耗，用此以敛其阴。且以节升麻、葛根之过散也　甘草炙，一钱。以安内治

加姜煎姜以壮阳气，行津液。头痛加川芎、白芷；身痛背强加羌活、防风；热不退则春加柴胡、黄芩、防风；夏加黄芩、石膏；头面肿加防风、荆芥、连翘、白芷、川芎、牛蒡、石膏；咽痛加

---

① 圉（yǔ雨）：边陲。
② 伤寒二日……不得卧：语本《素问·热论》。

桔梗；斑出不透加紫草茸；脉弱加人参；胃虚食少加白术；腹痛倍芍药。此加减亦甚有法。阳明经少专病，每兼太阳，而仲景亦鲜阳明经专方，故以钱仲阳此方补之。凡阳明经症分多者，则视此方为加减可也。

寒邪自太阳经渐入肌分，则传足阳明阳明经稍次太阳之里，故由浅而深，亦渐及此，非土遇寒而坼裂之说，亦不可谓之微邪。阳明经行于头面，挟鼻络目，故病则鼻干阳明气燥故鼻干，目痛肌热阳明经行于肌肉，而阳明多气多血，故热在肌肉而最盛。寒外束故恶寒，热内争则热甚寒入阳明经，则寒已内逼，而阳明多气血，则争益力。阳明非力不足者，鼓舞以行之，作其气而已升麻、葛根、生姜，皆鼓舞阳气，而葛根、生姜，又皆能作津液以济阳明之燥。虑其内竭也，故酸以敛之芍药，甘以厚之甘草，此补肝木而达生气于土中也。

黄 连 汤再见①

已见"三焦部"。此以治伤寒胸中有热而欲呕，胃中有寒而腹痛者。

按：胃中何得有寒？其寒者，中阳素衰，卒遇外警，国空虚而不能应敌，虚则寒矣。然而胸中有热者，胸中贲门，胃之上关，气之大会，故众萃于此。将以黾勉②杀敌，然气逆乱而外有所畏，中不能治则逆而欲呕。此胃寒非外邪，成无己旧说皆出勉强。

此为内不足者设。内不足而外虚嚣，急于内治而抚绥其众，内和而后可以外御。故干姜、甘草、人参、大枣以治内，黄连以靖众心，半夏以和阴阳而通众志，于此而鼓之以桂枝，可以胜敌立功矣桂枝行荣分，作津液而祛寒邪，非但拘拘谓为太阳经药。

---

① 再见：光绪本无此二字。
② 黾（mǐn敏）勉：勉力，努力。

白虎汤 仲景

治阳明病，脉洪大而长，不恶寒反恶热，头痛自汗，口渴舌胎，目痛鼻干，不得卧，心烦躁乱，日晡潮热，或阳毒发斑胃热诸病。通治三阳合病，脉浮大，腹满身重，难以转侧，口不仁，面垢谵语，遗溺，汗之则谵语，下之则头上生汗，手足逆冷，自汗出者。又治伤寒脉浮滑，表有热，里有寒者。

按：此为阳明经病，与升麻葛根汤所治宜同，然脉洪大而长则阳胜矣。阳明经本气血皆盛，故寒淫及此未能胜内，则邪已衰，而阳盛愤张，争战之余，不能遽靖，故反作盛热；不恶寒而自汗，其头犹痛；外邪犹未尽降，其口渴、舌胎、烦躁，则内热也。内热不恶寒，有轻敌之志焉。此必其人之阳素盛者，与黄连汤所主正相反，与升麻葛根汤所治亦有不同。至若三阳合病，则又寒淫甚盛，势迫入深，而阳亦非衰，愤与拒战，但未能外胜，则膹郁于中，身重难以转侧。三阳皆为寒所束，口不仁而面垢，阳之郁怒于中，肝情怒而胃主多言，故谵语。热逼于下，溺乃自遗，阴阳之邪皆盛，故汗下皆不可施。然此虽三阳皆病，而要主阳明为多，故亦主以白虎汤治之。

石膏一斤。当今五两三钱零。辛则能表，甘则能补，寒可胜热，宣散胃气之郁，亦阳明经主药。是能上清肺金，下泻膀胱之热，而靖肝胆之急　知母六两。当今二两。苦以坚肾水而安相火，辛以补肝木而润肺金。石膏、知母，二药皆寒，而有能去表寒之功，其性浮游而条达升散，非徒以寒治热云　甘草二两。当今六钱七分。以厚脾土，以缓肝木，以滋气血，以保肺金　粳米六合。当今二合。甘以补脾胃，酸能敛肺气

先煮石膏数十沸 石膏味淡难出。再投药米，米熟汤成，温服乘热服之，使不与热邪扞格。

寇入已深犯阳明经，内兵大出 阳明气血皆盛，巨镇捍敌，不患力

屈，虑其因乱肆横，反以残民内热大作，气耗血涸，烦躁口渴，则债败矣，安和绥靖①，缓战徐行，使寇退而吾民不伤石膏、知母之辛，皆能表寒邪而不使内伤气血，兵力亦以不屈甘草、粳米，以缓而补，且甘能胜寒也。方曰白虎，以义兴师，威而不害也白虎，驺虞也，白质而黑文，不食生物者，故曰威而不害。抑白虎，肺金也，胃输气于膻中，而肺为气主，阳明热则胃热，胃气热则膻中热，壮火食气，热烁肺金，肺不能敛，边关不守肺主皮毛，肺不能敛气，则腠理不密，犹边关之不守也，寇之出入，益以自如汗自出而寒邪不退。此方清胃而保肺石膏为清胃保肺之主，甘草、粳米为补土生金之佐，知母入此方，亦以清金而生水制火。其能战故使，如不欲战，矫之以缓带轻裘，内外宁谧，而难平矣本方加人参三两，治伤寒渴欲饮水无表症者，亦治伤寒无大热而口渴、心烦、背微畏寒者，此方以壮火伤气之甚，故加人参，然表皆有寒邪，故用石膏、知母。此方本发表药，兼可治暍症、消症。中暍、消渴，亦欲其升散去郁，非徒以寒治热云。

大承气汤仲景

治伤寒阳明腑症，阳邪入里，胃实不大便，发热谵语，自汗出，不恶寒。痞、满、燥、实、坚全见，及杂病三焦大热，脉沉实者，亦治阳明刚痉。

按：此言阳明腑者，见病在腑而非在经也。言阳邪入里，见此乃吾身之阳，愤作而为邪，非复外至之寒风也。凡寒邪只行于经，不入于腑。其有误下而入者，亦止于虚痞。故阳明虽热，而仍见太阳经病者，则仍宜从表而不可下，见阳明经病亦然。其有兼见少阳者，则又表下皆不可施矣，以寒犹在经也。惟无经症而

---

① 绥靖（suíjìng 随静）：安抚平定。《汉书·王莽传上》："遂制礼作乐，有绥靖宗庙社稷之大勋。"

独见腑症，则是外寒已尽，而入里者乃热邪矣。热烁液枯，故胃实不大便。痞者胸闷不食，满者腹中膨胀，燥谓大便枯涩，腹满不便为实，按之鞕硬为坚。其自汗者，内热烁而液外流也，液外流则内愈涸矣，热盛火妄故谵语。说者谓谵语由于大肠有燥粪，抑知燥粪亦因胃热而结，下窒而上妄，谵语非由燥粪也。大抵热填于胃，则上而贲门、吸门，皆火所熏炙；下而幽门、阑门，皆火所逼涸矣。是三焦皆大热也。阳明腑症，有因太阳病，汗下之过，津液外竭而热因以内盛者；有因发汗未透，热气内郁而入腑者；其无表邪，则皆自上焦之热，益深益下，而不由经传；其有自阳明经而入腑者，则不更传少阳；亦有自少阳及三阴而转入胃腑者。胃固吾身之阳所钟聚，而气血所由滋，要之入胃腑者，则皆热邪而无复经邪，故可攻可下也。

大黄酒洗，四两。以荡胃热。用酒洗者，欲其因酒气而游衍于上，并去膻中热邪也　芒硝三合。以软坚润燥，泄火逆，承阴气。然结胸用硝甚重，而承气用硝反轻者，热结于上，以软之而后能降，故芒硝为主。热盛于中，热消则自软，故硝只以佐之　厚朴半斤。苦、辛、温。厚脾胃，降逆气，和中气，消实积，大抵承溽暑之后，而济以清明开豁，为脾胃去邪之主药。此方实用之为君，非用以佐大黄也　枳实五枚。苦、酸、辛。功专降泄以破坚结，然泄而能敛，以敛微阴而行秋令，消外烁之流散，而使津液内存也

先煎朴、实将熟，内大黄煮二三沸，倾碗内，和芒硝服，得利则止得利则止，慎于下也。下岂可过？过下则阴竭矣。仲景曰：欲行大承气，先与小承气。若腹中转矢气者，有燥屎也，可以大承气下之。若不转矢气者，此但初鞕后溏，不可攻也，攻之必胀满不能食也。又曰：阳明病，脉迟，汗出多，微恶寒者，表未解也，可发汗，宜桂枝汤。阳明病，脉浮无汗而喘者，发汗则愈，宜麻黄汤。又曰：阳明病，应发汗，医反下之，此为大逆。凡此皆慎下之意。然先与小承气云者，可下而未可大下，以结热未甚也，可汗而不可下者，以仍见经病，则不可下也。此云"得利则止"者，已下则

无过下也，其慎下之意同，然宜分别观之。

凡经病，寒邪也。内热虽盛，非可攻下，下之而寒邪间入则痞；下之而内热独入则结胸寒邪间入为虚痞，治痞皆寒药者，以入居阳分，则转为虚热也。内热独入则结于胸。结者，实热也。误下为逆，胃气拒之而不受，则结于胸。此其以逆而结，则甚坚而难破，故大陷胸君芒硝。然凡不可下者，皆以寒邪犹在经故也。阳方志与敌战，而遽抑之使归，则愤懑而逆结矣。腑病，则热邪也，热邪内乱，不可不攻下，非有外患矣，而不锄强梗，何以安善良无经病而独见腑病，如壮热、谵语、自汗、不恶寒，痞、满、燥、实、坚全见者，是腑病也？君厚朴以宣其热郁，臣枳实以降其逆乱，大黄以荡涤其秽浊，芒硝以润而行之。谓之承气者，承阳以阴也。

小承气汤仲景

治伤寒阳明症，谵语便鞕，潮热而喘，及杂病上焦痞满不通。

按：此乃热邪之入胃腑，而热结未甚者耳。喘则其热近上而逼于肺。

大黄四两。此以大黄为君　厚朴二两，姜炒　枳实三枚，麸炒。厚朴消满，枳实降逆。此只从臣分，且加制炒，以热郁未甚，入腑未深。不欲其过为破散耳

热邪之入腑，每自上而下，逆愈甚则结愈实。如入腑而未大实，则痞、鞕、燥、实未全见，而喘则犹干上焦，故不用芒硝，结胸且大用芒硝，此不用芒硝，非恐其伤下焦，以其未大实，则无庸咸软耳。而君大黄以荡其热，君大黄则通上下，其辛自能泻肺，其苦自能降逆，无庸大为消破也。厚朴、枳实，只从臣分。

调胃承气汤仲景

治阳明症，不恶寒，反恶热，口渴便闭，谵语腹满，中焦燥

实，及伤寒吐后，腹胀满者，及阳明病不吐不下而心烦者。亦治渴症，中消善食而溲。

按：此言中焦燥实，则热独在阳明。其因吐而热入阳明者，寒邪虽出，而热反失归。此皆因汗、吐、下之过，而转致胃热，津液枯涸。亦逆热而未甚者，故用药甚轻，调其胃气而可已。故仲景收入"太阳门"。

大黄酒浸，一两。用酒浸者，欲其游衍升散，以兼除在经之余热 芒硝一两。芒硝与大黄均重者，其逆热虽轻，其坚燥已甚 甘草炙，五钱。热由经逆而入，而未至大实，恐大黄、芒硝之攻伐正气，故用甘草和之，以厚脾土，使无受伤。此所以言调胃也

少少温服亦不欲急攻之意。

此承气汤之又轻者，由太阳经而致则热微太阳经本寒水，故其作热轻于阳明，由阳明经而致则热盛阳明经本燥金，又多气多血，故其作热盛于太阳。调胃承气，热之微者，胃非盛热大实，则毋伤其气，故不用厚朴、枳实，而甘草以调之厚朴、枳实之破气，甚于大黄、芒硝。今人每敢于用厚朴、枳实而深忌大黄、芒硝，则已慎矣。而此方不用枳实，则陶节庵所云"大黄无枳实不通者"，亦妄语也。小承气，胃热已实盛矣，用厚朴、枳实，而不用芒硝，则以实热未深，而不欲遽下也昔人多以小承气为少阳、阳明之治，亦不尽然。然自少阳而转属阳明腑症，则固有之。如谓少阳不可泻，故去芒硝，则大黄亦何尝不泻也。

猪苓汤仲景

治阳明病。脉浮发热，渴欲饮水，小便不通。及少阴病，下利六七日，咳而呕渴，心烦不得眠。通治湿热黄疸，口渴溺赤。

按：阳明病而脉浮，盖未离乎经，而小便不利，则病关太阳腑，其热渴饮水，则阳明腑之热盛矣。此亦太阳、阳明之症，而三焦并热也，但其症有异于承气者。太阳津液之府，而阳明亦多

汗，此以津液不得外泄，则热挟水气而成湿，湿壅于热，故渴而小便不通，阳明之热关于膀胱也。其少阴呕、渴、心烦不眠，则又阳邪之干少阴者，少阴而有热邪，则自其腑泻之。王肯堂因其通治少阴，而疑脉浮。浮字之误，盖不然也。

猪苓一两。甘、淡、微苦。色黑，主入膀胱渗湿行水　茯苓一两。淡以渗湿，有白、赤二色，此似宜用赤者。以渗小肠之湿，合猪苓以通阑门之关，而交济水火也，但古人多不分用　泽泻一两。咸以泻肾，合二苓以去下焦湿热。下焦，水道之委也，与之以出路　滑石二两。色白入肺，甘淡渗湿，此乃决上焦之源而下之　阿胶一两。甘、咸，润滑。益肺滋阴，澄清水道，此又以去水中之浊热

自汗，汗下之过，而热入阳明腑，则津液内涸，而鞕满燥实承气症也，无汗，不汗之失，而热入阳明腑，则热湿相挟，而烦渴溺闭猪苓症也。然此不治阳明腑，而治三焦，三焦水道而相火所行，水道中梗，则上下不行，水道行而阳明之热亦息五苓散主治太阳经热遗膀胱腑，故君泽泻而佐以术、桂。太阳本寒水，故术、桂之温以鼓舞之也。此方主治阳明腑，热湿壅于上下，故君滑石而佐以阿胶，阳明之热盛，故去热为主。然滑石过燥，而阿胶以润之也。本君滑石而主言猪苓，猪，洼下也，湿热所由去也。

桃仁承气汤仲景

治伤寒外症不解，热结膀胱，小腹胀满，大便黑，小便利，燥渴谵语，畜血发热如狂，及血瘀胃痛，腹痛胁痛，疟疾实热，夜发痢疾，畜血急痛。

按：此言外症不解，结热膀胱，则是太阳经热遗腑也。然少腹胀满而小便利，似抵当汤症；而大便黑，燥渴谵语，则畜血热甚。病盖兼阳明腑，而不专在下焦。惟阳明腑热，故燥屎瘀血得结于肠胃而大便黑，且外症不解而脉不沉微，则太阳经邪未退，

其热必兼阳明。

桃仁五十枚，去皮尖，研。苦、甘、辛，润。抑相火，缓肝急，去瘀血，和脾胃　大黄四两　芒硝二两　甘草二两。此即调胃承气汤，以经热干胃腑，故盛热如狂也。然特重大黄使为君，以大黄能逐有形之瘀　桂枝二两。外症未解，故必仍用桂枝，以去经之寒邪。外邪去则内热得舒，脾胃和则热不伤血。大黄、芒硝以荡其热。乃加桃仁以去其瘀，瘀热去而太阳经腑之热自消。此其症在太阳，其治自多主阳明腑也

热挟湿，则水蓄而烦渴，小便不通猪苓汤症；热挟血，则血瘀而燥妄，大便黑闭①桃仁承气汤症；挟湿者，汗不行也汗未透而闭之则内逆；挟血者，液外耗而外邪不退，阴反内伤也邪未退而抑其阳，则阳郁而内逆。有经症而治阳明，内症急也，不治膀胱，胃调邪散，则膀胱之热自平桂枝以去太阳经邪，即可以舒膀胱热结。膀胱热结，何以小便反利，而大便反黑？曰：火迫水急行也。水益急行而血益瘀矣。膀胱当阑门阑门在小肠、大肠之交，上下热逼，血瘀二肠上胃热，下膀胱热。

茵 陈 汤 仲景

治伤寒阳明病，但头汗出，腹满口渴，二便不利，湿热发黄，脉沉实者。

按：但头有汗，身无汗也。头汗热上蒸，身无汗，热内瘀，汗不得泄，挟热成湿，湿热内壅，上渴下闭，乃郁而发黄。黄，脾胃之色。此亦伤寒宜汗，乃不汗而内逆者之过所传变也。

茵陈蒿六两。苦，寒。色黄入脾胃，苦能燥湿除热，而气轻能宣郁解表。主治黄疸　大黄二两，酒浸。酒浸，欲其宣散周布　栀子十四枚，炒。苦、酸。抑相火而达三焦水道

---

① 闭（bì闭）：通"秘"，便秘。《素问·五常政大论》："其病癃闭"。

热湿内郁，莫之或治，乃有发黄。发黄者，为宣其郁而分行其湿，则热除矣。茵陈能汗能降，为君；大黄以泄其湿热自大便出；栀子以泄其热湿自小便出。

导　法_{仲景}

治阳明症，自汗，小便利，大便秘者。

按：言阳明症，则必有热矣。然无承气等症，而只大便秘，则其热固不甚，而津液枯涸，汗愈行，小便愈利，而大便愈秘矣。此不可行攻下，故用导法也。

用猪胆取汁，入醋少许，用竹管长三四寸，以一半纳谷道中，将胆汁灌入肛中，顷当大便胆固相火之腑，而胆汁则苦寒以平相火。醋酸而善入，又以泻肝，且其汁则能润燥，此有热者宜之。

又法：用蜂蜜，以铜器微火熬，频搅，勿令焦，候凝如饴，捻作梃子，头锐如指，糁皂角末少许，乘热纳谷道中，用手抱住，欲大便时去之蜂蜜甘润。皂角通窍，且能软坚，以润而通，此津液竭者宜之。

此为不可攻下者设，然通其下，则热泄而病除。

代赭旋覆汤_{仲景}

治伤寒发汗，若吐，若下，解后心下鞭痞，噫气不除。

按：此以胃气不和而虚气上逆也。噫气，嗳也。

旋覆花三两。咸、苦、微辛。轻而上浮，以降最高之逆气　代赭石一两。苦而重沉，色赤入心，降虚逆而养阴血　人参二两。补益中气　甘草三两。和中补血气　半夏半升。开阖阴阳，通利关节，和调气血。此方实以此为君药，而释者置之不论，不识用半夏也　生姜五两。宣达肝气，涤荡余寒　大枣十二枚。补益脾胃

寒热已解，而痞鞭噫气未除，此大难甫平，干戈初息，而民

之生业未复，民气未靖，民情未安时也。不此时大为抚定，以安厚民生，乱将复起。半夏、旋覆花，所以燮理阴阳而平庶政半夏根生于夏至而成于冬至，旋覆花开于午时而落于子时，俱能达阴气以出之阳，敛浮阳而纳于阴者，故能燮理①阴阳也；生姜、代赭石，所以宣气养血而定民心生姜上行，以宣阳气而荡余寒。代赭石下坠，以降逆气而养阴血，所以治鞭痞、噫气也；人参、甘草、大枣，所以培养基本而厚民生也。病初愈之治如此周扬俊用此以治翻胃、噎症。愚谓：此惟气虚逆者乃或可用，不然，则未容以概施。

竹叶石膏汤仲景

治伤寒解后，虚羸少气，气逆欲吐。亦治伤暑发渴脉虚。

按：解后而虚羸少气，此必由病时壮火食气，故病虽已解，而气未复。气逆欲吐，余热未平也。

竹叶二大把。甘、淡。竹，震象也，而其叶布散于上，实能宣达阳气，以畅于四肢，和于身体。盖阳郁则生热，阳气畅茂条达而不郁，则不热矣。故竹叶能清余热，非寒以胜热之云 石膏一斤。气轻，味淡、微辛。能升清气而达之于表，体重质沉，能坠逆气而降之于下 人参三两 甘草炙，二两。培养正气 麦冬一升。大热之后，肺必受伤，故用以清肺 粳米半升。补敛肺气 半夏半升。血气初安，阴阳未辑，故必用此以通之，不然，恐有心烦不眠，气逆不顺者，不止为豁痰止呕而已

刻方于本方下有"加姜煎"三字。

愚按：仲景方，若用生姜或干姜，则必著明分两，列于方内，无加姜作引而列于方后者，此乃后人所加，非其旧也。

寒之伤人也，肝气必郁，故辛散以助阳，桂枝、麻黄、升麻、葛根是也。及夫内外交争，热必大作，热气内逆，则肺必受伤，

---

① 燮（xiè 泄）：谐和，调和。

故甘酸以补肺，人参、麦冬、甘草、粳米是也。病解而少气或气逆，此肺伤而不能敛气也此症大概承阳明腑病之后，盖伤寒壮热，莫盛于阳明。病传至正阳明，亦不复传他经。故愈后而胃有余热，肺伤未能遽复也。彻其余热，滋其气血彻余热以石膏、竹叶；滋气血以人参、甘草，清肺金，敛肺气麦冬、粳米，而调燮其阴阳半夏。亦承大难之后，而以安静镇之，所谓"解：利西南，无所往，其来复吉，有攸往，夙吉"者也。

吴茱萸汤仲景

治阳明症，食谷欲呕，若得汤反剧者，则属上焦；少阴症，吐利，手足厥冷，烦躁欲死；厥阴症，干呕，吐涎，头痛。

按：此方可统三症云也。云阳明症，则盖①有鼻干、目痛、身热之症，此必经症而非腑症，故有食谷欲呕者。食谷欲呕，则胃有寒，阳明皆热症。惟或胃素有寒，而外寒又犯阳明，则内外皆有寒，虽见身热，不可以寒药治；惟阳争于外，则胃内虚而积寒见，故食谷欲呕。然呕症有属太阳者，太阳呕属热邪，而上焦气逆，故此又言"若得汤反剧者"，则属上焦。呕属上焦，宜用栀子豉汤及葛根之类，非可与此汤。至若少阴之吐利，手足厥冷，则阴寒上逆。而虚阳烦躁，厥阴之干呕吐涎，则阴盛格阳，而胃无气，阴随经上逆，而痛在巅顶，皆危候也。急与此汤，以治中寒，无可疑矣。

吴茱萸一升，炮。辛、苦，热。大补肝虚，疏达阳气，而去阴寒，然性守于下，去肝、肾、脾、胃及冲任之沉寒。此用以为去中寒之君也　生姜六两。宣达阳气于上，且以兼去表寒　人参三两。补益中气，中气足则不寒矣　大枣十二枚。即人参以和胃气。此方不用甘草，急于助阳，不欲其缓肝也

---

① 盖：光绪本作"应"，义胜。

阳明多气血，阴寒犯其经，则多盛热。热邪入腑，则盛尤剧。独是胃素有寒，其阳不足，则有外虽作热，而中已见寒，食谷欲呕，与外寒声气若连结矣如俗言里应外合。此不必问经热，而当急去内寒，与寒入阴经者，固同治也。吴茱萸、生姜，皆补肝主药，复阳气于沉阴之下，则胃中之阳气可充吴茱萸；达阳气于湿土之中，则外来之阴邪可散生姜；佐以参、枣，以厚其土，阳气周治，生意畅遂，寒不上逆，而内外和矣阴不格阳，则不呕逆吐利。

大柴胡汤仲景

治伤寒发热，汗出不解，阳邪入里。心下痞鞕，呕而下利，或往来寒热，烦渴谵妄，腹满便闭，表症未除，里症又急，脉洪或沉、实、弦、数者。

按：三阳皆发热，此汗出而不解，表症未解也。鞕痞呕利，及烦渴谵妄，腹满便闭，皆阳邪入阳明腑，而里症又急也。其脉洪，则阳明脉也；其或沉实，则阳明腑热结；其弦数则少阳脉，而往来寒热则外见少阳症，上呕下利，亦属阳明热结者。胃热上逼则呕，上有寒遏之也；胃热下逼则利，脾之湿无所容也。其无津液则便闭，其为热结一也。此在外之寒淫，已转侵而及少阳，而内作之热邪又内逆而结于胃腑。内外交急，故治之者，亦宜里外兼治。

柴胡八两。味苦而质轻，气浮。色紫入肝，苦坚肾水。而升肝木之气，以浮游舒散，行于经表，祛凝寒，解热郁，为少阳经表药之主　半夏半升。少阳经脉，或出而行于阳明经之外，则近太阳，或入而行于阳明经之里，则近太阴，故少阳经受邪，则有寒热往来，出阳则外实而热，入阴则外虚而寒。半夏，夏至生，冬至成。阴生则敛阳于下，阳生则达阳于上。其性辛滑，能通出入而使阴阳无或扞格，实亦少阳经专药。其生在夏至，则当火暑、土湿之间，而阳已复于根，故在胃腑，则能止呕而去湿，顺气行痰也　黄芩三两。少阳经脉交于阳明，阳明作热，则必上烁肺金，而下洞大肠。黄芩，苦主降泄，所以保肺而清大肠也　芍药三两。酸以泻肝而补肺，少阳胆肝腑也，泻肝即以泻少阳之妄热，且以保肺金，和脾胃。此少阳热盛，而逆入于胃，故以芍药平之　生姜五两。表症未除，生姜以佐柴胡之升表，且宣达胃腑之热也　大黄二两，酒浸。热结胃腑，非大黄无以荡之，或不用大黄非也枳实四枚。非此无以破结气。此二味即承气也。但不用厚朴、芒硝，以表症未解，不欲过为大破大下之耳　大枣十二枚，擘去核。略以厚脾土。凡以去胃热为急，则不用甘草

　　外入之阴邪方深，而阳复内讧，不得不表里兼治。柴胡、生姜，所以祛外侮柴胡为少阳经表药，生姜无专经，以佐少阳也；半夏所以通道使少阳得以出入自如而不郁，阳明得以转输阳气而不逆；黄芩、芍药，所以辑而和之平少阳逆怒之气，使不至于愤张而反暴其内也，大黄、枳实，以锄①其内逆之甚者热之已结于内者，不得不以此攻下之，而大枣又以安厚其内。此从容应变，以弭内外之乱，而不至偏有所伤也。

小柴胡汤仲景

　　治伤寒中风少阳症。往来寒热，胸胁痞满，默默不欲食，心烦喜呕，或腹中痛，或胁下痛，或渴或咳，或利或悸，小便不利，口苦耳聋，脉弦，或汗后余热不解，及春月时嗽，疟发寒热，妇人伤寒，热入血室。亦治伤寒五六日，头汗出，微恶寒，手足冷，心下满，不欲食，大便鞕，脉细者，为阳微结。

　　按：《内经》曰：伤寒三日，少阳受之。少阳主胆，其脉循胁络于耳，故胸胁痛而耳聋②。弦，木象，少阳脉也。少阳脉行出入

----

①　锄（chú 除）：诛灭；除去。
②　伤寒三日……故胸胁痛而耳聋：语本《素问·热论》。

于阳明之间，出阳明外则近太阳，阳外与寒邪争，外实而热作；入在阳明内则近太阴，寒邪乘虚，入争于内，则外虚而寒作矣，故少阳经有寒热往来。愚此说略本《内经》之意。盖少阳伤寒，寒自外侵而畏寒，阳自内距之而膹郁作热，乃阴在外而阳在内，非吾身之外阳而内阴，亦非太阳为寒、阳明为热之说也。若吾身之阴阳则不得有争，吾身之阴寒自争，则又何与于伤寒哉。少阳经本行阳明之里，但有时而行于其外，不得谓少阳行于太阳、阳明之间，且太阳受寒则亦作热，安得谓行近太阳而遂反作寒。此皆由内邪、外邪看不分明，而混之之误也。疟症之寒热往来亦然。然疟症之原，由暑邪积于内，而清邪束于外，暑出与清争，则外实而作热；清入与暑争，则外虚而作寒。此又非必在少阳经，故其发有定时。惟邪所泊，但治之则可通用小柴胡汤耳。少阳胆，木也，木郁伤土，故胃不舒而不欲食；木，火之母也，胆热则心烦、喜呕、口苦，胆气上溢也；或渴或咳，火侮金也；或利或悸，热挟湿也；心火妄则悸，心下有湿则亦悸；妇人热入血室，月经适至，而寒热之邪凑之，则乘虚而入血分，阳微结者，阳结而未甚，不至为结胸承气，然已满鞕矣；头汗恶寒而手足冷，则仍为外寒；脉细亦近于弦，故与少阳经症同治。

柴胡八两。人言"少阳无表"，抑知柴胡、生姜皆表药也。其经既受寒，非表散何以去之，但他经以辛为散表，柴胡独以苦而散表耳。胆固味苦，柴胡以轻虚直达，而能舒布其气耳　半夏半斤。助少阳经脉。以通行吾身之阴阳，使无滞碍，亦是表达少阳经而去其寒闭　生姜三两。此则辛而行表者，所以协助柴胡也　黄芩三两。少阳胆火之气，常多急逆。急而不得遂，则恐逆以侮肺而乘胃，故黄芩以降泄之　人参三两　甘草三两。胆木热急，则恐乘土，故人参、甘草以厚固脾胃，且寒邪入深，非大补其气血，恐不足以胜外侮之邪　大枣十二枚。以协助人参、甘草

呕逆加生姜、陈皮，为外寒上遏，陈皮以助肝气；烦而不呕，

去人参、半夏，加瓜蒌，为内热伤肺，故瓜蒌清肺；渴者去半夏，加花粉，亦以清肺金，半夏之辛，恐其泻肺；若不渴外有微热，去人参加桂枝，覆取微汗；咳嗽，去参、枣、生姜加五味子、干姜；虚烦，加竹叶、粳米；齿燥无津，加石膏；痰多，加瓜蒌、贝母；腹痛，去黄芩加芍药；胁下鞕痞，去大枣加牡蛎；胁下痛，加青皮、芍药；心下悸、小便不利，去黄芩加茯苓；本经头痛加川芎；发黄加茵陈。用方固宜临症加减，但此则觉未尽协，恐非仲景旧法也。

　　寒邪自阳明经，又入肌里，则传足少阳<small>少阳经又次阳明之里</small>。少阳经行于胁，上行入耳，故病则胸胁痛<small>寒束之而不得舒也</small>，耳聋<small>寒闭之而阳气窒也</small>。阴寒逾阳明而入，则外虚而寒；阳气逾阳明而出，则外争而热。故疏达阳气，以逐其内犯之阴寒<small>柴胡宣达少阳之气</small>，而半夏、生姜佐之；降泄炎蒸，以平其本经之愤怒<small>黄芩以降泄膻中之火。李时珍谓：黄芩亦少阳药。盖少阳经相火所行，降火即是泻少阳。少阳用黄芩，犹太阳之用芍药也</small>。治法与他经同<small>仲景曰：伤寒脉弦细，头痛发热者属少阳，不可汗，汗之则谵语，盖脉弦细属少阳；而头痛发热则有似太阳，恐人误以麻黄桂枝大汗之，则津液亡而热邪因之入胃。然此方用柴胡、生姜，则何尝不汗，但汗之在少阳而有节耳。又曰：少阳中风，耳聋目赤，胸满而烦，不可吐下，吐下则悸而惊。盖耳聋、目赤属少阳，而满烦则微似太阳及阳明腑，恐人因误用吐下而至惊悸耳。然少阳之烦满，与太阳、阳明腑本不相涉，若使少阳涉阳明腑，则未尝不用大黄、枳实。大黄、枳实，独非下乎，说者谓胆为清净之府，无出无入，故汗、吐、下三法皆不可施，法宜和解。愚谓：胆无出入固也，然经则何尝无出入，且此病在经不在胆腑也，安得谓胆无出入，故不可汗、吐、下哉。且寒犯少阳，以有胸胁满痛、目赤耳聋之症，则阻抑吾身之阳，而使不得舒畅者，皆外至之寒淫，而今曰和解，其将使吾身少阳之气与外至之寒淫和乎，则是汉之和亲匈奴，宋之纳币辽金也。其谓和吾身之阴阳乎，则外淫方深，断无舍外淫不攻，而独言和其内者。而"解"之一字，又将何说，"和"之一字，仲景固每言</small>

之，然非此方之谓，亦大非如今人和解之说。但寒淫愈深，吾身之正气愈弱，故不但用甘枣而重加人参，所以固太阴之守少阳再传，则入太阴矣，而益敦内治也脾胃，后天气血之本也。

本方加桂枝，治伤寒六七日，发热微恶寒，支节烦痛，微呕，心下支结，外症未去者。本方除黄芩、甘草，加桂枝、茯苓、龙骨、牡蛎、铅丹、大黄，治伤寒八九日，下之胸满、烦惊、小便不利、谵语、身重不可转侧。

按：此以胆邪而延及心君也，故加补心之药。本方去人参、姜、枣，加桂枝、干姜、花粉、牡蛎，治伤寒汗下后，胸胁满微结，小便不利，渴而不呕，但头汗出，往来寒热，心烦者。此亦表里有邪，而且犯心君，故表里兼解也。亦治疟发寒多热少，或但寒不热者。

按：此乃仲景加减之本法。

柴胡加芒硝汤仲景

治伤寒十三日不解，胸胁满而呕，日晡潮热，已而微利。此本柴胡症，医以他药下之，非其治也。潮热者实也，先宜小柴胡汤以解外，后以加芒硝汤主之。

按：十三日则再传经尽矣，仍见少阳经症，是少阳之寒邪未解，兼见阳明实热，是由误下而热入阳明腑也。故仍用柴胡汤以表之，而后用芒硝以下之。

即小柴胡汤加芒硝六两。热邪入胃腑，至经再周，其热虽不甚盛，而积久则结矣，故每日晡而潮热至，非芒硝无以软其坚而下之，又毋谓"病关少阳，则无下法"也。

此为少阳误下，热入胃腑，病不即见，然表症犹在，而腑热以久而结者，故内外两解，为软其坚而下之其热不盛，故用芒硝而不用大黄、枳实。

半夏泻心汤 仲景

治伤寒下之早，胸满而不痛者，为痞，身寒而呕，饮食不下，非柴胡症。又曰：伤寒五六日，呕而发热，柴胡症具，而以他药下之，柴胡症仍在者，复与柴胡汤。此虽已下之，不为逆，必振振而蒸，却发热汗出而解。若心下满而鞭痛者，此为结胸也，大陷胸汤主之。若满而不痛者，此为痞，柴胡不中与也，宜半夏泻心汤。

按：胸满喜呕，不欲食，作寒，柴胡症也。然满而不痛，身寒，饮食不下，则非柴胡症矣。此亦少阳误下，而寒邪并入，但寒邪不入胃腑，则客处膻中而成虚热者。其本已衰，故补土以固其本。

半夏半升。通理阴阳，调和上下，辛滑以散阴寒而出之，理阳气而顺之 黄连一两。降少阳之逆 黄芩三两。泄肺之逆，客邪在胸，胃气拒之，格而成热，心肺并热，故用芩、连 甘草炙，三两 人参三两。大补其中，与小柴胡汤意同 干姜三两。以误下者阴寒也，且有身寒之症。恐寒且内侵，故于甘草、人参、大枣队中加入干姜，以火暖其中，犹附子泻心汤之意 大枣十二枚。以佐人参、甘草

此方异小柴胡者，以黄连易柴胡，以干姜易生姜耳。病不在经，无庸柴胡、生姜之表；阴阳否隔，故推半夏为君此谓膻中与胃中相拒格耳，非谓内热与外寒痞隔。惟黄连以泄其虚热，干姜以暖其脘中胃中，正气厚而和，微逆之阴自散云尔本方除人参，再加甘草一两，治伤寒中风，医反下之。下利谷不化，腹中雷鸣，心下鞭痞而满，干呕心烦，医复下之，其痞益甚。此非结热，但以胃虚，客气上逆，故使鞭也。本方加生姜，治汗解后，胃中不和，心下痞鞭，干呕，嗳食臭，完谷不化，胁下有水气，腹中雷鸣，下利。

按：此乃胃气受伤而作虚热，且协水气也，加生姜以舒散之。

理 中 汤 仲景

治伤寒太阴病，自利不渴，寒多而呕，腹痛粪溏，脉沉无力，或厥冷拘急，或结胸吐蛔，及感寒霍乱。

按：《内经》云：伤寒四日，太阴受之。太阴脉布胃中，络于嗌，故腹满而嗌干①。太阴脾经也，其经脉布胃中，故凡腹满而吐，食不下，自利腹痛，皆太阴病。然他经亦有自利，多属之热，热而自利者必渴。此自利不渴，乃阴寒也，胃有寒有热，皆使气逆而呕，三阳经皆有呕症，此则寒多而呕，其呕自觉中寒也。寒热皆有腹痛粪溏，然热痛则作止不常，寒痛则常痛不止。又太阴痛在大腹，少阴痛在少腹，厥阴痛当脐下。寒入三阴，则皆脉沉，太阴脉沉缓，少阴脉沉细，厥阴脉沉涩，其无力为寒，或有沉而实数者，则仍是热邪也。脾主四肢，寒彻于脏则厥冷拘急，然亦有阳盛格阴而厥者，则必或渴，或小便赤，或脉沉微而数，或六脉不见，而冲、任、太溪见实数，不然则必寒厥也。结胸症多由太阴误下，而太阴亦有结胸。太阴脉行于胸而上络嗌，要其结胸必且吐蛔也。要辨之以脉之沉缓为主。霍乱多暑热之症，然猝寒亦有霍乱，以其中先有湿热者。

寒入三阴，寒淫之阴甚烈，而吾身之阳甚衰，以致三阳之经皆不足以拒寒，而寒遂深入。寒在阳经，吾身之阳，犹能作热，以与寒争，至少阳则阳已衰，而寒热往来，至入三阴，则阴寒同类，不复作热，而惟见寒病矣。间有热邪传入阴经者，要亦溃北之余，因乱为寇，故谓之热邪。治此尤宜急于补正，医家因三阴症，有寒有热，因分而二之。谓寒者为直中寒邪，谓热者为传经热邪。夫寒之伤人，以渐而入，未有升堂而不由门，入室而不由

---

① 伤寒四日……故腹满而嗌干：语本《素问·热论》。

户者，安得有直中之说。若使果直中寒邪，则中寒而猝死矣。又安得从容而历三阴，其有两感者，则亦阳急之甚，脏腑皆虚，故经病而脏遂并病。此在《内经》，仲景皆以为不治，学者其勿以为智过前人也。

白术陈壁土炒，二两。甘、苦，温。补土燥湿，为太阴君药　干姜炮，一两。苦、辛，热。中守以大暖脾胃　人参一两　甘草炙，一两。补脾胃，滋血气

自利腹痛加木香；不痛，利多者倍白术；渴者倍白术；倦卧沉重，利不止，加附子；腹满去甘草；呕吐去白术，加半夏、姜汁；脐下动气去术加桂，悸加茯苓；阴黄加茵陈；寒结胸加枳实。

愚按：此方去术则岂可复名理中，非仲景旧法也。又方下有每服四钱，亦非原文。

本方蜜丸名理中丸，仲景曰：大病瘥后，喜唾，久不了了，胃中有寒，宜理中丸温之。

寒邪自少阳经不已，而更入于阴，则传足太阴太阴又次少阳之里。太阴经属脾，络胃上行出膈上，上络于嗌此皆行腹中，故三阴经病皆在内，故病则腹痛、自利、寒呕，太阴脾也。脾主四肢，故病则厥冷拘急。寒循经而上，则结胸吐蛔。寒淫入里，阳不能争，则无复作热，有寒而已。君以白术，佐以干姜，所以去其内据之寒淫或谓以人参为君，此大非也，加以人参、甘草，所以扶其就衰之正气。大难已靖，正气日强，寇亦孤军深悬，一战而歼则四境皆安，此所谓理中。中，脾土也本方加附子一枚，名附子理中汤。治中寒腹痛、身痛、四肢拘急。

按：此则所谓直中者，本方加桂枝倍甘草，名桂枝人参汤，治太阳表症不除而数下之。协热而利，心下痞鞕，表里不解者。

按：此则亦热邪之入阴经也。

大建中汤《金匮》

治心胸中大寒，痛呕，不能饮食，腹中寒气上冲，皮起出，见有头足，上下痛而不可触近者。

按：心胸中大寒痛，呕不能饮食者，谓心胸之间，寒气填溢，作痛逆呕，而妨于饮食也。痛何以见其为寒，以痛常在，而呕见冷气也。呕见冷气者，胃中之寒逆而上冲也。呕有寒有热，皆呕者，能自觉之。心胸非受寒之地，胃中亦盛阳之腑，惟太阴受寒，而冲脉积寒，并动胃腑，阳气衰微，太阴经脉，固络于胃而上行，故腹中寒气上冲而逆呕。心胸间亦冷气填塞，阳不得舒而痛结于胸，见有头足，自腹中而上于胸，时觉其上冲而动也。此即寒结胸之重者。

蜀椒二合。辛热而气味重，下沉，润命门，补肝木，行相火。上行以温暖脾胃，体质轻浮上达，升胃中阳气于膻中，能去冲脉之沉寒，达三焦之阳气　干姜四两。中守，温以去脾胃之寒　人参二两

煎去滓，内饴糖一升甘以补之，滑能去壅，米汁变化所成，大能养阳滋阴，建中以此为君药，微煎，温服。

脾胃得命火之温，而后能消纳饮食，蒸化气血，蜀椒所以益命火而宣达其阳也不用附子而用川椒，以其能升达阳气以布于膻中，因寒气上冲逆呕，胸中寒结而设也。分两甚轻，寒在脾胃，意重建中，资川椒以为用耳。膻中得胃气之输，而后能宣布条达，喜乐出焉。干姜所以暖胃气，而驱除其冷也不用生姜而用干姜，以寒犯于脾，宜暖其胃，寒邪不在阳经，则无事其表散也。胃腑盛阳，寒淫匪能轻犯。寒入三阴，而后犯之，以气血衰而阳气弱也，故人参补之人参补脾而滋气血，以对阴寒言，则吾身之气血皆阳也。阴寒郁塞凝结，使阳气不得舒，乃至于上下痛作，不可触近，非使人参大补气血，而干姜以逐之，川椒以行之，则何以能去结聚之寒，今人每言"痛无补法"，则何不取仲景之书读之。君之以

饴糖，以养脾胃，资变化，滋气血，润阴燥清而枯也，化坚结胶饴之类，凝而善化，滑而善行，皆能化坚结积聚，而饴之甘则补土也。此所以建中，中立而正气行，气血足，寒淫自散，不为病矣建中汤以饴为君，今人或用此方而不用饴，则无所谓建中矣。不用炙甘草，以用饴则不复用甘草。此方所言治症，明有呕字，则正以寒呕故用饴，而今人每言呕家不可用建中，抑何其与仲景之书大相背也。

小建中汤仲景

治伤寒，阳脉涩，阴脉弦，腹中急痛；伤寒二三日，心悸而烦；通治虚劳悸衄，里急腹痛，梦遗失精，四肢酸痛，手足烦热，咽燥口干，虚劳黄疸。

按：阳脉以寸言，以浮指言；阴脉以尺言，以沉指言。阳脉见涩，木之郁也，木郁火妄，则有悸有烦；阴脉见弦，木侮土也，肝木侮土，则腹中急痛。凡腹中急痛，则必肠鸣而泻。此亦太阴病，而非寒邪之犯太阴，乃脾胃素虚，三阳经上郁于寒，而虚热转陵脾土。故在上则心气虚妄，而或悸或烦；脾虚而气血不足，则虚热也；在下则腹中急痛，太阴为热所逼，而不能敷化。此必仍桂枝症，外寒故仍从表，内弱故小建其中。

桂枝三两。此仍是桂枝汤，但重芍药而加饴耳。既曰"伤寒阳脉涩，阴脉弦"，又曰"伤寒二三日"，则是生气方郁，必当是用桂枝，无用肉桂之理。吴鹤皋谓"当是肉桂"，其说非 生姜二两。助桂枝以发表 芍药六两。以热犯太阴，而内又不足之故，故重芍药以敛阴和脾。凡腹中急痛者，热内迫也 甘草一两，炙 大枣十二枚

入饴糖一升，微火解服饴糖为君，所以建中。为肝气郁而脾受侮，故饴以补脾而缓肝；为汗液泄而津内枯，故饴以润之；且资其变化，以滋气血，则膻中之气舒，心血亦足，而烦悸可除，急痛可解。此用甘、枣矣，而复用饴糖者，此不得遽用人参，则甘、枣以厚本，而滋润变化，则重恃饴糖也。

此为阳气未能胜外寒，而妄热反侮太阴者设阳脉涩，阳气未能胜寒淫；阴脉弦，妄热反内侮太阴也。脾主荣血，津液外泄，则脾血益虚，热乘其虚，故腹中急痛；脾血不足，则心悸而烦。凡热逆入胃则为实热，阳明症之腹满、实痛而心烦者是；热逆乘脾，则止虚热。此症之腹中急痛而烦悸者是。若寒邪入太阴，则脉沉迟，而腹痛自利，四肢厥矣。仍桂枝以御外侮，重芍药以杜骄悍，君饴糖以厚内政，亦建中而御外之治也其所通治杂症，亦皆和荣卫，厚脾胃，补虚寒，靖妄热而已。本方加黄芪一两半，名黄芪建中汤，治虚劳不足，亦治伤寒汗后身痛、表虚、恶寒、脉迟弱者，其意同。

桂枝加芍药汤仲景

治太阳误下，腹痛，属太阴症。

按：卫气实而误下之，则逆为结胸，为承气；卫气出于胃，故逆则阳明也；荣气虚，津液泄，而误下之，则虚痞，则腹痛；荣液出于脾，故逆则太阴也。太阴腹痛，或表症犹存，或无表症，要仍舒畅其阳，但宜加意敛阴，以此乃误下之热邪，非寒淫也。

即前方不用饴糖。

非由误下而见太阴病，脾本虚而热邪侮之也，故急建其中；由误下而见太阴病，热邪逆而脾本不虚，则加意敛阴而已。

四逆汤仲景

主治少阴伤寒；通治三阴伤寒，身痛腹痛，下利清谷，恶寒不渴，四肢厥冷；或反不恶寒，面赤烦躁，内寒外热；或干呕，或咽痛，脉沉微细欲绝。

按：《内经》云：伤寒五日，少阴受之。少阴脉贯肾络于肺，系舌本。故有口燥舌干而渴。[①] 然大抵寒入三阴，症多相似。而

----

① 伤寒五日……口燥舌干而渴：语本《素问·热论》。

少阴居太阴、厥阴之间，少阴，肾也，又为寒水之主。故少阴病，每并三阴。此汤通治三阴，犹白虎汤之主阳明，而亦通治三阳也。三阴多腹痛自利，但太阴痛在大腹；少阴痛在少腹；厥阴痛当脐下。太阴自利，手足微寒；少阴、厥阴自利，则身冷。四肢厥冷者，则多在少阴、厥阴，以寒邪凝涩于内，则阳气不能敷布周身，手足居四末，阳气尤远而微，故逆冷也。下利清谷，内寒甚也。太阴之寒利，而未必下利清谷。少阴、厥阴，乃至下利清谷，盖肾命并居，肾寒则命火无气；肝行相火，肝寒则相火不行；命门相火既微，则脾胃如冷锅，而水谷不能化矣。寒彻于内，故复恶寒。少阴有渴，而不渴者，寒甚阳微，则不渴也。然此寒见寒症也，其有反不恶寒，面赤烦躁，或干呕，或咽痛者，则阴盛于内，而格阳于外也。浮阳无根，上逆于贲门则干呕；循经而上系舌本则咽痛；口燥舌干而渴，此皆阴盛格阳之故。顾此何以辨其为内寒，则以脉沉微、细欲绝也。三阴脉皆沉，而太阴脉沉迟，少阴脉沉细，厥阴脉沉涩。其有沉紧、沉数，要皆属寒。沉微而数，则内寒尤甚，惟有力乃见为热。太阳症具，亦有脉沉。脉沉则从寒治，以内为急，与阴盛格阳同也。仲景曰：伤寒，医下之，续得下利清谷，腹满身痛者，急当救里，宜四逆汤。清便自调，若但身痛者，急当救表，宜桂枝汤。盖身痛之寒犹在表也。

又按：四肢厥冷，有阴厥、阳厥之别。"厥阴篇"大汗出，热不去，内拘急，四肢痛，下利，厥逆而恶寒者，用四逆汤，此亦阳经病在而内已阴寒者；若厥阴症具，而脉沉数有力者，则为阳厥，皆阳经误下，而阳邪入里之故，有宜用承气汤者，要其厥冷虽同阴症，而其腹痛自利，则自不同，不下利清谷也。或分传经热邪，则为阳厥；直中阴寒，则为阴厥。其说大非。凡三阳有厥多溺赤，皆由误下之故，无所谓传经热邪之说。

附子一枚，生用。辛、甘，热。补命门火，为少阴、厥阴去寒之专药。少阴肾与命门并居，厥阴肝为相火所行，命门之元阳盛，则阴寒自消。附子用热，则守而专于补，用生则行而兼能表，且生则性尤辛烈。此用以大攻沉寒。又外有身痛恶寒，或阳格于外之症，故用生以兼行于表也干姜一两。辛，热。润命门，补肝暖脾胃。凡用生姜，则专主行表而发宣阳气；用干姜，则能守于里而攻彻内寒。此不欲其过表，故用干姜也甘草炙，二两。此用甘草为君，以姜、附过峻，故以甘缓君之，而相以姜、附，则甘草亦行于下焦。经曰：寒淫于内，治以甘热。则此正其治也

冷服恐寒淫格而不受，故冷服以投之，热因寒用也。面赤者，格阳于上也格，扦格也。阴据于内以拒阳，而浮阳不得所归也。加葱九茎以通阳葱，通也。其叶中空，而味辛气薰性温，故能通彻阳气，升补肝木。此寒淫于内，以格阳于外，而甘草、姜、附皆下沉以攻内寒者，犹恐寒格在中，不能使外阳来复以相合，故用葱以合内外而通之。非取其发表也。

再加干姜二两，名通脉四逆汤。治脉沉细而伏不见，四肢寒厥甚者。

腹痛者，真阴不足也，加芍药二两以敛阴；咽痛者，阴气上结也，加桔梗一两，以利咽；利止脉不出，加人参二两，以助阳补气血；呕吐加生姜二两，以散逆气。

寒邪自太阴经而益下，则传足少阴。少阴经属肾，络膀胱，上行出膈上，络心肺，挟咽，系舌本，故病则格阳于上面赤、烦躁、干呕、咽痛，皆格阳于上也。少阴，肾也，肾为寒水之主，而与命火并居。寒淫及此，寒与寒并，命火衰飒，阳气不行，故脾胃不温，而腹寒痛，下利清谷，血气凝涩而身痛，四肢厥冷，阳不能争，则或游散于上而已心、肺上焦之阳，与肾命相隔不通也。甘补土以胜水君以甘草，热助火以胜寒附子、干姜；辛润肾而补肝，使阳气通彻于

上下生附子以行于内，生葱以通于外，元阳盛而阴慝①消，阴慝除而浮阳自敛也本方加白术、大枣，名术附汤，治风湿相搏，身体烦痛，及中寒发厥心痛。本方除干姜，加芍药三两，名芍药甘草附子汤，治伤寒发汗不解反恶寒者，虚故也。

按：此言虚者，荣卫之气皆虚，故附子以复其阳，而芍药以敛其阴。

干姜附子汤 仲景

治下后复汗，昼躁夜静，不呕不渴，无表症，脉沉微，无大热者；又治中寒厥逆，眩仆无汗，或自汗淋漓，及外热浮，烦躁，阴盛格阳。

按：下后而复汗，则阳几亡矣。其昼躁夜静者，浮阳外扰也；脉沉微无大热，知寒淫之内据，而外扰为虚阳矣。中寒之症，必其人阳虚已甚，或劳役未已，而遇严寒猝冷乃有之。故中寒不发热，无传变，无汗者，阳微不能作汗也，自汗淋漓者，阳游散而欲亡也。

即前方除甘草推附子为君。

浮阳外扰，急复以姜、附之辛甘；阴寒猝乘，更无庸甘草之甘缓本方加当归、肉桂，入蜜和服，名姜附归桂汤，中寒服前方后，服此以逐荣分之寒。再加人参、甘草，名姜附归桂参甘汤，服前方后，服此以滋气血。

白 通 汤 仲景

治少阴病，下利脉微者。

---

① 阴慝（tè 特）：指阴气。《后汉书·马融传》："至于阳月，阴慝害作，百草毕落，林衡戒田，焚莱柞木。"李贤注："《左传》曰：'唯正月之朔，慝未作。'杜注云：'慝，阴气也。害作言阴气肃杀，害于百草也。'"

按：此凝寒之极，而脉不能出也。

即干姜附子汤加葱四茎急复其元阳于寒水之中，以葱通而行之。白通谓葱也。

白通加人溺猪胆汁汤仲景

前症服白通汤，利不止，厥逆无脉，干呕而烦，服此汤后，脉暴出者死，微续者生。

按：服前汤而利不止，且至厥逆无脉，则命火几绝矣。其干呕虚烦，皆命火之浮阳虚焰，势将散而一发以尽耳。少阴水脏，寒逼命门，故其症之危若此。然犹幸其存此浮焰，或可续而嘘之，使之复炎。故服此汤而脉微续者，犹可复生。若服此而脉暴出，则如俗所云"灯火复明"，必一发而尽矣。

即前方加人溺五合。人溺出于膀胱。膀胱，肾之腑也。人溺，水也。历上焦、中焦之蒸化，而后达于肾腑，则能引上焦浮散之火，以下复于命门。又寒水方凝结，而溺之咸能软之，非徒取其与阴同类，而用之为引也　猪胆汁一合。胆味苦寒，然相火所行也。苦则能降，是能引上焦妄行之相火，以下复于肝胆，亦非徒取为反佐而从治也。此其用意之微，体物之精，非后人所能与

合煎服腹痛者，真阴不足也，去葱，加芍药二两以敛阴；呕者，加生姜二两以散逆；咽痛者，加桔梗一两以利咽；利止脉不出，加人参二两以复其阳。

寒并少阴，霜雪凝闭，命火郁塞，生意式微①，根荄②已难保合，而枝杪③徒作荣华自利不止，脉微欲绝，而虚阳上格，干呕虚烦。此殆尽之势也。姜、附以峻补其阳，葱白以宣达其气，所以回元气

---

① 式微：指事物由兴盛而衰落。
② 根荄（gāi 该）：亦作"根垓""根核"，植物的根。
③ 枝杪（miǎo 秒）：树木枝条的梢头。杪：原作"秒"，据文义改。

于冰雪之中，而布阳春之命，而犹有不应者，上剥之阳难返，下复之朋未来也，然非姜、附无为用矣此时参、芪、茱、桂，皆不足以代姜、附。仍白通以救命火之微，而达之于上；加溺、胆以回少阳之焰，而引之使下三焦及胆，皆少阳相火所行，胆火浮而心烦，三焦火浮而干呕，人溺所以引三焦之火而下之，以会于肾命。胆汁所以引胆之火而下之，以复于肝胆，非为其寒也。不然，降火之药多矣，何以用人溺、胆汁乎。上下之阳气宣通，庶阴寒不能间，而春令可行，生意可复欤用四逆加人参一两，名四逆加人参汤，治恶寒脉微复利；利止亡血，再加茯苓六两，名茯苓四逆汤。治汗下后，病不解而烦躁。

真 武 汤 仲景

治少阴伤寒，腹痛，小便不利，四肢沉重疼痛，自下利者，此为有水气，或咳或呕，或小便利，及太阳病发汗，汗出不解，乃发热、心悸、头眩，筋惕肉𥆧，振振欲擗地，气虚恶寒。

按：腹痛自利，阴症类然。然此言少阴病，则脉沉而细，心烦昏寐，欲呕不呕，咽干而渴，诸症之见也。阴病四肢寒厥，此言沉重疼痛，则寒挟湿在四肢也。下利而小便不利，命火微而脾胃不化，则水谷直下，膀胱无阳，则水不前渗也，故为有水气。水气逆涌上侵，则或呕或咳。少阴自有呕症，然干呕与水呕自有不同。或小便利，水蓄满而自通，时或不禁也。太阳膀胱，本与少阴肾相表里，太阳汗出不解，则是外寒未去，津液从阳妄行，肾之真水亦以不居，外寒未解，则汗出又未快，由于逆蓄于中，在膻中则水漾漾而心悸，随经以上溢，则上头而头眩，妄行于筋肉之间，则水气挟热而沸动无定。是以筋惕肉𥆧，振振欲擗地。凡肉𥆧皆水热相挟，非荣虚液少也。汗多则气虚，邪未解则恶寒，此肾及膀胱。动为虚热而不能摄水，故水气妄溢之症，非汗多亡阳之症。若亡阳则当养荣固气，而不当渗湿利水矣。

真武当是"元武"，改"元"为"真"，乃宋人避君讳也，以青龙汤、白虎汤例之可见。

附子一枚，炮。润命门，暖肾脏，去沉寒，行积水。熟用则能守而引妄火以归元 白术二两，炒。暖脾胃，燥积湿，补土以制水。盖肾经受寒，命门火衰，则脾胃不温，而水气不化。此病之所以有蓄水也，火衰于下，则反乘水气以溢于上，而有呕有咳。水不下泄，火不归元，于是而寒胜则四肢沉重而心悸，火妄则筋惕肉瞤而心烦矣。故附子以补火之元，而白术以除湿之源，且亦合以除少阴之寒也 茯苓三两。淡以渗湿，且能凝聚肾气，以敛下焦之水而行之 芍药三两。寒乘于肾，乃肾水之不足，非肾水之有余。然肾方受寒，而寒又挟水，则肾水非可滋，故芍药以敛真阴，敛肺金即以生肾水，肾气足则有以摄水而水不妄行，真水与元火相安，水气自消，而寒淫亦以退听 生姜三两。热可胜寒，辛能行水，此用生姜者，四肢方有水气，则此欲其行也

水寒相搏，咳者加五味子、细辛、干姜；呕去附子加生姜一倍；小便利去茯苓；下利去芍药加干姜。愚谓：此加减法似皆难名真武。

少阴肾，水脏也，而对化为火子午少阴君火。子，肾水也；午，心火也，且元火所都也命门火也。火得水而静，则不妄炎；水得火而行，则不妄溢。少阴为寒淫所乘，则壹于寒凝，而无以摄周身之水，水气不行，随在而溢逆于肺则咳，逆于胃则呕，蓄在四肢则身重而痛，溢而下则大便自利，不循故道则小便不通，润泽不上蒸则渴，其挟于妄热则荡沸而心为之悸，筋为之惕，肉为之瞤，要皆肾不能摄水之故耳。命火失依，浮焰欲散所以上反见热，是水火皆失归也。壮命火以胜寒淫附子为主，白术佐之，敛真阴以滋元水元水，肾水也。芍药以敛金滋水。苦以燥之白术，淡以渗之茯苓，辛以行之生姜，使寒水行则不寒矣，而命火亦复附子能引火以归，元复归则不热矣。方名真武，龟伏蛇蟠，坎离交媾坎谓肾水，离谓命火。肾得阳而能摄水，外寒无所容而自散

肾虚则外寒乘虚而据之，肾实则外寒无所据，水气行而寒淫亦散。火之光怪，亦以消矣命火不妄行，得水为依也。腾蛇主光怪，得龟而蟠。蛇蟠首必向壬，相火无依，亦光怪百出，及宅于命门，与肾为依，则怪病亦息矣。

水气之病，惟太阳、少阴有之。二经皆主水，太阳之水气作为汗液，汗液不得泄，及泄而不快，则寒挟水而入蓄于中。然自表入也，小青龙汤行之；入而内伏，则十枣汤攻之。腑主外也，少阴之水气以润泽于筋骨之间，外寒乘肾而挟之，则水凝而不得行，故真武汤行之。然一脏一腑，表里虚实相乘，故太阳、少阴病，其主治多有相通者。

附 子 汤 仲景

治少阴病，身体痛，手足寒，骨节痛，脉沉者；及少阴病得之一二日，口中和，背恶寒者。

按：脉沉身痛，少阴病固然也。手足寒，骨节痛，则寒凝于骨矣。此气血虚寒之至，故寒邪得而及此。然脉沉而未至于微细欲绝，则脉气犹行，故补正即可以祛邪。或谓此非外感之寒，则不然也。至若少阴得病于一二日，则亦少阴虚甚，故不及传经之期，而寒已入之。其口中和，则以见病不在阳经；其背恶寒，则以太阳经行于背，与少阴相表里，且督脉诸阳之主，背独恶寒，阳虚为甚也。此症如今人所谓"夹阴伤寒"者。

即前方去生姜，加人参二两。

寒水凝于骨，非姜所能行，且不欲重散其阳，加人参以大补气血，则附、术之祛寒，大有力矣。

寒淫挟水，则生姜以行之白术、茯苓皆渗水之药，而辛热以行之者，则生姜也。而汤名真武，主水脏立名也纳行者于归藏之中。寒凝入骨，则人参以资化附子以回阳，芍药以敛阴，术、茯以渗水，惟加人参以厚阴阳之气化，则真阴、真阳壮，虽入骨之寒亦可消矣。而汤名附子，主命门

元火也^{虽人参亦以助附子之力，此厚所藏以立行之本也。}

方意与人参白虎汤略同，皆主背畏寒，而白虎治壮火之食气，真武治严寒之伤气。气，阳也。背，太阳，阳之督也。皆加人参以补气，补阳之伤也。其寒、火之辨，则壮火口必燥渴，寒则口中和也。

四 逆 散^{仲景}

治伤寒少阴症，阳邪入里，四逆不温，或咳或悸，或小便不利，或腹中痛，或泄利下重。

按：四逆腹痛自利，及小便不利，皆少阴症固然，兹何以辨其为阳邪入里，阴邪自利无后重，惟阳邪客于下，乃有后重。热泻有声而急，寒利无声直下。热痛或作或止，寒痛微微常痛。又寒厥通身并痛并冷；热厥身不冷痛，独手足不温也。此言少阴症。阳邪入里，言少阴症具，而热邪并入为病。阳邪何以入少阴，必三阳误下，或太阳联入少阴，非如传经阳邪之说也。

柴胡^{少阴亦用柴胡，柴胡味苦而轻，色黑而紫，固能坚肾水而升表相火，以宣达阳气于上者。阳邪陷入阴中，故用此以拔而出之} 芍药^{炒。阳邪入里，以阴虚而不能敛固，故用此以敛之} 枳实^{麸炒。阳邪结于下，故致小便不利，而泄利下重。故用此以破之，且枳实亦能敛阴} 甘草^{炙。甘热可治寒淫，且和阴阳}

咳加五味子、干姜，并主下利；悸加桂枝，以散阳邪于上；小便不利加获苓，以渗水气于下；腹痛加熟附子，以胜阴寒于中。

等分为末，水调服^{泄利下重加薤白以行滞气，利大肠}

少阴而有阳邪，或阳经误下，或太阳并入也。阳邪而仍四逆，其症究属阴寒，而寒热并居于经，未能相胜。少阴固水火并居之地也^{在少阳则寒热往来，在少阴经则不然者，阴静之地则不争也。}四逆则虽有阳邪而不可下^{已四逆矣，而更下之，则寒淫独治矣，阳结则亦不容}

不下结热不行，则阴寒亦不解。升其内陷之阳柴胡，敛其不足之阴芍药。真阴不足，则寒凑之，而热亦乘之，而破热以苦枳实。胜热以甘甘草，此亦阴阳两解之治也治法略与少阳之小柴胡汤同。

桃 花 汤仲景

治少阴病，二三日至四五日。腹痛，小便不利，下利不止，便脓血者。

按：腹痛下利，少阴病固然，兹则下利不止，而至于便脓血，则是阴阳并伤，而下焦不能自固也。盖腹痛自利，此寒淫入于少阴，乃未及传经之期。而少阴遘病，则阳邪必有进入于阴者，是以血气并伤于大小肠，而下利脓血，则热邪之并入下焦者，顾下焦不能自固，则肾之虚已甚，而血气两伤，则阴阳下脱矣。故仲景治此，但以固其脱为主，而寓阴阳两解之政焉。

赤石脂一斤。甘、酸，温，涩。甘则能补，酸则能敛，而重沉入于下焦，故能补敛下焦之气血。又其性脂润而胶固，故为止脱之专药也。顾此症在成无己、程郊倩则以为里寒，在王肯堂、吴鹤皋则以为传经之热。而此药亦或以为热，或以为寒，使后学将何所适从。愚谓：传经热邪，直中寒邪之说，此盖确乎不然。三阴之有阳邪，由于误下。若此症之腹痛下利，明是少阴寒淫，是以下焦不能复固，与阳经之热逼下利，自有不同。若以为热邪，则仲景宜用攻而不当固敛矣。但寒淫则不当有便脓血之症。是此之便脓血，固明是挟热，而独归之里寒者亦未是。故愚谓此为阳经误下，则热结下焦，而肾本虚寒，则阴寒亦乘间入之，是以相迫逐而下利不止，利脓血也。至于赤石脂，其性固温而非寒　干姜一两。以下利不止，下焦虚寒，故用干姜以胜寒淫　粳米一升。甘、微酸，微寒。以便脓血是热伤大肠，故酸以敛阴，寒以胜热，而甘以补之缓之，且和脾胃之气。大肠与肺相表里，故用粳米为补敛，治肺法同也

经病固寒热并，寒入阴经，则阳衰而不能并。然阴经亦有挟热者，则阳邪逆入见非由传经而入。而阴寒亦并乘之，非循序也。

顾阳邪而逆入于少阴，则阳之穷，阴寒而逾入于少阴，则阴之极少阴之内，尚有厥阴。然厥阴则阴尽阳生，而少阴寒水，尤阴寒之至也。利不止而下脓血，是龙战于野，其血元黄也，两败俱伤。此时之参、芪、姜、附、芍、连、粟壳、诃子，皆难措用此少阴伤寒病，与杂病之下利脓血不同。寒热补涩，皆彼此相妨也。故惟用赤石脂之重沉入下焦、敛固以收脱、甘温以保阳而胜阴寒、腻润以滋阴而破热结，以两救之。而佐以粳米此时谷气之养，胜于参、芪，助以干姜以救虚寒，使阴阳之气稍复，而后补养可随施。此扶危定倾之道也。

赤石脂禹余粮汤仲景

治伤寒服汤药，下利不止，心下痞鞕，服泻心汤已，复以他药下之，利不止，医以理中与之，利益甚。理中者理中焦，此利在下焦，赤石脂禹余粮汤主之。复利不止者，当利其小便。

按：伤寒服汤药，而致下利不止，心下痞鞕，此必阳经误下，阴邪间入，客于膻中矣，故服泻心汤宜也。乃复以他药下之，则阳邪不入阳明腑，而逾入少阴，故利益不止，利非热迫而以虚寒也。不入阳明腑者，阳明气血皆盛，故寒淫鲜入其腑，故治阳明病，无用热药者。其逾入少阴，以肾脉交络于心肺，故寒淫得逾而入之。此自痞鞕泻心而下也。利在下焦，下焦命火所居，而少阴所治。下焦当阑门之上下，小肠得阳气，而沁别水谷，以渗便于膀胱，膀胱得阳气，而化津液，出小便于前阴；大肠得阳气，而传糟粕，出大便于后阴。利在下焦，肾经受邪而命火衰，肾气虚寒而不能敛固，故此非理中所能治，然已服理中而利益甚，则且以敛固其脱为急，故主以此汤。其仍利不止，则利其小便，其立方制治之大法，为甚明矣。

赤石脂敛涩而能温补　禹余粮甘涩平，重沉入下焦，固脱而兼能沁水

等分，杵碎煎。

治法与前方略同，但寒未大伤于气，故不必干姜；热未大伤其血，故无庸粳米。

麻黄附子细辛汤仲景

治伤寒少阴症始得之，反发热，脉沉者。

按：脉沉而细，病腹痛欲寐，少阴症也。此云少阴症始得之，则是循经而传入少阴矣。循经渐入，宜无阳邪，亦不当发热，而此反发热，则是寒淫已深入于内，而虚阳反愤张于外，抑外淫有未尽而留于表也。外淫仍在，则不当入里，而入里者，殆其人肾本虚寒，而太阳、少阴相为表里，故太阳之寒淫未尽解，而阴寒已轶入少阴。此其入阴有渐，故与两感又有不同者。

麻黄二两。以透表太阳经未退之寒，而抒其发热　附子一枚，炮。以治少阴经深入之寒　细辛一两。辛，温。以宣达肾命之寒，而透于肌表。以此通中外，为附子、麻黄之策应也

先煮麻黄，去沫，内诸药煎麻黄味薄，其汁难出。

太阳、少阴相表里，而有兼病则内外可分治。然在表之邪未解，则虽有在里者，亦宜从表而拔之使出，妙用细辛以联之。

当归四逆汤仲景

治厥阴伤寒，手足厥冷，脉细欲绝。

按：《内经》云：伤寒六日，厥阴受之。① 厥阴脉循阴器，络胆属肝，上行出膈，上挟咽，系舌本。故病则拘急、囊缩、舌卷；厥阴为阴之极，故手足厥冷，脉细而涩。若身冷而发躁不安，则死症也。若使厥而不躁，脉细而犹和，则厥阴属木，相火所行，阴尽阳回，病亦当由是可愈。治此者，尤宜补肝。肝木之生气敷

---

① 伤寒六日厥阴受之：语出《素问·热论》。

荣，则阴寒自散，回冬令以布阳春也。

　　当归三两。甘、辛、苦，温。润泽敷荣，实为补肝主药，非徒主血而已。然木之生也，津液必日滋；木之死也，津液必日涸。木之津液，犹人身之荣血，故辛以润命门，则阳气始行；阳气行于肝，则春令行而土膏动，木得之以滋萌芽；血归于肝而生意遂矣，故补肝即以补血　桂枝三两。辛，热。此又承肝木之生，而为之畅遂条达，以布为枝叶。阳气达于四末，津液亦从之以行，所以治四逆，又非如太阳病之用此以和荣而作汗已也　细辛三两。此又以润肾而宣命门之气，以行之于肝，达萌芽于霜雪中，使寒气不得而抑之也　芍药三两。归、桂、细辛，皆辛以达生气，而又恐其发泄之过，则酸以节之，且以和阴使荣血有本也　甘草炙，二两。肝木之情急，急则一发而将不继。故甘以缓之，且以厚土而培肝木之本根也　通草二两。汉人所用通草，即今之木通，味淡气轻，能渗水而利窍通脉。此因四逆脉涩，用此以通之也　大枣二十五枚。以助甘草且生津液

　　寒邪自少阴经而益里，则传足厥阴。厥阴经络前阴男宗筋，女廷孔，上行络胆，属肝，上行上膈，上系舌本，上与督脉会于巅顶故厥阴亦有头痛，故病则囊缩舌卷，阴寒之极，故手足皆冷，脉沉细涩，然厥阴肝也。肝行春木之气，而与相火并行，寒淫及此，阴尽则阳生，故再传则复太阳也厥阴脉上头，与太阳脉会。寒已动而不能生则死寒过之也，阳已动而助其阳则生矣。宣元阳于肾水之中细辛，行阳气于厥阴之经当归。人知当归之为血药，而不知当归之辛，实能补肝以行气。但其滋润之性，则能使气行而血液从之，如木之含生而津液自日至耳，当归者，归血于肝也，达阳气于枝叶之上桂枝。寒在厥阴，故此方主于大补肝木。人疑四逆之何以不用姜、附，抑知寒在少阴，则用姜、附以回水中之阳，所以保根荄；寒移于厥阴，则用归、桂以达肝木之阳，所以动萌芽。不用肉桂而用桂枝，四肢厥冷，血脉凝涩，故宜用枝以达之四表。今人不知补肝之道，则谓此为风寒中血脉，故以当归为君，而以桂枝散太阳血分之风，细辛散少阴血分之寒。夫以厥阴一症，而强分风寒，舍厥阴不言，而专言血脉，且舍厥阴不治，而治太阳少阴，有是理乎。肝固生血，当归固

行血，然抑知肝木之阳气复而血自行，非以此症为风寒中血脉也。厥阴肝也，成氏则舍肝而言心，益与仲景之书背矣。酸以节之芍药以防宣散之过，非用以收心气，甘以缓之甘枣以缓肝气之急，非以缓阴血，犹虑寒邪之足以间也，而木通以通之木通通体皆细孔相通，所以宣达生气，使无有间隔也。治肝之法尽，则厥阴之寒消，阳气日滋而生意遂矣脉通厥愈，所不待言也。

乌梅丸 仲景

治伤寒厥阴症，寒厥吐蛔，亦治胃腑发咳，咳而呕，呕甚则长虫出；亦主治久痢。

按：太阴、厥阴皆有吐蛔，脾寒则胃寒，肝病相火不行，则胃亦寒。胃寒则蛔不安，而上膈以就温，故膈上烦痛。其得食则呕者，虫闻食气则上以迎之，虫逆而气亦以逆，故呕而上吐。然此以厥而蛔动，非因蛔动而厥也。治之者亦去太阴、厥阴之寒而已。太阴吐蛔，用理中加乌梅；厥阴吐蛔用此。

乌梅三百个。蛔得酸而伏，故以为安蛔君药。然酸以敛阴，温以去寒且能和胃，虽泻肝，似非厥阴所宜，而方内多补肝之药，正可相参为用也 当归四两。补肝气，滋血液 桂枝六两 细辛六两。此即当归四逆汤之意。但当归分两特轻，以方中补肝之药不一，而欲回胃腑之寒，则更宜行肝气于胃也 川椒去汗，四两。川椒苦辛，亦杀蛔主药，而补命火以行于肝脾，又以助细辛、当归也 干姜十两。补肝，补命门火 附子炮，六两。命火不温，则肝木寒而胃亦冷，故此方复重用姜、附 人参六两。补脾胃，滋气血。此合川椒、姜、附，乃理中、建中之意，亦因吐蛔而以回命火、暖脾胃为重 黄连一斤。蛔得苦而下，然用此亦以厚肠胃，盖胃不温则不能以化水谷、滋气血，然过热则胃又反薄。以上皆温热之药，故用连、柏以平之 黄柏六两。恐姜、附之热或遗膀胱，故以此平之。程郊倩谓此微用苦、寒，所以纳上逆之阳而顺之使下。愚谓：此症内寒外厥，固无所谓上逆之阳也用苦酒醋也浸乌梅一宿，去核蒸熟，和诸药蜜丸。

此方治厥阴吐蛔，盖合当归四逆及四逆、理中、建中诸方而参之，加以安蛔之治，复济之以苦寒，以防阳药之过僭，以厥阴为三阴之极，阴甚则胃且无阳，故蛔以上逆蛔出活者，胃犹有气则生；蛔出死者，是胃已无气，多不治，故治以温中为主。然所为温中者，自肝肾而温之，则仍以治三阴之寒而已。

白头翁汤仲景

治伤寒热利下重，欲饮水者。

按：寒入厥阴，而转有热利者，此有其故。厥阴本阳生之地，而厥阴、少阳，一腑一脏，阴寒僭处其地，则相火不能舒，下逼而为热泻。此必其人之阳气不甚衰者，故厥阴之生气犹能与寒争，抑或服热剂之过，而未合病情也；又或者病方在少阳，而治之未当，则热邪逾入厥阴，自腑而遗脏也。热遗厥阴而热利者，相火逼于肠胃，则沸溢而下，传化失宜。凡寒泻则洞出无声，水谷不化，而粪无气，色白；热泻则急出有声，粪色焦黄，而气臭秽，且脐下热也。欲饮水者，热烁而以水自救，与津液枯竭者不同。

白头翁二两。《本草》以为苦寒，但此药在今无可考　秦皮三两。苦，寒。坚肾水，泻肝火　黄连三两。泻小肠之火，以达之大肠魄门，且资之以厚肠胃　黄柏三两。泻肾命之火，以达之膀胱前阴，亦借之以滋肾水

厥阴而有热利，少阳遗热也。遗热而利，故下重欲饮水此以别于寒利。热利而见为厥阴，有厥症存也，厥而独治其热，与四逆散意略同黄柏之辛，亦能升阳。热当下而厥不可下。苦以胜热，涩以止脱秦皮味涩，辛以宣阳而利可止，厥阴固阳生之地也邪热去而真阳亦自生。

此方白头翁不可的考，或拟以白芍代之。

炙甘草汤 仲景

治伤寒脉结代，心动悸，及肺痿咳唾多，心中温温液液者。

按：结者，脉数而时或一止；代者，脉间止而不能自还也。脉结代而心动悸，热作而气血伤，真气内怯矣。肺痿为虚热伤肺，与肺痈实热不同。温温液液者，热湿相挟而不能下行，则逆为咳唾，而肺叶反或枯萎也。

甘草炙，四两。脾胃为血气所由滋，故补中以立本　人参二两。补血气以生脉　大枣十二枚。和中以助人参、甘草　桂枝三两。以行荣分而逐外寒　生姜三两。以达卫分而逐外寒　生地黄一斤。伤寒作热，而至气血并伤，脉代心悸，则肾之真阴盖几亡，而水液枯竭可知，故大补肾水以升之　麦门冬去心，半斤。盛热必烁肺，肺朝百脉，清肺金所以生肾水而复脉　麻仁半斤，研。汉时有大麻无脂麻，此所用大麻也。辛润命门，甘以缓肝，且谷食也。助人参、甘草以和脾胃；助麦冬以润肺；助姜、桂以行荣卫　阿胶蛤粉炒，二两。甘润胶固，以滋肺而敛阴，咸滑下沉，以软结而澄清肾水

水酒各半加酒以布行于荣卫经络，煎，内阿胶烊化服。

伤寒热盛而真阴反伤，则津液枯而脉见结代伤寒脉见结代，却非死症，与他病不同。壮火食气，其气亦耗而心神惕惕心悸有因水气荡漾而神不安者。有因真气内伤而心神怯惕者。治外犹缓，而安内尤急。故君生地以滋真阴，而济已亢之阳用生能上行；佐之以麦冬、麻仁以保肺金，而生欲竭之水麦冬清肺生水，麻仁亦以润燥，此自先天而滋之；甘、枣、人参以和中而滋气血，此自后天而补之。津液生，血气足，然后可资桂、姜以逐外寒，荣卫气行而外淫亦退。胶以通上下，酒以通内外。此内外缓急之宜，扶危定倾之道仲景《伤寒》治法最详，后学所宜宗主。且著治寒一法，而实示人以凡治外淫之则也。但其方未能遍述，兹为著其分经之略焉。又后人注释多失仲景之旨，兹为论之

特详云。

神 术 散<small>海藏</small>

治内伤冷饮，外感寒邪，而无汗者。

海藏疑仲景用药过峻，而制神术散以代麻黄汤，制白术汤以代桂枝汤。然麻黄、桂枝，岂二术所能代？坐使内外混淆，而分经之法乱矣。至陶节庵又变而为疏邪实表汤，用药乃愈杂。今人喜节庵而畏仲景，医学之所以日庸日下也。然果使内伤冷饮，而又外感寒邪，其病之浅者，此方亦尚可用。兹各为略述数方，以见变法之渐云。

苍术<small>制，二两。可以内治冷饮，外表寒邪</small> 防风二两。<small>此本太阳风湿之药，此借以逐寒邪</small> 甘草一两，炙

加生姜、葱白煎<small>本方可用</small>。如太阳症发热恶寒，脉浮紧者，加羌活<small>此正麻黄汤症轻者可用，症重则非此所可及</small>；脉紧带洪者是兼阳明，加黄芩<small>此非其治矣</small>；浮紧带弦数者，是兼少阳，加柴胡；妇人加当归<small>此全非其治</small>。

白 术 汤<small>海藏</small>

治前症有汗者，说已见前。

白术二两。<small>可以内治冷饮，亦能外表寒淫</small> 防风二两 甘草一两，炙

加姜三片煎。不用葱者，恐过汗也。

自海藏之法行。而后人视桂枝、麻黄为鸩毒矣。坐令外感、内伤混同论治，此喻嘉言之诮陶节庵也，然已自海藏开之。

九味羌活汤<small>张元素</small>

治伤寒伤风，憎寒壮热，头痛身痛，顶痛脊强，呕吐口渴，太阳无汗，及感冒四时不正之气，温病，热病。

按：元素此方，将以括桂枝麻黄青龙各半等汤也。然方药当因症而施，岂可以大网罩之若此。

羌活　防风　苍术各一钱半　细辛五分　川芎　白芷　生地黄芩　甘草各一钱

加生姜、葱白煎。

风症自汗者，去苍术加白术、黄芪；胸满去地黄，加枳壳、桔梗；喘加杏仁；夏加石膏、知母；汗下兼行加大黄。

此方愚不知其所主何经，所对何症，而今人守之为圣方。何也？四时感冒，或可加减择用之。

再造散陶节庵

治阳虚不能作汗者。

人参　黄芪　桂枝　甘草　附子炮　细辛　羌活　防风　川芎　煨姜　枣一枚

加芍药一撮煎。夏加黄芩、石膏。

"再造"美其名矣。不能作汗加参、芪，良法也。然何不即加参芪于麻黄汤中。或如东垣法，加表药于补中益气汤中，而必至用药杂乱如此附子、细辛、川芎、煨姜，皆杂乱之药。

大羌活汤洁古

治两感伤寒。

羌活太阳风药　独活少阴风药　防风不分经　细辛少阴寒药　防己湿药　黄芩去肺、大肠火药　黄连去心、肝、脾火药　苍术太阴风湿之药　白术补中药　甘草　知母去肾热及膻中肺火之药　川芎厥阴风药，又血中行气药　生地黄心、肾之药

每服五钱内生地、知母、川芎各一两，余药各三钱。热饮杂乱已甚。

两感之症，《内经》及仲景皆言必死两感者，一日而感二经，内外

皆病也。如一日则太阳、少阴皆病，二日则阳明、太阴皆病，三日则少阳、厥阴皆病，此内外皆虚，而寒气劲疾，藩篱尽撤矣，故不可治。必求治法，亦当按症分经，审内外缓急而治之，此方不足用也。

益元汤《活人方》

治面赤身热，不烦而躁，饮水不入口，名戴阳症。

按：烦为有根之火，躁为无根之火。实火必渴而饮水，饮水不入口，则非实火也。此阴盛格阳之症，治之宜此方。

附子炮，二钱　干姜四钱　艾叶一把。苦温。得火之正，能坚肾益阳，温中去寒　甘草二钱，炙。此皆以回元阳于内也　黄连一钱　知母一钱。此皆以折妄行之阳，而滋根本之阴也　人参二钱。滋补气血，以和阴阳　麦冬三钱。以清肺　五味子一钱。以补肺敛气，既复其阳，复敛其阴，使阴不躁，而后阳得所依附

加姜以通内外之阳、枣以和中、葱白亦以通内外之阳，煎，入童便一合又所以通阳于阴，引以下行，而复于肾命。冷服热因寒用。

此方用意甚密，可补仲景所未及治伤寒法已略备矣。以下补治杂寒症。

四神丸

治肾泻、脾泻。

破故纸四两，酒浸一宿，炒。命火微则脾胃无以化水谷，故用此以大补命火　五味子三两，炒，研。敛补肺金，而滋生肾水，且能固脱　肉豆蔻二两，面裹煨。辛，温。行肝气于中州，以暖脾胃而消宿食　吴茱萸一两，盐汤泡。辛，热。入肝命以补下焦之火，上行以暖脾和胃，又能旁行以润大小肠

用大枣百枚大和其中，以厚脾土，且甘热所以治寒淫也，生姜八两宣畅阳气，祛逐沉寒，切片同煮，枣烂去姜，取枣肉捣丸，每服二

钱，临卧盐汤下用盐汤以导之下行，临卧服欲其行于阴分。

寒泻责之命门之阳衰，抑亦饮食积冷也饮冷不化，亦命门火衰之故。有五更而泻者，肾不关也肾开窍于下二阴，肾寒而无阳，则二阴不能键闭，方其阴静，尚相安而不行，一交阳动，则气泄而泻随下，不能禁矣。有水谷不分，不腹痛而泻者，脾胃不化，阑门不沁也脾胃无火，则水谷不腐；小肠无火，则水谷不分。要皆责之阳衰，故壮其阳补骨脂，敛其脱五味子，温其中肉豆蔻兼化冷食，彻其寒吴茱萸去下焦沉寒，而和之以姜枣，阳足则能化，而泻可止矣本方单用补骨脂、肉豆蔻，名二神丸，此主补命火；单用五味子、吴茱萸，亦名二神丸，此主敛肾水；本方去五味子、吴茱萸，加茴香、木香，亦名四神丸，则以主暖脾胃。

卷 五
三九七

感 应 丸

治新旧积冷泻利诸症。

木香辛、苦，温。暖脾胃，和气血，蒸化水谷，宣壅去癖 肉豆蔻暖脾胃，消宿食 丁香各一两半。辛，温。补肾命，暖脾胃，去沉寒 干姜炮，一两。去痼冷，散痞气 百草霜一两。火气之余，上极而下。下气，消积，行痰，去妄热，止妄血，和中气 杏仁一百四十粒，去皮尖。润燥下气，且能破坚消积 巴豆七十粒，去心皮膜，压去油。辛、咸，热。软坚积，破沉寒，斩关夺门，其力甚猛

巴豆、杏仁另研，同前药末和匀，用好黄蜡六两，溶化黄蜡甘、淡，色黄，入脾。甘能补脾，淡能渗湿。蜜滑而蜡涩，以其凝聚也，能止泻利，重绢漉去渣，好酒一升酒以布散药气，亦祛冷气于砂锅内煮数沸，候酒冷蜡浮，用清油一两此清油即菜子油，辛荤亦能散寒，铫内熬熟，取蜡四两同化成汁，就铫内和前药末，乘热拌匀，丸如豆大。每服三十丸，空心姜汤下辛以行之。

脾胃以温而能化水谷。饮寒食冷，及中有积冷，则能使脾气虚寒，而水谷不化。脾虚生湿，积水下沉，而肾复不关，于是有

洞泄、溏泻、久痢不止诸症_{痢皆属热，惟久痢、休息痢则属寒}。此方君
以黄蜡，以甘补淡渗，涩而能润涩_{以止利}，润则能滋；而后聚诸辛热
之药，以攻其积冷沉寒，宣化胃气；重以杏仁之破，巴豆之劫，
而积滞亦无所容，寒消湿散矣。此治脾胃积冷凝滞之良方也_{赵养葵}
_{曰：此方神妙不可言，虽有巴豆，不令人泻，其积自然消化。愚谓：巴豆之}
_{不泻，以黄蜡君之也。}

导气汤

治寒疝、疼疝。

按：疝有七种：曰寒疝，积寒于肝肾之部，囊冷坚结如石而
坠痛；曰水疝，寒气挟湿，阴囊常湿且重坠；曰筋疝，肝经积寒，
筋结不舒，牵引睾丸，并上脐腹而痛；曰血疝，寒泣血凝，溺癃
而痛，及女子癥瘕皆是；曰气疝，气冷遗尿，精滑不禁，阳痿不
举，偶举即痛；曰狐疝，阴囊垂大，常有腥气，散而不收；曰
癫疝，睾囊肿硬，不痛不痒。要皆寒湿积于下部肝肾之分，寒多则
结痛，湿多则湿重，在肝分多则筋引，在肾分多则禁固，在气分
则冷气上逆，在血分则血凝。肾主二阴，而与寒同气，故下寒必
责之肾，而肝脉络之宗筋，肾有寒湿，肝必受之，水寒闭则木不
生也。

川楝子_{四钱。苦，寒。其形如金铃，而含实下垂，有肾囊之象。其气味}
_{厚而下沉，故下入于肝肾。苦能补肾，微辛补肝，导热行水，达于膀胱，为}
_{治疝之主药。然疝，寒积也，而川楝子之苦寒能治之者，肝固阳生之地，寒}
_{以郁热而积，寒闭而热不得舒，则相逼而痛。川楝子含实而自裂，则能开积}
_{寒而散之，导郁热而行之}　木香_{三钱。疏肝而升降诸气，通利三焦，寒积于}
_{下，则三焦火郁而水不行}　茴香_{二钱。甘、辛，热。祛下焦之冷气，回肝肾}
_{之元阳，而大暖丹田}　吴茱萸_{一钱，汤泡。补肝润肾，行下焦之气，以燥湿}
_{除寒}

长流水煎取其下行也。

肾者，阳陷阴中，于卦为坎；肝者，阳动阴下，于卦为震。皆阳为阴所遏，故肾为寒水，而肝称厥阴。若阳微而阴寒重遏之，则寒固积而不舒，且挟水而成湿阳微而阴寒重遏之，如方劳役伤于筋骨，或房劳伤肾，而猝复受寒湿，及饮食寒冷，则寒乘肝肾之虚而入之，一时虽不病，久积而成疝矣。然亦或有得之胎中者。寒湿挟于下，则丹田不暖肾寒，宗筋不舒肝寒，小肠不沁小肠经络，并于厥阴，故肝之寒气牵引，则寒火相激，痛连上于小肠，俗所谓"小肠气"也，膀胱不行膀胱肾水，寒积于肾，则膀胱之水亦不行矣，所以为疝。治疝者，亦开其阴气之郁川楝子，而达其阳气之行木香、茴香、茱萸。阳盛而寒散，湿亦下行，此方治疝之通剂也用者因症而加减之可也。

荔 枝 散 丹溪

治同上。丹溪曰：疝病自《素问》而下，皆以为寒。世有寒而无疝者，必有说以通之。因思此病，始于湿热在经，郁遏至久，又感外寒，湿热被郁而作痛，只作寒论，恐有未尽。古方以乌头、栀子等分作汤，其效亦速。后因此方随症加减，无有不应，须分湿热多寡而治之。又有挟虚而发者，当以参、术为君，而佐以疏导，其脉沉紧而豁大者是也。

愚按：丹溪之方是。而丹溪之论有未尽然者。邪之中人也，必乘虚而入之。肝肾不有亏，则猝寒亦不栖于肝肾，此所以"寒而无疝"耳，非必始于热湿也。论未是则方何以是，曰：人身，阳也。肝肾阳之始也。阳虽或亏而未尝息，寒乘之则阳郁，阳郁则有热，故去寒而兼行其热，使三焦之通道可也。

吴茱萸入厥阴，温肝　荔枝核入命门暖肾，盖荔枝生于南方色赤，至夏至而翕然皆热，属火可知。结必双联，而核形如睾丸，冬月置其核于盂水中，则水经宿不冰，故治寒疝用之。用其气兼用其形，独用，煅存性服之，

亦可治疝　枳壳行气破结　唐球子即山楂。顺气散滞，且能泻肝敛阴　栀子此以行三焦之郁火，而达水道于膀胱，以行所挟之湿。三焦即命门之火所行也，火气行而积寒亦散矣

等分，炒为末，空心长流水下二钱。

意与前方相似，惟知其意者酌之。

风　部

风淫于内，治以辛凉，佐以苦甘，以甘缓之，以辛散之。

按：治以辛凉者，以金胜木，以凉胜温也。然辛实补肝，而风淫必乘肝之不足，然则用辛乃所以补正，使正气足而外淫乃不得乘也。此所云治淫，亦仍然治肝之法。但佐之以苦而不言酸泻，盖风兼相火，宜于苦降，而风淫善入，故不欲酸收也。顾风为百病之长，且善行而数变，则治法亦不可以一定拘。如：冬月之风，则必挟寒，大寒而后，风木之令已行，而寒气犹盛，此时之风即寒，分经施治，法自见于"寒门"矣；雨水而后，阳气渐复，风木之令专行矣，然厥阴犹有余寒，此时之感风，虽亦挟寒，而寒必已浅，此俗所称四时感冒之类，不复分经传变，若冬月正伤寒矣；春分而后，春木正用事。而君火之令已行，此时风火相挟，势乃大盛，所谓风瘟时疫，痟首、飧泄，正多自此时始，而颓风、旋风，使人喎斜、缪戾，亦多在此时，辛凉苦甘，甘缓辛散，正其治也；小满而后，则相火用事，此时之风，必挟暑热，君相皆火，而相火尤烈，治风必治热淫，而风只其兼病耳；大暑而后，则湿土之令继之，而风淫好乘湿土，人于溽暑，必喜当风，往往风湿相搏，是亦不专治风；至秋分而后，则燥金令行，木从金化，其风亦燥，又见燥不见风矣；惟直中之风，贼风直入，则有中风、风痹诸症，此必其人之气血虚歉，而后风得中之；痹症亦多挟寒、湿，不专责风，然今人统谓之风，又不能别为分类，则亦统从

"风部"而已。

神术散 《局方》

治伤风头痛，无汗，鼻寒声重，及风寒咳嗽，时行泄泻。

按：凡非冬月正伤寒，则虽挟余寒、猝寒，亦只为伤风而已。凡伤风者浅，寒多无汗，不得谓有汗为伤风，无汗为伤寒，误会仲景之意也。风浅不入于经，其所栖在皮毛腠理之间，而肺主皮毛，风淫侮所不胜，肺气不得舒，故鼻塞声重，鼻为肺窍，而肺主音声也。肺气不舒，则有咳嗽。风木乘所胜，则伤土而泄泻。此其浅则发于春时，深则积久而发于夏后。

苍术二两。甘、苦、辛，温。色苍入肝，补肝缓肝而祛风去寒，为肝风之主药　川芎一两。甘、辛，温。补肝、祛风、行气，其去风直透巅顶，主治头风痛　白芷一两。辛、温。行木气于土中，主阳明风热，风淫行于高处，受风者多在头面，而阳明经行于头面，又风淫喜乘阳明，故用白芷且防泄泻也　藁本一两。辛，温。补命门而行督脉，以上达巅顶，与厥阴脉会。凡风自后来，则多入风府，而上于巅以作头痛。风府者，颈窝中也。故用藁本，且亦能暖胃治泻　细辛一两。辛，温。能宣达肝肾之气，以达于经络百骸，然此皆以祛风，而非发表之药　羌活一两。此则补肝祛风，而能透表出汗者　甘草炙，一两。甘以缓肝补土，且治淫必当补中也

以治时行伤风，无所谓分经主治也，但补肝祛风而已。辛以补肝，而用药多温，风犹挟寒也。

葱豉汤 《肘后方》

治伤寒初觉头痛，身热脉洪，便当服此。

按：此固以治伤寒之未入于经者，然凡风挟微寒者，皆可服此，且此脉洪必浮，则风脉也。

葱白一握。辛荤补肝，通阳发汗　淡豉一升。苦、甘、轻寒。保肺缓

肝，和中发汗

煎服取汁，如无汗加葛根三两以有身热头痛，故加此以解肌热，且亦能助使葱豉以发汗。此非治正伤寒，不患其引病入阳明也。

《活人方》去淡豉，加生姜，名连须葱白汤，寒稍重者宜之。

凡感冒风寒，此为通治，勿以其平而忽之。

香 苏 饮《局方》

治四时感冒，头痛发热，或兼内伤，胸膈满闷，嗳气恶食，四时感冒，即伤风。其胸膈满闷，嗳气恶食，则肝气不行于脾胃，而脾胃不舒，不能化食行气，所谓内伤也。

紫苏二钱。辛，温。补肝祛风发汗，亦表散风寒主药　香附二钱。辛，温。行肝气于脾胃，以去郁宣滞，此用以治内也　陈皮去白，一钱。辛行肝气，苦理脾胃，去白则轻而能表，此以兼行内外　甘草一钱。以缓肝和中

加姜、葱煎。以祛风表汗为主。

此表里兼治，而用药有条理，亦良方也。此补肝而平胃也。伤食加神曲，咳嗽加杏仁，有痰加半夏，头痛加川芎、白芷，鼻塞、头晕加羌活、荆芥，心中猝痛加元胡索，入酒一杯。

参 苏 饮《元戎》

治外感内伤，发热头痛，呕逆咳嗽，痰塞中焦，眩晕嘈烦，伤风泄泻，及伤寒已汗，发热不止。

按：此与前症皆兼外感、内伤，而内伤有不同。盖胸膈满闷，嗳气恶食者，肝气微而不行于脾胃，则脾胃之气郁而不舒也；呕逆多痰，嘈烦，泄泻者，脾气弱而肝风乘之，胃气不和，而上则呕逆，下则泄泻矣。其咳嗽眩晕，则皆风淫外感以内伤而深，内伤实因外感而并见。此内伤者，中气伤，不足也。

人参七钱半　茯苓七钱半　甘草五钱。此皆以补中气和脾胃　半夏

七钱半。以和阴阳，去痰壅，且大行胃气　陈皮去白，二钱。以宣达肝气，而助半夏除痰壅　紫苏七钱半。此祛风解表发汗之主药　干葛辛、甘。以解肌热而助紫苏，且以和胃热而治逆。此伤风非伤寒，不分经论治也　前胡俱七钱半。甘、苦、辛，寒。泄高亢之气，畅下行之滞，亦能解肌热　桔梗二钱。苦、辛，平。泻上焦之郁，降上逆之气　枳壳麸炒，二钱。降破逆气，且能敛阴　木香二钱。行肝气，破滞气

　　加姜、枣煎，每服五钱姜以去邪，枣以补中。

　　外感多者加葱白，肺有实火去人参，加桑白皮、杏仁；泄泻者，加白术、白扁豆、莲肉。

　　此为中气本虚者设，发表而兼补中也。然治以辛凉，佐以苦甘，以甘缓之，以辛散之，治风淫之法，亦此方备矣苏叶辛温，而干葛、前胡则皆辛凉，参、橘、桔、枳皆苦，参、葛、甘、枣皆甘。《元戎》云：前胡、葛根自能解肌，枳、橘辈自能宽中快膈，毋以性凉为疑。凡中气虚弱而感冒者，此为良方。

川芎茶调散 《局方》

　　治诸风上攻，正偏头风，恶风有汗，憎寒壮热，鼻塞痰盛，头晕目眩。

　　按：诸风上攻者，风之中人，不循一经，其行常高，而不问手足分经。其中在三阳而不入三阴，当面则阳明受之，当背则太阳受之，皆在头面及巅顶，故曰诸风上攻也。正偏头风者，风痛无常，或偏或正也。或言偏左属血，偏右属气，此亦不可拘，但阳明则痛在头额，太阳则痛在巅顶，少阳则痛在耳角，而痰痛多属阳明耳。有汗者，此风而挟热，异于挟寒，风热相助，则热盛而有汗。热盛有汗，则腠理不密，故恶风憎寒。其痰盛者，风热盛作，则激湿成痰而上涌。凡风性旋转无常，故凡风淫则头晕目眩也。

薄荷八钱。辛，寒。轻虚上浮，上清头目之风热，旁搜皮肤之湿热，中去肝胆之虚热，下除肠胞之血热。此用以为君药，所谓"风淫于内，治以辛凉"也　荆芥四钱。辛、苦，温。上行祛头目之风，除经隧之湿，去血中之风湿郁热，此以佐薄荷而为臣　芎䓖四钱。甘、辛。行血中之气，排筋骨之湿，上通巅顶，下彻血海，为厥阴肝经表药　羌活二钱。苦、辛。此以祛太阳之风热　白芷二钱。辛、温。此以祛阳明之风热　防风一钱半。辛、甘。缓肝补肝。以防风淫之内侵，故曰防风。其祛风不拘经络，无所不到　细辛一钱。辛、温。达肾气使上行以清耳目，主治少阴头痛　甘草炙，二钱。以补土和中

每三钱，食后茶调服茶，味甘、苦，寒，轻清上浮，能升清阳于上，而降浊阴于下，聪明耳目，开爽精神，虽非风药，而能助诸药以散风、除热、清头目。

风气上行，阳初外达，则能生热冬月之风，刮地而寒；春月之风，上行而温；夏月之风，行空而热；秋月之风，下迫而燥。风淫盛行，大抵在清明前后，春夏之交。故凡病首、瘅疫、大头瘟疫及风痹痫疾，亦多在此时。凡有热病，勿误以寒治。其感在阳经非若寒风之日循一经，其盛在头面风性上行，其本究在肝虚正不足而后外淫凑之，春月肝气当盛，而有不足者，肝木之情急，往往一发而不返，则内虚矣。又君火令行，子实而母虚也。风淫木挠，动摇本根，根固而后风不能拔，故补肝所以祛风，且自外人者仍散之使外出而已本方皆补肝之味。此治风温而挟热也。

菊花茶调散

治头目风热，亦统治前症。

即前方加菊花一大把。辛，寒。轻虚上浮，主清头目风热，僵蚕一钱。甘、辛、咸。消风胜湿，解热除痰，能止掉眩、昏瞀诸疾。

浓茶调服。

餐秋菊落英落，始也。落英，始开之花，非菊花亦落之谓，所以毕

春气也毕为达之，使之自止，非强而抑之。菊花本辛散，而兼能苦降者。蚕成而春气毕矣此所以节而止之。

牵正散 《直指方》

治中风口眼㖞斜，无他证者。三月而后多旋风，风气自阴出也，九月亦或有之，风气自阳入也，然春月为盛。此风入猝当之，每至口眼㖞斜。此猝得于外，非由内病，故云无他症者。此方亦专以祛外风，无庸内治，或指此为内生之风则误矣。然使正气不虚，血脉充足，则风淫亦自不得而中之。此虽无他症，要亦肝气虚而血不荣脉故也。其使口眼㖞斜者，手足阳明之脉，皆挟口环唇，挟鼻上行目旁之内外，而风喜中阳明经，亦乘所胜，侮所不胜故也。风之挠物也，牵引缪戾，故其中人亦然，然不及耳鼻，而独引口眼者，以口目常动故也，凡中于风则必有痰者，风起则水涌，风盛则痰涌，且阳明固蓄痰饮之腑也。

白附子专主阳明经，去头面之游风 僵蚕得桑之气者，每能去风。蚕以湿僵，而僵蚕翻能除痰去湿，僵则不湿，而牵引之意亦定 全蝎辛、酸、咸、寒。色青入肝，辛则能散，酸则能敛，咸则能软，为治风要药。牵引㖞斜，非软之无以正之

等分，为末，每二钱，酒调服酒以充气血，行经络也。

风在头面，治其头面之风而已，非有他症无发热、头眩、痰壅、暴仆及痹痛麻木诸症，则芎、防、星、夏自非所用也。

改容膏

治同前症。

蓖麻子一两。甘、辛。通气拔毒 冰片三分。辛，寒。通窍透关节

共捣为膏。寒月加干姜、附子各一钱。寒月则风必挟寒。左㖞贴右，右㖞贴左。此外至之风，故可从外治以拔而出之鳝鱼尾血涂之亦佳。

冰 解 散 《肘后方》

治天行一二日，头痛壮热。

按：天行者，谓时令所行，今人所谓瘟疫也。然实由冬伤于寒，乃至春深而有病温，盖寒气严烈。而人之阳气不足者，则冬时即病而为伤寒；若人之阳气犹盛，冬虽受寒而不即病者，则寒淫栖于荣卫经络之间，春得温风，阳气疏达，宿寒无所容，因而并发。因有宿寒，则温气不得直遂，经络有所阻抑，而壮热以生，故其病谓之"温"，其实即风木之淫。风寒并作，主于春木之令，而病以"温"名也。

麻黄四两。疏达膝理之宿寒，而宣畅肝气 桂心二两。攻伐荣卫之宿寒，而流通血脉。不用枝而用心者，非主太阳发汗，主以达温气，异于冬月之治寒也 大黄三两。荡内郁之邪热，辛补肝虚，苦抑相火 黄芩三两。风木乘所胜则胃热，以大黄泻之；风热侮所不胜则肺伤，以黄芩泄之 甘草炙，二两。以缓肝，以固土 白芍二两。风木过胜，酸以泻之；阳气怒发，酸以敛之

宿寒激于风，其病为温；留暑束于清，其病为疟清即燥也，凉肃之气。治者皆贵分而理之，风温方盛，肝气怒矣，达肝气而宿寒自消麻黄、桂心；除风热而肝怒亦平大黄、黄芩；厚其土亦以胜寒甘草治寒淫以甘热；敛其阴益以平木芍药酸以泻肝。此风温为主，勿泥于分经也风淫无定经，宿寒亦未入于经，此寒温分治，非以麻黄、桂心入太阳，以大黄治阳明也。又此言天行一二日者，故有宿寒当去。若为日已多，则有热无寒，寒亦成热矣。

普济消毒饮东垣

治天行大头，初觉憎寒体重，次传头面肿盛，目不能开，上喘，咽喉不利，口渴舌燥。

按：此即疫症，俗所谓大头瘟。夫阴阳不正，调燮①失宜，凡人自冬徂②春，未有不栖宿寒者。不遇猝温，寒亦不发，徐徐自散。一遇温风猝至，则阴阳相激而热大作。初觉憎寒者，腠理犹有宿寒，其体重则风挟微湿；次传头面肿盛，目不能开，则风温上迫；寒不能遏，阳怒而成盛热，盖人身阳也，而又阳方擅令，头则诸阳之会，风淫所易乘也，风木乘时，君火布令，火乘所胜，木侮所不胜，而肺金受烁，故气喘而咽喉不利，口渴舌燥。此宜宣达肝风，降泻心火以保肺金，勿攻其内矣。

黄芩酒炒，五钱。以泄肺热。用酒炒者，使之上行，且寒因热用也 黄连酒炒，五钱。以降泻心肝之热 桔梗二钱。清肺金，降逆气 甘草生用，二钱。生用，以上行补肺清金。此合桔梗为甘桔汤，主治咽喉不利 元参二钱。苦、咸，寒。升肾水之气以济心火，浮游清气于上焦膻中之境 陈皮去白，二钱。辛、苦，温。行肝气而泻肺邪，去白欲其上行，以顺气去喘 柴胡二钱。升表肝胆之气，以升阳而散风木之淫 薄荷二钱。辛，寒。以升散肝风，上清头目 板蓝根一钱。辛，寒。升散肝风，散肿消毒解热 连翘一钱。苦，寒。以降泻君相之火 鼠粘子一钱。辛，寒。以定喘祛风散结 马勃一钱。辛、咸，平。散肺中虚热，而清利咽喉 僵蚕七分。定风除湿 升麻七分。辛，寒。以升散肝风，为柴胡之助

为末，汤调，时时服之，或蜜丸嚼化虚弱者加人参三钱，便秘者加煨大黄一钱。

天行大头，风温病也。病而上喘、咽干、口渴舌燥，则风火并淫矣。风淫于内，治以辛凉薄荷、蓝根、鼠粘、马勃、僵蚕、升麻，皆辛凉之药，柴胡虽不辛，而升散之用同；佐以苦甘黄芩、黄连、桔梗、元

---

① 调燮（xiè 谢）：调和阴阳。
② 徂（cú 促）：往。

参、连翘、陈皮皆苦。而甘草味甘。风火并淫，治以苦寒。此其热甚，则苦寒为君也。

清 震 汤 刘河间

治雷头风，头面疙瘩肿痛，憎寒壮热，状如伤寒，或头如雷鸣。

按：头面疙瘩，风热上逼也；头如雷鸣，风雷有声也。然而憎寒壮热，状如伤寒，则以天时不正。或清气早行，风凉外胁，风淫正化，主在少阳，风火相助，故壮热，而火为虚象，非由实热畏寒之胜已，则亦憎寒也。

升麻五钱。甘、辛，寒。补肝而升达其气，发郁散邪，且解毒热　苍术五钱。甘、苦、辛，温。补肝，散郁，燥湿，行肝气，辟瘴疠毒气　荷叶一枚。苦，涩，微咸。色青入肝，苦平相火，涩敛肝散，气味清芬，能达清气

肝木，风也；胆火，雷也。风雷交作，动而上击，则溽暑①之气，亦随以上逆。上焦之气不清，三阳皆病，面肿头鸣矣肿而疙瘩，热挟湿也；头鸣如雷，风也。升少阳之气，以靖其雷而散热升麻；升厥阴之气，以靖其风而去湿苍术。助之以清芬和气，清和气畅而浊溽自消荷叶。要以清肝胆而逐风温之淫，故曰清震也或谓取荷叶象震仰盂而名清震，误矣。

术 附 汤 《金匮》

治风湿相搏，身体烦痛，及中寒发厥，心痛。

按：风胜湿者也，而有风湿相搏者，风则四时皆有，而湿令则以时行。湿土主气，在大暑之后，秋分之前；若客气则惟所加

---

① 溽（rù入）暑：指盛夏气候潮湿闷热。《礼记·月令》："（季夏之月）土润溽暑，大雨时行。"

临。主、客之气所临，或报复以时相胜，则风不能胜湿，而有风湿相搏。此所病身体烦痛，则殆非主气之暑湿，而客气非时之湿，故身重烦痛。身重烦痛者，风湿相搏也。

附子一枚，生用。开腠理，通关窍，彻于经络，故用此以逐周身之风湿 白术一两。健脾燥湿，脾健则湿消，而风亦不来乘土 干姜一两。补肝以胜湿，肝足则风不能摇 甘草炙，二两。甘以补土缓肝，以姜、附之辛行，而君之以甘草之甘缓，是以能祛风去湿，而不至于生热 大枣十二枚。助甘草以缓肝补土

此湿重而风未能胜，则相搏于周身，以痛而生烦者痛以湿滞，烦以风作。故重补肝化，以胜其湿；而君用甘缓，以靖其风也风湿相搏，与风之挟湿者不同，风湿相搏近于寒，风挟湿则转而生热矣。

甘草附子汤仲景

治风湿相搏，一身烦痛，汗出恶风，小便不利，或身微肿。

按：此与前症同，而风栖腠理之间，则汗出恶风；湿壅肠胃之道，则小便不利，风有所滞而不行，湿有所壅而不出，则相搏而身肿。此肝虚不能胜湿，风淫乃复激之，湿势愈作，内湿而外风也。

白术二两。健脾燥湿 甘草一两。厚脾土 附子炮，一枚。温中去湿 桂枝一两。以表风邪

此亦风湿分理，而意重补土，土暖则湿去，风木亦可不摇也惟桂枝一味，所以去外淫。《近效方》去桂枝加生姜、大枣，以治风虚头眩苦极，食不知味。盖辛补甘缓，是亦补肝虚之本药。

越婢汤《金匮》

治风水恶风，一身尽肿，脉浮不渴，续自汗出，无大热者。

按：身肿，湿也。然脉浮有热，汗出恶风，则风淫外束也。

有热而无大热不渴，风未入里，湿未生热，而相搏在皮肤之际也。

石膏八两。甘、辛，寒，淡。治风淫以辛凉，而淡能渗湿行水　麻黄六两。补肝祛风，且行皮肤之湿　生姜三两。辛以补肝祛风，且能行肌肤之湿　甘草二两。以缓肝木，健脾土　大枣十二枚。以助甘草

风湿相激于肌肉之间，故行之于表，使从汗出。然辛以补肝，甘以补脾，则祛风去湿之本，风解而湿亦行，方名越婢，宣越之以舒其脾也风搏湿于外而为肿，风乘湿于内则为泻，脾主湿而合在肌肉。此除风湿于肌肉之间，以发舒脾气，且使木不乘土，故名越婢也。

防己黄芪汤《金匮》

治风水脉重，身痛，汗出，恶风，及诸风诸湿，麻木身痛。

按：麻木，即所谓行痹也，风也。身痛则兼湿。此与前症同，而脾胃之化不足，风入转深矣。

防己一两。辛、苦，寒。通行经络之风湿　黄芪生用，一两。动荡卫气，缓风补虚，填实腠理　白术七钱半。仲景书不以钱数，此当是十八铢耳。七钱半三字，后人所改。此方不用风药，而重用芪、术以补脾胃，是东垣所谓本气不行也，肝自虚则风淫乘肝，脾胃气虚则风淫乘土　甘草炙，五钱

每服五钱，加姜、枣煎姜以补肝祛风，枣以和胃补土。此二语亦后人所改，仲景书用姜、枣，则必列数于方中，亦不言每服五钱。

此以补脾胃为治风湿，以土旺则湿不生，而风亦不乘。然防己、黄芪，行于荣卫肌肉之间，则风湿亦无所容。肌肉之间，脾分也腹痛加芍药，喘加麻黄、杏仁，有寒加细辛，气上冲加桂枝，热肿加黄芩，寒多掣痛加姜、桂，湿盛加茯苓、苍术，气满坚痛加陈皮、枳壳、苏叶。

按：此亦后人加减之法耳。又本方加人参一两，生姜二两，其防己、白术各增三倍，《活人书》名防己汤，治风温脉浮，多汗身重。

独活汤 丹溪

治风虚瘈疭，昏愦不觉，或为寒热。

按：风而言虚者，肝虚而后风淫乘之，正不足而邪凑之。风淫则瘈疭，肝主筋，筋急缩为瘈，筋缓弛为疭，缪戾纠结，风挠木之象然也。昏愦不觉，动挠之过，则气乱魂扰，而神以昏迷。火为木之子，且火以风摇，则光不能定，其或为寒热者，或畏寒发热，或乍寒乍热，以寒外束，而风性不恒也。

独活辛、苦。补肝祛风，其性直行而稍缓 羌活与独活同，但其性散行而稍急耳。此方药等分，而二活相辅以行。方名独活，盖以二活为君也 防风辛、甘。补肝祛风，通行经络，无所不达，能活骨舒筋 细辛辛、温。宣达肝气以行于经络之表 桂心筋之不柔，以荣血不润，荣气不舒也。不润则枝枯，不舒则枝萎，故风得而挠之。用桂心以舒达荣气，所以活血而荣筋也 当归此正补肝之药，肝足而后血足，血足而后筋荣，筋壮而后风不能挠 川芎正行肝气之药，肝气条达，而血从之以荣筋 人参补中以滋气血之本 茯神风挠而魂扰，魂扰而魄不宁，魂魄不宁，则神昏矣。茯神，松木之魂凝而魄聚者，故可以补肝木而安心神 远志交肾于心，通命火以靖君火也 菖蒲辛通心窍，实补肝以宁心 白薇苦、辛、咸。交水火，止血厥，止虚烦 甘草厚土以培本根，缓肝以止妄动

等分，每服一两，加姜、枣煎 姜以行肝，枣以厚土。一方有半夏以通阴阳。

此正治肝风虚也。肝虚风生此在内自生之风，风乘虚入此自外淫之风，内外相乘，而掉眩缪戾，昏瞀瘈疭之象见焉 寒之中人，必因肾虚；风之中人，必因肝虚，以同气相召也。风之中人，至于有瘈疭、掉眩、喎斜者，肝主筋也。辛以祛风 风善入亦善散，乘虚而入者，仍散之使出而已，即以补肝 肝木条达，散之所以助其条达之机也；然宣其阳而达之于外，乃以却邪 二活、防风、细辛表之；引阳气以荣于其中，乃以补正

当归、川芎、桂心润之。本末自有条理焉内为本，外为末。佐以苦甘，恐肝急而火焚也甘以缓肝急，亦以补土而培木之根，苦以抑胆火，亦以宁心而止肝之热。人参、茯神、远志、菖蒲、甘草，皆苦甘之佐也。治肝淫以辛凉，此方不凉，然抑火宁心，则有凉之意矣；通其阴阳，使内外无扞格也此亦内外分理，而用半夏、白薇所以贯之。

天麻丸易老

治中风手足不运，舌强难言，头晕目眩，血虚不荣者。

按：肝藏血，肝虚则血不荣；肝主筋，血不荣则筋节不运。血之荣于肝，犹津液之荣于木也。木之生气不滋，则津液不上行，津液不上行，则枝叶枯槁，而风得而震挠拔折之。故祛风之道，在于补肝，而补肝之道，又在于滋肾补命门。命火者，气之元，肝木之生理也。肾水者，血之元，肝木之津液也。

天麻六两。辛、温。补肝祛风，达肝气于巅顶，主治诸风掉眩　羌活十两　独活五两。皆以祛逐外淫之风，通行筋节，非必主太阳、少阴二经也　萆薢六两。甘、苦，平。其引蔓长劲，其根横达，故能舒强筋骨，去湿祛风，且抑相火而缓肝急　牛膝六两。苦、甘、酸，温。其根长引，直达于下，而性滋润，能坚壮筋骨，且泻肝邪，抑相火，坚肾水。此萆薢以横达肩手，牛膝以下达腰膝，所以治手足不运也　杜仲七两。甘、辛，温。其根皮韧厚而色紫黑，皮中密丝如绵，切之不断，故能缓肝润肾，和筋束骨，而使筋骨相著　附子一枚，炙。补命门火，立生气之元，为肝木之本　当归十两。行阳气于肝木，而阴血自从而归之，所以荣筋活络也　元参六两。滋肾水而升达其清气，所以济火而使不至于妄炎　生地一斤。坚肾滋阴，立生血之元，为肝木之滋也。用此所以宣达生意，使之上行，而命门之阳亦相资以上达，故为君也

蜜丸，每服三钱。

风淫至于筋骨不运，脉络不柔，是淫愈深而肝虚愈甚矣。此

探肝虚之本而治之其用风药犹人，而条理精密，妙在君以生地，尤妙在用附子。

顺风匀气散

治中风半身不遂，口眼㖞斜。

按：半身不遂，谓瘫痪也。经云：胃脉沉鼓涩，胃外鼓大，心脉小坚急，皆膈偏枯。① 盖胃为气血所由滋，而风淫喜乘于阳明，以阳明经行于面，为易受风之所；又木乘所胜，故胃之化不足，则风淫遂乘之。"胃脉沉鼓涩"，阴不足而血涩也；"胃脉外鼓大"，阳不足而气虚热也，鼓者，动而有空虚之气；"心脉小坚急"，亦气血不足而有火也，要以胃化不足，则气血不滋，阴阳有偏，则风乘其所不足。乘于气分则右痪，乘于血分则左瘫。男气余于血，女血余于气，故男子发左，女子发右，不喑而舌能转可治。若男子发右，女子发左，瘖而舌强则不治。又瘫痪发于老人可治；发于少壮则不治，少壮不宜有此。然右气左血约略分之则然，而气血兼滋，脉络通贯，右非无血，左非无气，实不容以一定分也。要以固其本原，则脾胃为本，又进而求之，则先天肾命，尤为本之本矣。

白术二钱。补脾土，益胃气　乌药一钱半。苦、辛，温。燥脾湿，去积寒，降一切逆气。此本非风药，而治风者多用之，亦以其温中顺气耳　天麻五分。祛厥阴、阳明经分之风　人参五分。补气滋血　苏叶三分。散在表之风　青皮三分。破肝气之郁　白芷三分。去阳明之风　甘草炙，三分。补脾和中　沉香磨，三分。以通彻上下之气

方意以脾胃为主，而顺气以匀布上下乌药、青皮、沉香；佐以祛风天麻、苏叶、白芷，故方名顺风匀气，亦治知所本矣治中风，阅古方

---

① 胃脉沉……皆膈偏枯：语出《素问·大奇论》。

鲜当意者，治瘫痪方论尤杂，惟此近醇正，故录之，然用药亦庸庸耳。

四君子加竹沥汤

治半身不遂在右者，亦治痰厥暴死。

白术二钱半　人参二钱　茯苓二钱。松之魄也，可以敛魂气而定肝风　甘草炙，二钱。补土亦以缓肝　竹沥甘、寒，滑。能行肝胆之气以达于经络。而去其阻滞之邪　姜汁补肝祛风，助竹沥以通彻经络，宣达阳气。竹沥半杯　姜汁三匙

治右痪，此方为得。

四物加竹沥汤

治半身不遂在左有瘀血者。

当归酒洗，四钱　川芎二钱。可祛血分之风　生地三钱　芍药二钱。和阴亦以敛肝　桃仁七粒，去皮尖。苦、辛、甘、润。攻坚去瘀生新血　红花一钱。苦、辛、甘，温。助桃仁去瘀生新　竹沥半杯　姜汁三匙

治左瘫，此方为得，或以此二方参用之。

胃 风 汤 东垣

治风虚能食，手足瘈疭，肉润面肿，牙关不利，曰胃风症。

按：风淫喜中阳明经，由经入腑，木淫乘土，则为胃风。阳明固多气血，风淫乘之，搏而生热，则能食而速化；脾胃主肌肉，风摇之则润动；热挟脾湿则肿；阳明脉绕于唇齿，故牙关闭；其热盛于中，则为中消；其偏壅气血，则为瘫痪；其热逼于下，则为飧泄肠风矣。

升麻一钱二分。行肝气于胃腑，以升达于膻中，此去胃腑之风也　白芷一钱二分。行肝气于胃经，以升达于头面，此去经络之风也　葛根一钱。行肝气于胃腑，以升达于膻中，散行，去肌肉之风热。此三味皆正所以治胃

风者　麻黄不去节，一钱。以散风邪，使行腠理而出，此开之去路也　羌活五分。统主风淫以助麻黄　柴胡五分。升肾水于肝胆，以平风热之邪苍术五分。行木气于脾胃以宣阳气，达阴郁，逐壅塞　藁本五分。达肝木之气，以直达巅顶，布散经络　蔓荆子五分。辛、苦，微寒。行肝气于巅顶，以祛风去热，活骨舒筋　当归五分。厚补肝木，滋润血脉，以绝风淫之端。自柴胡以下，又皆以理肝风，而当归为之本　草豆蔻五分。辛、热。以开脾胃之郁结　黄柏五分。以去肝肾之热，使相火毋助风淫　甘草炙，五分。以和中气

　　加姜、枣煎。

　　风淫乘胃，故即胃而逐之主以升麻、白芷、葛根，而佐之以麻黄、羌活；风本肝虚，故仍补肝以祛之苍术、藁本、蔓荆，皆辛以补肝祛风，而柴胡达其标，当归固其本。胃风生热，风去而热自平方中惟草蔻、黄柏、甘草为平胃热之药，因其能食，恐有余积，故草蔻以消之，且亦能去胃风，故与甘草皆平热。胃风始得者宜之升阳散风，亦可以治飧泄。

胃 风 汤 易老

亦治前症，及风虚飧泄注下，完谷不化，及肠风下血。

　　按：以木乘土，土郁成湿而生热，故善食；而传化失宜，则完谷不化；风热下逼，并伤气血，乃有肠风。

　　人参　白术土炒　茯苓此即四君子汤而去甘草，意不欲其缓以生湿耳当归酒洗　川芎　芍药此即四物汤而去生地，意不欲其滋而成滞耳　肉桂炒。加桂以厚补肝虚

　　等分，加粟米百余粒煎粟米甘、咸，微寒。和中益气而涤胃热。参、术、茯苓以补胃，归、芎、芍药以补肝参、术补胃，茯苓泻之；归、芎补肝，芍药泻之，使正气和平，而风淫自靖，此亦治本之道东垣方主除外淫，此方主扶肝胃，宜酌病之浅深，与人之强弱而施之。胃风至瘈疭、飧泄交作者宜之胃风积久，只宜此汤，然加减未惬鄙意。

愚谓：竟合四君子、四物二汤，加升、芷、柴、葛治之，尤为稳当。若因胃风而致飧泄，则草寇、黄柏可加；致瘼疭，则僵蚕、全蝎可加；致下血，则槐角、皂荚仁可加；致瘫痪，则竹沥、姜汁可加。

清空膏东垣

治偏正头痛，年深不已，及风湿热上壅头目及脑，苦痛不止。

按：头痛年深不已，是则所谓"头风"。正痛多属太阳，偏痛多属少阳，以少阳经气固多偏著。若阳明经头痛，则多锁头额；而阳明头痛，必汗、热、口渴，其来必急，而其愈亦不待年久。凡头痛必属之风，风淫行高而挟热上炎也，若三阴亦有头痛。李东垣曰：太阴头痛必有痰；少阴头痛足寒而气厥逆；太阴、少阴二经虽不上头，然痰与气壅于膈中，头上气不得畅而为痛。

按：有痰者太阴，主湿，湿壅成痰，气逆者少阴，主寒，寒气上冲，头上气不得畅，则亦旋转而成风矣，厥阴脉亦上于头，其头痛则在巅顶。

黄芩一两，酒炒。轻虚以清高上之火。凡风上迫必挟火，风木、相火同气，酒炒导使上行　黄连一两，酒炒。黄芩非少阳专药，黄连则主泻少阳火，然必偕黄芩用酒炒，而后能上行于头　羌活一两　防风一两。芩、连以去热，羌活、防风则以祛风　柴胡七钱。升达少阳之气，气舒而后风热可散　川芎五钱。升达厥阴之气，厥阴、少阳同气，而肝木又生风之本　甘草炙，一两半。甘以补土缓肝。此方甘草为君，厚其土以培木之根，而后可疏达其枝，以靖其在上之风热。东垣制方，每重脾胃，惜今人多忽之

为末，每服三钱，茶调如膏茶，甘、苦、寒。最得清高之气，以降浊而升清，故用之为引，以上清头目，白汤送下。

少阴头痛加细辛，以升达少阴之寒逆；太阴头痛则必脉缓有痰，去羌活、防风、川芎、甘草，加半夏；太阴痰湿，其过不在风，故去风药而加半夏，

以行痰湿，通阴阳也；如偏头风服之不愈，则减羌活、防风、川芎一半，加柴胡一倍，以偏头痛属少阳，其风势轻，相火重也；若自汗发热，口渴恶热，则阳明头痛，当与白虎汤加白芷。朱丹溪曰：东垣清空膏，诸般头痛皆治，惟血虚头痛，从鱼尾相连痛者不治。又曰：治少阳头痛，如痛在太阳、厥阴者勿用。

愚按：东垣此方，原主头风，若血虚者自非所用，若太阳头风，则亦可用，或去柴胡加蔓荆子、藁本可也。血虚及厥阴头痛，宜主四物汤加黑荆芥、藁本。

此为风虚头痛而设。肝虚则自生风，风生则挟热。风热上腾，如烟如雾，而空际不清。风，其虚象也，肝胆相依，风热相逐，故此方兼理风热凡风动必生热，热盛亦生风，风木相火，表里相从也。而少阳经上行头面，故此方主治少阳厥阴经虽亦上巅顶，然其行在内，不在头面，故风热多在少阳经，阳喜行于外，故此方重用柴胡。然感风淫而挟热湿以上攻者，此自可通治之。

通用痛风丸丹溪

按：痛风，所谓"痹"也。有"行痹"，肌肉如虫行，此多属风；有"痛痹"，肉硬而痛，此多属寒；有"着痹"，肉重而痛，此多属湿。又风痹在筋节，寒痹在骨髓，湿痹在肌肉。经曰"风、寒、湿三者杂合而为痹"，则三者固每相兼挟而不分，有风寒相兼者，有风湿相挟者，有寒湿相挟者，而今人则每统言"风痹"，然淫有从来，则分轻重，不可不察。又有"热痹"者，痛则其处火热，又或行走无常，今人谓之"历节风"，盖风转生热，湿亦转生热也。有"痰痹"，痰亦湿也，而或挟于风，或挟于寒，则相壅成痰而有痹。有"血痹"，亦风、寒、湿之阻于血分，痹而不知痛痒，是则谓之"不仁"，血气不能周也。丹溪立此方以通治之云。

黄柏酒炒，二两。坚肾水以清热　苍术泔洗，二两。行肝木以燥湿。此二药皆有辛味，兼能祛风。古人合以治痿，谓之二妙散　天南星姜制，二两。辛、苦，温。主祛风燥痰，通关透节　神曲炒，一两。以调剂中州，然此药实兼能去风寒热湿郁积之淫邪　川芎一两。行血中之气　桃仁一两。去皮尖，捣。活血去瘀　红花二钱。以佐桃仁　龙胆草一两。苦、寒。助黄柏以泻相火　防己一两。辛、苦，寒。通行经络之湿　白芷一两。祛阳明之风　羌活三钱。祛筋骨百节之风　威灵仙酒拌，三钱。辛、咸，温。祛风行湿破结，性最快利　桂枝三钱。横行于手

面糊丸。

此方兼泻热行痰，祛风去湿之药，故可通治痹症。治病者宜审其致痹之原，孰轻孰重，孰为兼症，孰为传变之症，而进退加减以用之丹溪曰：大法痛风用苍术、南星、川芎、当归、白芷、酒芩，在上者加羌活、桂枝、威灵仙，在下者加牛膝、防己、木通、黄柏。

愚按：痹症最杂，不容一例为治，而治痹阅古方亦鲜有当意者，丹溪此方，亦只是大家笼罩法耳。

蠲痹汤 严用和

治中风身体烦痛，项背拘急，手足冷痹，腰膝沉重，举动艰难。

按：此风而兼湿，然痹症虽有风、寒、湿、热之不同，而要皆主于风。其本则必以荣卫不足周身，而后贼风得以乘之，故治痹以补气血为本。

黄芪蜜炙，二钱。以补卫气。经云：卫虚则不用，盖卫虚而风乘之，则气不充体，而手足不为人用　当归酒洗，二钱。以滋荣血。经云：荣虚则不仁，盖荣虚而乘之，则血不荣筋，而皮肤不知痛痹　甘草炙，一钱五分。补脾和胃，以助卫气　姜黄酒炒，一钱五分。辛、苦，温。行肝气于脾，以理血中之气　赤芍酒炒，一钱。酸，寒。泻肝邪以去血中之热　羌

活一钱　防风一钱。此二味乃以治风　加生姜助胃以行气　大枣助脾以滋血

煎服。

此亦补养气血，而略加风药，与易老胃风汤同意。而痹症多所兼挟，则宜审症加减用之大概痹主风淫，风脉浮缓，酌加羌活、防风、川芎、白芷、细辛；挟湿则脉濡迟，酌加防己、白术、苍术、茯苓诸药；挟寒则脉浮紧，酌加桂、附，或加有节麻黄、桂枝；风湿生热则脉浮数，酌加芩、连、生地；风湿上涌而成痰则脉浮滑，酌加半夏、南星；风连相火而动则脉浮洪，酌加生地、黄柏；如阳卫甚虚则脉微弱，酌加人参、玉竹、黄芪、白术；或阴荣甚虚则脉弦数，酌加人参、当归、生地、白芍。其外症所见，亦多有可参，如拘急、瘛疭、掉眩及行痹，则属之风；沉重、艰难、着痹，则属之湿；重痛不热，则属之寒；痛而如灸如焚，则属之热；散缓而不用，则属之卫虚；顽麻而不仁，则属之荣虚。在头则藁本、蔓子升之；在手则桂枝、萆薢行之；在足则牛膝、秦艽达之；在经络以竹沥、荆沥、姜汁通之；搐搦不止，以钩藤、全蝎、僵蚕定之。此皆在临症变通，非一方所能定。其气血虚甚者，必合四君子、四物汤为治；其有由七情劳役，君火炽盛，肾水不能制，则火热生风，以至猝暴昏仆，而遂成痿痹、瘫痪者，则视其水火所偏胜。宜竟以六味、八味主之可也。

史国公药酒方

治中风语言蹇涩，手足拘挛，半身不遂，四肢偏废，痿痹不仁。

羌活　防风　白术土炒　当归酒洗　川牛膝酒浸，以下行腰膝　川萆薢横以行肩臂　杜仲姜汁炒。以和筋束骨　松节苦、辛，温。补肝坚肾，祛风行湿。其气坚悍直达，能攻坚透节　虎胫骨甘、辛、咸。主祛风透骨，威力坚悍，壮骨强筋。手痹用前胫骨，足痹用后胫骨，头风用头骨，腰脊痛用脊骨　鳖甲醋炙。咸，寒。色青入肝，性潜水而穿穴，能滋阴而去血分之癥结　晚蚕砂炒用，以上俱二两。甘、辛、咸，温。得木火之余化，以

胜湿祛风，使传化而外达　秦艽苦、辛，平。其形分股足，能下行而祛风去湿，且养血以荣筋　苍耳子炒，槌碎。此二味皆四两。甘、苦，温。其子浑身皆刺，能祛风湿，能达皮毛，上透巅顶，以去肤痒，治头痛　枸杞子五两。甘、苦，寒。能坚肾水，安命火，益精强阳，此重用之，所以壮固根本　茄根蒸熟，八两。辛、咸，寒。能透坚结，除风湿，散瘀血，散痈肿，此方用为君药，勿以贱而忽之

为粗末，绢袋盛浸，用无灰酒三十斤，煮熟退火毒服，每日数次，常令醺醺不断酒能行气血，通经络，故用之为使。

治痹此方为稳，药虽多而条理不杂。

三 生 饮

治中风猝然昏愦，不省人事，痰涎壅盛，语言謇涩诸症。李东垣曰：中风非外来风邪，乃本气自病。凡人年逾四十，气衰之际，或忧喜忿怒伤其气者，多有此症。壮岁无有，若肥盛者则间有之，亦是形盛气衰而如此耳。

愚谓：凡中风、中寒、中暑、中湿、中痰、中气、中火诸症，未有不由于本气之虚者，不独中风为然也。然本气之虚，必非一日，而中风猝仆，发于一时，则必有自外乘之，然后内外合发，不得谓全非外来风邪也。但中外淫而至于猝仆，则必非外邪之强，而实由内虚之甚，是不得不以扶正补中为急急耳。

生南星一两。苦、辛，热。祛风去痰　生川乌去皮，五钱。苦、辛、甘。除寒去湿　生附子去皮，五钱。自根本而达之。此三味皆用生，正以其辛味全，而能补行肝气，以达于经络，使外邪无所容，且力峻而行速也　木香二钱。此以通彻上下之气于腹中也　人参二两。大用此以补正，以益气生血，和脾缓肝，且三生峻悍，以此君之，使以建一捷之功也

风淫于内，治以辛凉，而此用辛热何也，此非治外淫之风，乃以治内生之风，非温热无以壮肝木发生之气，而使之坚强不挠，

且此用辛以补肝，但不凉耳。猝暴之间，固非此无以救之或有汗出者，可加芍药五钱。

稀涎散

治中风暴仆，痰涎盛壅，气闭不通，令微吐稀涎，续进他药，以调治之，亦治喉痹不能进食。

皂角四梃，去皮弦。辛、咸。以大行肝气，能破坚荡秽　白矾咸、酸、寒。能涌吐顽痰而护保心君。一两

温水调下一钱。

中风必有痰涎上壅，风急水涌也。痰涎壅于上，不开其痰无以使药达于下，故先用此以开之牙关紧闭者，用乌梅擦之可开。

星香散

治中风痰盛，体肥不渴者。

胆南星八钱。南星去风行痰而性燥，以胆制之则润，且能助肝胆之正也　木香二钱。疏荡肝气，亦以利痰　全蝎一钱。以散肝风

为末服。

肥人必体寒而多痰风激而痰涌，体寒故不渴。中风者暂用之，此为简妙若内虚者必当旋用补中。

大续命汤《千金方》

治风中五脏，舌纵难言，昏迷不省，半身不遂，口眼㖞斜。凡偏枯贼风，此为统治。

按：仲景书曰：寸口脉浮而紧。紧则为寒，浮则为虚，虚寒相搏，邪在皮肤；浮者血虚，脉络空虚，贼邪不泻，或左或右，邪气反缓，正气则急，正气引邪，㖞僻不遂。邪在于络，肌肤不仁；邪在于经，脊重不伸；邪入于腑，则不识人；邪入于脏，舌

即难言，口吐沫涎。此言凡中风之浅深也。心为五脏之主，而舌为心之苗，故凡风中于脏，则舌强难言；又厥阴肝主风，亦令人舌卷。风中脏者，口开为心绝，手撒为脾绝，眼合为肝绝，遗溺为肾绝，鼻鼾为肺绝。及凡吐沫直视，发直头摇，面赤如妆，汗缀如珠，皆不治之症。其或偶见一二症，尚望其可治者，不得已则以此汤与之。

桂枝　麻黄　杏仁_{去皮尖，炒，研}　川芎_{酒洗}　黄芩_{酒炒}　干姜
甘草　当归　石膏

等分。加姜、枣煎，加荆沥三匙服。

此方殊不可解，且风既入脏矣，不加扶正之药，而又大虚之，恐非所以续命也。

小续命汤《千金方》

治中风不省人事。神气愦乱，半身不遂，筋急拘挛，口眼㖞斜，语言謇涩，风湿腰痛，痰火并多，六经中风，及刚、柔二痉。

按：中风之痰，风急而痰涌也；中风之火，风木挟相火以上炎也；风入于络，则卫伤而肌肤顽麻；风入于经，则脉涩而腰脊并痛。二痉者，项背强直，手足反张，而无汗为刚痉，风挟寒也；有汗为柔痉，风挟湿也。要皆以荣卫气虚，气不充肉，血不荣筋，而风复戾之之故。

防风_{一钱二分。以统治诸风，故防风为君}　桂枝　麻黄　杏仁　白
芍　甘草_{此五味合桂枝、麻黄二汤用之}　人参　黄芩_{治热}　防己_{治湿。}
_{以上各八分}　川芎_{酒洗，八分。以治血中之风}　附子_{四分，以治寒}

每服三钱，加姜、枣煎。

_{筋急语迟脉弦者，倍人参加薏苡、当归，去芍药以避中寒；烦躁不大便，去桂枝、附子，倍芍药加竹沥；日久不大便，胸中不快，加大黄、枳壳；脏寒下利，去防己、黄芩，倍附子加白术；呕逆加半夏；语言謇涩，手足战掉，}

加石菖蒲、竹沥；身痛发搐加羌活；口渴加麦冬、花粉；烦渴多惊，加犀角、羚羊角；汗多，去麻黄、杏仁，加白术；舌燥，去桂、附，加石膏。

此治风套子八寸三分帽也。本方已不惬人意，虽或加减用之，亦未必应手，其或应手，亦偶中耳。孙思邈之方，恐或不然易老六经加减法：本方倍麻黄、杏仁、防风，名麻黄续命汤，治太阳中风，无汗恶寒；本方倍桂枝、芍药、杏仁，名桂枝续命汤，治太阳中风，有汗恶风；本方去附子加石膏、知母，名白虎续命汤，治阳明中风，无汗身热不恶寒；本方加葛根倍桂枝、黄芩，名葛根续命汤，治阳明中风，身热有汗不恶风；本方倍附子加干姜、甘草，名附子续命汤，治太阴中风，无汗身凉；本方倍桂、附、甘草，治少阴中风，有汗无热；本方加羌活、连翘，名羌活连翘续命汤，治中风六经混淆，系之于少阳、厥阴，或肢节挛急，或麻木不仁。《玉机微义》云：此方无分经络，不辨寒热虚实，虽多亦奚以为。易老治分六经，庶乎活法。

愚按：易老分经虽似，而亦不尽然。盖使冬月而中风，伤风即是伤寒，故分经施治，法已具于仲景伤寒论治中，不必复有中风之治。若非冬月之风，则三时各有兼挟，而无一定分经。风之浅者，只微表之；其已中阳明，则口眼㖞斜之类；其盛而攻于头面，则三阳并受其病；乘阳明而入胃，则经络皆受病，而飧泄、瘈疭、瘫痪诸症皆作；其入脏而犯心君，则昏惑不复知人，舌弛不能言，危症见矣。又何从而分六经以施治乎？且冬月风寒，只成寒病，其所中皆在足经；冬月之风，亦下刮于地，而风淫本行于高，春夏秋则皆上行空际，故风淫多在头面，不专足经，且在阳经不入阴经。有经络腑脏并病，无所谓六经分病也。录此二方，以见古书有不可尽用者。

侯氏黑散《金匮》

治中风四肢烦重，心中恶寒不足者。

按：四肢烦重，挟热湿也，而言中风者，有中风症，如㖞僻不遂，脊不屈伸之类。仲景书简，故只以中风二字该之。心中恶寒不足，见非外恶风寒，但心中怯怯觉畏寒耳。此则内虚而血气皆不足，风淫将入脏也，故《外台》用治风癫。

菊花四十分。方内"分"字，皆读去声，合众药以计其多寡耳，非十分为一钱也。菊花苦、辛、甘、寒，得秋金清肃之英气，而辛能补肝祛风，其阳气自荣，不以风霜萎，则得金气而愈清也。风淫于内，治以辛凉，故为君 防风十分。此二味正以治风 人参三分。急于补正 白术十分。轻用人参而重用白术者，以术兼能行胃气，燥湿脾，以除入腑之风淫而补正也 茯苓三分。补正安心神，兼能燥湿 当归三分 川芎三分。参、术、茯苓以补气，当归、川芎以补血，而川芎兼能祛风 干姜三分。以补肝气，而燥脾温胃 桔梗八分。风乘肝虚，则肝风乘脾而脾病，故白术、干姜以健其脾；风乘阳明则胃热伤肺而肺病，故人参、桔梗以清其肺 桂枝三分。助干姜以行肝气，且以和荣而宣达其风 黄芩三分。助桔梗以清肺热，且以靖卫而平其相火 细辛三分。防风以祛卫分之风，桂枝以祛荣分之风，川芎以祛血中之风，而细辛则自肝肾之下以拔而出之 牡蛎三分。酸咸以补心之虚，收心之散。心中恶寒不足，风将入脏而神明动摇矣，故急以此安之。甘菊花于秋得金气，而辛能补肝；牡蛎生于水，且介虫也，而咸能补心，五行互根之理。今人不能喻也 矾石三分。酸、咸。助牡蛎以保心君，且能化痰。风乘胃腑而胃病，则气不输膻中，而心气不足。风乘肝虚而脾病，则血不输膈上，而心血不足。心之气血皆不足，是以怯怯畏寒。甚则痰且壅心而成癫，又甚则迷不识人，而舌强难言吐涎沫矣。此其用意之深，固非后人所能喻

此为风淫入经络四肢烦重，而势且趋脏腑者设。其荣卫皆已亏矣，故心君亦无以主神明心中恶寒不足，以气血皆不足故。治风淫以辛凉，故菊花君之，而防风、川芎、细辛皆所以佐之有内外上下相承之妙；风乘卫虚，故参、术、茯苓以补胃，而桔梗、黄芩以清肺胃输气，肺主气；风乘荣虚，故干姜、当归以补肝，而川芎、桂枝以行之亦有内外之别；荣卫皆虚，外则筋不荣而体不用，

内则心君失所养而怯怯不安，故牡蛎、矾石以保而安之。此方乍见似杂而无伦，细按之乃见精义本方云：上末用温酒调方寸匕，服二十日，日三。再冷食，服四十日，共六十日止，则药积腹中不下，热食则下矣。盖风已入里，故欲积渐以消之，略与用丸药同意耳。彼以为非中风、历节之治，而疑其伪者，固不足以知之程云来谓此非仲景方，即称其于驱补之中，行堵截之法者，亦未足以深参其妙也喻嘉言称其于驱补之中行堵截之法，非思议所可到。

风 引 汤 《金匮》

治大人风引瘫痪，小儿惊痫瘛疭日数十发。

按：风引者，中风而牵引，即瘛疭也。此风淫在经络者，风性无恒，故时发时止，而日数十发，则风淫挟火，火性急数，故此方重用石药以镇之。

滑石六两。甘、淡，寒，滑。靖少阳三焦相火　石膏六两。辛、甘、淡，寒。补中气，解肌热，清肺金，靖阳明火　寒水石六两。辛、咸，寒，滑。补心除妄热，靖心君之火　紫石英六两。甘、辛，温。紫色入肝，辛补肝气，甘缓肝急，去冲任之寒，益心肝之血。此及石膏、寒水石之辛，皆补肝祛风，不徒靖火　赤石脂六两。甘、酸，温，涩。甘缓肝风之急，酸收心神之散，赤入血分，以去血中之瘀滞　白石脂六两。甘、酸，温，涩。白入气分，以坠气中之痰滞。以上皆石药，以风淫牵引而动，故多用石药以镇静之。且风热性悍，故用石药之悍以扞御之，而诸药皆能补中养血，镇心缓肝，是补益气血之意。即此而在，故不必参、归，无庸议其偏用石药之过也　大黄四两。风热必乘阳明，风乘阳明则必热。胃热而后有瘫痪、牵引、惊痫、瘛疭诸症，故大黄以荡胃热　干姜四两。风淫乘于肝虚，肝虚则必寒，肝寒则生气不遂，血脉不行，于是荣卫皆虚，故干姜以补肝气　甘草炙，三两。以大黄泻胃火，用甘草所以和之　桂枝三两。以干姜补肝虚，用桂枝以行之　龙骨四两。甘、咸、涩，寒。龙，鳞虫之灵；肝，风类也。然飞而能

卷

五

四
二
五

潜，龙骨则潜而尤静矣，以定肝风之淫，实用此为主；而咸以补心，涩以收散，风引固风邪。亦心神之失主。胃之大络入心，风淫乘胃，则痰因风涌，痰涎壅盛，则大络壅塞而心迷。故《金匮》云：邪入于腑，则不识人。重用石药以镇之，龙骨以靖之、补之、收之，皆虑此也 牡蛎二两。咸、涩，寒。以佐龙骨散有形之结聚，敛无形之气化

杵筛取，三指撮，煮三沸，温服用药甚峻，服药甚缓，知古人固不以峻药伤人也。

此为风淫挟火，风火交煽，牵引掉眩，急数不宁者设小儿急惊、风痫，亦专属风火。故重以镇之，方名风引，顾名可思义也后人每摈斥此方，是不知其义者，故愚特为著而详释之。风淫一门，刘河间以为将息失宜，心火暴甚；李东垣以为本气自病；朱丹溪以为湿生痰，痰生热，热生风。理有固然者，然风只皆虚象，六淫何以数风为长，则语者亦离其宗矣。风固乘于内虚，而外感然后内应，则安得谓非外淫。集《金匮》二方，见治风固以风为主，正《内经》治以辛凉之法也仲景治外淫，未有不兼补正者，原亦非逐外忘内也。

消 风 散

治风热上攻，头目昏痛，项背拘急，鼻嚏声重，及皮肤顽麻，瘾疹瘙痒，妇人血风。

按：此皆风淫之轻浅，而栖于经络皮肤之间者。妇人血风，妇人经期而感于风，则风入冲脉、任脉，而生血病也。

人参二两　茯苓二两　甘草五钱　陈皮去白，五钱。此皆以固本根，而陈皮则行肝气　防风二两　羌活二两　川芎二两　荆芥穗五钱。此用以祛项背头面之风，若用以治妇人血风，则荆芥宜炒使色黑　僵蚕洗，炒，二两　蝉蜕二两。此用以去皮肤经络之风热　藿香二两　厚朴姜汁炒，五钱。此用以理腹中淆乱不清之气

为末，每服三钱，茶汤下茶亦祛风清热之佳品也。疮、癣，酒下

以行血分。

此所谓虚寒相搏，邪在皮肤者此虚谓脉浮，寒谓脉紧，寒者正不足，非真寒也。风淫犹轻浅，只以此治之。

沉香天麻丸 《宝鉴》

治小儿因惊发搐，痰多眼白，瘸瘓筋挛。

按：小儿神气未完，易于惊恐。惊则伤胆，胆、肝相表里，胆动而肝风生。此则风之生于内，不足者也。

羌活五钱　独活四钱　防风三钱　天麻三钱。惊虽内作，而外忤则亦客风。此四药皆以祛风，天麻结子，还落入茎中，一名还筒子，有收敛还元之意　半夏三钱。开阖阴阳，行痰燥湿　附子炮，三钱。小儿元阳未充，是以易于惊恐，而肝木胆火因以动摇，故附子以固元阳。命门又肝胆之根本，今人每谓小儿一片元阳，不可用桂、附，抑思草木萌芽，其生意方来，根本岂易固乎　川乌二钱。小儿乳食多寒，此以补肝木，暖脾胃　益智仁二钱。以佐乌、附。此三药皆以壮固根本　当归一钱五分。以补肝养血　甘草一钱五分。以补脾厚土　僵蚕一钱五分。祛风去湿　沉香一钱五分。体重下坠，气轻上浮，芬芳之气通彻上下，可以辟邪保正，去怯安神，上下之气调和，而搐搦拘挛之病止矣

每服五钱，姜三片煎服。

风引汤所治，以风成惊症，属外邪，邪有余则生热者也风乘肝虚，肝动胆火，风火动摇不定，无以决断，所以成惊，日数十发。今人所谓急惊，火性急数，其为多热可知。虽亦由于心神未足，而外邪为主。故风引汤主祛风除热，而用重以镇之，兼以安心神也。此方所治，以惊成风症，属内虚，内不足则为寒者也乍惊伤肾，乍惊伤胆。小儿之神气未完，胆甲初萌，尤易伤损，胆火明昧，震眩生风，痰多眼白，今人所谓"慢惊"，痰溢神散，其为不足可知。虽亦由于客忤生风，而内虚为本。故此方主祛风助阳而用辛以补之，兼以定神气也。僵蚕可定抽搐，沉香和畅气血，天麻定风而反还元气，故方名沉香天麻。小儿有专科，而惊风一证尤急，兹录

卷五

四二七

二方，可以视则矣。

如 圣 饮 陶节庵

治刚柔二痉，面赤项强，头摇口噤，角弓反张，与瘈疭同法。

按：刚柔二痉，皆风症也。项强，头摇，口噤，角弓反张，此皆风象，所谓"邪在于经，脊重不伸"者也。手足十二经，而邪入于经，独归脊重不伸者，督脉为十二经脉之海，而太阳经夹督脉以行于头项、脊脊、腰中，风淫无定经，故总归于"脊重不伸"。又脊骨大椎尽处颈窝中，为积风之府。但痉分刚柔者，有汗为柔痉，风犹在络，腠理不能固，而荣分挟湿，以风散之则外流也；无汗为刚痉，风全入经，腠理不仁，而风淫挟寒，禁固闭塞，则无汗也。然要风病本非伤寒，亦不在冬月，但皆属外淫，又皆涉太阳经，故可与太阳伤寒同治。后人遂因而混之，不察其原，且谓柔痉为伤风，刚痉为伤寒，其谬误久矣。

羌活　防风　白芷　柴胡　甘草　黄芩　半夏　川芎　芍药
当归　乌药

加姜煎，入姜汁、竹沥服。柔痉加白术、桂枝，刚痉加苍术、麻黄，口噤咬牙大便实加大黄。

风淫无常经，督脊为经海，则治痉此方为可用方中杂用三阳经药。方名如圣，则已夸矣治柔痉可直用桂枝汤，治刚痉可直用麻黄汤，瘈疭而不仁不用。脊重已甚，可加用竹沥、姜汁，正气内虚，可加人参、白术、当归。

卷 六

方 剂

暑 部

热淫于内，治以咸寒，佐以苦甘，以酸收之，以苦发之。所谓热淫，即暑也。治以咸寒者，以水胜火，以寒胜热也。然咸实补心，而暑淫必乘心之不足，然则用咸乃所以补正，使正气足而外淫乃不得乘，此所云治淫，亦仍然治心之法。佐之以甘，所以缓火之急。顾治法亦有当变通者，自春分后，君火已司令，而暑气则未盛行，时虽猝暑，亦风温耳；及已交夏，则人气浮于经络，而内气多虚，此时暑虽未盛，而肺金暗已受亏，酸收甘缓，正在此时，所以敛心保肺，未庸遽以咸软也；及芒种后，则时当盛夏，而相火又继承心君以秉政，咸寒苦发，正在此时，然暑犹未盛也；小暑、大暑，乃暑暍大行；及于秋初，暑犹未处，此时人气浮在肌肉，其内益虚，又大暑后，湿令已行，庚金亦伏，斯时则暑暍、湿、清三气交杂，人虚怯暑，饮冷乘凉，于是暑气伤人，更挟清、挟湿，中暑、中暍、霍乱、吐泻，为疟、为痢诸病，皆莫盛于此时矣。暑淫既挟湿、挟清，则治之亦杂苦热、苦温、酸、淡、甘、辛，而又不专用咸、寒矣。然大抵暑性暴直，非若风寒之多传变，其来甚疾，其去亦易平，非若风寒之留滞，惟外有溽湿、清、燥之淫以遏之，则留滞也。

黄芪人参汤 东垣

治暑伤元气，注夏倦怠，胸满自汗，时作头痛。

按：暑伤元气，经所谓壮火食气也。凡气以温行，过热则散；

气以凉靖，过冷则消；血以凉生，过寒则涩；血以温布，过热则枯。此阴阳消长之常。是以入夏则气浮而虚，而暑脉亦虚。注夏者，当夏而神疲。如水之分注，不能复聚，故四肢怠倦。胸满者，膻中虚烦如满。火气上炎，液随气散，腠理疏而自汗。时作头痛者，时痛时止，火上炎而不恒。此必人之元气虚，抑亦暑淫所伤，故入夏而遂病。但愚集此方，与东垣意稍不同，东垣主长夏暑盛之后，愚则欲理于暑气未盛之时也。

黄芪一钱。益胃气，滋肺气，壮卫气，密腠理，止自汗　人参一钱。暑热伤气，则营卫皆亏，以补气而生血　麦冬一钱。热则伤肺，火气凌金而胸满，麦冬以清肃膻中而保肺　五味子五分。以敛气补肺而生肾水。此合人参、麦冬即生脉散，却暑之要方也　黄柏酒炒。八分。火盛津流，肾水亏矣，故用此以滋肾水。然不用地黄而用黄柏者，心热肾虚，则小肠、膀胱并热而溺必赤，用黄柏以兼清膀胱热也　当归一钱。有黄芪以益气，用当归以和血　白术八分。补脾和胃益后天之化　苍术八分。暑每挟湿，用二术以燥湿，非长夏可以不用也　神曲炒，八分。人入夏每减食，以中气外浮而脾胃反虚，故谷食不化。用神曲以化食　陈皮留白，八分。以理气而行之　甘草炙。五分。以缓火气，厚脾土也。东垣曰：少用恐满益滋，中满者去之，若腹中急痛缩者却宜多用　升麻八分。升达阳气，清阳升则阴降而气平

加姜、枣煎姜以行之，枣以和之。

冬月阳气闭藏于中，至春而发，入夏则发散之极。阳浮于外而其内反虚，央尽为乾，阴生而姤也。故夏月服食之方，宜补中而益气，况暑炎气妄，气散津流则气血皆亏，暑非可却，亦固其中而已寒淫凝闭，宜于表之逐之；暑气本散，非有可表，但清之敛之，则所以却其暑矣。参、芪、甘、术以补之，五味以敛之，麦冬以清之，黄柏以靖之，更滋之以当归，行之以橘、曲，不必有去暑之药，而暑气自平。凡入夏而后，微觉注夏，便可服此。

生 脉 散

已见"肺部"。此以治热伤元气，气短倦怠，口渴多汗，肺虚而咳。凡暑必伤肺，肺伤而气无主；火炎则水亏，又津液外流而生渴作咳。暑伤气而脉虚，敛补其气所以生脉也。

此方以五味敛肺为君，立之君而后输胃气以使之主之，泄心火以清之润之，则炎上之热可靖，亦入夏则宜服之以保肺，使不为暑伤也此方以补肺清金，则金能生水，而津润自滋，无关肠胃。说者攀扯肠胃为言，只见牵强。

桑螵蛸散 寇宗奭

治小便缩而欠，能安神魂。补心气，且疗健忘。

按：暑淫必乘于心，心化不足，则暑淫乘之，同气相召也。然心君不易受病。心热必遗于小肠，一脏一腑也。小肠主沁别水谷，而渗其溺以输膀胱。小肠虚则便数，小肠热则便短，虚热之甚则溺必短数赤涩而痛。伤暑见症，必自溺赤涩始，暑必心烦而神扰不宁。此方不言治暑，然治暑之良方也。

桑螵蛸盐水炒。甘、咸、酸，温。补心收散，敛肺固气，安魂魄，治健忘，通五淋，去瘕疝 石菖蒲盐炒。以开心窍，去痰壅 茯苓安魂定魄，渗湿除痰，能通心气以下交于肾 远志通肾气以上交于心 龙骨煅。本肝木之灵而潜于至静，以软坚收散而补心，且靖君相之火 龟板酥炙。本肾水之灵，而能通任脉以滋阴养血，上交于心，且养肝肾之水 人参以补气 当归以滋血

等分。为末，临卧服二钱，人参汤下。

暑淫乘于心，补心即以清暑，此正所谓治暑淫以咸寒也桑螵蛸、龙骨、龟板皆咸，龙骨、龟板之性皆寒。心肾气交，水火相济茯苓、远志，气血兼滋人参、当归，心神安，荣卫和，则暑气自消，且

以治健忘，劳心人可常服也心劳者畏暑尤甚，方内用龙骨、龟板、远志、菖蒲，即孔圣枕中丹也。

导 赤 散钱仲阳

治小肠火，便赤淋痛，面赤狂躁，口糜舌疮，咬牙口渴。

按：暑淫必中小肠，犹寒淫之必中膀胱，皆太阳而一水一火。寒淫下伤足经，暑淫上伤手经，但寒淫有传经，而暑淫则不然。感于暑者，必脉虚、身热、头痛、口渴、面垢、自汗、少气、倦怠，其或入于三焦，则呕逆、吐泻。其有他症，则各因所挟不同。热在太阳，小便必赤；太阳脉行上头，故有头痛；火烟上浮故面垢，其甚则面赤；火盛液干，故口渴，甚焉则口糜矣。导赤散亦非独以治暑，而伤暑者宜用之。

生地黄二钱。滋肾水而能上行以济火，去心热，养心血　淡竹叶一把。本震木之气，而条达疏散，上行以靖膻中之热，清肃心肺　木通一钱。淡以渗水，通心气于小肠而清其火　甘草梢生用，一钱。泻心火以竟达阴茎而止淋痛

心热必遗小肠，暑淫必先中小肠。生地、竹叶以清其上，而木通、甘草稍以达于下，使暑热自小便出也。

竹叶石膏汤

已见"寒部"。本以治伤寒解后而虚羸少气，气逆欲吐者，亦通治伤暑发渴脉虚。盖伤暑必少气，而暑气必上逆。凡寒淫亦必作盛热，盛热之余，故寒、暑有同治者。

暑性炎上，竹叶、石膏以靖炎上之火而散之；暑淫烁肺而伤气，人参、麦冬、粳米以保肺而安之，半夏、甘草以和而平之。此以伤暑脉虚，故保肺为要也脉虚者气之虚，而肺主气者也。

人参白虎汤

已见"三焦部"。此用以治太阳中暍，身热汗出，恶寒足冷，脉微而渴者。

按：此所谓手太阳小肠经也。中暍即中暑，但中暑甚于伤暑。其来缓曰"伤"，其来急曰"中"。说者每分中暑、中热而二之，谓脉虚身热为"中暑"，乃不足之症；头痛恶寒，形面拘垢，宜用温散；脉盛身热为"中热"，乃有余之症，头痛壮热，大渴引饮，宜用清凉。此大不然，暑热之症，无脉盛者，即使脉盛壮热，则必天行瘟疫矣，与暑淫不相涉。且此方及上方所主治，一则曰"脉虚"，一则曰"脉微"，脉虚且微，不足之至，而仲景治以竹叶、石膏、知母，恶睹其为温散哉。太阳中暍而汗出恶寒者，太阳经外浮，而暑气疏越，腠理不得密，故自汗恶寒。恶寒，亦内不足也。其足冷者，手太阳不行于足，而暑气炎上，上实下虚，故足冷也。

中暍脉微，甚于伤暑脉虚。引肾水以升之膻中，即所以保肺金而抑火，承夏以秋，泽火为革也石膏、知母皆秋金、兑泽①之令，而粳米又秋成也，金气行而炎暑退矣。此以治太阳中暍，而方内无小肠药，小肠上承胃，下接大肠、膀胱，小肠热则蒸为胃热，逼而大肠、膀胱亦热。阳明热除，而小肠之热亦除胃、大肠皆阳明经，石膏、知母皆肺、胃药。

独 圣 散

治太阳中暍，身重痛而脉微弱。

按：太阳中暍，暑暍入太阳小肠经也。盛暑伤气，故脉微弱，

---

① 兑泽：润泽。

然而身重痛则挟湿也。小肠主沁水，小肠病则不能沁水，而水不下流，又重以饮冷浴水，则水渍皮肤；暑不能外出，水不能下达，于是积聚膻中，浸淫经络，而身重痛矣。失此不治，是则疟痢所由也。

即瓜蒂散去赤小豆，独用甜瓜蒂炒黄为末，熟水调下以吐之瓜类生于盛夏，以热蓄湿而生者，而夏月人又喜食之，以其能解烦渴，究竟生冷之物，遏抑暑气于中，以成暑湿相挟。惟瓜蒂则系著全瓜，是能总领暑湿，又其气味苦恶，能令人涌吐。其苦能泄热，其吐能越湿，故独用之，使膻中之水上越，则皮肤之水亦消，而暑热之气亦泄矣。去赤小豆者，赤豆味酸，方欲其泄越，不欲其酸收也。此暑在太阳而挟湿，湿之浅者，故吐而越之太阳经浮在皮肤，其挟湿亦浅在皮肤，何以不汗之，暑者自汗，不可重汗也。

阴 阳 水

已见"三焦部"，治霍乱吐泻，和理阴阳。

按：霍乱，三焦病也。三焦，少阳相火所行。而水道所由出，水火和平，则上下通利。若水火相忤，则气乱而绞痛。火上逼则吐，下逼则泻，中争则吐泻交作。外有所阏①，则不得吐泻，为干霍乱。气乱绞痛，一缓一急，故俗谓之转筋火，其实非筋病也。张子和以转筋为风，失之矣。大抵霍乱多得之暑，暑中三焦，君相二火交作，遏抑水饮，暑不能散，故气乱而争。其有不由暑淫者，亦必由饮食浓厚，焦煿热物，助动心胃肝胆之火而作；其或有寒而霍乱者，则亦必宿有积热，而重寒遏之，以至于交争。总之以水火交忤，则总此方治之。

暑淫乘心，其同气也。心君位尊，而小肠为心之表，故暑气

---

① 阏（è俄）：壅塞。

多中小肠。其土逼则烦渴，其前逼则遗膀胱而溺赤癃闭，其后泄则热泻而解暑热得泻则解，其有不解，则热结大肠而作痢矣。三焦为心包之表，故暑喝多犯三焦心包脉历络三焦，三焦脉亦络心包，又三焦相火亦与暑同气，故暑淫多犯之。又小肠上承幽门，下接阑门，皆三焦水道之津，故小肠受暑，亦得及三焦也。大抵专感暑喝，则淫在太阳；兼挟有水，则入于三焦矣。其上逼则烦吐，其下逼则急泻，其在中则急缩绞痛，其遏塞则不得吐泻不得吐泻为干霍乱，俗谓之绞肠痧，其症尤重，有猝死者。治之者亦调其阴阳而已非可表解，非可攻下，只可自中调之。然水行水道，则仍自三焦而下以达之膀胱而出。喝得泉水而靖须用好泉水或汲井水，其真阴之气存，则能清暑而不滞，水得沸汤而行，须瓦器百沸汤，则能行阳气而使津液布散。佐以熟盐，以补心软坚而导之下达最妙在熟盐一味，补心化之不足，软交争之纠结，炒之则有苦味，又能泄热而导水下行，以使之自膀胱出，方至近而神奇寓矣中暑霍乱用熟盐，其或有感寒霍乱则可加生姜。寒霍乱亦有用理中汤者，然冬春或有之，若暑月则必非寒，暑月霍乱服姜汤，则反令致死，不可不慎。凡霍乱不可与甘补，亦不可与粥汤，与甘补及粥汤，亦令绞痛致死，以粥汤胶稠，使阴阳愈混而不能分也。若干饭煮之，亦自无害；若炒粔黍煎汤，则又能解霍乱，以其得阴阳之和也。

烧 盐 散 《三因方》

治干霍乱用吐法。

烧盐咸能补心软坚，且破顽痰，消瓜果生冷。烧之则苦能降泄热气。心化不足，而暑乘之，故咸以补心；阴阳交争，纠结不解，故咸以软之。夫润下作咸，而盐实以上浮而结，观卤地可知。海水之咸，亦浮于面，其下则不咸。故盐能使人涌吐，非苦能涌吐之说也。其烧之使苦，则又以资之降泄耳。暑气炎上，投之以降，则激而上，激而涌吐，则暑气亦因之而越矣 热童便亦咸能补心软坚，而顺循故道，可使降泄三焦之火

三饮而三吐之约言如此，然病安则止矣。

此为霍乱之不得吐泻者设。不得吐泻，其外有所遏或清寒，或

水湿，或饮食生冷瓜果填塞上焦，其内纠结坚也此非必有物，其气之纠结甚耳。凡上闭则下亦不通，越之以吐，而上下通矣。且能补心化而开决渎，则三焦之暑淫自消也专用烧盐以指探吐，亦能治霍乱，且兼能治食厥、蛊毒、冷气、鬼气。

六 一 散

已见"三焦部"。此以治烦躁口渴，霍乱吐泻，小便不通。兼治泻痢热疟。

按：此方统平三焦之热，不专以治暑，然治暑尤效，但不可过服，反至内寒；又服此者，须待就凉稍息，暑暍稍平，而后服之，则可以解暑，而不致蓄热于中。若方在长途暑热中，烈日之下，而顿服此，则遏之太骤。反有致伏暑转成疟痢者，是宜慎之。

此主决三焦渎耳。然三焦水道顺流，则浊热亦无所留矣心悸神昏者，加辰砂以镇心；气喘目昏者，加薄荷以清肺；热盛头晕者，加青黛以靖肝；因暑而血逆、血衄者，加藕节以止血。本方加干姜可治白痢，加红曲治赤痢。

香 薷 饮

治一切感冒暑暍，皮肤蒸热，头重而痛，自汗烦渴，四肢倦怠，或吐或泻。

按：此暑淫脾胃，暑而挟湿者。其肤热头痛，自汗烦渴，暑固然也。头重而痛，四肢倦怠，则暑既伤气，而又挟脾湿也。太阴湿土，行令于长夏，炎暑之时，故暑多挟湿，且感冒暑暍，而饮食生冷，沐浴清水，则暑湿所由相挟。

香薷一两。辛、温。能舒郁暑，散结热，得金气之和。此用为解伏暑之君药。李时珍曰：香薷乃夏月解表之药，犹冬月之用麻黄。今人谓能解暑，概用代茶，误矣 厚朴姜汁炒，五钱。除湿热，散满闷。承潴暑之后而扩之

以肃清　扁豆炒，五钱。甘、咸、微酸，气腥。能补敛心君而却暑，升达肺气以清金，淡能渗水通利三焦，其色微黄，入脾而和中去湿，故治暑、去湿、健脾、止泻之剂多用之　黄连姜炒，三钱。泻心火，燥脾湿，厚肠胃，去热除烦。黄连生于阴谷，用姜炒之，使其能通于阳也

　　冷服昔人谓香薷热服能作泻，愚谓香薷无作泻之理，且此方有黄连，亦不患香薷之作泻，所以必冷服者，正以香薷之辛能作汗。此不欲其汗，则冷服之耳。

　　长夏盛暑，暑暍方隆，无不受暑之人。但人有厚薄劳逸不同，则有病有不病，又在人之调护而已。斯时也，湿土已行大暑以后，则太阴湿土已主气，庚金亦伏大暑后逢庚日为伏，土溽以热而上蒸热能生湿，湿转生热，晨夕新凉时袭，兼以暑烦，乘凉浴清，饮寒餐冷，三气交杂，总归之伤暑，而暑不即病，暑病深矣中暑即病，伤暑不即病，伤暑令人少气倦怠而已，此宜补中而愈。中暑乃不得不用寒凉，如石膏、滑石、竹叶、生地之类；伤暑不即病，遏以清寒，挟以溽湿，交病而病，则治之乃有宜用表散而兼解暑者。凡治暑主用咸寒，佐以苦甘、酸收、苦发，不当用辛；其兼欲散清燥、行水湿，则有用辛者。此方解热以黄连，燥湿以厚朴，兼去暑湿则有扁豆，而香薷之辛温以君之，所以祛其外束之清凉气也，而达伏暑也。

　　李时珍曰：有处高堂大厦而中暑者，缘纳凉太过，饮冷太多，阳气内为阴邪所遏，反中入内，故见头痛、恶寒之症，用香薷以发越阳气，散水和脾而愈。

　　按：李氏此论，于症于方已两得之，最明白矣。

　　薛立斋云：中暍乃阴寒之症，法当补阳气为主，少佐以解暑。先哲用干姜、附子，此推《内经》舍时从症之法也，香薷饮乃散阳气导真阴之剂，若元气虚犯房劳而用之者，适以招暑也。

　　李士材云：香薷为夏月发汗之药，其性温热，只宜于中暑之人，若中热之人误服之，反成大害。

　　愚按：如立斋说，是嫌此方之寒而更欲恒用姜、附；如士材

说，则又是嫌此方之温而更当大用寒凉。二说皆似是而非，不可不察。夫谓"中暍为阴寒之症，法当补阳"，然则中寒为阳热之症，法当补阴乎。暑暍本阳邪，而安得谓中暍为阴寒也。治伤暑用补剂，先哲常然。然不过参、芪之属，诚恐阳气过散，而为之固其本耳。其偶用姜、附，则因其人之元阳大虚，而一时之权变，此岂可执之以治暑者？薛氏之说，固不然也，"香薷为夏月发汗之药"，此语固然，然夏月何以不用麻黄、紫苏而用香薷。毕竟香薷可以解暑，与麻黄、紫苏有不同者，其气入手少阴、太阴而达心肺之邪也。若谓其温热发散，而中热之人不可服，然则中暑之人必脉虚少气，以脉虚少气之人而可独宜温散，乃中热脉盛之人，反不可以温散乎。且中暑、中热之分，尤为无理，热之与暑，安在可分为二。热心伤肺，肺伤则气虚，气虚则无脉盛者，纵使洪大，亦必虚软无力，非若伤寒有阳明实热之症也。夫同一冬月伤寒，而说者必分"无汗为伤寒，有汗为伤风"；同一夏月伤暑，而说者又分"身热为中暑，壮热为中热"，此皆医学之日流而破碎支离也。但猝中为中，渐伤为伤。此则有不同者，是宜辨症而施治耳。

此为逸乐而伤暑者设，非为劳役而中暑者施也本方除扁豆，名黄连香薷饮，治中暑热盛、口渴、心烦，或下鲜血，以扁豆能补。此热甚伤血，不欲更补也。本方除黄连，名三味香薷饮，治伤暑呕逆、泻泄；再加茯苓、甘草，名五味香薷饮，以祛暑和中；再加木瓜，名六味香薷饮，治中暑湿盛。此三方皆以热不甚而湿盛，故多去湿之药，而不用黄连也。再加人参、黄芪、白术、陈皮，名十味香薷饮，治暑湿内伤，头重吐利，身倦神昏。此外感而兼内不足者，如此用药，亦可见香薷之温散，不必为脉虚者虑矣。三物香薷饮加羌活、防风、黄芪、白芍，治暑月中风，手足搐搦，曰暑风症；三味香薷饮加葛根，治暑月伤风咳嗽；四物香薷饮有黄连加茯神，治瘅疟，以瘅疟独热不寒，专责之暑也。

五苓散

已见"三焦部"。此以治中暑烦渴，身热头痛，膀胱积热，便闭而渴，霍乱吐泻。

按：烦渴身热，头痛便闭，此暑之中于太阳小肠本症然也。霍乱吐泻，则暑之犯于三焦。其为膀胱积热者，膀胱上承小肠，小肠之热遗于膀胱，且三焦之委，则三焦湿热，亦同蓄于膀胱，膀胱热结，则水道不通，而三焦皆病矣。大抵暑气自病，只在心、小肠；暑兼水湿，则涉三焦。前烧盐吐法，自上而吐之；阴阳汤，自中而和之；此五苓散，自下通达之。

暑淫乘心，心热则遗小肠，心包热则遗三焦，而二者并归膀胱以为出路。然暑多挟湿，引饮食冷所致。湿遏中上，可以越之；湿积于下，则宜达。五苓散所以导水湿，使下而达之。六一散亦以导三焦水，然六一散治于猝病之时，此以治于积病之久。茯苓、白术所以去湿，而君以泽泻，佐以猪苓，则咸以渗水而兼能补心，茯苓亦补心神。所谓热淫于内，治以咸寒者。桂以反佐而为之先导，桂亦能行水湿。加朱砂以镇心安神、灯草以去心火同煎，去湿即所以消暑，祛暑即所以补心。

胃 苓 汤—名对金饮子

治中暑兼湿，停饮夹食，腹痛泄泻，及口渴便闭。

按：中暑固多挟湿，而饮凉食冷，即挟湿之由；至于停饮、夹食，则湿反重于暑矣。其腹痛，湿多也；其泄泻，挟暑也；其口渴小便闭，则暑病固然。然要以暑热伤气，气虚故脾胃并弱，而水谷难于消化，是以积而成湿。挟湿之原，实归于伤暑也。

苍术泔浸，二钱。以健脾燥湿　厚朴姜炒，一钱。以开郁散满　陈皮去白，一钱。以利气行湿　甘草炙，一钱。以厚脾土。以上即平胃散，所以治停饮夹食，腹痛泄泻也　泽泻二钱。主泻肾而行膀胱之水　猪苓一钱。专行膀胱之水　茯苓一钱。渗小肠水以达膀胱　白术一钱。燥脾行水以达之小肠　肉桂五分。亦辛能行水，且引暑热之气，以从诸药而达之于下

加朱砂、灯草煎。

本方无治暑之药，用此二味以引入心而下之，则泽泻、猪苓之咸有以补心，茯苓、灯草之淡有以宁心，而诸去湿之药亦皆足以消暑矣。泽泻以下，即五苓散。所以导暑湿而出之膀胱，以治口渴便闭。此本佳方，惜今人失其所以用之矣。

此合平胃、五苓二散，以治伤暑挟湿此兼挟食，然食亦归之湿，而湿重者。

薷苓汤

治伤暑，泄泻而身热，头重自汗，肢倦烦渴，暑症全具者。其有小便闭，则膀胱蓄热也。然热亦挟湿，但此则暑重于湿者，故仍用四味香薷饮。

香薷二钱　厚朴一钱五分。姜汁炒　扁豆炒，一钱五分　黄连一钱姜汁炒　泽泻二钱　猪苓一钱　茯苓一钱　白术一钱　肉桂五分

加朱砂、灯草煎。此方无加姜、枣之理。凡暑重则忌姜，湿重亦忌枣，况方内已有肉桂，何用加姜乎？

此合香薷饮、五苓散以治伤暑挟湿而暑重者。

柴苓汤

治伤暑泄泻，发热口渴，及疟疾热多寒少，口燥心烦。

按：发热重于身热，心烦口燥重于烦渴，此热重而深，非复香薷饮症矣。疟疾由初伤于暑，继感清淫，或浴凉水，或冒雨湿，则暑闭于中，而清冷束之于外，暑气不得出而入内转深，暑与清争于经络之间，清入而争则外虚而作寒，暑出而争则表实而作热。

其作有常期者，以清淫每入自风府，栖于夹脊之间，人之气血周行，暑与清遇以阻而动其气，则争也。其热多寒少者，暑重于清故也。

柴胡二钱五分。苦寒而轻散。能坚肾水，而升其清气以浮游于经脉之表，以祛清寒而解郁热，调剂阴阳，犹之轻雨洒尘而嚣气顿静。仲景《伤寒》书，用以治少阳伤寒，而后人遂指为少阳经专药，实不必然。凡阴阳失平而内有所郁者，惟柴胡能有以散其郁于不知不觉云尔　半夏一钱五分。亦所以调剂吾身之阴阳，而去清淫之阻滞也　生姜一钱。此以外有清淫之阻，故可用生姜以去其清淫，而宣其暑热　黄芩一钱。暑淫于内，必伤肺气，故黄芩以降泄之，所以清内热而保肺金　人参一钱。暑淫伤气，暑遏于清而不得泄，则伤气尤甚，急以人参补之　甘草一钱。助人参以和脾胃，人参、甘草，皆治暑之良药　大枣三枚。以和脾胃。此以上即小柴胡汤，所以调剂吾身之阴阳，而散其暑凉之互竞也。此照仲景原方之分两轻重而约少之如此

泽泻二钱　猪苓一钱　茯苓一钱　白术一钱　肉桂五分。此即五苓散，所以导在内之暑湿而下之，清邪散而暑邪亦散，水湿行而暑气亦行

此合小柴胡汤、五苓散，以治伤暑而复遏于清淫清即燥也，凄清凉薄，秋金之气，致暑气内郁转深而不得发，逼为烦热泻利，竟为热疟、瘅疟者。清淫外束，故发表以小柴胡清与寒同类，但有轻重耳。经云：燥淫于内，治以苦温，佐以甘辛。小柴胡汤正苦温甘辛之剂，中有柴、芩之凉，则以内有暑淫故也。小柴胡汤本亦发表之药，今人惑于少阳胆无出入之说，则讳言表而谓之和耳。又因小柴胡汤治少阳寒热往来，而亦可治疟疾，因谓疟疾亦属少阳经，抑知疟之寒热往来，虽若与少阳伤寒同，而所以寒热往来者则自不同，疟亦不属少阳经。噫，其谬误相承久矣；暑湿内深，故行水以五苓散，内外兼治也。暑淫于内，中气必虚，而补中要矣所以用人参、白术、甘草、大枣。

甘露饮 《局方》

治胃中湿热伤阴，血涌为吐衄，及溢为口臭、喉疮，齿缝出

血，齿龈宣露。

愚按：暑热为虚，胃热为实。然人有于暑月肆食浓厚滋味，且谓烧酒能解暑，而冒暑肆饮，则饮食之湿热，引暑气之湿热。以入壅于胃，而暑热亦为实矣。又凡人阴虚不足，而冒暑劳役，往往有致大吐大衄者，此皆因胃本湿热，而暑热又助而动之，水不能制，肺、肾皆伤，而血因以妄行。口臭、喉疮、齿缝出血，皆阳明之热。阳明脉交行于唇齿，上行挟鼻。凡吐衄暴作而多者，皆出于阳明胃。

熟地黄以滋养肾水　生地黄能升肾水以上交于心　麦冬以清肺宁心　天冬能滋肺金以下生肾水　石斛甘、微咸。得水石清虚之气，故能补心安神，清金保肺，去胃中之湿热，而布膻中之清化　茵陈去胃中沉郁之湿热　黄芩降肺逆　枳壳破郁积且能敛阴　枇杷叶去毛，蜜炙。酸能补肺敛阴，宁心收散；苦能降泄逆气，泻火清金　甘草补中而亦能去热

等分，每服五钱，或加茯苓本方皆去热之药，加此以渗湿、肉桂本方皆寒药，加此以反佐，且导热下行。《本事方》加犀角苦酸咸寒，补敛心神，降泄实热，平肝胆相火，清脾胃湿热，去血中妄热，解一切热毒。若因胃积湿热，致大吐大衄者，加此尤宜。

热盛则水涸，二地以滋之；热盛则金流，二冬以保之。清热用黄芩、枇杷叶、去湿茵陈、枳壳而皆有悠扬清淑之致，不必大为攻下异于大黄、朴硝之大攻大破，此所以为"甘露"。热莫盛于胃，而诸热皆统于心，心化不足，则热妄行，石斛、茯苓、犀角皆补心以除妄热。所谓"热淫于内，治以咸寒，佐以苦甘，以酸收之，以苦发之"也石斛、犀角皆咸寒，二地、天冬、黄芩皆苦，麦冬、甘草、肉桂皆甘。此方本不言治暑，然盛暑乘湿而内积于胃者，当以此为治。

桂苓甘露饮 刘河间

治中暑受湿，引饮过多，头痛烦渴，湿热便秘。

滑石四两。泻水于上焦之上，而达之下焦之下，且甘则能补，故以为君
石膏二两。辛淡以泻肺邪而散胃热　寒水石辛咸以补心除热行水　甘
草各二两。土厚而后可以行水，且甘能去热　白术一两。健脾土，燥脾湿
茯苓一两。补心神而渗心膈之水　泽泻一两。咸能补心，且泻下焦之水
猪苓五钱。咸补心，泻小肠膀胱之水　肉桂五钱

每服五钱煎。

此合六一散、五苓散，酌之以治伤暑，引饮过多。至于蓄湿
者，加石膏、寒水石，所以靖胸膈之暑暍而保肺宁心，故亦曰
"甘露饮"也。

桂苓甘露饮张子和

治伤暑烦渴，脉虚，水逆。

按：暑脉必虚。此特言脉虚者，以外无头痛、面垢、身热、
自汗诸症，但见烦渴，则以脉虚见为伏暑也。烦渴有实热、虚热，
脉虚则非实矣。暑之伏者伤于不觉，清冷遏之，暑抑于中而不能
越，乃生烦作渴，烦渴必引饮。此则渴欲饮水而水入则吐，谓之
水逆，中有积湿，虚火上冲，而非实热，故水入不受。治宜行水
兼补中，且宣其郁。

滑石二两　石膏一两　寒水石一两　甘草二两　白术一两　茯苓
一两　泽泻一两　肉桂五钱。即前方减三石之半，意为行气补中。不专逐
水也。去猪苓者，不欲重泻其肾也　人参一两。暑热伤气，暑伏于中而不得
越，伤气愈甚，故加人参　干葛一两。以宣达胃中之清气，清气行而暑气自
散，且能除烦止渴，加此最为有见　藿香五钱。以理逆乱之气　木香五钱。
升清气，降浊气，理三焦，去壅滞

每服五钱，煎服。

此又即前方而酌之，以治伏暑伤气而积滞不行者，益其气而
后水可行人参、白术、茯苓、甘草，理其气而后暑可平也肉桂、干葛、

藿香、木香。

苍术白虎汤仲景

治湿温，脉沉细者。

按：先伤于暑而外复受湿，暑湿相搏，致腹满、头痛、身痛、多汗、渴而谵语，但其胫冷，谓之"湿温"，暑郁于中而湿束其外也。

石膏一斤　知母六两　甘草二两　粳米六合　苍术八两

白虎汤以清暑，加苍术以去湿安逸之人，伤暑湿重，则宜此汤。

桂枝白虎汤《金匮》

治温疟，但热无寒，骨节痛，时呕。

按：疟症皆由伤暑始，先伤于暑而外复伤于清，以清束暑，暑不得越，相竞而疟作。但热无寒则暑淫重；然骨节痛者，则清淫亦已深；时作呕者，暑逆于胃也。

即前方去苍术加桂枝三两。以舒阳气自内达外，而祛其清寒，不必拘拘谓太阳经药也。

白虎汤以清暑，加桂枝以去清清即燥也，即寒气之凉薄者。

柴胡石膏汤

治暑嗽喘渴。

按：暑热伤气，喘渴其固然也；其嗽则热烁于肺而肺伤矣。此亦以清寒束之，而暑气不得外越故，但不作疟耳。若忽而不治，则有渐成劳瘵者。

石膏四钱　知母一钱五分　甘草八分　粳米一撮。此照仲景方而约轻其分两如此，以便加后药　柴胡二钱。轻扬游散，以祛其外束之清寒　半夏一钱二分。辛滑。以通其阴阳之滞塞　黄芩一钱。以泻肺火降逆气加黄芩以助白虎汤，清暑而保肺；加柴胡、半夏，以疏外闭之清寒，使阳气得以宣泄于外，则肺可保而喘嗽平也。

六 和 汤《局方》

治夏月饮食不调，内伤生冷，外伤暑气，寒热交作，霍乱吐泻，及伏暑烦闷，倦怠嗜卧，口渴便赤，中酒等症。

按：既在夏月，则暑湿令行矣。夏月人倦于食，则饥饱往往不调，以气内虚而脾胃弱也。夏月暑烦，人喜生冷，多食生冷，则脾胃愈伤，而寒湿积于中矣。外复冒暑劳役，则是重伤于暑，内外相挟。三淫交杂，此寒热所以交作，霍乱吐泻也。此其伤重叠深重，且挟内伤而入于不知不觉者，与前甘露、白虎诸症，又有不同。至若伏暑烦闷诸症，则又暑伏于中，时不即发，外有所遏，阳气不得舒，壮火食气，气不充于四肢。虽不作霍乱吐泻，而脾胃益亏，其内伤为尤重矣。中酒之症，与伏暑同治。忍醉于一时，而伤在隐隐，脾胃侵削，心肺火熏，正与伤暑同弊也。

白术二钱。补中而能燥湿　人参一钱。补气而能清热　赤茯苓一钱。渗水宁心，用赤者欲其入小肠以泻心火　甘草一钱。和中补脾，此四君子也　香薷一钱五分。以祛伏暑散结热　厚朴一钱。开郁散结　扁豆一钱。补心却暑，和脾燥湿，益气清金　藿香一钱。理郁积不和之气　砂仁一钱。辛温以大舒脾胃之气，解寒热郁结之邪，化生冷不调之食　杏仁一钱。降逆气，破坚结，润肺宁心　木瓜一钱。酸温以收湿气，舒四肢之倦怠，止心神之烦惑，敛肺气之游散

加姜以去清行湿、枣以和中补脾。

煎服。一方有半夏凡阴阳否塞壅滞之气，必用半夏以通之。

治暑之药，多用咸寒甘苦，兼用酸收，此则转用辛温者，以内伤生冷，寒热交乱故也。夏月人气浮于肌肉，其内已虚，重以

饥饱、生冷伤之，则理脾胃之伤为尤急于治暑矣。阳气内虚，非甘温无以补之；杂气交郁，非辛温无以行之。故咸寒又或非所用，犹治寒者，亦不专甘辛苦，而有时大用咸寒也如结胸、承气诸症，舍寒而治实热；此亦以暑既伤内，则置暑而治虚寒也。谓之"六和"，和六腑之气也吴鹤皋曰：脾胃为六腑之总司，先调脾胃，则水精四布，五经并行，百骸、九窍皆太和矣。

愚按：不言五脏而言六腑，主胃言之。饮食、生冷之伤，腑实受之而后病遗于脏，况五脏主化，六腑主气，则凡外感之气，自主于六腑。或谓"以和六淫之气"，则此固以治暑、湿、燥三淫之气耳。未见其及于风、寒也。

缩脾饮

清暑气，除烦渴，止吐泻霍乱，及暑月酒食所伤。

按：烦渴属之暑气，霍乱吐泻则多由挟湿，酒食伤于脾胃，亦必郁而为湿热。但霍乱有由冒暑劳役而暴作者，只从暑治，宜阴阳水、熟盐吐法，及五苓散、六一散之类，用寒凉可也。有由安逸伤于浴寒、饮冷，兼伤酒食而渐作者，则兼从挟食、挟湿为治，宜上方及此方，辛温可也。

砂仁四两。舒畅脾胃，解酒、消食、散湿热 草果煨，去皮，四两。暖脾胃，开寒湿郁结 乌梅槌碎核，四两。暑，君火也。暑淫则能动相火，且上伤肺金，以致少气烦渴。乌梅能泻肝火而清热，补肺金而敛气，以除烦止渴 甘草炙，四两。方意以清理脾胃为主。甘草所以厚之 扁豆炒，研，二两。清金解暑，健脾去湿 干葛二两。升达胃之清气以布散膻中，故上能解渴，下能止泻，内除烦满，外靖肌热，用此最妙

每服五钱，煎服。

此方主治及命意，皆与六和汤略同，而尤觉简当。凡伤暑而挟湿、伤食饮之重者，体虚宜用六和，否则用此。

清暑益气汤东垣

治长夏湿热炎蒸，四肢困倦，精神减少，胸满气促，身热心烦，口渴恶食，自汗身重，肢体疼痛，小便赤涩，大便溏黄而脉虚者。

按：暑脉必虚。而神倦气促，身热烦渴，自汗溺赤，皆暑症也。其肢倦、胸满、恶食、自汗、身重、溺赤、便溏等症，亦有实热而然者。故举时言"长夏"，特标"脉虚"，见其当用补气以别于实热者。

黄芪一钱　人参一钱　麦冬一钱　五味子五分　黄柏酒炒，八分　当归一钱　白术炒，八分　苍术泔浸，八分　神曲炒，八分　陈皮留白。八分　甘草炙，五分　升麻八分。即前黄芪人参汤以治暑伤元气，注夏倦怠，胸满自汗，时作头痛者　青皮八分。苦、辛、温。引行肝气，以大破脾胃之湿郁　干葛一钱。升达胃气，以敷散于膻中　泽泻八分。补心泻肾，逐其暑湿之邪，以达于膀胱而出之。加此三味，大为破郁行气，升清降浊，以治恶食、身重、身痛、溺赤、粪溏挟湿深重之症

加姜、枣煎。

体气虚弱之人，易于伤暑，而中气转虚，饮食难化，则暑转生湿。非有暴喝得于劳役，而外无清燥之遏，内无生冷之伤，则不作霍乱吐泻、疟、痢。但四肢倦怠，精神减少，胸满气短，身热心烦，口渴恶食，身常自汗，肢体重痛，溺赤粪溏而已。此似无病之病，然苟不调摄，则正气日侵月削且至虚羸，而偶或劳动，及加外感，致为疟、痢，则更难调理。此东垣治暑以益气为主，所以拔出于前人也。

李东垣曰：脾虚肺气先绝，故用黄芪实腠理，止汗益气；脾胃既虚，阴火伤其生发之气，营卫大亏，以人参补之；阳旺则阴血自生，加当归以和之；又加黄柏以救肾水；又心火乘脾，故用炙草泻火而补脾；清浊相干，故以桔

皮理之；长夏湿胜，故用二术、泽泻以上下分消其热湿；湿胜则食不化，炒曲、青皮消食快气；五味、麦冬、人参泻火热而敛肺气，救庚金也；中满去甘草，若腹中急痛急缩者，却宜多用；咳者去人参。

赵养葵曰：有伤暑吐衄者，以暑伤心，心虚不能主血，不宜过用寒凉以泻心，宜清暑益气汤加丹皮、生地、犀角之类，盖暑伤心亦伤气，其脉必虚，以参、芪补气，使能摄血，斯无弊也。

愚按：此亦当审症，若真阴大亏，炎暑势急，则宜用《局方》甘露饮加犀角；若气血皆虚，则甩此方如赵说可也。

神 术 散 太无

治感山岚瘴气，憎寒壮热，一身尽痛，头面肿大，瘴疟时毒。

按：瘴气，即暑湿之气也。南方卑湿而暑气常存，往往有之。二月后，青草已发，曰青草瘴；八月后，草初枯萎，曰黄茅瘴。凡盛暑之月，暑湿上蒸，暴中于人，甚者至于暴死，皆瘴病也。盛热伤气，故憎寒；热湿乘脾，故身痛；热蒸阳明经，故头面肿大。如或先伤暑而复感瘴气，则热湿争为瘴疟。

陈皮去白，二钱。陈皮之辛苦甘，下能润肾命而舒肝木之生气，中能燥脾胃而去中焦之湿气，上能泻肺热而降膻中之逆气。行痰去郁，此推为君，以其枢管三焦也　甘草炙，一钱五分。和正气以祛不正之气　藿香一钱五分。理杂乱不正之气　石菖蒲一钱五分。山岚蒸湿热不正之浊气，石菖蒲挹水石洁清之淑气，以此治瘴，对症也。生于水石，其能去湿热而开心窍，宜矣　苍术泔浸，一钱。行肝气以疏脾土而燥其湿，且宣胃气辟邪恶　厚朴姜炒，一钱。开溽暑蕴隆之邪气，而霁以天高日晶，行秋气也

苍术、厚朴、陈皮、甘草，平胃散也。此不君苍术而君陈皮，意不徒在平胃，而在调剂吾身之清气，使条畅于周身上下，则瘴疠可自消，观其佐以甘草、藿香、石菖蒲可见。盖瘴疠之湿，非吾身内作之湿，而热能伤气，是以苍术、厚朴之辛烈破气者，只

退就臣分，以和平静理，不欲以勇猛力争，至重伤正气也。

吴鹤皋谓：太无此方，但理脾胃，而解瘴之妙自在其中，不愧为丹溪之师。愚谓：吴氏实亦未尝深悉此方之意也。

玉 枢 丹一名紫金锭

统治中暑、中暍，瘴疠恶气，湿热霍乱，及小儿寒食湿积，虚热惊痫，皆磨服也。并治毒疮、痈疽，可磨涂之。但当中空其头，使毒气得出。治一切蛇、虫、毒螫，皆可涂之。药中有大戟，服此者忌甘草。

山慈姑一斤。甘，微辛。清热散结，能解一切痈疽热毒，蛇虫螫毒文蛤半斤。此五倍子，非蚌蛤也　五倍子咸、酸，微寒。能补心敛散，补肺敛气，清火保金，止汗收湿，泻血中之热湿　红芽大戟四两。苦，寒。去热攻坚，行五脏六腑十二经络之积水痰湿　续随子四两。辛，温。破癥逐恶，行三焦之水道　葶苈子四两。辛、苦，寒。降肺气，行膀胱之水，去伏暑积热，以止嗽定喘。一方无此　冰片一两。辛寒香窜，通关节，去壅滞，散郁火　麝香五钱。辛温香窜，内透筋骨，外通九窍，中彻经络，无所不至。以搜逐风寒湿热，一切阻滞不正之气

按：猝中外淫，关窍闭塞，其用冰、麝，自属势不可已。严用和云：中风不醒者，宜以麝香、清油灌之，先通其关。李东垣曰：风病在骨髓者宜之。若在肌肉用之，反引风邪入骨，如油入面。李时珍曰：二说皆非通论。经络壅闭，孔窍不利者，安得不用为引导以通之，但不可过耳。愚谓李说为得之。

一方加珍珠甘、咸、寒。得月之精，补心清肾，定魄拘魂，保精安神，聪耳明目，解郁热，消邪恶、金箔辛、甘，平。镇安魂魄，开爽精神、丹砂甘、辛，寒。镇心神，辟邪恶，除妄热，定惊悸，逐风痰。

合为末，捣慈姑和作锭，可佩之。临用磨水和服加味者又名"离宫锭"。

此方虽似套用峻剂。然仓猝中伜，一切暑暍、瘴疠，兼挟风、湿而暴病道途者，用之最为便易，盖解热行湿，安正辟邪，方意甚详协也。此丹主治暑、解毒、去瘴，余症则皆借用而已方内补心安神，保肺行湿，去热解毒。皆主治暑，去瘴，而小儿惊痫，亦移用为的。然猝病可用，伤暑内虚者非可用也。

诸葛行营散

治暑热瘴疠，猝中暴仆，经络闭塞，霍乱绞痛，面垢爪甲青，自汗不收，一时欲死者。盖诸葛武侯征南蛮时所制用也。

雄黄四两。辛温壮烈，秉正辟邪，除一切暑湿瘴疠，结毒积聚 丹砂五钱 乳香苦温香窜而滋润。能托里护心，外则舒筋活血，通行十二经脉 没药各五钱。苦、辛、平。散结气，通滞血，去妄热，托里护心。凡猝中瘴毒，血必凝瘀不行，故当用此 矾石煅，三钱。酸咸以补心，收散消痰 皂角二钱，炙，研。辛、咸。能补心而荡阴秽，辟邪浊 冰片二钱 麝香一钱

合为末，贮小瓷罐中，临用挑取少许，搐鼻取嚏鼻通于肺。或用点二眼角两目眦通于心，一时取效此今人所谓沙药也。今人加减往往不同，此方为正。然一时备急用之，随当审症，另加调治。

地浆治法

治道途劳役，中暍猝死者。

取道旁净黄土围脐，令人尿其脐中，另用黄土捣大蒜等分，和以人尿，澄去渣灌之。

即用湿热以治湿热，而补心去暑行湿之妙在其中矣。

刺 血 法

治同上。及凡一时中暍者。

于胸坎中内当心膈及尺泽手臂腕中，太阴肺脉所行，上焦之原也，委中足膝腕中，太阳膀胱脉所行，下焦之委也三处，用两指频捏，令血聚，色紫黑非中痧者捏之不紫，破竹箸夹瓷锋瓷碗打碎者，取其新锋用，扎紧刺之，令出紫瘀血，血出痛止霍乱转筋之痛止也。心主血、主脉，暑乘于心，则血脉焦瘀；心包受热，则三焦水道不行，故刺三处出瘀血而病可宽。

此亦备急一法，胜于仓猝服药尤忌者姜汤、米饮，及凡补味。稍定后，以阴阳水加熟盐平之。

姜 茶 饮 苏东坡

治赤、白痢，及寒、热疟。

按：疟、痢之原，皆由伤暑。炎暑之后，肆食瓜果，饮冷食寒，乘凉浴水，水湿遏于中，清凉袭其外，由是暑气内伏，不能发越，而疟、痢之症作焉。大抵清邪重于暑则成疟，暑湿重于清则成痢。要以三气交杂而阴阳乖争，或则经络有阻，或则气血两伤。疟、痢、瘫证非一端，要其本原不外是矣。

生姜辛。以行水湿，以逐清寒　陈细茶苦甘。以降积暑，以升清气

等分约各三钱，浓煎服必取浓，若不浓不足取效。

疟、痢之作，必由于暑。暑必挟湿，而又外束于清燥也，薄寒之气也，阳气不得越，其在荣卫争于经隧则疟，其在脏腑伤于气血则痢。暑盛多热，清盛多寒此言疟也，气伤色白，血伤色赤此言痢也。痢皆作于伏热。暑热伤肺，肺遗热于大肠则色白；暑热乘心，心遗热于小肠则色赤；心肺皆热，气血两伤，则痢杂赤白。凡痢症热湿，不在胃而在大小肠，古人谓之"肠澼"，其腹痛里急后重皆在脐下，故从脾胃治者非也。赤、白皆属之湿热，而或分赤痢为热，白痢为寒，则亦非也。其作而里急后重者，上焦清气郁而不得升，则下焦浊物亦滞而不能降，故只知攻下而不知升上者，则亦非也。治之者宜溯其源，升肾气之清微润泽，以平暑热

而保肺清金细茶之甘苦，能坚肾而升其清气于上，以靖心火也；发肝气之条达敷荣，以却清寒而和荣助卫生姜之辛温，能补肝而达其生气于外，以去清寒也。阴阳和平，经隧无阻，气血安靖，邪无所容，清阳上行而浊降于下矣。此方甚简易，而建效自宏今人多切姜合茶叶炒之以备用，固缓急可需，然不若生姜之用为尤效。

本方除生姜加陈白梅蜜水煎，治热痢；除细茶加木香、肉豆蔻治冷痢。

愚按：痢安得冷，惟休息痢有中寒者。

芍药汤洁古

治下痢，脓血稠黏，腹痛后重。

按：热伤气血，故脓血稠黏；气滞不行，故里急后重。

芍药一两。伏暑乘心，心火烁肺而伤气，芍药所以补肺而敛气；君火炎而相火并动则伤血，芍药所以泻肝而靖血，故芍药宜为治痢君药　黄芩五钱。肺热则遗大肠，黄芩以泻肺热，保大肠　黄连五钱。心热则遗小肠，黄连以泻心热，保小肠　归尾五钱。以行血中之瘀而下之　大黄三钱。以荡血分之热而平之。凡血从气滞，气热则血妄，热甚则血瘀。大黄苦辛，实以荡涤气分之热，而其色黄赤，则亦能靖血分之热。其气通彻上下。故仲景泻心、陷胸诸汤皆用之。不止主荡阳明之热也　木香二钱。辛能补肝，升下焦无形之气，以达于上而和气血；苦能泄肺，降上焦有形之浊，以行于下而去壅滞　槟榔二钱。苦专降泄，能除痰湿逆气，以坠于下极，除里急后重；涩以敛阴，能收散气妄血，以上安心肺，快膻中膈上　甘草炙，二钱。里急肝急也，甘以缓之　肉桂一钱五分。后重，肾涸也，桂以润之，且用为反佐也

每服五钱。

痢不甚，可用姜茶饮而愈。痢甚不愈，宜此方。芍药补肺宁心，兼和气血；黄芩、黄连以彻心肺之伏暑，以厚二肠黄连厚肠，黄芩泻大肠火，火去则肠自厚矣。归尾、大黄以治热湿之伤血而去其瘀；木香、槟榔以治热湿之壅气而行其滞。加之甘以缓肝，辛以

润肾，以宽中而达之，使余邪下出。方意周祥，后人虽有加减，不能外矣。

本方除甘草、肉桂，加枳壳，名导气汤，以治前症兼渴者。渴故去桂，而枳壳能破结热，且助敛阴也；余若病在气分多，则加石膏、滑石、枳壳；病在血分多，则加桃仁、红花、红曲；湿重加茯苓、猪苓、泽泻；挟食积加神曲、枳实、大黄；挟风凉加秦艽、皂角子；血虚加全当归、川芎、阿胶、卷柏，去归尾；气虚加人参、黄芪、白术；如气虚下脱，去槟榔加升麻、葛根提之。

左金丸

此方本以治肝火胁痛，吞酸吐酸，筋疝痞结，然亦以治噤口毒痢，汤药入口即吐者。盖痢本暑暍君火，而火盛烁肺，则肝木无畏，肝木侮土，胃气填塞，二火合炎，气热冲逆，则汤药不能入口矣。左金云者，肝木位左，引肺金使左以平肝木也。

黄连六两，姜汁炒。苦泻心火，姜炒之，则亦入肝而泻肝火矣　吴茱萸一两，盐水泡。辛热而能引热下降，以其味兼苦也。盐水泡，资咸味以使究于下，合黄连以入肝而平之

水丸用治痢，加粳米一撮粳米甘酸，补敛肺气，浓煎服得三匙下咽，则不复吐。

此方本独用黄连，其用吴茱萸。所以用黄连也，火烁肺金，黄连泻心火以救肺；肺伤而肝木无畏，且侮金而乘土，吴茱萸导肺热以下行其辛泻肺，其苦降泄，即以泻心者泻肝，而肝火亦可平，火去其太甚，汤药可行，而痢可徐治矣噤口既开，则宜加芍药、木香等以理之。

香 连 丸 《直指方》

治下痢赤白。

黄连二十两，用吴茱萸十两同炒。去茱萸用连，此即左金丸也　木香

四两八钱，不见火。木香不见火，其力乃全。用左金以平肝火，用木香以行肝气，此亦为暑邪甚盛，君相二火交郁者而设。然心肝之火泻，则二肠之热亦除；肝肾之气行，则二肠之郁亦解矣

醋糊丸，米饮下醋酸以泻肝补肺，敛阴收散，犹之用芍药也。醋糊用米饮，则兼可以养肺胃之气。

即前方而加木香以行气，加醋以补肺敛阴，此所谓以酸收之，以苦发之者。而三气交杂，不得不加以辛行也谓用茱萸、木香。但痢症初起时，此方未可遽用初起，宜姜茶饮少进，乃用芍药汤为稳。骤用酸涩之过，恐邪不能出也。

本方加石莲肉，治噤口痢；本方倍用大黄，治挟湿热痢；本方加吴茱萸、肉豆蔻，用乌梅捣丸，治热痢不止，其用辛热以开郁也；本方加诃子、龙骨，名黄连丸，《宣明》用之以治热痢，断后则大用盐，咸寒酸收苦发矣。

黄连阿胶丸 《局方》

治冷热不调，下痢赤白，里急后重，脐腹瘀痛，口燥烦渴，小便不利。

按：痢属暑暍，然非有冷食寒饮以遏之，则不至伏暑而成痢。故痢之源，由冷热不调，非以赤为热，以白为寒也。言瘀痛者，以痛有瘀血也。痢症亦有不渴者，口燥烦渴，小便不利，以中有挟湿也。

黄连三两。以除心肺之暑暍　茯苓二两。以有口燥烦渴，小便不利，则蓄湿为重。故用此以渗湿，且能清热宁心　阿胶一两，炒成珠。甘、咸。能补心和血，补肺固气，散热滋阴，又性沉而下行，以澄清肾水，润燥利肠，捐除不洁，胶固气血，以其腹痛瘀血，里急后重，故用此以滋之，且去瘀而生新也

先合连、茯为末，乃用水熬阿胶，入末和丸，空心米汤下《延年方》去茯苓加干姜、当归，名驻车丸，治同。

愚按：若加生姜、当归为可，加干姜则无谓矣。

此方平正可用，以阿胶敛阴滋血，滋而能补。

苍术地榆汤洁古

治脾湿血痢。

苍术泔浸，炒，七钱半。以燥湿开郁　地榆炒黑，二钱半。酸，寒，色紫。以专去下焦大肠血分之热；泻肝敛气，用其酸收以断下也。初起时必不可用此

痢非脾病，而湿则必本于脾。赤痢不断，是脾血伤也。热伤于血，赤痢不止，此方可用。

芍药地榆汤刘河间

治泄痢脓血，乃至脱肛。

按：痢为热症，乃至脱肛，则虚寒矣。

芍药三钱。治痢君药　苍术三钱。以燥湿，且舒郁热而升达阳气　卷柏一钱。辛、咸，平。生于水石，得清洁之气，而色青紫入肝，能除血分之浊热，去瘕软坚。炙用能止崩漏、脱肛、肠风、血痢　地榆炒黑，一钱　阿胶炒，二钱。滋阴养血，兼能补肺宁心

此亦热淫于内，治以咸寒卷柏、阿胶皆咸。佐以苦甘苍术苦甘，阿胶亦甘、酸收芍药、地榆皆酸、苦发苍术以发之之道。但痢至脱肛，则似宜加以升提温补而后为无弊也人参、黄芪、葛根、升麻。此时所宜加用也。

湿　部

湿淫于内，治以苦热，佐以酸淡，以苦燥之，以淡泄之。此言治湿而不以甘补脾者，土缓则生湿，而湿主外淫，则宜以苦燥淡渗，故不用甘补也。湿为太阴，故治以热；以木胜之，故佐以

酸，抑酸以补肺，承溽湿之令以清金也。湿土布令，自大暑而后，此时湿多挟暑，及暑令既处，时入清秋，人意新就凉爽，则湿又挟清寒，故疟痢之症，皆兼湿淫。然土无专位，分旺四时，故湿亦鲜专气，而或则挟风，或则挟暑，或则挟燥，或则挟寒，或则挟火，为变甚多。顾主令次夏秋之际，客气挟二火之间，故湿郁则转生热，热蒸亦每生湿，自非脾胃虚寒之甚，则湿之挟热者恒多，而挟风寒者固少。夫既多挟热，则不容"执治以苦热"一言，而苦泄、淡渗、酸收，则治湿之大法也。然湿之为淫不一，有自外而得者，坐卧卑湿，行冒雨水也；有天时所行者，久雨沉阴，溽湿蒸郁也；有自饮食入者，酒食、瓜果纵恣不忌也。然外淫之得入，要皆以脾胃虚弱，而后淫得以乘之，则甘补又究不可阙矣。又有以脾虚而自生湿者，脾胃虚而无以化水谷，则食滞而成积，水溢而成痰，是皆湿淫之类。痰之为病，变状尤多，要以治湿为之本。

加味肾气丸

此方已见"肾部"，兹复表之，以为治湿淫之首，以外淫固由内虚也。此方治脾肾大虚，肚腹壮大，四肢浮肿，喘息痰盛，小便不利，大便溏黄，已成蛊症者，亦治消渴，饮一溲二。此治湿而丸主肾气者，肾为水脏，湿即水也。五行之数，始于"天一生水"，终于"天五成土"，故水土为五行之纲。水非土无所比附，土非水亦无以资生。人之有生，肾命为先天之本，脾胃为后天之主，此一生而一成也。肾水之阳足，则有以摄水而水不妄行，且命火亦安于中，而有以温养脾胃；脾土之化厚，则有以受水而水不浸淫，且胃气亦充满洋溢，而有以浃于上下。惟肾之真元有所亏失，则无以摄水，而水妄行；脾之真阴损于饥饱劳役，则无以受水，而浸淫成湿。故寒水，太阳之令，而水壮则不寒；湿土，太阴之令，而土厚则不湿。其寒其湿，皆本气虚也。至于水妄行而成湿，则积于中而肚腹壮大，泛滥于四肢而手足浮肿，迫而上溢则为喘急，涌而浮沫则有痰涎。水不轨道而溺阻，湿积成秽而粪溏。此洪水横流，泛滥于天下日也。至若肾不摄水，而命火亦以散佚，则上炎烁肺而消渴引饮；胃无火化，而水竟下流，故有饮一溲二者。二症虽若有寒热之不同，其原则一。加味肾气丸治之。故复详表此方，欲以见治湿者固当治脾，而治湿之元尤必当先治肾命也。

熟地黄四两。滋肾水以安命火为君　茯苓乳拌，三两。用乳拌欲其滋润，淡以渗湿行水为臣。此以治湿，故特重其分两　山药微炒，一两。实土以防水　牡丹皮酒洗，一两。靖君火于水中，使不生妄热，则水亦不妄沸腾矣　泽泻酒浸，一两。泻水中之秽浊，使无所壅滞，则水得安流就下　山茱萸酒润，一两，去核净。敛肾气使聚而安流，泻肝火使勿为妄散　怀牛膝酒浸，一两。敛水以就道而导之下行　车前子微炒，一两。行水于膀胱使得所归泄　肉桂一两。肉桂之辛亦能行湿，而君以熟地，帅之使下，则能引火以归元也　附子制熟，五钱。本命门主药，而熟则能守于下

蜜丸此臣、佐分两轻重，皆与前有不同，以主于治湿故也。

此即水也。水土相比水流于地，地下皆水，土以制水，安流就道，有所谓滋，无所谓湿滋谓资其润泽，如沟洫之足以灌溉。水力散缓，则沙泥障之。水不能刷去沙泥，而阻而横溢此肾虚而不能摄水也。土气疏薄则奔涛激之，土不能当其击𣵠①，而渐而崩溃此脾虚而不能防水也，于是平原皆成沮洳②，而民居病湿矣如肚腹胀大，四肢

---

① 𣵠（shì 是）：水边地，涯岸。

② 沮洳（jùrù 巨入）：低湿之地。《诗·魏风·汾沮洳》：“彼汾沮洳，言采其莫。”孔颖达疏：“沮洳，润泽之处。”

浮肿，喘急痰盛，溺涩便溏，是则所谓平原皆沮洳也，是故治湿盛者治水而已。濬其源以深其蓄熟地以滋之，水之阳气充，则力足而沙泥不能壅，洼其溪以导之流茯苓以渗之，茯苓伏生地下，水亦伏流地中也，然后实其堤岸，靖其波涛，排其壅塞山药以堤之，丹皮以靖之，泽泻去壅，因地势而沦之，使之不为散漫，则安流而泄于尾闾，不为泛滥矣山萸、牛膝之酸苦，所以敛束水势，使之顺道下流。车前子则达之尾闾矣。水，阴也；水之流，阳也。水涸虑其无阴如暑热之症，水泛虑其无阳如蛊胀之症，阴以阳动，阳以阴安，"劳乎坎"之谓也所以用桂、附也。

参苓白术散_{古方}

治脾胃虚弱，饮食不消，或吐或泻。此方不言治湿，然脾主太阴湿土，脾胃虚弱，则生湿之源也。脾胃虚弱，故饮食不消；饮食不消，故积而成湿。其命火微则湿而寒，其肾水衰则湿而热。寒热在胃则逆而呕吐，寒热在脾则迫而泻泄。此湿之责于脾者，脾不胜湿，则因饮食伤之，劳役伤之，思虑伤之故也。

人参一钱 白术土炒，二钱 茯苓一钱 甘草炙，一钱。此即四君子汤。以白术为补脾去湿之君药，脾土厚则湿不足畏矣 山药炒，一钱。甘而微涩。主于和中，然可上可下，以清虚热，而收散湿。上行清肺火，宁心神；中守固脾胃，止吐泻；下行敛肾气，防溢水，固命火，涩精道 扁豆炒，一钱。甘、咸。主于和脾而能补气，清肺金，补心除妄热 砂仁一钱。补肾命，行肝气，和脾胃，开郁结 薏苡仁炒，一钱。甘，淡。主和脾渗湿，而能上行以清金去热，下行以缓肝舒筋 莲子去心，炒，一钱。甘，涩。交心肾，此主以厚肠胃 陈皮八分。以行肝气，通郁滞 桔梗八分。以清肺金，降逆气

合为末，每服三钱，枣汤或米饮调服。

土以防水，亦即所以受水，土不厚而水浸淫之，则沮洳而湿

生焉。故培其土而厚，所以避湿也白术、人参、甘草、山药，皆所以培土而厚其化。而白术、山药兼能燥湿。然水必予之以有所泄茯苓、薏苡之淡渗，皆所以泄水也，而堤之使有所循山药、莲子之微涩，皆所以堤束之。水热则浊而沸，沸且激土，宜有以靖而澄之扁豆、薏苡之微寒，皆所以去热；水寒则止而不流，不流则淫于土，宜有以决而行之砂仁、桔梗、陈皮之苦辛，皆所以顺气而行水。受水而不濡，则水地之所以为比也；行水而不溢，则地水之所以为师也。

升阳益胃汤东垣

治脾胃虚弱，怠惰嗜卧。时值秋燥令行，湿热方退，体重节痛，口苦舌干，心不思食，食不知味，大便不调，小便频数，兼见肺病，洒淅恶寒，惨惨不乐，乃阳气不升也。

按：立秋而后，秋令已行。处暑而后，暑令方退。至秋分而后，则湿令亦退矣。然方退未退之际，则热湿之气犹留，其体重节痛，是留湿也。其口苦舌干，是留热也。热湿犹留，故大便不调而小便频数。然洒淅恶寒，惨惨不乐，则清燥之气所为。是热湿之淫，方郁于中，而清燥之淫，又乘之于外矣。阳气不升，以清淫束于外故。要以脾胃虚弱，则阳气本已不足，脾胃虚弱，而后热湿留之；又束于清，而阳气不能升，则热湿愈无所泄，是以逼于周身上下而为病也。阳气会于膻中，东垣所谓"升阳"，皆主膻中之气言也。益胃也者，胃气足，则阳得而上升，阳上升，则湿热清之，淫皆散矣。

黄芪二两。益胃气以输之膻中，充卫气而布之四体　人参一两　甘草炙，一两　半夏一两。阴阳之气方杂而相郁，急宜以此理之　白芍炒，五钱。敛阴和脾　羌活五钱　独活五钱　防风五钱。秋风挟凉，即清燥也。以清淫外束，故以三味祛之，且辛能行湿也　陈皮四钱。留白，行阳气，和脾胃，舒郁滞　白术土炒，三钱。健脾燥湿。此分两甚微，以方秋而慎于用

燥也 茯苓三钱 泽泻三钱。热湿仍留，以此三味行之 柴胡三钱。此正所以升达阳气，而祛杂乱之邪也 黄连二钱。以除热也，此时暑令已不行，故分两甚少

每三钱，姜、枣煎服姜、枣亦升阳之助。

此湿而兼燥之治。湿行令于夏秋之交，而土为金母，故湿之与燥实相召焉。土不厚而湿乘之，湿郁于土，则土之阳气不舒，而悽怆凉薄之气乘矣悽怆凉薄，所谓燥也。斥卤之地，沮洳之场，草木不生焉。秋气一交，木叶脱落，人感薄风凉雨，而腠理乍闭，慄然洒淅，是皆所谓清燥，故湿郁而清燥因之。病有燥湿相挟者，要以阳气不舒之故。今人皆指燥为燥热，则苦其与湿相反，而不知其相召矣。

土含阳而生物，所谓含物化光也。土厚则阳气上升，湿不得而淫之，燥亦无从而遏之。此方主于升达胃之阳气，而佐以除清去湿之药，要以土为湿主故也。

五 苓 散

方已见"三焦部"。此以治诸湿腹满。水饮水肿，呕逆泻泄，水寒射肺，或喘或咳，及痰饮湿疟，身重身痛。

按：水饮者，水溢于中，为痰引也。水肿者，水溢肌肤，而肿胀也。水渍膻中则呕逆，水注大肠则泻泄，水寒射肺则或喘或咳。此多是脾胃无阳之故。湿而挟寒者，痰饮湿疟，身重身痛，则暑湿燥三气相搏而湿多者。

此方本去湿行水之药，白术以强脾而燥湿，茯苓以渗之，猪苓以行之，泽泻主下焦以出之。助之以桂，用治暑湿，则为反佐；用治寒湿，则为正治。寒水得桂而后行，太阳伤寒遗热膀胱者亦用此，亦以本因寒故也。湿疟亦用此，湿兼清燥与寒同治。

实脾饮 严用和

治四肢①浮肿，色悴声短，口中不渴，二便通利者。严氏曰：治阴水发肿，用此先实脾土。

按：阴水，即寒湿之谓有阳水者，即热湿之谓。大抵阴水先肿下体，阳水先肿上体。阴水色悴声短，口不渴而二便通利；阳水面赤、口渴、气粗、腹坚，而二便不利。阴水见阴症，脉必沉迟，甚而濡涩；阳水见阳症，脉必沉数，或则弦滑。阴水之作，由命火不壮，脾胃虚寒，而或外兼冷饮，身冒寒湿，土不能制水，则水妄行无制而浮肿也。

白术土炒。二钱。实脾燥湿之君药 茯苓一钱。佐白术以渗湿 甘草一钱。佐白术以厚脾 厚朴姜炒。一钱。破土中之郁塞 草豆蔻一钱。暖脾胃，开郁积 大腹子一钱。苦、涩。功专降泄彻于下极，攻坚破积，燥湿除痰而涩，味亦能敛阴。按：大腹子之力不及槟榔，然此不用槟榔而用大腹子，意以功专脾胃欤 木香一钱。亦以通理三焦之气，然槟榔降浊之意为多，木香升清之意为多 木瓜一钱。酸以泻肝邪于土中，敛水气以归化，故能舒筋消肿 附子制，一钱五分。土不能制水，肾不能摄水，皆以命门火衰故也。附子以大壮命火，则肾中有阳而脾暖能制水矣。喻嘉言讥此方用厚朴、槟榔而不用桂。愚谓桂固当用，而厚朴、槟榔亦不可少。此方既用附子、煨姜，则不用桂亦可矣 黑姜一钱。黑色入肾，以佐附子补命门火。此二味又所以实脾之根本也

土，太阴也。与水同居，受湿，其同气也。土厚则不为湿，故治湿宜实脾。脾阴虚也，得阳而实凡阳实阴虚，而阴阳互宅。地得天施乃能生物，脾得命火乃能制水，故实脾补元火也。湿无专气，随其所挟，而脾胃虚寒，则即寒生湿，实脾补火，所以去湿之原。此方

---

① 四肢：光绪本作"肢体"。

所治，正所谓湿淫于内，治以苦热术、朴、附、姜，皆苦热也。佐以酸淡木瓜之酸。茯苓之淡，治湿寒之正则也。

肾 着 汤《金匮》

治伤湿，身重腹痛，腰冷不渴，小便自利，饮食如故，病属下焦。

按：湿脾病，而湿即水。肾不摄水，湿归于脾，脾不制水，湿仍归肾，身重湿也。腹痛，脾阴所居也；腰冷，肾之府也；冷痛，湿寒也。寒故归肾，水寒不行，着而成痹，故谓之"肾着"。此由肾阳既衰，脾胃并弱，加之劳役汗出，复冒于冷风冻雨，处卑衣湿，积久而得之者。

干姜炮，四两。温暖脾胃，燥湿行水　茯苓四两。以渗湿　甘草炙，二两　白术炒。二两　附子炮，一枚。以补命火治肾寒

与实脾汤意同，而除湿为主实脾汤君白术，佐以厚朴、草果，意主实脾也。此方君干姜而轻用白术，主在除湿也。湿着于下，未干上焦，则脾胃犹强也饮食如故，则脾胃犹强；湿着下体，则未干上焦。故方中不用槟榔、木香、厚朴，盖此方所治，外湿为多，但内虚不甚耳。然佐以白术、甘草、附子，则未尝不加意脾胃。一方无附子。

按：无附子则何以治肾着？

禹 功 散张子和

治寒湿水疝，阴囊肿胀，二便不利。

按：疝皆寒疾，寒乘肾也。水疝因湿，湿亦水也。寒湿即寒水也。疝者，寒湿之积。水疝得之酒后御内，或入房后而乍冒寒湿，则肾虚而寒湿入积之矣。

黑牵牛四两。辛，苦，寒。而功专行水，去下焦之积湿，以黑色入肾，而苦能坚肾，辛能润命门行膀胱也。李时珍以为能达右肾命门，走精隧以行

水泄湿云　茴香炒，一两。甘、辛，温。补命门，暖丹田，祛阴湿，舒肝木
木香一两。行肝气所以散肾寒也

　　为末，每服二钱，姜汁调下。

　　前方肾着，湿寒着肾而仍在脾以腰在肾部，而身重湿着，腹痛，
则过仍在脾，以湿在肌肉间也。此治水疝，湿寒自肾受而病且及肝肾关
二便，而肝主疏泄，肾受寒湿则木不荣。又肝主宗筋，而阴囊湿肿是病及肝
矣。其二便不利，则以寒水禁痼，而肝不能泄也。故不问脾胃，而以辛行
水、润肾、补肝为治也。

甘草麻黄汤《金匮》

　　治一身面目黄肿，小便不利，脉沉，曰里水。

　　按：里水者，寒湿入里也。身面黄肿属之湿。黄，脾土色也。
作黄有属热者为多，此黄肿脉沉，则色必惨瘁，乃阴黄，非热黄
也。脉沉属肾。小便不利，水寒而禁痼也。此亦脾肾之虚，故湿
寒得以入里。然外淫为重，故可汗之。汗即水，而温胜寒也。

　　麻黄去节，三两　甘草炙，一两

　　煎服，重复取汗。

　　湿寒入里，水侮土也土不能制水而成湿，湿溢于周身，上及头目，而
色黄肉肿，水凝不流，故小便不利。水溢在肌肉，故汗以去之三焦之水，
可决而下，五苓之类是也。此肌肉之水，则非可决而下，故以汗散之。此所
谓里者，亦以在肌肉之里，而不在皮毛耳。而加厚其土以实之甘草，且
承冬以春，东风解冻也麻黄之发汗，实补肝以泻肺，能自根柢而达之皮毛
也。湿寒去，则小便自利矣。

麻黄附子汤《金匮》

　　治脉沉虚胀者，属少阴，为气水，发其汗则止。

　　按：里水者，湿入里也。气水者，里气自虚，则化从寒水也。

非外湿故虚胀，非伤寒故不作热，然亦以汗之为治者，承冬以春阳也。

即前方加附子一枚。以补元火

湿，有形之水；寒，无形之水，其气水也。虚胀而脉沉则非湿，而寒气虚胀，如水满湿状耳。虚胀亦可汗者，意不在汗，舒布其阳而寒自散也。汗以散之，而加壮其阳以胜之，则阳实而气行，不为水矣。

麻黄加术汤《金匮》

治湿家身体烦痛者，宜发汗。

按：湿家身重着，浮肿而不痛。其烦痛则挟寒也，故亦宜发汗以出之。

麻黄三两　桂枝二两　杏仁七十枚，去皮尖　甘草炙，一两。此即麻黄汤　白术二两

湿而有寒，故全用麻黄汤以汗之，寒湿相并，故加白术以燥之。甘、术理湿之本，而辛以行之。湿以汗行，寒亦以汗出也以上三方，皆以汗去湿，而此方又正以祛寒湿。合淫者，后人以风药治湿，如羌活胜湿汤、羌活除湿汤、升阳除湿汤，意皆本此。然肌肉经络之寒湿可汗，在三焦腑脏，则非可汗也。

防己茯苓汤《金匮》

治水在皮肤，四肢聂聂而动，名"皮水"。

按：皮水者，异于里水，水在皮肤也。脉浮胕肿，按之没指，其腹如鼓，不恶风，不烦痛，不渴，亦或有渴者。渴者不可汗，不渴者可汗之。

茯苓二两。渗湿为君　防己一两。祛风逐水彻于经络为臣　桂枝八钱。宣达荣脉，行湿散寒为佐　黄芪一两。宣布卫气，充盈肢体为佐　甘

草炙，五钱。和中补土以制水

湿在皮肤，故只自皮肤逐之，然茯苓、甘草亦主之自内也。

防己黄芪汤《金匮》

治风水，脉浮身重，汗出恶风。

按：风水，肝肾脉浮；肝风，肾水也，水湿在皮肤，故脉浮身重，湿而挟风，故汗出恶风，方已见"风部"。

防己、黄芪以祛经络皮肤之风湿，白术、甘草以主其中。

越 婢 汤《金匮》

方已见"风部"治风水恶风身肿。脉浮不渴，续自汗出，无大热者。

按：肝肾并浮为"风水"，并沉为"石水"。

湿而挟风，故亦从汗之可治。渴者不当汗，不渴则可汗也。风能生热而侮肺。此方君石膏，以治风淫，且以保肺；佐以麻黄、生姜，以行水湿，且以舒肝；而甘草、大枣则以厚中补土也。

猪 苓 汤仲景

方已见"寒部"。此以治湿热黄疸，口渴溺赤。

按：湿于燥淫，母子也，故湿盛则挟清而不觉，及清胜则湿亦少衰；湿于寒，室家也，故湿多挟寒，且湿寒皆水也；湿于风，所畏也，而风能胜湿，亦多挟湿，犹妇之从夫也。至于热湿则又母子相从，且六气间居二火之间，而主气则继大暑之后，是故湿热相挟者为尤多。热甚则溽而生湿，湿甚又郁而生热。人非命火之衰，则凡饮食生冷、瓜果、酒水、肥腻之类，以及雨湿所侵，有郁于中，未有不转而成热者，况兼以暑热之淫，挟之而变症多矣。黄疸者，胆火乘脾，湿热相挟，郁蒸而变，则土色见焉。黄症亦有属寒者，但寒症色必惨瘁而暗，热黄色必燥烈而明。

湿，土淫也。土无专气，阳衰则从寒，阴衰则从热阳衰谓命火衰，阴衰谓肾水衰。所挟不一，而要不外于寒、热两端。从寒者，脾多受之，以沉而下著；从热者，胃多受之，以沸而上溢此即阴水、阳水之说。然脾寒则胃阳不得升，胃热则脾阴亦逼而涸故寒湿宜升其阳。或汗而散之，热湿宜敛其阴，或导而下之，故湿淫之治，总在脾胃及三焦三焦水道所行，而相火所司也。湿热挟而成疸此湿郁成热，而水道更因之阻滞也，治之以猪苓汤，滑石君之，二苓渗之，泽泻泻之，而阿胶以滋其阴，使水道顺行而热亦自解，阴有所滋而不失之燥，则脾胃亦平也。

麦门冬粳米汤

方见"三焦部"，治水溢高原，喘急不得卧，肢体皆肿。

三焦，水道所行，而相火所治也。相火平则水道顺，相火衰则脾湿而水旁渍，腰腹多受之。相火郁则胃热而水逆腾，心肺多受之。水湿浸于心而呕逆眩悸，浸于肺而咳急喘满。心肺布之百脉，则四体皆肿，其肿自肩臂、头面始。其症少腹不急，其自上始所谓阳水。相火之郁，由上或抑之也。或七情劳役，或引饮生冷，或乍冒风雨，皆足以抑之。清上焦以麦冬、粳米，所以开其抑郁，且生肾水于下，而水火平也。

大半夏汤《金匮》

治反胃食入即吐。

按：呕吐，皆属之火逼水气而上逆，故反胃有食干物不吐，而食水饮即吐者。但火气有虚实不同，李东垣曰：辛味生姜之类，治呕吐。但治上焦气壅表实之病。若胃虚谷气不行，胸中闭塞而呕者，惟宜益胃推扬谷气而已，勿作表实用辛药泻之。故服小半夏汤不愈者，服大半夏汤立愈，此仲景之心法也。

半夏一升。和顺阴阳之气，调剂开阖之宜，故能散逆气而通水道去壅滞，治呕者恒必用之　人参四两。益脾胃，补中气，散虚热　白蜜半斤。此皆汉时斤两，只今三分之一。甘，寒，滑润。补而不滞，行而能滋，缓肝润肺，厚脾和胃，泻火清金，通利三焦，治反胃者最所宜用

呕，有寒有热，皆水气逆也。寒呕者，水不下流而自溢；热呕者，火逼水而上溢。火郁则气逆上焦有实邪遏之也，火虚则化逆七情有拂而虚火上炎，胃气内虚而阳不上达，气化有逆，火自贲门，故水入则拒而不受，和其气化半夏，使阳气充足而上布膻中，则条达不相拒矣人参，夫然而滋润以行之，所以利升降之道路也白蜜。

卷
六

四
六
七

小半夏汤《金匮》

治支饮呕吐不渴，亦治黄疸。《金匮》云：呕家本渴，渴者为欲解，今反不渴，心下有支饮故也。

按：呕者，气逆不受水也。既呕则渴，胃之虚火上炎也。渴者为欲解，火无逆则亦自解矣。心下有支饮则不渴，客水停于心膈之间而不散，水火相逆故呕，水气在中则不渴也。

半夏一升　生姜半斤。上下扞格，半夏以通之；水饮停蓄，生姜以行之。此为有形之湿停于膈间故也，膈间有寒者，此亦可用。若虚热上呕，则姜不可用矣。今人谓半夏、生姜为"治呕圣药"，其亦求其所以然之故欤

胃气郁于无形，益其气而舒之，上下顺矣。胃气阂于有物，去其间而通之，逆气平矣此上方所以用人参，此方所以用生姜也。

小半夏加茯苓汤《金匮》

治猝呕吐，心下痞，膈间有水，眩悸。

按：此得之猝然者，客水乍停膻中，胃热拒而不纳也。其水气上干头目则眩，中陵于心则悸，其上下扞格不通则痞。此客水

为主。

即前方加茯苓三两。以渗湿而通之小便，且以宁心。

苓桂甘术汤《金匮》

治心下有痰饮，胸胁支满，目眩。

按：积湿成痰。痰生于脾湿也。痰饮者，清痰也，脾气虚而肝木乘之也。痰饮干于膈上，胸胁支满。因肝胃之火有所郁而上逆，则痰饮亦为所逼而上行。

茯苓二两　桂枝二两。舒肝胃之阳气而达其郁，且以祛外淫　甘草一两　白术三两。此湿蓄自脾者，故白术以补中而燥湿，甘草以厚土而缓肝

此治中焦有湿而逼热上陵者，故主治脾湿而桂枝以行之。

厚朴大黄汤《金匮》

治支饮胸满，形气皆实，上下不通者。

即小承气汤但意主厚朴。

湿凝聚而不散，火上逼而不平，乃不得不以厚朴、枳实破之。大黄以降而平之。

疏凿饮

治遍身水肿，喘呼口渴，大小便闭。此为结热，所谓阳水也。阳水先上体，阴水先下体。下体者或不及上，上体者必渐而下，一身尽肿，则外湿盛甚，口渴便闭，则内热郁甚。此皆盛实，故宜疏凿以通之。

羌活一钱六分。辛能润肾补肝，苦能坚肾泻热，辛以行水，苦以燥湿。此本去湿之药，而今人多取其辛散，用以治风寒，活骨舒筋。此为君药　秦艽一钱二分。辛能补肝，苦能燥脾，其根有两足之形，性善行于下部，引肝木以疏土，能活血而荣筋，善治湿痹。此用之以佐羌活　槟榔一钱。其苦能

降，其涩能收，降泄逆气以坠于下极，消积行痰，攻坚去癖，燥湿行瘀，治二便气闭，脚气上攻　椒目八分。苦、辛。色黑入肾，坚水行湿，去汗水，平相火　商陆八分。苦、酸。沉阴下行，收水湿，破结热　赤小豆一钱二分。甘、咸、酸。补敛心神，解心君之邪热，以下达于小肠，而通行三焦水道　泽泻一钱。泻肾水之邪热，而渗之于膀胱，以达水道之委　木通一钱。甘、淡。以清肺金，去心火，通利三焦，下通二便　大腹皮八分。开胸膈　茯苓皮八分。渗脾湿　姜皮八分。行津液

　　胃为阳土，居三焦之中，而相火所行。三焦水道，自吸门入于贲门，得胃之化而精微上输谷气行卫，水气行荣，精液四敷，灌溉脏腑，浊秽下达，下自幽门别于阑门，二便出焉小肠分沁水谷，而溺渗膀胱，粪下大肠。命门相火，起二肾间，行于肝胆，入胃敷化而虚明上彻心君实资命火，而后神明发焉，真阴下荣血以输之心，气以输之肺，肺金清肃而转下生肾水。血会膈俞，气会膻中，百脉滋焉心主血脉，肺朝百脉。水不蓄不为湿，火不郁不为热，其有郁热，则水道随所壅而湿生矣。外而身肿，内而燥渴，上而呼喘，下而便闭，则热甚而水以妄腾，随在皆壅，则随在而分疏其壅，亦治之宜也槟榔自肺而泄之，木通自上焦以行之，赤小豆自心而泄之，商陆自肝脾而收之，椒目自肾而泄之，泽泻于下焦而出之。此其节节自上而下，相承为疏濬①，皆治在内之水，而决水实所以泻火，皆苦酸咸淡之品，惟火平而后水流可顺也。大腹皮行水于胸膈，茯苓皮行水于心脾，姜皮行水于肝肺，三皮皆自内达外，以行皮肤之水而使之外达也。坚肾即以燥火而散湿，益肝即以疏土而去痹此谓用羌活、秦艽。此立疏凿之本，则匪夷所思云此在今人多不识其意矣。

大橘皮汤

　　治湿热内攻，心腹胀满，小便不利，大便滑泻，及水肿者。

---

　　① 　疏濬（jùn 俊）：亦作"疏浚"。清除淤塞或挖深河槽使水流通畅。

湿热内攻，外无肿也；心腹胀满，内热实也；热湿相逼，则肠胃之传化失宜；火性急行，则小水并入大肠，故小便不利而大便滑泄。

滑石六钱　甘草一钱。此即六一散　赤茯苓一钱　猪苓五分　泽泻五分　白术五分　肉桂五分。此即五苓散，但意重心腹而不专下焦，故进赤茯苓而退泽泻　木香五分。升清自下而上，且能通理三焦　槟榔五分。降浊自上而下，以下彻于下极　陈皮一钱五分。六一、五苓，以去湿除热，通利三焦，而加此三药以行其气，以湿热结甚，非气行则湿热不行也。三药独主陈皮，犹太无神术散之意，以陈皮性独冲和也

加姜煎，每服五钱。

心腹胀满，湿热在胃，故主六一散滑石通利三焦，而甘草则主和胃；二便不分，湿热在小肠，故用五苓散其重赤茯苓，所以治小肠，小肠热湿平，则能分泌水谷，小便通而大便自实。加以行气之药，气之升降顺，则结热自平，热平而水道自顺，故方主橘皮名。

茵陈蒿汤仲景

已见"寒部"。此以治湿热发黄，不拘伤寒症也。凡湿在脏腑，则大便濡泄，小便不利，心腹胀满，湿热相抟，乃有发黄。湿在关节则身痛，湿在肌肉则身重，湿在经络则日晡发热、鼻塞。发黄之症，热胜则色燥烈而便干涩，谓之阳黄；湿胜则色沉晦而便溏泄，谓之阴黄。凡发黄则身无肿痛，湿热攻里也；肿痛则不复作黄，湿热在表也。

大橘皮所治主于三焦，以二便相杂，则三焦过也茵陈蒿所主在于脾胃，以土郁发黄，则脾胃过也黄，土色也。方内栀子亦治三焦，而黄色统归脾胃。

本方去大黄加黄连，亦治热黄，然不如用大黄为当。本方去大黄、栀子，用附子、干姜，治寒湿阴黄。寒湿亦有发黄者，脾虚而色外见也，然病鲜见

有阴黄者。

白术除湿汤 东垣

治午后发热，背恶风，四肢沉困，小便色黄；又治汗后发热。

按：午后发热，热在阳明经也。四肢沉困，太阴脾湿也。小便黄，湿兼热也。然而背恶风，则阳不足；汗后而仍发热，亦阳之不足。阳不足者，其湿热在阴，湿热在阴者，太阴脾主血分。其人血热而湿凑之，湿盛而阴之郁热转甚，阳不能拔，则反虚也。

白术一两。其过在湿，湿责之脾热，以湿深故君白术　生地黄七钱。滋阴生血，且以胜热而能化湿为血　地骨皮七钱。甘、淡。补肺清金，而下生肾水　知母七钱。辛、苦。泻肺逆即以生肾水，坚肾水亦转生肝血。此三味皆以泻血中之伏热也　泽泻七钱。泻肾之邪水，使由膀胱而出之　赤茯苓五钱。泻心下之水，使由小肠而渗于膀胱。此二味去湿而兼以清热　人参五钱　甘草炙，五钱。以补脾土，脾土厚则能胜湿，而血亦日滋，不生热矣　柴胡五钱。升阳气于至阴之下而达之膻中，布散经络以解沉阴郁热。东垣最长于用柴胡，此方妙亦在柴胡也

每服五钱。如有刺痛加当归七钱。刺痛者，关节有阻，血不行也，故加当归。小便利，减苓、泻一半。

此以治湿热之在血分者，在血分则主于脾肾。凡治三焦者，主行湿，湿行而热自消。此方名"除湿"，而治在去热，热平而湿自除。要尤在补脾胃而升阳，土厚阳升，则湿热皆息也。

当归拈痛汤 东垣

治湿热相抟，肢节烦痛，肩背沉重，或遍身疼痛，或脚气肿痛，及湿热发黄，脉沉实紧数动滑者；亦治脚膝生疮，脓水不绝。

按：脚气皆主于湿，湿土淫而重着在下也，然亦有寒热之异。此则以治湿热者，脉沉实、紧数、动滑，皆挟热也。脚胫生疮，

多是湿热之毒下注。

羌活一钱。透关节　防风一钱。散留湿，二者为君　升麻八分　葛根八分。味薄引而上行，苦以发之　白术八分。甘温和平　苍术八分。辛温雄壮。二术健脾燥湿为臣　苦参八分。主去热湿　黄芩八分。去肺火　知母八分。去肾火　茵陈八分。以上三味皆用酒炒。散脾热。此为热、湿相合，肢节烦痛，故苦寒以泄之。酒炒以为因用　当归一钱。血壅不流则为痛，故用当归辛温以散之　人参八分　甘草炙，八分。甘温补养正气，使苦寒不伤脾胃　猪苓七分　泽泻七分。治湿不利小水，非其治也。二药甘淡咸平，导其留饮为佐，上下分消其湿，使壅滞得宣通也。注释皆从东垣本文

空心服。

此方本为治脚气而设。湿淫在下，多着于足。其有挟热，则郁湿所为。抑其人血多热也脚气有由外触骤雨，行履湿热之地，或触山岚瘴气而得之者；有自饮食生冷、油腻、湿热、瓜果之类而得之者。大约与着痹相似，而脚气有挟寒、挟热之不同，寒湿则憎寒，热湿则壮热。其上攻入于经络，则头痛、背痛、肢节痛，与伤寒症大同；亦有分经传变，但不依伤寒之序。又湿则必重，有以异于伤寒。俗分筋脉缓弛不收而痛肿者为"湿脚气"，踡缩枯细不肿而痛者为"干脚气"。大抵湿脚气挟寒，干脚气挟热也，以其下着。故羌、防、升、葛以提而散之；以其湿淫，故二术以燥之；以其挟热，故苦辛寒以泄之行之；以伤血也，故当归行之，而人参、甘草以厚土，所以治本俗谓脚气，忌补，而东垣何尝不用补也；猪苓、泽泻以行湿，以消其余波耳燥湿重二术，不重苓、泽，以此在肌肉、经络之水，非三焦水也。以治足疮后人推用甚当。

防己饮

治脚气足胫肿痛，憎寒壮热。

按：此今人谓之"脚气伤寒"，实则与伤寒无涉。其辨之亦以身重、足重、胫肿痛为异耳，且脚气脉沉也。脚气生于湿，湿伤

气则肿，伤血则痛。先痛后肿，气病伤血；先肿后痛，血病伤气。脚气冲心，喘急不止，呕吐不休者不治。

防己祛风行湿　木通泻心及小肠火　槟榔攻坚且专降下　生地酒炒。滋阴，凉血解热　黄柏酒炒。滋水，去血分热　白术炒　苍术盐炒　川芎二术以去湿，川芎以行血气　犀角清心肝之火　甘草炙，用梢，取其竟达于下

大意与前方相似，然一于攻下而已此方殊未惬意，但聊备之而已。

苍术胜湿汤

治寒湿脚痹，及脚气之挟寒，由冒雨忍湿而得之者。予族中有以养池鱼为业者，尝负篮捞采萍及蕴藻以供鱼食。篮着髀股间，衣裤皆湿。日久冷湿深积，致左腿痹痛不能行动，皮肤肿硬有如死肌。医者以治风蠲痹诸方治之罔效，且更时作寒热。予诊其脉，沉迟而涩。因制此方与之，且嘱之曰：服此覆被取汗，当作大痛，宜耐痛无害也，痛定则愈矣。其人服之，果壮热大痛，几不可忍，然其痛自髀走股，自股走膝，自膝下胫下足蹠。其痛渐轻，至足大指痛止汗收，焕然起立行走如常矣。后稍加减以治寒湿脚气，亦每即效。但其人方少壮，气血强盛，若虚弱衰老者，则非可用也。

苍术五钱　羌活三钱　防风三钱　防己三钱　木瓜三钱。以消水湿，敛阴和血，调筋脉　怀牛膝三钱。下行以壮筋骨，暖腰膝　肉桂一钱。去寒行湿　茯苓二钱。以渗脾湿　甘草梢一钱。使竟达于下

水一大碗，煎至半碗，入好酒半碗酒以助行药力，煎数沸，热服。

当归拈痛汤，治湿着之挟热者。此以治湿着之挟寒者，故苍术之辛烈以君之，而羌活、防风佐之本能行经燥湿，活骨舒筋，非风以胜湿之说，防己以逐而行之，木瓜以收而消之，肉桂及酒所以胜寒

而活其血，牛膝、草稍使一于下行而无坚不破矣。然则此之攻之不太猛乎？曰：羌活、防风，性能上升，而术、草、桂、苓，则未尝非补正也此用苍术为君，则异于防己饮之平用二术。古人饵术皆以为补养，实补脾君药也。

神 术 散 许叔微

许学士观书作字，往往侧倾向左，又多引饮，久之觉水饮止自左边而下，身体偏重作渴。因思此必因身倾向左，致水湿皆积于左而结成澼囊之故，因制此方服之，愈。

苍术一斤　脂麻五钱，研浆。恐苍术过燥，故以此润之

枣五十枚，取肉捣丸服。枣以厚脾土，土厚则湿亦自消；且苍术虽辛烈，得此而甘缓矣。

水决平田，渐成洼窟，此负干土以填之，且筑而实之也。

五 皮 饮 《澹寮》

治水病肿满，上气喘急，或腰以下肿。

按：此亦湿淫自外，然要责之脾虚不能制水也。

地骨皮甘、淡。行渍骨之水而清膀胱之热　五加皮苦、辛。行筋节之水而祛肝风之郁　茯苓皮淡、渗。行心膈间水，而靖心君之妄　大腹皮淡、苦。开胸膈之水而行胃气之滞　生姜皮辛、寒。行皮肤之水而散肌内之热。皆用皮者，以水溢皮肤而因类为治也

浮水散漫，溢于地面，此随在开导之，然寓调补之意焉。

中满分消丸

已见"三焦部"，治中满鼓胀、气胀、水胀、热胀。气胀者，湿伤于气而胃之阳不升，心下坚大，气促而喘；若血胀，则湿伤于血，而脾之阴不化，血结胞门，小便不利；然气血有阻，则水

道必不行，而浸渍洋溢，肌内肿胀，成为蛊矣；水湿郁积，转而成热，于是乎有热胀者。大抵胃主上体，溢于肩、背、手、膊、头面；脾主下体，流于腰、腹、股、膝、胫、跗。湿多为肿，郁热乃胀，四肢皆肿胀，外湿为多单腹胀而四肢不肿，俗谓之单蛊，中气大虚，而湿热填之，病难治矣。肿胀朝宽暮急为阴虚血虚；暮宽朝急为阳虚气虚；朝暮皆急，气血皆虚。由脐腹而及四肢，为湿已将散。病起，由四肢而及脐腹，外淫内聚，病危。又男自下而上，女自上而下，皆为逆症。凡唇黑为伤肝，缺盆平为伤心，脐突为伤脾，足心平为伤肾，背平为伤肺。腹起青筋，肝木乘土，身热脉大，多死症也。然三阴结，谓之关，则蛊胀多责之命门火衰，而脾土因以积湿，其郁而为热，只为虚象。东垣此方主治热胀，实留意于脾也。

脾不胜湿，湿满气室，血亦不滋，命火以衰，而郁于湿下，湿转成热，此方为分消之。舒土之郁厚朴君之，枳实、半夏、陈皮、砂仁、干姜、姜黄佐之，平火之急黄连、黄芩、知母，决水之流泽泻、茯苓、猪苓，而要归于补脾厚土参、术、苓、草，亦探原之治也。

中满分消汤

已见"三焦部"，治中满寒胀、寒疝，二便不通，四肢厥逆，食入反出，腹中寒，心下痞，下虚阴燥，奔豚不收。寒胀者，命门火衰，脾胃无气，则中虚亦作胀也。寒湿积于肝肾为疝。寒则凝瘤而闭，故亦二便不通，气不行也。脾主四肢，脾寒则厥逆矣。脾胃无气，则不能纳食，正所谓"太阴结而为关"也。阴火微明，失所依而作燥，此气血无所滋，不待滞而后病。东垣此方主治脾胃，而实留意命门也。

命火已衰，脾不胜湿，重以生冷客湿，则寒积于中，不能复成热，此上下为分消之。升其清阳升麻、柴胡、麻黄、生姜，皆以助肝木行相火而升其阳也，泻其积湿茯苓、泽泻，皆以泻湿。而方中辛味，皆能行水也，厚其中以滋气血参、芪、桔、半、当归，所以厚中而滋气血，宣其郁青皮、厚朴而重去其寒川乌以君之，干姜、茱萸、澄茄、益智、草果以补命门火而暖脾土，皆所以佐之，壮元火也，中用连、柏，以因用而已。

枳实导滞丸东垣

治伤湿热之物，不得施化，痞闷不安，腹内鞕痛，积滞泄泻。

大黄一两　枳实麸炒，五钱　神曲炒，五钱　黄连酒炒，五钱　黄芩酒炒，五钱　白术土炒，三钱　茯苓三钱　泽泻二钱

蒸饼为丸，多寡量服。

此治食伤湿热而滞积于中者。故苓、泻以除湿，芩、连以清热，佐以枳实、神曲之消导，而君以大黄滞积除而泻泄自止，加白术以厚土也。

白术芍药汤《机要》

治脾湿水泻，身重困弱。

白术四钱　芍药三钱。《保命集》云：泻痢不止，或暴下者，皆太阴受病，故不可离芍药。人不受湿则不泻痢，故须白术，更宜因四时详外症为加减之。愚按：芍药之能和太阴者，以其酸能泻肝，使木不乘土也；又脾土主湿而酸能收湿也。然芍药本泻肝血之药，而今人以为能补血虚，则误久矣　甘草三钱。厚脾土亦以缓肝急也。大抵脾弱则受湿，脾弱而肝木乘之，肝主疏泄，脾湿因以下流则泄泻也

枳实导滞丸以湿热方实，则攻而行之，邪尽泻自止。此方以水泻不止，身重困弱，则敛而止之。补其正，邪亦平也。

痛 泻 丸刘草窗

治痛泻不止。戴氏曰：水泻腹不痛者，湿也；痛甚而泻，泻

而痛减者，食积也；泻黄水，腹痛肠鸣，痛一阵泻一阵，火也；或泻或不泻，或多或少，痰也；完谷不化者，气虚也。

按：此言痛泻不止，是则当责之火。火而痛泄则在下焦，是火行于肝而肝木乘脾也。然肝木之乘脾，要因脾弱而有湿，而后肝木乘之，以郁湿或热迫而下流，是终以湿为泻之原也。若乃水泻不痛，及完谷不化，则其人阳衰也。此惟食泻为当别论。

白术土炒，三两　白芍炒，二两　陈皮炒，两半。辛本行气，炒之使苦，更以燥湿　防风一两。此治痛泻不止也，责之肝木乘脾。白芍固以泻肝，而陈皮、防风则补肝药，肝木既有余而又用此何也？曰：泻之者泻其乘脾也，补之亦使之不至于乘脾也。譬之林木，繁密冗杂。落叶秽积，则水湿壅而不消。故芍药以泻之，所以芟夷芜秽而水湿不留也。其有嘉木则益为培植，以使之畅茂条达焉。木既条直上达，则枝叶扶疏，而自不至于下壅，土气亦益舒不留湿矣。故陈皮、防风以升之，亦所以和脾而去湿。今人多以陈皮、防风为泻木，又谓防风为理脾引经要药，殆不然矣

合为末，蒸饼丸，久泻加升麻以升举下陷之阳。

意与前方略同，惟水泻不止，故甘以补之；痛泻不止，故辛以行之，皆主于理脾去湿而已皆君以白术。

升阳除湿防风汤东垣

治大便闭塞，或里急后重，数至圊而不能便，或有白脓或血。慎勿利之，利之则必至重病，反郁结而不通矣。以此汤升举其阳，则阴自降。

按：里急后重，有因湿热所积而然者，火性急骤而湿复窒之也；有因积滞而热者，有形以窒之不得出也；有因气滞而然者，气逆为壅之不能宣也；有气虚者，阳气下陷，故无而似有为虚坠也；有血虚者，津枯肠燥，故虚坐努力实不出也。湿热并积及积滞，皆宜攻下之。气滞宜行其气。大抵脉洪大实者，则宜攻下；

若脉浮大者，则不宜下。此数至圊而不能下，则气虚阳陷而虚坠也。然或有脓血，则仍有湿热伤于肠胃，但非如痢症之实盛耳。以阳虚下陷，故慎勿利之，而其所以治之者，则仍从湿热为治。

苍术淅浸，四钱。辛、甘、苦，温。以补脾去湿，而猛烈正性，能行肝气，达阴郁，故以为君 白术一钱。健脾燥湿，而性平缓，功专补正 芍药一钱。敛阴收湿和脾 茯苓一钱。渗湿以助白术 防风二钱。补肝木而升达之，使不至郁而乘脾，以陷于下，谓之升阳，主意在此也

加姜、枣煎亦以和脾而升达阳气。

如胃寒泻泄，肠鸣，加益智仁五分。泻泄不止，湿也；肠鸣，肠虚也。此与闭塞不便不同，而其为阳虚下陷同，故亦以升阳为治。加益智仁以补命火而暖脾胃也、半夏五分。达阳气于阴中，且能行湿。

人之生气，阳气也。阳气本于命门，行于肝胆。阳气郁于寒，则句萌①不达而伤肾此伤寒症也；郁于湿，则芜秽②不治而伤脾此即"阳陷阴中"之说。如草木焉，遇寒多则萌芽不能达；遇雨多则枝叶萎烂而积秽于土。故治湿亦宜升阳，升阳者，达肝气也，肝气达则胃气舒，胃气舒则脾湿散。是故脾胃之治，非有实热则不宜攻下。此方所治便秘似实，而不能便则系之虚，故宜升举其阳，阳升则阴自降。然苍、白二术，茯苓、芍药，皆除湿之品也。方意与刘草窗痛泻丸同，而一以治泻不止，一以治秘不能便，可以相参而悟治理矣但痛泻丸以理脾为急，故君白术；此以升阳为主，故君苍术。若胃寒泻泄则亦未尝不用此方也。

平 胃 散 《局方》

治脾有停湿，痰饮痞隔，宿食不消，满闷呕泻，及山岚瘴雾，

---

① 句萌：草木初生的嫩芽、幼苗。卷曲者称"句"，有芒而直者称为萌。

② 芜秽：田亩久不耕耘，致使杂草丛生。

不服水土。

按：痰饮则积湿所成；脾不健则胃不化食，食不化则宿积亦复成湿；痰食留滞故痞隔满闷；胃气不能升则呕；脾湿逼而下则泻。山岚瘴气亦湿热上蒸之气，脾胃虚弱则易感之而生病也。

苍术泔浸，二钱　厚朴姜炒，一钱　陈皮去白，一钱。去白欲其轻而能散　甘草炙。一钱

加姜、枣煎。

伤食加神曲、麦芽；湿胜加白术、茯苓、猪苓、泽泻；痰多加半夏；脾倦不思食加人参、白术、黄芪；闷痞满胀加枳壳、木香、槟榔；大便秘加大黄、芒硝；小便赤涩加赤茯苓、泽泻、木通；挟寒加葱、豉取微汗；岚瘴重陈皮，加石菖蒲、藿香。

此方行肝气，燥脾湿，舒胃气，最为和平。凡初觉伤湿而脾胃不快者，即当服此。

柴 平 汤

治湿多成疟，身重身痛。

柴胡二钱　半夏一钱五分　生姜八分　黄芩一钱　人参一钱　甘草一钱　大枣五枚。小柴胡汤，可以拔在内之伏暑，散外束之清淫；故通之治疟　苍术一钱六分　厚朴一钱　陈皮去白，一钱。此合之甘草、姜、枣，即平胃散也。以身重身重则受湿为多，故合此以除湿

南方卑湿，凡病疟者受湿为多，宜此方。小柴胡汤之治疟，以能达伏阳而散阴郁伏暑，亦阳也。清燥，亦阴也。少阳伤寒，以寒邪深入，而阳气与争，故寒热往来。疟症则以清淫外束，而伏暑与争，故亦以时而寒热往来。柴胡以升阳而散阴，半夏以通阴阳之道，故可达伏暑而逐清淫，黄芩以平内暑，生姜以散外清，故治疟可以通用，非"和解之"之说，亦非疟在少阳经之说，且匡扶正气人参、甘草、大枣，合平胃散则兼除湿也平胃散可除痰食。今人云"无痰无食，不成疟疾"，抑知痰食皆由于脾胃气衰

而有之者，非病疟之由也。

枳 术 丸 张洁古

本《金匮》枳术汤，以治上焦气分积水，心下坚大如盘，边如旋盘。此加荷叶、陈米饭为丸，以通治痰痞，健脾进食，盖痰亦水也。

白术土蒸，一两。蒸之便与土气相洽　枳实一两，曲炒

为末，用荷叶包陈米饭煨干荷叶苦涩微咸，气味清芬，能清金固水，除热去湿。此生于湿热之中而能除湿热者，非必象震木之说，其气味无关于少阳经也。煨陈米饭则以助白术厚脾胃而燥湿也。合药末为丸。痞闷加陈皮能散，气滞加木香能行，伤食加麦芽、神曲。

白术健脾燥湿而升胃气，枳实以攻积水之坚，此《金匮》本方也。加用荷叶包煨陈米饭，资谷气以厚脾，资清芬以除热湿，故能健脾进食而除痰痞积、术本除痞之药，以补为攻，攻而仍补，制方之善也痰湿多者加陈皮、半夏，名桔半枳术丸；气滞成痞者加木香、砂仁，名香砂枳术丸。

解 醒 丸

专治酒积受伤。酒之伤人，上则烁肺销金，中则湿热伤胃，下则涸肾伤阴。故凡翻胃、肠风、劳瘵、风痹、疮毒、汗风诸病，实每因酒而起，为害多矣。古有葛花解醒汤，愚阅其方似未惬意，因更制此方以用之。因酒伤呕吐泄泻者，亦多得效，因附于此。

葛花四两。轻虚上浮，以散湿热之气而救肺金　砂仁二两。辛温行气，以消酒食之积而和脾胃　泽泻一两。微咸泻水以通膀胱之道，而利小便　白术米炒，二两　人参二两　茯苓二两。此即四君子汤，而白术、茯苓皆以燥湿；人参、甘草皆以补中，且人参最能解酒　黄连五钱。以去积热，以厚肠胃　陈皮五钱。以疏滞气，以行湿痰　鹿衔草一两。以强肾气，以消积

水，能固卫和荣，益精填髓。《内经》用此合术及泽泻以治酒后汗出漏风之症

枳椇六两。甘。寒。功专解酒，缓肝和胃，清心保肺，故用此为君

捣枳椇汁和酒曲为丸无枳椇则煮地黄四两捣和，每服五钱。

此亦厚补其中以分消其湿热而已，然于翻胃、肠风、消渴诸症，则有以防其源矣。

二 陈 汤《局方》

统治痰饮为病，咳嗽胀满，呕吐恶心，头眩心悸。

按：痰即湿也，而所因不同。湿无专气，惟所挟也。其肾虚水泛，其饮食生冷，痰生于寒；水停而腐，痰清而稀，其阳衰也；其风腾水涌，其惊恐迷心，痰生于风；水急浮呕，痰响而急，其肝逆也；其水湿蒸溽，其烦渴引饮，痰生于暑；水热生臀，痰稠而黏，其阴弱也；其阴火上逼，其嗜酒啖炙，痰生于火；水沸成胶，痰浓而浊，其血欲枯，其气滞不运，其湿留隐僻，痰生于燥；水结浮石，痰顽不滑，其肺愈也；其土薄无力，其食多宿积，痰热郁湿，湿郁生热，痰见黄色，其脾剧也。是则七情、五役、六淫，皆每生痰，而本要归于湿。湿生于脾，其标乃多及肺也。痰无常在，与气升降，涉肺则咳，涉心则悸，在胃则呕，入肠而泄，入血血阻，上头头眩，在背背冷，在胁支胀，变怪甚多，不可测揆。然大抵痰脉多滑，滑且不匀，支饮则弦，顽痰乃涩，风涌痰窒，脉且结代。治痰之法，亦强胃健脾，行湿利气而已。故此方固治痰之总率也。

半夏姜制，二钱。痰者，水湿之滞而不行也。半夏之辛，本润肾、补肝、开胃、泻肺、去湿、行水之药，而滑能通利关节，出阴入阳，是能治水滞下行，故主为治痰君药　陈皮去白，一钱。水随气运，水湿之滞，而成痰，以气不行故也。桔皮之甘、苦、辛、温，主于行气，润命门，舒肝木，和中气，燥脾湿，泻肺邪，降逆气，故每合半夏为治痰之佐　茯苓一钱。痰

本水也，水渍土中则为湿，湿积不化则为痰。茯苓生土中而味淡，专主渗土中之湿　甘草五分。脾不厚不能胜湿，故甘草以厚脾。然不多用者，以甘主缓，过缓则恐生湿也

　　加姜煎生姜之辛，亦以行湿祛痰，非徒以制半夏毒也。热服热服乃易行。

　　风痰加南星、白附、皂角、竹沥；寒痰加半夏、姜汁；火痰加青黛、石膏、芩、连；湿重脾弱加苍术、白术；弱甚加人参；燥痰加杏仁、瓜蒌、苏子、白芥子；食痰加山楂、麦芽、神曲；顽痰积饮加枳实、海石、芒硝；痰阻气滞加香附、枳壳；痰在胁下，皮里膜外加白芥子；痰在经络，走壅四肢加竹沥，或荆沥和姜汁。

　　痰症变幻无端，而揆其本皆生于湿。土不任湿，乃壅为痰，故治痰宜专责之脾，脾土健运，胃气周通，水泽流行，津液贯注，土无留湿，无所谓痰或谓痰亦不可尽去，其说非也。是故南人多痰，南方卑湿也。肥人多痰，肥则肉壅脂满，而水湿不行也。然以揆其本，则健脾去湿，而痰其标耳。既不能无痰，以有咳嗽入肺、胀满膻中、呕吐寒胃、恶心气逆、头眩随经络而上头、心悸在膈上而渍心诸症，则治标固又其急，而脾胃可徐理也欲兼理脾胃，则六君子汤为良。二陈皆行肝气以疏脾胃，而辛以行湿之药半夏、陈皮，性皆躁急，以陈久为佳，故谓之二陈，木气升散，而土湿亦随之升散，无留郁也。茯苓以自土中而渗之，甘草以筑土而厚之，治痰之要，此其最矣半夏辛滑，润而非燥。今人每以半夏为燥药，非也。然阴虚火炎，至有火痰及肺伤干咳，烦渴者则二陈自非所宜，盖半夏乃肝命相火之气，主于宣达阳气以出入于阴土上下之间，故阴虚火炎，则半夏自非所宜，非谓其燥也。若非阴虚则半夏无不可用，因症加减，存乎人耳。

苍术散

治寒痰积湿，痰饮腹痛。

苍术一斤。泔水浸过，九蒸九晒为末　橘皮四两。留白

合为末，姜汤调服。

此治寒痰之积于腹中者有痰腹痛，或时作泻无常，其脉必关滑。

桂苓甘术汤《金匮》

治心下有痰饮。胸胁支满，目眩。

按：胸胁之间，手足厥阴所主。胸胁支满，乃肾水泛溢，脾不能制，则随经而上积于胸膈，横溢两胁，故支满也。痰饮阻于胸胁，则胃气之阳不升，水精不能上布，故目眩也。

茯苓四两。松魄也，魄能拘魂，淡能渗湿，故入心则能行心膈之水而安神。以其生于土中，故入脾则能去脾土之湿而除满，入肾则能渗肾之邪水而达之膀胱　白术三两。补暖脾胃以制寒水　桂枝三两。以升达肝木之气，而畅于胸胁，行于肩臂，使荣脉宣通，则水湿自散　甘草一两。助白术以厚脾土，协群药之中，支满所不忌也

此治寒水之溢于膈上者张仲景曰：短气有微饮，此汤主之，使从小便去，肾气丸亦主之。

按：肾气丸亦以治肾水之泛溢也。

生姜半夏汤《金匮》

治似喘不喘，似呕不呕，似哕不哕，心中愦愦无奈者。

按：似喘不喘，气为虚寒所抑也，似呕不呕，胃气虚寒如上逆也，似哕不哕，胃有寒饮，阳不上升，故欲出而不得行也。心中愦愦无奈，寒饮溢于膻中，故膻中之气不快也。此虽不言痰饮，而实虚寒痰饮之为病也。

半夏半斤　生姜四两

此治寒痰之积于胃，而上逆于膻中者《金匮》橘皮汤，用生姜、陈皮，治干呕、哕及手足厥冷者。干呕、哕而手足厥冷，亦寒饮闭之也。

生姜白糖汤

治寒痰上溢于肺，咳嗽多痰而觉有冷气上冲喉者。

生姜三钱。辛以行痰，而泻肺之寒邪　白糖一撮。甘以补肺，且亦能化痰

煎姜汤熟，盛白糖于碗中，以姜汤冲下，清晨服之清晨则百脉方朝于肺。

治寒痰咳嗽，此方最为简易。

金沸草散 《局方》

治肺感风淫。头目昏痛，咳嗽多痰。肺感风淫，风栖皮毛，则腠理闭而肺气壅，鼻塞声重也。肺气壅则津液不行，风激成痰而上涌矣。痰涌于上，则阳气不得升而头目昏痛，眉棱骨痛，痰触肺则肺痒而咳嗽。

金沸草一钱。咸、苦、微辛。其花午开子落，与半夏意同。而轻浮上入于肺，苦能泄热气，咸能化痰结，辛能行痰湿。凡痰饮之逆于于肺者，此能降而泄之　前胡一钱。甘、苦、微辛。能降泄高亢之气而疏畅下行之滞，主下气行痰　麻黄一钱。以大开腠理而祛其风　荆芥一钱五分。辛苦而性上浮，祛头面之风，去经隧之湿。此方盖以此为君药，以兼去风痰，诸药亦随以上升于肺，而后乃降而下坠其痰也　赤芍药八分。酸以泻肝敛阴，且监麻黄之过散；用赤者，以行水分，收痰湿也　半夏五分。此轻用半夏者，以风则挟相火也，然必用之者，非此不足以通滞行痰也。金沸草轻虚，此以行于下，所以助之　甘草炙，五分。以厚脾土，以缓肝急

加姜、枣煎满闷加枳壳、桔梗；有热加柴胡、黄芩；头痛加川芎。

此痰以风动而感之轻者，故分为理之；逐其风而汗以散之荆芥、麻黄；然后泄其逆而降之气降则痰息，痰复为水而已；且汗则湿从汗出也半夏以行之，麻黄以出之，《活人方》用赤茯苓，使湿从小便出。愚意此风淫在肺，则腠理必闭，以小便出之远，不如以汗出之近也。麻黄最能治咳嗽。

星 香 散

方已见"风部"。此治风痰盛而体寒者。

风乘肝虚,风急痰涌。凡体肥者则多湿,而脂满则气滞不行,故风淫所激,湿涌为痰。胆南星以补肝而除痰湿,木香以行其气,全蝎以散肝风,风息而痰亦消矣此其人体必虚寒,虚寒则用六君子汤下此丸可也。

青州白丸

治风痰涌盛,呕吐涎沫,口眼㖞斜,手足瘫痪,及小儿惊风,及痰盛泄泻。

按:风急必挟痰。其方多见"风部"。此方主痰为治。故列于此。白附子出青州,故名青州白丸。

白附子二两,生用。辛、甘、热。补肝祛风,行阳明经,祛头面之风 南星二两,生用。辛、苦,温。祛风行湿,破滞通关,其力甚猛 川乌头五钱,去皮尖,生用。甘、辛,热。此亦祛风行湿,然南星、乌头性实相反,此乃合用之者,盖激之使怒,正所以治涌盛之风痰也 半夏七两,水浸去衣,生用。用半夏为君,以治痰为主也

为末,绢袋盛之,水摆出粉,未尽,再擂再摆,以尽为度,贮瓷盆日曝夜露春五日,夏三日,秋七日,冬十日,晒干,糯米糊丸如绿豆大,每服二十丸,姜汤下。若瘫痪则酒下以活血;惊风,薄荷汤下三五丸惟风痰实盛者可用,虚弱者宜慎之。

此治风痰相挟之尤甚者。用药甚峻,而制治之使甚平喻嘉言以此为治风痰之上药。并治痰泻,亦肝风逼之也脉滑而作泻无常,且粪中必有痰。

茯苓半夏汤 《宣明》

治热痰。

按:热痰亦火痰也,气失其平,以逆而上则为火,火气炎上。

痰湿随之，沸而上涌。其痰必浓厚胶黏而色黄，然与阴虚火动之火，又有不同。

即二陈汤加黄芩一钱

煎不用姜、枣。

胃有热痰，必上凌肺即二陈症之咳嗽、胀满、呕吐，而胸膈必觉烦热，热上凌则伤肺，加黄芩以泻肺热。

二陈加栀连生姜汤

治热痰在膈上，令人烦闷呕吐。

即二陈汤加黄连一钱。以泻心脾之火 栀子一钱。以泄三焦之火，且除心烦 生姜一钱。以行膈上之痰，且稍制栀、连之寒也

热痰在膈上则当心分，故黄连以泻之，行之以栀子，使湿热自三焦而降也三焦、心包相表里。加生姜以和之本方除茯苓、甘草，单用陈皮、半夏，加黄连面糊为丸。姜汤下，名三圣丸，治痰火嘈杂，心悬如饥。又半夏用醋煮，而去陈皮不用，用三味姜汁丸，以消伏暑。

桑皮十味煎许仁则

本治气嗽经久，将成肺痿，乍寒乍热，唾涕稠黏，喘息气上，唇口焦干；或且唾血，渐觉瘦悴，小便赤少，色败毛竖，亦成骨蒸；及久嗽成肺痈，唾悉成脓，出无多少。

愚按：此阴虚火动，肺受火伤，以致津液浑浊，是则火痰之不可以二陈治者。

桑白皮一升。甘、酸、微辛。补肺泻火，敛肃清之气，为清肺主药 地骨皮三升，二味合煎，取汁三升。甘、淡。补肺清金，两能下滋肾水 生地黄汁五升。大滋肾水，以靖君相之火。此方以为君药 生麦冬汁二升。地黄滋水而上交于心，麦冬清金而下生肾水 生葛根汁三升。此以提胃中之清气而升之膻中，即以生津而解膻中之热也 生姜汁方内皆寒凉之味，非姜

汁无以调剂而行之，亦反佐也。又辛以行痰。**一升** **竹沥三升**。升散阴中之火，祛除经络之痰，且滋阴生血 **白蜜一升**。以润肺而治咳 **枣膏一升**。此以补土而生金 **牛酥三合**。资血气之类，以滋阴润肺，而养血治咳

以麦冬、生地、葛根、姜汁、竹沥和煎减半，再内桑皮、地骨汁和煎，三分减一，再入酥、蜜、枣膏，搅勿停手，煎如饴糖。夜卧时取如胡桃大一块含之，稍加至如鸡子大，或昼日丸服亦可。

凡人之生，生以元火，而赖元水以滋之，如膏沃而光煜也。若用有偏胜，则火炽者其膏焚偏胜如七情以动君火，浓厚以助相火之类，而又色欲以耗其水也，膏欲枯而火益炽水不足以制火，则火益炽。胃，釜也以受水谷；肺，盖也，而皆金也胃亦对化阳明燥金。浊焰熏烁，水沸金流，皆成浊液，于是乃有所谓火痰与寻常火气上逆之火痰有不同，肺痈、肺痿、羸瘵、骨蒸，所自来矣。火痰若是，则不可责之于湿，而二陈非所用，是必大滋阴水以制其火，不得议其徒与火争也仲景麦门冬汤，以治火逆上气，咽喉不利。其方用麦冬、半夏、人参、甘草、大枣、粳米，已见"三焦部"，然其所治胃火耳。喻氏称其不用寒凉，不与火争。然治各有所施，要不得谓寒凉概不可用。此命火独炎，与胃火之一时上逆者，固不同治也。

紫菀汤 海藏

治肺伤气极，劳热久嗽①，吐痰吐血，及肺痿变痈②。

按：此所治症与前症略同，而此方主于保肺，是亦一治也。

紫菀一钱五分，洗净炒。辛、苦，温。散伏阳于阴中，舒郁热于膈上 **阿胶一钱**，蛤粉炒成珠。润肺清金，滋阴而下澄肾水 **知母一钱**。清胸膈浮游之火，以下滋肾水，而伏命门之火 **贝母一钱**。苦、辛。主散心肺之郁，

---

① 久嗽：光绪本无此二字。
② 痈：光绪本此下有"久嗽"二字。

降上逆之气。其能行痰与半夏同，不得谓半夏为燥，而贝母为润。然其用则有不同者，半夏行于阳，贝母行于阴也　桔梗五分。苦、辛。以泻肺之邪热而降上逆之气　人参五分。补土生金，且能泻火　茯苓五分。咳而有痰，究本于湿，特以火炎则不敢大为燥之耳。紫菀、阿胶、贝母，要皆行痰之品，而茯苓则自土中以渗之　甘草五分　五味子十二粒。补敛肺气以滋肾水。凡久嗽气伤，肺虚有火者，所必用也

食后服。

按：医方所云食前服、食后服者，皆不必尽拘，但须食远服之，勿使与谷气相混可也。

前方主于滋肾，此方主于保肺，果其火炎水涸，则用前方，其气极金伤，则用此方。相缓急而施之，惟其是也。

顺气消食化痰丸 《瑞竹堂方》

治酒食生痰，及胸膈膨闷，五更咳嗽，酒食多则郁积成湿，郁湿成痰，郁痰成热。此以过食而脾胃不能胜，又油腻辛腥皆能助热也。痰随胃气上升而壅于胸膈则膨闷；痰热上熏于肺，则肺痒而咳嗽；五更咳嗽者，平旦脉朝于肺而热气随之也。

半夏姜制，一斤　胆南星一斤。胆制南星，难以猝得一斤，或用半夏、南星各一斤，白矾、皂角、生姜各一斤，同煮至南星无白点为度，去皂角、生姜，切片同晒干用　陈皮去白，一两　青皮一两。发肝气之郁而攻坚破滞　香附一两。补肝破郁，去脾胃之滞积而宣达血气　葛根一两。行肝气，抒土郁，而升其清气于膻中，以除酒食腐积之热　苏子一两，用沉水者炒。辛、甘而润。能散热顺气，除咳、消痰、利膈　杏仁一两，去皮尖，炒。甘、苦、辛。降泄逆气，润肺宁心，而能攻坚破积　莱菔子一两。辛，甘。生用，以除痰，攻积聚，宽胸膈　神曲一两，炒。健脾消食　麦芽一两，炒。消谷食　山楂一两，炒。顺气消肉食　姜汁以行痰通彻经络

和，蒸饼糊丸。

用治酒食生痰。此方甚为周密，酒食有形之积酒虽无质，亦属有形，宜坚力以破之。胆星以协半夏用胆制者兼可以平肝胆之热，青皮以协陈皮青皮之行肝气尤烈；二陈用治痰之主，食积去而后热可除；神曲、麦芽、山楂、莱菔子，所以去酒食甘肥之积也，气行而后积可去；葛根、陈皮、杏仁、苏子、香附，所以升降而顺其气也。

苏子降气汤《局方》

治虚阳上攻，气不升降，上盛下虚，痰涎壅盛，喘嗽呕血，或大便不利。

按：此所谓虚阳上攻者，阳极于上，不复归根，如否剥之为卦，故上盛而下虚，非热非火也。气虽盛于上，而其下津液已枯，其痰涎壅盛，其气不下通，则痰涎亦留滞于上，而为咳为喘耳，是以大便不利。此乃秋金清燥之气，乃所谓燥痰也，治者慎勿以为火。

苏子一钱。润肺、清金、顺气　半夏一钱五分。阳气不能复入于阴，故仍君半夏，以升降阳气而除其上壅之痰。谓半夏为燥，而燥痰不可用半夏者，其失之矣　前胡一钱。泄高亢之气，使复于下而行其痰　橘红一钱。行痰必主半夏，利气必主陈皮　厚朴一钱，姜炒。破土中之郁气，以除溽湿，而通升降之道路　当归一钱。此则萃津液以荣其根干，根干润泽，则枝叶流通，而痰涎不上壅　肉桂五分。此又补命火以复其生气于根荄，根荄之生气复于下而通于上。由命而肝，行以当归；由肝达胃，行以橘红；由胃上达，行以半夏。此自下而上也，由是顺之以苏子，降之以前胡，破之以厚朴，而上之气又复于下，上下通贯，无所谓上实下虚矣　甘草炙，五分。以厚其土，亦以和①上下也

加姜一片，煎。

气揪敛②而血枯涩，则谓之燥。燥者，秋气凄清之象也。燥则

---

① 和：光绪本作"利"。
② 揪（jiū）敛：聚敛。

不润，何以有痰。气之所敛，湿亦聚之，其下欲枯，故痰涎壅于上而津液不行也。此方乃所谓"治以苦温，佐以甘辛，以苦下之"者。今人所言燥，皆失其所谓矣今人所谓燥，皆火症耳。

导痰汤

治顽痰胶固，非用二陈汤所能除者。

即二陈汤加胆南星一钱，枳实一钱。

顽痰胶固，亦燥痰也。惟燥故顽，加胆星以协半夏，是辛以润之，且苦以降之。加枳实以攻坚，所以破其胶固也。

茯苓丸 《指迷方》

治痰停中脘，两臂疼痛。中脘，胃也。手经六脉皆出入于膻中，痰停中脘，则胃气之升膻中者不快，而手经六脉阻滞难通，两臂滞痛而脉见沉细。

半夏曲二两。制之为曲，畏其燥耳。然半夏实不燥，但制之为曲亦佳，兼有消导之意 茯苓一两，乳拌，蒸。茯苓则有燥意，乳拌以润之，以滋阴也 枳壳五钱，麸炒。枳壳之破气行气甚于陈皮，此以停痰故用之，亦兼能敛阴 朴硝风化者二钱半，然风化硝难猝得，只用朴硝撒竹盘中。少顷盛水置当风处，即干如芒硝，刮取用之。痰停中脘，顽结胶固，故咸以软之

姜汁糊丸，姜汤下。

亦本二陈之意，以其停结中阻，故加以变化潜消之术用曲、用硝，皆是也。其用咸，所以软坚胜燥也喻嘉言曰：痰药虽多，此方甚效。

控涎丹 《三因方》

人忽患胸背、手足、腰臂、筋骨牵引钓痛，走易不定，或手足冷痹，气脉不通，此乃痰涎在胸膈上下，误认瘫痪，非

也。李时珍曰：痰涎为物，随气升降，无处不到。入心则迷成癫痫，入肺则塞窍为喘咳、背冷；入肝则膈痛干呕，寒热往来；入经络则麻痹疼痛；入筋骨则牵引钓痛；入皮肉则瘰疬痈肿。陈无择《三因方》并以控涎丹主之，殊有奇效。此乃治痰之本。痰之本，水也，湿也，得气与火，则结为痰。此方大戟能泄脏腑水湿，甘遂能行经隧水湿，白芥子能散皮里膜外痰气，惟善用者能收奇功。

按：此方亦峻险，而坚痰流注者则必宜之。顾痰之与瘫痪，则何以别？曰：痰脉必滑而不匀，且或有结代闭塞者。

甘遂去心　大戟去皮　白芥子辛、温。芥性专入肝木，行于两胁及筋膜之间，去两胁支饮及皮里膜外之痰

等分为末，糊丸，临卧服五七丸至十丸。痰猛加丸，丸数无定。

如脚气加槟榔行滞，气沉于下极、木瓜敛阴，能收水气而消之、松枝按：当是用松节，使行水通于节。节，膝胫也、卷柏辛可行痰，咸能软坚。

惊痰加朱砂镇心安神、全蝎辛祛肝风，咸补心血，酸收心散惊，则动肝胆之风，故兼风治。

惊气成块加穿山甲攻坚破块、鳖甲惊则动肝胆之气，成块还归于肝，二甲皆入肝而滋阴软坚，且亦能逐水湿也、蓬术破坚积，行气中之血、延胡索辛苦，能通气血之凝滞，肝则主血，故兼血分之意。

热痰加盆硝咸以软之，且寒胜热。

寒痰加胡椒补命火、丁香益心气，祛膈间寒气、姜补肝行痰、桂补命火，和荣血。

随宜加减，不必执一。

以行水为行痰。时珍称之，谓得其本。然行水与行痰，究有未容一视者。水流于委曲之地，气有所滞而不能到，然后停积而

为痰。使气果流通而无不到，则水自无所渟①湿，而安得为痰也。肺为气主，气有所滞而不周，是皆宜责之肺气所不彻，渟湿愈加胶固，渟湿胶固，气愈窒而不行，是则顽痰、燥痰牵引流走之痰，皆一类也。燥也者，金气偏有揪敛，而木之生气不得行也，惊气亦然。故此方所主，究在经络委曲凝滞之湿，苦燥辛行，其得用尤在白芥子甘遂、大戟，苦以燥湿；白芥，辛以行之。虽曰以行"皮里膜外之痰"，而辛散之性，实能使肝气大行，不为清燥所遏，不止行皮里膜外，不然者则无所为控涎也。其所加用，则有咸软消之，以其类也润下作咸，湿之凝结也。咸则还能软坚，故用以消燥结之痰，如卷柏、全蝎、穿山甲、鳖甲、盆硝，皆其类也。不用二陈，二陈所难猝及也。

三 仙 丸《百一方》

治中脘气滞，痰涎不利，胃气不上输，则肺气无能四布。肺气不四布，则滞积不行。

南星曲四两　半夏曲四两　香附米二两。行肝气以疏脾胃之郁，而亦能行湿

糊丸，姜汤下。

此治胃气不舒者，亦本二陈之意，而主治中脘发陈郁也故南星、半夏皆用曲，而以香附代陈皮，香附之行气为尤快也。

百 花 膏《济生》

方已见"肺部"。此治喘嗽不止，只百合、款冬花二味。
此治肺虚而燥者，百合以敛之，款冬花以温之。

半夏天麻白术汤东垣

治脾胃内伤，眼黑头眩，头痛如裂，身重如山，恶心烦闷，

---

① 渟（tíng 停）：水积聚而不流动。

四肢厥冷，谓之"足太阴痰厥头痛"。东垣曰：太阴头痛，必有痰也；少阴头痛，足寒而气逆也；太阴、少阴二经虽不上头，然痰与气逆，壅于膈中，头上气不得畅而为痛也。

按：痰本于湿，湿主于脾，太阴头痛之主痰固也。而痰之所以生，则脾胃内伤，脾土不能胜水，故渍于湿而成痰。痰何以逆厥？则肝气欲行于胃而湿壅之，胃气欲输膈上而痰随之，是以逆厥而上也。胃气既弱，而痰溢于膈，升降不能自遂，是以恶心烦闷；湿气浸淫肌肉，故身重；阳气不能周布，故四肢厥冷；头为诸阳之会，痰壅胸膈，则阳气不得上行，而头痛目眩。头痛非太阴，而太阴致头痛矣。此何以辨之？以身重四肢厥冷，而其脉必沉缓不匀也。

半夏姜制，二钱。痰滞在脾胃，仍以达阳气，燥脾湿为主　麦芽一钱五分。甘、咸、平。不惟软坚化食，而且有宣达生气、解郁去湿之意　神曲炒，一钱。甘、辛。以郁于湿热而变化，故有能变化而除湿热之长。凡半夏、南星之用曲者，亦是此意，然不如直用半夏而佐以神曲之为捷也　白术炒，一钱。脾胃内伤，必用白术健之　苍术泔浸，五分。以宣达肝气，以疏通脾湿　陈皮五分。主于行气，气行则湿行，必仍用陈皮　人参五分。补益中气，乃足为行痰去湿之本　黄芪蜜炙，五分。益胃气而输之膻中，使痰湿不得而壅之　茯苓五分。欲渗脾膈之湿，必仍用茯苓。此方中半夏、陈皮、茯苓，仍二陈汤也；人参、白术、茯苓，则四君子汤。合之则六君子汤，以除痰湿，以理脾胃，必此为之主。但不用甘草，盖治病宜急，不欲其缓而中守，以滋满欤　泽泻五分。与积湿以下行之路　天麻五分。痰中壅则上虚，以上虚故头痛，天麻宣达阳气以直上于头目，头目得阳气之充，则阳实而痛可定。此非用以祛风也，方中皆除痰补中之药，惟用此味以上治头痛，故方头特表其名曰半夏天麻白术汤　干姜三分。脾胃不能制湿。是中寒也，用干姜以助二术而温之　黄柏酒洗，二分。水湿之不下行，是肾不摄水，用黄柏以润之，以助茯苓、泽泻，而宣达膀胱，使之能出水也

每服五钱此方分作两服而已。

痰变无穷，要本于湿。湿淫四注，要归于脾。脾不制湿，痰乃生焉。经络肌肉之痰，可以行水之法逐之，而非其本也。治本必从脾，脾湿主二陈，脾胃内伤，则参、芪、茯、术不容缺。此方以治痰厥头痛，法至周密，然不独痰厥头痛也。中虚而痰壅，宜视此为则而斟酌焉矣。

白金丸

治癫狂失心。

按：多喜为癫，多怒为狂，大概分之则然。《内经》治狂症，绝其饮食，饮以铁落水，谓其阳之有余而治从阳明也。癫症则未言治法。顾癫、狂之症，每因七情郁抑而成，而七情皆由于心，心血涸而痰凑之，则神明迷乱，而癫狂之疾成焉。其为癫为狂，则因乎其人之强弱耳，不能有大别也。古者人民质朴而和乐，以七情失心者寡。其有狂症，或因热郁阳明，如阳明伤寒发狂之类，故其治与后世不同，不容泥古矣。

白矾三两。酸能收心之散，咸能补心之虚，且软坚而消顽痰　郁金七两。苦能泻心之妄火，辛能开心之郁塞，且能去恶血

薄荷糊丸薄荷辛寒，行肝气而除痰清热。

治癫狂之方甚多，此方为简易而有理，然知也无涯，则非药饵所能与。

辰砂散《灵苑》

治风痰诸痫，癫狂心疾。

按：痫病有得之惊恐忧怒者，亦有禀之于胎中者。其平时无病如常，其猝发则仆跌搐搦，口吐涎沫，叫吼如猪羊声，食顷乃苏。人以其声分六畜为说，此俗论也。大抵痫症虽因七情，亦兼外风。情有乍伤，风淫乘虚凑之，病不即发，溢于奇经，奇经滞

而成痰，以不在十二经中。故病不常发，偶或有触而后发也。其在督脉，则角弓反张而仰跌；其在跷脉，则足高而侧仆；其在维脉，则手搐而俯仆；其在阳，则身热脉浮；其在阴，则身冷脉沉。大约在阴者为难治，此亦无庸细分，要亦风痰随经，乍承心关而病发，乍随经散而病复愈，如日月食焉已耳。人每以风痫、癫狂同类并称，其实痫症之与癫狂，则又有别也。

辰砂光明者一两。镇心安神　乳香光莹者五钱。入心而散瘀血　枣仁炒，五钱。泻肝胆之火，收心神之散

温酒调下，恣饮沉醉，听睡一二日勿动此为妙法。万一惊寤，不可复治治痰痫者治其风，痰迷心耳，然其病不恒在心则无从为治。服此者宜于其乍仆而复苏时服之，以洁清其灵府而涤荡其余邪，又藉酒力以使药气亦溢奇经，而直诣其痰之所在为祛除之。故须使沉醉熟睡勿动而后可以奏效。万一惊寤，则不可复治。

治痫药亦甚多，此方最有理，又本方加人参一两，蜜丸如弹子大，名宁志膏。每服一丸，薄荷汤下，亦佳加人参则可于平时服之，平时有以固其心神，则风痰亦自不能猝犯也。

牛 黄 丸

治风痫迷闷，抽掣潮涎。此症在小儿为多，大人亦间有之。

胆南星　全蝎去足，炙　蝉蜕各二钱五分　牛黄　白附子　僵蚕洗焙去丝　防风　天麻各一钱五分　珍珠　犀角　麝香各五分

煮枣肉，和水银五分细研，合入药末为丸，或荆芥汤，或薄荷汤，或姜汤下。

牛黄丸各有配合不同，兹录一方，备用缓急而已。

方　剂

燥　部

燥淫于内，治以苦温，佐以甘辛，以苦下之。

按：治以苦温者，以燥为凄清之气，金气也，故以火胜金，以温胜凉，但异于补肺之用酸，而第以苦泄辛泻。盖燥为阴邪，遏抑生气，故不欲助之敛，而但泄之以苦，散之以辛。然外淫必乘于内之不足，如使肺虚不能敛气，而致清淫渐深，气散血枯，则酸涩以补正，亦自不能已，此宜权以善之矣。燥为金气，凄清凉肃，有类于寒，即寒之轻者耳。自立秋已行金令，而暑气未退，湿令正行，此时之淫，三气交杂，为痢为疟，多起于此时，以湿热伏于中，而清燥束其外也。及秋分后则燥令大行，而草枯木脱，人之阳气亦愈加遏抑于内，是以"诸涩枯涸，干劲皴揭，皆属于燥"。此金气严肃收敛使然，非肺金不能生水之说。惟秋气清高而不下，故当苦以下之；秋气揪敛而不舒，故当辛以散之，而甘则以平之。及至立冬，则寒水布令，而燥气即寒威矣。后世之言燥者，乃大抵只云火淫，火炎水涸，是则当治以咸冷，佐以苦辛，以酸收之，以苦发之，与经之所云治燥淫者正相反也，此不可以不辨。至于燥有自内生者，则七情之郁，情郁而不得舒，亦阳气之揪敛而不舒，其气象多惨悽。丹溪以六郁皆属之燥，诚得之矣。诸气膹郁，皆属之肺，肺不足以主气，则气先郁。郁必有郁之者，即燥淫也。

升阳益胃汤

已见"湿部"，此复述之。以夏秋之交，湿热方退，而余气未消，则脾胃气虚，乃燥令复行，兼见肺病，洒淅恶寒，惨悽不乐，是则燥束于外而不复散，阳郁于内而不得舒，其病自属之燥矣。李东垣曰：此治肺之脾胃虚何故？秋旺用参、术、芍药之类，反以补脾，为脾胃虚则肺并受病，故因时而补，易为力也。又曰：胃乃脾之刚，脾乃胃之柔。饮食不节则胃先病，脾无所禀而后病；劳役疲倦则脾先病，不能为胃行气而后病。胃为十二经之海，脾胃既虚，十二经之邪不一而出。假令不能食而肌肉削，此本病也。右关脉缓而弱，此本脉也。或本脉中兼见弦脉，症中或见四肢满闭、淋溲、便难、转筋一二症，此肝之脾胃病也，当加风药以泻之；脉中兼见洪大，症中或见肌热、烦热、面赤、肉消一二症，此心之脾胃病也，当加泻心火之药；脉中兼见浮涩，症中或见短气、气上、喘咳、痰盛、皮涩一二症，此肺之脾胃病也，当加泄肺及补气之药；脉中兼见沉细，症中或见善欠、善恐一二症，此肾之脾胃病也，当加泻肾水及泻阴火之药。百病皆从脾胃生，处方者当从此法加时令药。

按：此乃东垣治主脾胃之大旨，而土为金母，秋令继湿而行，则此时治燥，尤当本之脾胃，故重录此方，以为治燥淫之首法。

黄芪二两。补胃气而上输于肺　人参一两。补土而即以生金　甘草炙，一两。补土生金　半夏一两。宣达土中之阳，使之通行上下，而不为阴气所郁　羌活五钱　独活五钱　防风五钱。此以祛燥淫之外束者，燥气近于寒，能遏肝木之生气，故辛散以达之，亦与寒淫略同　陈皮留白，四两。助半夏以行阳气　白术土炒，三钱。助人参以健补脾胃　茯苓三钱。以渗留湿。小便利不渴者，去此不用　泽泻三钱。以泻浊湿，不淋者去此不用。术、苓、泻又皆以承土令之后，而去其溽湿之留者　黄连二钱。以泻心脾之火，而去暑暍之留者　柴胡三钱。升达内郁之阳气，而散外束之燥阴　白

芍炒，五钱。*补敛肺气而定晏阴*①，*肺阴足以敛气，则阳气自升而得所主，燥淫不得以乘之*

每三钱，姜、枣煎。

阳气宣达，长夏而极，秋令承之，遂为揪敛。阳常有余，为阴所敛而不能达，则郁矣。阳郁于中，阴不能敛，阴盛则内争*为疟疾*，阴微则外束*时方秉令，不退听也*，洒淅恶寒，惨悽不乐，此燥淫也*燥即洒淅惨悽之谓，非热盛火炎之谓*。人生阳也，阳气宣达，而后无疴。而阳气本于肾命，行于肝胆，滋于脾胃，然后达于膻中，畅于四表，故宣达其阳，则湿热可无郁，而燥之外束者亦以自平。然阴阳贵得其平，而后阳不至于过散，芍药以敛之，顺时之正也*凡东垣方主治脾胃，而脾胃之治又兼可敛肺，则其曰升阳、其曰益气，皆自补中益气汤加减，惟通其意者，能自得之，方不具录。*

苏子降气汤

已见"湿部"。其虚阳上攻，气不升降，痰涎喘嗽，是正以燥淫束于外，阳气郁而上争，而阳气内虚，则下莫为继，前东垣方主于升阳，为脾胃虚弱中有余邪而阳气不能升者治也。此方主于降气，为肺气虚热，肝肾阴寒，而上下不相济者治也。其实则皆为阳郁于阴故，以此为治火之剂，误矣。

虚阳上攻，气上逆也。肺苦气上逆，则苦以泄之，苏子、前胡、厚朴皆苦能降泄者。而莫或遏之，气胡为逆？痰涎喘嗽，皆气为清寒所遏而然。故辛以泻之，苏子、前胡、半夏、橘红又皆有辛味，能泻肺邪。上盛则下竭，肉桂、当归以复其阳于下。上下相承，阳乃不逆；有降有升，气乃不竭。此正所谓"燥淫于内，治以苦温，佐以甘辛，以苦下之"者。凡薄寒侵肺，皮毛洒淅，

---

① 晏（yàn 艳）阴：柔和之阴，微阴。

鼻塞咳嗽，皆只是燥淫。

定 喘 汤

治肺虚感寒，气逆膈热而作哮喘。

按：此所谓寒，即燥也，肺不足而燥淫乘之。其异于寒者，果其伤寒，必且作热、头痛、鼻塞、畏寒，此止于气逆，则薄寒所谓燥也。气逆者，肺主气而燥淫伤肺，则气失所主，故上逆而不能下；气逆而膈热者，犹伤寒之作热，此阳争于肺，故只膈热而未及周身，燥淫自上，先及其标，与寒淫在下而伤其本者，又不同；膈热而作哮喘者，阳并争而不得越，则痰湿上涌随之，抑其人先有积痰也。气不足则喘，喘而有声，其痰鸣，亦犹秋声也。

白果三十二枚，炒黄。甘、苦，涩。甘补肺金，涩敛肺气，苦泄肺逆，故以为君　麻黄三钱。升肝气以泻肺邪，去其寒燥之外束。凡哮喘家服麻黄不发汗　半夏姜制，三钱。行阳气于土中，去其上涌之痰湿　款冬花三钱。辛，温。行肝气于上部，而散其外闭之清寒　桑白皮蜜炙，二钱。敛肃清之正气，行积聚之痰涎，散外束之清寒，降愤争之虚火　苏子二钱。降逆气，散清邪　杏仁去皮尖，一钱半。降逆气，破结痰，润心肺　黄芩一钱半。清肺热，泄膈热　甘草一钱。以和中气，中和而后气顺

加姜煎。

肺为气主，肺不足而燥淫乘之，故以敛肺清金为主白果为君，而款冬花、桑白皮皆敛肺清金之助，而祛外寒者辅之麻黄为主，而款冬花、苏子又以助之。邪外束而阳愤争，故气逆膈热而喘，故以降气泄热行痰之药佐之。捍其外，靖其内，大法与治寒同耳。

瓜 蒌 丸

治积年哮喘，偶触清寒即发。此有寒痰宿积于肺，而胃气方实盛，故和缓则相安，更遇外寒触之，则阳气郁而忿争，积寒并

发，气促而喘矣。此病小儿多有之者。

瓜蒌一枚，用面包裹煨熟，去面用。甘，寒，滑润。性质轻浮，入肺能荡肺中之积热沉寒。此用面裹煨之者，杀其寒而资其润，且麦本金谷，亦能补肺而润燥也　百部四两。苦、甘，温。功专入肺，以去沉寒宿冷　麻黄二两。以祛肺寒，非此不彻　黄芩一两。以泄肺火，清膈热　杏仁一两。破结痰，润心肺，降逆气

合为末，捣瓜蒌为丸，清晨服。

不时喘咳，身有微热，此清淫耳，遂以虚火治之。有反致成劳瘵者，清淫散则气平、喘定、咳止、热除矣清，薄寒也，即燥也。

麻黄人参芍药汤东垣

治吐血外感寒邪，内虚蕴热。

按：此方乃东垣经验得意之方。脾胃本虚，独居旷室，夜卧热炕，衣服单薄，内虚而卧夜①炕，则内蕴虚热矣；衣单而居旷室，则外受寒邪矣。寒遏于外，热不得舒，迫而伤阴，血出于口，补表之阳，泻里之热，其治当矣。乃此以治寒，而予附之燥部者，寒重伤而即病，则为伤寒。此以旷室衣单之故，且不至病伤寒，则其寒薄而浅，浅薄之寒，受而不觉，是亦燥淫而已。惟其阳虚而不能发越，故外寒束而不散，内复有蕴热，所以迫而伤血。要其治法，则亦与伤寒同。

桂枝五分。补表虚，补表之阳虚也　麻黄一钱。去外寒　黄芪一钱。实表益卫　甘草一钱，炙。补脾　白芍一钱。安太阴，内热伤阴，故以此安之　人参三分。益元气而实表　麦冬三分。保肺气，去火清金，所以保肺　五味子五粒。安肺气，敛气固金，所以安肺气。白芍言安太阴，兼脾肺言，此言安肺气，专以肺言　当归五分。和血养血

---

① 夜：光绪本作"热"。

医林纂要探源

五〇〇

热服方内东垣本注，加注以发明之。

实其表所以祛外寒桂枝、黄芪、人参皆能实表之阳，即麻黄以达阳气于表，亦所以实表也。此之用麻黄，有必非羌活、防风所能代者，安其里所以泻虚热甘草、人参、白芍、麦冬、五味子皆所以安内，而即以泻虚热。积寒外束皮毛未入于经，不作寒热，虚阳上攻于肺肺与皮毛相表里，外邪束皮毛，则内关于肺，故虚阳上行，则郁于肺，不得越而成热，肺为争所，故保肺急焉人参、麦冬、白芍、五味。而脾胃素虚，则肺气不足，补中尤要也参、芪、甘草。虚热迫阴而咳血，故归、芍以敛之和之白芍敛阴而安之，当归和血而养之。师其意焉，应变可无穷也李时珍曰：观此一方，足以为万世模范矣。盖取仲景麻黄汤与补剂各半服之，但凡虚人当服仲景方者，当以此为则也。

越 鞠 丸丹溪

统治六郁，胸膈痞闷，吞酸呕吐，饮食不消。

按：六郁者，气郁则胸膈痞闷，血郁则四肢无力而能食，痰郁则气喘而咳，火郁则目昏便赤，湿郁则身重筋节痛，食郁嗳酸不能食。此其大略也。气郁脉沉涩，血郁脉沉弦，痰郁脉沉滑，热郁脉沉数，湿郁脉沉缓，食郁脉沉涩，而寸口独紧盛。此既言统治六郁，而又言胸膈痞闷，吞酸呕吐，饮食不消者，六郁皆主于气，气主于肺，而肺气又禀于脾胃，胃气升则肺气足，肺司治节，则六郁皆平。朱丹溪曰：郁为燥淫，燥乃阳明秋金之位。肺属金，主气，主分布阴阳，伤则失职，不能升降，故经曰："诸气贲郁，皆属于肺"。①

愚按：丹溪谓六郁为燥淫，是也。然燥为外淫，则与寒、风、暑、热、火同为得之外感，而燥淫属肺，肺伤而失职，必有所以

---

① 诸气贲郁皆属于肺：语出《素问·至真要大论》。

失职者，惜丹溪未之言。《内经》于主客六气，多变燥言清，然则燥淫为凄清凉冷之气，夫亦断可识矣。寒乘于肾，足太阳膀胱先受之；风乘于肝，则肝及筋受之；暑乘于心，小肠、三焦多受之；湿乘于脾，脾胃、肌肉受之；燥乘于肺，则肺、大肠受之。此六淫之自外乘也。然亦有自内作者，肾虚则生寒，肝虚则生风，心虚则生热，脾虚则生湿，肺虚则生燥是也。肺伤失职而为郁，此燥之自内生者。郁主于肺燥，则何为有六？曰：气行则润，润则无不行；气郁则燥，燥则无不郁。血也，痰也，火也，湿也，食也，皆以燥而郁者。风寒何以不郁？曰：风寒郁则成热，然寒郁物者，非郁于物者。寒之郁物，甚于燥。燥郁之初，寒郁之极。秋始收敛，而冬则闭藏者，以其闭藏则气且消沮，而不止于郁，故不言郁。其实寒闭作热，何尝非热郁乎？风之为性，发散条达，不郁于物，亦不郁物。其有湿热所兼挟而动，而非郁也。然则肺伤失职而为郁，其燥亦非尽自内生，而外淫亦实有以乘之，重见而为痢、为疟，轻之亦满闷肢倦，咳嗽身痛，身重少食，皆何尝非燥自外淫也。

香附醋炒。辛、甘。补肝破郁，宣达气血，通利三焦　苍术泔浸，炒。辛烈。大行肝气，疏通脾胃，燥湿祛寒　抚芎辛、甘。行血中之气，下彻血海，上达巅顶　神曲炒。以谷食经变化而成，故能和中开郁，消滞去胀，破结行痰，而不伤于正气　栀子炒黑。苦、酸。能敛相火之妄行，而沦三焦之水道

等分，曲糊为丸用曲糊者，曲以郁成而能破郁。

湿郁加茯苓渗脾湿、白芷宣胃气；火郁加青黛辛、咸，舒肝木相火之郁，泻肺金过敛之邪，而补心气；痰郁加南星、半夏、瓜蒌专清肺痰、海石消郁痰；血郁加桃仁、红花；气郁加木香、槟榔；食郁加麦芽、山楂、砂仁；挟寒加吴茱萸寒不言郁，寒郁物者，非郁于物者，寒燥同类。内有积寒，而燥复动之，则相挟耳。吴茱萸亦行肝而破郁

也。或春加防风，夏加苦参，冬加吴茱萸不言秋者，本方自为秋设也。经所谓"升降浮沉则顺之，寒热温凉则逆之"也此以主客运气言也。

郁者，阴郁阳也。困，刚揜①也。泽无水，困，故郁气，阳刚也，而为凄清之阴所揜，是刚揜也。"兑卦"本以阴揜阳，而"困卦"则以兑之阴揜坎之阳。兑为泽，为金，正秋之位，本属肺象，以兑揜坎，则水下漏，郁于地中，而泽无水，正燥淫乘肺，而阳气不得上行，为肺燥不能主气而郁之象也。阳气郁而不舒，则血涩、湿壅、痰阻、火热，而饮食亦不消，诸郁皆病矣。故治郁者，治其气而已。行肝木之发生，破燥金之揪敛，使肺不失节肺主治节。泽上有水，中正以通水即阳气之谓，则气舒而诸郁皆散。故此方以统治六郁。越鞠者，发越鞠郁之谓也。辛以润之，正所以治其燥也。

朱丹溪曰：郁病多在中焦，脾胃水谷之海，五肺六腑之主，四脏一有不平，则中气不得其和而先郁矣。此方药兼升降者，将欲升之，必先降之；将欲降之，必先升之。苍术辛烈雄壮，固胃强脾，能径入诸经，疏泄阳明之湿，通其敛涩；香附阴中快气之药，下气最速，一升一降，故郁散而平；抚芎足厥阴药，直达三焦，上行头目，下行血海，为通阴阳血气之使，不但关中焦而已。胃主行于三阳，脾主行于三阴，脾胃既布，水谷之气得行，则阴阳脏腑，不受燥金之郁，皆由胃气而得通利矣。

按：丹溪此论主于脾胃，与东垣略同。然以言不受燥金之郁，则是郁在脾胃，而郁之者燥金。病在中焦，而所以病者，由于肺也。其所以用药，丹溪亦主言脾胃。而愚则以为行肝者，辛以行气，则皆补肝。木自土中生，行脾胃之气，正所以达肝气，所言虽似不同，其致一也。

---

① 刚揜（yǎn 眼）：语出《象》："困，刚揜也。"此指阳刚被阴柔掩蔽。

四 磨 饮 严用和

治七情气逆，上气喘急，妨闷不食。夫七情不尽关于肺，而气逆则肺为之病。肺主气而出治节，肺治不失节，则气得所主而升降皆顺。肺治失其节，则胃气阻于下而不能升，故反郁于膻中而不得降，是以上则气逆喘急，而中亦妨闷不食。人之七情，惟喜为舒畅之气，余若怒、忧、思、悲、恐、惊，则皆有所拂逆而气郁不扬。七情皆主于心，而心肺同处膻中，膻中气血之会，气血舒畅，则喜乐出焉。气血不舒畅，则郁结亦存焉。大抵忧思恐惊，多伤于心，心伤而血涸；怒愤悲哀，总多伤肺，肺伤而气沮①。气沮血枯，总归于燥。何者？遏抑闭藏，固秋令也。当敛而不能敛，治节之失。非所以敛而敛，亦治节之失。惟其不能敛，是以非所敛，其正气伤也。此四磨饮治七情之伤肺气者。

槟榔苦、涩，温。涩能补肺而敛气之正，苦能泄肺而降气之逆。其形质坚而下垂，能攻结破郁，以坠之下极　沉香辛、苦，温。辛能升胃气于膻中，苦能泄肺气以归肾。其性质重下沉，能通天彻地，以反固源本之地　乌药苦、辛，温。辛能行肝命之气，以舒心脾之郁；苦能顺膻中之气，以泄肺胃之逆，且以祛逐清寒　人参大补中气，而升之肺，使肺有所滋，则治节能不失

等分，浓磨沉香不喜见火，而槟榔、沉香、乌药质皆坚硬，磨之者不惟用其气味，且用其形质，以重而能降逆攻结也，因并人参亦磨之。煮三四沸，温服一方去人参用枳壳，谓气实者宜枳壳。愚谓：以七情致郁，则正化已虚，气焉得复实？且正惟人参可以润肺之燥耳。

此亦行肝气之升散，破肺金之揪敛，而燥由内郁，则肺化不行。故人参补之，有升而后有降，降之乃所以升之，气行则郁

---

① 沮（jǔ 举）：坏。

舒矣。

七气汤 《三因方》

治七情气郁，痰涎结聚，咯不出，咽不下，胸满喘急，或咳或呕，或攻冲作痛。

按：此治内郁而兼外淫者，故主于治痰。痰以热生湿，以燥成寒，以气郁燥，故结聚而咯不出咽不下。故愚以痰顽不滑，归之燥也。其所谓七气，谓寒、热、喜、怒、忧、恐、恚也。然喜不郁气，怒不异恚，此亦以猝喜猝怒加忧之余，正化方虚，热内作，外复袭于清寒，而湿聚成痰，以交郁于肺胃间耳。所谓七者，当是喜、怒、忧、思，及清、热、湿也。

半夏姜汁炒，五钱　厚朴姜汁炒，三钱　茯苓四钱　紫苏二钱。半夏、厚朴、茯苓，皆行气祛痰去湿药也。用半夏能通顺阴阳之气；厚朴能除热湿，散清寒；茯苓以养心神，定肝魂，去脾湿，则内外有以兼治；其用紫苏，则专以宣达肝气而外逐清寒。此方治内郁之意少，而宣外郁之意多，与四磨饮不相似也

加姜、枣煎姜以行痰，去清寒；枣以和中，益肺气，而皆润燥也。

内外交郁而气不行，肺气不行而痰结聚。此以除痰者，通其气之内郁，以宣气者散其清燥之外郁也。

四七汤 《局方》

治七情气郁，痰涎结聚，虚冷上气，或心腹绞痛，或膨胀喘急。

按：此治七情久郁而伤气，肺气久虚而生寒者。肺主气，肾纳气。肺不能主气，则肾无所纳，肾之阳气不足，则虚冷上攻。

人参一钱。肺之正气久虚，以此补之　官桂一钱。肺不主气，则肾无所纳；肾阳不足，则肝气无以行；肝气不行，则寒水之气反上行，而或为绞

卷 七

五〇五

痛，或为膨胀。官桂所以补肾之阳，而行肝气之郁也　半夏一钱。又以升达肝气于土中，而出之脾胃之上，且以燥湿祛痰也　甘草五分。以和脾生气，以益肺主气，而又以缓肝之急

加姜煎。心腹痛加延胡索五分。辛、苦，温。能统通血之寒凝窒滞。

肺气久郁，必成虚寒。燥郁之气，阴气也，与寒同类者。阳不胜阴，则渐敛而寒矣此以伤气者言也，若伤血而致血涸，则亦反成热矣。补肝而达之胃官桂，由胃而输之肺半夏，补肺以为气主人参，阳之舒畅令行，阴之揪郁自解。此与越鞠丸方异而意同。凡郁而肺气虚寒者，则宜此，又非必待久郁也郁虽久而仍觉有热者，又宜越鞠丸。

养心汤

治心虚血少，神气不宁，怔忡惊悸。

按：心用血者，心虚血少，由思虑忧劳，用血之过，故血少。血少则心失所养而益虚矣。此亦七情之揪敛抑郁，而偏伤于血分者。郁在气则肺伤气，而伤心何也？曰：金气淫而侮所不胜则伤心，乘其所胜则伤肝，故气郁则肝不行，血郁则心失养，且金胜则火衰，故血少而神气不宁，属之燥淫。秋气骤凌，而木无津液也。

黄芪蜜炙，一两　当归酒洗，一两。黄芪补胃气以输之肺，壮卫气而布之周身。本足以通气之郁，而以蜜炙之，则有滋血之意；与当归合用，则黄芪亦以为生血之倡。当归辛温，润肾补肝，萃津液以化血而归之肝，犹木之生气日滋，则土膏萃以养之，而荣于周身，达于枝叶也　川芎一两。辛。行肝气，上达巅顶，下彻血海，本足以破气之郁，合当归则又以行血中之气而通血郁也　肉桂二钱半。润肾补肝。大行肝气之郁，且色赤，能蒸津液以化血而通于心　远志二钱半。交肾气于心，以济水火，且能解七情之郁　酸枣仁炒，二钱半。泻肝之过，收心之散，以靖思虑　柏子仁去油，二钱半。

辛、甘、咸，润。补养心神，润燥益血　茯苓一两。定魄拘魂，使无妄驰　茯神一两。栖魂于心，使神有所依。心神以静存而舒，以偏主而郁；心血以静养而滋，以妄用而涸。所谓"静则神藏，躁则消亡"也。故芪、归、芎、桂所以滋血，而二仁、二茯所以宁心，宁心所以解郁，滋血所以润燥　人参二钱半　五味子二钱半。人参补脾土以养肺金。且益阳气而能生阴血；合五味子则气归于肺，而气有所主，不旁耗矣。五味子酸温，收心补肺，留津液以润肺而通其气，犹木之生气固，则入秋津液不涸。敛得所敛，而非有所郁也　甘草炙，一钱。补土生金，缓肝和脾　半夏曲二两。行阳气于阴中。且郁则必有痰，半夏亦以除痰。其用曲者，曲以郁变，因其变以治郁，阳气内通，而阴郁以解

　　每服五钱。

　　燥淫乘于肺，情郁本于心。心火发扬，郁则揪敛，人心不快，触目皆秋，秋令乘之，总归于燥矣。是以七情之郁，皆属燥淫。肺郁气沮，心郁血枯，气索血枯，秋之为象也。此方主滋血以养心，所以平其郁；佐以敛肺，而益气所以却燥淫，使无隙可乘，且气以倡血也；君以半夏曲，散郁润燥之微意方夏至一阴生，而已荣于下，其辛滑能散能润，正所谓生气内固，而不为秋气所伤者也。

人参养荣汤

　　治脾肺气虚、荣血不足，惊悸健忘，寝汗发热，食少无味，身倦肌瘦，色枯气短，毛发脱落，小便赤涩。亦治发汗过多，身战脉摇，筋惕肉瞤。

　　按：脾肺气虚者，由七情之有所郁，而脾肺之化虚也。郁而气沮，则肺胃病；郁而血枯，则心脾病。而七情之郁，皆本于心，荣血不足，则心病矣。惊悸健忘，寝汗发热，心病血少也；食少无味，身倦肌瘦，脾病也；色枯气短，毛发脱落，肺病也；小便赤涩，津液枯也；身战脉摇，筋惕肉瞤，皆以气沮血枯，而不足以

荣于周身之故。

人参一钱　白术一钱　黄芪蜜炙，一钱　甘草炙。一钱。此以补肺胃之气　陈皮一钱。以行气散郁　当归酒拌，一钱　熟地黄一钱。此以补血而养心　桂心一钱。以行血散郁　五味子七分，炒，杵碎。补肺金而生肾水　远志五分。升肾水以济心火　茯苓七分。安心神以渗脾湿　白芍一钱五分。泻肝以和脾，使之能生血收心以宁肺，使之能生气，故以此为君药

加姜、枣煎。

此为气血皆伤而枯燥者设。故主于补脾胃而滋气血，又敛肺以为气主五味子、白芍，健脾以资血源。气血足则心气亦以和平，郁散而滋荣润泽矣。养荣主血言，以情郁归于心为主也。

黄芪建中汤《金匮》

统治虚劳诸不足，亦治伤寒汗后身痛，表虚恶寒，脉迟弱者。

按：虚劳不足，谓气血枯竭也。伤寒汗后而身痛，则亦气血枯也，津液枯而阳气揪敛不舒，故脉迟弱。

桂枝三两。以舒达阳气　生姜三两。桂枝以行荣分，生姜以行卫分　甘草炙，一两。以理脾胃　大枣十二枚。以益脾胃　芍药六两。重用芍药，可以泻肝和脾，而使之生血。收心补肺，而使之主气　黄芪一两五钱。益胃气而输之肺，壮卫气以布行于周身

入饴糖一升大补脾胃，以为资生气血之主。且饴由变化而成，其胶黏滑润，尤足以化坚去滞而滋养气血也，微火解服。

此方之意，与人参养荣汤大意略同。主于补脾胃而宣达气血其君饴糖，与前方用四君子同，其重用芍药，与前方君芍药同。其治症亦同也。

黄　芪　汤《本事方》

治心中烦躁，不生津液，不思饮食。

按：燥郁之至则津液枯，津液枯则转而似热，此高秋水涸土干，草枯木落时也。津液自下而上，本于肾之真阴，而随元阳以上行，藏于土中，注于草木。肝者，干也，木之根干；肺者，蒂也，蔽蒂于上，木之枝叶也。土气和润，则土膏所荣，由根干而上暨枝叶；及夫阴气外来，元阳下抑，则土膏枯竭，泽不上荣，阳郁在土中，而阴燥先见于枝叶，故肺病也。心中烦躁，枝叶枯也；津液不生，土膏竭也；不思饮食，元阳抑也。脾胃赖饮食以滋气血，饮食减则津液愈枯，津液枯则心愈烦躁，故治躁者必留意于脾胃，而此方兼以补肺焉。

黄芪四两。补胃气而输之肺，则肺可不燥矣；壮卫气而布之周身，则枝叶可不枯矣 五味子三两。肺虚则不能敛气，故五味子以补之，然后胃气之上输者，肺得而主之，以布于周身也 麦门冬三两。肺金不清，而杂以阴浊，故有非所敛而敛者，麦冬以清之润之，而后肺乃不燥 熟地黄三两。肺主津液，津液之本，在肾之真阴，不滋肾之真阴，则土膏下涸，无以上行于枝叶，故熟地以资肾元，使津液有本也 芍药三两。津液本于肾，而润泽于土中，不自土中受之，无以自根荄而上行枝叶，故芍药以和脾而为之节焉。凡辛者散津液而行之，凡酸者致津液而聚之。此症非肾虚而无津液，实脾肺郁于清燥之淫，而无以致津液耳。故芍药所以致津液于脾，五味子所以萃津液于肺也 甘草三钱。脾土不厚，则无以容膏泽而反成湿，故黄芪、人参、甘草又皆所以厚脾土 茯苓一两。以渗邪湿，实以大厚脾土 天门冬三钱。辅麦冬以清肺，又以转生肾水 乌梅一百枚。助五味子、芍药以敛致津液

每服五钱，加生姜方内少行气之药，须重加生姜以升达阳气，使津液得随阳气而上行、大枣每服三枚，以助参、芪、甘、茯，而能蒸化津液煎。

此为脾肺燥甚而津液不生者设，故主于厚脾胃，敛肺气，而致津液以胜燥淫，勿误以为治热清火之药。方内固多敛阴五味子、芍药、乌梅，而实主于益气参、芪、甘、茯，使津液以气壮而滋，故君以黄芪方以黄芪名。阳气内充，则敛所当敛，而非燥矣。

炙甘草汤

已见"寒部"，治伤寒脉结代，心动悸，及肺痿咳唾多，心中温温液液。《宝鉴》用此方以治呃逆。《千金翼》用此以治虚劳。

按：心动悸而脉结代，皆气血枯燥之甚。肺痿者，肺虚气惫，而肺叶枯萎。此乃清燥之甚，如秋树之枯叶，非由火热，与肺痈大不相似，纵有热而咳血者，亦属燥淫所郁之阴火，非实火也。故仲景治肺痿，用此汤及甘草干姜汤。俗医以与肺痈例视，大失之矣。肺枯而反多唾者，肺燥之甚，不能复受津液，则胃气之上蒸者，皆化痰涎而已。痰涎积于膻中，津液不复流布，故心中温温液液。呃逆之病，有火、有寒，有虚、有实，痰阻、气滞、血瘀，皆作呃逆。总以胃气之失其平，而不能升降之故。若中气虚惫之甚，而上下不相接续者，宜此汤治之。

燥者，津液枯也。津液之枯，以阴气肃杀揪敛，而阳气衰惫，不能复引津液以上荣也结、代之脉，及肺痿、呃逆之症，皆是如此。木叶已欲枯萎，不润之以水，不能使之复荣君以生地，佐以麦冬、麻仁、阿胶。润之以水矣，而不置之暖处，不烜①之以日，使阳气复滋，则所润之水，只益其寒，而无由上润，犹不能使之复荣也人参、甘草、大枣以厚为培之，而桂枝、生姜、水酒以大复其阳，以升而达之。巽乎水而上水，阳气上达，井养乃可以不穷，枯者再润矣。

甘草干姜汤

治肺痿，吐涎沫而不咳不渴，头眩遗溺，小便频数者。

按：此则肺气虚甚，清冷积久，近于寒者，所以不渴不咳；阳气上虚，故头虚而眩；上虚无以制下，故小便不禁。

---

① 烜（xuǎn 选）：晒干。

甘草炙，四两。补土以生金　干姜二两。温其脾胃，则胃之阳气自能上升以胜清寒，且辛以泻肺邪也

肺受燥淫已甚，但寒凝而津液未枯，故独从肺胃治之。厚暖其胃，使阳气内充，则阳气自上行而燥淫散矣不渴不咳，是津液未枯。

丁香柿蒂汤严用和

治久病呃逆，因于寒者。

古方书无言呃者，而有"咳逆"。仲景书作"哕"，《说文》云：哕，气牾也。是即今人所谓"呃忒"。呃逆之症，寒、热、虚实不同，而大抵内外相拒，内寒而外投以热则逆，内热而外投以寒则逆；内有痰阻、气滞、血瘀、火热，而外投以饮食，胃气不相容受，则皆逆。此其症皆属之实。实者，各治其所阻之实而已。若肺胃气虚，游气无主，胃不能升，肺不复敛，肾不复纳，不待饮食而长呃不息者，宜炙甘草汤。若阴火上冲而呃者，宜橘①皮竹茹汤；若虚寒而呕呃者，则宜此汤。

丁香二钱。下暖肾命，治冲脉之寒气上冲；中暖脾胃，去积秽之沉寒宿壅；上泻肺邪，去上焦之风寒湿热　柿蒂二钱。苦、涩，寒。涩能补敛肺气，以受胃气之上输，而不至于游散；苦能降泄肺气，以平上焦之虚热，而不至于冲逆；且蒂以主管全肺之气而充周之，犹肺能主管五脏之气而升降之也，故可以平呃逆。丁香自下而上，以主于祛寒；柿蒂自上而下，以主于泄热，使寒热得其平，而上下不相拒，则逆气平矣　人参一钱。此以虚寒之故，而加之以补正气　生姜五片。所以行胃气而升之。此方因症加减，凡呃逆者亦可通用

呃，气牾也。气之牾非一端，而久病呃逆多责之寒。寒不必

---

① 橘：原作"桔"，据光绪本改。

真寒，以肺虚失治节，而不能升降诸气，胃虚不能出纳诸气，则中寒也。五脏惟肺金居心火之上，四时以秋燥承炎暑之后，阳散而尽，则阴不能敛，阴骤为敛，则阳不能平，是皆相牾。故曰：肺失治节。若夫久病之后，正气消衰已甚，则微阳游散，欲上不能，此其呃似火，其中实寒也前人谓之"阴呃"，然通用桂、附、姜、茱亦恐失平，惟此方有人参、生姜以扶正气，而丁香以达之，柿蒂以安之，是为正当。若久病于热，真阴消涸，相火上冲，莫之能遏，则其呃固火，然而肺胃无气，不能有所遏抑，则是亦虚寒而已前人谓之"阳呃"，顾其火本非实火，乃无根之阳，上逆而已。李东垣治以寒凉之剂，亦恐非宜，以寒药重虚肺胃也，宜橘①皮竹茹汤，然此方亦可通治，以有人参补正，而丁香、柿蒂调剂得宜也。水火之郁，达之发之丁香；金水之郁，泄之折之柿蒂；补其正以主之人参；气通达而和平，呃不作矣。

橘皮竹茹汤《金匮》

治吐利后，胃虚膈热哕逆；亦治久病虚羸呕逆不止。

按：哕逆，即呃忒也。以吐利而胃虚，以胃虚而膈热，此亦骤为衰杀，而阳未能平也。然胃气已虚，而气牾而莫之制，则补益胃气，乃所以制其逆气之牾。其有虚阳，亦升散之而已，久病而虚热呕逆者，固同一治。

橘皮二升。以升达阳气　竹茹二升。震木之气，宣达阴郁，以升抑遏之阳于膻中，而平君相之虚火　人参一两。补脾肺之虚　甘草五两。土气以虚而逆，故重用甘草以补而平之　生姜半斤。胃虚则寒，其膈热而呃，乃虚气未平耳。生姜以暖胃而宣达其阳，虚热自随以可平　大枣三十枚。以厚和脾胃

---

① 橘：原作"桔"，据光绪本改。

此治胃虚呃逆。是则所谓肺胃无气，而虚火上冲，不能遏抑者。然其于火之上浮，以竹茹清之、散之而已竹茹虽寒，而实能宣达阳气，略与柴胡相似，今人视为大寒，失之矣。或问此治相火，何不用知柏？吴鹤皋曰：此少阳虚邪，非实邪也，故用柿蒂、竹茹之味薄者主之。若知柏味厚，则益戕①其中气，否塞②不益甚乎？古人盖深权之矣。厚补其中气人参、甘草、大枣，而以辛行之生姜、橘皮，诚以阳气之郁。由于揪敛之骤而失其宜，阳固不能宣，而阴气亦弱是肺虚也，惟厚其中土，则四气和平，肺有以主气补土即以生金，胃气上升，即肺气亦足，而升降道顺也后人用此方加半夏、麦冬、赤茯苓、枇杷叶，以治久病虚羸，呕逆不已。

按：呕则其热在胃，而上恐伤肺，此方有可用也。

秦艽扶羸汤《直指方》

治肺萎骨蒸，或寒或热成劳，咳嗽声嘎不出，体虚自汗，四肢倦怠。

按：肺痿自属之虚寒，虚寒者肺无生气，而枝叶枯萎，所谓燥也。然亦有以火热而得之者，则如夏秋燠③旱，而木叶焦枯，要亦以肺无生气，故不能胜热。而津液不上行也；抑凡清燥之久，则每转而生热，以人身阳也，阳气受郁，则不能平，相火上争，而不能达，热气内郁，转复伤肺，亦如伤寒之症，转而发热，而火炎就燥，则枯萎之肺愈伤，水源亦绝矣。但寒之郁火，势急而暴；金之郁木，势缓而深。此其症有不同耳。劳热骨蒸，相火内郁，相火本在肾命，故热蒸骨髓，或热或寒；清燥外束，清寒栖

② 否（pǐ 匹）塞：闭塞不通。《后汉书·周举传》："阴阳闭隔，则二气否塞。"
③ 燠：干燥，热。

五一三

于肺，外合皮毛，相火行于胆，欲达不能，故或寒或热；以金郁木，以火烁金，则咳嗽声嘎；皮毛枯而腠理不固，肺不复受津液，故自汗；木郁土伤，中气亦惫，故四肢怠倦；四肢怠倦，要以阴方敛涩，而阳气不充也。

柴胡二钱。少阳之火，本于命门。柴胡宣达少阳之火，故能透骨清热；火气宣达，则阴郁自散，故能表散外来之清寒。此方君柴胡，表里兼治也 秦艽一钱半。佐柴胡以疏达肝气 鳖甲炙，一钱半。咸，寒。色青入肝，潜而善穴，故亦能透骨散热，而散血中之热结；形穹上覆，入肋分布，则亦能入肺而分布经脉，以通气分之阻滞，且滋阴软坚 地骨皮一钱半。甘，淡。补肺清金，资肾水以平肝火 人参一钱半。补阳而能和阴，扶脾兼以益肺 当归一钱半。补阴而行于阳，滋血即以润燥 半夏一钱。达阳气以开阴郁，行肺痿之痰涎 紫菀一钱。辛、苦。以补肝之升发，泻肺之清燥，跻阳气于阴中，舒郁热于膈上，且润肺除痰 甘草炙，一钱。助人参以理中

加姜、枣煎。

燥淫郁气，气郁成热，热郁血枯，益成为燥。故人每有薄受风寒寒之薄者，即清燥也，肺郁作咳此即清燥之淫，感在皮毛而入栖于肺者，失不为治，或治失所治有忽而不即治者，有本属清寒咳嗽，而遽作劳瘵治之者，遂积久而成肺痿、骨蒸诸症者此正燥淫郁气，气郁成热，热郁血枯者，内外并伤，气血交郁矣。君以柴胡，佐以秦艽，治探其源，达湮郁也此方之佳在君柴胡。充其阳以宣之人参、甘草、大枣以充其阳，半夏、生姜、紫菀皆以宣之，滋其阴以润之鳖甲、地骨皮以滋其阴，当归以润之，润燥扶赢得其道矣。

清燥汤东垣

治肺金受湿热之邪，痿蹙喘促，胸胀少食，色白毛败，头眩体重，身痛肢倦，口渴便闭。

按：肺金受湿热之邪者，肺金主敛气，如中有湿热未除，而

肺金遽为敛之，则湿热之邪归于肺矣。夏秋之交，秋令已至，而火热土湿之气未降，敛非所敛，而肺反受邪之道也。痿躄诸症，皆湿热之郁；而色白毛败，则肺燥所伤；然肺无燥淫，则湿热不郁；湿热不郁，则无所为湿热矣。故此方主于去湿除热，而方名"清燥"，去其湿热之郁，正所以清燥也。

黄芪一钱半。君以黄芪，清燥之大旨见矣 苍术炒，一钱。除湿且以去郁 白术炒，五分 陈皮五分。行气通郁 泽泻五分。泻其湿使之下行 人参三分 茯苓三分 升麻三分。升清阳之气，所以解阴燥之淫 当归酒洗，二分 生地黄二分 麦门冬二分 黄柏二分。此皆以滋阴润燥清金 甘草二分 神曲炒，二分 猪苓二分 黄连炒，一分。佐黄柏以清热 柴胡一分。佐升麻以升清阳 五味子九粒。合之黄芪、人参、麦冬，有以敛肺气之正，肺气得其治，而湿热之邪无所容矣

方名"清燥"，以湿热之邪，皆燥淫为之郁，而肺因受之，肺受湿热之淫，则三淫并而成热湿郁生热而火就燥，燥亦成热矣，而痿躄诸症成焉所谓诸痿皆生于肺热也。要其原本于肺燥，肺之正气不足，而燥淫乃猝乘之，故黄芪、人参、五味子皆所以实肺气之正，而麦冬则以清而润之，燥郁于上，而阳气不行，愈以蒸为湿热，故陈皮、升麻、柴胡皆所以行阳气而散燥淫之郁，二术以去湿，二苓以行之，柏、连以去热，归、地以润之，参、苓、术、草又以补益中气，而神曲以化气，还以辅黄芪，而辅之于肺焉。燥清而群郁皆清，此所以为清燥也肺燥而后生热，不可以燥为热。丹溪、嘉言之论，多失此方本旨。

五 磨 饮

治暴怒猝死，名曰"气厥"。气厥不止因暴怒，而怒为甚，以气逆而上也。

槟榔 沉香 乌药 木香 枳实

白酒磨服。

此即四磨饮去人参，而加木香、枳实，以气郁填实，则不可补而一于用破。木郁而逆，乃从金化，怒甚则兵矣。

三 解 汤

治时行疟疾之通剂。

按：疟之为病，必由内有伏暑，而外当凉风冷雨，或沐浴清冷，乃致内外扞格，阴阳交争，是疟疾之成，以燥邪外束故也。燥淫所感，始常栖于太阳督脉之间，而人身血脉周行，适与邪会，以动其气，故每发有常时。燥入而与暑争，则表虚而寒；暑出而与燥争，则表实而热。燥淫循脊而下，其入愈深，则疟发愈迟；由脊入里，栖于肝肾之间，则间日乃发，或间再日而发，或发无定时；积久不愈，乃有成疟块者，谓之"疟母"，此疟之源委也。俗谓"无痰无食，不成疟疾"，抑知痰食皆其后焉。因疟而后有者耳。疟之有寒热，大抵暑盛则多热；燥胜则多寒；燥衰而伏暑未平，则有"瘅疟"，独热不寒；暑消而寒气犹存，则有"牝疟"，独寒不热；其湿多者，湿亦从热为"湿疟"；其作不以时而感于不正之气者，则有"温疟""瘴疟"。凡发疟，多在夏秋之间，正暑、湿、燥三气交杂之会。发在夏至以后，三伏时者，则其邪浅；发在处暑以后，则其邪深。邪之深且重者，其病难愈，每延及三冬，更延及春夏，而谓之"痎疟"。谓发在春夏为阳，秋冬为阴者，其说非也。疟之始作，只是燥淫伤气，肝气郁而不行。其后病深，则有并伤血者，或分气病属阳，血病属阴，亦不然也。疟之始作，每日一周而发，其邪将散者，其发渐促而易愈；其邪日深者，其发渐迟而难愈。有自晨而移之昼，自昼而迟之夜，复自夜而迟及次日之晨者，此安得以昼夜分阴阳？谓昼作为阳，暮作为阴者，其说亦非也。疟非有分经、传经，亦非专属少阳经，但邪循脊脊日下而深，故疟将发时，必先觉脊寒而瘆始。其犹在脊脊，则属之阳。自脊入里栖于肝肾之间，横连膜原，不从卫气而动，则发以间日，其发时必腰更重痛。既入于里，则属之阴。或以疟同伤寒分三阳、三阴，或谓疟专主少阳，其说皆非。或曰：疟脉必弦，而治疟者每通用小柴胡汤可愈，然则疟安得非专属少阳经乎？曰：疟脉必弦，固也。弦，肝脉也。疟以燥淫乘肺，合于皮毛，栖于膂脊，金乘所胜，肝气郁而不舒，故肝脉见焉，非必少阳经也；且少阳伤寒，寒热往来无定时，疟之寒热作有恒期；少阳伤寒，其脉常弦，且兼见有胸胁痛、耳聋诸症，若疟则不必然；疟将发寒，则脉必沉紧，及其发热，则脉洪大，惟不发时，乃见弦脉，岂未发时邪在少阳经，及其方发则邪反不在少阳经哉？凡此，当详玩《内经》，毋得徒拘旧说也。

麻黄三钱。泻肺以通肝气，大开腠理，以逐其外闭之燥邪　泽泻三钱。补心而泻邪，水达于膀胱，以导其内伏之暑湿　柴胡三钱。引肾水于肝胆，以坚水而泻火，升阳气于膈上，以散热而祛寒。此以调剂阴阳，而为内外之中权者

水煎服。

以秋承夏，暑湿未平，而凄阴骤为揪敛，此阴阳之所以不能平也，及阴燥之敛束未深，而外为散之麻黄以经言，则行太阳经，浮在皮毛，而太阳经夹膂脊以行者；以脏言，则麻黄泻肺邪，而肺俞则附于脊骨之第三椎下，寒凉之气袭于皮毛，栖于膂脊，故用麻黄最为对症之药，勿以过于表散疑之也，因暑湿之留伏于内，而导而下之；泽泻以渗湿，而暑气亦随之以下。以阳气之郁而不能升也，藉柴胡以升之。柴胡主能散郁，不必问其专经。疟之初起，此方为最宜。疟之邪气方殷，无庸虑其虚而欲遂加补也。

小柴胡汤

已见"寒部"，而疟症通用之。通用之者，以其扶正气而祛表邪，平内热，治法同耳，非和解之谓。

阴阳乖争，挟愤屡战，则元气日索，血气渐伤，此时之去邪，必期于处置得宜，而扶正以自强，尤治平之本计也。生姜以祛外寒，燥亦寒也。黄芩以除伏热，人参、甘草、大枣以厚其中而补益气血，半夏以通阴阳道路，使阳气之行无所郁阏①；而柴胡则统为主之，拨阳气之郁于阴中者而升之，拨阴邪之束于阳外者而散之，内外可平矣。此治疟之与治少阳伤寒同法也。

清脾饮 严用和

治疟疾热多寒少，口苦嗌干，小便赤涩，脉来弦数。

按：疟之始作，每见热多寒少，以夏令未平故也。若寒多热少，则阴寒重而病深。以治热多之疟，而云清脾者，脾胃为十二经之海，暑湿留伏，多宿于脾，而肝郁乘脾，则脾益受病，故清理其脾，即所以去伏暑，消积湿，达肝郁，而散清寒也。疟病俗谓之"脾寒"，亦正以疟必先寒，实中气不足耳。论者或以为非脾病，或以为亦因脾病，皆非有的见者。

柴胡二钱 黄芩一钱 半夏姜制，一钱 生姜一钱。此平内热，散外寒，犹小柴胡汤之法 白术土炒，一钱。以健脾土 茯苓一钱。以渗脾湿 甘草一钱。以补脾土。此皆扶正气，犹小柴胡汤之用人参、甘草、大枣也 厚朴醋炒，一钱。破脾胃之结积留聚，凡伏暑沉寒积湿 青皮一钱。行肝气之郁，以疏通留滞 槟榔一钱。青皮宣郁气而达之于上，槟榔降逆气而沉之下 草果面煨，八分。大补肝气以宣达肝木之郁于土中者，而祛其沉阴积湿

大渴加麦冬一钱、知母一钱。以肃清肺金，而不使火烁其燥；疟不止加用常山酒炒，一钱。辛、苦、寒。补肝平相火，泻肺泄逆气，其入脾则

---

① 郁阏（è娥）：亦作"郁遏"。犹郁滞。明·李时珍《本草纲目·草二·升麻》："升麻葛根汤乃发散阳明风寒药也，时珍用治阳气郁遏及元气下陷诸病。"

劫痰去滞，功专截疟、乌梅二枚。酸、咸、温。泻肝消郁热，补肺敛正气。其入脾则和阴理乱。此二味所以平内外上下之偏，故能合以截疟。

此小柴胡汤之变则，以其热多，故以洁清内治，扶持脾胃为主。盖疟之内热，由暑湿中留，而肝火之郁者，又重以助之，则脾胃厚伤也。顾暑热之留，肝气之郁，则皆由燥淫之外侵郁之。而谓疟为肝胆之邪，又言因脾胃受伤而起，则非病之原，亦未必严氏制方意也既言肝胆之邪，又言脾胃受伤而起，其语亦支离，宜其不免于刘氏、张氏之讥。然刘氏、张氏之语，则亦未能有定见。故此方虽主于破郁清脾，而君以柴胡，辅以姜、半，仍所以外逐清寒之闭塞也。

柴 平 汤 再见

治温疟身重身痛。身重身痛所以见为湿也。

柴胡二钱五分　半夏一钱五分　生姜一钱　黄芩一钱　人参一钱甘草一钱　大枣三枚。此即小柴胡汤，约以今用分两如此　苍术泔浸，二钱　厚朴姜炒，一钱　陈皮去白，一钱

合小柴胡汤、平胃散以治疟之多湿者，湿淫多故胜之以苍术、厚朴也。

柴 苓 汤

已见"暑部"。此以治热疟、瘅疟。

合小柴胡汤、五苓散以治热疟、瘅疟，以热重湿盛，则非黄芩所能泄，故五苓散以导而下之。

四 兽 饮 《三因方》

治五脏气虚，七情兼并，结聚痰饮，与卫气相抟①，发为疟

---

①　抟（tuán 团）：把东西揉弄成球形。

疾，亦治瘴疟。

按：此内伤之重者，然内伤非外淫不为疟，但五脏气虚，则外淫易入，七情已郁，则外寒得重郁之。气郁则湿不行，而水为痰饮。由是内气之郁，与栖于卫分之燥淫相搏，而疟疾难愈矣。此有因疟而乘内伤者，有因内伤而触疟者，要不当专责内伤，而既有内伤，则必顾内伤为重。此其疟寒热不甚，发无常期，其脉虽弦，要必沉濡细弱也。

人参三钱　白术二钱　茯苓二钱　甘草一钱　半夏一钱。达阳气于阴中，而通其阻滞　陈皮一钱。行肝气之郁滞，破肺淫之阻塞　草果面煨，一钱。补肝泻肺，暖胃和脾，去积行痰，比常山为和顺　乌梅三枚。补肺泻肝，敛阴和胃，去瘀消湿。此二味有以平内外上下之争　生姜二钱。赖此以协半夏，祛外闭之邪　大枣三枚。助四君子以和中气

此治疟之乘于内伤者，故四君子君人参以补中也，半夏以滑之，陈皮以宣之，虽有七情之郁，亦可使通而无滞。二陈以除痰，痰因气阻，加草果、乌梅而谓之"四兽"，谓陈皮以行春气，半夏以散夏气，乌梅以敛秋气，草果以保冬阳，皆以阳为宝也，阳气流行，阴邪莫能遏，助以姜、枣，所以大畅其阳，使由中而达外也此方兼治寒疟、牝疟。

常山饮《局方》

久疟不已，用此截之。

按：截者，强为止之之义。邪未尽平，而强为止之，非善道也。但劳于久疟，几不复耐者，或权为用之，使疟止而后徐理其正以清其源，则先标后本，是或亦一道而已。

常山烧酒炒，二钱　草果煨，一钱　槟榔一钱　知母一钱　贝母一钱　穿山甲一片　甘草五分　乌梅二枚　生姜三片

半酒半水煎疟由暑湿中积，宜藉酒以发之，露一宿疟由清冷外闭，故

借露以散之，日未出时面东以受生气，空心温服。渣用酒浸煎，待疟将发时先服凡疟正发时，不可服药，邪气方斗怒，而又逆撄其锋，必反伤血气。惟将发之先，既发之后，乃可服截药。用兵之法，所谓迎其未至，击其惰归也。

谚谓"无痰不成疟"，此方君常山以劫去其痰，然疟症由暑而挟湿，而湿积复生热，重以凄清之气遏之，则气郁不舒，气郁不得行，而湿热成痰，结聚胸胃，壅滞经络，是痰其后焉，而劫痰乃治标事也。顾痰行则气亦可通，而方内知母可以去暑，草果可以燥湿，贝母可以破郁，槟榔可以行滞，穿山甲出入阴阳走窜经络，可以遍搜其宿暑清寒之郁塞，而又敛以乌梅，行以生姜，和以甘草，以平其阴阳之争，则其截之也，亦有道矣。疟之久者，血气必羸，未可以概施也虚羸甚者，不任截药，宜四兽饮以补正为急。其可截者，则用此截之，而后为调理之。截疟之方，惟此为良。

何首乌汤

治久疟阴虚，或发或止，无有定期；寒不甚，热不甚，而羸瘦不堪任者。

何首乌五钱。苦、甘、涩，温。甘能补正，涩能敛阴，苦可平热，其根藤皆蔓引坚劲，好穿石砌，而深入地下，故善行下部，而固精髓，坚筋骨，保合阳气，归于阴静，与地黄之用，大不相似，用以治疟，则以遂①秋冬清肃之治，而平暑湿留滞之邪，使正气敛固，而荣卫不伤，则虽有外入之阴寒，亦可无所争而自散，实治久疟之良药也　青皮一钱。何首乌恐一于敛补，故以青皮辅之，行肝气之深郁于下者，以达而上之，又所以去外遏之燥淫也　当归一钱。疟者，燥淫而肝气郁也。肝郁久必伤血，荣卫皆涩而不行，故青皮以行其气，当归以行其血，且润之也

---

① 遂：成功，顺利。

白水煎服。

疟久邪深，入自膂脊，洒于肝肾之间，横连膜原，不与荣卫相值，故其发不以时，或作或止，此则脾胃荣卫之药皆不足以达之，故治宜从肝肾燥淫始入于肺，从其类也，辛乃入肝，乘所胜也。何首乌以敛之，正气中存，而邪不能间，毕冬藏也。青皮、当归以行之，郁者外达，而邪不能遏，春令和矣久疟必延及冬春，此亦因时之治。此治阴疟之良方也何首乌以治疟，昔人未尝言及，近今乃有知用之者。愚制此方以治久疟，每十愈八九。

鳖甲饮 严用和

治疟久不愈，腹中结块，名曰"疟母"。

按：疟母多结于左胁之下，此即所谓疟久邪深，入自腰膂，栖于肝肾之间，横连膜原者也。其结而成块，则有不得不用消破而又不可过用消破者，此用鳖甲，甚为得宜。但此方觉未甚惬意，姑录于此，用者或临症为加减而变通之。

鳖甲醋炙。咸能软坚，色青入肝，能滋阴补血，清热散结，故治疟母用为君药 白术土炒 黄芪此二味用以补脾胃之正气 当归本方中无当归。此特为加用之 川芎此二味用以滋阴血，而川芎能行血中之滞气 陈皮补肝而行气去壅 芍药泻肝以敛阴和脾 槟榔行气降逆，破滞攻坚 厚朴破血结，散气郁 草果面煨。行肝命之气，以温暖脾胃 甘草以和中厚土

等分，姜三片，枣一枚，乌梅一枚同煎。

气血不虚，疟不至于成痞。疟至成痞，则是正不胜邪，中气惫矣。滋补气血，而兼用治疟攻坚之药，宜也。但痞在肝肾间，而消痞者在脾胃，则两不相当矣厚朴、草果皆只能破脾胃之结聚。疟邪犹盛，宜用此方。正气甚衰，而疟亦不甚或不疟者，宜用补中益气汤、六君子汤之类，加柴胡、鳖甲、穿山甲、乌梅、桃仁、红花、莪术、三棱之属，审其气血所偏而用之可也气虚脉沉涩，血

聚脉沉弦。

火　部

火淫于内，治以咸冷，佐以苦辛，以酸收之，以苦发之。火之所以异于暑淫者，火，相火也。以在人身言之，则相火为人之元阳，乃受生之本；而君火即相火所发之神明，为泛应之大用。故谓相火为"天火"，而君火为"人火"。然以六气之感言之，则暑气自天行之令，而相火只为虚位。盖凡得之饮食、烧炙及郁怒、忧思、劳役所动者，皆谓之火，是火淫只属人火，而暑淫乃为天火。饮食、烧炙得之自外，而相火亦为应之；思怒劳役动于心火，而相火乃起而从之。故火淫属之相火，而相火本受生之元阳，则人火亦天火矣。治火淫者，变"咸寒"而言"咸冷"，盖火兼木化，而冷者薄寒金气，兼以金而胜木云也。佐不以"苦甘"，而以"苦辛"，暑为阳散之极，不可再散，而火多由于阳气之郁，则或宜有以散之。至于咸补、酸收、苦泄，则亦与治心法同。人身六经各有火，而六经之火，皆应于心，心固火之主，而相火亦从心火为治法也。要之火即生气之阳，生阳不郁，则不为火，有所拂逆，而后为火。寒、风、湿、燥之郁，皆成火症。此分见于各部，惟以外火动内火，及脏气失平而动为火者，乃列为"火部"云。

黄连解毒汤即三补丸

已见"三焦部"，治一切火热，表里俱盛，狂燥心烦，口渴咽干，大热干呕，错语不眠，吐血衄血，热甚发斑诸症。

按：此实盛之火，盖内外火热交煽，君、相二火合作，其势已燎原者。溯火之作，必有所由，而火已燎原，当急扑！火元自命门始，而三焦行命火之令，脏腑气有所郁，其热皆触于三焦，故治火主治三焦，而此方则以统治三焦之火也。火动于七情劳役者，其火为虚，此方不宜；火郁于寒、风、湿、燥及饮食焚炙者，其火为实，实甚者宜之。

黄连泻心脾中焦火　黄芩泻肺上焦火　黄柏泻肾下焦火　栀子统行三焦之火

此全用"苦以发之"者，火性炎上，而其本在下，泄其本以下之，则火势衰歇①，故云"苦以发之"非徒云以寒治热也。即其所在而分泄之芩、连、黄柏，统自上下而通行之栀子，而黄柏之辛则相火得所行，栀子之酸则君火有所敛非徒以抑而塞之。收其上，行其下，火不为热矣。

凉 膈 散 《局方》

治心火上盛，中焦燥实，烦躁口渴，目赤头眩，口疮唇裂，吐血衄血，大小便秘，及诸风瘛疭，胃热发斑，及小儿惊急，痘疮黑陷。

按：心火，上焦火。中焦燥实，则胃火。烦躁口渴，目赤头眩，吐血衄血，多心火所为。而口疮、唇裂、发斑，则胃火之实盛也。诸风及惊急症，肝木所为，而风急火炎，其热必归于心，故治火亦即所以治风。谓之"凉膈"者，心在膈上，肝胃在膈下，肝胃有火，必自膈以上干于心，而心为火之主，肝火多得之风，胃火多得之食，总皆心为受之，是火在膈间，去火所以凉膈也。

连翘四两。苦，寒。其形似心而色赤，故入心。其味苦而性善裂，故能泄发心火。此苦降而有发散之意，故与黄连之泻火又稍不同　大黄酒浸，二两。荡胃火，用酒浸之，以清膈上之火　芒硝二两。补心，软坚，滋阴　甘草二两。大黄、芒硝之峻，故甘以缓之。大黄、芒硝、甘草，此调胃承气汤，

---

① 衰歇：犹衰落；止息。《宋书·后妃传·陈贵妃》："太后因言于上，以赐太宗。始有宠，一年许衰歇。"

所以清胃火也　黄芩酒炒，一两。以降泄肺火　薄荷一两。靖肝风，散肝火，清头目之风热　栀子炒黑，一两。除心烦，泻妄火，通行三焦之火

为末，每服三钱。加竹叶升散阳气于上焦，而宣达其阴郁、白蜜甘润能补肺宁心，去火而清润胸膈，煎服。

凡热莫盛于胃胃为水谷之府，相火所行，而多气多血，蒸变失宜，即动为火。又风木喜乘阳明，风火合淫，亦归于胃；寒、湿之郁，皆作热而为胃火，而火每变见于心心为君火，诸经之火所宗。故凡有火，必变见于心。如烦躁、目赤、面赤、舌胎、口疮、唇裂、血热吐衄之类。然心为虚位，每胃火自膈而升，则其焰上炽，焰有不达，而热在膈间，心病变见矣焰有不达，上或遏之也。在膈上者，因为发之连翘为君，以心为火之主，黄芩、栀子、竹叶，则所谓佐以辛苦，以酸收之，以苦发之；在膈下者，从而夺之大黄、芒硝之荡胃热，所谓火淫于内，治以咸冷也；甘以缓之，不欲遂为拂也甘草、白蜜。发之靖其标苦以发之，发之如拨开之义，拨开四散，则热势自衰，夺之清其本火炎于上，其本在下。

李东垣曰：易老法减大黄、芒硝，加桔梗、竹叶，治胸膈与六经之热，以手足少阳俱下胸膈，同相火游行一身之表，乃至高之分，故用桔梗入肺，以去胸腹六经之热。重症用前方，轻者用此方。

喻嘉言曰：按中风症大势，风木合君相二火主病，古方用凉膈散居多。如转舌膏用凉膈散加菖蒲、远志；活命金丹用凉膈散加青黛、蓝根。盖风火上炎，胸膈正燎原之地，所以清心宁神，转舌、活命、凉膈之功居多，不可以宣通肠胃轻訾之也。

愚按：膈火自胃而上，胃火正宜宣通，有病服药，当可而施，多为畏忌，医之所以日庸也。

升阳散火汤_{东垣}

治肌热表热，四肢发热，骨髓中热，热如火燎，扪之烙手。此病多因血虚得之，乃胃虚过食冷物，抑遏阳气于脾土，并宜

服此。

按：热在肌肤，中焦火郁；热在骨髓，下焦火郁。下焦肾命，阴阳并居，阴有所亏，则阳独盛，火无所依，而热在骨；中焦脾胃，一燥一湿，脾湿胜胃，则阳气遏，火无所泄，而热在肌。四肢发热，与五心烦热亦稍不同，此热在中下二焦，未及膈上，故无烦躁口渴、吐血、衄血等症。

柴胡八钱。拔肾水以行于肝胆，而升肝胆之阳以散于经络，荣于四表，使阴阳无所滞郁，故能退骨蒸之热，为治相火劳热君药　葛根五钱。行肝气于脾胃，以升达膻中而逐外闭之清寒，解肌肉之郁热　升麻五钱。行肝气于脾胃，以升达膻中，而散阴阳之郁塞　羌活五钱　独活五钱。二活皆能宣达阳气，外透肌表，以去在表之寒热。但羌活气尤雄劲，专行于外；独活独茎直上，升达于中。二活相辅，乃自下极，宣达四表也　防风二钱五分。亦所以升达肝气，而藉木之行以疏开脾土之湿，故脾胃之药亦用之　白芍五钱。方中皆升散之药，用白芍以敛之，为之节也。此所治症，谓因血虚得之，乃方中皆用升散以行气，而无滋血之药，又用芍药以泻肝，其血不愈虚乎。曰：芍药泻肝，不使过散，非泻血也。酸味能聚津液，所以节而留之，谓之补血者非，言泻血者亦非。此症虽云血虚，只是阴阳偏胜，阴血素不足者，非有亏失也。但火气盛则真阴愈烁，为行其阳气而留其津液，则火热既散，而阴血可徐滋也　人参五钱。以补阳气，即以滋阴血，阳气之升，赖此以固其本　炙甘草三钱　生甘草二钱。甘以厚其土。此用炙又用生者，脾胃伤于冷食，炙草合人参所以益胃，合防风可以去满，阳气遏于脾胃，生草合葛根、升麻，又有以助其宣达也

每服五钱，加姜、枣煎。

清阳之气，倡阴以行，本于肾命，行于肝胆，蒸于脾胃，达于膈上，布于膻中，而后畅于四表。阳气即火，而畅则无所谓火，阳气一有所遏抑，则愤逆而见为火焉。血之不足者，阳行而阴不能从，阳气已失其侣，而又遏于饮食生冷，则不能上行，此所以

膹郁于中下二焦而为火也以饮食生冷，故火郁在中下二焦，此方所治是也。若酒食浓厚烧煿，则又助火，而火逼中上二焦，乃为凉膈散症矣。火郁于下，真阴愈烁，苦以发之，拨自肾命之中柴胡解骨髓中热，宣之脾胃之上葛根、升麻散脾胃热，达之四表之末二活祛四肢热，阳气可不郁矣。参、芍、甘草、姜、枣以厚滋脾胃，而和其阴阳，所以固其气血之本也胃伤冷食，何以不用消导而用和补。曰：此非伤食，伤于所食之冷而抑遏阳气耳。胃已虚矣，何可更消。人参、甘草、姜、枣以温之，则冷气消矣。热盛如此，何以不用寒凉？曰：阳气已为阴所抑遏矣，而更用寒凉，是重为抑遏之。凡火盛水亏，则滋其水，阳为阴挤，则畅其阳；火炎于上，可自下夺之；火郁在下，必升以散之。此与凉膈散之治，所以大不相似也。

火 郁 汤

此以治火郁于中，外寒内热，脉沉而数者。前方所治，上郁下也，故热得横达于外；此方所治，外郁内也，热在肌骨，而外畏风寒。

即前方除人参、独活，加葱白，每服三茎。外有寒未尽，故不用人参。既不用人参，故减二活之一，加葱白以达阳气于外。

葛花解醒汤

已见"湿部"，专治酒积。酒渍脾胃，郁为湿热，酿成肠胃胸膈之火。

酒能助脾胃肝胆之火，而烁肺消肾。此方亦能厚脾胃而分消其湿热。

泻 黄 散

治脾胃伏火，口燥唇干，口疮口臭，烦渴易饥，热在肌肉。

按：脾胃开窍于口，故口燥唇干，口疮口臭，皆脾火也；脾胃热则善消，故易饥，烦渴易饥，此所谓中消也；脾主肌肉，热在肌肉者，轻按重按皆不热，不轻不重乃得之也。凡面上热，胸前热，一身尽热，狂而妄见妄言，属阳明胃；肩背热，足外廉胫踝后热，属太阳膀胱；口热舌干，中热而喘，足心热痛，属少阴肾；肩上热，耳前热，项似欲拔，属太阳小肠；身热肤痛，手心热，属少阴心；洒洒淅淅，似寒似热，皮外热，属太阴肺；热而筋纵不收，阴痿，属厥阴肝。又肾热在骨，肝热筋弛，心热血妄，脾热在肉，肺热在皮，胃热则脐上热，肠热则脐下热，胆热则胁下热，肺热则胸背热，肾热则腰间热。肾火多由房劳，心火多由思虑，肝火由风淫及郁怒，肺火郁于清寒，及心胃之火所熏烁，脾胃之火则饮食劳役，风、寒、燥、湿皆足以致之，而饮食为多。浓酒燔炙，皆脾胃之害也。

防风四两。君防风引木以疏土　藿香七钱。理不正之气，舒胸膈郁热　甘草二两。厚脾土之化，正所以泻土中之火，合之防风，能消实满　山栀炒黑，一两。脾胃中焦也，中焦有火，则上焦受其熏灼，而心肺皆热，下焦亦受其逼，而肾水不升，故山栀以靖心烦而泻三焦之火　石膏五钱。此正所以荡脾胃之热。而解肌肉之炎蒸，不必谓为泻肺也。脾胃之火，何以不用黄连？曰：黄连实主泻心火、胆火，以为主泻脾火者，非也。且此须玩"伏火"二字，伏火犹郁火也，其用防风、藿香、石膏，意亦主于升散，不欲以苦寒折之，致伤正气，惟山栀乃所以导其热而下之也。

研末炒香，蜜酒调服用酒调益见升散之意矣。

脾胃无火，何以化食？脾胃之气常舒，则无所谓火。脾胃"伏火"，有火为填实之，火独治而脾胃之气浊而不能清也火为填实之，以外入之火填实上，如浓酒、肥肉、辛热焦爆之类皆是。此只以外热作其内热，非伤食也。火独伏于脾胃，故以升散之法治之口燥唇干，口疮口臭，烦渴易饥，热在肌肉诸症，皆尚只是脾胃之变见，未及于膈上，以犯上焦心肺，故谓之"伏火"，而治之仍用升散。若燥实之甚，炎及膈上，上焦心火并作，而有烦躁头眩、吐血衄血诸症，又下焦二便皆闭，则胃火不得不为推荡，而兼折以苦寒，兼之升散，如凉膈是也；其更实盛，而三焦皆热，二火合炎，则独用苦寒以胜之，黄连解毒汤不可废也；或如阳明之火，因风寒外郁，而阳气愤作，至不可复平，则升散又非可用。而调胃承气及诸承气汤，固皆所以治火，所以救欲绝之阴矣；若乃郁在脾胃，以至下焦之火不得舒畅，酿为骨蒸肌热，则又必以升散为治，如升阳散火汤是也；其若中气虚少，而见为有火，则又所谓虚火，补其气，而火自清，补中益气汤治之。君用防风，木气升而土中之积热可解也钱仲阳泻黄散，用防风、升麻、枳壳、黄芩各一钱半，石斛一钱二分，半夏一钱，甘草七分，方亦和平可用。其用石斛、半夏，尤觉有理。

清胃散东垣

治胃有积热，上下牙痛，牵引头脑，满面发热，其牙喜寒恶热，或牙龈溃烂，或牙宣出血，或唇口颊腮肿痛。

按：积热与伏火又稍不同，积热者，有热气积于胃中，而非如伏火之填实郁结也。上下牙痛，则胃热之行于经者，不专在腑也，阳明胃脉，循鼻外入口上齿，中挟口环唇，循颊车，上耳前，主上牙龈；喜寒饮而恶热，其支者别络脑，故其痛牵引头脑。唇面腮颊，皆阳明经脉所行，故面热，唇口颊腮肿痛。此方所治，主阳明胃经言也。若阳明大肠经脉，则亦上颈贯颊，而入下齿挟口，主下牙龈。其痛喜热饮而恶寒，以大肠正属燥金也。牙宣者，牙缝出血也。牙齿本肾之余，牙宣常出血而少者，宜属肾之虚火；若急出而多者，则仍属阳明之火，皆主此方。

生地黄一钱。阳明经热，是阳胜也。齿牙属肾，阳明经热干于齿，且喜寒恶热，是水不足也，故君生地，使上行以济火 牡丹皮八分。阳明牙痛，热肿龈烂，宣血，是其血并热，故用牡丹皮以靖之 黄连八分。牙痛虽由胃火，而血热则干于心肝，故黄连以泻心肝之火　　石膏八分。正用以荡胃腑之积热，而味辛能散气，味轻薄上行，又以清胃经头面、齿牙之火　　当归八分。使血得所归则不逆，且方内之药皆凉，此用温以和之　　升麻八分。又以升胃中之清阳，亦所以散其火也

胃热上行于齿，则经病而非腑病，胃经气血皆盛，故气热则血随以上行，轻为齿痛、牙宣、腮肿、龈烂，重则亦至吐血、衄血此其为热，风、寒、暑、湿、燥、火之郁，以及酒食烧煿之味，皆足以致之。胃固热之腑，亦六淫之会也。大肠经热，亦有牙痛。然胃热牙痛为多，而大肠热牙痛者甚少。以胃热伤血伤阴，故以滋阴养血为治生地、丹皮、当归是也，平阴阳也此滋阴以配阳，非用水以胜火；苦以泄之，除内热也黄连泄心肝之热，又石膏之淡，亦能泄以去胃腑之热；辛以散之，去经热也石膏、升麻皆辛以散经热。

阳明大肠牙痛，亦可用此汤，但宜易黄连以黄芩；若肾经虚热牙宣，可用六味或八味；风热腮肿，则宜如圣汤。

甘露饮 《局方》

已见"暑部"，治胃中湿热，口臭喉疮，齿龈宣露，及吐衄齿血。

按：此犹前症，而经热尤甚者。

所治犹前症，而方意亦同，但热甚加以保肺，且欲其生水也。

补脾胃泻阴火升阳汤 东垣

治饮食伤胃，劳倦伤脾，火邪乘之，而生大热，右关脉缓弱，或弦或浮数者。

按：饮食填塞，胃不能化，则胃气不行。劳倦疲惫，脾不能运，则脾因生湿，而胃病则脾无所禀，脾病则胃无所滋，二者交病矣。胃郁成热，热转生湿，脾濡积湿，湿转生热，湿热并合，

气浊而不清，则所谓阴火也。阴火郁于中焦，而清气不得升矣。生大热，如肌肉皆热，四肢疲热，其热烙手，且热犯上焦之类。右关缓弱，脾虚也；右关弦，木乘土也；右关浮数，胃热也。身有大热，而右关缓弱，故知其为脾虚阴火。弦浮数者，其为肝火、胃火不待言也。

柴胡一两五钱。升拔阳气于阴中，以清脾胃之阴火，此用为君药　黄芪一两　甘草炙，一两　人参七钱。此所以补脾胃，脾胃之正气足，则能化能运，而湿热之气自消　苍术一两。以行肝气，燥脾湿，而舒土中之郁滞　升麻八钱。升胃气以布散于膻中　羌活一两。达阳气于肌表　黄连酒炒，五钱。以泻心火而清脾胃　黄芩炒，一两。以泄肺热，阴火上炎，势必逼于膈上，故以此靖心肺之火　石膏二钱。以荡胃火，长夏用此，过时则去之，盖脾胃已虚，此恐伤胃气也

每服五钱。

生气，阳也。阳气舒而升降顺，无所谓火。气有所拂，则郁而为火。火亦无所谓阴也，顾阳气上升，方升而遏之使降，以至郁而有火。升为阳，降为阴，是则所谓"阴火"。既为阴火，则不可不有以泻之矣。脾胃为后天化气之主，肝肾之气升于脾胃，然后赖脾胃之化水谷以滋气血，而布散于周身。脾胃为饮食劳役所伤，则气自中阻，肝肾之气不能升，而后天气血无以化，脾所积皆成热湿，然气非不升也，升而不畅，杂于湿热，混浊不清，故曰"阴火"。以是行于肌肤，而肌肤皆火热矣。升达肝肾之阳，以行于脾胃柴胡为君，而大补脾胃以立后天化气之主黄芪、甘草、人参、苍术，又升脾胃之气于膻中，以达之四表人参、黄芪、升麻、羌活，乃降泄其阴火以清之芩、连、石膏。此治火之探其本者。

泻 白 散 仲阳

治肺火。皮肤蒸热，洒淅寒热，日晡尤甚，喘嗽气急。

按：肺脏无火，肺之有火，皆由肝、肾、心、脾、胃火上行而熏烁之，否则外淫之清寒束之，而肺气不得舒，则郁为肺热耳。此所云皮虚蒸热，洒淅寒热，症似属之外感，然此方则非治外感之药。盖肺合皮毛，肺气虚而邪火客之，以有火故皮肤蒸热，以肺虚而气不足以外固，故洒淅寒热，则非由外感，此其辨当察之。日晡尤甚，喘嗽气急，以肺金自病，故日晡尤甚；以肺虚，故气喘气急。若外感则蒸热，不必日晡，且咳嗽而不喘急矣。然肝脾心胃无火，而肺反独有火，何也？曰：肺火未有不自下而上，盖虚热上蒸，至肺而极，肺独敛之，久而不散，则其下反不觉有火，而肺反有火矣。此方实是清金补肺，而曰"泻白"者，泻肺之火邪云尔。

桑白皮二钱。甘、酸、微辛。补敛肃清之气，而泻其邪火，为清肺君药　地骨皮一钱。甘，淡。甘则能补，凡甘淡之味，能上行而补肺，以其补土而上浮，则土能生金；而淡者又水之源，金能生水，故凡甘淡上行者，又多能泻火而下滋肾水。凡木之根皮，其气上行，其体在下。地骨皮上行，则泻肺中之伏火，而解肌热，止嗽定喘；又淡渗以下行，而泻肝肾之虚热，以凉血退骨蒸。此所治症，虽曰肺火，实亦本肝肾之火上行，故用地骨皮，兼清上下也　甘草五分。生用能补土，上行而泻肺火。泻火者，清之散之，非必抑而下之　粳米百粒。补敛肺气

肺居上极，火自下烁者，皆肺受之，肺无火而火之聚也。火气炎上，上极于肺则肺热，而下反不见为热矣。故变见喘嗽，而虚热在皮肤，肺气足则治有节而不受火邪。肺有火邪，肺气之不足也，桑皮、地骨清金而降其逆上者以复之下上逆则为火，复之下则不为火邪矣。不用二冬，而用二皮，二皮之泻火，比二冬为峻，且热气变见皮肤，则还以皮行之，亦因其类也。二皮皆甘，泻而有补，而桑皮尤能益气，地骨能滋水以清火。甘草、粳米，则补敛肺气使不受邪也肺不受邪，而二皮为下其邪，二皮行水，使热自小便出也。李时珍曰：此泻肺诸方之准

绳也。

按：东垣用此方，加人参、五味子、茯苓、青皮、陈皮，以治咳嗽、喘急、呕吐。又用此方加知母、黄芩、桔梗、青皮、陈皮，以治咳而气喘，烦热口渴，胸膈不利。罗谦甫除甘草、粳米，加黄芩、知母、麦冬、五味子、桔梗，治过伤饮食酒毒，气出腥臭，唾涕稠黏，嗌喉不利，口苦干燥。是此方诚泻肺邪者所宗主，然肺岂可泻？泻肺者，泻其邪耳。凡有余者邪有余，不足者正不足，五脏之正，皆不可泻，五气之邪，皆不可不泻。钱仲阳制泻黄、泻白、泻青、导赤诸方，皆井井有法，则试问泻其邪欤？泻其正欤？而独言"肝无补法""肾无泻法"，则一时偏说臆见，使后人执其说而昧本经之旨，学者不可不察也。

人参白虎汤

已见"三焦部"。此以治肺胃火伤，传为膈消。

肺火自胃升胃输气膻中，火从气上炎，则熏蒸于肺，火炎伤肺，则金不能敛。石膏、知母，辛散甘泄，以去火邪；甘草、粳米，甘补酸收，以肃肺气；人参补气而能生津。此以治肺热盛实盛于泻白散之症而肺气虚者人每言"实热不可用人参"，此膈消之症，其热亦实矣，而古人补之。

二 母 散

治肺劳有热，不能服补气之剂者。

按：肺气虚劳，则宜用补气，而有不能服补气之剂者何？曰：火烁肺金，肾水源绝，阴虚已极，补其气而阴不能从，则阳反滋亢，不如滋阴降火，使火退而金清，然后可徐议为补其气。

知母炒。气轻能上清肺金，以除胸膈之热；味厚能下滋肾水，以靖相火

之妄 贝母炒。苦泄以降肺火，辛润以清肺金，化燥痰，解郁结

等分，为末服。

肺虚而后邪热乘之，是肺气本而邪热标也。然以阴火烁肺，而肺日转益虚，有火居之，气亦不能复敛，则补之有无从而补者，则泻火宜急，而补气反其后矣。故二母以清之，散之，润之，庶火散而肺不受刑，气可徐复也。此治热之尤甚者。

苍 耳 散^{陈无择}

治鼻渊。鼻渊者，鼻流浊涕不止也。凡津液外泄，皆由有火烁之，釜热则水涌，木热则液流，金热则汁溶。故肝热则泪出，心热则汗出，肺热则涕出，脾热则涎多，肾热则唾多。肺开窍在鼻，故肺热甚则鼻渊。《内经》又曰：胆移热于脑，则辛頞①鼻渊。② 故俗谓鼻渊为"脑漏"。要之，胆热移脑，亦相火之烁水而侮肺金也。

白芷一两。主阳明经，上行头面，以散热祛风去湿。阳明脉夹鼻，故白芷为君 辛夷五钱。辛，温。宣行肝气，上彻巅顶，泻肺中之风热，而通关利窍，主治鼻渊、鼻塞、目眩、牙痛 薄荷五钱。辛、寒。行肝气，泻肺热，上清头目 苍耳子炒，二钱半。辛、苦，温。燥湿祛风，外达皮肤，上彻巅顶

为末，食前葱、茶调服二钱葱以通窍，茶能清肺，皆能上行，散风清热。

鼻渊、鼻息，皆少阳、阳明之热所为。而少阳、阳明之热，则由风寒外束，肝气不舒，则阳气郁而为火，以上熏于肺，且烁脑而外泄之鼻也。故治之仍从少阳、阳明白芷行阳明，薄荷行少阳，

---

① 頞（è 饿）：鼻梁。

② 胆移热于脑则辛頞鼻渊：语出《素问·气厥论》。

而宣于肺窍_{辛夷、苍耳子皆主通肺窍}，辛以散之也_{散内热，且散外淫}。

辛 夷 散_{严用和}

治鼻生息肉，气息不通，不闻香臭。

按：息肉者，鼻窍中生恶肉，塞于鼻孔。此湿热所熏蒸而生，如湿地蒸热而生菌蕈也。故治之亦以辛散为主。

辛夷_{木之花叶，本有肺象，高而在上。辛夷辛香，尤能宣通肺窍，故主治鼻病} 白芷_{祛头面风湿} 升麻_{升达胃气之清阳} 藁本_{行督脉，达巅顶，以祛在上之风} 川芎_{行厥阴经，祛风入脑} 防风_{宣通肝气，以疏脾胃之阳} 细辛_{散热利窍} 木通_{此用之以通气去热} 甘草_{药皆辛散，甘以缓之}

等分为末，每服三钱，茶调下_{上清头目，惟茶最佳}。外用烧矾为末_{咸能软坚，酸能收湿}。加硇砂少许_{咸、辛、苦。专主烂去瘀肉，吹鼻中以消去息肉}。

鼻生息肉，肺气浊也。气之升降，肺为之主，肺气呼吸，鼻为之通，故变见于鼻。肺气何以浊？气本于肾命，行于肝胆，输自脾胃，饮食和平，兴居①有节，元气不凋，则气常清顺，一或风湿干之，郁而成火_{肝风脾湿，郁成相火，外感内伤，皆足致之}，则气之上输者，混淆而成浊矣。浊气之升，或一时不为他病，而渐渍熏蒸，攻于上极，泄于肺窍，则鼻渊、鼻息，所由来矣_{鼻渊多由风热，风热激水；鼻息多由湿热，湿蒸成菌}。为升其清_{辛夷、白芷、升麻}，为激其浊_{激而去之，藁本、川芎、细辛、防风}，为通其窍_{辛夷主之，细辛行之，木通通之}，协以上行，所以通肺窍之郁也_{所用似皆风药，头面巅顶之病，非风药不能达也}。

---

① 兴居：指日常生活，犹言起居。晋·葛洪《抱朴子·至理》："食饮有度，兴居有节。"

清 骨 散

治骨蒸劳热。骨蒸劳热者，其热在骨，蒸蒸然也，不必见他症。惟常觉蒸热，而血气日惫，肌肉日消，四肢日以无力，精神日以倦怠，故曰"劳"也。此相火独炎，真水枯涸，肾阴欲尽，故其热在骨。此凡七情以耗其血，房劳以竭其精，昏醉以消其液，皆足有以致之。东垣曰：昼热夜静，阳气旺于阳分；昼静夜热，阳气下陷阴中；昼夜皆热，重阳无阴。当急泻其阳，峻补其阴，昼病在气，夜病在血。

愚按：虽如此分，要以滋阴为主。阳陷阴中，宜东垣升阳散火汤；阳旺于昼，可用石膏散；重阳无阴，尺脉必沉数，或弦数，或六脉皆弦数，乃可用此汤，或知柏八味丸。

银柴胡一钱半。柴胡出银州者，根长尺许，粗大有力，味尤苦寒，能坚肾水于至静之地而滋之，拔相火于至阴之中而出之，故主治骨蒸以为君药　胡黄连一钱。出胡地者，外黄内黑而中虚，折之尘出如烟，是能泄阴中之伏火，故亦主治骨蒸　地骨皮一钱。此能清肺金以滋生肾水，行积热，退虚热。主治有汗之骨蒸。然不论有汗无汗，要取其滋阴生水　秦艽一钱。根每两歧如分髀股，其纹交纠螺旋而下，能行肝气以下搜热湿。祛阴分、血分之热湿而散之，故亦主治阴热　知母一钱。苦坚辛润。清肺金以下生肾水，即能坚肾水以安相火而保肺金　鳖甲童便炙，一钱。介虫阴物，穴处水中，而能出入于水，故能除阴分之热。色青入肝童便炙之，引以入肾；又甲亦骨类，引诸药以入骨，而彻去骨中之热也　青蒿一钱。得水之生气，拔肾水行于肝胆。以清血中之湿热，舒郁火，畅微阳，治蓐劳虚热、骨蒸劳热　甘草炙，五分。药多寒凉，故和以甘温，且炙草亦能去虚热

肾，人之本；骨，人之干。阳以资始，阴以资生，而阳恒易盈，阴恒易耗阳常有余，阴常不足，天地之数。况人生阳也，而资阴以致用，况百为以雕丧之百忧感其心，万事劳其形，况思其智之所不及，忧其

力之所不能，重以饮食色欲之斫丧①，而血以日耗，精以日衰，是犹以火烁水，水日消而火无所制矣，真阴安得而不竭？阴消水涸，髓竭骨枯，重阳无阴，阳亦游散，此养生之所以惓惓于守黑也前人有言曰：五行六气，水但其一耳。一水安能胜五火哉。蒸热在骨，是必当大泻其阳，峻补其阴，犹恐不及。此方以泻阳而生气不伤银柴胡、胡黄连、秦艽、青蒿皆以泻阳而实皆所以宣达其阳，原非以阴寒遏抑之也，以滋阴而下而能润地骨皮、知母、鳖甲皆以滋阴，然补金以生水，亦非大寒凝闭之药。知母能润命门，鳖甲能滋气血，今人不问病体，不详药性，则惟以温暖为宝，而视寒凉为仇，一言及银柴胡及黄连、地骨皮、知母等药，则比之于鸩毒，遇有阴亏之症，其何能治？嗟乎。是为清骨热之良方，学医者毋以苦寒仇视之也。若夫颐养以正，以静制动，使子珠常温于下，则固存乎其人，不病可也颐以山止雷，使不妄动，而震之一阳，常安于下。

石 膏 散 《外台》

治劳热骨蒸，四肢微瘦，有汗脉长者。

按：骨蒸则肢瘦，常也。骨蒸而有汗，则阳犹外泄，中未大虚也。其脉长则阳明热也。阳明之热多由于酒及肝怒，郁而乘土；又或外淫所郁，阳邪入腑，时不即病，或病而荡涤未尽，久不为治，则积久而酿为骨蒸。阳明亦为骨蒸者，土固克水，而土热尤能涸水，则亦致骨蒸。此即所谓阳旺于阳分者，固不尽由阴虚，然久烁则阴亦不能不耗矣。但其病在阳，则比之七情色欲者为浅，惟不知审症，而遂用温补，则不复治矣。

石膏一味，研细，每夕新汲水服方寸匕寸大方匙，一匙也。取热退为度石膏气轻味辛。能发表，解肌热，而上保肺金。质重性寒，能入里荡

---

① 斫（zhuó 啄）丧：摧残；伤害。

胃热而下滋肾水，且淡能渗湿，甘能补气，以去湿热为和平之剂。今人每以寒凉而畏忌之如鸩毒矣。

此以治亢阳之烁阴而为劳热者。亢阳烁阴，阴虽本不有亏，而亦终归消涸此如釜虽有水，而盛火焚烧不止，釜中之水，亦终于消涸而已。故不必滋阴，而但为散其已亢之阳，阳平则阴自复也此方不独阳实骨蒸可治，胃火吐血成盆成碗者，亦可通治，以其能散火，非他寒药比也。

大补阴丸丹溪

治水亏火炎，耳鸣耳聋，咳逆虚热，肾脉洪大，不能受峻补者。

按：耳为肾窍，耳鸣耳聋，皆属肾虚，而水气不能上荣，则虚火反作声也。咳逆谓呃忒，亦无依之火，不安位而上冲于胃者。肾脉宜沉石安和，肾脉洪大，是水亏而火炎矣。此方名"大补阴"，而又云不能受峻补者，谓不可以参、芪补耳。

熟地黄六两。此专为肾水亏衰而相火无制者，故熟地以补水　败龟板酥炙，六两。补阴即以养阳，滋肾亦以补心，且血气之类，而贞固之守，有贞以起元之意焉　知母盐水炒，四两。泻肺火而下生肾水，去肾中气分之邪热　黄柏盐酒炒，四两。坚肾水而转行肝木，去肾中血分之邪热

牛脊髓和蜜丸过于椓丧①，肾精必枯。先天之禀受不足者，肾水亦易枯，水亏火炎，骨髓必空。脊髓上通髓海，下接命门，补之以其类也。丹溪本方用猪脊髓。

愚按：内则食豚②去脑，谓其有毒也，脑有毒则脊髓亦有毒可

---

①　椓（zhuó 卓）丧：遭受伤害。元·揭傒斯《宋史论·序》："反覆小人之情状，痛悼君子之椓丧，读之千载之下，犹当拊膺扼腕，流涕而永叹也！"

②　豚：小猪，亦泛指猪。

知。古人精于物理，必非无谓，故改用牛脊髓。牛，土畜，土足以防水，且其性和顺，而力任重，用之为宜。

盐汤下盐以导之趋下。

以火炎而烁水，酿为骨蒸，其势横轶①，水火不相能，其过在火此骨蒸劳热之症，多由七情之郁，而加之酒色之伤。以水亏而火炎，咳逆虚热，其势上浮，水火不相依，其伤在水此耳聋、耳鸣、呃逆、虚热之症，或由色伤，或本体弱者。先天肾命，水火相依，水得火而行，火得水而居，故肾水不足，则相火失所依，而上浮为耳聋、耳鸣、呃逆、虚热等症。过在火者急泻其阳，拔而上之柴胡、胡连、青蒿、秦艽，皆自阴中升拔其阳而上之，是则所谓泻阳也，而峻补其阴以平之，所以杀其横也地骨皮、知母、鳖甲皆滋水之源而下之，乃所以补阴也；过在水者，大补其阴，引而上之熟地黄正为补水，龟板则能引肾水以交于心，而接引其阳以下之，所以俾②相依也知母、黄柏，降上浮之相火而下之，使仍依于水中也。黄柏之性，不专下行，合知母则专行入肾。故昔人云：黄柏无知母，如水母之无虾云。均以济水火，而方药不同，可以知所法矣。

肾 热 汤 《千金方》

治肾热，耳流脓血，不闻人声。

按：耳为肾窍，肾水不足，则相火上浮，火气上冲，而耳不能纳声，且虚火作声而为耳鸣；又耳虽肾窍，而视听皆营于心，心肾交，水火平，而后能听。心肾不交，则心火独上，耳目血亏，而视听不清明矣。且十二经络，惟足太阳经及手厥阴不行于耳，余十经皆入络耳。故凡风、寒、湿、热之淫，及有暴怒、惊恐、气逆不顺，皆能上干于耳；而有郁热、积痰、结核塞耳，且肿痛

---

① 横轶：纵横奔放。清·王澍《淳化秘阁法帖考正·论书腾语·论古》："米老天子横轶，东坡称其超妙入神。"

② 俾：使。

而流脓血者，外淫湿热病耳，谓之聤耳，不关于肾，则但散其风湿可已。若肾虚耳聋，则专补肾，如大补阴丸是也。此言肾热耳聋，而至于耳流脓血，则是心肾不交，君相二火皆作，以浮于耳窍，而且火郁成湿矣。然不为他症而独病耳，则亦有经邪为之引故也。

生地黄汁一升。大滋肾水，以清心火，此为君药　葱白一升。引肾气以上通于耳　磁石煅红，淬七次，五两。体重色黑，下沉入肾，性能引铁，引肺金以下生肾水。而味辛能润肾以破其凝闭，味咸能泻肾以除其邪热，使肾水澄清，则真阴上荣，有以济火，且能开窍而使耳目聪明矣　牡蛎盐水煮过，煅粉，五两。介虫，水属也，而味咸涩，以能补心收散，亦所以滋水而交心肾　白术炒，五两。脾为心肾之交，所谓黄庭也。脾有积湿中梗，则心肾不得交，且二火交郁而生热，故白术以补脾去湿　麦门冬四两。以宁心清肺，而生肾水　芍药四两。以补敛肺气而泻相火。耳为肾窍，而《洪范》五事，则以听属金，盖金主收敛，而听自外入，是金收之用也。肺肾子母之脏，必金清而后水足，水足而金益清，金水清而后能受，故此方兼用麦冬、芍药，以敛气清金，而磁石又引金以入水，其用物亦甚精矣　甘草一两　大枣十五枚。以佐白术

分三服此必汉剂。若唐剂依唐分两，则如此大剂，如何只可作三服？且三字亦必有误，即如汉分两，亦当作五服。

耳流脓血，当不只责之肾热，而至不闻人声，则肾热为主。不闻人声，耳聪壅也。肾何以热？肾水不足以制火，则热生，相火合心火以上炎，则金不能生水，而热益甚，则聪壅矣。热甚则生湿而伤血，故流脓血。故此方以滋肾为主，使水火交济生地、牡蛎，而又清金以为生水之源芍药、麦冬、磁石，益脾以为交心肾之地白术、甘草、大枣，乃导而通耳窍，且散外邪也葱白，或加石菖蒲亦妙。

小蓟饮

治下焦结热而成血淋。

按：小肠、膀胱，皆在下焦，而一火一水。小肠，心之腑，膀胱，肾之腑也。心热遗于小肠，则小肠热结，然使肾水旺，则水足以济火，乃小肠之热，又遗于膀胱，则是亦肾虚而水不能制火故也。心主血，心火妄则伤血，肾开窍于前阴，肾水亏则小便癃，而血从溺出。心肾皆热，则血凝而瘀黑，不可以血瘀为肾、膀胱虚冷，但痛者谓之血淋，为实热；不痛者只为溺血，为虚热，为肾虚。

小蓟苦、甘，寒。坚肾水，泻心火，去血热。此不用大蓟而用小蓟，盖以大蓟主大便，小蓟主小便云　蒲黄炒黑。蒲黄清血热，炒黑以止妄行之血　藕节藕，味甘、咸，微涩。散瘀血，退血热，其节亦能止血　滑石滑关窍，行水道，泻三焦之火　栀子炒。去心及三焦之火，炒黑亦能止妄血　木通导心、小肠之火而通之下　淡竹叶行相火之郁，而散之于膻中　甘草和中亦能泻火　当归以上各五分。滋阴而行阳，以萃津液于肝，使血得所归。血得所归，则不妄行于小便矣　生地黄一钱。以滋肾水，安相火，且上升以济心火，退血热

火上行者，而或热结下焦，热在血分，阴不足也。邪凑所虚，肾阴不足，热随水道下行，而侮所不胜厥阴心包主血，而与三焦相表里，故心包血热，循三焦水道下行，极于下焦，不独心之遗热小肠也，相火合焉，二腑皆热小肠、膀胱也，肾水衰而火侮之，肾中相火因之，则热结矣。火沸而血妄行，则或从溺以出，热结而艰出，故血淋也。去血分之热，止其妄行小蓟、蒲黄、藕节，而君以生地，佐以当归，水壮而血有所滋，热清而下焦不结矣。

左金丸

治肝火燥盛，左胁作痛，吞酸吐酸，筋疝痃结，亦治噤口痢。胁下，肝脉所行，而左胁尤木之正位，肝火郁盛，则左胁作痛。其吞酸吐酸者，木郁于土也。木生于土，而能克土，然土有阴寒

积湿，则反能郁木，而木之生气，不获直遂，由是郁湿成热，而酸水横溢，或呕作酸气，或酸汁醋心，或泛吐酸水，或欲吐不出，究竟皆属之热，所谓"曲直作酸"者，曲而后直，所以作酸也。东垣谓：呕酸甚者，治以大辛热剂必减，不当但以为属热过矣。夫吐酸治以辛热而解者，是盖"木郁达之""火郁发之"。理有固然，然安得谓吐酸为非热？亦以木之所由以郁者，或有寒耳。若郁不因寒，而因湿、因滞，因有形之物，而概欲治以辛热，岂非以火散火，益滋之害乎？疝症多属寒，而筋疝偶有属热者，则相火为寒所郁之故，而相火急骤，则见热不见寒耳。大抵火即生气，生气不郁，不见为火，既见为火，则不可不有以泄之。然此方虽曰"左金"，实亦"辛以发之"，非徒逆以制之。

黄连六两，姜汁炒。黄连生于阴崖穷谷之中，得水石之气而生，大抵抑阳伸阴，味苦善降。其在心，则能泻君火而兼燥脾土之湿热；其在肝，则能泻相火而兼发肾水之邪热。此方中炒以姜汁，复佐之以茱萸，所以引之专入于肝，以泻肝火，而平其怒，非"用以泻心火，实泻其子"之说 吴茱萸一两，盐水泡。茱萸性热，而其辛能散郁，苦能降泄，能引热以下行。泡用盐水，益所以引之就下，而解热结。辛味归肝，合黄连以入肝，则黄连以平其热，茱萸以散其郁，而木之生气直遂，木之郁热自平矣。且茱萸能燥脾湿，消食积，去积冷，祛肾寒，实补肝药，非伐肝也

水丸。

阳气之郁而不伸，则为火。火郁于清寒，则实而胁痛谓肺金抑之于上；火郁于湿土，则酿而作酸此脾湿过之于中；火郁于沉阴，则急而筋疝此肾有寒气而郁之于下。湿火交郁，伤于肠胃，则流而肠澼此谓痢疾，火郁实盛，则痛，且噤口；阳郁而愤，愤则为邪，故苦以泄之，辛以发之，使肝气得其和平，而郁之者亦散郁之者即清寒湿热之类，而连、萸之辛能散寒，苦能燥湿也。以平郁热于左，故曰"左金"云尔凡郁皆金气，此以治左金。

泻青丸 钱仲阳

治肝火郁热不能安卧，多惊多怒，筋痿不起，目赤肿痛。肝火性动，故卧则不安，且卧则肝气愈滞；肝不足则惊，肝有余则怒；风木无恒，乍惊乍怒，热则筋缓，故筋痿不起，其尤盛则有瘈疭矣；肝开窍于目，故风热上走空窍，则目赤肿痛；肝火有血热，鲜身热，其或作烦热，则在亥、丑、寅时。

龙胆草苦、寒。色青碧，入肝。主泻相火，除下焦湿热，定肝胆虚邪，亦能上行，去赤睛胬肉 山栀炒黑。此泻三焦火。三焦亦少阳也，且以除烦躁 大黄酒蒸。此泻脾胃火，然肝火未有不乘于脾胃者 当归酒洗。肝火郁则肝血必耗，肝血足则肝火自平。故当归以补润肝木，而萃其阴血 川芎以行血中之气，而散其郁热，且上行头目 羌活升阳散火 防风以助羌活

等分，蜜丸蜜亦能缓肝木而平相火，竹叶汤下竹叶升阳而散郁火。

热而不能安卧，多惊多怒，此肝火内烦之症火郁于肝，未涉他经，未乘他脏，其筋痿目赤，亦肝自病。肝火自郁，从肝而泻之不用黄连而用龙胆草，龙胆草质轻，泻虚火，且有升散之意；黄连质重，以降泻实火。然浸及心脾，故自心脾靖之肝木传子则及心，如卧不安，惊怒亦心病，故栀子泻之；肝木乘土，则入胃，不安卧亦脾胃病也，故大黄泻之；此肝不足也，故补之正不足而后邪得而郁之，故补用归、芎，所以裕其生气之本；亦肝有余也，故散之郁而为火则邪有余，故散以羌活、防风，所以达其生气于上，散之正所以补之也升散正所以补肝，且散邪即所以补正。此方若无后四味，则前三味不成方矣。

龙胆泻肝汤 《局方》

治肝胆实火湿热，胁痛、耳聋、胆溢、口苦、筋痿、阴汗、阴肿、阴痛、白浊、溲血。此言实火，火势盛也。热多挟湿，肝

胆无湿，然肝居近肾，则肾水之邪热从之，不为血而为湿也。口苦有心火，有胆火，胆火上溢而口苦，其苦不可耐。肾虚耳聋，胆热亦耳聋，少阳经脉络耳，其聋不鸣，其热为实也。厥阴脉络前阴，肝主宗筋，筋因热缓故痿，热故痛。热挟湿故肿汗。肝热而肾失闭藏，则有白浊，且或血自溺出。

龙胆草酒炒　黄芩炒。亦能泻肝火，但比黄连为轻缓　栀子酒炒。热挟湿，则流于三焦，故宜用栀子　泽泻泻肾湿　木通泻小肠湿　车前子泻膀胱湿。此三味皆合栀子以行湿，而亦即所以泻火　当归酒洗　生地黄酒微炒。此二味以补肝滋阴，为去肝热之本　生甘草用生草所以资其生达上行之气，以缓肝而散郁热也　柴胡拔肝胆之生意于至阴之下，而升之于上，以舒阳气，散阴郁，则热可自散，湿可自行。此方当以此为君，非分以龙胆草行肝，柴胡行胆也

泻青丸所治肝热，其热虚，方意多在升而散之，以达其郁川芎、当归、防风、羌活，补肝之升散。此方所治肝热，其热实胁痛、耳聋、胆溢、口苦、阴汗、阴肿、阴痛、白浊、溺血，皆有实热，不只于不能安卧，多惊多怒，且热郁生湿，方意多在降而泻之，以泄其热黄芩、栀子、泽泻、木通、车前，皆所以行湿而泻火。然补以归、地，升以柴胡，则所以达其郁者，亦已备矣龙胆草、生甘草，亦有升散之用。

东垣去黄芩、栀子、甘草，以专治前阴热、痒、燥、臭，用意甚佳。又一方除当归、生地、木通、泽泻、车前，加人参、五味子、天冬、麦冬、黄连、知母，以治筋痿挛急，口苦爪枯，亦兼治前症，意在补肺以平肝，且兼去心肾之火。

莲子清心饮《局方》

治忧思抑郁，发热烦躁，或酒色过度，火盛克金，口苦咽干，渐成消渴，遗精淋浊，遇劳即发，四肢倦怠，五心烦热，夜静昼甚，及女人崩带。

按：诸火皆总于心，未有他经热而不涉于心者。七情皆生于心，未有伤七情而不动心火者。而七情之郁，忧思为甚。至于酒则助相火而并动心火，故神为之昏；色则由心火而遂动相火，故精为之泄；诸火合炎，则水亏而火独炽，气血皆伤，烦躁并作，上烁肺金，下煎肾水，上则口苦咽干，下则遗精淋浊。气血皆虚，故四肢倦怠。五心者，手足掌心及心窝中。足掌心，涌泉穴，肾经所始；手掌心，劳宫穴，心包络经所荣。心肾皆火，水涸血枯，故五心烦热。遗精、淋浊，皆火烁而肾水不能闭藏，不劳则暂静。偶有劳心劳力，则皆触动其火。劳心动君火，劳力动肾火。肾为作强之官，夜得阴气故暂静，昼则阳盛故热甚。此皆阳气偏盛，不得谓为阳虚。谓阳虚者，非也。妇女崩中，亦多由七情、酒色，但其伤归于冲任，则为崩中，亦阳盛逼阴之故。女子崩中，亦犹男子之遗精、淋浊耳。带下有白带，有赤带，亦犹男子之赤浊、白浊，以其稠黏而下如带，故谓之带。又带脉束腰一周，所以提举下焦，而升达其气血，带脉虚而不能约束，则阳气陷而湿热下流也。

石莲肉五钱。即莲子之坚老者。今广中有石莲子生树上者，此大苦，不堪用，匆误用也。莲子生于水，而实于上，其中药①复本上而向下，其壳黑，其子赤，其肉黄白，其薏青，其味甘而苦涩，以入水则沉，以入卤则浮，其能交心肾可知，敛心神，泻心火，固肾水，藏肾精。此以为清心君药　茯苓三钱。宁神固精，安魂定魄，渗湿利水　人参三钱　黄芪三钱。壮火食气。故参、芪以补气，非补阳虚而泻火之谓　柴胡引肾水之清气而升之，以散上浮之火　黄芩炒。以上皆三钱。泻妄火之上浮而下之，以清金而生水　麦门冬二钱。火烁肺金，故麦门冬、地骨皮皆以保肺　地骨皮二钱。补肺清金，而下生肾水，以靖相火　车前子二钱。甘、咸。能补肾气，而澄治水中

---

①　薏（dì 的）：古代指莲子。

之邪热浊湿　甘草炙，二钱。助参、芪以补气

空心服。

此方以清心火，而无泻心火之药，以心自生火，可安之而无可泻也。火伤气，参、芪、甘草以补之；火烁金，黄芪、麦冬以保之；火逼水，地骨、车前以清之，皆止火之为害，而非治火。惟莲肉、茯苓乃所以清火，而敛而安之，盖心君不妄，则火静而阴阳自平。如弊政除而民害自免，民气自平，余则加意焉以苏其尤困者耳治心火之药，可参"心部"求之，此不尽复录也。

导 赤 散

已见"暑部"，治心火遗于小肠，溺赤淋痛，面赤狂躁，口糜舌疮，咬牙口渴。此心火自病，而未涉他经，未乘他脏者，然此有外火以动内火，非徒自内作者。

热下遗而溺赤淋痛，热上逼而口糜面赤，热中都而烦渴狂躁，此心火内炽之症小肠有热，亦只是心火自病。心火自郁，从心而泻之导赤自小肠而下，正所以泻心，自下导之木通、甘草稍，自上散之淡竹叶，滋肾水以济之，所以平其心也此所治与莲子清心饮大异。

伏 兔 丹 《局方》

治遗精白浊，及强中消渴。遗精之症，有因劳心过度，心不摄肾而遗者；有思欲不遂，致精失位而遗者；有色欲无节，滑泄不禁而遗者。此其病在肾，而其过则皆在心。心君妄动，而相火因之，肾水受伤。不能复为闭固矣。其或有少壮气血旺而未定，久无房事以满而溢者，则又不足为病。浊有赤白，白浊伤气，赤浊伤血，然皆由心火之妄致之。而相火以见病于肾，鲜见有虚寒者。强中消渴，亦肾水亏而心火亢也。

菟丝子十两。甘、辛，平。无根而荣，藤蔓繁衍。甘辛能补润命门之火，以续绝强精；实能上通心气，以靖其无根之妄火。故治遗精者，以此为君药　五味子八两。酸，温。补敛肺金。其核苦辛，形似于肾，故能下行生水，而坚肾润命，且能涩精固气也　石莲肉三两。泻心火，敛心气，以交心肾，亦能涩精　白茯苓三两。安心神，渗湿热，亦能通心于肾，以清水火　山药六两。健脾去湿，亦能防水涩精

菟丝子用酒浸，其浸过余酒，煮山药糊为丸。漏精，用盐汤下咸以泻肾之湿热；赤浊，灯心汤下淡寒以泄心经血分之热；白浊，茯苓汤下以泄心经气分之湿热；消渴，米饮下和脾胃之气，以平水火，使心肾交于黄庭。

心君妄则有火，安则无火。故君火无可泻，非外淫也。故坚肾水即以济心火，心火安则相火亦安，此方补而有泻谓茯苓能渗邪水，勿以过于敛涩疑之。

金锁固精丸

治精滑不禁。此心火炎上，心神飞越，不能摄肾，相火无依也，然亦有寒者。

沙苑蒺藜炒，二两。苦、咸，平。坚肾益精，而能泻邪湿，主治虚劳及带浊、遗精、痔漏、癥瘕，明目　芡实蒸，二两。甘、涩，平。生于水中，结实于上，能交心肾，固水益精　莲须二两。苦、甘、涩，平。其涩味尤重，轻而上浮，收心之散，而泻其妄火；苦而下沉，以坚肾水而止其妄泄，能交通心肾，敛固精神，安靖梦寐　龙骨酥炙，一两。敛心神之飞越者而安靖之，以潜于深渊，故能涩精固秘　牡蛎盐水煮一日夜，煅粉，一两。敛肾水之清微者而上升之，以成为血气，故能安神去妄

莲子粉为糊丸莲子亦交通心肾而涩精安神者。盐汤下。

火生于木，火盛木焚，阴阳之道浸长阴阳消长，其几甚微，常始

于忽微，而终则至于相反、相贼，是故"载营魄守一①无离"，长生久视之道也。众人不能魄魄相守，精神内固，而不纷驰，养生家之大旨。既有所营，不能无伤，营营不返，魂与魄离，神不守形，精且内耗此所谓心不摄肾也，真阳不居谓相火，精滑无禁矣致精滑者，火之为病，然精滑而不能禁，则其下固虚寒矣。至于精滑而求止之，末也。然培养得其道，亦不无助焉。此方皆水物也惟沙苑蒺藜不生于水，然生自沙苑，得金水之气，血气类也谓龙骨、牡蛎。而有各正性命，保合太和之意焉莲、芡、蒺藜皆结实坚固，而性味收涩，龙骨、牡蛎又皆有收敛归藏之意。利贞之守也，体物精矣味能养化，亦可使心不妄营。

珍珠粉丸 洁古

治思欲不遂，相火不居，致精失位而妄遗者。

黄柏以靖相火而安之水中　蚌蛤粉以靖君火而下交于水。雉入水为蜃，雀入水为蛤，而蛤有离象，是水火之交也，铅汞之守也。且蚌肉视月盈亏，得真阴之精，而此用其壳，则有保固真精之意焉。

水丸。

积想成淫，其伤甚于交媾，宜服此以靖之固精丸治忧思之过，心火上而不下者，过专在心。此方治积想成淫，心火下而不上者，二火交煽，以动其精，故此方以铅止汞之道也。

定志丸 《局方》

本以治目不能远视，亦治健忘。丹溪用之以治精滑不禁。

远志二两。通肾气于心　石菖蒲二两。水石之英，用以开通心气，所以使之澹定从容，有以泛应，而不胶滞于一物　人参一两　茯苓一两。交

---

① 守一：道家修养之术，谓专一精思以通神。语出《庄子·在宥》："我守其一以处其和，故我修身千二百岁矣，吾形未常衰。"

心于肾，目之不能远视，心不足而神短也。故人参、茯苓所以补心，而非心肾交通，则心神易散，故远志以通之，用石菖蒲所以达之于目也。心神足而能达于目，则视能远矣。丹溪用以治遗精，为想存于色欲，以致心神不守，则志之不远故也，故宜补心定志

蜜丸，朱砂为衣朱砂亦以镇心安神。

相火从令于心，心涉想而成结，是火有偏照，而明以不足；水以偏注，而阴亦受伤也肾水又随相火之动，而偏泄不能禁。故注想而致精遗者，阴阳并伤，从心以治之，使神不失守而已张子和用此方去菖蒲，加茯神、柏子仁、酸枣仁，酒糊丸，姜汤下，用以安魂定魄。此亦可以识古人加减之法。

桔梗汤 《金匮》。今人谓之甘桔汤

治少阴咽痛喉痹，及肺痈吐脓，干咳无痰，火郁在肺。亦治心脏发咳，咳则心痛，喉中介介如梗状。少阴，心肾二经也。心脉挟咽，肾脉循喉咙，而心肾合化少阴君火，故二经火炽，则病咽痛。咽痛嗌干，咽肿颔肿，舌本强，皆属君火。君火势稍缓，惟喉痹则属相火，相火势益急。《内经》言：一阴一阳结，谓之喉痹。[①] 一阴者，足厥阴肝，手厥阴心包；一阳者，足少阳胆、手少阳三焦。肝脉循喉咙之后，上入颃颡；胆脉虽不行于喉，而与肝相表里，故二经火炎，则结而喉痹。胆及三焦，皆相火也。此以咽痛、喉痹连，以此汤可兼治君、相之火耳，非以喉痹亦属少阴也。肺痈者，热结于肺，血以凝滞，血酿成脓，壅塞肺窍，吐如米粥。其症咳而胸满振寒，咽干不渴，时出浊唾腥臭。方其始作，可治以此汤，浓煎急饮，使满而吐，吐浊唾至尽，则痛亦随愈。此方本君甘草而佐以桔梗，若如今人轻用甘草，又且二味皆不过

---

① 一阴一阳结谓之喉痹：语出《素问·阴阳别论》。

数分，则安能使之吐而愈疾也？肺痈与肺痿不同，肺痈属之热，肺痿多属寒，故仲景治肺痈以甘草、桔梗，而治肺痿以甘草、生姜。今人多以肺痈、肺痿同类言之，亦误矣。肺痈初起可治，以外有振寒而内不渴，则邪束于外，内热未深，故桔梗散之；若热深已成脓者，则治之为难。或不得不酸以补肺，苦以泄逆，而胜之以寒矣。干咳无痰，肺气郁热也。以非滞血，则不为痈耳。咳而心痛，喉中介介如梗，此心火上冲，肺痒而咳，其火在心不在肺，其热上冲于喉，故喉中介介如梗，此亦咽痛相类，但其火更缓。要之，此方所治皆在肺部咽喉之间，此其为火邪，皆内热已盛而上逆，而外淫又遏之，故皆用桔梗也。

甘草生用，二两。当今六钱六分六厘。益胃气而输之肺，生用能散火解郁　桔梗一两。当今三钱三分三厘。苦能泄肺火而下之，辛能泻肺邪而发之，然苦胜于辛，其用多主于降逆气而清肺，以其性轻虚上浮，专入肺部及膈上，咽喉之疾，多用桔梗，如此方是也。今人每谓桔梗载药上升，为舟楫之用，则是桔梗只为引经上行之药，而没其降热祛邪之功矣，不亦谬乎。如此方只甘草、桔梗二味，生甘草自能上升入肺，何劳桔梗之载？而此方若无桔梗，则甘草又岂独能有治咽痛喉痹、肺痈干咳之功乎

此治火郁于上焦之上者。肺处上极，并于咽喉喉自肺而下，以通于五脏之气，咽循肺而下，以达于三焦之道。诸经有火，皆上逼之，至肺而极咽痛，心、肾火也；喉痹，肝、胆、三焦、心包火也。肺痈，心火、胃火也；干咳、心咳，亦心、胃火而专伤气分，其津液枯者。凡肺本无火，肺之有火，皆诸经诸脏之火，逼而烁之。然莫或遏之如清寒外束，莫或助之如酒色内伤，则其火不郁。郁而有火，不伤于肺，则伤咽喉肺虚则行于肺内，为肺痈、肺咳，肺气犹实而不受，火则行于肺外，为咽痛、喉痹，然在脏腑则入肺，在经则上结咽喉也。故甘草以补土生金，且能泻火；而桔梗以降逆祛邪内降逆气，外祛寒邪。君甘草者，火气方急，平之以缓也，且正足而后邪逆可平仲景方多君甘草，而后人只以甘草为药奴，

即如此方，或用等分，亦失仲景之意。海藏有此方加味法，亦多未甚当，故此皆不录。

利膈汤 《本事方》

治脾肺火热，虚烦上壅，咽喉生疮。

按：脾之有火，以脾虚生湿，蒸郁而成火。肺之有火，即脾胃之火上膈而熏蒸于肺也。抑或轻寒外闭，栖于皮毛肌肉之间，则脾肺亦因而郁热成火。脾之上，肺之下，则膈间也。脾火上行，故胸膈虚烦上壅，其火本虚，故为虚烦；其上壅膈间，则又似实矣。虚故宜补，壅则宜散。太阴脾脉，挟咽，连舌本，散舌下，故咽痛生疮，此虚热壅膈间，故以利膈为治。

甘草生用 桔梗病在膈上，肺部咽喉之间，故亦用甘桔。其热上冲咽而不专结于咽，故有加味，其方内用人参补中，故甘、桔可等分 人参虚烦则非实热，补虚而烦自息，且必为补之，而后可以散之 牛蒡子辛寒上浮，功专泻肺，去热散结，且能解毒，治疮消肿 薄荷辛寒以散外束之寒，解内郁之热，且能清咽利膈 荆芥除风湿，去壅热，清咽膈间之热 防风此引肝气以疏脾湿而升散，等分为末，每服二钱

以此治脾肺火热，虚烦上壅，与治心火上盛，中焦燥实者不同凉膈散所治烦躁、口渴、目赤、头眩、口疮、唇裂、吐血、衄血，其火为实盛之火。此汤所治止于虚烦上壅，咽痛生疮，则其火只虚妄之火也。故凉膈散以咸寒折之，以苦寒泄之，此汤以辛凉散之薄荷、牛蒡子，以甘凉补之甘草、人参。治症视病之轻重，为用药之轻重。喻嘉言谓此方不用苦寒下降之药，而用辛凉，为较胜于凉膈散。抑何其不审轻重欤，此以虚烦上壅而咽痛生疮，与治少阴咽痛、喉痹、肺痈不同。少阴咽痛，火虽由少阴，而热结在咽喉；喉痹火虽由少阳，而热亦结咽喉，肺痈、干咳则热结在肺，皆结热也。此汤所治虚烦上壅，则热壅在膈间，但虚焰上冲，而咽痛生疮耳，非结热也，故桔梗汤专自肺间治之咽喉亦附在肺间。此汤兼

自脾为补之散之人参补之，防风疏之，牛蒡子、荆芥、薄荷散之，所以去上壅也。火在膈上，多宜升散，即凉膈之用薄荷、连翘；桔梗汤之用桔梗、生甘草。及他方有用元参、二母者，亦未尝非升散也。其或津枯则宜润之，气少则为敛之，实热则兼为降之泄之，虚热则兼为补之敛之，必无可专用辛热者。俗医谓"实火宜升散，虚火宜用姜、附辛热之药，过用寒凉，则病反甚"。夫寒凉固不可过，然姜、附岂所以治火？即如此所云虚烦上壅，壅则似实矣，而用人参，用人参则似火属之虚矣，而药多升散，其果虚乎实乎？治膈上之火，而兼用姜、附者，诚亦有之，如半夏泻心汤、附子泻心汤之类，然以其寒热交并，痞塞不通，故兼而用之，要亦必主以芩、连，而未尝专用姜、附也。若咽喉生疮，亦有可用桂、附者，则又必肾水不能制火，而命火上炎，直冲咽喉，故可用八味地黄丸以大补其肾水，而引火归元，亦非专用桂附以治火也，故此曰"利膈"，可以知其立方之法矣。

元参升麻汤 《活人方》

治发斑咽痛。

按：发斑多由胃热，而咽痛则太阴、少阴、太阳皆有之。要之，诸热莫盛于阳明，即咽痛亦自阳明而上膈，胃腑膈上之郁热，总可以此汤散之。

黑元参本补肾水之药，而其气味腥香，能游衍清润之气以上升，散胸膈间浮游之火，故能治阳毒发斑、咽喉痹痛诸症。为治虚火上浮要药　升麻升达胃之阳气，以布之膻中，而散其阴郁　甘草生用补土而能清金，泻火解毒

等分，煎服。

此专主升散胃火而清膈上之热。

犀角地黄汤 《济生方》

治伤寒胃火热盛，吐血、衄血、嗽血、便血、蓄血如狂，漱水不欲咽，及阳毒发斑。

按：衄血自肺循喉而出；吐血自胃循咽而出。胃火自盛，逼

其经血，则吐有盈碗盈盆者，阳明血气皆盛也；或有热气旁溢，逼血入于肺窍，因痒发嗽，而血自嗽出者；又有痰血相裹，积于肺窍，咳之咯之而后出者。其逼而下行，则有便血；其热甚血瘀，则为蓄血；瘀血在上焦，则善忘；在下焦，则如狂。善忘者血不为心用，如狂者热不得伸也。其为血不同，而血症同，总为胃火热盛，而逼伤阴血之故。伤寒有然，非伤寒而为血症，亦无不然，血症固未有不由火盛者。漱水而不欲咽，漱水以解口燥，然不渴故不咽。凡火热伤气则渴，火热伤血则不渴，血固水也。发斑者，热毒蕴于皮肤，而不能外越，则并伤于气血，而发为斑疹。赤色成纹为斑，其热重；赤色成点为疹，其热稍轻；其在杂症，则有淡白色者；或因于寒湿，其赤色者，乃属火热；若色紫黑者，则热极胃烂，多不可治。在伤寒症不当下而下之，则热邪乘虚入胃，而有发斑；或可下不下，热邪留胃，亦有发斑。总之，皆胃热伤血，可散火而不得发汗，勿重虚其表；可降火而不可攻下，勿重伤其里可也。

生地黄一两半。滋水以济火　白芍药一两。敛阴以平阳　牡丹皮三钱半。泻血中之伏火以养心血　犀角尖三钱半。苦、酸、咸，寒。苦泄火，酸敛阴，咸软坚。犀之为兽，恒喷血呕血，而其角为精力所聚，用之能止诸血，亦犹蚕以风湿僵，而僵蚕能治风湿。牛以热病黄，而牛黄能解痰热，皆还而相胜也。故犀角能解心肝胃之火

每服五钱。

热甚如狂者，加黄芩一两。方中皆血药，如此以泄气分之火

因怒致血者，则加栀子五钱。七情皆由于心，栀子以解心烦，柴胡五钱。怒气逆于肝，柴胡以解肝胆之郁。

此以治热伤血分之大概。凡火盛必滋其水，阳胜必敛其阴，妄动必安之使静，逆上必降之使下，此自然之理。火在气分，有宜升散者；火伤血分，血已逆矣，必无可升散者。而或谓血症不

宜遽用寒凉，抑何谬也！但寒凉须对症耳。

槐 花 散 《本事方》

治肠风脏毒下血。

按：肠风，俗名也。大便出血，多由于火，非由于风。大抵浓酒炙肉，热伤于胃，不逆而上，则逼而下，血伤于热，因而下血；或则劳役伤血，因而下血者，亦有之；又或者因外寒、清燥、湿气，抑遏其阳，郁以成热，不能上越，逼而下流者，亦有之。要其症亦总由于胃热，胃热下流，则二肠亦热，而大肠为燥金，尤火热所喜乘而伤血者，非由时行外淫，故其症异于痢。由胃而下，病不专在大肠，血自肠中与大便同出，非由大肠，热聚肛门，伤而成痔，血自痔孔出，故其症亦异于痔。其火热之伤，近而即发，则血鲜色红；久积而发，则血瘀而黑，或分色鲜为热，色瘀为寒，非也。先血后粪，伤在大肠；先粪后血，伤在胃及小肠。或谓风邪淫胃，为肠风；湿邪淫胃，为脏毒，亦非也。

槐花炒。苦、寒。色绿入肝，而能去血分之热，体轻入肺，而能泄气分之逆；苦能坚肾水而平相火。大肠，肺之腑也，故此用以清大肠之火　侧柏叶杵，生用。苦、涩、微辛。平肝火，靖血分之热　荆芥穗炒黑。散血中之风热、湿热，且炒黑能止妄血　枳壳炒。以宽肠胃而行结气，且能敛阴，又此于血分药中，加气分药，气为血倡也。《局方》无柏叶、荆芥，加当归、黄芩、防风、地榆，酒糊丸，名槐角丸，治同。东垣除柏叶、枳壳，加当归、川芎、熟地、白术、青皮、升麻，名当归和血散，治湿毒下血。又《经验方》单用槐花、黑荆芥，亦治下血。数方皆可选用

等分为末，每服三钱，米饮下引以下胃肠也。积久不愈者，宜加补气生血及升举之药，如人参、黄芪、当归、白术、甘草及葛根、升麻之类。

本方皆肝药，肝藏血也。肠血之病，固由肠胃伤热，然热伤血分，则是下焦之热，引动相火，肝木侮金乘土金，大肠；土，胃，

而肝血不藏也。槐木，水也，槐花靖胆火槐色黑，槐花色绿，入肝肾水以靖胆火；柏木，金也，柏叶平肝木柏色白，柏叶青赤，入肝肺，金以止肝血。而清微澹宕①之意，自足以升提而上之，以撼其胃热花叶皆轻而在上，能舒散者，以治脏血，其意可师矣。

秦艽白术丸东垣

治痔疮、痔漏有脓血，大便燥结，痛不可忍。

按：痔之为病，独责阳明。阳明大肠，燥金之正化，主收敛万物，而出其糟粕，以肃清腹中之治。然居于下极，则藏垢纳污。凡湿热之气下流，则其毒皆聚于大肠，而清燥之令，有不得行者矣。是故浓酒、炙煿之味，其热不留于胃，则必留滞大肠，劳役、暑湿、风燥，久而不发，乘虚下溜②，亦每积于大肠，以大肠污秽所行，而其气则主收敛也。若重以醉饱入房，则相火并动，凌烁燥金，而大肠大伤矣。更有末俗不肖，而受人鸡奸者，则受他人之相火，以积毒大肠，此皆痔漏所由也。痔有内痔，有外痔，有有孔而常流脓血者曰"漏"，有肠头结而成块者曰"疮"，有成块突出而下垂者曰"悬痈"。悬痈者，近篡间，湿热相火所交注，下极之极也，有痛不可忍者，有痒不可耐者。李东垣曰：肠头成块，湿也；作大痛者，风也；大便燥结者，兼受大热也。

愚按：风火合并则痛，其火稍轻而肝风势盛则痒。风非外入，肝木即风也。东垣谓痔为"湿、热、风、燥四气合邪"，然愚谓此所谓燥，乃以火烁而津液枯，非大肠燥金之燥。

秦艽一两。苦、辛，平。疏风去湿，养血荣筋，治酒毒湿热，且其根有两胯之形，能去二阴间湿热　归尾酒洗，一两。用尾欲其下行以润大肠，且

---

① 澹宕（dàndàng 旦荡）：恬静舒畅。
② 溜：原作"究"，据光绪本改。

行积聚之瘀血　桃仁研，一两。苦、甘、辛，平。滋润而能破积去瘀。李东垣曰：秦艽、归尾、桃仁，润燥和血　白术一两。李东垣曰：白术之苦，以补燥气之不足。其甘以泻火而益元气。愚按：白术苦能燥湿，上三味旁以润燥，而此又欲补其燥何也？曰：补土生金，使金足而能肃清，是则正燥金之燥也　枳实麦麸炒，五钱。苦、酸、微辛。破逆气以行秋令，且能敛阴。李东垣曰：以白术甘寒泻火，乃假枳实之寒也　皂角仁烧存性，五钱。甘、咸、辛，温。壳实黑坚，仁色青绿，是能入肾肝之地，以祛风、软坚、润燥，且入大肠而除其结热　地榆三钱。苦、酸，寒。坚肾除热，泻肝去瘀，敛大肠之阴，此真所以补其燥　泽泻五钱。李东垣曰：使气归于前阴，以补清燥，受胃之湿邪也。按东垣之说，谓醉饱入房，酒热留著，忍精不泄，流注篡间。前阴之气归于大肠，木乘火势而侮燥金，火就燥则大便闭而痔作。故此用泽泻，言使气归于前阴。愚谓：痔之作，亦不必尽由此，而泽泻自能去肾部之邪湿、邪热，且合白术则可泻胃中之湿邪以下行，由膀胱而竟达前阴，使大肠得遂其清燥，是则所以补大肠。其说未尝不可通

面糊丸。

本方除白术、枳实、地榆，加苍术、黄柏、大黄、槟榔、防风，名秦艽苍术汤，治同此。盖因肠头成块，大便燥结大痛者，火邪为多，而湿亦重，故用苍术燥湿，黄柏、大黄去火，而兼以槟榔、防风，除风破结气也。

本方除皂角仁、枳实、地榆，加防风、升麻、柴胡、陈皮、大黄、黄柏、红花、炙甘草，名秦艽防风汤。治痔漏大便时疼痛者，此为肠头不成块，而有孔常漏脓血，便时乃痛，其痔稍轻，但大肠积热，阳气随胃气而下陷，故升提其阳，而荡涤其热也。

又方用秦艽、羌活、防风、麻黄、升麻、柴胡、藁本、细辛、黄芪、红花、炙甘草，名秦艽羌活汤。治痔漏成块下垂，而大痒者。此则阳气下陷，而其热尚虚，故全用风药升提，且为补其气。

又用本方除地榆，加大黄、红花，名秦艽当归汤。治痔漏大便燥结疼痛者。此即痛不止，便时而结热尤甚。故加大黄、红花以荡热活血。

此皆东垣方，具录之以见大法。

痔瘘当责湿热，而东垣兼言风燥，谓湿热下流，燥金受烁，金气不足，而肝木乘火势以侮之，则大肠重伤。肝木，风也。湿火盛而血液伤，则金气不清而燥矣此所谓燥者，以血枯涩言。大抵痔病，酒伤者为多，而外淫积热次之，色伤亦益触之。治之以润剂，所以清金而去火也。大肠润而金气清，风湿亦退听矣。其或火盛则荡之，阳陷则升之，则惟其所用。要以润之为主，仍主去热邪也。

柏叶汤 《金匮》

治吐血不止，气血虚寒。

按：吐血皆由火热，安得虚寒。此云"气血虚寒"者，以吐血不止而致气血虚寒，非有气血虚寒而吐血者。吐血不止，则何以致虚寒。曰：去血已多，则血虚矣。血、气犹夫妇也，血失过多，则气亦游散，而气虚矣。气血虚则谓之寒。妇人于胎前多实热，产后则虚寒，亦犹是也。气血虚寒则何以仍吐血不止。曰：血虚则不复能归经，而妄行出路；气虚则无以率血，而使之归经，故不能止。此其脉必沉微，或浮洪而沉则不见，不但弦芤而已。人每言吐血有虚寒，宜用姜、附者，吾特为举此方以实之。

侧柏叶三两。当今一两。色白属金，性喜向阴，而叶侧色青，其茎色赤，故能引肺气以平肝木。味涩敛阴，味苦降火，平相火而止妄血，使血得以归肝　干姜三两。当今一两。辛味补肝，而助益阳气。干姜则守而不行。所以使血得有依归。治吐血用干姜热药，于此见之，然必合侧柏叶、马粪之寒凉用之，未闻其专用辛热以治血也　艾三把，连梗。性温，扶阳，而味苦能降，坚肾润命，暖胃燥脾，皆所以生气血之本，故安胎者亦必用之。此因气血已亏，故用此治其虚寒，且苦以降之，能使血不上涌也。则何不用参芪？曰：参、芪升提，此未可用　马粪汁一升。当今三合有三。凡粪汁皆苦咸大寒，能补心泻火，破结解毒。而马为火畜，故用其粪汁，尤能使妄火不浮，

而妄血因之下顺，为君药也

合煮服。

阴阳之道，相胜而实相依，故气消则血死，血尽则气亦不能复存。凡失血之久者，不惟血虚也。人生阳也，生之所撰，气阳血阴，其合而来伸，则气血皆阳；其离而游散，则气血皆阴。是以吐血不止，则有虚寒。此之虚寒，非可峻补桂、附补阳，则阳胜阴消，且热而益增血妄；归、地补阴，则无以复阳气，而失道之血终失所依。即如用参、芪，亦只可补其中，而终不能使外溢之血复其故道，欲折之以寒凉，则妄血未可强止，而中已先竭矣。故无可峻补也。姜、艾以复其中之阳，守而不走干姜及艾，皆守在中下以补虚寒，惟其守而不走，故不至助血妄行，且艾能养阴滋血，其苦热能引热下行也；柏叶以引其妄行之血，使复于肝柏叶上荣，而苦能降泄，且专行血分，故能引上涌之血以复归于下；马粪汁以君之，顺以下行，以除妄热或拟用童便代之，亦无不可。气可复而血亦安，古人之用物精矣，虽曰治虚寒，要以泄热为主也。

活血润燥生津汤 丹溪

治内燥津液枯少。

按：此所谓燥，实火炎水干，其过在火，非阳明燥金之燥，气息清寒也。故丹溪别之曰"内燥"。然内燥亦有不同：如血气虚寒，精神愁惨，以致气滞不行，血涩不荣，而四肢倦怠，肌肉敛缩，毛发枯萎，此则燥金之燥，宜补其阳，所谓宜"治以苦温，佐以甘辛"者。若夫火炎水干，津液枯少，至毛发焦萎，皮肤皲揭，此虽同归于燥，而所以燥则由于火，治之宜滋其阴，此方可以主之。然治火而非治燥也。

当归一钱半。活血润燥之主　熟地黄一钱。不用生地用熟地，安靖以厚滋肾阴，使膏泽积厚，又所以为生血之本　白芍药一钱。火盛阴亏，为敛其阴，且当归辛行，恐其过散，故熟地以靖之，白芍以敛之，为之节焉。又上以补肺，使不受火伤，中以和脾，使脾能滋血也　天门冬八分。清金以生水　麦门冬八分。保肺以宁心，肺处上极，金气本清燥，而实为下生津液之本，火盛上炎，肺必受伤，故二冬以保肺清金，使能生津液也　瓜蒌仁八分。以润肺燥，且能泻火泄逆，而除上焦之垢腻　桃仁研，五分。助当归以活血行血，且润心肺　红花五分。去瘀生新

　　此亦以治火炎伤血之症，然血不外溢而内枯者，水本不足，而火烁肺金，金不能生水也无吐衄、咯血、脏血之症，其热不在血分，而在气分，但阴阳偏胜耳。不降其火而滋其阴，保金生水，以所平之火，非实火也以非实火①，故不用芩、连之类，阴血滋而阴阳平，则火自息也。

清燥养荣汤

　　治火烁肺金，血虚外燥，皮肤皴揭，筋急爪枯，或大便风秘。

　　按：此与前症相同，而言外燥者，以燥在荣分，血不荣于经脉，而皮肤皴揭，筋急爪枯，故言"外燥"，实亦非六气外淫之清燥也。大肠风秘，亦非风也，大肠之津液枯竭耳。肺合皮毛，故火烁肺金，则皮肤皴揭；肝主筋及爪，故肝热血燥，则筋急爪枯；大肠肺之表，故肺火则热遗大肠。此火之已伤于血者，但其阴不足，其血自枯，而不妄溢于上耳。

　　当归酒洗，二钱　熟地黄一钱　生地黄一钱。用熟地而更用生地，以去荣分之热而滋其阴也　芍药炒，一钱　黄芩酒炒，一钱。皮肤皴揭，则肺火盛矣，故黄芩以泄之　秦艽一钱。筋急弧枯，故秦艽以养血荣筋。且以去大肠之燥结　防风五分。以升散肝火，且能舒筋　甘草五分。以缓肝急，以平阴阳

----

① 以非实火：原无，据光绪本补。

火炎于内，而内液枯少，保肺为急，且清金即以生水而胜火

也以活血润燥生津汤所治也。火气外越，而荣血枯竭，养荣为重用生

地、秦艽而导以防风，使行于荣也。又降泄其火，乃以保肺而清血热也

黄芩以泄肺及大肠之火，此症血已并热，故用生地、黄芩。要之，阴虚内

热耳，故以归、地为主。

秦艽鳖甲散谦甫

治风劳骨蒸，午后壮热，咳嗽肌瘦，颊赤盗汗，脉来细数。

按：劳症何与于风，以相火内炎，其火作止无恒，有类于风，

而风木相火同气，治此者亦通用风药，俗因谓之"风劳"。风，虚

象。风劳俗名。命火与肾水并居，而火盛则水亏，故骨蒸。肾主

骨，午后壮热，午后于时犹长夏，正小暑、大暑亢热时也。咳嗽，

火烁肺金，肌瘦，火销血肉，火上炎而颊赤，火逼使津液外流，

而自汗、盗汗。盗汗者，睡而汗出，及醒则止。此心肾不交于黄

庭，水不足以济火，心火之栖于脾者，烁其脾湿而津液自流。脉

数为火，细数为少阴火，肾水不足，而君相二火治之。

鳖甲一两，炙。相火行于肝木，故以鳖甲治之。凡滋肾水以交于心，则

用龟甲，龟以静而灵也。行肾水以靖肝火，则用鳖甲，鳖以动而行也　秦艽

五钱。根作两胯下行之形，而性能养血荣筋，故恒用之以平下极之相火　知

母五钱。清肺金以生肾水，平相火以保肺金　当归五钱。火炎血枯，知母、

当归之辛以润之，所以萃津液而行之肝，肝血足则胆火不独炎也　柴胡一

两。引肾水之精英，以荣于肝胆，而散其郁热难平之相火，达上气以上行，

而内热自散，故治骨蒸者多用之，非驱风之谓　地骨皮一两。清金保肺，渗

湿，止咳，止虚汗，下澄肾水，去邪热，解肌热，靖骨热　乌梅每服一个。

泻肝火，保肺金，敛真阴，清血热　青蒿每服五茎。得少阳之清气，而芬芳

条畅，能舒郁热，散肝火，颇与柴胡之性相类，主治蓐劳虚热

每服一两，汗多倍加黄芪用二两也。方内皆滋阴之药，恐不足以止

虚汗盗汗，故倍加黄芪，以益中气而固卫气也。

阴虚内热之甚，则为劳热骨蒸，俗谓之风劳，实相火独炽，而阴不能辅之，则阴反受烁，阳亦不能自拔，而郁而内蒸也。苗稿则引水以溉之此相火独炽，阴不能辅之故，鳖甲、地骨皮、知母、当归，皆所以引水而溉之，汤沸则揭其盖而扬之此阳不能拔，郁而内热之故，秦艽、柴胡、青蒿、乌梅，皆所以揭锅盖而扬之也。何不熄其火？相火，生人之本，可升而遂之，不可抑而熄之黄芩、山栀、大黄、石膏之类，可以治客火，而此非所用也。何不益其水？滋阴则有以生水，火散而水可自滋不用二地，亦其偶然，而有知母、地骨皮之滋，则二地亦可以不用。

黄芪鳖甲散谦甫

治男女虚劳客热，五心烦热，四肢怠惰，咳嗽咽干，自汗食少，或日晡发热。

按：此言虚劳客热者，言以劳而虚热，非有实火，且非有外淫之客热。五心烦热者，手心劳宫，厥阴心包所荣；足心涌泉，少阴、督脉所起；而心窝心君所居。五心皆烦热，心肾皆虚，而君相二火，合炎不安静也。四肢怠惰者，壮火食气，阴虚而阳亦虚，气不充体，则四肢怠倦。气虚则脾胃不运，火散而不聚，则无以化食，故食少。人入夏伤暑，而怠倦少食，正与此同一理。火炎烁肺则咳嗽，火盛水涸则咽干，此之发热，不独待日晡，其或有日晡而发热者。日晡时之秋火烁金而金不能生水也。

黄芪蜜炙，一两。补胃气充肺气以壮卫气 人参一钱半 甘草炙，三钱半。壮火食气而气虚，参、芪、甘草所以益气，而且为阴血之倡也 天门冬五钱。清金而生水 地骨皮三钱。清金生水，且退骨蒸 知母三钱。清金生水，而平相火 桑白皮三钱半。清金生水，且治咳嗽 白芍药三钱半。此正以补肺而敛气，火炎烁金而肺伤，则无以主气，天门冬以下，皆所以清金补肺，使能主气，且以生肾水 紫菀三钱半。润肺以止咳嗽 桔梗一钱半。降逆气，泄肺热　鳖甲炙，五钱。滋肾水以平肝火　生地黄三钱半。滋肾水以济心火，火盛而阴亏水涸，生地黄、知母、鳖甲、地骨皮，又皆所以滋阴生血，且以平相火　柴胡三钱半。升阳气于阴中，发相火之郁而散之　半夏三钱半。通理阴阳之道路，使阳气不为阴所遏，与小柴胡之用半夏同意　茯苓三钱。通心气于肾，安心神以止妄火而渗肾水，可去邪热　肉桂一钱半。此以行命火之气于肝而鼓舞荣血，然不用当归而用姜、桂，又以方中多寒凉，用此为反佐也　秦艽五钱。活血荣筋，以佐鳖甲

　　每服一两，加姜煎。

　　阴虚甚而内热，内热之甚，壮火食气而气亦虚；火炎烁金，则肺不能主气，而气益虚；肺金受烁，无以生水，肾失所滋，则肾虚而阴益虚。气血皆虚，虚热愈甚。秦艽鳖甲汤，一于滋阴，以阳气未赢而阳偏胜也午后壮热，颊赤盗汗，脉来细数，皆阳偏胜。此汤阴阳兼培芪、参、甘、姜皆以益阳，而尤用意于滋阴保肺鳖甲、天冬、芍、地、知母，皆以滋阴，而天冬、芍药、桑皮、地骨、桔梗、紫菀又皆所以保肺。盖保肺则有以主气，而后阳气可复；保肺则有以生水，而后阴血可滋天冬、知母、桑皮、地骨皆补金即以生水。又升其阳而使之不怒柴胡、半夏，行其阴而使之不慑秦艽、肉桂，使心肾交茯苓可交心肾，而止自汗。自汗者，神不归脾，不寐则烦，而汗液自出，而阴阳道达半夏以达阴阳之道，为气血交耗，而阴阳不相能者之治也。

人参清肌散

　　治午前潮热，气虚无汗。

　　按：午前于时为春夏，春夏固嗣长之时，然阴气不尽无也，而遂有潮热，则亦阴血虚而阳凌之故矣。阴失势为阴虚，阳非时而偏胜，偏胜为邪，故作热。热外骄则中必竭，而阳亦虚，阳虚即气虚。气虚无汗者，汗本阴流，而以阳行，气虚则汗不行，虚热则液涸，故无汗也。非若伤寒，谓无汗当汗，此乃以无汗见气

虚耳。

白术二钱五分　人参二钱　甘草二钱　茯苓二钱。此四君子汤，非惟以补阳，所以调和阳气，使安其分而不至于妄越。其内足者，其外不骄，非以"甘温除热"也　当归二钱。午前潮热，非惟气虚，实亦阴血不足，故以归、芍滋补阴血　赤芍药一钱半。阳偏而气散，芍药以敛之，凡散之为阳，敛之即为阴，非谓敛其阴也。此用赤芍者，以敛血液，使内足而不至以虚阳涸也　半夏曲二钱。半夏以平阴阳，使不相凌侮，用曲者有调剂化气之意，此无痰非以治痰也　干葛一钱半。以升达脾胃之阳，而解其肌热　柴胡二钱。以升达肝肾之阳，而散其潮热

加姜、枣煎。

此虚热在肌肤，故从脾胃为治肌肤，脾胃之合也。四君子、半夏曲皆脾胃药。干葛、柴胡皆解肌热之药，补脾胃以实其虚，解肌以散其热也。虚热作于午前，阴不足而阳先时以逼之此如三四月间而作旱热，是阴不足也，故佐以滋阴当归、赤芍。阳已过矣，不可不为解之，故汤主解肌也。此火始伤气，其症犹浅，失时不治，乃虚羸矣许叔微用此方加黄芩，名人参散，治邪热客于经络，痰嗽烦热，头痛目昏，怠倦盗汗，一切血虚劳热，邪在经络，亦其浅者。其加黄芩，以热已盛也。

白术除湿汤东垣

治午后发热，背恶风，四肢沉困，小便色黄，又治汗后发热。

午后犹时之长夏，午后发热，正湿热交作时也。其背恶风，则阳虚；四肢沉困，及汗后发热，皆阳虚症。时阴已萌，则阳当渐退，当退不退，而反作湿热，是失所归之阳，以为湿气所郁，故为阳陷阴中，而此汤主于清热。其方已见"湿部"。

午后发热，得饮食之气，而湿土郁热也。术、参、苓、草以厚其土，即以除湿用赤苓主泻心脾之热湿；地黄、地骨、知母以泻其热，亦以滋阴；泽泻以下其浊；柴胡以升其清。其故以脾虚积湿，

而阴有伏火也，故发热在午后。

三黄解毒汤

治蹈赴汤火，为火气所迫，火毒内攻者。

黄连泻心火　黄芩泻肺火　大黄泻脾胃火　栀子泻三焦火

有瘀血加桃仁连皮尖捣　红花酒洗

等分煎，童便冲服。

火气内迫，直从心肺泻之。大黄导之，使自大便出；栀子导之，使自小便出。

秋 葵 油

治汤泡火伤①。

秋葵花一名侧金盏，亦名黄葵。其叶出五歧，其花色黄五出，形如杯盏，至秋而花，非吴葵一丈红也。采其花阴干用

不拘多少，浸麻油中待用。

此涂火疮甚效而易愈。又方用鸡子清和大黄末涂之；又景天草、龙芽草皆可捣涂火疮；又凡溃烂瓜瓢、烂柿及椑漆渣，陈久皆可用。

---

① 火伤：原无，据光绪本补。

卷　八

方　剂

经带部

男子十六岁而精通，则有父道；女子十四岁而天癸至，则有母道。天癸将至则血华于色，太冲脉盛。癸，水也，血亦水也，而血属于肝，水属于肾，肾气大成，精通而血以溢。盖"天一生水""阳动阴中"则为生木之始；"肾主闭藏""肝主宣泄"，闭藏者既满，则宣泄随之，犹冬至一阳生，而草木萌动；及冬春之交，则冰泮水流也。天癸既通，则盈虚以月为期，经血期月而一行，是以谓之"月经"。盖妇人阴也，血又妇人之阴；月太阴，水之精魄也。故经应于月，三五而盈，三五而缺。其缺，阴之阴；其盈，则阴之阳。是以盈亏之际，为妇人受孕之时；盈则将倾，不复受物。惟既倾之后，旧血已尽，新血方滋，因其虚而投之，则胎孕以成。乾主施，坤主受，而含物化光。夫胎以精成，精以血凝，如土膏润泽得所，而后草木生。如或经血不调，则无能以成孕；而或盈虚之际，六淫感之，七情伤之，则生气惫矣。所谓"播五行于四时，和而后月生"者，大抵先时为热，后时为寒，过多者肝不能藏，过少者阴血不足。色青为风，色白多痰，色紫为热，黑则热甚。其或多或少，或先或后，则责之肝风。郁而不行，行则暴下，责之肺燥。不止曰"漏"，暴下曰"崩"，下闭上涌曰"逆经"。淋漓如涕，或赤或白，曰"带下"。崩中者，冲任受伤；带下者，带脉不举。要其伤必自六淫、七情始。饮食失养，劳役色欲，皆伐天和。妇人之病，与男子同，惟经娠之治，为有稍异。究之培养天和，经娠自治，探原论治，理无或殊。至若有终身不行经而能受孕者；有阒①一时而行谓之"四季经"者；有经不下行但如期而鼻衄者；有虽已受孕而经不为止者。此则禀受之殊，非可以常理尽也。曰：然则何以知其非病。曰：其人无病也。

四 物 汤 《局方》

治一切血虚及妇人经病。

方已见"肝部"。妇病多主四物汤，妇人犹土也，土以稼穑为功，土膏足而后稼穑兴焉。四物补肝，而萃津液以归于肝，所以稼穑也种之曰"稼"，敛之曰"穑"。人知四物之滋阴，而不知四物所以养阳，其滋血阴也，其补肝阳也君以当归，佐以川芎，皆辛以补肝而行于阳也。月事犹沟洫焉，肝肾启闭以时，涸则滋之，盈则决之地、芍主滋，苦坚酸敛；归、芎主行，甘补辛散。凡酸味所以收津液而萃之；凡辛味所以导津液而行之。要以常流而不竭，则旱潦无忧，所以能稼穑也故归、芎为主。水以阴壮，以阳行。天一生水，水属之太阳，而径一围三，生气流行，则水以生木，故妇人经娠之病，不能离归、芎焉。

艾附暖宫丸

治子宫虚冷，月事不调，不能受孕者。

当归四两，酒洗　生地黄三两，酒润　白芍药二两，炒　川芎二两。此四物汤也　艾叶二两。苦、温。坚肾固命门，温中去寒湿，守在下焦，能暖子宫，调经血，安胎孕，治崩漏，疗冷痢　香附二两，童便、盐水、酒、醋各浸三日，谓之"四制香附"。辛、甘。补肝去郁，行气中之血。本妇人经血主药，而性主行气舒脾。用童便浸之，引使下行于下焦子宫；用

---

① 阒：停止，终了。

盐水浸之，以使行肾气于肝；用酒以引归血分，用醋兼以敛阴，且其性快利，制之使就平和也

米醋丸醋，酸、温。泻瘀血，聚新血，敛真阴，而养少阳。

四物以荣肝血，艾、附以暖子宫子宫无形，即下焦受孕之处，亦肝脉及经血所行也。醋以敛之，使不妄行。要以温养子珠此谓命门火，而为生物之本。此以治虚寒清燥寒，水气；燥，金气，而肝肾之阳不足者。

妇 宝 丹

治肝肾虚寒，月水不调。

即前方加阿胶二两。养肾滋阴，润燥除寒，澄清肾水之秽浊。

寒责之虚，而亦有外淫乘之。澄之以阿胶，则血分清而肝肾亦得所养阿胶亦经、胎要药。

四 神 汤

治妇人血虚，心腹疠痛。

按：血虚则经少可知。血虚不至有心腹痛，而心腹急痛，则血分挟寒，阻抑冲任，而冲任之冷气上逆，故急痛也。

当归四钱　川芎　芍药　干姜各二钱。辛以补肝而主气分。盖当归补肝血之虚，川芎以行血中之气，芍药以敛津液而萃之，而干姜则亦能随三物以去血中所挟之寒耳。谓干姜能引血药入血分，则亦非也

此治血分之挟寒者，以挟寒故去生地而易用干姜，然虚寒亦可通治。四神之名，则未知所谓。

姜附六合汤

治寒阻经血不行，兼见沉寒症者。

四物加干姜二钱　附子一钱

沉寒之甚，非姜、附不能除。寒甚而经绝不行，可加肉桂_{此用}桂、附，则须留生地以配之，而后桂、附不至上僭。

尝治一妇，本苏州人，体肥而畏暑，夏食冰太过，积冷日深，初时不觉，久之月事遂绝，少腹常微痛，两股不温，用肾气丸不效。用四物加桂、附、干姜，四五剂而腹痛止，两股复温。更加桃仁、红花少许，又数剂而经动，次年有子。

羌活六合汤

治风阻经血不行，或行而暴下不常，色青如荠汁，多寡不常，且兼作热畏风，及风虚眩晕，风秘便难。

四物加羌活、防风各二钱。

羌、防本肝药，合四物以祛血中之风。一方加秦艽_{能入肝肾之}际，以活血荣筋，祛风去湿。

人参荆芥散《妇宝》

治血风劳。

按：妇当经期，旧血已倾，新血方至，此时而感于寒、风、暑、湿、燥、热，则外淫乘虚，必入于血分，积久不治，皆至成劳，不独风也。而风木同气，则尤易乘，肝虚又自生风，内外合淫，于是月事不调，血气滞痛，寒热往来，怔忡盗汗，烦怠食少，诸症作焉。此其见症不专于风，而总归肝风，故曰"血风劳"。

人参　白术　熟地黄　酸枣仁_炒　鳖甲_{童便炙}　羚羊角　枳壳　柴胡　荆芥　防风_{各五分}　甘草_炙　川芎　当归　桂心_{各三分}

加姜煎。

陈来章曰：血中之风，荆芥、防风散之；木盛生风，羚羊角、柴胡平之。

按：肝虚生风，非木盛生风。柴胡能升散肝气，非平肝风。

阴虚发热，地黄、鳖甲滋之；血气滞痛，月水不调，川芎、当归、桂心、枳壳调之；烦怠食少，盗汗心忡，人参、白术、炙草、枣仁补而散之。

愚按：此方似杂而无统，殊未惬意，姑备之耳，用者宜更斟酌之。

逍 遥 散

治月经不调。

按：此症多归之肝虚生风。风生而相火随动，风火势盛，暴动无常，则寒热往来，久之而骨蒸、劳热、咳嗽、烦渴，真成"劳症"矣。揆[1]厥所由，每自肝血风虚始。

方已见"肝部"。肝何以虚，肝生气也，而以血荣，所禀薄而气无以倡血则肝虚此得之禀受者，所虚多而气血潜耗则肝虚肝藏血，心用血，思虑过则用血多。而脾之所生，肝之所藏，皆不足以给其用，肝失所荣而肝虚矣。女子善怀，故妇人尤多犯此。妇人有月事，肝司之女子太冲脉盛而经通，则肝司月事明矣。旧血方倾，新血未萃，则此时亦肝虚此专主月事言。方虚而劳役伤之，七情感之，六淫乘之，凑于所虚，而肝病矣。凡郁生燥郁则生意不舒，凄清揪缩，是燥金之气，伤肝木也，凡动生风木生本静，静则得所养，而生意自然条达。一有所拂，则肝性本急。因而暴动，纠纷缪戾[2]，而为风象。此之谓肝虚生风。凡感而动则皆然，不独外至之风淫也，燥则血枯，风则气乱，风遏于燥，展转盘薄，而相火并作，月事不调，有至于骨蒸劳热者。当归、煨姜以厚补其肝君当归以足肝血，佐煨姜以益肝气，白术、茯苓

---

① 揆（kuí 葵）：度，揣测。
② 缪戾（lì 力）：错乱；违背。《淮南子·本经训》："积壤而邱处，粪田而种谷，掘地而井饮，疏川而为利，筑城而为固，拘兽以为畜，则阴阳缪戾，四时失叙。"

以厚培其土_{所以培其根}，柴胡、薄荷以升达其郁_{所以达其枝}，芍药以节之_{敛其过散}，甘草以缓之_{缓其过急}，木遂其生，逍遥和适，月事自调，风平火静，此方可谓妇宝_{薛氏加丹皮、栀子，血热甚者可用；赵养葵易栀子以茱萸、炒黄连。尤见用意精密。}

小柴胡汤

治妇人伤寒热入血室。盖伤寒必作热，热盛而适当经期，则肝血方虚，而热邪乘虚而入之。血室者，冲脉所荣，即肝脉所溢之道。热与血并，而寒方外遏，于是寒热往来，与少阳经伤寒相似。其异者，不为耳聋口苦，而日暮谵语，如见鬼状，以血固属阴，而阴阳乖舛①故也。此不独伤寒，风、暑、清、燥，皆足致之，乍有惊恐忿怒，亦足致之。治，通用此汤，宣达肝郁也。

方已见"寒部"。热入血室，热凑所虚也。热本吾身之阳，但拂逆而缪戾之，则为热耳。拔阳气于阴中而升散之_{柴胡、半夏拔而升之，生姜助肝气而散之}，厚土以培之，使阳升而阴亦得所养_{人参、甘草、大枣以补中气，即可以萃阴血}，略为平其热焉_{黄芩}。阳不郁而肝气和，热气消而血室亦净，血复其常矣。亦逍遥之道也_{但逍遥散厚补肝虚，故君当归，佐以干姜；此以拔热于血室，则君柴胡，佐以半夏。}

调 经 汤

治经血不调，日久虚劳，微有潮热。

柴胡二钱　半夏一钱二分　生姜　黄芩　人参　甘草各八分　大枣三枚。_{即小柴胡汤，约以今用分两如此}　当归二钱　白芍　生地黄　川芎各一钱。_{此用四物汤之半}

合小柴胡、四物二方，以去肝郁，且补肝虚，所以调经之道

---

①　乖舛（chuǎn 喘）：反常。

也或用四物二分，小柴胡一分，名柴胡四物汤，治同，医者视轻重加减可也。

栀连四物汤

治挟暑、挟热而经阻，或因怒伤，经血少，目暗。

四物汤加黄连、栀子各二钱。

黄连以泄心肝之热，栀子以去三焦之热。经期伤热，及郁怒气逆，相火并作，血逆上出者可用。

芩连四物汤

治经血适断，五心烦热，经来色黑。或如豆汁。

四物汤加黄芩、黄连各二钱。

血热甚而适阻，故可苦以降之。经来色黑如豆汁，热兼挟湿，苦亦可以燥之。

益胃升阳汤 东垣

治妇人经候凝结，血块暴下，脾虚水泻。

按：经候凝结似寒，而血块暴下则非寒也，以气虚不能摄血。阳陷阴中，上不升则下不降，肝郁于脾，脾挟虚热而生湿耳。是以血块既下，则食减而水泻。东垣曰：脱血益气，古圣之法，故补胃气以助升发之气。

黄芪钱半，蜜炙 人参 甘草各一钱，炙。此皆益气，且能去虚火白术土炒。除胃中湿热，且能利腰脐间血 陈皮去白。理乱气，行滞气当归各五分。以养血和血 升麻 柴胡各三分。此二味所以升阳，且以缓带脉之急 生姜三片。补肝行阳气 大枣三枚。以和中厚土，以上即补中益气汤 黄芩炒。经下成块，此其为热，苦以降火，虚热水泻。此其挟湿，苦以燥之 神曲各五分，炒。资其变化之气，以夺土郁而升其受郁之阳，且以燥脾湿，治水泻也中气郁则阳不升。阳，生气也，即肝木之气，阳不升则阴不能降；阴，血气也血之气，即肝血之赢余，而当行为月事者经候所以凝结。阳郁于阴而热生，热下迫而暴脱所以血成块而暴下，血暴脱则肝脾益虚是以食减水泻。是以益脾胃之气，使肝木有所滋木生于土者，土厚则木得所滋，黄芪、人参、白术、甘草，皆以补益中气以为血倡，而当归则直以入肝滋血，升胃气之阳，使肝气无所阀木自土中而升，故升胃之阳，即所以升肝气，陈皮、当归、升麻、柴胡，皆所以升达胃气，以散肝郁，而生姜又直以补肝行气。加以化其气神曲，而泄其热黄芩，气足而血从，气升而脱举，经自调矣。此治经之以气郁者气不足则郁，非有余也。

连附四物汤丹溪

治经水过期，紫黑成块。色紫热也，色黑瘀也，过期者肝气滞也。气滞而热郁，故紫且成块，郁而过期，故瘀而色黑。凡血久瘀，则必色黑。

四物汤加香附、黄连各二钱。

气滞而后期，香附以破其郁；血热而紫黑，黄连以靖其火生地以生之，当归以归之，川芎以行之，白芍以酌之，使肝有以革血矣。川芎行血中之气，香附则行肝气以开土之郁，白芍入肝而敛阴，黄连则行心胆以泄火之郁，故加之以为助。

陈朴四物汤

治气滞经阻，过期后行，或色淡有痰。

四物汤加陈皮、厚朴各二钱。

气血交郁，挟湿为痰，则加陈皮以宣通上下之气。厚朴以开脾土之郁，且燥湿破宿血也。

芩术四物汤

治经血过多，肝木乘土，热而挟湿。

四物汤加黄芩、白术各二钱。

经血过多，热逼之也，阳胜阴，木凌土，而血不复藏。黄芩引金气以平木助白芍以敛阴，白术助脾土而靖热，且能理腰脐间血主靖湿热。

芎归六君子汤

治经水后期，其来涩少，形体肥盛。凡体肥者必寒而多痰，痰滞经络，混于血分，故每后期而来涩少，且其色必多淡白。

当归二钱　川芎一钱。此芎归汤，以治血虚经少　白术二钱　人参茯苓各一钱　甘草此四君子汤，补气以为血倡，厚脾土以培肝木之本　陈皮各八分。去白　半夏一钱。行气通滞，开阖阴阳，故能祛痰去湿。此合四君子为六君子汤，以治虚寒气滞而多痰者

凡经先期多热，后期多寒；血多多热，血少多寒；后期而多，或色紫黑，则热郁也；后期而涩少，或色淡白，则气滞而虚寒也。涩为气虚，少为血虚。体肥知为多痰，痰生于气滞气滞则津液不行，积而为痰，气滞由于气虚虚故不能行，痰多则血少痰血皆水也，气寒水滞，则水不为血而为痰，故痰多血少，痰滞则血不能行痰壅经络则血不能通流。故归芎以滋血而活之，四君子以益气而温之，二陈以导气而行之。

柏子仁丸《良方》

治经行复止，血少神衰。惟心藏神，心虑烦多，神驰不复，神散不聚，则劳而衰惫矣。心用血者，心虑烦多，则用血过多，血暗消而脾之所输不能继，肝无血可藏矣。经既行而复止，则非

肝之过，而血少之过。女子善怀，经少之病，多由于此。

柏子仁去油。辛、甘、咸，温。其油多辛，去之则辛味减而咸味见。凡仁多归心而能润，此之甘咸芬香，尤补养心神，润燥解郁，益血软坚　卷柏生炙各半。辛、咸，平。得水石之清气，而苍翠不枯，专入血分，补心益肝。生用以行血，炙用以养血　牛膝各五钱。酒浸。苦、酸、甘，温。色赤入血分，而力专下行，坚肾水，强筋骨，泻肝火，益冲任　泽兰苦、辛、甘，寒。色紫入肝血之分，气芳散血中之郁。苦泄心火，甘缓肝急，辛行气血，专主妇人经产之瘀，以调经去瘀，而性味和平　续断苦、辛，温。坚肾补肝，暖子宫，强腰膝，治崩漏。去瘀生新，功能续断　熟地黄各二两。补肾水所以滋血之本

蜜丸蜜亦能滋阴和血，米饮下。

七情之郁，皆伤于心。心虑烦扰，其血暗枯。心，火也；血，膏也。火盛膏焚矣。妇女以血为主，血有余乃溢于经，血不继则经行而复止经行复止，未至于经闭，但既行而乍止，行止不能如期，不行时多，乍行亦无几点耳。此血少之病，非血闭之病。若经闭则血止不行，或衰惫之甚，或血滞于中，或积冷而凝为癥瘕，或郁热积久不行，暴下而为崩带矣。大抵血少血惫，七情之伤，血滞、血崩、血暴下、血妄行，多外淫劳役之伤也。熟地以滋其阴，续断以续其绝，泽兰以调其用，皆所以救血之少；而卷柏、柏子仁以输之心，心神安而用血有节，则余血可归之冲任；牛膝以行之下行，而经适期至矣。

二连四物汤《元戎》

治虚劳血涸，五心烦热，热入血室，夜分发热，经闭不行。

四物汤加川连、胡黄连各二钱。胡连中虚，折之尘出如烟，能去血分之热，及骨髓中之热。

此治血虚生热，伤于冲任而经闭者。

参脂四物汤

治冲脉虚寒，经止不行，冷气上抢心胸，心腹疼痛不止。

四物汤加人参、五灵脂各二钱。微焙，研末，酒飞过去砂。甘、咸、温。能补心软坚，散瘀通脉，和血养阴，止心腹血气绞痛，除冲任痼冷沉寒。人参畏此，乃合用之者，痛而用补，正使人参行于血分，以补血中之气而和之也。

此治冲任虚寒而经闭，以致心腹疼痛者。

胶艾四物汤

治冲任虚损，经水淋沥。冲任皆起下极篡间，而冲脉行于中，至胸中而散，主腹中之血。妇人则谓之血室，与肝经相表里，肝所藏血，注之冲脉而下行，其余即经血也。任脉行于前，上行与督脉，相见于承浆，主任生育。妇人则经行胞宫，为受妊之所，亦与肝肾相表里者。二经或伤于劳役，或伤于生冷，以至虚寒，则其气不足以主持经血，而经水有淋沥不断，不知期日者。此未至崩带，而崩带之兆见矣。

四物汤加艾叶一大把、阿胶二钱。

任脉阴也，与阳为偶，冲脉阴阳之际，阳率阴行。二经非有专脏，而受肝肾之余，以剂其盈虚，谓之胞宫，谓之血海。是故肝肾之阳足，则二经行矣；肝肾之阴滋，则二经润矣；二经之阴阳和适，则启闭以时，而经孕有主矣。其或阴惫阳亏，虚寒清燥，以致肝血之溢，二脉不能主持，则经血淋漓，莫为之节。故艾以坚肾暖命门，而二经之阳可足艾苦而温，苦坚肾，而温补命门。命门气行于肝，而冲、任、督脉皆从以起，又命门系胞；胶以滋阴澄肾水，而二经之燥可润阿胶滋润，所以养阴，而味咸能泻肾邪，其性下沉，澄沁秽浊，则血分清而经亦自不淋沥。合之四物之补肝滋血，诚妇人经产之良方，纵非虚损，可常服也惟肠滑则忌之。

胶 艾 汤《金匮》

治损伤冲任，月水过多，淋漓不断，及有孕而漏下。下血腹痛，谓之"胞阻"，或半产下血不绝。此所治犹上症。其孕而漏下，有得之禀受者，孕而经不为止，此不必治；有忽而漏下者，则谓之"激经"，有或激之，致血不养胎而旁溢也。胞阻者，胞宫阳气不足，阴寒上冲，而血阻不能入胞也。"半产"，堕胎也，因而下血不止，血海伤也。

阿胶　川芎　甘草各二两　艾叶　干姜经产之方，不兼治气分，则鲜用甘草。此方用炙草合干姜，以大暖肝、肾，即以暖冲、任二经，而去其沉寒也　当归各三两　白芍四两。此亦用四物而轻当归重芍药者。当归辛行，白芍酸止，经血既淋沥矣，故重白芍以止之　生地黄原方未注分两。按此汤所治，皆阴亏阳陷不能复敛之症，是宜推白芍为君，生地与当归均平可也

水五升，酒三升，煮取三升，内阿胶烊化服之资酒以和气血而行之。

胡洽居士治胎动去干姜，盖胎前忌热之意，抑知任脉虚寒，乃至不能归血养胎而激下，干姜正有宜用。"有故无陨，亦无陨也"，况有芍、地之滋乎！严用和治胎动经漏，腰痛腹满，抢心短气，加黄芪，却加得甚切当，盖气以帅血，气足而血调也。

此方与上方主治略同，用药亦略同，而旨意大异，盖月水淋沥不止，及有孕而漏经腹痛胞阻肾有积寒，遗于冲脉，冲脉之寒气上冲，乃有抢心腹痛。冲任既虚寒，则肝血所余，冲任不能管受，而经漏矣，及半产而下血不绝，皆血败也。血败也者，下焦之阳不居，而阴不能复敛也凡行则为阳，敛则为阴，非别有一物为阴，而又用一物以敛之。血行而不敛，君白芍以敛之冲任已虚损矣，而血行不止，则阴分益虚。故敛之为急也，而后生地以生之，当归以归之有所生则不速竭，有所归则不

妄行，阿胶以滋之血气之类，兼滋血气，使阴阳和顺交固，且能激去秽浊，艾叶以暖之阳为阴倡，阳居而后阴附，艾叶坚肾暖命门，固下焦之气，而血亦与为相守矣，川芎以行之川芎行血中之气，使升散达于周身，则血从气行，而不下脱矣，干姜、甘草以大暖肝肾，而理冲任之虚寒。冲任得阳而能管气血，所敛者得所居，而阴阳之气氤氲化醇矣，古人制方，旨意深远，浅焉者所难窥测也。

正气天香散 《绀珠》

治一切诸气，气上抢心，心胸攻筑，胁肋刺痛，月经不调。

按：胸胁肝脉所行，而冲脉亦至胸中而散，冲脉之阳不足。则寒气上冲，肝气为七情所郁，或清寒所遏则其气膹郁上攻，皆使心胸攻筑刺痛，而月事不偶。血藏于肝，而经自冲脉以行，其气不调，则经血亦不调矣。

香附八钱。理肝脏之郁，行血中之气　乌药二钱。苦，涩。能坚肾水，补命火，温下焦，而去冲任之沉寒痼冷，破土郁，行肝气　陈皮佐乌药以理气　苏叶各一钱。辛，温。表散外淫之风、寒、燥、湿，舒散肝郁，而色紫兼入血分，大能调理经血，但其性过于疏散，此用以佐香附　干姜五分。姜性行，而干姜能守，守者为行之本，此专以补肝理冲任，立之本也

分二服煎。

此调经而专入气分之药，以肝气不郁，则经血自调也。

固 经 丸 《良方》

治经行不止，及崩中漏下，紫黑成块。

按：经行不止，有冲脉虚寒，不能控制经血，血败而不复止者；有肝经郁热，君相二火合炎，心包络经并热，热迫伤血；及凡劳役、醉饱、房劳；及饮啖辛热入于经血，热迫伤血，而冲任并伤者。及夫久而不止，则血益空虚不能相续，而或行或止，暂

止复行，斯谓之"漏下"。其有久闭不下，而一下则血涌如崩者，是乃谓之"崩中"。漏下、崩中，虽曰有五色以应五脏，谓伤肝色青，伤心色赤，伤脾色黄，伤肺色白，伤肾色黑。然崩带者，赤白为多，大抵赤紫多热多火，淡白多虚多痰；其色青如泥，色黄如瓜，则兼有风湿乘之耳；此言紫黑，则为热甚可知；紫黑成块，热郁而血瘀也。

败龟板四两，炙。通任脉，交心肾，补敛心神。而滋阴养血 白芍阳散而不能复止，白芍酸以敛之 黄柏各三两，俱酒炒。苦坚肾水，辛润命门，以靖血中之热 黄芩二两，炒。厥阴心包之脉，起于胸中，而下络胞宫，与三焦相火相表里。心热则下遗胞中，君相二火合动，则上逼于肺，下伤冲任，而经血或闭或崩矣。故黄芩以泻火，而靖心肺之热 香附童便浸炒。肝不郁则无火。火，肝气郁也，故香附以破之 樗白皮各一两半，炒。苦、甘、涩、寒。能去湿热，止下脱

酒丸资酒以和气血。

《金匮》胶艾汤，为冲任受伤，致虚寒而不能主持经血者之治。此方为二火交郁，逼于冲任，致相搏而血以妄行者之治。心肾不交，水不能以济火，故龟以通之冲任脉通，则水火相济，又血气之类以滋血气；火逼而血妄行，白芍以敛之；火炎而气不下降，黄芩以泄之心气逆上，则胞脉闭，所谓胞阻也。闭而忽启，则血暴下，所谓崩也。胞即子宫，冲任二脉所交荣也；火逼居下极，黄柏以靖之胞宫即下极也，黄柏以靖血热；香附以破其郁，樗皮以涩其脱。郁开于上，脱止于下，上下可交安也。

莲子清心饮

治崩中、带下。崩中者，阴虚而阳搏之，方其阴虚，则经闭，及夫阳搏而暴崩，血为火逼，故妄行也。此阴虚谓冲任之气虚也。带下则或赤或白，稠黏如涕，相引而长如带。其始亦每因风、湿、

燥、热之淫，栖于经络，溢入奇经，冲任气虚，积久不觉，久之荣气不升，益陷而下，带脉不能为之约束，浊气凝结，直下而无所禁矣。冲脉行中，并厥阴肝，经血之府；任脉行腹，并少阴肾，胎孕之宫；带脉绕腰一周，系太阴脾，前并于脐，后并命门，是为中枢。中枢以上，天气治之；中枢以下，地气治之。天气包于地外，而充满于地中，故带脉犹之地平，所以通上下之阴阳，而承载万物。足之六经，由带脉为升举之，而上跻于首；手之六经，由带脉为翕受之而下充于腹。惟是脾胃之气，失其冲和，而气血衰少，则带脉虚寒，带脉虚寒，则无以承载万物，升举阳气，地下之阳气不升，则秽浊积于下，坠而为"带下"，是故赤白带下。其带责之风湿燥热之淫，其下责之带脉之虚寒不举。带以病形名，亦以带脉名，然《脉诀》有云"崩中日久为白带，漏下多时骨髓枯"，是则崩中、带下，其势相因。冲、任之受伤，不能上荣，积久而带脉亦以虚寒不能持载，犹之江河日下，势不能禁，而堤岸亦以日溢日崩也。是故崩、带之病虽殊，而治之则多可通用。要之，以升举阳气，稍暖下焦，而除其秽杂已耳。带下非赤则白，白多伤气，赤多伤血；白由痰湿，赤由火热，或挟风则有青色，而湿热之积为多。此虽略有区分，亦多同治也。

方已见"火部"。妇人崩带，责之奇经谓冲、任、带。原于阳逼阳谓火热之气，虽挟风、湿他邪，要归于火，而亦由心肾之不交妇多忧思，则心火上炎，而不交于肾。火炎则血枯而肝病，又水涸而肾病，且忧思伤脾，则脾亦病。肝病而冲脉病，血海不藏；肾病而任脉病，胞宫不受；脾病而带脉病，阳陷不举。三者之病，是为虚寒，而火热乘之则为"阳逼"，火逼血妄而崩中，阳陷阴中而带下。

君莲肉而佐以茯苓，交心肾也；黄芩、麦冬清金，可以生水；地骨、车前益肾，可以平肝澄肾水即可以靖相火；参、芪、苓、草以补土，而奇经皆受益焉水生则任脉滋，火平则冲脉和，土厚则带脉举，是三经皆受益也。且五行皆成于土，则土厚而血气生，五脏平和矣；柴胡以升拔阳气于阴中，阳不逼阴，崩带皆可举也。

升阳举经汤 东垣

治崩漏身热，自汗短气，倦怠懒食。

崩带而身热，则阴虚甚矣。自汗短气，则阳亦将竭。气血皆羸，是以倦怠懒食。倦怠懒食，中气衰也。此崩漏而实劳伤之症。

黄芪一钱半，蜜炙　人参　甘草各一钱，炙用　白术五分，土炒。此皆所以补中，而黄芪兼能益肺气，固腠理，以止自汗；人参兼能靖虚热，以治短气；甘草益脾元，缓肝急，且理倦怠，举带脉；白术除热，理腰脐间血　升麻　柴胡各三分。此主升达于阴中，而拔出其阳也。肝肾气升而冲任和，脾胃气升而带脉举　陈皮助肝气之上升，而开脾胃之郁　当归各五分。此以和血　生姜三片　大枣二枚。此以上补中益气汤，独用亦可，兼治劳伤崩漏矣　白芍血之下崩成带，是阴不能敛也，故白芍以敛之　栀子各五分，炒黑。并泻三焦之火，且止血妄。此加味专以止崩漏

脾胃应坤德之厚，为气血所由资。脾胃厚则能翕受天阳，而含物化光。其或饥饱伤之，劳役伤之，则无以受天之阳。无形之阳气不复上升，有形之阴血因而下脱，成崩、带矣。故东垣加意脾胃，用芪、参、甘、术以厚其土，升、柴、姜、橘以升其阳，气为血倡，经亦随举。又归、芍以和而敛之，栀炭以止而靖之，土厚而带脉举，阳生而肝肾和言肝肾则可包冲任。黄庭既理，心肾亦交，岂惟崩带诸疴可悉除也谓身热、自汗、短气、倦怠、懒食诸症。

兰室升阳举经汤 东垣

治经水下脱不止。李东垣曰：如右尺脉按之空虚，是气血俱脱，大寒之症；轻手其脉数疾，举指弦紧，或涩，皆阳脱之症，阴火亦亡；见热症于口、鼻、眼或渴，此皆阴躁，阳欲先亡也。

当温之、举之、升之、燥之，当大升提气血，切补命门之下脱也。

按：右尺以诊命门，经血既下脱不止，而右尺又复空虚，则气血皆脱可知。命门元气之本，其或见数疾弦紧，皆欲脱之虚阳。其见热症，亦虚阳欲脱耳。此必经脱之久，乃有此虚寒之症。升提血气，切补元阳，误有毫厘，生死攸系也。

黄芪蜜炙。以补肺益气　当归以补肝滋血。东垣他处用当归甚轻，此独与芪并重，以经血不止，则恐血绝矣，故重当归以归之　白术各三钱，土炒。以补脾益胃理血　防风以舒肝气　藁本升提阳气于上极　羌活各二钱。升散阳气于肌表　独活一钱五分。升阳气于肌里　细辛六分。自肾命之际而升拔之　桃仁十粒，去皮尖，研。以活血去瘀生新　红花活血行血肉桂各五分。自命门而宣之，以行肝而入荣分，以活血通脉。东垣云：盛夏勿用　川芎一钱。行血中之气，以率血而升之。防、藁、二活、细辛皆以升提其气；桃仁、红花、芎、桂皆以升提其血　附子一钱五分，炮。此正以切补命门之阳　熟地黄此正以滋肾水。命火为阳气之本，补命火而培之以芪、术、参、草，则可以升其阳。肾水为阴血之本，滋肾水而行之以归、芎、桂、芍，则可以举其经　人参各一钱。芪、术补脾胃之气，而参、术、甘草合之附子，则可以大补命门　甘草一钱半，炙　白芍五分。归、芎、地、芍所以补肝，然归、芎主行，而白芍节而敛之，所以止下脱也

前升阳举经汤，犹是自其枝而达之主自脾胃也；此亦升阳举经，则是自其根而培之原及肾命也。盖漏下不止，血脱气消，阴阳皆惫，骨髓且枯命门主髓，津液枯，生气竭，则骨髓亦枯矣；血之脱可见，气之消无形，犹以火焚膏，膏将尽而火势益热，浮焰一离，而灯灭矣。善医者，探其本焉东垣制此方，全以右尺空虚，觑见本原之地，然漏下不止，气未有不并消者，生气欲竭，乃至命脉空虚，本大虚寒，而外见火症，皆浮焰耳。补命火附子而足其气芪、术、参、草，乃升其阳防、藁、二活、细辛皆以升阳，滋肾水熟地而养其血归、芎、桂、芍，乃举其经桃仁、红花合之归、芎、地、芍皆以举经，治之自本，实其虚，温其寒，

本也；升其阳，举其经，乃有以致其用也。

固 下 丸 张子和

治赤白带下。

樗白皮一两五钱。苦可燥湿，寒可胜热，涩可固脱　白芍药五钱。敛气血之散　高良姜煅黑。辛，热。以散寒湿。带下非寒，寒则凝闭不下矣。然带下带脉虚也，虚则寒矣。良姜以实其虚，宜也　黄柏各三钱，煅黑。苦、辛，寒。以除湿，热且能靖命火而存之。俱炒黑者，藉以止血收脱也

粥丸米饮下藉谷气以益脾胃，益脾胃亦以补带脉之虚寒也。

此可以治带下之伤于热湿者。

白 芷 散 《良方》

治赤白带下，滑脱不禁。

按：此虚寒已甚，而止脱为急。

白芷一两。辛，热。补肝祛阳明之风。此用以补暖命门而升提气血　海螵蛸二个，煅。咸，平。补心而行血分，去瘀血，生新血，通血闭，止血脱，去血中湿　胎发一钱，煅。发者血之余而上荣者，性味苦咸，交通心肾，可治一切血症，闭者可使行，脱者可使止，且可补冲任之虚寒。胎发尤良，煅黑用以治脱也

为末，酒调下二钱藉酒之辛温，亦以升提气血。

此可以治带下之虚寒者。

当归煎丸 严用和

治赤白带下，腹中痛，不欲饮食，羸瘦。

按：腹中痛，有冲任虚寒，冷气上冲而疠痛者；有下焦挟热，气血不和而作痛者。是宜详为审之。

当归　熟地黄　阿胶炒　续断苦、辛，温。能坚肾补肝，破瘀血，

暖冲任，强腰膝，止崩漏　白芍药炒　赤芍药炒。用白芍以敛气之散，用赤芍以泻血之瘀。然芍药之酸，总归收敛，虽赤白分主气、血，要必无泻血之理，但能平血分之热而已　牡蛎各一两，煅粉。用其涩以止脱　地榆三钱，炒黑。苦、酸，涩。去下焦血分之热，而止血脱

醋糊丸，米饮下。

此方一于滋敛，果其虚而挟热者可用挟热者右尺脉必带数。

抑 气 散 严氏

治妇人气盛于血，变生诸症，头晕膈满。

夫气盛于血，则当益血以配气，不当抑气以配血。此则赵养葵所讥为凿天平为子者，但此方犹和平，若果肝气膹郁，或可用之。

香附四两　陈皮二两　茯神　甘草各一两，炙

为末。每服二钱。

此主行肝气而安心神，非强抑其气也。但服此者，气稍平则可止，过服恐耗气于不觉。正气天香散亦然。

牡丹皮散 《良方》

治血瘕。

按：血瘕者，瘀血凝聚，伏于隐僻之处。此或因邪伤血分，邪虽去而余伤未复。或产后余瘀未净，积而不散，或积寒入于血分，至血凝而经闭不行，后经虽复行，而前之所凝者未散，则皆有之。治此当审气血虚实，此姑备一方耳。

牡丹皮去血中之伏火，而能去积血生新血　桂心散血中之沉寒积湿，行血通脉，润命补肝　归尾主行血去瘀　延胡索各三分。主通气血之凝滞牛膝去瘀破癥，达使下行　赤芍　莪术各六分。破积入血分　三棱四分。破积入气分

水酒各半，煎。

血瘀成瘕，乃不得不用攻破，若气血虚羸者，则更当审慎用之，或于补中益气汤中加破积血之药若鳖甲、穿山甲及桃仁、红花之类，甚则归尾、三棱、莪术、干漆可也。大约积血成瘕，其气亦必不旺，不宜专用攻破也。

雄鸡马兰汤

治瘕瘕不散，气血虚羸及子宫虚寒不能受孕者。

雄鸡甘、辛。温中补虚，补益肝木，长养气血。巽木之气宜于妇人，若乌骨者以入肾部尤妙　马兰甘、苦，温。能补肾命，祛寒湿，破瘕结，杀虫蛊，暖子宫，和气血。其花紫碧色，而气味亦苦，能入肝分，去瘀调经，本与兰草、泽兰同类，但不及兰蕙之香能耐久，故人贱视之耳。陶隐居谓"马兰有臭气"。误矣，其不同于兰草者，性温也

雄鸡去肠杂净肠杂及血勿食，亦勿同鸡煮，入马兰于腹中，不拘多少，实腹令满，同煮至烂，合汤与马兰，随意食之宜淡，或入盐少许，好酒配食可也。

此方能去瘕瘕而不峻，能暖子宫而不热，且补益气血，屡用有效良方也。

归 圆 酒

补暖下元，滋养气血，温暖子宫。男妇血气衰弱者，皆可通服，而妇人服此，尤易受胎。

当归二两　圆眼即龙眼一斤，剥取肉。甘、温，滋润。补益气血，色黑汁赤，交通心肾，一名益智，大补肾元

浸酒可十斤，随意随量，温服数杯，宜临卧饮。

此亦屡验之方。

启 宫 丸

治子宫脂满不能孕育。

按：此系妇人肥胖者有之。

白术　香附　川芎　半夏曲各一两　神曲　茯苓各五钱　橘红 甘草各二钱

粥丸。

此去痰燥湿，开郁化气，活血而已以肥人多痰故也。然亦有以助生气焉如白术、茯苓、半夏曲是也。究竟肥而气虚者，则亦非所宜。

胎 产 部

生人之原，天一生水。肾精，水也。肾精之动，君火命之，相火行之，而神注焉矣。相火之行，发于肝木。木德为生生之始，男子宗筋所施，女子廷孔所受，皆厥阴肝脉之行，涵之生意，生意之达，而种子萌芽矣。

是故受胎之始，足厥阴肝经养之。经闭。太冲动盛，足大指顽麻，饮食变常，头晕，是其征也。

二月萌芽甲拆①，微分五体。足少阳胆主之，口苦恶食，时见吐逆，谓之恶阻、嗜酸。

三月始树脊督，上垂为鼻，下结根荄，男女可辨。手厥阴心包主之，掌心时热，脉始滑数。剧则心痛，或且眩晕。

四月四肢备具，七窍成而未辟，血脉流动。手少阳三焦主之，中冲微动，时或气上迫，为子悬、子痫。三、四月间，风火合动，剧则有胎堕者。

五月筋骨毕成，乃生肌肉，皮肤凝定。足太阴脾主之，脉不

① 甲拆：亦作"甲坼"。谓草木发芽时种子外皮裂开。

滑而独数，气沉，为子气；妨食气湿，为子肿，怠倦，亦防堕胎。

六月毛发毕生，七窍皆辟，开阖呼吸，随母而动息。足阳明胃主之，冲阳动盛，时或心烦。

七月魂气足，子能运动，先动左手。手太阴肺主之，太渊大盛，病气促而嗽，有产者。

八月儿乃数动，右手亦动。手阳明大肠主之，合谷动盛，病或转胞、子淋，有产者。

九月子身数转，精神大足。足少阴肾主之，太溪动盛，时有试痛。

十月足太阳膀胱主之，津液萃于胞宫，而儿产矣。

凡此经之养胎，皆有明证，而或疑为不然，是未之察耳。惟是经之养胎，有递及而非代禤，始终以肝血为主。气血多热，则骤至而先时，不足月者有之；气血多寒，则缓至而后时，过月者有之；气血和缓，则弥月而产；其或气血皆虚，则亦不及月而堕；气足而血不足，亦往往有过月。而养胎之道，安静为宝，又宜劳逸有节。过逸则血气不运，反有致难产者。其若有胎动有试痛、有胎孕诸病，则皆宜静治，不可以慌乱，反加之害也。药饵之用，胎前宜清凉，诸凡辛热妨胎之药，皆所宜避；产后则宜温暖，而寒凉之味不可轻投。盖有胎时，如时之春夏，阳气方盛，故不可加之以热，热过则血枯；既产后，如时之秋冬，阳气乍衰，气血皆耗，故宜一用温补，不可更投以寒凉，此亦调燮之宜也。然此大概则然，而有杂病多端，外淫乍感，则当从症为治，与男子同。故胎前有不得不投热药、攻药者，以有病当之，自不与胎孕，经曰"有故无陨亦无陨也"①；产后亦有不得不用寒药者，亦以病自当之，去病而止，无伤血气，要宜得其分寸而已。

---

① 有故无陨亦无陨也：语出《素问·六元正纪大论》。

当 归 散 《金匮》

安胎养血，妇人妊娠宜常服之，并治胎产诸病。妇人血少多热，而胎动不安，及数半产难产者，服此可保胎，而临盆亦易产，亦可调经，且并治产后诸症。

当归二十两。津血之养胎，犹土膏之养草木。胎孕之在腹，犹草木焉，其生气皆资于肝，时之春，德之元也。当归补肝，以萃津血，为养胎之主。故凡安胎药，鲜有不用当归者　川芎当归辛润，使血来而日滋；川芎辛散，使气行而血从，皆补肝药　白芍归、芎之辛主于行，白芍之酸主于止，酌为敛之，使不妄行，则血可常足也　黄芩各一斤。妊娠，阳也。气血方来而日滋，故常多热，过则血反涸，故黄芩之苦以降泄之，平相火也　白术半斤。草木之生，必根于土，胎之在腹，亦系根于脾，故肝血自脾滋，土不厚则木无根，故白术以补脾燥湿，且白术能除胃热，理腰脐间血

为末，酒调服，日再亦可作汤药煎服，或加阿胶、艾叶，安胎尤效。或有他症，亦可视症加味，《易简方》加山茱萸，用治经三四月不行，或一月再至。

妇人妊娠，患在血少，归芎以滋之妇人血常有余，而有孕则分血以养胎，故患在血少。妊娠生热，血少又生热，芩芍以平之妊娠主风木，相火所行，故常生热。血少则阳盛而阴虚，故益生热，芍以平肝风，芩以平相火。不用地黄而用白术，以土培其根而不欲滋之湿也胎孕亦每生湿，凡热气所钟，则湿气萃之，观子气、子肿诸病可见。且身重则人怠而湿不行，故恐地黄之泥，而白术以益脾土，燥湿理血也。安胎之方，信乎以此为最。

胶 艾 汤

治胎漏、激经，腹痛胞阻，阳不充而胎气弱，冲任虚寒，冷气上激，至腹痛而血旁溢也。

方已见"经部"。

有娠则经止，血归胞宫，以养胎也。忽而"胎漏"，是冲脉不输，任脉不受，虚寒上冲，而血不养胎，反直由下漏也。有怀胎而经不止者，此血素有余，不足为病。此经血已止，又复有激而下行，故为胞脉阻也。白芍为敛之，敛其漏下，故君白芍。归地以滋之，此用生地以血既下漏，则不患湿泥，而患在不滋。川芎以升之，使上行。甘草以和之，亦以补土，且能治虚寒。艾以暖之，治冲任之虚寒，补下焦之阳气。胶以润之，润胎气，使能与阴血相浃洽，且澄治下焦秽浊。肝肾之阳足，而血复归胎矣。

胶 艾 汤《良方》

治胎动不安，腰腹疼痛，或胎上抢心，经漏腹痛。

按：胎动之故，有以腹中热而动者，有因血不足而动者，有以腹中冷气上冲而动者。此之腰腹并痛，则是阳不足而下焦虚寒矣。胎上抢心腹痛，冲任寒气上冲也，其经漏胞阻也。此亦与上症相同，但或血分未大伤，故此专用胶艾。

阿胶一斤，蛤粉炒。澄清下部秽浊，而大滋血气，不独能养阴而已

艾叶一大束。大暖下部而补虚去寒，且能和血

《指迷方》加秦艽能入下极之地，以活血荣经，祛风去湿。

此安胎专责之冲任虚寒，而或兼挟风湿者。

紫 酒

治妊娠腰痛如折。

按：此以肝肾虚寒，带脉不系，不能任重故也。

黑小豆二合。甘、咸、苦。煮食则寒，炒食则温，坚肾补心，益血和血，滋阴，强腰脊 白酒一大碗。荡寒气，和血脉

先炒豆熟，淬入酒中，再煎至七分，空心服。

此方滋阴举阳，可治一切闪挫腰痛，而孕妇尤宜。

银苎酒

治妊娠胎动欲堕，腹痛不可忍，及胎漏下血。

按：妊娠自二、三、四月以后，相火主胎，火气炎上，血热腾沸，胎最易动。血溢则为"胎漏"，血少则胎竟堕，火性急，其胎堕于仓猝，其腹痛骤作不可忍。

苎根二两。甘、咸，寒，滑。补心清热，能使三焦心包之火不妄不郁，色微赤入血分。以苎皮作枕，能治产妇血晕；以苎皮安腹上，能止血母作痛；苎汁能化血为水，其补心消瘀之功可知。盖苎、葛皆用以当暑，其性相似，皆能升提阳气而散郁火，但葛根色白，入气分，主阳明；苎根色赤，入血分，主少阳厥阴，故苎根安胎　纹银五两。辛，平。镇心，宁神，安定血气　白酒一碗，煎。藉酒以行之。无苎之处，野苎亦佳，并无野苎，则用茅根五两加水煎

《良方》胶艾汤及紫酒及此方，皆用以安胎，而用不同，胶艾治冲任虚寒，其阳不充，而继伤于外也阳不充或其禀受之命门衰弱也，然能受孕，则冲任本不虚寒，其忽有虚寒，则是伤于外；或身犯寒冷，或饮食生冷，或房事后而冒清寒，皆能使寒气乘虚，入栖冲任也。紫酒治肝肾虚寒，带脉下坠，而复伤作强也带脉束腰，准于脾土。而脾主滋血；肾主腰脊，肾为作强之官。此亦其人本虚弱，或素娇养，或家甚贫俭，一时劳役伤力，而遂至伤胎系也。银苎治君相火盛，血热过甚，而或助其火也君相火弱，不能成胎，而火旺过甚，则反伤胎。更或啖食辛热，或触事惊恐、忿怒，或房欲过多，则皆有以助其火，而血枯、血妄矣。若概曰安胎，而不问其所以然，则未见其功此于症脉，亦皆有辨，虚寒抢痛者，自觉有冷气，而上热下寒，其尺脉虽孕而不盛，如无孕焉；劳伤腰肾者，其腰如折，其脉弦急；火盛热甚者，痛甚而急不可忍耐，其左关寸过数，而且弦或洪也。

黄芪芩术汤《近方》

治胎气虚热，不能举胎，下部虚寒，胎系不固，致不安者。

黄芩一钱五分。降泄上浮之虚火　白术生用。胎系着于脾，脾土薄湿，则胎系不固，白术厚土去湿，且理脾生血　黄芪蜜炙。胃气不充，则脾土益薄，且气虚则无以举胎，故黄芪以益肺胃　茯苓亦以渗脾湿，且通心气于肾　阿胶蛤粉炒成珠。补敛肺气，清金而下生肾水，入下部，滋阴而和气血　杜仲各一钱，姜汁炒。甘、辛，温。补肝行气，润肾益精，和筋束骨，续绝除伤　甘草三分　续断八分。坚肾补肝，除伤续绝，阿胶、杜仲、续断皆又以治下部之虚寒　糯米百粒。助黄芪以补肺益气

酒二杯和血，水二杯，急火煎胎动腹痛，则用急火煎，以药性和缓，欲其速行也。

《金匮》胶艾汤与此汤，亦皆以安胎，而用不同。胶艾汤主滋血，治冲任虚寒，而血为热逼，胞阻不受，肝肾之阳不足也故其方究主用芎、地、归、芎。当归散亦主滋血，而兼以培土，治阳盛阴亏，血热上浮，而根蒂恐不固也亦主归、芎，而芩、芍以平其热，白术以固其土。此方则主气分虚热，而加意培土，固其根蒂，血热自平也术、茯、甘、米、杜仲、续断，皆培土以固根蒂之药，而黄芪以益气，黄芩以平热，余无血分之药，只阿胶以滋阴。血虚主当归散，气热主此方，寒热相激主胶艾汤。

胸中胀满，此方加陈皮八分、紫苏八分；如下血则加艾叶一钱、地榆一钱。以涩之，重阿胶。

芎归汤以煎汤名芎归，以作末则名君臣散，俗谓之佛手散

凡妊娠六七月后，或因事跌磕，或劳力闪挫，以致伤胎，或子死腹中，疼痛不止，口噤昏晕，或心腹饱满，血上冲心者服此，生胎即安，死胎即下。又治横生逆产，及产后腹痛，发热头痛诸

病，逐瘀血，生新血。朱丹溪云：用催生此方最稳而捷效。又凡妇人体弱，有受孕二三月而不可知，其脉不滑不数，但经不行者，可用此汤探之，有孕则腹中微痛而安，无孕则不痛。

当归五钱　川芎三钱。此君臣之分，或用等分者非

水七分，酒三分，同煎七分。

胎，生气也。归、芎所以导生气导肾命之气以生肝木。胎赖血养，归以归血，芎以行血，其有触而伤血，则芎能去瘀，归以归新，故生胎可安，而死胎可下。其难产则归能益气滋血，芎以行气开塞，故可催生。此四物而去芍、地，非阴不滋，故无用地黄，方患不行，故无庸白芍之敛。

钩藤汤《良方》

治瘈疭胎动不安。

按：胎孕始受，则肝木已主之矣。再月而胆火生。三月而心包气至，四月而三焦气至，风木相火，交相助益，胎非是无以生长，而过焉则病。母之血气旧有风热者，则因是而剧，胎反不安矣。手足瘈疭，风木之为病，瘈疭动于外，而风热盛于内矣。

钩藤钩甘、苦，寒。色紫赤，入肝分、血分，缓肝风，平相火，清君火，以治瘈疭，亦以形用也，须用其钩乃效　当归究以补肝为本　茯神风火交煽，则神必昏，故茯神以宁心　人参各一钱。补气生血　桑寄生五分。苦、甘。坚肾泻火，寄而能生，有安胎之意　桔梗一钱五分。胎本在下，而此方治在心肺，盖以风火上炎，故自最高之分泄之，君用桔梗，逆气降，则火平而风息矣，且清金亦即以平肝木也

如风热甚加黄芩以泄肺火、栀子各五分。以泄心包三焦之火、柴胡一钱。升散肝胆之火、白术五分。能清胃虚火。如风痰，加半夏、南星各五分。以去风痰、竹沥三匙。去经络中之痰。半夏、南星亦胎孕所忌，然而有故无陨，亦无陨也。如风湿，加全蝎、僵蚕各五分。

风火盛炎，非脏气之有余，而脏气之不足也。肝及心包，皆主血，而相火依之。分血以养胎，则肝有不足于藏，而心有不足于用者，厥阴不足而风生，相火失依而热作，风热合作而筋急脉虚肝主筋，心主脉，故瘛疭。参以益气，气壮而风不能摇，归以滋血，血滋而火不能烁益气如培之以土，根深则不畏风矣；滋血如溉之以水，泽足则不畏旱矣。茯神伏于下而神志以安；寄生寄于上而生意以遂茯神抱松根之下，犹胎之伏于胞中，神得所附，则子母之心神交安；寄生托桑树之上，亦犹子之寄于母腹也，寄而能生，则子母之生意交遂矣；君以桔梗以降其逆，逆降而火熄风宁风火非由外作，气郁而旋转则为风。气拂而愤击则为火，此亦以中有胎焉故也，故逆气平则风宁火熄矣；佐以钩藤以达其郁，郁行而筋柔脉润矣木性以曲而直，钩藤如之，故能横无不达，而主治瘛疭。此方之巧者。

羚羊角散《本事方》

治妊娠中风，涎潮忽仆，目钓口噤，角弓反张，谓之"子痫"。子痫作于猝然，旧有风湿，溢于冲任，因孕而动，肝血养胎，血热风生，时或动其经气，而风涎猝作，非中风也。

羚羊角一钱，铧屑。苦、咸、寒。补心宁神，宣布血脉，搜刷经络，无坚不软，无瘀不行，兼平君相之火，降已亢之阳，除妄作之热，故可以治痫而安胎也 独活 防风以祛风去湿 当归 川芎以滋血补肝 茯神 酸枣仁以收散宁心 杏仁降逆气，破坚结，润心肺 薏苡仁各五分。甘、淡。清肺和脾，缓肝舒筋，能除血脉经络中风湿 木香二分半。行肝气之滞 甘草二分半。以缓肝急

加姜煎姜亦能补肝行痰。一方有五加皮。

血以养胎，则心肝皆不足，肝虚生风，风每动于空谷空谷穷阴积湿之所，阳气动而鼓之，则风作而湿随，冲任二脉之有积湿，亦由是也。经气周行，忽动于冲任之积阴，而风起痰涌，乘心血之虚而犯之风

痰犯心，故暴仆不知人，故子痫。当归、川芎以补肝血而行之；茯神、枣仁以安心神而敛之肝血足则心血亦得所滋，心神安则子胎亦不妄动；防风、独活以达其风；杏仁、木香以顺其气独活、防风自下而达之于上，则不旋转而为风矣。杏仁、木香自上而泄之使下，则不上逆而为火矣。君以羚羊角，以穷极隐之风湿，无不搜而逐之，且清宫除道，以安心主也清宫以安心神，除道谓去风热。加用薏苡、甘草以和其脾，则以培木之本也要以加意肝木。

紫苏饮严用和

治胎气不和，凑上胸腹，腹满头痛，心腹腰胁皆痛，谓之"子悬"。子悬者，子宫热甚也。受孕三四月，相火主胎，火旺热盛，则逼胎上举，故为子悬。

紫苏一钱。辛，温。补行肝气，祛风散热，色紫兼入血分，以能行血中之气，和血安胎　陈皮专行肝气，盖气逆则为火，气行则火散也　大腹皮苦，温。降逆气，宽胸膈。陈皮升而上之，可以宽胎气之窄；大腹皮降而下之，所以理胸胁之满也　川芎行血中之气　白芍各五分。敛阴聚之血，且泻肝火　当归七分。气顺而后血和，用此以和血　人参六分。补中气，生阴血，以立行气益血之本　甘草三分。以缓肝补脾

加姜枣煎，空心服。

胸腹痛甚者加木香通彻上下之气、延胡索通气血之凝滞。

生生之气，阳也。少阴本生物之气，而过焉则为火。相火本在下焦，以郁于有胎，则逼胎而上，故子悬。子悬则上焦气亦不清，而胸腹及头并痛，火上逼也。顾其火非可灭也减之曰灭。行气滋血，使生气直遂，而火热自平。苏以散气为君苏有散缓之义，《易》曰：震苏苏；橘皮升之，槟榔皮降之不用槟榔，胎不任，破也。升其清阳而胎不上触，降其阴浊而胸膈舒畅矣，归以归血为臣火逼属之气分，故气药为君，血药为臣；川芎行之，芍药止之行之使有以养胎，止之使不穷于

养，人参以补中为佐有人参而气血之用咸给，且胎蒂系于脾，故固其根柢也；甘枣厚之，生姜宣之宣其生物之气也。火平而胎安矣。

竹叶汤

治妊娠心惊胆怯，终日烦闷，谓之"子烦"。受胎至四月以后，三焦相火主之。三焦与心包相表里，而二火合炎，火之性固惝恍不宁，且火烁血枯，故心虚而惊怯烦扰也。

麦门冬一钱五分。甘、淡，微苦。以补心泻火，且以清金保肺 茯苓宁心安神，且去胸膈积湿 黄连各一钱。降泄心火，兼能泻肝胆火。一方用黄芩。愚按：兼肺热则用黄芩，若君相火盛者，宜用黄连 人参五分。妊娠之火，虚火也。火必伤肺，伤肺则气不足，人参、麦冬以补之 淡竹叶十片。升肝胆之阳于膈上而舒散之，故能治惊怯，解心烦

相火重，加知母一方以茯苓为君，而无人参；一方无人参，而有防风、知母。愚按：君茯苓为可，而人参则不可无；加知母亦可，而防风则非所用；又或相火重者，专用知母丸自可。

有痰加竹沥以行痰而兼能散热。按：子烦自属之火，有痰者亦火急痰涌耳。或谓烦闷由停痰积饮滞胸膈而作者，非也。

胆，相火也，而相火能令胆怯；心，君火也，而君火能令心烦。重震则遂泥震，胆火之象，震处震上，九四重震失位，故惊恐遂泥，重离则涕洟离，心火之象，离处离上，九五重离失位，故咨嗟涕洟。安则壮，扰则自失以胆火言；静则明，动则昏也以心火言。有胎，重火也阳生则为火，分血养胎，血不足则生火。火食气，气亦不足，火原自下胆在下焦，三焦火亦本自下焦，逼胎而上，二火交动，故子烦。其不为热者，火无助也无外感之风寒湿热，及酒食劳役，而其人素虚弱，则无身热冲痛、瘕疢、风痰诸症，而但为惊恐烦闷。故子烦之症宜补，不可以栀、豉等药治之。泻火以宁心人参、黄连、茯苓、麦冬，清肺以益气麦冬、人参、竹叶，火靖气足，而血自荣胎也火焚血涸，火靖血滋。

天仙藤散 陈景初

治子气。子气者，妊娠而足肿，甚则脚指间出黄水，喘闷妨食。此亦脾及肝肾旧有湿气流入带及冲、任，与血相杂，因孕而动。带脉无力，脾气下坠，湿热下流于足，故足肿而出黄水。此方治用风药，以其能升拔下陷之阳，非治风也。中气虚者，宜用东垣益胃升阳汤，体厚者可用此方。

天仙藤 此藤叶似葛而小，根白蔓劲，四时不凋，气味苦温，坚肾燥湿，活血疏风，主治水肿，故此方用之。或以为即青木香藤，非也。青木香者，马兜铃藤根也，但气味略相似耳。如药肆中无此，则拟以石斛代之，能和脾渗湿升阳也 香附 炒 乌药 陈皮 皆以行肝气，开脾郁 甘草 炙。升补脾气

等分。加紫苏三叶。升达肝气，去血中之风湿，木瓜 以收下流之湿气而消之，生姜各三片。亦以升气行湿。

空心煎服。

气血萃以养胎。气血所萃，湿亦萃之。湿动于肝肾冲脉并肝，任脉并肾而肾水也。肝吸水以荣者也，故冲任旧有遗湿，则其气因妊娠而动，则归于脾 四五月后脾土主胎，而胎带系于脾，且脾固湿气所归也。脾不能受，则湿气随经而下流 脾方作血以养胎，故不受余湿，脾肝肾之脉皆行于足，故湿气随经下流则足肿，故子气用香附、陈皮仍自肝而行之，天仙藤、乌药仍自脾肾而燥之 气行则湿行矣，姜、苏以升而散之 湿气杂血中，天仙藤、紫苏皆能入血中而分别以疏散之，木瓜自下而收之 木瓜专治脚气，能收其湿而消之。子气可治。

益胃升阳汤 东垣

用治子气中气虚者。

方已见"经部"。

子气下沉，中不足也，参、芪、甘、术以补中而举之 维持带脉，

使之能举，升、柴、姜、橘以拔擢①而升之拔自冲、任而升之阳。归以归血湿杂血中，流为黄水，当归之辛温，能复化湿为血，曲以化气发土之郁，芩以清热有胎则气血必热，热则血与湿混，热清则气靖，而湿不混于血。此方不言治子气，而治子气莫良于此。

白术汤 《全生方》亦或作散服

治子肿，面目肢体虚腑如水状。有孕至五六月，脾胃主治。胎气热则多渴，引饮嗜酸，水饮积中，脾不能受，溢而为湿；又或因泄泻而脾虚，脾养胎而重虚，则不能制水，至于水与血搏，则湿溢于经络皮肤，而面目肢体皆肿。此与子气症不同，以湿因自外而上行也。

白术一钱。补益脾土，燥湿防水为君 姜皮 陈皮 茯苓皮 大腹皮各五分。此即五皮饮而去桑白皮，以胎气未干于肺也。若子肿在七八月则可加用之。或有桑白皮而无白术者，非也。丹溪除姜皮、大腹皮，加川芎、木通。其意主治内也，可用

加陈廪米百粒煎以助养脾气。或为末，米引下亦可。

胎系着于脾犹木之着土，脾胃养胎，则土气虚而不任受湿，湿溢妄行，故子肿异于子气者，气自内作而下沉，肿自外入而旁溢也肿自引饮嗜酸，或外受水湿，及泄泻脾虚致之，自外入也。辛以散之，使自外出姜皮、陈皮可汗之，使自汗出也。淡以渗之，使自下行茯苓皮、大腹皮可渗之，使自小便出；白术以君之，以厚土而防水；陈米以佐之，土厚而湿不留矣。

鲤鱼粥 《千金》

治子肿。

---

① 拔擢（zhuó 拙）：提拔。《后汉书·岑彭传》："蒙荐举拔擢，常思有以报恩。"

鲤鱼半斤以上，一斤以下者一尾，去肠杂，煮羹，去骨净，合陈米作粥。盖鱼在水中，摇动不息，故其类能行水，且以血气之类养血气。鲤尤得少阳之气，于胎孕最宜，无则用鲫亦可　陈廪米称鱼汤多少量用。先煮粥熟，乃合鲤之汤肉煮数沸，勿加盐，宜淡食

养脾胃，行水湿，且能养胎美颜色，兼治泄泻。

紫 菀 汤 《良方》

治"子嗽"。妊娠七八月，肺、大肠养胎。肺经本少血，分气以养胎，则气亦不足；又或肺藏旧有寒热客邪，则因妊娠而动，且胎气多热，热火烁肺则子嗽。有不待七八月者。

紫菀一钱五分。辛、苦，温。色紫，入血分而能升血中之气，以上输于肺，跻阳气于阴中，舒郁热于膈上，且其性滋润，能治肺金之燥而和其血，故主治肺嗽　天门冬一钱。补肺清金，下生肾水　桑白皮五分。清金渗湿，下生肾水　桔梗五分。泻肺中之寒热，降胸膈之逆气　甘草三分。炙。补土生金　杏仁三分。降逆气，润心肺　竹茹三分。升散少阳之热郁

煎熟，入蜜一大匙，温服蜜能滋阴，润肺降火。

肺气不足则生燥，胎热有余则烁金，故子嗽。肺燥润之紫菀、天冬、杏仁、白蜜，肺热泄之天冬、桑皮、桔梗、杏仁。炙草温之，竹茹散之，嗽可止矣。

安 荣 散 《本事方》

治子淋，心烦闷乱。此肾及膀胱虚，而火无制，则失所依，故心烦也。心遗热于小肠，小肠遗热于膀胱，三焦热萃于膀胱矣。肾虚不能摄水则溺数，膀胱热不能出水则溺不通。溺数而不得通，故淋。此有饮啖辛热浓酒，热乘虚而入下焦者；或房事不戒，致使胞门受伤，冲、任脉虚而涵虚热者。热由内作，宜肾气丸；热自外入，用此方。

当归补肝滋血，则上能养心而治烦，下能滋肾而通淋　人参补气生血，则上能宁心而安神，下能强肾而摄水　细辛各一两。升肾气于上，云气上升，而下焦之火可舒　灯草降心火于下，雨泽降下，而三焦水道可沦　甘草各五钱。补脾土而气血兼资，心肾交会　麦门冬宁心以止烦闷，且清金即以生水而制火　木通以降泄心及小肠之火　滑石各三钱。以降泄三焦之火

为末，每服二钱，麦冬汤下要以宁心清肺为主，心宁则小肠之热靖，肺清则膀胱之热除。

心血少，则心烦而小肠挟热血以养胎，故心血少，心与小肠无养胎之任，而心包主心血，小肠即下焦水火之交。肾精耗，则肾虚而膀胱无节胎之根本，由肾精也。肾气养胎则阴虚，肾与膀胱相表里，肾虚则无以摄水道，而膀胱之启闭无节。况心血之用不支谓七情，肾水之亏无禁谓房欲。此则其虚尤甚，宜肾气丸者，则心肾不交矣，故子淋心不交肾，故下淋闭；肾不交心，故心烦闷。升少阳之气而上之，决三焦之渎而下之当归、细辛皆能润肾而升其阳；灯草、木通、滑石皆能决渎而泻其火。主以参、归，气血交养，行以麦冬，和以甘草，而心肾交宁，故治淋也。谓之安荣，主言心血也。

肾气丸

用以治子淋。

方已见"肾部"。

胎热子淋，水不制火也。水亏，熟地以滋之；血热，丹皮以凉之；水无所摄，山药以防之，茯苓以渗之，泽泻以通之，车前以利之；火失所归，牛膝以导之，肉桂以聚之，附子以安之，地黄以靖之，山茱萸以固其气焉。此方不言治子淋，而治子淋莫良于此。

参 术 饮 丹溪

治妊娠转胞。

按：此所谓胞，即膀胱，非胞宫也。必八九月胎身能转而后有之。胎压其胞，则小便闭而少腹急痛。朱丹溪曰：转胞之病，妇之禀受弱者，忧闷多者，性躁急者，食味厚者，多有之。古方用滑利药鲜效，因思胞不自转，为胎所压；胞若举起，胞系自疏，水道自通矣。

近吴宅宠人患此，脉似涩，重则弦。予曰：此得之忧患，涩为血少气多，弦为有饮。血少则胎弱不能举，气多有饮，中焦不清而隘，则胎知所避而就下。乃以此方与服，随以指探喉中吐出药汁，候气定，又与之。八贴而安。此恐偶中，后治数人皆效。

按：屡吐之者，欲其气之上，且上通则下亦通也。

张仲景曰：妇人本肥盛，今反羸瘦，胞系了戾，但利小便则愈。宜服肾气丸，以中有茯苓故也。地黄为君，功在补胞。

按：丹溪参术散于八珍汤中特去茯苓，仲景用肾气丸，又恃有茯苓，治法不同者，本肥盛而羸瘦，胞系了戾，此胎气热甚，热壅下焦，而膀胱系闭，与子淋略同，故地黄补肾壮水，而泽泻、茯苓皆以行水通胞系也。丹溪所治，血少气郁，胎弱不举，避浊就下，以压于膀胱，此其病不在肾与膀胱，而在血少气郁，故不用茯苓也。

人参一钱五分　白术　甘草炙。此用四君子汤，而去茯苓　当归　熟地黄不用生而用熟，究留意补膀胱也　川芎　白芍此全用四物汤　陈皮留白。以行肝气而破中焦之郁，使胎气得舒而上举　半夏各一钱。以达阳气，行积饮，使无留滞

加姜煎，空心服。

气郁血少，而胎不能举，乃至下压于膀胱，故补气益血以开其郁，气血足而胎能举，郁行而胎举矣，胎举则小便通矣。若胎热水亏而胞闭者，则自当滋肾而利水道此酌丹溪之说而通之。

达 生 散丹溪

妇人妊娠八九月，豫服此数十剂，易生有力。

当归酒洗　白芍酒炒。此不用川芎而用芍，芍意在束胎　人参　白术此亦不用茯苓，欲留津液以滑胎，不欲其渗　陈皮以开壅塞之气　紫苏各一钱。散风湿之邪而兼理血　甘草二钱，炙。重用之以和气血，以去胎毒，以缓肝气之急　大腹皮三钱。用此为君，以舒展其腹，使胎易转，且含实而实熟自落，是达生之意

加入青葱五叶通达上下、黄杨脑子七个凡黄杨、柞木、虎刺诸难长而坚实之木，皆能催生，以其坚而能达也。然此宜于临月加之。

煎服。或加枳壳、砂仁，或春加川芎，夏加黄芩，冬如本方。或有别症，以意消息。

朱丹溪曰：产难往往见于郁闷逸乐之人，富贵奉养之家，若贫贱者鲜有之。古方有瘦胎饮，恐非至当之方。予族妹苦于难产，遇胎则欲触而去之，予甚悯焉。视其形肥而勤于女工，知其血气久坐不运，子因母气虚，亦不能自运耳。当补母气，则儿健易产。令其有孕五六月，以《大全良方》紫苏饮加补气药，与之数十贴，得男甚快。因以其方随母之性禀与时令加减，服无不效，因名曰达生散云。

此方拔于前人以斟酌气血耳。归为滋之，芍为酌之，留其用于不尽；参、术为补之，苏、桔为行之，运其用于无滞。缓以甘草，宽以大腹皮，则亦犹用瘦胎饮之遗意大腹皮亦能破气，特差和缓耳，而血气本也。

瘦 胎 饮

唐湖阳公主患难产，方士进此饮。寇宗奭极言其非，谓孕妇全赖血气充足，乃能产子，不当耗其气也。然此方固非可概施，而遇奉养太过，气盛胎肥之人，则此方自不可废。凡用方药，皆宜审于其人其症，不可概施也。

枳壳四两，麸炒。破坚结，开郁塞，下气而实能敛阴　甘草二两，炙。此亦可以补血气，而且缓肝急，前人亟毁之，是不察也

胎五月后，日服一钱洁古改用枳术，自不如用甘草；又或加香附，则过于耗矣。

气血实盛，奉养安逸之人，则胎肥而气滞，用此方宜也，且只二药，亦甚斟酌，非一于耗气者。

保生无忧散

妊娠至八月后，可用此方。间五六日一服，及临产腹痛时再加一剂，保无难产之患。

当归身一钱五分，酒洗。主于养血　川芎一钱三分。行血中之气，此方主平人养胎以待产，非必束胎，故当用川芎　白芍一钱二分，酒炒。酌其血毋使过散，冬月只用一钱　菟丝子一钱四分。润肾补肝，益精续绝。此用以固胎系，其生不以根而自荣，能连而又能脱　黄芪一钱。气足而后能产，故黄芪以益其气　川贝母一钱。气郁痰壅则难产，故贝母以破郁　枳壳六分，麸炒。欲宽胎气，自当用枳壳　厚朴七分，姜汁炒。亦以破脾土之郁塞　荆芥穗八分。去血中之湿热，此与用紫苏同意，而用穗则散中有补　羌活八分。凡产子时，一身之经络关节皆为开张，若或有他邪客之，皆能致窒碍于生产，故荆芥、羌活以预为疏达之　甘草五分，炙。以和气血，以缓肝急　生姜三片。宣达肝气

水二钟，煎八分，服。

此为平人而设，保胎易产，究主于足其血归、芎、白芍，而兼为补其气菟丝、黄芪，乃行之以散郁疏气焉川贝、枳壳、厚朴、荆芥、羌活皆是。昔人每言抑气，是亦失之。

加味芎归汤立斋

治难产交骨不开者，服此即开。死胎不下者，服此亦下。

当归一两。此以催生须用大剂，钱许分许，不效也 川芎七钱 龟板手大一片，醋炙，研末。交骨不开，阴虚之过，故龟板为大补其阴；且龟通任脉，则在人可通胞宫之气，而利其出入。龟固外骨，上下交合，而能产子，则在人宜可开交骨。又咸能软坚，则坚者可出；酸能敛脱，则脱者可收也 头发用妇人者，如鸡卵大团，新瓦焙之，存性。凡难产须惜其血，若先去其血，至血少则胎愈难下。发为血之余，然提而上之。黑以止之，则血可留余，且上提则下易通矣。又咸能软，苦能泄，古书未言发可催生，而此则用以催生也。

水二碗，煎至一碗，服。

生产以血为主，血足则胎随血下，如顺流之舟。若胞浆早破，则枯涩而难下。至于横生逆产，则多由胎方试痛，而遂为临盆试痛者，未至产期，而胎动作痛。其蒂欲脱而未脱，故缘庋作痛。若遂以为临产，则误矣，胎身未转，而用力太早之过胎身转而向下，则胎顺易产；若儿身未转，而产母早已努力，则有横生逆产者矣，故胎产之道，安静为宝昔人有"忍痛闭目养神，惜力上床安睡"之论。其有气血虚弱而难产者，则芎归汤为最稳，芎归不惟益血。实能补肝气也味辛补肝，补肝则有疏散条达生物之意。朱丹溪亦云：催生以芎归汤为最妥。如阴虚而交骨不开津液枯而关节之间不滑不顺，无力以开也。坤静翕而动辟，虚则不能，则龟板、血余，补以其类归、芎滋血而行之阳，龟、发可自阳而敛之阴，补心而交肾，且气血之类也。坤厚乃有以承天，而生物有常，利西南耳欲平易，不欲险阻。催生之方甚伙，类多有伤血气，则非全产保生之良法也催产如兔脑丸、鼠肾丸，其说已近于不经，而其方中用冰、麝香窜之药，使经脉一时解散，岂不耗产母之气，而且一开难闭，则引风入内矣。回生丹则过为消破，将使人气血皆伤。已虚而重虚之，生虽可催，而虚难遽复。产后之病，恒必由之，崩、带、蓐劳，此其缘矣。他如柞木饮、黄杨脑、败笔、虎刺诸方，世多用之，往往有效。败笔、虎刺二方，自无妨碍，而柞木、黄杨之攻坚，亦必有暗损之处。丹溪达生散用黄杨，亦必自参、归队中用之也。

芎归加黑豆汤

治横生倒产，死胎不下，血上冲心，并治产后血瘀腹痛，发热头痛。

当归五钱　　川芎三钱　　黑小豆一合，炒焦乘热淬水中煎

水七分，酒三分，同煎至七分，加童便冲服滋阴破结，导血下行，童便最良，少刻再服。

临产催生，芎归汤可矣。其有伤胎伤血，及胎死不下，则用此方。产后亦可通用，以芎、归滋血行血，而黑豆补腰肾，童便滋阴去瘀妊娠八九月，即有试痛，亦可服芎归汤，果产即产，不产即安。其果临产，则太渊脉必离经，一息六七至；其中冲脉，必急动大动。中冲者，手中指尖两傍，手少阳、厥阴二脉所起止也。未至其时而用力，则有横生逆产者，横生足出，亦宜轻手托入，使安卧静养，服芎归汤，胎可复顺。其子死腹中，则每由阳损之过，伤未久者，此方可必下，如再不下，则用后方必效也。

平胃加硝汤

平胃散可下死胎，或犹不下，则加硝可化而下。凡死胎坠胀瘀痛，与正产不同，活胎之痛动而活，死胎坠痛胀而坠也。面赤舌青，母活子死；面青舌赤，子活母死；若面舌俱青，则子母皆待亡而已。胎之生死，验于舌之青赤，舌为心之苗，而生气之荣

枯所变见，犹之将产而脉盛于中冲也。

苍术米泔炒。燥湿，补肝，辛烈善行，去恶气，辟不详，故可下死胎。胎死不可生，救母之生而已　厚朴姜汁炒。降逆气，破宿血，攻坚消滞，本妊娠所忌，此下死胎，宜用之　陈皮各三钱。气行不滞，而后死胎可下　甘草一钱五分，炙。方多峻急，赖此补中而缓之

煎熟，下朴硝三钱。咸以软坚，能化死胎使小而下；而补心滋阴，且在术、朴队中，自无伤于母气也。硝化温服勿加姜、枣。此方甚平，而下死胎甚效。

胎已死矣，下之如下宿积，破瘀血耳，然母已伤矣非有伤触，不致坏胎。胎伤下坠，血破气泄，则母已重伤矣，其气不可再耗，其血不可再竭故大黄、红花、桃仁皆不可用，术、朴攻而有补，芒硝消而能滋，死胎下而不伤其母。

黑神散 古方

治横生逆产，及胎前产后，虚损崩漏。

百草霜火急上炎，上极而下则热，性平而苦，能降泄，故百草霜能降逆气，止逆血，去瘀血，下坚积，可以举胎之逆，而顺以下之　白芷各二钱。能去血中之风邪，治血崩、血瘫

煎熟，入醋少许，能敛耗散之气，泻结聚之血，疏爽神气，使胎气乍举而复下，则胎顺行矣。加童便和服。

此方亦佳，但虚甚者勿用，以白芷升散也。

黑神散 《局方》

治产后恶露不尽，攻冲作痛，及胞衣不下，胎死腹中。

熟地黄滋阴养血　生地黄润肾生新血　归尾行肝去瘀血　赤芍泻肝止妄血　桂心补肝行新血　蒲黄补心活血。去瘀生新，宜生用　干姜大补肝木，肝气壮而后恶露可行　甘草各四两。大厚脾土，脾土厚而后新

血可滋　黑豆半升，炒去皮。以补肾水，肾阴足而后气血有本。此去皮者，皮色黑，黑能止血。此恶露攻冲，胞衣不下，及胎死腹中等症，欲其行，不欲其止也

　　每服一两，酒、童便各半煎童便逐瘀滋阴，酒以活血行阳。

　　产而血露不尽，胞衣不下，气寒血瘀，血以滞而不行，熟地、黑豆、干姜、甘草，补肝肾以滋气血之本。生地以生之，桂心以行之此方有四物，而不用川芎，用桂心如用川芎，且行在下也，归尾、赤芍、蒲黄，则皆以去其瘀，亦泻而有补，瘀去胞下，而气血可不伤也。

　　恶露不行，胞衣不下，多由宿寒，抑或产时乍感寒气，故致气滞血凝，而胞衣不下。但新产难用行气之药，故干姜所以去寒，桂心亦以逐寒也。轻者用熟地、归尾、炒赤芍、蒲黄可矣。重者则当全用此方。朱丹溪曰：此方寒多者及秋冬宜之。若性急形瘦有火及夏月，则当审慎。

　　《达生编》云：胞衣不下，总因临盆太早之故。当产之时，骨节开张，壮者数日而合，怯者弥月方合。今不待其自开而强出之，故胎出而交骨随闭，以致胞出不及耳。此不必服药，不必惊惶，惟急用粗麻线将脐带结住，又将脐带双折，再系一道，以微物坠住，再将脐带剪断，过三五日胞衣自萎缩干小而下。只要与产母说知，令放心不必惊恐耳。

　　愚按：胞衣如瓜上余花耳，瓜既熟而蒂已落，脐上余花不患其不枯，是有此理也。若胞衣不下之故，则有因产时感寒气乍凝闭而不出者；有血少津枯，血随胎出已尽，产道遂干而不得出者；有一时气滞者。此不尽临盆太早之故。故此方自不可废，且此症寒月为多也。又法：解产母头发馋其口中，使恶心作呕，则胞衣随手可接下，此亦上吐则下通之意。若稳婆强用手取，则万万不可。

失　笑　散 《局方》

治恶露不行，上冲心痛，死血瘀积，腹中作痛。

按：十月养胎，心独不与，而心为君主，用血者心也。故凡娠妊之脉，阳抟阴别；将产之脉，中冲急动。妊娠固总统于心君矣。是以产后，余血当行而未尽者，或不行于下，则循心肾及包络之经以逆上而冲于心，又冲脉行血海，任脉行胞宫，亦皆上行，而冲脉则散于胸中。其不逆上，则瘀积于冲、任之经，而腹中作痛；其冷气上冲，则心包亦痛矣。

蒲黄生用入心，行血去瘀　五灵脂甘咸补心，生用行血散瘀，上补厥阴心包之虚，下行冲任二经之滞

等分为末，煎膏，醋调服醋之酸能泻肝，则聚新血而去瘀血，能补肺收心，则敛魂魄而萃精神。凡产妇血晕，用秤锤或溪中白石烧红，淬入醋中，使醋气充满产室，则血晕即醒。其或恶血冲心，急痛昏闷，不省人事者，用韭菜一把碎切，放有嘴壶瓶内，以热醋一大碗冲入，固封上盖，扶产妇正坐，以壶嘴向其鼻熏之，醋气入鼻即苏，此皆良法。已苏之后，乃徐以失笑散与之服可也。

产余之血瘀，与他病血瘀有不同者，其留在冲任，其逆循心包络，不得滥及他经也。其血气已虚，不可重虚其血气。瘀非寒凝，亦非火结，则寒热之药，不可概施故干姜、大黄、桃仁、红花之类，皆非所宜用。蒲黄、五灵脂皆下和冲任，而上行手厥阴、少阴者，其性和平，去瘀而能补。方名"失笑"者，盖以药微而能去危疾也。

生 化 汤

治恶露不行，及儿枕作痛。儿枕亦余血之未行而凝聚者。

当归六钱　川芎四钱　干姜五分，炒　桃仁五分　甘草五分，炙

水一钟，童便一钟，煎服一方加百草霜水煎，热后冲童便半钟，好酒半钟，温服亦可。

妇人产子，血既大破矣，而用力已劳，气亦耗泄，故产后多

属虚寒。其有恶露不行，儿枕作痛诸病，皆气不足以行之故。故治此宜用温以行之。然所谓虚寒者，以虚为寒，非真寒也，俗于产后有用红糖亦温而能行血、吴茱萸、胡椒江西人喜用此煎汤饮之者，此过于热。又有用山楂汤者山楂亦能顺气，消坚结去瘀血，则又恐耗气，皆非善治。当归以滋养其新血，川芎以行血中之气，干姜以温之，而微用桃仁以行之，治余血作痛之方，宜莫良于此矣或用败酱煎酒以治血母，亦效。败酱即苦蘵①也，否则用百草霜、童便冲，好酒服之，最稳。

当归补血汤

用以治产后血虚，及小产后数日，忽而浑身壮热，面赤眼血，大渴欲饮冷水，昼夜不息。此乃阴虚而生内热，不可以寒凉治之，急宜大补其血，血足而内热自除。

方已见"脾部"。

产后固多虚寒，然去血过多，则阴虚而反生热者有之大产间有之，若小产则每以触损伤折而下，尤多伤于血分以至此。脉必洪大而虚，然非可以寒凉治也，盖后天气血生于脾胃，产血过多，脾之所生不足以继之，则血脉空虚，而孤阳独治矣。芪、归甘缓补脾，而藉归之辛润以滋血，使气倡而血从，此补血之良方也与四物之意不同者，四物补肝，使血不失所归；此补土以滋血，而归之肝也。用芪五倍于归者，芪味薄而归味厚也。况产后气亦未尝不虚，故凡产后而忽大热面赤，烦渴引冷，昼夜不退，脉大而虚者，此方为宝。

---

① 苦蘵（zhī只）：植物名。茄科。草本。夏秋间开花，花或紫或白。果如珠，橘红色或深红色，可入药，有清热化痰的功用。明·李时珍《本草纲目·草二·酸浆》："酸浆，苦蘵，一种二物也。但大者为酸浆，小者为苦蘵，以此为别。"

羊肉汤 仲景

治产后发热自汗，肢体烦痛，名曰蓐劳。及产后腹中疞痛，并治寒疝腹痛，及诸虚赢不足。

按：此则产而气血两伤，内大虚寒而外作虚热者，故急宜以血气之类，大暖补之无缓。

羊肉一斤。甘、辛。大补命门之火，以生肝木。又血气之类，以补血气也　生姜五两。辛、温。补肝以益生生之气，且合当归用之，则气为血倡，有以萃肝血也　当归三两。甘、辛，温。滋润生血，而归之肝，以布之脏腑百脉。此三味《金匮》本方，暖补气血，而虚寒之气自除，内寒既除，则外之虚热亦可自止。但此汉人分两也，若以今之分两约之，则羊肉六两，生姜一两五钱，当归一两，可便后人加味。顾亦不必太拘，羊肉则用今之一斤可也。

血露疞痛中寒，只用本方。如发热自汗甚，加黄芪一两。以下用今分两。补气敛汗，且能生血、人参七钱。补气而亦能生血；恶露不尽，加肉桂五钱。辛、热。补肝以行气，去积瘕；去血过多，加川芎辛、温。亦以行血中之气，而其性上行，使血不泄于下也；寒甚冷痛，加吴茱萸辛温而守下部，以去冲任积寒；阴虚热盛不止，加生地黄以滋阴血之本，入姜、归队中，不以寒忌也；气滞，加细辛以行肝肾之气，其分两随意斟酌。旧法将羊肉煮汁去肉，入诸药煎服宜吹净油腻，用清汁为妙。

妇人产子，血气扰乱，阴阳并伤矣。是犹风挠山而落实取材。其为蛊也，而有形之血其伤为多，伤已甚则峻补之，亦涉大川也。有形之伤，补之以形羊肉，大用辛温，以助其生气之源生姜、当归皆以生阳于下。命门强而肝气有本，命门润而肝血有滋，肝木荣而血气渐复，阴不揪寒不疞痛，阳不游散不发热自汗，是亦先甲后甲，而终则有始之道肝木亦甲也，补命以生气，先甲也；助脾以滋血，后甲也。后人加用参、芪，扶赢之道尽矣。

生地黄连汤^{海藏}

本方以治妇人血风。血风者，血中伏火郁勃生风，由去血过多，阴虚生热。其症循衣摸床，撮空闭目，扬手掷足，错语失神，脉必弦浮虚数，亦有弦数而不虚浮者。要之，以三焦伏火，连及心包也。若妇人平日嗜酒喜辛，肠胃素有积热，产后每有此症，半产尤多得此。

予尝治一妇，群医无措，予独用四物加栀子、芩、连，众皆愕然，以为不可。乃一剂稍静。又以其大便秘结已数日，更加大黄数剂，便通而后愈。如执产后不得用寒凉，则此病不可起矣。是知对病用药，经曰："有故无陨，亦无陨也。"胎前如此，产后何独不然哉？

防风一钱。祛风于周身，无所不达，且以补肝，而宣疏脾胃之郁　当归一钱五分。滋血养阴，究以此为主　生地黄七分。生用乃可以滋肾水，而交于心包，以靖心火，益心血　川芎七分。行血中之气，且能助防风以祛风　白芍七分。阳浮欲散矣，必赖此以敛之　栀子三分。以去三焦伏火。心烦生用，恶露不止炒用　黄芩三分。以靖肺火。烦而气促生用，大便秘炒用　黄连三分。以靖心肝火。心火烦盛生用，肝火同吴茱萸炒用　大黄三分。荡肠胃之火，脉实而大便秘者加用，脉虚者去之

产后宜用温暖，常也；不得已而用寒凉，变也。凡有积寒、积风、积热、积湿、积痰、积火，每于胎产而并发焉。胎产血气乍亏，正气虚而邪之伏者乘间而作。有因产而积疾以愈者，有因产而得疾转加者，养之得失也此论前人所未发。素有积热，因血破阴虚，而热病乘之。热盛生风，至于神乱。循衣摸床，撮空闭目，扬手掷足，错语心烦，壮热不止，皆神乱之症也。再①助以温，是以火救火

---

① 再：光绪本作"且"。

矣。故主四物汤而佐之以栀子、芩、连，疏荡之以防风、大黄，病以当药，无伤于血气。由是以推，为变无方，何庸执一端之定见欤。

愈 风 散_{华佗}

治产后中风，口噤瘈疭，角弓反张，及血晕不省人事，四肢强直，或心头倒筑，上吐下泻。

按：此因产后血虚，复感于风，风邪乘虚而入血分。入于经络，则瘈疭反张；入于心包，则血晕不醒；入于三焦，则冲心吐泻。此兼感外淫，与上方所治血风，生于积热，动于阴虚者又不同也。

荆芥穗_{去梗，焙，研。色紫入肝，去血中之风湿，解血分之蕴热，故主治血风、血晕。专用穗，辛散而有补润之意}

每服三钱，童便调_{童便之咸，能补心散瘀，引药入血分而走三焦，故导以达于下。口噤则挑齿灌之，龈噤则荆芥穗不研末，只用童便煎，摊待微温，灌入鼻中。}

血虚能生风，而又感于风，则有中风之症。治以荆芥，药微而效大，毋忽视也。

四 物 汤

方已见"肝部"。

海藏治妊娠伤寒及诸杂症，多用四物为主。加味以治病，其方多以六和名。如伤寒无汗，以四物加麻黄、细辛；太阳自汗，加桂枝；湿毒发斑，加升麻、连翘；少阳寒热，加柴胡、黄芩；便闭气满，加大黄、桃仁；大渴心烦，加石膏、知母；拘急腹痛，加附子、肉桂之类。大抵依仲景分经法，而加之四物汤中，固属斟酌活法，此不尽举也。然以"有故无陨"言之，则竟用仲景本方何害？以更当斟酌思之，则病情又非其加减法所能尽当也。姑述大意于此，以随人之变通焉。《纲目》云：四物与桂枝、麻黄、白虎、柴胡、理中、四逆、茱萸、承气、凉膈等，皆可作各半汤。刘河间云：大抵产病天行，从增损小柴胡汤；杂症宜增损四物汤，当详察脉症而变通之。由是言之，则固不必规，规于六合之法矣。

参 术 膏 丹溪

治产后胞损成淋沥症。

按：此所谓胞，即膀胱也。丹溪曰：收生不谨，以致损胞而得淋沥。有徐氏妇，壮年患此，因思肌肉破伤，在外者且可完补，胞虽在内，理亦可治。诊其脉虚甚，乃悟难产多是气虚，难产后尤虚，遂以此方峻补，极饥时服之，一月而安。盖令血气骤长，其胞可完，若稍迟缓，恐难成功也。

人参二钱五分　白术二钱　黄芪一钱五分　茯苓一钱　陈皮一钱
桃仁一钱。参、芪、术、茯，皆大补其气，惟用陈皮以行之，而桃仁引入血分，资其去瘀生新，盖气足则血肉从之而自长矣　甘草五分，炙

煮猪羊胞取汁，入药煎服以胞补胞，以血气补血气，亦本张仲景羊肉汤遗意。

人之有生而成形也，一气所滋息而已。是故气来而日滋，胞虽伤可补。其不用归、芎何也？曰：用归、芎则泛补气血也。丹溪思之审矣。

蓖麻子饼敷法

治盘肠生，及胞胎不下者。
蓖麻子合许　巴豆三粒　麝香少许
合捣为饼，盘肠生者，解发用饼贴顶心，下用盘承肠，以麻

油轻手摩之，徐徐送上，肠自收入。其胞胎不下，则用此饼贴足心，胞胎自下亦效。

清 魂 散_{严氏}

治产后恶露已尽，忽昏晕不知人。

按：恶露未尽而中风，风专乘血分，愈风散可治；恶露已尽而中风，则是气血两虚矣，故须兼补气之药。

荆芥一钱。疏血中之风　川芎五分。行血中之气　人参三分。补气且以生血　甘草三分，炙。以和补气血　泽兰叶三分。苦、辛、甘，寒。色紫入血，芬芳行气，且其辛润之气亦能滋血云

为末。温酒调下更烧漆器，或淬醋石于床前，皆醒昏晕。

风乘肝虚，辛以补之荆芥、川芎、泽兰叶皆辛补，甘以缓之人参、甘草皆甘缓，气行而风散，气足而血滋，谓之清魂。主肝言，胎产之事始终皆惟肝所主也。

三 合 散_{刘河间}

治产后日久虚劳。

按：虚劳见于产后日久，是则因产而气血两虚，气血虚而不为治，积之日久，乃成虚劳也。阴虚而生内热，阳虚而作外寒，始之不觉，或加以七情劳役，则日怠而转深，至于内而骨蒸，外而畏寒，四肢疲倦，饮食减少，血脉不周，容色不华，肌肉消烁，毛发枯槁，劳瘵病成，难以治矣。此合四君子、四物、小柴胡三方为一，故曰三合散，图之于早，此方为良，次则逍遥散亦可用。

人参二钱。补气生血，此方宜重用此　白术一钱　茯苓一钱　甘草一钱，炙。此四君子以补气，而人参为主　当归二钱。本四物君药　生地黄一钱。宜用生不当用熟　川芎一钱　白芍一钱。此四物以补血，合四君

子为八珍汤，一燥一润，愚每觉有不惬意，然此方不得不合用，但勿用熟地 柴胡四钱。方中宜推此为君，以其能升拔少阳之气，而散浮游之阴翳，非徒谓其能退骨蒸也 黄芩一钱 半夏一钱五分。通阴阳之道路，去痰涎之壅塞，故宜稍重用之 陈皮八分 生姜一钱 大枣三枚。用姜以宣达阳气，用枣以厚和脾土，非如俗所谓药引已也。柴、芩、半、桔、姜、枣合之参、草，即小柴胡汤

产之破血，人所共知共见，而努力开张，未有不伤气者。此在气体厚而能养者，固旋复其故，若体薄失养，加以情思劳役，则由蓐劳而渐成羸瘵者有之矣。始或勉强自持，至于气血日惫，则阳虚外寒，用参、芪以补气，无形之气或稍复，有形之血卒难生，气亦不能独支也。阴虚内热，用地骨、桑皮以退热，归、地以滋阴，阴待阳倡，血从气治，不然，血无由可足也偏于补气，或反生热；偏于滋阴，乃至泻泄。知以阴阳兼补矣如用八珍汤。而血气两伤者，其阴阳久成睽革，故或上而泥膈，或外而增热，或投之不见其效，或暂效而旋复无功，谓之不任受补，抑知阴阳未洽，则气血不相倡随。阳不生于下以升于上，其热不除；阴不霁于上而沉于下，其寒不止。是故四君子以补气，四物以滋血，而协之以小柴胡汤，则于是阳升阴降柴胡升阳于上，而散上之阴翳；黄芩降阴使下，而去下之热郁，道路通达半夏、陈皮皆所以通达其道路，气血交滋此则藉四君子、四物之功，而又姜以补肝，枣以和脾为助也，而疾庶几可愈。

逍 遥 散

产后成劳，每有起于七情者，则伤于肝、心、脾三脏，而血分受病为多，可用逍遥散；劳热甚者加味逍遥散。凡胎产病，实多主于肝也。

方已见"肝部"。

血以气行，气亦以血荣，血伤而肝木躁急，则生气枯索矣，况又或有以郁之乎？当归以归其血，煨姜以强其气，所以补肝之正皆辛以补肝，而血气并行。芩、术以培其根，补土亦以补肝也木根曰术，芩伏地下，松木之精魄。术以燥湿，芩以渗湿，湿行而血生，犹木根在土，而吸其土膏也。柴、荷以达其枝，所以升少阳而达生气于埋郁也柴胡升阳气于至阴之下，而消其阴郁于浮阳之上，薄荷芬芳条达以升其清气，皆使气血荣于枝叶也。芍以酌之恐其过散，酸以敛之，草以缓之恐其过急，甘以缓之，肝木荣敷，生气畅遂，所以逍遥也。以调经血，以治蓐劳，有不宜者乎！

通脉汤

治乳少，或无乳，古方用猪蹄、木通，或猪蹄、土瓜根、木通、漏芦，或滑石、穿山甲、王不留行、蒲公英。是皆有效，然不若此方为得其本。

生黄芪一两。乳即经血所化，血下溢于肝则为经，酿成于胃则为乳。而两乳则阳明胃脉所经行，肝脉交于脾，脾脉络于胃，故乳得从胃化而出，是欲酿乳，补胃为本。黄芪充胃气而壮卫气。甘缓益土，生用则行，故能通也　当归五钱，酒洗。乳本血也，当归辛润滋血，而惟血所归，又所以为乳之本。合生芪即东垣补血汤，气倡而血从，血充而乳足　白芷五钱。辛温色白，行阳明胃经，宣木气于土中，达血脉于经遂，除血中之壅滞，故用以为佐使　猪蹄二只。旧说须七孔者，然可不必，但要公猪前蹄，若后蹄则少力，母猪者不足用。盖前蹄为全身筋力所在，味甘咸平，能补气血，养虚羸，润肌肉；又水畜也，故善通经遂，能通乳汁，又以血气补血气，古人多用之

煮汤去油恐油腻能滞经络，且滑肠。煎药服。覆面稍睡，效。未效再服新产勿遽用猪蹄汤，只宜半水半酒煎服，体气壮，加红花五分，以消行恶露。

治贵探本，乳少者血不足，其本亏也。故此方以补养气血，乳自可酿，若血本不足，而强通之如木通、穿山甲之类，一时虽通，只如聚敛贫民，后终不能继，且乳汁清薄，亦不益儿，徒伤母之气血耳。如气血本强，经络偶滞，致乳不通，又当别论《广济方》煮猪蹄汤，加土瓜根、木通、漏卢各三两，以粳米、葱、豉煮稀粥服，亦可酌用。

返 魂 丹《产宝》

治胎前产后，月经不调，赤白带下诸病；又能消疔肿，散乳痈。

按：此方人盛称其功，似比神明，然谓无益固不可，大功亦未数见，姑备之。

益母草花正开时，连根收采阴干《方书》以五月五日，六月六日，或小暑日。按：此不必拘。用花叶及子，石臼捣末，蜜丸或捣汁入砂锅，文武火熬膏，忌铁。方茎赤节，辛、苦、微寒，与兰草、泽兰同类，能补肝和脾，燥湿行血，去瘀生新，宜于妇人，为经产良药，故名益母。但性缓，多服乃效。

方书云：胎动腹痛，下血不止，当归汤下；横生逆产，胎衣不下，炒盐汤下；产后血晕，口渴狂言，产后中风，失音口噤，及血块奔痛，时发寒热，面赤心烦，或鼻衄舌黑口干，并童便和酒下；产后喘嗽，恶心吐酸，胁痛无力，酒下；产后泻血，枣汤下；产后痢疾，米饮下；产后崩漏，糯米汤下；产后带下，胶艾汤下；产后二便不通，烦躁口苦，薄荷汤下。凡产后童便化下一丸，能安魂魄，调经络，破血痛。常服可调经，令人有子。

按：此亦各视其所用汤引之功，若泛泛煎水，则亦无怪其寡效。

此丸固有养血去瘀之功，亦藉他药以佐之，胎前产后，皆可备用。又产后交骨合有迟速，或三四日，或旬日，合时有作热者，俗曰"发焙"，盖非作热一番，筋骨不易合榫①，此不必诧异，妄用汤药，惟归芎汤及此丸，用童便酒服之，却有益而无害。倘有外感，则又当治外淫，察轻重本末而施治，不容以一例视也。

① 榫（sǔn 损）：器物两部分利用凹凸相接的凸出的部分。

卷　九

方　剂

婴儿部

小儿之疾，与大人同，但口未能言，又脉气未定，难于诊察，故昔人谓之哑科。钱仲阳《脉法》言：脉乱为气不和，弦急为伤食，沉缓为虚，促急为惊，浮为风，沉为冷。《水镜》云：三部逆顺难明，须辨虎口三关。凡未至三岁，看男左女右，虎口第二指根。第一节为风关，若脉见病初交；第二节为气关，脉见病深重；第三节为命关，脉见死不治。其纹见色青为惊；色赤多热，急惊；红黄为食积；淡白为疳；紫黑为寒、为慢惊。又云：三关青者四足惊；赤者水火惊；黑者人惊；紫色泻利；黄色雷惊。脉纹入掌心内，吊文曲向里，风盛；曲向外，食积；上蒸如线一直，惊热；三条或散者，风痰。

愚按：虎口经脉上出指尖，亦太阴肺经所分行，验其脉色，以察病症，固亦犹诊太渊寸口之意。但此经脉纹色。有皮厚虽病而不见者，有皮薄无病而亦见者，有无病而纹透三关者，是亦未可尽据。又征之面而分五部：左腮为肝，右腮为肺，额上为心，下颏为肾，鼻上为脾。此亦仲阳之法。然额上属心，下颏属肾，鼻上属脾，可准。而两腮分属肝肺，则难准。莫若《口议》所云：五位气色，总见蓝青色者，惊积不散，欲发候火；红色者，痰积壅盛，惊悸增进；黄土色者，食积癥伤，欲作疳疾、痞癖；灰白色者，大肠滑泄，水谷不分，欲作吐利；惨黑色者，脏腑欲绝，其疾危恶，其儿不久也。大概面部如印堂、山根见青黑色，多主惊忤；人中见黑色主蛔；黑气绕口者多死；面颊赤多主火热。余可类推，难以细分也。至于太渊脉法，则未及三岁者，皆以一指意分三关，而以八至为平，九至为过，七至为不及；四岁以后，用一指滚转别三部；七岁以后，可稍移指诊之；成童以后，则与大方脉同矣。

小儿之疾，惟脐风与急慢惊风及变蒸之候异于大人。兹则辑其最要于用者数方于左。其余风寒食积，皆与大方脉同治，可无赘述。又古方治小儿病，每多用金、石、香窜、峻利之药，恐非柔脆之体所胜，又非贫家所能猝办，故兹亦不多及云。

朱蜜法《肘后方》

小儿初生，口有液毒瘀血，宜于啼声未出时，急用绵裹指为拭去，不然，则咽下，使儿多愚，且生疮疹，然仓猝之际，不及如法，则用此解之。

甘草细切　黄连细切　朱砂细研　蜂蜜各少许

宜预备，分器贮之，收生之际，急以沸汤泡甘草，以绵裹指蘸甘草汁拭儿口，次用泡黄连汁拭儿口，又次以蜜一蚬壳和朱砂抹儿口中，可镇心安神，且解胎毒。

按：此方固可解胎热之毒，然有胎中带寒者，则黄连非所宜，故有用淡豉汁者，或浓茶者。此皆察母之体气，可以随宜而施之于其子。又俗有用艾火灸百会穴者，此则恐反致火毒，大非所宜，不可从。

白龙糁法《直指方》

小儿初生剪脐法，视其实者深之，弱者则浅之。昔人云：断脐不盈尺，一腊之内，随其根蒂自落。其或有剪脐不慎，伤于外风，致脐疮不干者，可用此敷之。

白矾_{收湿且能益心}　龙骨_{敛气且能安神}　丝绵_{敛疮口且能御风去寒}

各少许，煅，研末，烧绵灰合之，以糁脐上每日换尿布时，仍展视加糁，脐湿自干，且可免脐突及风症又方用枯矾三钱五分，硇砂五分，朱砂二分，麝香、冰片各五厘。

按：冰、麝香窜，恐儿体弱，则非所宜，尤恐反引风入里，不如此方之稳。

茶清拭法

小儿七日之内，脐风撮口，鲜有活者，宜预审视其口中，齿龈之上有小白泡子，如粟米状，是则胃中风热所变见，乃脐风撮口之兆，预用此法可免。

浓煎好陈细茶_{甘、苦，寒，而气味轻清，能升清阳于上，降浊阴于下，祛风荡热，}用青布裹指资蓝靛之气，以舒肝风而靖心热，蘸茶拭儿口中，擦破其龈上之粟粒小泡，撮口可顿开，甚效。

甘草汤

治噤风撮口，取吐风痰。

生甘草_{一钱}浓煎汁馁之，取吐风痰后，取猪尾血少许，点入口中。甘草生用，散而有补，解毒而不失之寒凉，虽可涌吐，而能缓肝之急。猪尾血取其掉动不止，为全身血脉所注，故能通血脉。古方用猪尾，或用猪乳，不然也。

古方瓜蒂散、控痰散，多失过劫，不若此之平稳。控痰散用蝎尾、铜青、朱砂、腻粉、麝香，茶调下。

益脾散

治小儿噤风，用甘草汤吐痰后，可与此汤以和脾胃。噤风者，眼闭口噤，啼声不出，舌上龈上，聚肉如粟，不能饮乳，大小便通而口吐白沫。此脾胃有风寒滞郁，得自母胎，产时复为风邪所搏，则郁而成热，变见于喉舌间，故二便通而口上噤。百二十日后，宜防此症。

人参　白茯苓益元气，厚脾土　木香　陈皮疏肝和胃，通理上下　草果煨　厚朴去陈腐，开郁积，破坚结　苏子炒。散外邪，降逆气　甘草炙，和中

等分为末，每二钱，姜、枣煎服此和平之剂，自有殊功，多服无害。古用辰砂膏，以辰砂、硼砂、牙硝、元明粉、全蝎、珠、麝治风噤。

愚按：此症宜属胃寒，故口吐白沫，而二便通利。其似乎有热者，乃外风激之耳。辰砂散，药多寒凉，似非所宜，如热重不得已用之，亦只可少许，涂敷乳上，使儿吮之。

蝉蚕散

治小儿撮口症。撮口者，面目黄赤，舌强唇青，气息喘急，啼声不出，聚口皱面，不能饮乳，初生七日内每见之；甚者腹胀青筋，揪急引痛。若口吐白沫，四肢冷者多不治。此由胎气挟热。母食辛热之物，至转生热风；又或胎受惊气，兼之产时风邪入脐，内外搏击，而成此症。最为恶候。

蝉蜕去嘴脚，炙，四个。甘、寒。能缓肝和脾，去浊热，除风湿，宣达阳气，清肺宁心　僵蚕去丝、嘴，焙，四条。甘、辛、咸。祛风胜湿，补心安神，清肺泻热，补肝和胃，通利经络　全蝎炙，去毒，一钱。辛、酸、咸。专入肝木，主治诸风　茯苓五分。安心神，利小便，此症多不小便，故宜加用　钩藤钩一钱。甘、苦、寒。缓肝风，抑相火，主治惊痫、瘈疭、胎风、客忤　朱砂少许

为末，每服一钱，取竹沥调下竹沥甘、寒，通行经络。若仓猝间，竹叶亦可用。

此方本古僵蚕膏方而斟酌之，治撮口症最为平稳。其有初生小儿，便不

能饮乳小便，犯此症者，先用葱白三四寸，和乳捣蒸，抹儿口中，即能饮乳，乃继服此可也。

龙胆汤 本《千金》方，此从杨氏加减

治胎惊。月内气盛发热，脐风撮口，血脉盛实，四肢惊掣，发热大吐，及变蒸不解，客忤惊痫等症。凡十岁以下，皆可酌量轻重服之。

按：脐风症亦多由母腹中经受风湿，或多食辛热，或房欲不禁，或偏食生冷，或感触惊骇，皆为儿病之原。至产下断脐之顷，又或为水湿风冷所乘，外淫自脐而入，内外搏激，遂令腹胀脐肿，身重肢弱，日夜多啼，不能饮乳，甚乃发为风搐矣。然此症亦有寒、热、虚、实、内、外、轻、重，非可一例治，如儿身热填胸坎，症盛实者，则可用此；若脐旁青黑，爪甲黑者，为内搐，甚重，死不治。

龙胆草　钩藤钩　柴胡拔在下之清气而升之　桔梗降在上之逆气而下之　甘草炙。厚其中之正气而和之　白芍阳气过亢，为之敛之　茯苓心火懊恼，为之安之　麦门冬清肺宁心　防风疏肝和脾，且逐外淫。以上各五钱。此二味《直指方》所加　黄芩　大黄煨。以上各二钱半。荡除肺胃之热

锉散，每服视儿大小为轻重如百日内者，每只服钱许，稍长略加之。旧方有蜣螂，《直指方》去之。加大枣煎服，得利则止此儿多热，热则便秘，得利则止，不可过服。

此治脐风、惊风、噤口诸症之多热者。

天麻丸

治脐风、钓肠、锁肚、撮口诸症。或胎气本寒，剪脐时复感风冷水湿，致令腹胀脐肿，四肢柔直，日夜惊啼，不能吮乳者，

故以温中逐痰祛风为治。

天南星炮，二钱。辛、苦。润肾补肝，祛风去湿，破滞通关　白附子泡，一钱。辛、甘。主祛阳明经之风，能逐寒痰，治搐搦　天麻一钱。辛、温。主治肝风，上达巅顶，止四肢搐搦　五灵脂一钱。甘、咸。活血散瘀，定惊止痛，通利经络　全蝎焙，一钱　巴豆霜少许。辛、咸。可驱逐沉寒，宣达关窍　牙硝一钱。辛、苦、咸。能软坚攻积，合巴豆用之，能破积而不致泄泻　防风五分。旧方用轻粉，今改此以疏肝和脾，且去外淫

为末，米糊丸如麻子大，每服三丸，薄荷、生姜煎汤化下生姜去寒，薄荷祛风。

此治脐风、惊风、撮口诸症之内寒者。

沉香天麻丸 《宝鉴》

治小儿因惊发搐，痰多眼白，痫瘈筋挛。

方已见"风部"。此治因惊成风或母腹受惊气，或触于客忤，因胆火而动为肝风也，内不足而为寒者。故附子、川乌、益智仁、当归、生姜以大补肝肾，滋养气血，以祛其内寒；二活、防风、天麻以捍其外忤；半夏、沉香以通阴阳上下之气而顺之；僵蚕以理之。虚甚者加人参可也此有眼白之症，则近于慢惊矣，故属之内不足而宜温补。

风 引 汤 《金匮》

治小儿惊痫、瘈疭，日数十发。

方已见"风部"。此治以风成惊风乘肝虚，肝动胆火，或因动于外感，或由触自客忤，外有余则生热者，重以镇之滑石靖三焦火，石膏靖肺胃火，寒水石靖心火，紫石英益心肝之血，白石脂坠肺胃之痰，赤石脂去血中之瘀。风火动摇，重所以镇之，寒以荡之滑石、石膏、大黄皆以荡除邪热，辛以补之干姜、桂枝、石膏、大黄皆辛以补肝，酸以敛之龙骨、牡蛎皆涩而敛，甘以和之。要以去风除热，而镇安心神则惊定矣此症日数

十发，是急惊也，故属之外有余而宜静镇。

省风汤

治惊风噤口，筋脉挛急，抽掣不止，风痰实盛，旋晕僵仆，恍惚不定，神志昏惑。

按：惊症皆属肝风相火，小儿初生，于时为方春，于象为萌芽，正肝胆用事，风火交燔而动之候也。然质方柔脆，而过于风火，则其本反伤矣。此所以多惊风之症。风所由动，或兼自外感，或内有偏胜，则治法亦审症而后可施。如钱仲阳之泻青、导赤、益黄、泻黄、泻白、六味诸丸散，已分见各部，皆可选用。大抵自外感者，易治而症多急；由内发者，难治而症多缓。钱仲阳云：伤风后而发搐，口中气出热，呵欠顿闷，手足动摇，当发散，大青膏主之；伤食后而发搐，身体温，多睡，或唾，不思食，当先定搐，白饼子下之；又惊风搐搦，而用药镇坠太过，风疾不散，与气相逆，搐不能定，则当下转气疏风之药，温胆汤加枣仁服，次省风汤化苏青丸服。温胆汤已见"肝部"，兹录其数方于下。

天南星生用，四两。生用极妙，盖全其辛热之性，助生气也　防风去芦，四两。以大疏其风　甘草生用，一两。因前此镇坠太过，故此皆资生气，以转为升提也　半夏米泔浸一宿，一两。此只用泔浸，亦是生者，复生阳之气于阴中，以达其出入之道，不止为去痰而已　黄芩去粗皮，一两。只此一味降其动摇之火

上㕮咀，每服二钱，生姜一片煎服此用姜以稍制星、夏之毒。

治惊之药，多用重镇。镇重太过，生气反郁，有变而伤内成慢惊者。此方见几而转为疏风，且助肝气，去其壅郁，惊搐亦可自平也。

青州白丸即苏青丸

凡治急惊，用寒凉攻坠太过，转成慢惊者，急宜用上方及此方。

方已见"湿部"。此用治小儿风痰相挟，其势有甚急者。此方一于辛温，南星、半夏、白附、乌头，皆辛温之药。补肝祛风，药亦甚峻，然制之能使就平和，用泉水浸摆，日晒夜露，经历旬日，是以能制之使平和也。故可用以转垂危之症。治惊风用薄荷汤下，用此调苏合香丸服，又名苏青丸。

苏合香丸

治吐泻、惊痫、客忤、鬼疰，或者有效。然忒香窜，恐非益小儿生生之道，特因前方有苏青丸之说，姑录于此。

苏合油　冰片研，各一两　木香　檀香　沉香　丁香　香附炒，去毛　麝香研　朱砂研　犀角锉屑　白术　荜茇　诃黎勒煨，取皮，各二两

为末，和苏合油炼蜜丸如梧桐子大原方有安息膏、薰陆香，安息香非药肆所有，有亦不真，徒空名耳，故去之。

大 青 膏

治小儿因伤气伤风而发搐者。口中气热，呵欠顿闷，手足动摇，当发散之。

天麻一钱　白附子一钱，生熟各半　蝎尾五分。取其有发毒之意青黛一钱　乌梢蛇酒浸，取肉焙干，五分　天竹黄五分　朱砂少许　麝香少许

生蜜丸如粳米大，同牛黄丸用薄荷汤化下牛黄丸已见"风部"。

此方不见有发散意，但祛风解热之意有之。

白 饼 子

治小儿夹食伤寒，发热呕吐，嗳气搐搦，肚痛者。用此推下食积，再加发散调治。

滑石一钱　轻粉五分　半夏一钱　南星一钱　巴豆二十四粒，去皮膜，用水一升煮干，研细粉用

糯米粉丸如绿豆大，量儿虚实大小酌用，或一丸、三丸、五丸，空心紫苏汤下，以利为度，后用惺惺散，或参苏饮调治参苏饮已见"风部"。

推荡食积，不嫌稍峻，用之当病而有度，用之可也。

惺 惺 散

搐搦发热而兼呕吐，既为之利下，则又恐转伤中气而致慢惊，用此方急为调理之。

天花粉内热必伤肺，此解胸膈之热　桔梗去肺邪，降逆气　白术补中燥湿，理气血　茯苓安心神，理脾土　人参补中气，和五脏　细辛通滞气而升阳气于阴中　甘草炙。和中　白芍药泻肝火，敛阴气

等分，每服一钱，水煎。

此方调治有法，凡吐泻有热发搐，恐转慢惊者，宜用之。

大连翘汤

治小儿壮热，小便不通，疮疹丹毒诸症，亦治脐风。凡儿初生有热在胸膛，频频伸引，呃呃作声，努气不息，以致脐突赤肿者，多由其母好食辛热，或受惊悸，遗为胎毒、胎惊也，可服此汤解之。

连翘一钱五分。苦寒。主能散心及三焦之火　瞿麦一钱。苦、寒。泻心火，利小便，去瘀通淋　荆芥一钱。去血中之风湿　木通通心火于小肠　赤芍敛血分之阴，去血中之热　当归　防风　柴胡升拔少阳之生气　滑

石荡三焦之热　　山栀仁宁心而去三焦屈曲之火　　蝉蜕解皮肤风热　　甘草
炒。各一钱　　黄芩五分　　大黄五分。中热甚用之，否则去之　　紫草三分。
血热用之，不赤肿去之

每服一钱，详症加减。

此方主去热，用药亦不甚峻，凡脐风急惊热多者可用。

利 惊 丸

治急惊，风痰涌盛，发热潮搐者，可用。

黑牵牛五钱　　天竹黄二钱　　青黛一钱　　轻粉少许

白面糊丸如绿豆大，每用二十丸，薄荷汤下。

急惊热甚者暂用。

理 中 汤

治慢惊、慢脾风，吐泻后转而中寒者，宜用。

方已见"寒部"。

人参毓神汤

治慢脾风，神气不守，目多白邪视者。

人参一钱　　干姜一钱　　白芍八分　　阿胶一钱　　白瓜子仁七粒，冬
瓜子也

此方阴阳并理，安养神气。方不必奇，药不必峻，而可以
扶危。

开关左右散

急惊偏搐，面青背冷，男左女右为顺，男右女左为逆。如手
心冷汗，眉攒腹搐，日夜不定，两肩皆动。此病自内发者，其症
最危；偏搐者，此方开关；内搐者，宜人参汤及人参毓神汤。

赤足蜈蚣一条，中分为两片，各用葱汁浸一宿，焙干　全蝎一个，亦中分之，并各放两处

各分左右为末，左目翻，左手搐，以左药末吹入左鼻；右则用右；若左右俱则兼用之。搐止后，服祛风顺气及补养之药。右搐者顺气为主，左搐者兼之养血。

防风导赤散

治小儿初见惊搐之症而热尚浅者，预以此理之。盖初起多是心胆之热，阳气之至，多失于急，风摇火动，一或郁之，一或触之，则惊搐见矣。

生地黄滋肾水以济心火　木通泻心火于小肠　防风宣达肝木之气　甘草和中缓肝　黄芩保肺清肺气　赤芍敛汗靖血热　羌活助防风以达肝气，且祛外风

等分，每服三钱热不甚者，去黄芩、赤芍、羌活。竹叶三片。达肝气于四末、灯草三茎。降心火于下极。

煎服。

此方最平稳切当。

蝉蜕钩藤饮

治肚痛惊搐，啼哭不止。

钩藤钩　天麻　茯苓　川芎　白芍各二钱　蝉蜕　甘草各一钱　木通　防风　羌活　麦门冬各五分　灯草三茎

煎服。

已成惊症者，此方为治夜啼有热者亦可服。

当 归 散

治夜啼。

按：小儿夜啼，多属脏寒。心虚则神不安，胃冷则腹疼痛，水旺火不安，故啼于夜间，温胆汤及此方宜用。如面青手冷，则中寒症也。温胆汤已见"肝部"。

当归三钱。辛、甘，温。滋阴而行于阳，能补肝宁心，非徒血分药也　白芍二钱半。酸、寒。敛阴，然固肺气，安心神，实能养微阳于阴中也　人参二钱半。以辅元气，气血足则心神安矣　甘草炙，一钱　桔梗一钱。降泄逆气而下之　橘皮去白，一钱。升提肝气而上之　半夏一钱。开阖阴阳，通其道路　茯神一钱。安心神

煎，时时与之服。

此方兼养气血而安心神，中寒而夜啼，亦惊之渐也，宜此方。亦有中热而夜啼者，其症暴啼不止，面赤唇焦，小便黄赤，亦惊之渐也。宜导赤散，已见"火部"。或三黄丸，人参汤下。三黄丸已见"三焦部"及"火部"。

花 火 膏

治中寒夜啼。

灯草剔花落，聚之。灯草本能泻心火，燃灯得膏润而生花，灯明于夜，有心之象，而熄其花，则能使心火退，安于不妄，故治夜啼。此用意之巧者。不独为中寒治也　硼砂一字　朱砂一字

和蜜为膏，抹乳上，使儿吮之。

蝉 蜕 散

治风热夜啼。

蝉蜕四十九个，只用后一截　按：蝉鸣以腹，是其喙不鸣，而蝉鸣于昼，夜则无声，故用其能鸣而不明之处。今试用其前截，则儿又夜啼，是亦造化之巧矣。又蝉蜕去风热，兼能治惊。

为极细末，分作四服，用钩藤汤下。

此二方皆方之巧者，而用之屡验，且平和无害。

六 神 散

治腹痛惊啼，面青肢冷，口中冷气，曲腰而啼，大便泄泻，不吮乳。此亦慢脾之兆，宜预服此。

四君子汤加山药、扁豆炒，每服二钱，姜、枣煎服。

此方最平和。

抱 龙 丸

统治诸惊。

甘草炙，一两半。标此为君，调和五脏　琥珀镇安心神，破滞散瘀　茯苓　人参　天竹黄甘淡。宁心安神，祛痰去热，功同竹沥，而主治惊痫　檀香以上各七钱。辛、温。和脾利气　枳壳宽中破滞，敛阴降逆　胆星祛风痰而能靖胆火，不过于烈　白术三味各五钱。健脾补中理血　金箔五十片。合为末　山药半斤。甘、涩。和中，敛精气，平虚热

煮为糊，和丸，辰砂二两，净水飞过为衣，丸芡实大，每服一丸，薄荷汤下。

小儿诸丸散中，此方最为平正，急慢惊风皆不妨用之。谓之抱龙者，肝为青龙，为心之母，而龙最易飞，此丸缓肝之急，而镇安心神，使神魂相依而不妄动，故曰"抱龙"。

白 银 汤

小儿微有惊风夜啼，体热不安，此可通治。

纹银不拘多少，或用银器一件亦可　薄荷去风　灯草除热

煎水服。

寻常不必奇药峻剂，只此亦自多功以上皆治惊风。

紫 霜 丸

治"变蒸"发热不解，并伤寒、温病汗后不解，胸有痰癖，乳哺不进，乳则吐呬①，先寒后热。又治乳积，乳哺失节，大便酸臭诸症皆可服之。

代赭石醋煅淬七次，一钱。泻心泄热，镇逆安惊　赤石脂一钱。泻肝去癖，固下敛脱　杏仁去皮尖，五十粒。润心肺，降逆气，破坚结，发邪汗，开声音　巴豆三十枚，去皮膜，去心，压去油，取霜用。攻坚去癖，其力甚峻。此合赤石脂用，乃不致泻损

先研杏仁、巴豆霜如膏，乃入二石末研匀，以汤浸，蒸饼为丸，如粟米大，百日内三丸，乳汁下。一岁五丸，米饮下，以微利为度。

此方虽峻，用之有节，亦可止病。

按：变蒸之节，凡三十二日而一变，再变而一蒸。变则上气，蒸则发热，脏腑以此而成，气血以此而长。自初生后，三十二日一变，而肾气成，初有志向；六十四日二变一蒸，而膀胱成，其发时耳与骶②热，耳，肾窍也，而肾膀胱之脉，皆行于足下；九十六日三变，而心气成，初能喜笑；一百二十八日四变二蒸，而小肠成，其发时汗出而微惊，汗，心液也，微惊者火气未定也；一百六十日五变而肝气成，善怒；一百九十二日六变三蒸，而胆气成，其发时目不闭而赤，目肝窍也，赤相火动也；二百二十四日七变而肺气成，发声学语；二百五十六日八变四蒸而大肠成，其发肌热或微泄，肺主皮毛也；二百八十八日九变而脾气足，善饮食；三百二十日十变五蒸，而胃气足，其发不肯食，腹痛吐乳，

①　呬（xiàn 现）：不作呕而吐，亦泛指呕吐。
②　骶（wěi 尾）：骨弯曲。

盖其序以天一生水，地二生火，天三生木，地四生金，天五生土，而六、七、八、九、十合而成之。十变之后，又有三大蒸，气充四肢，以长碎骨。十变后六十四日为一大蒸，共计三百八十四日，经脉成，手足便，能立能行。不汗而热者，宜发其汗；大吐者微止之，不可别治。又六十四日为二大蒸，共计四百四十八日；又六十四日为三大蒸，共计五百七十六日，而蒸变毕，乃成人矣。凡变蒸时，轻则发热微汗，其状似惊；重则壮热脉乱而数，或吐或利，或烦啼躁渴。轻者五日解，重者七八日解。儿上唇人中下，发小泡如浊珠，变蒸候也，与伤寒相似。但变蒸各有五脏征验，而伤寒自有寒热之症也。其因变蒸而续感外淫，则更宜审辨，因症施治。若只变蒸不解，则微利气可矣。

古紫霜丸以治变蒸不解，盖脏气变动之际，宜镇定其心神，安固其气血，而随之以推陈致新也二石可镇心神固气血，杏仁、巴豆霜可推陈致新，而用之有节。

柴胡人参汤

变蒸，骨热心烦，啼哭不止，此可治之。

柴胡三钱。升提阳气　人参二钱。保安元气　甘草炙，二钱。调和中气　麦冬去心，二钱。肃清肺气　防风一钱。预为祛风　龙胆草一钱。微为去热

每三钱煎服。

在下者升提之，在中者安和之，在上者肃清之，而微去其风热。蒸变之际，以此调之，最得其道矣。

当归人参汤

治变蒸有寒无热者。

当归二钱。滋阴而行于阳，以足其血　肉桂一钱。补命门而生肝木，

以壮阳气　木香一钱。宣达阳气于上下　甘草炙，一钱。以和其中　人参一钱。保安元气

每服二钱。姜补肝行阳气、枣补中厚脾土煎服。

是儿阳不足也，人犹木也，儿其句萌，故肝命生阳之原，阳不足则生不遂，无能改枝发叶，故滋之当归，暖之肉桂，达之木香，而厚其土以培之人参、甘草。枝叶可日新矣，亦良方也。

调 气 散

治变蒸吐泻不乳，多啼欲发慢惊者。盖变蒸之际，血气未定，则外邪易乘。内未定而邪外乘，则必深入，深入则乘所不足，乘所不足则惊风内作，故有因变蒸而成慢惊者。吐泻不乳，是内不足而欲成慢惊也。急为补中而和调其气，所以治也。

人参二钱。保安元气　甘草炙，一钱。调和中气　香附疏行肝气于血分　橘皮疏行肝气于气分　藿香理挥霍杂乱未定之气　木香以上各一钱。行上下膜隔未通之气

每服二钱，姜、枣煎服。

先天之气，肾命为父；后天之气，脾胃为母。水实生木，而木托于土。土气薄则不任根株，木气生而土不任，则生气郁塞而横乱。变蒸之际，吐泻不止，土气不任矣。此肝气所以乱而成惊也。厚和其土人参、甘草，而疏通肝木之郁香附、橘皮、藿香、木香，生气可自遂矣。以上三方，皆甚有法度。

代赭石散

统治诸痫。

按：小儿痫症，亦惊风也，但猝发，发则似生似死，既而复醒如平人耳。痫症已略见"脾部"痰类中。其在幼科，则又当论辨。俗分五痫，以面赤、目肿、咬牙、吐舌、心烦、气促者为心

痫；面唇俱青，两目上视，手足拳挛，抽搐反折者为肝痫；面黑尘晦，振目视人，口吐青沫，不动如尸为肾痫；面如枯骨，目白直视，惊跳摇头，口吐涎沫为肺痫；面色痿黄，两目直视，腹满自利，四肢不收为脾痫。此亦大略得之。而要之其病或起于感冒，或得自惊骇，或停滞痰食，或得之母腹，起于外者易治。得自胎受者难痊也。得自感冒者，其初屈指数数，内热生痰；得自惊骇者，其初惊叫大啼，恍惚失志；得自停食者，其初吐乳不哺，大便酸臭。而总归风痰阻滞，流入奇经，有时乘虚则犯于心窍，五痫亦惟在心、肝、脾三经耳。保婴者见有内热惊啼不乳诸症，则当预防。前紫霜丸或玉枢丹、白银汤皆可用。大要亦与惊风诸症通治。又痫将发时，耳后高骨间必有青纹，纷纷如线，急为抓破，使血出啼叫，则病气自减，亦是一法。治此有辰砂散、牛黄丸，俱已见"脾部"痰类，更录简易者数方于下。

代赭石醋煅淬，研为末，水飞过，晒干待用

每服五分，以白银汤见前和金箔少许调下，连进二服，良久，儿脚胫上有赤斑，即邪气发出，其病随瘥。无赤斑则难治代赭石重镇之品，能入心而泻君火，入脾而去湿痰，入肝而平相火，加之以金银之器，镇心安神，故能使风痰不犯于心，而下流发于足胫也。足胫并少阳、少阴经，有阳跷、阴跷脉，是风痰所流溢处也。

方有至理，而药甚平，勿以其近而忽之。

天南星散

祛风豁痰，统治惊痫。其分五痫阴阳，则以他药为佐治之。

天南星一个，重九钱以上者，就地作小坎，深八寸许，炭火烧通红，以真米醋半盏洒入坎中，即纳南星于内，又以火炭密盖之。更用盆盖其上，一饭时取出，洗净切焙

为末，量用，或一钱，或五分。

如风痫、肝痫，用生姜四片。补肝气去寒痰、紫苏五叶。行肝祛风兼理血分同煎，加猪胆汁少许和服以靖相火。如惊多及心痫，用琥珀研，一钱、全蝎一钱、石菖蒲五分，同生姜汤调末服琥珀镇安心神，破结散瘕；全蝎去风痰，敛心气；菖蒲开心窍。如乳滞及脾痫，用巴豆霜少许、杏仁三粒同和，以人参汤调末服巴霜、杏仁以去坚积，人参以补元气。如痰涌肺痫，用皂角末少许。清金，去浊除痰，沙参汤调末服沙参清补肺气。如肾痫僵直，用乌蛇干肉一钱。资其穿窜经血、附子制熟者一片，同炮姜汤调末服欲阳复于下，则风可息也。

已见痫症者，此方可备用。

蝎虎散

统治诸痫，颇有效验。

蝎虎一条，捣死，连血研。守宫也。以其食蝎，故有此名。如蛇，四足，形似蜥蜴，色黑褐，常居人家屋壁穴中，故有"守宫"之名。又古人以其血和朱砂，涂宫人臂，红色虽浴不落，一交男子则落矣。此用以治痫，一以其食蝎则得蝎之气而能祛风逐痰；一以其穴壁间，则能穿窜经络，入于奇经，以去其流溢之邪癖；一以其守宫，则能固护方寸紫宫，而可使邪痰不犯于心，且咸能补心用血也　朱砂镇心安神　麝香少许，资其香窜

捣蝎虎烂，和麝殊研，只作一服，薄荷汤调下，令睡一觉醒；再用二陈汤，虚用六君子汤以调理之，虽久痫可瘥云。

痫症虽有分见，总之风痰入犯于心，心血不足，心神不守，而后风痰得而犯之。此方可以足心血守宫带血以补心血，安心神守宫能守，且其性静伏，又佐以朱砂，却风痰其食蝎，得蝎之气，能祛风去痰，搜经络守宫善窜穴，又佐以麝香，是有惊、有风、有滞皆可统治。继用二陈以荡余痰，用参、术以辅正气。治痫多方，惟灵苑辰砂散已见"脾部"，方用辰砂、乳香、枣仁、代赭石散及此方，体物甚精，自有效也。

磨消乳丸 巢元方

治宿食不消，脾胃寒也。

按：乳性本微寒，赖小儿方纯阳故无害，若母嗜生冷而乳哺无节，或宿乳带馊，则食之成寒积矣。小儿自脐风、惊痫数症而外，惟伤食之病为多。疸、疳、虫、蛊之生，亦多因食不节而起，故辑数方继之。

砂仁补命门，暖脾胃　陈皮行肝气，疏脾滞　神曲炒　谷芽炒　三棱煨　莪术煨。二味能入血分以破坚积，故能消乳食。以上各五钱　香附炒，一两。大行血中之滞气，而乳亦血也，故用以消乳积

为末，面糊丸如麻子大，食后白汤送下，量儿大小，或五丸十丸。

方亦过于攻破。但些少用之可也。

保 和 丸

健脾、消食、化痰，小儿能米食后，如有积不化，宜用此方。

山楂去核，三两。消肉食，且能攻坚顺气，故以为君药　神曲消谷食，解酒癖　麦芽消食化气祛痰　茯苓健脾渗湿　半夏开胃气，达肝气，通关节，行脾湿。以上各一两　萝卜子微炒。降逆气，消坚癖　陈皮行肝气，疏脾土　连翘清心火，散结热。二味各五钱

为末，煮曲和丸如绿豆大，米饮下此平平消积，不欲过耗。或加白术名大安丸消而兼补。体弱者加人参。

药味平和，消而有节或犹疑萝卜子之峻，抑萝卜人所常食，子安得过峻也。此方及健脾积术丸皆已见"脾部"及"湿部"，皆良方也。

枳实消痞丸 东垣

积气成痞，实由脾虚不能运化之故，故此方仍主补脾也。

枳实麸炒，五钱。为破积治痞君药　黄连姜汁炒，五钱。破胸膈结热，且能厚肠胃　人参三钱　白术土炒，三钱　麦芽炒，三钱　半夏曲三钱　厚朴姜汁炒，三钱。大去陈莝以舒土郁　茯苓三钱　甘草炙，三钱　干姜二钱

蒸饼糊丸。

脾，坤道也。坤顺而健，故能含物化光。若脾气虚怯，以致不能消物，而又攻削之过，则天地之气，益以不能交而成痞矣，又何以能消积乎？此方惟君枳实，佐以黄连，而枳实实有敛阴之功，黄连能厚肠胃，皆非壹于攻破者，况佐之以四君子，所以厚坤土而配天行健也。麦芽、神曲，亦谷食之余，消而不过。东垣之方，所以为后世则也。余若木香丸、槟榔丸之类，皆置不复录，况巴霜、大黄、三棱、莪术之峻，偶一用之可耳，可常服乎？

白术散 钱仲阳

治消积已过，胃气不和而吐泻消渴。

白术五钱　茯苓五钱　人参二钱五分　甘草炙，一钱　藿香五钱。以理霍乱不和之气　木香二钱。以升降上下之气　干葛五钱。渴甚者用一两。按：葛根能升拔阳明胃中之气，以敷布于膻中，且能止泄泻，非仅止渴而已

渴甚去木香，腹痛甚加白芍。

此因下之过，而后议和补者，然急能和之补之，则无过矣。

肥儿丸

统治诸疳，杀虫消热。

按：疳病多因小儿欠乳，食谷啖肉太早，又乳食肥腻相裹，以致成积。儿之脾气未足，不能运化，则积壅成热，热郁生虫。故疳者甘也，土气之郁也。疳之成积，必腹大筋急，色黄体瘦，

此方可治，故曰肥儿丸。疳之病形，头皮光急，毛发焦稀，腮缩鼻干，口馋唇白，两目昏烂，揉鼻捋眉，脊耸身黄，门牙咬爪，焦渴自汗，溺白粪酸，腹胀肠鸣，癖结潮热，酷嗜瓜果，或炭或米，或土或布，嗜酸嗜咸，此不必全见，有犯数件，皆是也。昔分为五：曰"心疳"多惊，身体壮热，脸赤唇红，口舌生疮，胸膈烦闷，小便赤涩，五心烦热，盗汗发渴，咬牙虚惊；曰"肝疳"因风，摇头擦目，白膜遮睛，眼青多泪，头焦发直，脑热筋青，躁渴汗多，下利疮癣；曰"肾疳"在骨，脑热肌削，手足如冰，时作寒热，腹痛滑泻，口鼻干渴，齿龈生疮，爪青面黑，身多疮疥；曰"肺疳"气逆，咳嗽喘急，壮热憎寒，皮肤起粟，鼻痒流涕，咽喉不利，颐烂吐血，气胀毛焦，泻痢频作；曰"脾疳"因食，身面俱黄，肚大脚细，中满吐逆，水谷不化，泄下酸臭，合面伏睡，嗜食泥土。然疳虽有五，而总起于脾，脾土分旺五行，脾病亦分见五脏。至于转变见症，则又有曰"蛔疳"，蛔虫啮腹作痛也；曰"脊疳"，虫蚀脊骨也；曰"脑疳"，脑疮脑热也；曰"干疳"，瘦瘁少血也；曰"疳渴"，壅热烦渴也；曰"疳泻"，肠鸣利不止也；曰"疳痢"，时痢恶物也；曰"疳胀"，头面手足虚浮也；曰"疳痨"，五心烦热成痨瘵也。此其病起于疳，而更他有所挟，失所调理，乃致斯极。又有曰"无辜疳"者，脑后项边，有核如弹丸，按之转动，软而不痛，此中有虫，宜速破出。世传姑获鸟羽粪污、衣摄儿魂所致，此亦未必然也。然此失治，转致"丁奚"，四肢瘦削，腹大脐突；又为"哺露"，虚热往来，吐虫反食，皆难治者。治法多方，此丸为最。其分见五脏，则亦略辑数方，变而通之，存乎其人。又有"走马牙疳"，此为虚热之极，相火上奔，又当别治急治。此方则见机塞源之治也。

黄连二两。苦，寒。泻妄火，燥脾湿，厚肠胃，杀虫蟹，为治疳君药
肉豆蔻一两。辛，温。补命火而行之脾胃，以去土中之积郁　木香一两。

勿见火。辛、苦，温。升下焦无形之气，以达于上，而蒸水谷和气血，降上焦有形之物，以行于下，而司决渎去壅滞　神曲炒，一两。甘、辛，温。和中开胃，消滞去胀，破结行痰，能消能伐，而无伤于正气　麦芽炒，一两。甘、咸，平。能变化有形之坚积，而自含发生之气　使君子一两。味甘而能杀虫，兼可消积　槟榔五钱。苦、涩、甘，温。攻坚破积，降泄逆气，而达之下极之下，且其苦能杀虫，其涩能敛阴　川楝子去核，炒，一两。苦，寒。泻热杀虫，达于下极而散之

此依《局方》原本，他书有去肉蔻、木香、使君子、槟榔，而用陈皮、三棱、莪术、芜荑者，则全失制方之意。盖陈皮虽亦行气，然性平缓而不如木香之畅；芜荑虽亦杀虫，然质浮薄而不及槟榔、使君子之快；至若三棱、莪术，则又过于攻破，多用恐非脆弱之肠胃所能胜也。且此方君黄连而佐以肉蔻，所以根柢于命门，而养脾胃之正，然后消伐降火杀虫之药可以次第而施，而神曲、麦芽皆从谷化，使君子、槟榔亦有甘味，破邪而实兼养正，有胆识者或且加用参、术。今去肉蔻而用三棱、莪术，岂制方之旨欤。

为末，用曲糊丸如麻子大，每服二三十丸，空心米汤下。

谷以养人，而过食成积小儿脾胃方弱，又或乳哺不时，乳谷油腻相裹，以至不能消化，则必至成积矣，神曲、麦芽以变化之如化米为酒、为饴是也；食积则气郁中焦积郁，则清阳不升而浊阴不降，肝气阻郁矣。木香、槟榔以升降之木香升肝气而上之，槟榔降肺气而下之；气郁则生湿热，如罨酱、罨曲焉，皆以郁而生湿热也，黄连、川楝子以燥之泄之苦能泄热燥湿；湿热则生虫蛊凡虫皆化生于湿热，使君子、黄连、川楝子以杀之槟榔亦杀虫，虫以甘热生，以苦寒死；其肠胃薄而太阴未足也太阴脾也，君黄连以健之厚之黄连含生气于至阴之地，而能健脾土；要其本元火不足，而脾胃不能化食也元火谓命门火，肉豆蔻以壮命火而温之黄连靖君火为君，肉蔻补相火为相。此方本末条理，非他攻伐之方所可易也。

胡黄连丸

治疳之多热者。

胡黄连五钱。能拔骨髓中之热　黄连五钱　朱砂二钱五分　芦荟二钱五分。苦，大寒。能清肝热，杀一切口齿、眼目内外诸疳、诸虫之毒　麝香一钱

先研朱砂，再研二连，入朱砂。末同研，填入猪胆内，用浆水煮藉猪胆之气以木相火，藉米浆之气以和脾土，意以引肝木使疏脾土，而去其积湿郁热也，候一炊久取出煮法须以一筋横瓦铫上，用一线悬钓其胆，勿令沉底。再研入芦荟、麝香，用饭和丸如麻子大，每服六七丸，多至二十丸，米汤下。

肝疳、目疳、惊疳，此方可以通治。

茯苓丸

治疳之多惊者。

赤茯苓三钱。取其专入心　茯神五钱。又用茯神者，茯苓以渗邪湿，茯神以安心神也　琥珀研，三钱　黄连三钱　芦荟三钱　钩藤皮三钱。此非治搐搦，而以靖君相之热，故不用其钩而用其皮　远志二钱。茯苓能交心于肾，远志能交肾于心　石菖蒲二钱　虾蟆二钱。须蟾蜍，干之，煅，研用。如无蟾则石、虾蟆亦可。甘、咸能助脾软坚；处土穴而食百虫，故能杀虫。治疳者多用之　麝香少许。以醒脾胃

心疳、惊疳，此可通治究以脾胃为主，如黄连、茯苓、虾蟆、皆健治脾胃。

换肌丸

治肌瘦寒热，盗汗溏泻，糟粕不化，头大腹急。

黄连炒，一两　肉豆蔻煨，五钱　神曲炒，五钱　麦芽炒，五钱

使君子五钱　鳖甲酒炙，五钱。亦与用虾蟆同意，而鳖甲能滋阴，此有潮热，故用之　诃子肉一钱半。苦、酸、涩，温。能燥脾和胃，泄逆去热，止渴敛阴，收脱止泻，安厚仓廪　麝香少许

　　此方与肥儿丸大同，所异者用鳖甲、诃子，而去其破气行气之药耳。气虚热盛，下脱不止，则宜此。

　　为末，面糊丸如芥子大，米汤下，量儿大小加减。

　　脾疳、食疳、肺疳，凡饮食易伤，脏气不调，寒热泄泻者，此方可以通治。

清 肺 饮

　　治疳蠚咳嗽，气逆多嚏，壮热恶寒。

　　桑白皮炒，五钱。甘、酸、微辛。行湿泻火，敛肃清之气，为补肺清金君药　紫苏二钱五分。行肝气而泻肺之邪寒郁热　前胡甘、苦、辛，寒。能泻泄高亢之气，疏畅下行之滞　防风　赤茯苓　黄芩　桔梗　连翘凡肺热皆由心火上逆，故赤茯苓、连翘所以泻心　天门冬去心　当归　生地黄滋其阴血，乃所以济心火而敛肺金也　甘草炙。以上各二钱五分

　　此方以清金降逆为治，而无理脾杀疳之药，然热烁肺金，至于腠理不固，气逆不下，则治之自当如此，且热靖气顺，则疳蠚亦自除也。

　　每服二钱，水煎服。

　　肺疳、气疳，此可通治。

使君子地黄丸

　　治脑热肌削，手足冰冷，时作寒热，滑泻腹痛，齿疮身疥，骨立面黑。

　　熟地黄八钱　赤茯苓三钱。用赤以去心下邪热　山药　牡丹皮　山茱萸去核　泽泻以上即六味丸　当归此其血涩而燥，故多疮疥，故用当归以滋之，不必以滑泻为疑也　川楝子去核用肉　使君子去壳用肉。以上

各三钱。用肉以专治内也，用六味地黄丸以滋养肾水而济妄火，加当归以使行于阳，川楝子、使君子以杀疳治虫，而茯苓、山药又实皆可以理脾

为末，蜜丸如梧子大，每服三五丸，温水化下。

肾疳、骨疳、脑疳、脊疳，此可通治。

莲子黄连丸

治小儿潮热往来，五心烦热，盗汗，骨蒸，喘咳，疳而成痨者。

黄连五钱，猪胆汁浸一宿，晒干　胡黄连三钱。拔骨蒸，自当用此　瓜蒌根二钱。清胸膈之热　乌梅去核。二钱。以敛真阴，其效甚大，且藉以伏虫蠹　杏仁浸去皮，焙，二钱。以润心肺，以破坚结　石莲子二钱。以理脾胃，以交心肾

为末，用猪胆汁浸糕糊丸如麻子大，每服十五丸，煎乌梅姜蜜汤下。

药简而当，敛阴和脾，治疳痨宜用。

虾蟆丸

治无辜疳及丁奚哺露，止泻痢，解烦渴，退虚热。

蟾蜍一个此处陆地，不善跳，不善鸣，腹大而善鼓气，背上多块磊者。置瓮中，用粪蛆一杓，肆其饱食或云打死蟾蜍，置尿桶中，肆蛆钻食。一日夜，取出，以布袋包系定，浸急流中一宿此用蟾蜍，或云用粪蛆。取出瓦上焙干，为末，加麝香一字，揉饭糊丸如麻子大，每二三十丸，米饮下。

此古方也。今只取蟾蜍一个，打死，连腹脏炙干，为末，加粪蛆、黄连、胡连、神曲、麦芽、槟榔、肉果各末，或加麝香一字，以猪胆汁及好酒煮面糊丸，治疳有效。亦名虾蟆丸，不必泥古也。

蜘 蛛 膏

治走马牙疳。其症初作口臭，转见齿黑，久则龈烂，热血迸出，甚乃牙皆脱落，其来甚急，故曰“走马”。此肾水枯竭而肝命之相火上炎，干于阳明胃经，上行齿颊，相火急速，故势如走马也。小儿初生，一片纯阳，其阴本未足，故多火热之症，若其母好食浓酒辛热以乳之，则火愈甚矣。

蜘蛛一个。须黑色腹大者，性处于阴而食于阳，能食百虫，又性味咸寒，能去热攻坚，故可用以治相火之急，而救肾水之枯。无蜘蛛则壁间蟏子，身黑背白，作窠一席一盖而居其中者，亦可用。倘蟏子亦无，则用其窠。惟色麻褐而大，窠有席无盖者，名“壁劳”，不可用也 铜绿五分。酸、平。能破瘀血，平妄热，敛真阴，合肌肉

细研，入麝少许合和擦齿上。

此一时急治良方也，旋当服六味地黄汤以靖之。

使君子丸

治小儿五疳，脾胃不和，心腹膨胀，时复疠痛，不进饮食，渐至羸瘦，蛔虫上攻，诸虫作痛者，皆可服之。

杨氏曰：五疳出虫者，疳伤虽起于乳哺不调，而脏腑停积蕴热，则转变生虫。其虫或细如丝发，或长如马尾，或微如米粉，多出于头项腹背之间，或食脊膂，或攒十指，或入脑中，或聚肛门，或啮脏腑。病蛔者必皱眉多啼，呕吐青沫，腹中疠痛，肚胀青筋，唇口紫黑，头摇齿痒；病脊疳者必身热黄瘦，烦渴下痢，拍背如鼓鸣，脊骨如锯齿，或十指皆疮，频啮爪甲；病脑疳者由胎中素挟风热，生下又乳哺失宜，头皮光急，满头疮饼；脑赤如火，发结如穗，遍身多汗，顶肿囟高。凡此皆疳虫之症，且食鼻则鼻痒臭烂；食目则目眶赤痒，目睛渐昏；食口则牙宣齿落；食肛门则后阴肿坠；

食前阴则前阴湿痒，皆致溃烂至。蛔虫则九虫之一。

巢氏云：蛔因脏腑虚弱而动，或因甘肥而动，然脏寒亦动，其动则腹痛肿聚，往来上下，痛有休止，口吐涎沫，呕清水，如贯心则死。脉法：腹痛当沉弱或弦，若脉反大者，则蛔动也。其人中鼻头唇口一时色黑，或唇口粉白皆是蛔症，宜此丸及化虫丸；若脏寒吐蛔，则用仲景乌梅丸及理中安蛔丸；脏腑虚弱用槟榔散。

使君子去壳取仁，汤泡去黑皮，净肉一两　白芍二钱半。敛阴和脾止腹痛　厚朴二钱半。理脾胃，去陈郁　陈皮去白，二钱半。行肝气　川芎二钱半。行血中之气　甘草二钱半。和中

为末，炼蜜丸如芡实大，每服一丸，陈米汤化下。

使君子以杀虫，余药则以调理阴阳上下之气，良方也。

化虫丸

治肠胃长蛔、寸白、蛲蚀诸虫。凡虫咬心痛，往来不定，不思乳食者。

鹤虱一两。苦、辛，温。能坚肾润命门，去下部寒湿，杀一切虫䘌　槟榔一两　楝根皮东引者一两。苦，大寒。行水去热，破积攻坚，杀瘠治疳。用东引者，取生气也　胡粉炒，一两。辛、咸，寒。破积，镇惊，杀虫　使君子净肉五钱　芜荑五钱。辛、苦，温。去风湿，除积冷，破坚结，杀虫䘌　白矾煅枯，二钱五分。酸、咸，寒。补心安神，澄治秽浊，杀一切虫䘌，治一切疮肿

为末，面糊丸如绿豆大，每服十丸，三岁以上可三十丸，用浆水入麻油三五滴，吞下。

萃诸杀虫之品合为一方，亦过峻矣，然杀虫莫效于此，不惟治蛔鹤虱可治下部蛲虫及皮肤间虫；楝皮可治下部寸白诸虫；芜荑可治口齿、鼻孔诸虫；胡粉除虫无不可至；白矾除皮肤疮疥；槟榔、使君子乃专治腹中虫。尝用此为末，吹鼻治鼻疳。和麻油为膏，传疥癣、脑疮、亦多得效。

槟 榔 散

上方过峻，如虫气已靖，则宜服此散以安之，以调和脏气，且荡涤余蛊，又治肾疳宣露。

槟榔二钱　木香二钱　甘草炙，二钱　人参二钱　黄连三钱

为末，每服五分或一钱，白滚汤下。

槟榔、木香以升降上下之气；甘草、人参以安养中气。气壮且和，而后虫蛊不生。君黄连以厚肠胃清湿热，而黄连、槟榔皆可杀虫，又苦坚肾水，宣散阳明之火，故可治肾疳、齿牙宣露。

此方亦可统治诸疳，因病用引。如嗜酸者用乌梅汤，嗜咸及瓜果者用熟盐汤，嗜肥腻者用诸骨烧灰及山楂汤，嗜生米者用炒米汤，嗜泥土者用灶心土汤。其目疳、鼻疳、齿疳，则各用其药以引之，可以类推矣。

乌 梅 汤

治蛔虫冲心，心痛欲死者。

乌梅肉三个。虫见酸则伏　薏苡根一两。甘淡。清热下气行湿。此无与治蛔，然湿热行而蛔自下矣

水煎服。

方平而效速。

乌 梅 丸

此以胃寒而蛔动者。程郊倩曰：方治蛔厥，实以安胃。

此方已见"寒部"，为胃无阳也。附子、干姜、川椒以扶命门之火；桂枝、细辛以行之；人参、当归以理之；而又以连、柏平之，用乌梅以伏蛔，而椒、连、黄柏则皆能杀蛔。究之和胃之治也，小儿胃寒未甚者，理中加乌梅可矣理中丸亦见"寒部"。小儿自

风惊、蒸变而外，惟疳积虫伤，宜为留意，余若外感诸疾，则皆与《大方脉》同，可无多赘矣。

痘疹部

小儿痘疹，皆胎毒也。交合之际，以君火而动相火；受胎之后，以相火而涵君火。人非此火不生，而火气之余，则不无留毒。此毒分留于脏腑之间，偶触天行外邪，然后因之而发。发于五脏者为痘，发于六腑者为疹。毒有多寡，故痘疹有重轻；毒有偏行，故痘分五脏见症，而疹则独发于阳明。钱仲阳云：痘疹之候，面燥腮红目胞赤，呵欠顿闷，乍凉乍热，咳嗽喷嚏，手足梢冷，夜卧惊悸，多睡烦躁，唇裂身痛，头疼痰涎，类似伤寒。且痘疹之始，多触风寒而得，或至展转传染，或因伤食呕吐，或因跌仆惊恐，或为窜眼、噤牙、惊搐，如风之症，或为口舌、咽喉肚腹疼痛之状，或为烦躁发热，面赤狂闷，昏睡谵语之症，或自汗下利，或发热，或不发热，症候多端，猝未易辨。方论所载，以耳冷、骫冷、足冷验之，以痘症属阳，肾脏无症，耳与骫足皆属于肾，故独冷也。然疑似之间，或中或否，不若视其耳后，有红脉赤缕者为真。盖耳后为手足少阳所经行，而二经皆行命门相火之气，痘虽分见五脏，而胎火余毒，要皆自命门而发也。其脉多洪大而弦数，诊脉之际，身略战动，则痘症无疑。痘症之常：发热三日而后见标，标齐三日而后起胀，起胀三日而后行浆，浆满三日而后收靥。发热之初，耳足及手中指俱冷，耳后红丝既可预知为痘，则宜托里解表，使其易出。若体气虚弱者，当微补其气，而未可遽用黄芪。至四五六日，则以清凉解毒为主，使不至于枯燥黑陷。七八九日行浆，当温补气血为主，使浆易满。十日及十一二日收靥，宜和其气血，补脾利水，使靥易结，此其常也。其有变者，则非常法所可拘，而调治大法，要不外活血调气，安表和中。温凉兼济，轻清解毒而已。自首至尾，皆不可大为汗下，过汗则其后必成烂斑、喑哑、痒塌，虚寒之症；误下则其后必有伏陷不起、灰白虚羸、腹胀之症，为祸不浅，古人所深禁。然表热方盛，红点未见，影影不出，烦躁腮赤，起不活动，则又不得不以轻扬之剂，微开腠理，不致毒气拥于皮肤之间，痘方易出，但不可过汗耳。若乃痘未出时，脉数洪大，溺赤便闭，气粗腹胀，唇燥烦渴，是则热毒壅盛而不泄，又不得不微为下之，使内无所阻，荣卫升降以顺，不至使有紫黑、热结、血枯之症，但不可太下耳。此宜制之以权也。大抵表热盛则痘必干枯，表虚寒则痘必冰伏，里热盛则必秘结，里虚寒则必泄泻，气壅遏则腹胀喘满。亦有热逼而泻者，其泻要自不同，审此五者而平调之，无或使太过不及，则治法得矣。其有顺逆生死之征，则分见于各条各方之下。

惺 惺 散

凡发热之初，症似伤寒，疑似未明，可先服此散，能保元气而退虚热也。

若初无大热，腰腹不痛，过三日乃陆续见点，大小不一，坚硬碍手，红活圆满，是为顺症。若初或吐或泻，而精神不减，此热从内解，无害也，但不宜久吐泻，恐耗气耳。若身热而不时惊惕，此心经发毒，不须服惊药，宜服此散，痘出惊自安。若误用寒凉冰伏，则致死症。如发热一日而遍身齐出，密如蚕种，摩不碍手者死；头面一片红，赤如涂胭脂者六日死；用红纸撚蘸麻油点火，照心头皮肉内，若有一块红，或周身有红块者，八九日死；或头温足冷，昏闷如痴，渴甚者凶；或腹中大痛，腰如被杖，及报痘干燥，而前痛不止者亦凶；如三四日痛止者，可用助气血药救之。

此方已见"婴儿部"。参、苓、术、草以预补其中气，花粉、细辛、白芍药、桔梗以预减其蒸热，故初发热宜之，虽有吐泻惊搐，此可安之，即非痘症亦无害也。

参 苏 饮

发热而似于伤风者，大宜此方以安里而解表。

已见"风部"。此方调气半夏、陈皮、前胡、桔梗、枳壳、木香，皆调其上下之气也、补中人参、茯苓、甘草、大枣，皆补中也，而微为解表紫苏、干葛、生姜，皆解表也，虽痘症亦可由是而宣达无伤矣。

升 麻 汤

热盛必发于阳明，痘症表热，烦躁面赤，红点影影不出，宜此方为解肌而和其表里。

方已见"寒部"。升麻、葛根以宣达其外，芍药、甘草以和理其中，热可解而毒亦可宣。以上数方，皆微表之，使毒气不壅于皮肤之间，则痘易出也。见红点后忌葛根，恐表虚也，若表实者亦无害。

宣 风 散

治风痰壅盛，或大便紧涩，是毒盛而内不得泄也，必宜微下之，使荣卫通畅，而后痘出始快，用此方。

槟榔二个。降上逆之气而下之　陈皮去白，五钱。升下郁之气而上之甘草生用，二钱。即其中而为之和之　黑牵牛一两，半生半炒。辛、苦、寒。攻坚破结，逐热行水，通下焦气血之闭。半生取其行，半熟欲其无过于行

共为末，蜜汤调下一钱蜜亦以润肠

此方为痘疹毒气壅盛于中，故通利之。调其升降槟榔、陈皮、甘草，而君以牵牛，使下达而中上亦平也，然非壅盛之甚，未可轻用。

十神解毒汤

　　翁氏曰：血热之症，初发身热壮盛，腮红面赤，毛焦色枯，烦躁口渴，日夜啼哭，睡卧不安，好睡冷处，小便赤涩者。未出之时，升麻参苏诸汤，虽皆可服，总不如此方之稳。昔人用黄连解毒汤，恐骤用寒凉，热毒冰伏，出反不快，且毒郁于中，或致腹胀内溃也。若不得已而用连、柏，亦须酒炒，以缓其寒凝之性，以助其上行之势，借之以解毒可耳。

　　生地黄一钱。以靖血热，生用则又能滋血　归尾八分。以养肝血，用尾则又能行瘀　川芎八分。以行血中之气，而开豁其壅塞　白芍八分。以敛血分之阴，而除其妄热　连翘五分。诸热皆统于心，连翘以开心气之热而散之　丹皮五分。以靖心血之热而行之　桔梗五分。心热则气上逆于肺，桔梗以降之　木通五分。心热下遗于小肠，木通以通之　大腹皮五分。热壅则中满，大腹皮以疏之　红花五分。犹恐血有凝滞也，红花以活之温之

　　合一剂，灯心十四茎，水煎服使诸药归心经。

　　痘疮血热，则毒盛而中实，毒盛则有咽痛、狂躁、失血、便秘之患，中盛则有腹胀、气喘、谵语、口疮之患，故不可不凉其血，然毒以热发，使无热则毒不行矣，故不可过用寒凉也。此方最为斟酌，安表和中而毒热可杀。

　　加减法：身热壮盛，加前胡、葛根；毒不透肌，加荆芥、牛蒡子；渴甚，加天花粉、滑石、竹叶；小便赤，加栀子；短涩，加猪苓、泽泻；秘，加滑石、瞿麦；溺血，加犀角、栀子；大便秘，加枳壳、前胡；秘而喘，加枳壳、前胡、大黄；下黑血，加犀角、黄连、桃仁；泄泻，加猪苓、泽泻、干葛、防风；呕，加橘红；呕吐，加猪苓、泽泻、陈皮；干呕、吐血、衄血，加犀角、黄连；咽喉不利，加元参、牛蒡子、甘草；斑丹见，加犀角、黄连、黄柏、栀子；烦躁，加麦门冬、天花粉；烦渴狂乱，加知母、麦门冬、石膏。

羌防散郁汤

翁氏曰：痘症实热壅盛，不得达表，气粗喘满，腹胀烦躁，狂言谵语，睡卧不安，大小便秘，毛竖面浮，目瞠如怒，及为风寒所搏而出不快者，并宜此方，不可骤用寒凉，亦不可误为温补也。

羌活八分　防风八分　白芷七分。此皆宣达阳气　荆芥七分。去血中风热　桔梗五分。降逆气　大腹皮五分。宽中气　前胡五分。畅滞气　川芎五分。达肝气　地骨皮五分。滋肾水　连翘五分。散心火　木通五分。泄心火　牛蒡子五分。散肺中结热，去皮肤风热　紫草茸五分。活血散瘀　甘草五分。缓肝和脾

灯心十四茎，水煎服。

前十神解毒汤以治血热，此方以散气郁凡肌肉粗厚，腠理坚密，或经络素有阻塞而九窍不通，或外为风寒所遏，皆有此症。气郁则热毒不能外达，而有内胀、喘急、秘结、狂躁、惊搐、失血、多怒多啼之症，故此方急为发散升提，和解透肌，而热毒可外达矣。

加减法：初发热而遽见壮热、焦燥、咳嗽喘急者，加升麻；烦渴，加天花粉；腹胀、喘急、面赤多怒，加麻黄；喘急恶风，加桑叶、紫苏；便秘，加当归、枳壳；秘甚，加大黄；洞泻，加猪苓、泽泻、葛根、升麻，忌白术、茯苓；呕吐，加猪苓、泽泻、橘红，忌丁香、生姜、藿香、半夏；小便涩赤，加滑石、栀子、生地、赤芍；面黄、粪黑、鼻衄，加黄芩、犀角；失血，加犀角、生地、黄连；发斑，加黄连、黄芩、栀子；惊悸，加木通、栀子；搐搦，加青皮；不思食，加山楂，忌人参；伤食，加山楂、麦芽、神曲；见点一二日间，出不快利，加牛蒡子、山楂、蝉蜕；紫红片赤，加生地、红花、牡丹皮，去白芷、防风、地骨皮；皮急肉紧、身壮热甚，加葛根、前胡。

桔梗荆芥汤

初发热而声音遂变，热壅肺而金不清也，用此汤。

甘草生用，二钱　桔梗一钱　牛蒡子一钱　荆芥一钱

水煎服。

桔梗麦冬汤

痘疮毒气上壅，哑喉口舌生疮，不能吮乳，用此汤。

桔梗五钱　牛蒡子五钱　生甘草锉末，五钱　麦门冬去心，一两

合为末，每服二钱，淡竹叶汤调服。

二方皆治热壅于肺者。

导 赤 散

痘疮内有大热烦闷，当利小便，用此散以泄其心火。

方已见"暑部"。心火盛而惊惕，内虚者宜之。

犀角地黄汤

内热拥毒而气虚者，利其小便则恐损其气，宜用此方以解毒。

犀角锉屑，一两　牡丹皮去骨，一两　白芍七钱五分　生地黄八

两，为君

每服三钱，水煎服。

此以治血热之毒。

消 毒 饮

牛蒡子炒，二两　荆芥穗五钱　甘草炙，三钱

白水煎服。

此兼解气血热毒。

快 斑 汤

治痘疹见点，或隐或见，出不快者，气虚而血不和也，然不

得骤用黄芪，恐反封其腠理，宜用此汤。凡发热三日而后报痘见标，报标时头面稀少，胸背皆无，根窠红润，顶尖碍手，如水珠光泽者，上吉，可无服药。如报痘时烦躁不宁，腰腹疼痛不止，口气臭热，出紫点者死；点密甚无地，口干唇裂，死；斜视之脸如桔皮，不分肉地者死；报痘全不起顶，如汤泡及灯草火烧者，十日后痒塌而死；起红斑如锦纹者，六日死；遍身如蛇皮者死；黑斑如痣，肌肉成块黑者，即时死；腰下见点，腰上不出者死；两颧无痘者死；出不至足者死；报痘色白，皮薄而光，根窠不红，或根带绵红，三五日即长如绿豆大，此痘决不能灌浆，久后成一包清水，擦破即死。及早用此方，或有可救。

人参二钱五分　紫草茸二钱五分。人参以补其气，紫草以活其血　蝉蜕二钱五分。以去气分外郁之热湿　白芍二钱五分。以敛血中相火之妄热　木通一钱。以舒心分君火之蓄热　甘草炙，一钱。以和其中

分作四服，水煎服。

痘疮至报点时，全赖气充血活，而后内毒得以外行，若中气不足不和，而又或外有所遏，内有所郁，则不得快矣。此方固可以兼理气血而达之。

胭脂膏

治痘疔贼痘。凡报痘后将起胀时，诸痘未起，而有先起虚大如金黄者，名曰"贼痘"；有大而色黑者，名曰"痘疔"。每见此痘，则诸痘皆不得起，须以银簪刺破，口含清水吸去秽血，用此膏填入疮内，则诸痘自皆红润，或用紫草油亦可。

胭脂生用为主　珍珠生用研末　豌豆烧，存性，为末　头发烧灰，存性，研末。或炒发出油，取用之，则更妙

合为末，调入胭脂拌匀，候用。

胭脂以色，豌豆以形，血余以血活血，珍珠以阴和阳，要以

除其血热之壅结者而已。去败群之羊，而群羊和矣。

保元汤 即参芪饮，杨仁斋易此名

凡痘至六日以后，则点齐而将起胀矣。痘未发，五脏之毒不分；已发，则归于一脏。受毒多者见形，如肝毒水疱，泪出如水，痘小而色青；心毒则发斑，血泡色赤而小；脾毒则杂疹，色黄微赤；肺毒则脓泡，鼻涕稠浊，痘白而大；惟肾无见症。痘，火也，故不发于肾。若毒归肾则色变黑、青、紫，干陷，为大凶矣。大要以发自脾、肺者毒浅，而恐或虚寒；发自心、肝者毒深，而每多血热。其若元气虚弱，精神倦怠，肌肉柔缓，面青唇白，饮食减少，二便如常，睡卧安静，而痘点不振不起，即是虚寒之症。未见点前，恐有杂感，固未敢遽用参、芪，然轻用之而加以紫苏、防风、白芷之类，亦自无害；若见点后，审定虚症，则用参、芪无疑，加以升提可矣。四五日后，取次行浆，参、芪尤宜重用也。报点三日，痘渐起，曰"起胀"，若根窠红润，痘顶肥满，此为吉为顺。若起胀时根脚全然不起，而头面皮肉红肿如瓜，此必作渴，九日死；腰腹或痛或止，遍身紫点如蚊蚤所噬，全不起发者，死；遍身黑陷，闷乱不宁，神气昏愦者，死；根窠紫黑，干燥不润不起者，死；有六七粒，细而成斑，于中有一大者，偏斜歪阔者，死；有色如白饭，平塌不起者，此非虚寒，乃毒盛血滞壅于肺也，死；有痘不起发，善食者，胃内消也，十一日死；有痘不起，不能饮食，气促神昏者，热内壅也，死；其稍能饮食者，可用宽中之剂治之；有遍身痘顶皆陷，中有一眼如针孔，脓汁外流不发者，此则表里气血大虚，三日内死；如止顶陷而已者，可用助气血之剂扶之；大抵六七日以前痘点未齐，多恐毒壅，故治主清凉解毒，其有虚症，则痘点迟缓而已，未大害也。七八日以后痘正当起发，其有壅毒，则此时死症毕见，无可复治，惟虚而不能起发者，则补助正在此时，倘不大补，不能行浆结靥，亦终归于死。是故热毒壅盛者，其死速；气血虚寒者，其死稍迟也。

人参一钱　黄芪二钱。未出齐时生用，既出齐后炙用　甘草五分。未出齐时生用，既出定后炙用

痘疮所患，毒热壅盛，气血虚寒而已。毒热之壅，宜清于见点以前；气血之虚，宜补于起胀之际。此方为气血虚寒者设也方内无血分药，然气充而血自从也。果属虚寒，则一切发散攻劫苦寒之药皆当忌古人所以戒汗下也。虽在未见点之前，亦可酌用此方，但宜佐以开提匀气之品如川芎、桔梗之类。见点齐后，如无热壅等症，则用此无疑矣。若非虚寒所以又有十神解毒、羌活散郁二方之治，而概以此为治痘之通剂者，则亦偏矣。

加减法：出不快不起，加川芎、肉桂；大便溏，加白术、肉果、茯苓；秘实，加酒炒当归；泄泻，加白术、肉果、丁香；小便赤，加大腹皮、茯苓；短涩，加大腹皮、木通；呕吐，加干姜、丁香、陈皮；烦渴，加麦冬、五味、芍药；减食，加白术、人参、神曲；伤食，加神曲、麦芽、山楂；喘急，加桔梗、蝉蜕、杏仁；风感，加紫苏、防风；有痰，加杏仁、贝母；若六七日后，或曾经泄泻而得气喘者，则虚甚也，宜倍加人参；腹胀，加大腹皮、厚朴、川芎、防风；三四日前，当热不热，四五日间，手足厥冷，冰硬不起，可用参、芪，加丁香、肉桂、川芎，倍加黄芪；至贯浆时，浆清，则加白术、茯苓；四肢不起，加防风；浆不足，加川芎、当归、白术；水泡，加白术、防风、白芷、白芍；咳嗽，加五味、杏仁、麦冬；发痒，加川芎、当归、白芍、白术、茯苓；痒甚，则用茵陈蒿、黑枣烧烟熏之。大抵热毒壅盛之症，则一切补涩之药皆在所忌，恐重实其邪也；气血虚寒之症，则一切寒凉之药皆在所忌，恐重虚其正也。

太乙保和汤

痘症血热者，服十神解毒汤后，热症悉去，内外和平，至见点三日之后，势当起胀，而或不易长大粗肥者，用此方以保和元

气，活血解毒，助痘成浆，易痂易落，勿使其热症变虚也。

生地黄一钱。滋血凉血　川芎八分。行血中之滞气　紫草茸五分。凉血活血　红花五分。活血行血　人参八分。补气以生血，所谓保和　甘草节五分。以和中　山楂五分，连核。能顺气和胃而去壅滞　木通五分。泄心君未尽平之火　桔梗八分。降肺中未尽平之逆　糯米五十粒。以滋养肺胃之气，且能灌浆起胀　灯心七寸，以泄心火　生姜一片，以行药力

水煎服。

此承血热症之后，于将行浆时，急用此以和之，使气充而不滞人参、甘草、山楂、木通、桔梗，血行而无涩生地、川芎、红花、紫草，加以糯米则浆行而痘起矣。

加减法：出未快，加牛子①；繁红不润，加蝉蜕、当归；陷塌，加黄芪；痛，加白芷；不匀，加防风；水泡，加白术、白芍；便涩，加大腹皮；腹胀，加大腹皮；嗽，加五味、麦冬；渴，加麦冬；痒，加白术、白芍；如七八日间，浆足而身重壮热，便秘烦渴，腹胀喘急，则加柴胡、前胡、枳壳。浆足以后，则勿用此方。

益元透肌散

痘症壅毒者，服羌活散郁汤后，壅症悉开，气血和平，至见点三日之后，势当起胀，而或不易肥满成浆者，用此方以匀气解毒，透肌达表，领出元气，则可以助痘成浆，而易成脓窠也。

人参一钱。益元气　甘草八分。和中气　桔梗八分。降逆气　陈皮五分。和中气　川芎八分。行血中气　木通五分。泄热气　山楂五分。顺滞气　牛蒡子五分。去外遏之余毒　蝉蜕五分。除外遏之湿热　紫草茸五分。佐以凉血活血　糯米五十粒。以助行浆　灯草十四节。以泄心热　大枣三枚。以益中气

---

① 牛子：即牛蒡子。

水煎服。

此承壅毒症之后，于行浆时更用此以透之，使气匀而不偏人参、甘草、桔梗、木通、川芎、山楂、陈皮，气通而不壅蝉蜕、牛子、川芎、紫草，加以糯米，则浆行而痘起矣加减法与太乙保和汤同。

保元人乳汤

起胀时顶虽起，而四围淡白枯涩者，血虚也。四围虽收晕而顶陷者，气虚也。顶陷色白，气血皆虚，用此方。

黄芪炙，二钱　人参一钱　川芎八分　木香八分　当归八分　肉桂三分　甘草炙，五分。气不虚去木香，血不虚去当归、肉桂

加酒半杯，同水煎，和人乳半杯，温服。

此承虚寒症之后，于行浆时更加助气血之药，使气充则不虚人参、黄芪、木香、甘草，血足则不寒当归、川芎、肉桂、人乳，加以酒力，则胀起而不致有枯白、顶陷之忧矣气血弱甚者，加鹿茸一钱。

保元固气汤

起胀时，痘上有小孔，不黑不白，名曰"豇痘"。此腠理不密，卫气虚也。大泄元气，不治则凶，用此汤。

黄芪炙，三钱　人参一钱　肉桂五分　丁香三分　甘草炙，五分。水煎服。

虚寒之症，腠理多疏，故有所谓豇豆者。此以大壮气血而鼓舞之，以固其腠理，使浆行而气不泄也。

独 圣 散

凡血热毒壅之症，在前未能清涤，则于七八日间浆必不起，而有紫黑干枯及青灰倒陷者，此方可用。

穿山甲甘草汤洗净，炒令焦黄色

为末，每服五分，入麝香少许，木香煎汤调下，或紫草煎汤入酒少许调下。

按：血热者，宜紫草汤；毒郁者，宜木香汤。

牛李膏

治同上。

牛李子一名乌巴子，一名楮李子，一名牛诮子，一名鼠李子，一名禾镰子，好生道旁田畔，过秋结实成穗垂叶间，味甘可食，色黑而多汁

不拘多少，取汁熬膏，每服皂子一丸，杏仁汤化下痘疮惟肾无症，然其败每至黑陷，则是毒归于肾。盖热郁而不得发，则反致内攻，还于肾命也。穿山甲善穿穴而食毒，故能通彻筋骨以发其毒。牛李子色黑多汁，而性味甘寒，故亦能入肾而解血气毒热也。

猪尾膏

治同上。

蟾酥少许　牛黄二分　辰砂一钱　雄黄三分　冰片二分

合为末，取獭猪尾血于活者割出鲜血，和为膏，或为丸如麻子大，每服一丸或二丸，薄荷汤下独用猪尾血，亦能起血陷。

狗蝇散

治同上。

狗蝇专钻犬身毛内，及狗矢中，色正黄，扑之暂死，少顷复活，故能入下极而拔出瘀秽之毒，且转死为生也。不拘个数，炙新瓦上，为末

每服少许，落花生煎汤调下亦取落而复生之意，且性滋润，能发毒。

以上四方，于急时皆可选用。大概穿山甲主拔壅毒，牛李子主益气血，猪尾行血拔毒而兼镇心，狗蝇污秽也。外此如人牙散、

天灵盖、温胠脐诸方，或残忍，或怪僻，或过于污秽，或毒性太甚者，皆不录。

十宣散 《局方》 又名托里十补散

用以内托疮疡。痘症八九日间行浆，九日后脓当灌满。或气血内虚，不能达表，痘疮不起，或成片作烂者，可以此托之。凡痘起胀，三日后而灌脓，若脓浆充满色如黄蜡，根窠红润，二便如常，饮食不减，此为上吉。若纯见清水，皮白而薄作水泡者，是表里极虚，每于三四日后，遍身抓破而死；若灌脓时吐泄不止，或二便下血，乳食不化，痘烂无脓者死；若二便不下，犹可用止泻消食之药以救之；其表里皆虚者，见机速治，宜此方及十全大补汤。

黄芪炙，三钱。益胃气，壮卫气　人参二钱。合黄芪以补气　当归二钱，用酒炒，免滑肠。合黄芪以补血　川芎一钱。升提气血　甘草炙，一钱。以和中解毒　防风一钱　厚朴一钱　桂心一钱。自命门而达之肝　白芷一钱。自肝而达之脾胃　桔梗一钱。此三味，皆有托里排脓之力

为末，酒调服，虚甚者加鹿茸二钱。

参、芪、归、芎以充其气血；甘草、厚朴以和其中；防风、白芷、桂心、桔梗以达之外，使气血得而外宣。此所谓"十宣"，痘疮之脓，有不灌顶者乎。

十全大补汤

痘灌脓时，平顶阔脚浆不满者，可用此方。

黄芪炙，二钱　人参一钱　白术一钱　茯苓一钱　甘草炙，一钱　肉桂八分　当归一钱五分　生地黄一钱　川芎八分　白芍药一钱

此方全乎补，予不甚喜，然体果大虚，则不得不用之内气不匀，不能外达者，更加木香、陈皮、干姜。

败 草 散

痘疮成片作烂，脓水不干者，内宜大补血气，外用此散敷之。

败草覆墙头及屋上受风露久者

炙，研，敷疮上。

松 花 散

治同上。

松花粉微炒，退冷，然后用

敷席上，使儿安卧。

木 香 散

痘疹表虚灰白，内虚泄泻，腹胀喘渴，凡经泻后，内必虚寒。外虽见喘渴之症，有似于实，痘疮干红，亦非实热，宜用此方加减为治，从前之血热郁热，皆所不复问也。

木香二钱。升无形之清气，降有形之浊物，而统三焦　前胡以畅滞气　青皮以发肝气　大腹皮以宽中气　人参以保元气　甘草炙，以和中气　肉桂以鼓舞气血，自命门而达之肝，由肝以畅于四肢　丁香暖其虚寒，作其气血　诃子肉敛肺气，固大肠之气，清金止泻　赤茯苓泻心及小肠之余热，而补心神，去脾湿　半夏以上各三钱。以开达阴阳出入之道

锉散，每服三钱或五钱，水煎，空心服。痘顶塌陷者，加糯米一撮，黄芪三钱；有滞食未消，乳食不化者，加神曲二钱，楂肉一钱。

此气虚内陷之治，为痘疮灰白而泄泻不止者设也。宣畅其气，鼓舞其血，而虚可实，陷可升矣。非有灰白泄泻之症，虽虚不必用此。

异 功 散

痘疮表虚痒塌，内虚泄泻，腹胀喘嗽，闷乱烦渴，而寒颤咬牙，头温足冷，此亦外似实而中之虚寒已甚，则毒反内攻，因有胀满喘渴耳。或疑其实，非也，宜用此方治之。

木香二钱五分　陈皮二味以行气　人参以补气　当归以滋血　厚朴以宽中　肉豆蔻补命火以暖脾胃，以大治其中寒　丁香以上皆二钱五分。以助肉果而宣达于气血　肉桂二钱　白术厚脾胃，理气血，止泄泻　茯苓以上各二钱　附子炮。以大壮其元火　半夏二味各一钱

锉散，每服五钱或八钱，生姜二片，枣三枚，水煎热服。

此表里皆虚，外见虚热而中寒已甚者外见虚热，故疮痒气喘，毒势反内攻，故胀满闷乱；内虚则寒，故寒颤咬牙、足冷；外虚则陷，故痘疮平塌不起，故大壮其元火，自下而达之上；大补其气血，自内而达之外，而寒可转温，虚可转实矣。然非中寒之甚，亦不必用此。

枳 壳 汤

痘疮至十一二日之后，浆能灌满，则儿体虽弱，毋庸过服参、芪，恐反有腹胀喘息之症。若服燥剂不当，或有大便秘塞，服丁、桂太过，又有咽肿、烦躁、秘渴诸症，故治病用药，贵适其平，当可而止。此方以治服参、芪之过，而作腹胀喘急者。

枳壳麸炒，一钱　厚朴姜炒，八分　陈皮八分　甘草生用，八分
水煎。

前木香、异功等剂，以经解毒散郁之后，毒热已泄，则容有实而转虚者，以有灰白、泄泻、痒塌、中寒之候，其虚固真虚，故木香、异功之散，皆温之补之，惟恐其不实也。此以下数方，为过用参、芪保元，或气反壅；过用木香、苓、术，或下反秘；过用丁香、桂、附，或火动阴枯。致有胀喘、便秘、烦渴等症而

设，但以虚变实，未为真实，故只宜略为疏通，恐实者易虚，又转成脱症也。

宽 中 散

服燥药太过，或使津液耗散，大便秘结，用此以宽之。

枳壳一钱　赤芍八分。以敛阴和脾　甘草炙用，八分　当归一钱六分。以滋血润燥

水煎服。

便秘似实，而由虚变实，则未敢以实而破之，且痘症尤不敢轻下也。枳壳为宽其中，赤芍为清其热，而当归以润之，甘草以和之，秘者可通矣赤芍药，或作赤茯苓，误甚。

麦门冬汤

治服燥药之过，转而津液大耗，便实燥渴者。

麦门冬一钱　生地黄二钱　白芍一钱　当归一钱

水煎服。

便秘而烦渴，则阴亏矣，以火烁金，故为之清金，而滋其血。

滋燥养荣汤

因用丁、桂辛热之过，转而有咽喉肿痛，心烦口渴，二便秘结之症，则恐阴亏血涸，痘疮亦反难收靥矣，宜以此汤清之。

方已见"火部"。当归、二地皆以滋其血，芍以酌之，芩以清之，秦艽以养血荣筋，防风以行气宣郁，甘草和之，滋而仍不失之寒凉也。

保婴八补汤

痘疮至九日、十日，浆足之后，别无他症，只宜调理气血，

滋养脾胃而已，从前血热毒郁，皆可不问。此方惟调养之。

人参八分　白术一钱　茯苓八分　甘草炙，八分　当归酒炒，一钱
熟地黄一钱　白芍八分　山药八分　黑枣二枚

水煎服。

此方即八珍汤，不欲以川芎行之，易以山药，所以清虚热而
敛其游散之气，亦解利西南，无所往，其来复，吉。有攸往，夙
吉之意也。毒尽发而浆满，亦雷雨作解之象气体虚弱之甚者，可稍加
黄芪、肉桂。

八珍加木香牛蒡子汤

痘疮至十一二日，灌浆已满，热毒解散，则静候收靥而已。
收靥之时，色转苍褐，一二日间，从口唇四边结痂，由胸腹收至
两腿，然后脚背，额上，一齐结靥自落者，为大顺。或遍身臭烂，
如煎油饼，气不可近，目中无神者死；或遍身发痒，抓破无脓，
皮卷如豆壳者死；或发寒而手足颤掉，咬牙噤口者死；落靥后，
疤痕雪白，全无血色者死；痘后漫惊，目无神，面青者死。凡此
皆毒发未尽，及血气亏丧已甚之失也。预知因症调治，当不至此。
其有热散毒解，至收靥时而痘数日不焦者，但得痘色如初，则自
无害，只用此汤以补中利水，痘疮自敛。

人参八分　白术一钱　茯苓八分　甘草炙，八分　当归一钱　熟
地黄八分　川芎八分　白芍八分　木通八分　牛蒡子八分

此仍用川芎，以痘当靥而未靥，则毒气犹有事于行也。木通
以泻余热，牛蒡以清余毒。

八珍加黄芩知母汤

治靥后身弱，坐立摇颤，此火食气也。

八珍加黄芩八分。以清金　知母八分。以坚肾固骨髓

八珍加麦门冬五味子汤

治靥后烦渴喘咳。此火烁金也。

八珍加麦冬一钱。以清肺宁心　五味子五粒。以敛补肺气

八珍加肉果木通汤

治靥后时或泄泻。此余热下逼也。

八珍加肉果八分。以定元火安脾胃　木通八分。以泄余热

凡此皆气血未平之故，故从八珍加味，所谓"有攸往夙吉"者也。

木香归蝉散

痘当靥不靥，泄泻不渴，寒颤咬牙，疮反作痒者，外余热而内虚寒也，用此。

木香散加白芷温中而行外。以止痛痒　当归使血足而后能收　蝉蜕以去皮肤之风热

木香散以治内之虚寒，白芷、当归、蝉蜕以除外之虚热。

桔梗消毒汤

咽喉肿痛声哑，在初出时为毒壅，肺气不清，宜桔梗荆芥汤可治。在起胀灌浆时，因内痘长大，以致气道狭窄，不治自愈。结靥后而有此症，内毒盛甚，其势内攻而上烁肺，凶症也，用此方。

甘草生用，三钱　桔梗一钱五分　牛蒡子一钱　荆芥穗八分　元参一钱

此合甘桔、消毒二方，以清上壅之毒。

柴 苓 汤

痘痂当落不落，湿热内壅，而清寒外袭，故气血留著而不得散，屬中含湿热，热血不消，则痂不落矣。故治宜此方。

小柴胡汤以解其表，五苓散以瀹其里，除热湿也。

益 元 散

治同上。

方已见"暑部"，内热盛而湿留，治之以此三焦之渎通，湿行而火散。外用蜜水，调滑石末敷之可以解皮肤之湿热。

内 涤 汤

痘疮收屬，忽泻脓血，中有痂皮者，腹中有痘也，无大害，宜服此以荡其余毒而已。若泻血而谷食不消，则脾胃虚也；或泻血而痘坏无脓者，胃烂也，此不可治。

薏苡根一两　天花粉一钱　甘草炙，二钱

水煎服。

内疮能屬固无害，而余毒不可不解。

韶 粉 散

痘已愈而毒未尽散，痂已落而瘢犹黯，或凹或凸肉起者，用此散。

韶粉一两　轻粉一钱

入猪脂调匀，涂痘瘢上。

玉 髓 膏

痘痂欲落不落，用此涂上，并可灭瘢痕。

羊骨髓一两　轻粉一钱

和成膏，涂疮上。

花 露 膏

痘痂痒甚，搔抓成疮，而痂不落，用此涂之。

蝉蜕炙干，细研为末　白蜜生用

和匀，涂疮上。

决 明 散

痘疮急宜护眼，用胭脂涂眼眶可却，辰砂亦可。如痘入眼，则宜用此方。

天花粉二钱　决明子一钱五分　赤芍药一钱五分　甘草生，一钱

合为末，每服五分，水调下，日三。如痂欲落不落。则用生蜜时时润之，可揭则揭去凡痘疮不可食鸡鸭卵，恐目盲，最宜戒。

紫 贝 散

治同上。

紫贝一个，如无贝，则石决明亦可

炙，研为末，用羊子肝肝上叶上如马蹄者，或用青羊胆尤妙。竹刀批开，掺入贝子末，线缠，米泔煮熟，入小口瓶内，乘热熏目，候冷取出，星月下露一宿，空心服之。

此方意甚妙。

附：痘疮避忌

初发热时，儿必喜就凉处，勿使近新漆器，漆性有毒，能令痘毒内伏；不可坐阴湿及当风处，如阴湿贼风袭之，则内热必为所遏。此毒壅之症所由来也。

出痘时勿使房内用火盆烈火，亦不可多人拥挤，及食炙煿、辛热、油腻等物，乳母尤当戒之。热盛辛毒入积于中，此血热之症所由来也。油腻又能滑肠。

痘症不可过表，过表则气散而发疮无力；不可太下，太下则阴耗而浆血不行。此虚寒之症所由来也。有外遏则微表，有内热则微下。

痘症辛薰之味，本非所宜，然俗用往往藉之以发表，惟葱连白可用，能拔毒自命门而上，以通之腠理也。若芫荽只入气分，麻疹则宜，痘非所用；以喷体，以洒壁，亦惟热壅之症为可。

起胀时，笋尖、糯米可用；香蕈含毒气，勿用；鲫鱼、鲤鱼可用他鱼恐性热助火；鲜虾能滑肠，鸡汁油重且动风，均不宜用；虚甚者则用山羊血、鹿茸，常食白鲞最佳，猪肉亦宜去油汤。

痘症宜远烟煤，恐入目坏目，入咽伤喉；勿近臭秽，勿扫厕。凡一切狐臭，及妇人月事、房事、饮酒并生人皆当避。惟生母、乳母经期不忌。痘若被魇，即时堕黑，宜常焚黑枣、苍术、茵陈以辟之。

痘自初出至收靥，不可梳头搔痒，须百日外方可洗浴，健者五十日后亦可。辛薰之味及鱼腥亦百日宜戒。

出痘房内，夜当燃灯。

孕妇出痘，以安胎为主，余皆同治。

痘后余毒、结毒，见卷十"痈疡部"。

附：稀痘方

用鲤鱼即七星鱼煎汤，岁除日浴儿遍身九窍周到如一处未洗到，是处必多痘，使腥气浸淫入里，可以稀痘。儿能食者则略饮此汤古方用鲫鱼，竹刀批鳞刳肠。实腹以芫荽，煮瓦罐中，岁除或立春前一日，令儿食之。

又方：用赤小豆、黑小豆、绿豆、甘草各一两，研末，入竹筒，筒削皮留节，凿孔，入药后，塞以钻木钉，封以蜡，季冬浸厕中一月，取出，洗净，风干，每药一两，配腊月梅花瓣三钱春花后开迟者不用，须雪中落地，以针取之，勿拈手，用纸包烘干。大儿每服一钱，小儿五分，以霜后丝瓜藤上小藤丝煎汤丝瓜老布，亦能通经络，去毒热，痘之血热壅毒者，可用为药引。空心服，忌荤腥，连服十二日，解出黑粪为验。每年一二次，可稀痘，三次可不出痘此方用意甚妙。

又方：蜜调忍冬花末常服之此方恐滑肠。

又方：用元参四两、犀角二两、生地黄四钱、麦门冬四钱、菟丝子半斤，酒浸二宿，煮干去皮。

合诸药为末，蜜丸弹子大，每服一丸，白汤化下，日再此方药虽寒，有菟丝子之温为君，亦可用。

又方：以鸡卵浸粪清中，夏月三日，冬月七日，取出，煮，令儿空心食之，七日七枚此方不如用鸽卵为效，取其大能解百毒也。

麻疹部

麻疹乃六腑之留毒，发自足阳明胃，胃为六腑之海也。汤氏云：小儿斑疮，动于天行时气，热不能解，蕴积于胃，胃主肌肉，故毒气熏发于肌肉，状如蚊子所噬。此症与斑不同：斑如锦纹，有空缺处，如云头之状；麻则通身无空缺，但以疏密分轻重耳。

愚按：麻虽触于时行，究竟本是胎毒，但痘发于脏而归于阳，麻发于腑而归于阴耳。其热自脾胃而浮于心，自心而烁于肺，故每伤肺为甚。其初发热，亦似痘及伤寒症，眼包困倦，鼻流清涕，咳嗽减食，烦闷不安，呕吐清水，泻泄黄赤，喘渴气急，目赤腮红，则是麻候。凡热三日而见疹，发透三日而渐没，以九日为恒，有或热或退，五六日而后见，斜视之隐隐肌肤间，手摩之磊磊皮肉外，色淡红滋润，头面匀净而多，发透三日，以渐而没，此轻症也；若随热即出，或头面皆无，或红紫①暗燥，或咽喉肿痛不能食，或移热大肠，变而成痧；或为风寒所遏，疹没太速，皆重症也；若黑暗枯，一出即没，鼻扇口张，两目无神，鼻青粪黑，气喘而心窝吸动，麻后牙疳臭烂，皆死症也。大抵麻疹发于阳，阳则热盛而阴受伤，故治宜先发表行气以散其热，而后为之滋阴补血，凡动气燥悍之药，皆所忌也。

升麻葛根汤

凡发热审是麻症，宜以此为之解肌，使皮肤通畅，腠理开豁，则疹易出。

方已见"寒部"及"痘症"中。此阳明经药也。麻疹发于阳明，故以此方为要药。升麻、葛根以达阳气于外，芍药、甘草以和脾胃于中，加芫荽、生姜以微汗之，使元府润泽，则热毒不郁也麻症发表，用芫荽胜于葱，以其专行气分，能鼓舞胃气，不宜多用姜，恐助热也。

柴胡升麻汤

治麻症热甚，头重如石，身体重痛者，此必因清寒外遏而然也，宜此方。

即前方加柴胡热盛入里，则侵少阳，故加柴胡。如壮热无汗，加麻黄热盛欲出而不得出，则侵太阳且烁肺，故加麻黄；咽痛，加桔梗热上迫咽，故桔梗降泄之；丹毒结块，加元参以散膻中之火，且清血热。

① 紫：光绪本作"紧"。

麻 黄 汤

当见疹而不出，或出而不快，或身有而头面无，此系热重，喘咳气急者，肺受寒而皮毛郁塞也，可大为汗之。

麻黄，肺药也。肺寒则腠理不畅，胃热郁中而不能发，肺金受烁，而喘逆作矣，故宜大为表之不快者，外煮芫荽酒，浑身擦之。

参 苏 饮

麻疹或热或退，不大热，四五日不发，或发而色淡白不红，此固非逆症，然气血不足，则恐毒发不畅，宜补助气血而微表之。

肺气虚寒，不任受表，则宜此。此方已见"风部"。

消 毒 饮

麻疹郁热而咽喉肿痛，胃火上逼也，可用此。

方已见"痘部"。咽肿不食，火热上僭也，此为消其毒气逆加桔梗。

化 斑 汤

胃热盛甚，方热而疹遽见，见而不匀，色红紫枯晦，此火盛血热，下结上郁也，宜此方以清热和中；若见鼻衄，则热从上解，见微泄则毒从下解，亦以此安之，自无害也。

石膏二钱五分。清理肺胃之热，其辛淡能解肌，其重沉能破结　知母二钱。清理膻中之热，下行能滋生肾水，上行能降泄逆气　人参二钱　甘草炙，二钱。调补其中　糯米一撮

煎服糯米调之以温，且以资化气血也。

肺胃郁热，膻中热甚，用此以解热调中，可免喉疮下血、斑烂、惊搐诸症，而疹出亦快利。

六 一 散

麻疹以头面多者为佳，又看耳后、顶上、腰眼间宜先见，此皆三阳经所行也。其顶宜大而不长，其形宜小而圆净，其色宜淡红而滋润。若紫红而干燥暗晦，则火盛毒炽也，宜此散。

方已见"暑部"。此荡除三焦之火而下之，三焦火泄，则肺胃热平。

四物滋阴汤

麻疹暗黑焦枯，热盛不退，则阴血受伤矣，宜此方。

当归二钱　生地黄一钱。勿用熟　芍药一钱　川芎五分。宜少用牛蒡子八分。咽痛者加重用　连翘八分。舌生疮者加重用　干葛八分。热迫下泻者加重用　黄芩八分。口气出热者加用　红花五分　柴胡一钱　赤柽柳三茎。一名西河柳，枝叶似柏，实柳类也。生水泽旁，天将雨则木有云气上蒸，故又名"雨师"。性味甘、辛、咸，寒。能泻肺热，散瘀血，挹润泽之气以上行，而宣毒去郁，此症用之最良

水煎服。

阳盛则阴亏，气热则血涸，养阴即所以退阳。六一散专行气分而过于燥凡淡渗之药，乃真燥药，不若此方之养阴也。

黄连杏仁汤

麻疹出而咳嗽，烦闷不解，呕逆清水，目昏目赤，咽喉肿痛，口舌生疮，热逼下泻。此则热盛内郁而外不能畅，其疹出必紫黑不匀，宜此方为内外两解之。

黄连一两。去热解毒，厚肠胃为君　杏仁炒，去皮尖。润心肺，止咳嗽，去坚结，降喘逆　陈皮疏郁气，止呕逆　枳壳破结宽中，敛阴降逆麻黄去节。达邪热于外　葛根各五钱。升拔阳气，解肌热，清胃热　甘草炙，

二钱半　厚朴二钱半。以燥积湿，泻者加此，不泻去之

　　每服三钱，水煎服。

　　毒热内盛，而外有邪郁之，麻疹不能透脱，则上逼于咽喉口舌，下逼为泄泻，中逼为咳嗽、烦闷、呕逆，故内外为两解之，诸症除而麻疹快矣。

黄芩知母汤

　　麻疹瘢烂，或瘾疹如锦纹，或出脓水，腥臭不干，心胸闭闷，呕吐清水，壮热不退，此胃热甚，可服此汤。

　　葛根　陈皮　杏仁去皮尖　麻黄去节　知母　黄芩　甘草炙。各等分

　　每服三钱，加赤柽柳煎服。瘢烂加芍药。

　　此亦治毒热内郁而不能发，发而不能透者，此主透毒也。

普济消毒散

　　麻疹既出，见风复没，壮热愈增，重症也，宜此方加表散药，或当复出，否亦愈。

　　方已见"风部"。热毒方发，遽为外淫所折，毒反内攻，此逆症也，变将不测或泻痢脓血，或咽肿喉痹，或走马牙疳，或疮疡痛毒，皆毒反内攻也，及时为消之。芩、连、蓝根、元参以清其热；甘草、牛子、马勃以解其毒；桔梗、连翘、柴胡、薄荷、升麻、陈皮以升降其气，以除其风湿寒热；或更稍加麻黄，毒热解而危可复安。

四 物 汤

　　麻疹出后，过三日而不没，此内有实热，阴血不足，而阳不能复还也。

　　此方已见"肝部"。养阴所以退阳也，疹过期不没，有热症

者，加牛蒡子、荆芥。

芍 苓 汤

麻后泄泻，积热遗于大肠，宜此方。

泽泻一钱　茯苓八分　猪苓八分　白术八分。此四苓散也，以行水道，自脾胃而引之下，达于膀胱，水行则热息　木通八分。泻心热于小肠　黄连八分。泄心肝之热，且厚肠胃　黄芩八分。泻肺热于大肠，宜用子芩中实者　芍药一钱六分。以敛阴和脾补肺而和大肠，为此方君药

煎服。

热逼大肠则泻，大肠非有热也，自小肠遗之大肠承小肠之下，小肠之热自心遗之一脏一腑，经脉相络，心之热自脾胃归之心为诸火之宗，脏腑有热，皆归于心。麻疹热发于胃，故主脾胃为言，泄脾胃之水而行之膀胱，泻心肺之热而达之小肠。小肠能分泌水谷，三焦水道通利，则大肠无热矣。

香 连 丸

麻疹热逼于下，热盛为赤白痢，宜此。

方已见"暑部"。流为肠澼则气血皆伤，以苦泄之而更以辛行之可也。

养阴消毒汤

麻后咳嗽，积热遗于肺，而郁湿成痰癖，宜此方。

当归二钱　生地黄一钱　川芎一钱　半夏五分。不可多用　陈皮八分　茯苓八分　甘草炙，五分　瓜蒌仁去油，八分　桔梗八分

水煎服。

渴，加麦门冬、枳壳；喘，加桑白皮、苏子；喉痛，加桔梗肺热甚，则去半夏加贝母。

热逼肺则喘咳，肺非有热也，自胃逼之。胃与脾并，热必挟湿，湿从热溢，则沸为痰。四物养阴以平其热；二陈去湿以行其痰；瓜蒌、桔梗以润肺而拔其热邪。浮阳退而热湿除，肺不咳矣。

蜘 蛛 膏

治走马牙疳。
方已见"婴儿部"。

桔梗消毒汤

治牙疳红肿。方已见"痘疹部"。

栗枝洗法

治牙疳红肿。
栗枝皮剥取嫩枝青皮　赤柽柳用枝
煎汁，以青布裹指蘸洗儿口，擦破其肿，数遍则消矣。

四物加曲汤

麻愈后有不能食者，脾胃虚热耳，宜此汤。
四物汤加神曲炒，八分　砂仁八分
四物以养阴，而平其虚热；神曲、砂仁以化气，而复其元阳。
调护避忌之法，多同痘症，但彼宜稍就清凉，最忌火热；此宜常居密室，不可少当风寒。彼不妨稍食肉；此则始终戒食油腻。彼不可食卵；此则愈后宜食鸭卵，以清余热为不同耳。

卷 十

方 剂

痈疡部

《内经》曰：荣气不从，逆于肉里，乃生痈肿①。又曰：诸疮痛痒，皆属心火。夫人生阳也，元阳之动，即火也，无火则人不生矣。然而过动则生气反伤，盖阳倡阴和，气血相从，条畅周流，自无所谓火。故丹溪曰：气有余便是火。是火生于阳之过动耳。气无所谓有余，有余者不平之谓也。丹溪曰：痈疽皆因阴阳相滞而生，盖血行脉中，气行脉外，相并周行，而寒湿搏之，则凝滞而行迟；热与火搏之，则沸腾而行速。迟为不及，速为太过。气得邪而郁，津液稠黏，为痰为饮，积久渗入脉中，血为之浊，此阴滞于阳也；血得邪而郁，隧道阻塞，或溢或结，积久渗出脉外，气为之乱，此阳滞于阴也。百病皆然，不止痈疽而已。夫丹溪所谓阴阳相滞，即《内经》之所谓荣气不从，相滞之故。虽有寒湿、火热之不同，而血浊气乱，则总之为火。火本于命门，而行于五脏，总摄于心，故经云"诸疮痛痒，皆属心火"。实火多痛，虚火多痒，此则过不及之分。诸家之论，每多歧视，不若丹溪之说为最精。但气血之相滞，不独得于寒湿、火热，而七情色欲之伤为尤甚。大抵外得之六淫者为阳，内起于七情者为阴。六淫之以气滞血者为阳之阳，以血滞气者为阳之阴，七情之郁于忧、思、恐、惧而气血以滞者为阴之阴，动于愤怒、色欲而气血以乱者为阴之阳。毒发于阳者为痈，发于阴者为疽。发于阳者多痛，发于阴者

---

① 荣气不从……乃生痈肿：语出《素问·生气通天论》。

多痒。发于阳者毒浅而急，发于阴者毒深而缓。发于阳者多在背脊头面，发于阴者多在腹足隐伏。此须以错综经络，参互求之。而治之之法，在阳者宜发其毒，乃可治以寒凉解毒之品；在阴者则必宜大为温补，托出阳分。然后为解其毒。阳实者可用散表，阴虚者必宜补中。由是而知通变焉，则思过半矣。至于痈疽之所发，脉络尤不可不为分辨，如背脊、头顶，太阳经；两鬓、耳后、目旁，少阳经；口齿、颐项，阳明经；上胸前股内阴处，三阴经；正脊、顶中、鼻梁，督脉也；篡间、尻①下，冲任也；阴器、足膝，厥阴也；手足外廉，阳经也；手足内廉，阴经也。知分经所在，乃用药引经，如二活、麻黄行于太阳，葛根、升麻行于阳明，柴胡行于少阳，苍术行于太阴，细辛行于少阴，川芎行于厥阴，牛膝行下，桂枝行手，菖蒲行耳，白芷行面，薄荷行目，藁本行督脉巅顶，辛夷行鼻，秦艽行二阴篡间之类，皆不可不详辨。其若虚实、寒热、阴阳之辨，既视形体，尤必以诊脉为凭。在外虽可敷、可掩、可用膏涂，不得已乃用针刀，此其下策，而在内必用汤药。今之外科，操刀针贴膏药而已，纵用汤药，亦不知虚实、阴阳之辨，而猥②云解毒，几何不杀人也。外科方药甚伙，治症各有专方，兹编所不悉录。录其可示法者数十方，以示人知所则效及变通耳。

金银花酒

可治一切痈疽恶毒，初起时即当服之。

金银花五两。生用则力速，无生者乃用干者，茎叶皆可，而花尤良。芳馥之气味，固在花也。甘、苦，微寒。清热解毒，其甘能养血补虚，其香能

---

① 尻（kāo）：屁股，脊骨的末端。
② 猥：谦辞，犹言辱。

破郁行气，为痈疡家主药　生甘草一两。补中平肝，厚脾扶胃，且解百毒

水二碗，煎一碗，再加酒一碗，略煎藉酒之辛散以行于卫间。分三服，一日一夜尽剂，重者日二剂。大小肠通利，则药力到矣。外以生者捣烂，酒调敷毒四围。

痈疽之发非一端，而总之曰"荣卫不从，逆于肉里"。血气相逆，则动为火，故金银花酒可以统治诸疡。芬芳以行气，甘寒以养血，甘平以解毒，苦寒以泄火，厚土和中，兼调五脏，及初起而治之。宜其无智名，无勇功，用力不多，而效建矣此是初起治法，非谓执此一方，他药可以不用也。

蜡矾丸李迅

治一切疮痈恶毒，以及毒虫、蛇、犬所伤，皆宜先服此丸，以护膜托里，使毒不攻心。

黄蜡二两。甘、淡，涩。益心收散，渗湿解毒，固气和血，安养精神白矾一两。咸、酸，寒，涩。补心收散，澄清秽浊，软坚破癥，解一切毒

先镕蜡，俟少冷，入矾矾自化，和匀为丸。酒下藉酒以竟入心。每服十丸、二十丸，渐加至百丸丸如梧桐子大者，则更有力。毒愈后，服之亦佳加雄黄一两，名雄矾丸，治蛊毒及蛇、犬伤。

心为君主，外邪所不易犯，然至气血相逆，动而为火，则火毒未有不干于心者。心固又火之宗也，毒至归心，则命必毙矣。蜡矾丸以托里护心，犹四方有警，必宜厚卫京师，以安天子，固根本。且蜡矾又皆有解毒排脓止痛之功，故恶毒痈疽，宜先服此。

连翘汤

凡痈毒疮肿，身体壮热，小便赤涩，是皆寒湿所感，凝滞于血，使血热而气乱也。血热则心热，心热则遗于小肠，此方以表外邪而泄血热。

方已见"婴儿部"。疮肿，血热也。血热何以肿？血溢脉外，而气乱滞不行也。血何以热？则或风、或寒、或湿、或火，淫入于脉而荣气不从，则热生也。热总于心，心遗小肠心包火亦遗三焦，故血热者小便必涩。荆芥去血中风热、防风逐经隧风热、柴胡收寒热之邪于阴部而散之阳、蝉蜕去皮肤风热以去其外滞之淫，而连翘散心火、瞿麦泻心火、木通泄小肠火、滑石、山栀泻三焦火、黄芩泻肺火以泄其热，当归、赤芍以和其血，使邪由表达，热自下泄，则气血平也。

羌 活 散

疮肿痈毒壮热得自外淫，滞于气分，淫入荣血，血为之浊，气热则喘急胀满，胸膈闭闷，心志不宁，此方以表外邪而平气热。

羌活气雄而达肌表　独活气专而行脉里，此皆以去外邪　前胡降逆气而使之顺下　柴胡达郁气而使之上散　川芎行血中之气，清血中之浊　桔梗降泄肺气　枳壳宽胸膈气　天麻补肝而除风热　地骨皮滋阴以清血热　茯苓渗湿且以宁心　人参凡气滞而膹郁，皆气之不足，非气之有余，气足则不受淫矣。又壮热则火食气，此表剂也。过表则内虚，恐无以和气血，故用人参。各等分　甘草减半

加生姜、薄荷煎。疮肿，血热也。血有阴气郁而滞者，风鼓浪激，火烁汤浑，壅于肌肤而痈肿生。表达其外淫，内调其升降，而因以清其血中之浊热焉。气血安和，痈肿可散。

人参败毒散

感冒风寒湿热不正之淫，而滞于气血，其即发则头痛寒热，项强目暗，鼻塞声重，痰饮咳嗽；其壅滞经络，则为痈、为疮；湿毒流注，脚肿腮疟，喉痹口疮。此皆气滞生痰，浸淫于脉中，使血浊而生毒热。

人参正气足而后外淫可祛　甘草中气和而后邪毒可解　羌活　独活

以祛风寒湿热之淫于经络者　前胡　柴胡以升降调燮其气之逆郁于中者
桔梗　枳壳以破泄其气之滞而为痰饮者　茯苓渗湿宁心，去痰消肿

　　各等分，每服一两。加生姜三片、薄荷五分。去风热，消痰饮，
水煎服。口干舌燥，加黄芩泄热气。脚肿，加大黄荡胃热、苍术去脾
湿。肤痒，加蝉蜕去皮肤风热。

　　本方加荆芥、防风，名荆防败毒散，治肠风下血。本方去人参，加连翘、
金银花，名连翘败毒散，治血疮、泡疮。此皆外表良方，可以选用。

　　比前方所减者，天麻、地骨皮耳。以上三方，皆主解表，症
自外淫得者宜之，所谓"火郁发之"也外淫凝滞于气血，或过或不及，
总归于火。

托里散

　　治一切恶疮、发背，疔疽便毒。始发时脉弦、洪、实、数，
肿甚痛甚，欲作脓者。

　　金银花二两　当归一两。以滋其血，使不致为热所涸，且帅诸药归于
血分　赤芍一钱。以敛阴而靖肝血之热　连翘三钱。以散心血之热　天花
粉三钱。以清膻中之热　黄芩三钱。以泄肺热　牡蛎三钱。以敛阴收散，
软坚破结　大黄三钱。以荡亢阳之热　朴硝三钱。以救垂绝之阴　皂角刺
三钱。能迅扫秽浊，消毒排脓，用刺更使直至病所而溃散之

　　每服五钱，半酒半水煎。

　　此治火热亢甚，阳邪实盛，壅于中而势将横决者以脉弦、洪、
实、数也，不济以阴，阳亦结而不散，故壮火之下，承以阴精用大
黄、朴硝，且佐以花粉、连翘、黄芩、赤芍，亦承气之道也。况以金银
花、当归为之主于中，而使牡蛎、皂角刺攻其外，则用之亦有节
矣。毒有当攻其里者，亦毋庸疑此方之过。火毒内衰，而后外毒
易溃也。

　　李东垣曰：疮疡及诸病面赤，虽伏火热，禁不得攻，为阳气怫郁，邪气

在经，宜发表以去之，故曰火郁则发之，虽大便数日不见，宜多攻其表，以发散阳气，少加润燥药以润之。如见风脉、风症，只宜发表风药，便可以通利大便，若止干燥秘涩，尤宜润之，慎不可下。九窍不利，疮疡之郁，皆不可下，汗之则愈。

按：下之当慎而不可轻，仲景伤寒书亦然，然至于正阳明经，亦未尝不用承气。东垣此论，为轻于攻里者戒！且以面赤怫郁邪气在经言之。若果火盛在中，六脉弦、洪、实、数，则其症必烦躁、痞满、实坚，其疮疡虽只在一处，其火实不在一经，若再从而表散之，徒扬其焰耳。是不得不用攻下，如釜底抽薪可矣。论者慎勿泥于一说而不知变通。

十宣散 《外科精要》《局方》名托里十补散

治痈疮初发，或已发，邪高痛下，疮盛形羸，脉无力者。盖痈疽之发，固多由膏粱厚味及风、寒、湿、热所淫，滞于气血，然亦有内自七情以耗气血，虚劳怫郁以致发为痈疽者，而或表或攻，则是重虚其虚，必不可救矣。故此方补气血，调经络，而不为之汗下，以脉无力故也。

方已见"痘部"。连翘、羌活二方，主于发表，以气血因外淫而滞；托里散主于攻里，以火毒自阳亢而结大抵以甘肥、浓酎、辛热得之。此方主于调补，以气血自虚劳而涩，施各攸当耳。邪高而痛下，疮盛而形羸，虚热拂于经，根本强而枝叶自遂，故灌壅自本，参、芪以益其气，归、芪以补其血合归、芪为补血汤，甘、朴以和其中，芎、桂、防、芷、桔梗以达之于外芎、桂可鼓舞其血，防、芷可升拔其气，又皆能托毒排脓，气血滋而荣卫和，虚热自解本方加芍药、连翘、木香、乳香、没药，亦名托里散，治发背、疔疮。

当归消毒饮 本名真人活命饮，嫌不雅，易之

治一切痈疽、肿毒初起，未成者可散，已成者可溃，若溃后

者不可服。

金银花三钱　当归二钱。荣气不从，逆里，故以此和之　陈皮一钱五分。气滞于血，故以此行之　贝母一钱。行痰散郁　天花粉一钱。清痰散火　白芷一钱。去风湿排脓　防风一钱。散邪解拘急，气滞不宣，必为痰饮，痰渗于经，血滞不行。此以上五药，皆所以行气祛痰　甘草节一钱。和中解毒　乳香一钱。苦、咸、辛，温。能托里护心，使毒气外出，不致内攻　没药五分。苦、辛、咸，平。能补心散瘀，消肿定痛。二味另研，候药熟乃下　皂角刺五分。逐秽攻坚　穿山甲三大片，蛤粉炒黄去粉锉用。穿走经络，攻坚而直达病所。血滞不行，必结而成瘀，瘀渗于脉，气乱不调，故此四味皆所以攻坚散瘀

用好酒煎服藉酒以宣达药势。

此平剂也。君金银花以解毒，臣当归以活血，佐以行气消痰，破瘀攻坚，使荣卫和平，所以能散毒而溃坚也《机要》云：治疮须明托里、疏通脏腑、调和荣卫三法。内之外者，其脉沉实，发热烦躁，外无焮赤，痛深于内，其邪深，当疏通脏腑，以绝其源；外之内者，其脉浮数，焮肿在外，形症外显，恐邪气极而内行，当先托里；内外之中者，外无焮恶之气，内亦脏腑宣通，知其在经，当和荣卫。用此三者，虽未即瘥，必无变症。

按：以上数方，三法备矣。

飞龙夺命丹

治一切疔肿、痈疽，恶疮初发，或发而黑陷，毒气内攻者。
按：此方甚峻，宜命此名。

天南星辛烈，祛风去湿，消痰，攻坚破坚　雄黄辛、甘。去湿除痰，杀毒破瘀血　巴豆去油，以上各一钱，辛、咸、沉，寒。达关窍　黄丹五分。辛、咸。除热拔毒，去瘀血　砒霜五分。辛、苦、咸。攻顽痰，破积冷　硇砂五分。苦、辛、咸。软坚去瘀　斑蝥十六个，去头足，炒。辛、寒。破坚、拔毒、去瘀　麝香少许　乳香五分。托里护心

为末，用蟾酥和丸蟾酥辛寒，无坚不软，无毒不拔，无虫不杀，如黍米大，每服十丸，或十四丸，好酒下。忌油腻、鱼腥、荤辛之物。

此方蕴毒于内不能外发者宜之。若积热大盛，毒气燔发，脉浮洪者，不可用峻厉之剂亦建奇功，必脉沉细、紧数乃可用。

托里温中散孙彦和

治疮疡为寒，变而内陷，脓出清散，皮肤凉，心下痞满，肠鸣切痛，大便微溏，食则呕逆，气短呃逆，不得安卧，时发昏愦。

附子炮，四钱。大补命火，以回真阳　干姜炮，三钱。佐附子，以上温脾胃　羌活三钱。宣达而出之太阳，使疮不黑陷　木香一钱五分。以行肝气而散内寒　茴香一钱。暖脾肾，散寒痞　丁香一钱。暖脾胃，安呕逆，止呃逆　沉香一钱。通彻胃气于上下　益智仁一钱。暖脾胃，益元气　陈皮一钱。行肝气，祛痰滞　甘草炙，一钱。温中解毒

加生姜五片煎。

此方大温其中，为胃寒者设痞满肠鸣、腹痛粪溏、呕逆呃逆、身凉脓清，属①虚寒之症。疮疡，火也。有火则曷为中寒？寒则曷为有火？荣气不从，逆于肉里，荣卫滞而成火。其火非实，实火鼓之，则血气相搏，而燔肿外作，内寒则其毒不能发外，转内陷矣。荣卫外滞，元阳内虚，外伤而气血愈亏，内寒而脉络益滞，故为之内复其阳，使阳气周行，而滞者可通，虽有火邪，皆外达矣此虽用热药，实亦平剂，非飞龙夺命之比也。人有性体虚寒，及方发痈疽而过服寒凉，胃气为寒所败者，每有此症。孙彦和治王伯禄臂痈如此，见其六脉沉微，色变肤凉，加以呃逆，遂制此方于盛夏时而用之，是可见因症用药，对症则时令亦非所拘。朱丹溪论十宣散，谓"冬月肿疡可用，夏月溃疡难用"，是亦

---

① 属：光绪本作"皆"。

失之执一也。

回毒金银花汤

治疮疡作痛隐隐，气虚不能焮发，而色变紫黑者。

金银花二两　甘草一两，炙　黄芪四两　当归五钱　酒一升

重汤煮服。

此亦治内虚寒而疡毒不能外达者前方治自先天肾命，以复元阳；此方治自后天脾胃，以生气血。胃气无阳，则用前方；胃仅不足，则用此方。阳毒方凝而气血不继，疡毒不能外达，则且乘虚而内攻，唐之季世是矣。壮其气血以行之芪、归加以酒，所以攻毒而逐之金银花、甘草所以解毒，其周宣六月乎。

托里黄芪汤《总录》

治诸疡溃后脓多内虚。

黄芪蜜炙，托里固表，益气排脓，疡家最要之药　人参合芪以补气　当归合芪以补血　桂心行气活血　茯苓补心而下交于肾，且以渗湿健脾，而为生血之本　远志补肾而上交于心，且能解毒散郁，长肌肉，强筋骨　五味子敛气生脉　麦门冬清热宁心，生肌止溃

各等分，每服五钱。

大寇初溃，余烬犹存，民气未苏，疮痍未复，此发愤图治，以弥缝阙失之秋。倘幸苟安，乱将复长，否则国脉亦日衰，奄奄难复振矣朱丹溪曰：痈疡溃后，补气血，理脾胃，实为切要，否则数月半年之后，虚症仍见，转成他病。气血兼扶人参补气，当归滋血。五化交饬桂心辛以补肝而活血，五味子酸以补肝而敛气，远志苦以补肾而毓精①，茯苓淡以补心而安神，黄芪甘以补脾胃而建中，麦门冬甘苦淡以决渎于高原，而靖

---

①　毓精：孕育精华。

三焦余火，是五化兼饬，五味归化，虽有余毒，亦无可存黄芪、桂心、茯苓、远志、五味又皆能败毒消肿。此方平补，为胜于八珍、十全云。

止痛当归汤《总录》

治脑疽、背疽，穿溃楚痛。

当归　生地黄血不足则作热而热痛，此以补其血　黄芪　人参气不足则生寒而虚痛，此以补其气　肉桂以作阳，且能解毒化脓　芍药以敛阴，且能靖热去瘀　甘草炙。以解毒和中，且能止痛

各等分，煎服。

痛生于有梗，气化之梗，由于不和。不和生于不足，气血充周，阴阳调适，毒化而痛于何有齐氏曰：世皆谓乳、没珍贵之品，可以止痛，不知临病制宜，殊非一辙。热痛凉之，寒痛温之，风痛除风，湿痛导湿，燥痛润之，涩痛通之，虚痛补之，实痛泻之，脓闭而痛者开之，恶肉败痛者引之，阴痛不和者调之，经络闭塞者利之，不可执一而无权？按：此则去梗之说也，但托里护心，乳、没之功亦有时不可缺云。补其气血，参、芪、归、地，和其阴阳，是为善去梗者此及前方，皆意思深长，用之自效。

八　珍　汤

凡疽疡不起，气血衰弱，六脉无力者，可酌用。

合四君子、四物汤。

十全大补汤

气血虚寒之甚，而疽毒不能起者，可酌用。

八珍汤加黄芪、肉桂。

此非尽善之方，然有时不得已而用之。疽陷不能起者，可使之起毒肿平满，内痛隐隐，而外不焮赤，毒发于阴。沉涩隐伏，则谓之疽。

毒溃不能收者，可助之收。溃而不能收，亦气血衰惫之故。

生 肌 散

此成功之后，敛疮生肉，毒尽乃可用之。

寒水石煅，二两。李时珍曰：唐代诸方，寒水石即石膏　滑石二两
龙骨一两　海螵蛸一两　密陀僧五钱　枯矾五钱　轻粉五钱　干胭脂
五钱

共为末，掺疮口上。

以解毒活血，收敛燥湿之品佐二石，意主解热也。

生 肌 散

槟榔一两　枯矾一两　密陀僧一钱　黄丹一钱　血竭一钱　轻粉
五分

此以解余毒去瘀为主，而兼燥湿生新之意。此方佳。

黄连生肌散

黄连三钱　密陀僧五钱　干胭脂二钱　绿豆粉二钱　雄黄一钱
轻粉一钱

此亦以解热为主。

桃花生肌散

风化石灰苦、辛，涩。能散瘀生肌，蚀恶肉，敛疮口。水澄过，半斤
大黄四两　栀子二两

合炒至石灰红色，取起，去大黄、栀子，用石灰须退冷陈久，
而后可用。此方甚简。

以上诸方，治疡之法，可以通用，已得其大概。其有当分经
而治者，亦略选数方于下，以示大法，非能尽变也。变而通之，

存乎其人。

消瘰化坚汤东垣本名"救苦胜灵丹方"，嫌太俗，易之

治瘰疬、马刀、挟瘿。从耳下或耳后下颈至肩，或入缺盆中，乃手足少阳经分；在颈下，或至颊车，乃足阳明经分，受心脾之邪而作也。今将三症合而治之。

按：手少阳出缺盆上项，出耳上角，支者从耳后入耳中；足少阳循颈，行手少阳之前，至肩，却出手少阳后，入缺盆分者，亦自耳后入耳中；足阳明行颐后，大迎、颊车里，上至耳前。瘰疬累累成串，皆发于此，故属之三经。其受心脾之邪而作者，脾湿生痰，心热成火，湿热相生，痰火并作。然心脾之脉，不上于颈，脾之湿热，则溢于胃；心之湿热，则溢于三焦，三焦溢于胆，故症见于三经。此症多由肥浓，肥则脾胃生痰，浓则心胆三焦受热，或由忧思、郁怒，忧思则伤心脾，郁怒则伤肝胆。大抵阳明者为浅，少阳者为深，阳明者多痰，少阳者多火。俗又分阳明者为痰核，少阳者为马刀云。

黄芪护皮毛，实元气，结血生血，疮家圣药。皆依东垣原注　连翘能散诸经血凝气聚，十二经疮药中不可无也。愚按：究主散心火　漏芦　升麻各一钱　葛根五分。此三味足阳明本经药　丹皮去肠胃中留滞宿血。当归　生地　熟地此三味凉血、和血、生血　白芍各三分。酸，寒。能和中益肺，治腹中痛必用之，夏月倍之，冬寒则不可用　防风五分　羌活　独活一钱。此三味必关手足太阳症，脊痛、项强、腰似折、项似拔者用之。防风辛温，若疮在膈以上，虽无太阳症，亦当用之，为能散上部风邪，去病人拘急也　柴胡八分。功同连翘，如疮不在少阳经，去之。按：连翘主心经，柴胡主少阳经，本有不同，然其能升拔阳气于阴郁之下，而散其毒热于上之功，则固有同然。又由东垣本注互参之：疮不在少阳，去柴胡，则病不关太阳，可去二活；病不在阳明，可去升

麻、葛根矣　牛子①解毒，无肿不用　人参各三分。补肺气，如气短不调及喘者则加之　甘草炙，五分。能调中，和诸药，泻火益胃气，亦去疮邪　肉桂二分。能散结积阴症，疮疡当少用之，此寒因热用之意；又为阴寒覆盖其疮，用大辛热以消浮冻之气，浮躁者去之　黄连以治烦闷　黄柏炒。各三分。如有热或腿脚无力加之；如烦躁欲去衣者，肾中伏火，更宜加之。无此不用　昆布二分。咸能软坚，疮坚硬者宜用　三棱煨，二分。破结　莪术煨，三分。此二味疮坚甚者用之，不坚不用　益智二分。唾多者胃不和，病人吐沫吐食，胃寒者加之　麦芽一钱。治腹中缩急，兼消食补胃　神曲炒。能化食　厚朴一钱二分。腹胀加之，否则勿用

蒸饼为丸，每服三钱。如气不顺，加陈皮、木香；大便不通，加酒炒大黄；血燥，加桃仁、大黄；风燥，加麻仁大麻仁非脂麻、大黄、秦艽、皂角子煨用。

本注详矣，推其意则以黄芪、连翘、漏芦此药虽行阳明经，实统能攻坚排毒、丹皮、当归、生地、熟地、白芍、牛子②、人参、甘草、肉桂为本方参、芪、甘草以补气，当归、二地以滋血，连翘、丹皮以去血热，漏芦、牛子③以解毒排脓，白芍以敛亢阳，肉桂以开郁阴，所以补正祛邪，去心脾之热，清受病之源。其毒发阳明，则加升麻、葛根；毒发少阳，则加柴胡，所以分经使达病所；其或关太阳则加防风、二活由此推之，则凡背疽、对口、脑疽在太阳经，则不用升麻、葛根、柴胡，而加用防风、二活；或在他经，则亦因经用引以达之，皆可识矣。其加连、柏为多热大抵少阳多热；加昆布为多痰阳明多痰；加棱、术为核坚厥阴坚硬之毒，亦可加用；加益智、厚朴为胃寒多湿瘰疬及他病疽多是火邪，而有胃寒者何也？曰"火邪在经，而胃寒在本"也；加麦芽、

---

① 子：光绪本作"蒡"。
② 子：光绪本作"蒡"。
③ 子：光绪本作"蒡"。

神曲为脾胃多滞瘰病心脾之邪，固多由肥腻浓厚得之。其气郁则行之可以助参、芪，血燥则润之可以助归地，风秘通之，风燥润之可推以治肠风痔漏诸毒。或加或减，知所变通，亦诸疡可统治，不仅瘰疬也。

散肿溃坚汤东垣

治同前症，然前方为气衰血少，本体不足者设，故多补血气之药。此方为热盛毒坚者设，故多去热攻坚之药。散肿，去热也；溃坚，攻痰也。

黄芩八钱，生半，酒炒半。心脾邪热，重蒸上行，故用此为君，以降泄之；半炒使上行，半生使散行也 知母五钱 黄柏酒炒，五钱。滋肾水以制君相之火 龙胆草酒炒，五钱。以去肝胆少阳之火。以上三味，皆所以去热散肿 天花粉酒洗，五钱。肃清膻中，去膈上之痰热 昆布五钱。此三味皆以消痰溃坚 桔梗五钱。泄肺间之风湿痰热 柴胡四钱。少阳本经药 连翘三钱。散心火亦以佐柴胡 升麻三钱 葛根二钱。二味皆阳明本经药 甘草炙，三钱 三棱酒洗，三钱。破血中之气 莪术酒炒，三钱。破气中之血。此二味皆助桔梗、昆布以溃坚 归尾酒洗，二钱。破血热以行气 白芍二钱。敛散气以和血 黄连一钱。此三味皆助柴胡、连翘以去热散肿

每服六七钱，先浸半日，煎食后热服，服后仰卧，取药在上膈此不必拘拘。另将半料蜜丸，留药汤吞之，量虚实服。

此瘰疬正治，以其气血坚强，而热毒壅实，则为之散肿溃坚可矣，无庸更用参、芪、归、地。即此而推广之，又可以知治疡之大法。

龙胆泻肝汤

本以治肝胆实火湿热，而凡阴肿阴痛，亦皆统治。推此为用，则凡悬痈、便毒、肾疳、鱼口，皆可治以此方。盖前阴左右，皆

肝脉所行；而宗筋廷孔，又为肾窍。肾主闭藏，肝主疏泄，开闭失其宜，酒色过其度，则脾胃之湿热下流，而积于肝肾，热毒壅聚，轻之为阴肿、阴痛，重久则囊痈、便毒矣。毒生于前后二阴之间，曰"囊痈"，生于前阴之左右，曰"便毒"。二阴篡间，脉连冲、任，为治稍难，其症必兼风湿。前阴左右，则肾专之，其离二阴稍远者，则兼脾经，俗以其形长似鱼，谓之"鱼口"，其生在阴经，故初起多不赤不肿，而结块其间，肉理有横有直。又居下极，故每一溃难收，治宜先用此方。但原无分两，兹为更定，又略著加减之法。

龙胆草四钱。泻相火除肝经湿热　黄芩炒，四钱。并除肠、胃、肝、胆之热栀子酒炒，三钱。泻三焦湿热而达之前阴　泽泻二钱。泻肾之湿热木通二钱。泻小肠之热　车前子四钱。泻膀胱湿热　当归酒洗，五钱生地酒微炒，五钱。此二味补肝滋肾，养阴活血，正所以平其积热　甘草生用，三钱。缓肝急，散热解毒　柴胡八钱。拔肝胆之生意于肾水至阴之下，而升之于上，以舒阳气，以散阴郁，则热可散而湿亦行，毒可散矣。此方必以此为君药

每服七钱，水煎服。囊痈加鳖甲醋炙，三钱。补肝滋阴，且能钻穴以去毒、秦艽四钱。能入二阴之间，以祛风去湿，活血荣筋。体虚者，酌加人参、黄芪；毒不起，少加肉桂；得自风湿，加独活、防风。

二阴间，肝脉也。肝，相火也。相火郁热，则脾肾之湿从之或酒后乘醉入房，或久行伤筋，而复受风湿，或脚气脚疮外闭乍愈，而热毒遂结聚股间，皆所以致肝火之毒。热湿合淫，流于经会之所二阴之间，肝、肾、脾三经之会，其结而不散，则轻之为阴汗、阴肿、阴痒、臊臭，重之为便毒、囊痈、白浊、溲血，皆此汤可以主之，以除肝经之湿热，故曰泻肝，然非泻肝也方内无酸以泻肝之味。去脾肾之湿热，以清相火之郁结方内龙胆、黄芩、栀子皆苦，以平相火，而泽泻、木通、车前则皆淡渗咸软，以泻心肾，非若"肝无补""肾无泻"之说也。且补肝

缓肝_{当归、生地并甘草}，而升达其阳也_{柴胡、甘草}。

救 腐 汤

治乘醉入房，相火炽盛，忍精不泄，内外合淫，结于宗筋，而成囊痈，并玉茎亦肿烂，及凡囊痈、便毒、鱼口溃后烂腐不能收功者。

黄芪_{炙，二两}　当归_{酒洗，二两}　人参_{一两}　白术_{一两。以补脾土，且能理腰脊间血}　茯苓_{五钱。以渗脾肾之湿}　泽泻_{三钱。泻肾之湿热}　黄柏_{三钱。坚肾水，安相火，去膀胱湿热}　栀子_{炒，三钱。泻三焦火}　龙胆草_{三钱。清肝火}　葛根_{三钱。因酒伤者用此以升散胃热，否则不用}　薏苡仁_{五钱。补中渗脾湿}　白芍_{五钱。此泻肝以敛阴，所以救腐也}

分五服煎服。

毒至腐烂，火盛极矣。气食壮火食气，而下焦气之源也_{血涸热甚则血日涸}，气血皆亏，故无以胜毒而生肌，宜大补其气血，而后去其湿热，加以敛阴，气血复而腐可救，毒可尽。泽泻、黄柏、胆草、白芍皆厥阴、少阴药也。

山豆根汤

治"喉痹"。有偏左偏右者，俗曰"单鹅"；左右皆肿曰"双鹅"。鹅者，牙音之伪也。其来甚速，一时肿盛，曰"缠喉风"；肿及牙龈，曰"走马牙疳"。总之则为喉痹。《内经》云：一阴一阳结，谓之喉痹。一阴者，手足厥阴；一阳者，手足少阳。肝脉上循喉咙之后，而胆与肝相表里，三焦脉自缺盆上项，而心包与三焦相表里，四经皆君相二火所行，故喉痹皆属之火。君火稍缓，相火急速。轻者甘桔汤可愈，重者宜此方。张子和曰：治喉痹，用针出血，最为上策。《内经》云"火郁发之"，出血亦发之也，是亦一治。

山豆根二分。降泻心火，主治喉痛　射干二分。去君相二火，散血消肿，除痰结核　猪牙皂角二分。辛、咸。行肝木之郁，散心火之结，荡除秽浊，破肿消坚，涌吐痰涎，通关利窍　杏仁去皮尖，十粒。降逆气，破坚，润心肺

煎浓汁，含漱，稍稍咽之。

主治君、相二火，而君以杏仁，佐以牙皂，降泄中有升散之用牙皂之辛能散，杏仁亦能散，火炽湿从，涌而为痰，则壅聚而火郁，以此开之发之也，故能消痹。

雄黄解毒丸丹溪

治缠喉急痹。急则生死在倏忽之间，故此亦劫剂也。

雄黄一两。辛、甘。雄烈，破坚结，去瘀血　郁金一钱。辛、苦。主降逆气，而破血中之滞　巴豆十四粒，去皮，压油取霜。辛、咸。力猛，攻坚结，下稠涎

醋糊为丸药皆辛烈，藉醋以敛阴保肺，每服五分，津咽下。

此方皆用辛散，以相火之急，不可遏抑，故迎而散之，以寓解毒之法。又一治也，盛暑蕴隆至不可耐，风雷雨电一作，而热顿除。

桔 梗 汤

治少阴咽痛喉痹，及肺痈吐脓，干咳无痰。少阴心脉挟咽，肾脉循喉咙，二经合化，君火上炽，则咽痛。肝、胆、三焦脉亦挟行咽间，其经相火上炎，则喉痹；君相二火上熏于肺，痰血凝滞在肺之内，则为肺痈。肺痈初起，可治以此方，涌泄其痰，火随以散。

方已见"火部"。肺处上极，并于咽喉，诸经有火，皆总于心而上逼于肺，行肺外则伤咽喉，行肺中则伤肺大抵肺气实则行咽喉，

肺气虚则入肺，故治专在肺。甘草补土生金而泻火，桔梗降逆气而泻邪淫，且甘缓补正，而邪自易平。

皂荚丸 《金匮》

治肺痈咳逆上气，时时吐浊，但坐不眠。

按：此症多吐涎沫，口干喘满，咽燥而渴甚，四肢微肿，咳吐脓血，胸中隐隐作痛。乃诸经之热火上炎，熏蒸于肺，或外感遏之，火不得发，气沸成痰，渗入肺内，肺血浊滞，壅而为痈，血与痰搏，蒸化为脓，盖实火之症也。喻嘉言曰：火热之毒，结聚于肺，表之里之，温之清之，曾不少应，坚而不可攻者，令服此丸，庶几无坚不入，可成洗荡之功，勿以药之微贱而少之。

皂荚刮去皮弦，酥炙

为末，蜜丸如大豆大，以枣膏和汤药性峻烈，藉蜜以滋之，枣以补之，甘以缓之。每服三丸人言仲景方峻，此只服三丸且枣汤主之，则亦何尝敢于太峻。辛以补肝而泻肺，使火不郁也。皂荚之辛咸，以行肝木，以布心火，可以烛幽破坚，荡除秽浊性能蚀铁，其能消肺中之坚结可知。火郁在肺，于肺发之火郁发之，甘以缓之补之蜜能滋阴润肺，枣能补土生金，皂荚质轻，亦上行于肺，火散则痰不沸，痰消则血不涩，血行则壅者散。

保肺汤

治同前症，但此方主去热解毒，而佐以升散药，颇中和。凡肺痈已溃未溃，皆可用。其坚结甚，则用皂荚丸破之可也。破之而肺气恐虚，毒未尽者，仍宜服此。

金银花一两　元参八钱。除胸膈氤氲之火，升肾水以保肺金　人参三钱　蒲公英一钱。甘、苦。能化热毒，排脓血　天花粉一钱。清肺热，化膈痰　黄芩五分　麦门冬一钱　生甘草一钱　桔梗一钱。仍用甘桔以散

其郁

分二服。

此兢兢于保肺，体弱者宜之体弱何以有实火，曰：体弱固多有
肺火。

桂枝去芍药加皂角汤《金匮》

治肺痿吐沫。

按：此症多吐涎沫而无脓，甚者毛悴色焦，自汗盗汗，气息
奄奄不振。嗽时必忍气须臾，轻轻吐痰，始觉膈上不痛，否则膈
痛不止。其与肺痈大异，彼生于内热，此得于劳役；彼属实热，
此属虚寒。劳役内虚，或多言伤肺，或久卧乍起，腠理不密，而
风寒清冷乘之。其始汗出恶风，咳嗽短气，鼻塞项强，胸膈胀满，
久而不治，则成痿矣。故仲景治法，始用甘草、生姜，继用此方。
而今人每以肺痈、肺痿合言之。

桂枝三两　生姜二两　甘草炙，二两　皂角一两。只三钱三分许
大枣十二枚

肺痈由实热内作，故以甘桔散之，皂角破之，蜜枣缓之；肺
痿由虚寒感受，故以甘、姜温之，桂枝鼓之，皂角、大枣逐之肥腻
浓厚，作为胃热；欲火愤怒，作为肝热。热归于心，上而烁肺，外淫遍之，
内热为主。是实热内作，轻则散之，重则破之，恐火之急，故甘缓之，实热
之治也。劳役饥乏，久而中寒，言语不辍，久而肺寒，肺胃本寒，肌肉不实，
外淫乘之，淫反为主。是虚寒受感，轻则温其寒，重则鼓其阳，犹恐不胜，
故亦为攻破之，虚寒之治也，皆坚结于肺，故可用皂角同，一以安内，
一以攘外，故用蜜用姜、桂不同，皆宜固其本，故用大枣同。

加味紫菀汤

治肺痿。久而气极，劳热自汗，皮毛枯悴，气息奄奄，咳嗽

稠痰，喉间腥臭且或吐血。此痿而变痈，肺气虚极，而邪火愈盛，其症实，此肺痈为更重，宜服此方。

紫菀炒，一钱。辛、苦、温。升达阳气，以解胸膈之郁热，理上焦血，散逐痰涎，去肺间郁积　阿胶蛤粉炒成珠，一钱。补润肺金，固气理血，散热滋阴　知母一钱。清肺金，而滋肾水，以济妄火　贝母一钱。去热痰，开郁结，清热解毒。二母皆能金以生水，水济火则还以保肺，故曰知母、贝母　桔梗五分。散肺邪，降肺逆　生甘草五分。补土生金，且能解毒，此仍用甘、桔　人参五分。此气虚症，必人参以补之　茯苓五分。亦补土生金，而能渗膈间邪湿　五味子十二粒。补肺敛气，久嗽肺伤，肺叶焦萎，此当必用　牛蒡子五分。解百毒而功专治肺，利咽膈，止嗽除痰　金银花五分。加此二味以解百毒

肺痈邪实，宜急治；肺痿正虚，宜缓养，且已虚则不容更破故久痿则姜、桂、皂角又非所用。而外邪未尽祛，则未可峻补痿症自外淫乘虚始，此方最为兢兢也。

逍 遥 散

治"肝痈"。

方已见"肝部"。古无肝痈之说，而或谓左胁痛，手不可按者，为"肝叶生痈"。其症必左胁见紫色而舌青，是或有之，心肝郁也，宜服此散。

清 庚 丸

此本东垣润肠、活血、润燥三方并合而加减之，以治肠痈。肠痈之症，下少腹痛甚，手不可按。其右足常屈而不伸，以大肠庚金居右，又大肠右转，故应右足。其已溃则大便脓血，或不能食，胃气并伤，其所由必因肥腻浓厚，积热于胃，胃热上蒸伤肺，而热毒下流大肠；又或风搏于肺，肺郁成热，亦下遗大肠，始为

大便秘涩，久则结毒成痈，大抵与肺痈同源，而其流则分上下耳。

　　大黄五钱。涤肠胃热毒　归尾五钱。润肠活血，而行结血　羌活五钱。祛风散毒，由风秘起者用之，否则去之　桃仁研，一两。去瘀软坚，润肠而生新血　秦艽三钱。去血中风湿　皂角仁五钱。此与肺痈之用皂荚同意，所以荡除秽浊，而大肠在下多燥，故用仁则能自内下行，而润大肠之燥　红花三钱。活血行血，去瘀血　生地黄五钱　熟地黄五钱。二地滋血养阴，以平胃火　金银花八钱　大麻仁去壳，一两。此非脂麻。和胃润肠，破瘀解毒，为此方君药

　　蜜丸。金银花汤下已溃而胃气虚者加人参、白术。

　　肺痈、肠痈皆由胃火，胃火上行，则总于心而伤肺肺痈、喉痹、咽痛、咽肿、口疮，实皆由此。胃热下逼，则传小肠而伤大肠肠痈、血秘、风秘、痔漏、肠风，实皆由此。心在胃上，肺居心上，小肠承胃下，大肠承小肠下。心、小肠皆火也，金固畏火，风火乘金，血以热而瘀结，金得火而销铄，是故荡热大黄滋水生熟二地，去瘀生新红花、桃仁、归尾、秦艽，润燥解毒麻仁、桃仁、皂角仁、金银花，导以下行蜜丸也。又大黄亦下行，治肠痈之法也。

清丙汤

　　此合仲景五苓散、仲阳导赤散而加减之，以治小肠痈也。小肠痈亦昔人所鲜及，然理亦有之。谓当脐稍下偏左内痛，不可手按；其左足常屈而不能伸。盖小肠左转，故应左足。小肠为心之表，是必心热遗于小肠，始则小便癃闭赤涩，郁热之久，血壅结而生痈，大抵与喉痹同源，而其流则分上下耳。

　　生地黄三钱。交肾水于心，以请心热而生血　木通二钱。降心及小肠之火　甘草梢二钱。能泻火使达于下　泽泻八分。能泻相火　茯苓八分。淡渗交心于肾，以去其邪水　猪苓五分。以专行下焦之水而达之膀胱　白术八分。燥脾胃湿热　肉桂五分。此为反佐，又辛以行之，且兼能解毒

黄连三分。泻火，厚肠解毒，又合肉桂以交心肾　金银花五钱。以解毒

心遗热于小肠，小肠上承胃，下接膀胱、大肠，毒无可达，惟可内消而不可使溃。故为之降泻心火，使达于小便，因以交心肾而凉血解毒，是亦一道也。

丁壬汤

治"对口疽"。此毒生于大椎之上风府、哑门之间，乃太阳及督脉所行，与背痈本同一治，但其位上行已远。其毒每平漫黑黯而不焮赤，其症必沉重倦怠，呻吟无力，是虽在阳经，而实发于阴，盖寒水之里为肾也。正对口当风池、督脉，属阳，故毒反轻；偏对口在寒水之经，毒反重。要之，治痈疽未有不用散热消毒之法者。此篇之首数方，皆可通治，但浅深不同，经脉分走，因经用药稍异耳。此方中有紫花、黄花二丁，又用二活行太阳经，属壬水，故有丁壬之名；又丁壬化木，为发生之机也。

金银花三钱　蒲公英一钱。一名黄花地丁，能通肾水，化热毒，消肿核　紫花地丁一钱。能平血热，去壅湿，主治痈疽疔毒　羌活一钱　独活一钱。二活以行太阳而疏通其滞涩　防风五分。上部之病，必用此以散邪而去拘急　当归一钱　生黄芪一钱。必气血充而后毒化，未成可消，已溃易敛　生甘草一钱。以和中缓肝，泻火消毒

此方背疽、对口，皆可通治，乃太阳经解毒药。若其变症及溃败而虚，则托里止痛，八珍、十全诸方，可参选用。

附外治方：背疽，用活蟾蜍剖腹合毒上缚定，干则易之，内服托里药可愈；对口，用生鲫鱼合陈壁土捣烂，敷毒上即愈。

皂蛤丸

治"乳痈"。

按：此症多由外感风邪，客于乳房，或小儿含乳而睡，口中

热气吹入乳房，使乳路塞；又或为儿咬伤，中有热毒，风邪复搏，始则壅痛，久壅则痈成矣。若男子患此，则必肥腻浓厚，积为胃火，或复触伤乳筋所致。乳为阳明经所行，乳头实肝筋所结，汁亦肝血所化，肝脉斜络于乳，治者须知。

皂角去皮弦，酥炙　蛤粉此用蚌壳煅研成粉，能消顽痰，止热嗽。蚌形含浆，有乳之象。又介虫阴精，乳血之类，而咸能软坚，寒能胜火，所以有治乳痈之用

等分，捣合为丸，每服二钱，酒下藉酒以行血分。

乳属阳明，于经为阳，而肝筋乳血，于类属阴，风热搏于经，而乳血滞于内，壅塞成痈。皂荚之辛以宣其阳，荡除秽浊祛风去痰，而破结以通关；蚌蛤之咸以养其阴，软坚散血，可一汗而痈散乳通。宜也。

知乳汤

治同前症。古人主除痰去热，如不因外感而内热壅盛者宜之。

生甘草二钱。缓肝急，和胃、泻火、解毒　当归酒洗，一钱　蒲公英一钱。甘、苦。化热毒，消肿核；其茎中空，断之有汁，故主排脓通乳　天花粉五分。清理膻中痰热，亦能通乳　贝母五分。除痰解热结　穿山甲一片。土炒，研。此专主通乳，乳非可强通，但壅而成痈，则宜一用之

煎服。

方主去壅，而不失和平，可使知乳。

化岩汤

乳痈病久失治，或更伤于酒色热物，致溃烂如蜂窠状者，曰"乳岩"，最难治。乳房属胃，乳头属肝，宜补血疏肝，佐以和胃去痰解毒之品，庶血气复而症可愈。

黄芪一两　当归五钱。此补血汤也　白术三钱。理脾胃　人参一钱。

补气以生血　茯苓五分。渗脾湿　防风五分。行肝木以疏脾土　白芥子八分。行胁痰，去皮里膜外之痰，亦所以行肝气　红花三分。使之去瘀生新金银花五钱。解毒，兼能补养

水煎服。

乳溃成岩，非大补气血，无以能攻毒而收溃也。此与托里黄芪汤法同，但主经行肝胃耳防风、白芥子、红花皆行肝，参、术、茯苓皆主脾胃。

解悬汤

"乳悬症"，两乳细小，下垂过腹，痛不可忍。此气热血虚，肝筋缓弛也。其始必由产后去血过多，次因乳少过服通乳之药，血不足于经脉，而虚气因儿之吮以下垂，则筋从所引而弛。此犹肺不足以敛气，则肺叶痿，而津液之上输者，反只多痰涩也，治宜补血荣筋为主。

黄芪二两　当归一两。此补血汤　人参三钱。宜大补中气　川芎三钱。以行血中之气　荆芥三分。去血中风湿　益母草补肝和胃，燥湿行血生地黄各一钱。血滋而热平，则筋自收，用当病情，虽产后亦不忌　炮姜三分。以和胃亦以补肝

水煎服。

此非痈疡，因乳而类及之，亦以见因经用药之法。

少阳汤

治"鬓疽"。鬓间耳前，乃手足少阳经所行动脉处。古人以之候头角、耳目之疾者，患在此，乃胆及三焦之热毒上行可知。纵使平满，亦是阳，非属阴也。

金银花二两　当归一两　川芎三钱　龙胆草三钱　夏枯草三钱。行肝胆经，除内热，散结气　栀子炒，一钱。去三焦热　白芷一钱。阳明

经脉亦与少阳经脉交络，且诸药性不上行，则用此使上行头面而去风热　薄荷一钱。行厥阴少阳，上行清头目风热

此引入少阳经以治鬓疽之法。

督会汤

"真脑痈"在巅顶，乃督脉所行，旁连太阳，下本命门，上通髓海，是命火上炎之极，肾水枯涸，精髓且化为脓血。治宜六味地黄汤。若尺脉无根，沉指不见，则加桂附大剂救之。恐症急效缓，先服此。

金银花八两　黄芪四两　元参三两　天门冬三两。清肺金以生肾水熟地黄二两。补肾水以制命火　人参一两。以补中　黄柏酒炒，五钱。以滋阴　砂仁三钱。以化命门之气　甘草炙，二钱。天冬以下三才封髓丹也。故用此以平骨髓之热　藁本一两。藉此为使，以行于巅顶

此引入督脉，上行以治脑痈。

释擎汤

"擎疽"，又曰"穿掌"。手掌属心包络，手背属三焦，总之心血热也。若大指、食指叉口合谷间则属大肠，又口毒，膻中气热也。

金银花一两　当归三钱　元参五钱　生地黄三钱　紫花地丁一钱。色青紫，入心经血分，平血热，去壅湿，解疗毒　贝母五分。破结解毒天花粉五分。解膻中之热，又口毒用之，否不用　桂枝五分。藉此引行于手

水煎服。

此治心经热膻中亦心所居，引行入手治穿掌。

附外治方：金钱小蟹和葱捣烂，敷毒上，甚效。

释绊汤

臂腕生毒，俗曰"菜篮绊"。此间均属肺，臂上手六经皆行，而大抵肺居腕中，其地似属阳，而其经其毒每多属阴，以金寒而臂间肉薄，故气血每不足，治宜用补。

金银花一两　生黄芪五钱　人参八分　白术一钱　生甘草五分
桔梗五分　天花粉一钱　当归一钱　桂枝五分　生姜三片

引水煎服。

此治肺经虚热人参、甘、桔、花粉皆行肺经，引行入臂治臂伤①内寒者用托里温中汤。

释担汤

肩疽，搭背，多生于劳力担负之人，使肩背气血不得舒，又感寒暑风湿，故血郁热而成毒，肩为手足六阳经脉所交行，惟太阳则行于背。此皆阳经，而毒每似疽，亦以肉薄也。

金银花一两　土茯苓一两　漏芦五钱。土茯苓能舒筋渗湿，去热解毒；漏芦能软坚破块，活血排脓，生肌止痛　当归五钱　大枣八两。补中益气生血，即此以当参、芪。此方为贫人设也

酒煎服藉酒以行于阳。

此治肩背劳役之疽。

附外治方：生蜜和面作饼蒸熟，热贴疽上甚效。

祛寒去湿丹

腹疽，生于脐之上下左右，皆属阴，以腹固足三阴经所行，当中为任脉，稍左右为肝脉，又左右为肾脉，又左右为脾脉，而

---

①　伤：光绪本作"疡"。

三阴亦迭相交络。任、肾主寒；脾主湿，惟肝主风。风无专性，其在阴处，则亦寒也。寒湿何以生毒？寒湿凝聚于经，气血相搏则成热而生毒。顾热，虚热也；寒，实寒也。多由劳役触犯寒湿，或所居下湿，而烘火饮酒得之，又或内本虚寒，而荣气不相协，治当复其阴中之阳而已。

白术四两。补脾燥湿，理腰脐间气血　茯苓三两。去脾肾之湿　金银花三两。以解经血之热毒，而实能安养气血　蛇床子五钱。辛、苦、温。能补益肾命，暖冲任，祛下部风湿，其功甚大，非止解疮毒　附子二钱。以复命门之阳，阳复而阴寒之毒消　肉桂三钱。补命火而左行于肝，以壮肝气活肝血　当归一两。滋阴而行于阳，使荣气相协

合用蜜丸，每服一两。盐、姜汤下。

阴经皆行于腹，坤为腹，则宜主脾土。"坤利牝马之贞"，配天行健，必阳气行于地中，乃能承天时行，不然则阴阳相违，为否为剥，故补命火，乃以温脾土而和阴阳。术、苓以健脾土，附、桂以补命火，而后加以行血解毒之品，以治腹疽，固有道也。

加味肾著汤 《金匮》肾著汤，《经心录》加味

腰疽，当两旁属脾经，稍近脊则属膀胱，要皆关于带脉。患此每平漫而不焮赤，故俗曰"腰包"。此为感于寒湿，而经脉凝滞不和，以致壅耳。乃经病非内病，是外寒，非虚寒，故不作寒热，不阻二便，不减饮食，然非内不足则经脉充实，外感安得而悽之？治法仍宜补其虚寒，可用此方。

炮姜一两二钱　茯苓一两二钱　炙甘草七钱　炒白术七钱　炮附子二钱　肉桂二钱五分　泽泻二钱　杜仲二钱。甘、辛，温。行肝益肾，去湿除寒，束骨和筋，除伤续绝　牛膝二钱。下行所必用

腰间寒湿去则疽消，无庸加解毒药甘草、肉桂亦解阴毒；或兼有风痒，加防风；瘀痛不消，加当归、金银花可也。

利 枢 汤

"伏骨疽"，生于两腿上，当髀枢。此处肉薄，故曰"附骨"，或讹为"多骨"，又谓在长强穴左右，又谓疽中生骨，皆误。长强左右则是臀之上，不得云多骨也；髀枢本足少阳经所行，疽由寒湿，盖少阳经之行于腹内者，过章门，出绕毛际，至髀枢而与外支会，则脾肾积寒、积湿，皆得溢于其经；又肉薄则邪易受，转枢处则劳动而筋易伤，筋附于骨，不能大肿燋赤，故为疽。"膝疽"亦然，膝为诸筋之会，又为寒府，少肉而多劳，故生疽必难愈。治亦去其寒湿，壮其血气，以行之而已。若生骨之疽或有之，盖拥毒结核，而坚如骨，亦犹痰核之类耳，然无定处也。

羌活二钱　独活二钱。以舒筋活骨，去湿除寒，虽非太阳经，亦不得不用此　苍术二钱。此本肝胆经药，以祛寒湿，非其辛烈不可　防风一钱　防己一钱　木瓜一钱　牛膝一钱　肉桂一钱　甘草节八分　生黄芪一钱　虎胫骨酥炙，一钱　松节一两

水煎熟，加酒大剂服。

疽在筋骨，结束转枢之所，故以舒筋活骨为务。疽在下部，则寒湿凝涩，故以祛寒去湿为治足太阳、少阴皆主寒，足阳明、太阴皆主湿，寒湿阴邪多在下，而非劲力不足以达之活之苍术、防己、肉桂、虎骨、松节药力皆劲。关少阳经，何不用柴胡？曰：疽在下，逐之使下，不可拔之使上。

顾 步 汤

治"足疽"。起于足大指，初痒终痛，指爪黑，渐而肉黑，上于足跗。此太阴脾之湿热下流。其在小指，则肾之湿热下流，脾肾皆阴经，而以湿生热，则阴分亏失所致。其下行至于足指，则势无复之，必逆而上，指固少肉，又处下极，非大补气血，不足

以达之，非大滋其阴不足以辅正，非大壮其阳不足以去邪。此合虎潜、潜行二方而加减之者。

黄芪五钱　当归酒洗，四钱。此以补气血为主　黄柏盐酒炒，二钱　知母酒炒，二钱。此以滋阴行湿热　熟地黄三钱。以壮肾水　肉桂一钱。以行血去毒　干姜一钱。以益阳去湿　牛膝三钱　虎胫骨酥炙，三钱。此二味以峻劲达之下行　金银花二钱。亦资此以解毒

酒煎服。

知柏、地黄以滋阴，又用姜、桂以补阳，非杂也；阴阳兼滋，气血交补，而后毒壅可消，亦非峻也。毒在足指，非此不足以达之，不然，则强弩之末，不穿鲁缟矣。

秦艽白术丸

治痔漏。

方已见“火部”。

黑地黄丸

治血虚久痔。

苍术麻油浸　熟地黄各一斤　五味子半斤　干姜一两

为末，枣肉丸，米饮下，或酒下喻嘉言极赞此方。

治痔之方，以东垣秦艽白术丸为最其加减法，亦具见“火部”下。以其去湿除热而主于润，不过为寒凉，不伤脾胃，使大肠自受益也，其久痔而血虚，则于去湿剂中，兼以补肾滋阴地黄，而敛其下脱之气五味子以敛阴，苍术、干姜则皆去湿行热，且辛以润之，槐子、地榆非所用矣。

石青解毒丸

治“疔疮”。此方本一切肿毒之凉剂，以疔发虽或在他经，总

由心火，可内服寒凉以折之，故用此最宜。发疔时必作烦躁，其疮小而盘必坚，且有红丝隐隐肤间者，丝在上体，下行入心；在下体，上行入脐，则死。速治为要。

浮水石四两。咸寒。补心，破结消肿。古方用寒水石。愚按：毒在上体，干于肺，则宜用浮水石；毒在下体干于肝肾，则宜用寒水石 石膏四两。上泻肺火，下泻胃火，攻而能表散 青黛二两。辛、咸。主泻肝火，而能解一切热毒，治血热丹毒、疔肿

为末，蒸饼丸如芡实大，井花水化下，或姜汤亦可。

火毒之最迅速者，在内则上攻咽喉而为喉痹，在外则沸于荣血而为疔疮，皆旦夕能杀人，而治之亦易愈。火性固然也，然在内而上逼之火，则宜散之；如甘桔、皂荚之类。在经而怫郁之火，则宜以寒胜之，兼之辛散可也。石膏、青黛实皆能散。此勿以寒凉忌矣。

附外治方：佛前旧琉璃灯一片，新瓦上焙焦，存性细研，冰片少许，口津和敷疔上，留头勿掩，干则易之。盖羊角本能解心火，而琉璃受油日久，可以散毒润血，又取灯火久灭之意。

又方：用粪蛆洗净捣烂，和冰片少许，敷疔上留头，干则易之。冬月无蛆，则粪清亦可。

又方：用鲋鱼鳞贴之，干鳞亦可。此治水疔无红丝者。

拔 疔 散

治同前症。

紫花地丁解毒泻火，以丁治疔，最合 菊花各一两。亦泻火而兼辛散之意

浓煎服。

前方主气分而兼血分二石入气分，青黛兼血分。此方主血分而兼气分地丁入血分，菊花兼气分，其泻心火则同。

缓 唇 汤

疔发于唇，在手足阳明经，故治宜加脾肺药。如发于鬓，则与鬓疽同治。

紫花地丁一两　金银花八钱　桔梗三钱　生甘草三钱　知母二钱白果二十枚。能敛阴解热毒

水煎服已溃者加当归。

此又加以散热而敛阴之治此方尚不惬意，姑备一法。

天 葵 饮

治"足疔"。疔在下体，治之较难，多由服食丹石热毒及春药，强阳浓酒燔炙之类，致毒热积而下流，一时暴发，属之相火、胃火，异于上炎之火，无可发散，惟寒以胜之耳。

寒水石四两　滑石四两　归尾二两　绿豆一升　赤小豆半升　甘草二两　紫背天葵一大把。生石砌阴处，弱茎如线，叶五歧如指，小如钱，而青黑，背紫赤。味微酸、咸，寒。能软坚解毒，专解丹石热毒。雷敩《炮炙论》凡丹石有毒之药，多用此制之

浓煎汁，随时啜之外仍捣紫背天葵敷之，留头勿掩。

二石以泻腹中之火，归尾引之使归血分，且下行也。二豆、甘草皆解毒之品，天葵形似足爪，下行于足，且无毒不解也。

防 己 散仲阳

治赤游丹毒。钱云：热毒之气，客于腠理，搏于血气，发于外皮，热毒与血相搏，而风气乘之，所以赤肿游走。

按：此亦每以浓肥炙煿致之，与疔毒相类，但疔毒血热聚而并发，此则尚在气分耳。气热激血，血亦并热而溢，故为丹。其毒在腠理间，未入荣分，多心胃之火，若赤如胭脂，聚成大片，

只属热。其散见遍体，乃兼风湿，或形肿起而不赤，只是湿，以在气分，故游走不定。大抵发头面肩背，鲜及下身，症必烦躁不宁，痛不可忍，甚则腹胀气喘，如赤丹流入心及入脾者，不治。

防己五钱。祛风去湿，中通似木通，亦去心火。君此者欲其搜治经络，达于腠理，无所不至　朴硝二钱五分。消气分之热　犀角二钱五分。靖血分之热　黄芩二钱五分　黄芪蜜炙，三钱。益其正气，所以去其邪热　升麻二钱五分。升达阳明之热，而散之肌肤，此实治斑治丹主药

分四服煎服。

此去热而兼升散，治丹毒之搏于风湿者。

凉膈散

治丹毒之专属火热者。

方已见"火部"。连翘、黄芩、薄荷、竹叶以散上焦心肺之火；大黄、芒硝以荡中焦脾胃之火；甘草生蜜以缓之和之，火去而丹肿消矣。

附外治方：白玉散用滑石、寒水石为末，醋调敷。

又方：冰黄散用土硝、大黄为末，新汲水调敷，先将银刀刺去丹头赤晕恶血，然后敷此散。

又方：只用泉涧水中青苔，稍加盐敷之，为效甚速。

黄连解毒汤

丹毒有热甚速甚者，初发头角或脑后，不一时流走耳前后，又不一时流及肩膊。若流入腹内，则不可救。此不宜缓治，当急用此汤。

方已见"火部"。连、芩、栀、柏以并抑其亢甚之火，势有不得不用者，毋庸顾忌也。

葛根白术散

治"丹毒"之缓者。其人本虚，而丹赤游散，或红不甚，或只肿起而色白，宜此方。

干葛四钱。升散阳明之热于肌表，此为君药　白芍三钱。敛阴和胃，以去气分之热　枳壳麸炒，二钱五分。破热气之坚结而能敛阴　木香二钱。以升降上下之气　白术二钱五分。以健脾去湿　茯苓二钱。以渗邪湿　甘草二钱

每服四钱若虚热加人参。

此主和理脾胃，治丹毒之不甚热而以湿郁热者如只是湿气蒸为白瘤作痒而不红者，更宜此散。外用苍术及乱发烧烟熏之，愈矣。

防苓汤

治"臁疮"及"牛轭疮"生于足胫近内廉者。脾湿兼胃热迫之，又内廉三阴所交，阴跷脉所并，痰湿溢于经也。外廉者，胃热兼脾湿渗之，又外廉连及少阳、太阳、阳跷所并，痰热浊于血也。总之，湿热下流，秽毒凝聚，而其处皮肉紧薄，则毒附于骨，血气不易充，故疮最难愈，久之腐烂，臭秽不堪。其源每因食瘟死牛、马、猪、狗之肉，及浊酒醉后，复受风湿而然，是贱夫之疮也。治此亦清除下部之湿热而已，然非壮其气血，导使下达，则下部之湿热未易除也。

土茯苓四两。甘、淡。补胃，和脾，渗湿利水，舒筋解毒，破结通坚，为治诸毒疮、恶疮良药　茯苓二两。渗脾肾邪湿　防己二两。通行经隧，祛逐风湿　防风二两。舒筋活骨，去湿祛风　木瓜一两。以收湿　黄芪一两。以益气　当归一两。以滋血　羊蹄后蹄，以疮之左右分用　蕺①菜百

---

① 蕺（jí）菜：俗称鱼腥草。

丛，连根用。一名鱼腥草，俗曰臭猪巢。甘、辛、咸。行水，解百毒，去热行瘀血，治脚气，溃痈疽

煮羊蹄、蕺菜，滤汤煎药，去渣服。

外煎蕺菜汤，洗去瘀血，后用桑白皮、樗白皮共捣成饼，麻油和敷。

又方：用多年旧坏银镶碗起落者，打平，火上炙红，淬以米醋，乘热贴疮中，留小口。

二苓、二防，皆所以去湿毒。足胫少肉，则气血亦薄，故芪、归以益其气血，以木瓜行之；在下药未易达，故羊蹄、蕺菜引之，且以血气养血气，又能软坚去骨中毒，而蕺菜能解毒治脚气瘰疮内外治法，古鲜佳方，多不惬意。

土茯苓汤

治"杨梅疮"及"鱼口""肾疳"。此疮古中国所无，始于两广南蛮淫乱，土卑湿热，积毒而成。形圆色赤，有似杨梅，故名。其初自宗筋便口生毒为鱼口；久之毒遍阴囊下为肾疳；又久之延及周身，多生于颈间、唇口、指缝诸处，烂腐不堪。治者每以三仙、五虎诸燥劫之药，虽或一时暂愈，反聚于内，致生结毒，甚则鼻烂倾堕。其源总由淫欲，肾水亏失，相火炽盛，郁不能发，滞于经络，经热血沸，遇窍而出，其状朵朵然，如孛彗之有芒角，如火之发焰，如雪之六花。当滋水制火，托出其毒，内外交伐，毋徒以丹石图近功。

土茯苓四两　黄柏二两。苦、辛、寒。补肾水，抑相火，敛真精，行浊湿，清血热，可治诸疮　生黄芪二两。动荡卫气，以泄阴火，托疮毒，排脓血　生甘草一两。扶正，泻火解毒

水煎服。

淫疮之毒本于下，惟土茯苓解之以其形亦似此疮，累累下生成串，皮赤肉白，团如粳饭，而甘淡能解其热。其相火溢于血，惟黄柏制之抑

相火之药，惟此入血分，惟肾纳气，肾亏则气不足，而毒不能外出，故黄芪、甘草以托之，药平而大功可奏也必须如此大剂。

羊肉大黄汤

治同上，但此方须气壮实者用之。

大黄一两。荡血分热毒　川芎八钱。行血分之气，排筋骨之湿　威灵仙八钱。散行经络，去滞壅之毒　蝉蜕八钱。其气清虚，去经络皮肤之热湿　麻黄去节，五钱。大启腠理以宣其毒　土茯苓二钱　羊肉剔骨净，一斤。此借血气以补血气，然此属火，最能发疮，更藉其力以尽发毒于外

碎切煮烂，去肉用汤煎药服。

此方大为涤荡宣发，亦厉剂矣。然毒盛者须如此以除之。终胜于用五虎丹。

泻毒散

肾疳初发，鱼口痒痛，此杨梅疮之始，失此不治，疮必遍身矣。及早大壮气血，可祛毒下出也。

人参一两　白术二两　茯苓一两　生甘草五钱　生黄芪一两　当归酒洗，一两　金银花一两　远志三钱。自肾部以拔其毒而出之　柴胡二钱。升阳气之郁而散之　天花粉三钱。又自膻中而散之，自金银花以下四味，皆自内为解散其毒　石膏一两　大黄一两。荡涤其毒，使泻而达于外

每煎二两约分五剂服，得泻恶秽，则急埋之。秽未尽，再服，秽尽，去大黄、石膏，加土茯苓二两数服，见皮肤疮影，影灭病愈。

此广中人传方，补以行泻，似乎有理，可备选用。

破结汤

治杨梅结毒。

防风一钱　荆芥一钱。二味散经隧之毒　川芎一钱　当归酒洗，一

钱。活其血而行之　连翘一钱。散结热　白鲜皮炒，一钱。泻毒使出于小肠膀胱　白牵牛炒，一钱。走气分，逐小肠膀胱之毒而出之，盖毒本自肾，故仍自肾腑而逐之　牛膝七分。达周身之毒使之下行　皂角刺一钱。达于毒所结之所，而破其结　生甘草五分　金银花一钱。二味解毒而以和缓用　细辛三钱。以尽拔肾部之积毒而散之行之　土茯苓四两。金银花气味轻扬，在上之物也，若解上部之毒宜为君，故此但用以解游散之毒。土茯苓气轻质重，在下之物也，解下部之毒此为最，故此方君之，而臣以细辛，以拔根本之毒

合大剂非此不效。水煎服。

此方君、臣、佐、使分明，用法尽善。

柏 桂 汤

治杨梅毒结于宗筋，势烂腐落。

茯苓一两。生于松下，凝结精魄而渗淫湿，故为君　甘草梢生用，三钱。下达茎中以解其毒　栀子炒，三钱。并泻三焦热毒而下出之　黄柏酒炒，三钱。制命火于肾水之中而安之，行相火之毒于膀胱之腑而出之　肉桂一钱。又以辛热行之，诸毒得此，乃鼓舞而解散矣

水煎服。

外敷：用炒黄柏三两，生甘草一两，孩儿茶一两，冰片三分，大黄三钱，乳香一钱，没药一钱，麝香五分，朱砂一钱，各为末和匀敷之，可以止痛收脓，筋再长内满。

毒结宗筋，实肾毒也，故茯苓、黄柏以治之；毒必逐之使出，故栀子、甘草梢以达之；筋属肝，故肉桂以疏散之。

肾 气 汤 即《金匮》肾气丸，此用作汤

治杨梅毒结于鼻，使鼻烂柱落者。

方已见"肾部"。命门为生命之本，水火之元。自命门上竖脊

骨，上生头脑，前结为鼻故鼻通天气，自命门下盘根柢，则极于尾闾二阴通地气，骨中之髓，上通于脑为髓海，下通精道，出于前阴精亦髓也，故命门火动则精流，精耗则水亏脑髓亦亏，水亏则火无制，火淫于血，乃生疮毒。疮毒不得泄，乃为结毒结毒多以服轻粉等药，挟制使不得发，故成也。结热之毒，循脊而上，熏烁于脑，脑热下流于鼻，则毒无复之，故结毒而鼻烂准音枕坏矣杨梅疮每盛在颈项大椎左右，亦以命门火毒循脊上行故也。凡脑热必下流于鼻，故古人以鼻流清涕不止为脑漏，然则结毒鼻倾，其为命火热毒，上极于脑中而成可知。或谓此为肺受热毒，误矣。君地黄以壮其水，茯苓、山药以堤之，山茱萸以固之，丹皮、泽泻以去其邪热，牛膝、车前以导之下流，附子、肉桂以安其火附、桂，辛热药也，然皆命门药也，况有地黄以君之，则火安于下矣。火伏水中，浮焰自敛，不必言解毒而毒自消散，此治本也鼻未坏者可愈，已倾者固无庸治，然亦可保生。此微独治鼻也，凡遍体泡疮，脓血流溢，火热毒盛，肾水亏失者，皆可通治，须大剂服之。

蕲蛇酒

治"大麻风"，即"癞"也。癞所由生，必缘下处卑湿，兼之色耗其内，酒伤其外，或醉卧湿地，以酒倦而睡，则毛孔开张，而风湿乘之。然酒方外作，则湿淫不得深入，而栖于皮毛之间，在经络之外，故其时不病；久之，则湿邪浸入，渐滞于气血之行，而肌有死者；至于气血渐滞，则皮肤顽麻结块，或痛或痒，或生疮血出，细碎如疥，或皮肉肿裂，或干或湿，如虫非虫；又久之，则及周身；至于眉落、掌穿、鼻倾而不可救矣。况初起必先于腿间近内处，有一块硬肉，不痒不痛，此脾脉所行，脾主湿、主肌肉也，治宜早，虽病主湿热，而居经隧之外。要以气血衰，不能充周之故，非然者，则安得使湿邪久栖于中而不散欤？

　　生黄芪三两　当归二两。壮气血以立行毒之主　白术一两　茯苓一两。补脾胃以为气血之本，而白术兼理气血，茯苓兼渗邪湿　防风五钱　羌活五钱。行气分去经卫之邪湿　荆芥穗五钱　红花三钱。行血分去荣隧之瘀滞　生甘草一两　金银花二两。解气血中毒　蝉蜕五钱　白蒺藜五钱。去皮肤间毒　苦参二两。坚肾水，去血分湿热，又为治癞本药　白花蛇全具，酒浸三日，去皮骨用肉。蛇善窜穴，无阴不达，故能内彻脏腑，外达皮肤，中透骨节经络。凡有风湿瘀滞，皆能通而去之，而去死肌，杀三虫。又惟蕲蛇之力最悍，故治癞必以此为主，如无则乌梢蛇亦可用

　　约可煮酒二十斤，随意饮之，以微熏为度病因酒得，而仍用酒乎？曰：非酒则无以协药力，而使之达于经隧，外透皮肤，故病以酒得，必仍以酒治之。外用金银花、苦参、白芷、地肤叶、甘草、川椒煎汤洗之。治癞亦鲜佳方，立此以内外交饬，可知治法矣。

扫 毒 丸

　　治小儿麻痘余毒，遍体生疮，置此不治，有终身不愈者。

　　元参　青黛　赤茯苓　赤芍药　黄芩　白蒺藜　荆芥　防风生地黄　木通　桔梗　朱砂

　　各等分，炼蜜丸，芡实大，每服一丸至五丸，量儿大小用薄荷汤下。

血 风 疮 方

　　飞丹一钱　轻粉一钱　枯矾一钱　红枣炙至焦干，十枚　冰片一分共为末，麻油调敷。

　　先用防风、荆芥、金银花、甘草、川椒煎汤洗净。

脓窠疮方

木鳖子　蛇床子　樟脑各二钱　大风子四钱　雄黄八分　水银八分，用铅粉少许先研

共细研至水银无星为度，和红蜡烛油捣膏擦疮上。

疥疮方

硫黄四两　朴硝二两　砒霜五钱　小麦一升

共炒焦黄为末，捣和猪脂擦之主杀虫而已。

癣方

商陆根醋磨涂之　酸莫即野菠薐菜，用根，醋磨涂

按："诸疮痛痒，皆属心火。"心火即血热，血热必由风湿所搏。湿热激沸，则为疮疥；湿热蕴积，则虫生焉。疮虽外见，病实由中，徒用外治及杀虫诸药，外或暂愈，邪返内干，转生他疾，是无益而有损。凡治疮宜人参、连翘、荆防诸败毒散及金银花酒，内解其风湿热毒，乃为良法。风湿去而血脉和，虫亦何自生焉。

病指方

俗曰"木蛇头"，又曰"天蛇头"，形似也。

按：大指、食指属肺、大肠二经，中指、无名指、小指属心及三焦经。要皆心、肺、膻中热也。此病每发中指。

百草霜一撮　血竭一分　酒曲一分

和麻油涂，用青布包护之。

又方：用生鸡卵破一孔，入病指过一宿，卵溃肿消此方活血化毒甚佳。

又方：用葱捣敷散毒亦佳。

秃疮方

冈桐花即茌桐子大如拳，可压油者　百草霜

共捣和猪脂得熊脂更佳，涂之。

先煎百部汤，洗剃出血，复洗净，然后敷药。

足疮流黄水方

此湿热下流也。

黄柏浸猪胆汁透后焙干研末

先煎川椒汤洗净，乃撒药末。

足冻龟裂方

败荷叶烧存性

合头垢煎桐油调，撚条压入裂中。

又方：用蚕绵或茧烧存性和白蜡涂压。

铁箍散

治一切痈疽肿毒，初起可消，已成可溃，已溃可敛。但性清凉，惟阳毒宜之；若阴毒则必内托出阳分，而后可治。未可概用。

木芙蓉花、叶、根、皮，皆可用。性辛、咸、平，质涎滑。清肺凉血，散热消肿，止痛排脓　赤小豆研末。解毒行水

和捣，或蜜或醋调围之，中间留头，干则易之。

又方：用苍耳烧存性为末和之。

又方：用白及、白蔹、白薇、白芷、白鲜皮、朴硝、青黛、黄柏、大黄、天花粉、松树皮同芙蓉捣和细末，生姜汁调，涂毒上，留头，外科谓之青露散。

天 乌 散

治一切肿疖。初起用此，可以消散。

天南星呼去风痰之壅　赤小豆行去湿热之积　黄柏消去血分之热
草乌行之散之

等分为末，用生姜汁调贴患处此方有热有寒，合之以解毒行湿热；
或用醋调，可吸聚以出之，姜则散行以消之。

惊 毒 掩

治一切疮疖，散毒解毒，未成可消，已成可溃，已溃可敛。

葱头七个　木鳖子七个　白芷脑三个　巴豆十四粒　黄丹二两麻
油四两

先将前四药入油，武火熬，柳木桨搅之，以白芷焦黑为度，
用绵滤去渣，再入铫，文火熬，乃入黄丹熬令紫黑色成膏，青布
摊贴。

绿 松 膏

治一切痈疖，吸毒解毒，但溃后不足用。

松脂一斤，拣净砂石、木屑　铜绿半斤，研末　麻油一斤

文火先熬油沸，旋入松脂熔化，武火熬之，旋入铜绿，文火
熬成膏，绵纸摊贴。

百 灵 膏

治一切肿毒。

松脂一斤　铜绿半斤　蜈蚣十条　蛇蜕十条　蝉蜕二十个　木鳖
子十个　蛇床子二两　大风子一两　白芷一两　雄黄五钱　黄丹二两
大黄一两　朴硝五钱　僵蚕二十条，去头丝　全蝎十个，去毒　轻粉五

钱　巴豆二十粒　天南星二两　川乌五钱　草乌五钱　乳香三钱　没
药三钱　麻油二斤

　　先将木鳖、蛇床、大风、白芷、大黄、巴豆、南星、川乌、
草乌入油，武火熬至白芷色焦，滤去渣，再入锉煎，入蛇蜕、蝉
蜕、蜈蚣、蚕、蝎煎至焦黄，复滤去渣，文火熬，旋入铜绿、黄
丹、轻粉、雄黄，将成膏，乃入朴硝、乳没成膏，用布或纸摊贴。

百 灵 丹

　　此可以溃毒收功，只糁少许膏药中，以贴百毒恶肿皆效。

　　赤石脂八钱　雄黄六钱　乳香四钱　没药四钱　蜈蚣二条　冰片
四分　珍珠二钱　麝香四分

　　共为细末，入小口瓷罐收贮，蜡塞其口待用。

诸 伤 部

　　凡跌伤、折伤、金伤、击伤、汤火伤，及虎、犬、蛇、虫诸
物伤，合集一部。

干姜胶艾汤千金翼

　　治从高坠下，损伤五脏，吐血、积血及金疮经肉绝者。

　　芍药一两二钱　当归九钱　艾叶九钱　阿胶六钱　川芎六钱　甘
草六钱　生地黄九钱。此本《金匮》胶艾汤　干姜九钱

　　水煎熟，入酒再煎，入阿胶烊化服。

　　跌伤斗伤则气血皆伤，阴阳交乱。君芍药所以敛其气而萃其
血也，艾叶、干姜以复其阳性皆守于下而不散，生地、当归以滋其阴
生地以生血，止妄血，当归使血各归其经，川芎以行其气，阿胶以澄其
瘀，甘草以和之，阴阳理而气血可复。

军门方高祖太傅清简公为天津巡抚，军门所制

治跌打损伤。

当归二钱　大黄量人体之厚薄，伤之轻重酌用。自一钱、钱半，重者至三钱　韭菜子一钱。能复元阳，滋阴血　生蒲黄一钱。以行血　熟蒲黄一钱。以养血　茜草根一钱。一名地血，俗曰地苏木。《诗·郑风》"茹蘆①在阪"，即此草。可染绛，能去瘀生新　桃仁八分　红花八分。皆以理血　陈皮一钱　厚朴一钱。皆以理气　枳壳八分。以破结血而实逆气，且能敛阴　甘草炙，八分。以建中而和气血

水一碗，酒一碗，同煎至一碗服。

凡受伤者，有形之血伤为多，故君当归且使血各归经，不致涌吐；血伤则瘀，瘀则生热，故臣以大黄使瘀热下行；伤其枝必伤其本，故韭菜子以复元阳且续其生气；生熟蒲黄、桃仁、红花、茹蘆，皆所以理血；陈皮、厚朴、枳壳，皆所以理气；甘草以和中，气调而血始不乱。

续绝汤

治跌折骨断及骨榫不合者。须摸骨辏定，用杉木板将绳紧绑，勿使偏斜歪曲，又加布扎住，无使动摇，然后可以服药。内外合治。

当归二两　大黄五钱　生地黄一两　白芍药一两　败龟板一两，醋炙为末　牡丹皮三钱　续断二钱　牛膝三钱　桃仁二钱　红花二钱　乳香二钱　没药二钱　羊踯躅一钱。即黄杜鹃花

大剂水煎服。

此以活血去瘀，使骨自合耳。愚意当加炮附子三钱、炮干姜二

---

① 茹蘆（rúlú 如驴）：即"茜草"，根可做绛红色染料。

钱，以回其阳气，血始生而后骨可续，且跌折之际，楚痛入心，须先服蜡矾丸为妙。

续 绝 膏

接骨用以外治者。

当归二两　生地黄一两　牛膝一两　续断一两　地榆一两　小蓟一两　茜草一两　木瓜一两　党参一两　白术一两　川芎一两　刘寄奴一两　红花一两　黄芪一两　甘草梢五钱　杏仁三钱　柴胡三钱　荆芥穗三钱　皂角一钱　桑树枝四两　麻油三斤

入药熬数沸，用绵滤去渣，再熬，滴水成珠。加黄丹水飞过，一斤四两，收为膏，再加乳香三钱、没药三钱、自然铜三钱，醋淬，烧七次为末、花蕊石三钱，火煅，研末，水飞过、血竭五钱、海螵蛸五钱、白蜡一两。

共为细末，乘膏未冷投入，桑枝搅匀，起贮瓷罐中。用时以火烊化，摊布上，每张约一两重。

续 绝 丹

跌打，外有破伤加此，否则不用。

人参一两　乳香一两　没药一两　海螵蛸一两　樟脑一两　琥珀一钱　孩儿茶一两，研　三七一两，炙，研　木耳一两，烧存性　古矿石灰二两　紫石英二两，火煅，醋淬七次，为末　生甘草五钱，锉细末　麝香三钱，研　冰片三钱　自然铜一钱　象皮三钱　土狗二个，炙，研　土鳖干者一钱，炙，研　花蕊石三钱　血竭二两

共为细末，和匀，贮小口瓷罐，蜡封待用。用时约撒三钱于膏药上，贴伤处。

此膏此丹，用之自当有奇效，但多珍异，难猝办，然折骨非常药可愈，而此方尚不至有用孩儿骨、人胎之惨忍也。

近方只用虎杖根一名鸟不踏，俗曰虎肌巴，捣当归、酒糟、红曲，焙热敷伤处，亦多有效。

升 降 饮

治跌打受伤，去瘀血。

韭菜汁能补元阳，滋阴血，鼓舞生气，自下而升　童便能补少阴，决三焦，涤荡瘀热，自上而降

和酒少许饮之。

此一升一降，阴阳理而瘀血自行，且能滋补正气，而至易至简，勿以贱忽之伤轻者只宜此方，不必如续绝汤之诡异。又凡鸡屎白、乌蒜、赤芹、土三七亦皆治伤折。

独 白 散

治跌打，损骨节，伤腑脏，积瘀血。

白及一味研末。敛正气，散瘀血，其性胶粘，故能填伤续绝

洪迈《夷坚志》云：台州狱吏，悯一大囚，囚感之，因言：吾七犯死罪，讯拷，肺皆损伤，至于呕血。人传一方，只用白及为末，米饮日服，效如神。后其囚凌迟，刽者剖其胸，见肺间窍穴数十处，皆白及填补，色犹不变也。

葱 蜜 掩

治同上，用以外敷伤处。

生葱连根叶，本震木之气，能自下而达于上，气行则血从，气血流通，则骨节自合。故葱涕本能去伤，又其性多汁而稠黏也　白蜜生用，得芳露之英，能自上而究于下，以滋血而养气，调荣卫，通经络，其性滋润，胶黏能透关节

合捣和匀，厚封伤处。

此亦一升一降之用，而葱、蜜相反者也惟相反故不可内服，服之杀人。兹则用其相反，以上击下拂，怒掣奔腾，则关节自通，而离者以合矣以此封伤处，内必作热，作热则气血酿而骨自合，不必如续绝膏之诞异也。

大治汤

治金疮及杀伤而气未绝，血流过多，血泼欲死者。凡去血多必渴，刀伤作渴，切忌令饮水，以血伤虚火，灭其火则气绝。

当归四两　生地黄三两　元参三两。此三味滋阴补血，去热之主药人参二两　麦门冬二两　白术五钱　生甘草三钱。此三味补气以帅血，气充而后血滋。不用黄芪者，芪行卫气，恐使血外行反不得止也地榆一两三七五钱。此二味以止血　续断五钱　刘寄奴三钱　乳香三钱　没药三钱　花蕊石二钱。此五味皆以护里止血，去瘀生新而长肌肉

约分六剂，水煎服血冲心，加生、熟蒲黄；破血伤风，加防风、荆芥，炒黑用；如刀箭有毒，则加黑豆、炙甘草。

此为金伤垂绝者治，故大补其气血，而加以止血、除热、去瘀生新、生肌止痛之药，如大冶铸金，合之而可无衅漏也或云此方始传自楚中大冶县故名。

鼠璞散

治金伤出血。

鼠璞小鼠初生未出毛者　古矿石灰研细，大黄炒，去黄用。独用此亦止血生肌

合捣如泥，阴干，更研细，敷伤处。

此能止血去瘀石灰，生长气血、筋骨、肌肉鼠璞，药贱而功大受伤非殊绝者，只此可治。

又方：海螵蛸末撒伤处，血立止。

又方：白月季花，干研敷。

又方：原蚕砂末敷。

又方：水蜡烛罨之。

出箭镞方

箭羽挟风偕入，必兼服去风之药。拔箭时不可左右动摇，恐虚气血且加风也。镞陷肉中，不能箝取，则用此方。

象牙锉细末。以其生肉中而自脱，且有力也　腌猪肉取其软坚而能润，且腐烂易脱也

捣烂敷伤口，良久，内作痒，箭镞自渐退出。

又方：爪甲烧存性，研敷。

又方：磁石末合腌肉敷。

蒲灰酒

治刑伤、杖伤，宜先服蜡矾丸、白木耳、赤芹之类以护心，蚺蛇胆更妙，但难得。受刑杖后，忌卧龙须席，谓能引瘀以上攻冲心。然治此又用蒲，则取其偕糖蚓下达也。

旧蒲包烧灰存性。包盐者为妙，蒲能行血，烧黑则去瘀止血，藉盐性又可软坚散血而润下，可行于臀足　蚯蚓泥即蚓之矢，性大咸寒，处下湿，故能下行，以解热去瘀。焙干用　砂糖性快利善行，最能去瘀，而补中暖胃，不至中寒也

和酒调下，死者可复苏云外用天南星、冰片敷之效。

此非僻方也，药性可考，何必官料。

三黄解毒汤

治火气攻心。

方已见"火部"。

秋 葵 油

治汤泡火伤。

方已见"火部"。

伏 虎 散

治虎伤牙孔深，或二或四，去血必多。虎口挟风挟热，人必大渴，不可饮水。若牙孔变黑，急塞以生猪脂，掘粪土中蛴螬捣塞尤妙。其处每随塞随化，更敷地榆末，则血可止。内服补气血药，解风热之毒。

黄芪三两　当归二两　生地黄二两　麦门冬二两　地榆一两三七一两　防风五钱

分四剂服。

虎为阳中之阴，其毒浅而耗血多，故治此主于补血，加以去热祛风伤不甚，去血不多者，不必用此，塞以蛴螬，敷以地榆，而可愈矣。疮口用地榆敷。

降 龙 汤

治蛇伤。蛇，阴物，而含阳毒，伤人有越步即死者。故古诗云："蝮蛇一螫手，努力疾解腕。"言断之免毒攻心耳。人虽不忍解腕，亦宜自断发一缕，紧束伤之近处，急临水旁，忍痛撮水下泥沙，用力擦洗，再捣蕺菜、蕹菜①、半边莲之汁饮之，或用雄黄、白芷、贝母嚼烂涂患处，皆可解。如当时未及治，以至手足头面俱肿，则用此方犹可以全躯命，亦免手足腐落也。

白芷伏蛇毒之主药　夏枯草　蒲公英　紫花地丁各一两　生

---

① 蕹（wèng瓮）菜：俗称空心菜、藤菜。

甘草　白矾解毒，且可护心　贝母能泻其毒，使复从伤口而出。各三钱

作一大剂煎服。

蛇为阴中之阳，其伤不多而毒甚，故治此主于解毒，加以升阳去郁也方内皆解毒①血分之药，而主以白芷，佐以夏枯草、贝母，则所以宣阳而解其阴郁也，不用雄黄者，雄黄以外治则多功，以内治恐伤气，伤轻不必服此，只用山慈菇，或独用贝母，或玉枢丹可矣。疮口用贝母或大蒜捣敷，留孔或雄黄或玉枢丹亦可。

斑蝥酒

治"瘈犬伤"，俗曰"疯狗"。其病多在暮春，乃风温秉令也。此时庶物怒生，地中不正之气亦发，犬固属火，亦属阳土，而性多狂；又于斯时误食毒物，自死之肉，死人流汁，则发病而猘②。其状则目赤尾垂，口流涎，行若无魂而畏风，啮人则毒移于人，伤重者腹痛狂呼，见人欲啮，二便秘塞，时作犬声，亦切恶风，或云亦孕小犬。盖毒气所感，热血瘀结成犬形，理有固然，不足异也。恶闻金鼓声，闻则腹中切痛狂啮，亦以触犬之狂怒故也。急于无风处捏去恶血，若孔已干，用针刺之，盐汤或小便洗之，捣葱贴之，煎服黄藤，一名茶铺藤，不拘根藤苗叶，可愈。若伤甚重，必用此酒。

斑蝥七个，去头翅足。若过一日，则加一个。性辛寒大毒，伏处阴穴，出食豆花，善泄气，捕之必放屁，有黑烟，臭不可闻，故以毒攻毒，能使锐于下行　番木鳖二个。专能毒犬　糯米一合或一撮

合炒至糯米透脆，去斑蝥、木鳖，细研糯米，酒调服或合斑

---

① 毒：光绪本作"阴毒"。
② 猘（zhì 至）：狂犬，疯狗。

螫、木鳖、糯米炒研，加辰砂一钱，酒下；或木鳖三个陈壁土炒，斑螫七个糯米炒，加大黄、茯苓、麝，研末酒下俱可。受伤多日，斑螫加至二十一个，又其头上，必有红发三茎，急拔去之。毒自小便或大便而出日浅只成血水，日深结血块，真如犬形，毒尽，腹痛止，二便通，更服黄连甘草汤，以解余热。三月忌闻金鼓声，及色欲、诸发毒物；终身忌羊犬肉。若再发则不可救常犬咬伤，只洗净血水，煅研虎骨敷之，或烂嚼杏仁敷之，轻者刮板凳脚下泥，或嚼烂饭敷之。

"履龙涎而孕女，抱铁柱而产铁"。龙以神交，杂感于物，而生九种谓蒲牢①好鸣，形钟纽上；囚牛②好音，形胡琴上；蚩吻③好水，形桥梁上；嘲风④好风，形殿角上；赑屃⑤好文，形碑碣⑥上；霸下⑦负重，形

---

① 蒲牢：古代传说中的一种生活在海边的兽。据说它吼叫的声音非常洪亮，故古人常在钟上铸上蒲牢的形象。

② 囚牛：传说中的怪兽。旧时多刻于胡琴头上。明·李东阳《记龙生九子》："囚牛，龙种，平生好音乐，今胡琴头上刻兽是其遗像。"《渊鉴类函·鳞介·龙》引明·陈仁锡《潜确类书》："龙生九子，不成龙，各有所好……囚牛好音，形胡琴上。"

③ 蚩（chī 吃）吻：传说中的怪兽名。旧时多以为屋脊的饰物。明·李东阳《记龙生九子》："龙生九子，不成龙，各有所好……蚩吻平生好吞，今殿脊兽头是其遗像。"

④ 嘲风：相传为龙所生九子之一，常以其形状作为殿角的装饰。明·沉德符《野获编·内阁一·龙子》："长沙李文正公在阁，孝宗忽下御札，问龙生九子之详。文正对云：'其子蒲牢好鸣，今为钟上钮鼻……嘲风好险，今为殿阁走兽。'"

⑤ 赑屃（bìxì 必细）：龟的别名。《本草纲目·介一》："赑屃者，用力貌，今碑砆象之。"碑砆是碑下的石座，相沿雕作屃的形状，即取其力大能负重之义。

⑥ 碑碣：石碑方首者称碑，圆首者称碣。后多不分，以之为碑刻的统称。

⑦ 霸下：石碑下龟趺。传说为龙九子之一，螭头龟足，好负重。明·沉德符《野获编·内阁一·龙子》："长沙李文正公在阁，孝宗忽下御札，问龙生九子之详。文正对云……霸下好负重，今为碑碣石趺。"

碑座上；狴犴①好讼，形狱门上；狻猊②好坐，形神座上；睚眦③好杀，形刀柄上，蛇交雌雉而生蟊雉生卵，闻雷声而入地，日久乃化为蟊，能兴云雨，性最暴悍，今所谓雉鸡龙也。古今所传，不尽诬也。犬感毒而猘，啮人而移毒，使人亦狂，而腹作犬声，竟苦痛啮心而死。何物之毒，至于如此？是亦气化之不祥所感，血结成形，累累不一，有信然者，然此非孕犬不能产，实毒发不可救也，亦如腹中生虫之类，而此其尤毒耳。虫犹可忍，犬毒其可容哉！治以木鳖、斑蝥，皆能杀犬之物，以此而愈，则真为腹犬信矣。

蝎伤方

白矾　半夏
等分涂患处。
又方：用蝎虎散见"婴儿部"。醋调敷以守宫能食蝎也。

蜈蚣伤方

大黑蜘蛛，使吸伤处血毒，即放于水中，令吐毒以全其命。
又方：用蜗牛或蜓蚰涎涂之蜓蚰能食蜈蚣。
又方：刺雄鸡冠血涂之。

壁虎伤方即守宫，一名蝎虎，本不咬人，或犯之也

白矾　桑柴灰

---

①　狴犴（biàn 必暗）：传说中的兽名。明·杨慎《龙生九子》："俗传龙生九子，不成龙，各有所好……四曰狴犴，形似虎，有威力，故立于狱门。"明·胡侍《真珠船·龙九子》："龙生九子，不成龙，各有所好……狴犴好讼，今狱门上兽吞口，是其遗像。"
②　狻猊（suānní 酸泥）：亦作"狻麑"。兽名。狮子。《穆天子传》卷一："狻猊野马走五百里。"郭璞注："狻猊，师子，亦食虎豹。"
③　睚眦（yázì 牙字）：兽名。

水煎数沸滤浓汁。调矾涂之。

蚯蚓毒方<small>蚓有寒毒，小儿溺或触之，则吹气入前阴而肿痛</small>

盐水　甘草水
频洗。
又方：用鸭嘴衔之。

蜘蛛毒方

盐汤洗之。

误吞水蛭方

黄泥浆水饮而下之。

毛蠹虫螫方

自己头发和口唾用力擦之，不可洗热汤。

中 蛊 毒<small>岭南、闽海、云、贵，至今犹或蓄之，尝
白矾不涩，嚼生豆不腥，是中毒矣</small>

东引石榴根皮煎汁服<small>或用石榴皮</small>。
又方：热茶化胆矾五分探吐之。
又方：米饮调郁金末三钱下之。
又方：蕹菜生捣浓汁服之。

中 砒 毒

乌桕树<small>不拘根叶</small>，捣汁，或蓝汁服之。
又方：黑羊血、黑鸭血生饮皆可解。
又方：人粪汁亦可<small>此最易得</small>。

中铅粉毒

麻油、蜂蜜，和饴糖服，下之。

中盐卤毒

生豆腐浆饱饮解之。

中 蛊 毒

鸭卵生食解之。黄泥浆亦可解。

中蒙汗药 奸人置饮食中者。若焚此则曰闷香

旅食稍觉蒙，急饮冷水顿清，随煎绿豆甘草汤服之，尽解此汤能解百毒。

旅宿，枕日间行路汗秽鞋袜，又濡湿手巾置枕畔，则香不能闷。

诸 骨 鲠

猪骨，用硼砂少许，井花水化下。

又威灵仙醋煎下。

又贯众或磨服或煎汤下。

又取犬涎咽下钓犬一足则涎出。

又用虎骨、犬骨烧灰水调下。

鱼骨，用獭爪及鸬鹚骨烧灰，水调下。

又橄榄或磨其核，水调下。

又猫涎咽下钓猫一足，则涎出；猫脑髓更妙，但不忍取耳。

又野苎根捣烂，丸如龙眼大，仍以鱼汤化下。若鸡骨鲠，则用鸡汤化下此方甚好，余可类推。

鸡骨，用鹰骨烧灰，水调下。

吞发绕喉

会厌之间，前为气管，后为食管。气管上有厌子，吞食则压掩气管，使食得过其上，而后入食管。若误吞长发，则挂绕会厌而不得下矣。

乱发烧灰一钱，用自己者

白汤调下。

误吞铜铁锡

铜类，用羊胫骨烧灰服化之。

又食凫茈①化之。

铁类，用皂荚仁化之。

吞针，煮蚕豆同韭菜食之，韭自裹针，从大便出或加磁石煮。

锡类，用杏仁化之。

诸虫入耳

猫溺滴耳中自出以生姜擦猫鼻则溺出。

目　部

目为肝窍，而五脏六腑之精英，实并注焉。其眶属脾，为肉轮；其内眦属心，君火也；外皆属心包，相火也，为血轮；其白睛属肺，为气轮；其青睛属肝，为风轮；青睛内水则肾精之元水。元水中神光，则原于命门，行于胆而发于心，元火所照，元神之用也。五脏之精脉，并属为系，而上属于脑后，出于项中。是故

① 　凫（fú 扶）茈：荸荠。

肉轮以司开合，脾湿则微肿见于目包；脾虚则目眶跳动；风木乘脾，则目眩赤烂而多泪。血轮挹肝之精血以滋经络，而君火则内眦肿赤，赤络外贯；相火则外眦肿赤，赤脉内侵也。又赤脉自上而下，为太阳经火；自下而上，为阳明火；自外入内，为少阳火。要之，火则总归之心矣。气轮主目之经络中往来之气，金畏火克，则白睛赤肿；气滞不行，则生浮翳。风轮中包裹胆汁，目有坚壳数重，挹真血以滋神水，神水包神膏，膏中一点青莹，乃胆肾之精华，而心神所寄也。故水亏则瞳子散大，火亏则光不烛远。医家自大方、伤寒、妇人、小儿而外，余者眼目、口齿、痔漏、疮疡、麻痘、伤跌，皆各有专科。针灸、推拿，别有传学，祝由①末矣，所不必及。乃兹集于口齿，痔漏则分见各部，而其余亦各有专部。惟治目之方未及，故亦辑数方于此云。

生熟地黄丸<small>东垣</small>

治血弱气虚不能养心，心火妄炎，肝木自实，瞳子散大，视物不清。

按：心用血者，心气自虚，则不能用血，血少则无以养心，如灯火之无膏矣。又心脉连目系，肝脉达目系，胆、三焦之脉皆终于目外小眦，其经受风热，则皆上攻于目，火妄则生风，风狂则助火，此所谓心火妄炎，肝木自实也。凡实者皆邪实也，火妄水亏，则瞳子散大，而视物不清，故治之当补水抑火。肾水固血之本，而实气之元，补肾以交心，而气血足矣。

熟地黄<small>一两</small>　生地黄<small>七钱半。熟地以滋肾水，生地以上济心火</small>　柴胡<small>八钱。拔肾水之清气而升之，以散浮游之邪翳</small>　黄芩<small>酒炒，五钱。清肺受心烁之火</small>　当归<small>酒洗，五钱。萃肾水而成血，血储于肝，以供心用</small>　天门

---

①　祝由：古代以祝祷符咒治病的方术，后世称用符咒禳病者为"祝由科"。

冬三钱。清金以生肾水，所谓决水于高原 地骨皮三钱。行高原之水，以下降于肾 五味子三钱。补敛肺气以纳之肾 黄连酒炒，三钱。所以抑心火之妄，泻肝胆之实 人参二钱。益脾胃之气，以输之于心脾 甘草炙，二钱。和脾土以滋气血 枳壳麸炒，二钱。辛寒可以破坚结，去肝木之自实；酸苦可以敛浮阳，收瞳子之散大，故目疾方多用之。今人但知其有破气之用，而敛阴明目之功不复识矣

蜜丸，茶清下茶降阴浊而升清阳，祛邪辅正。凡上清头目，所当必用，而今每忌之，以为虚耗，谬矣。且此方补剂也，用人参而复用茶清，今必谓茶解人参，岂东垣竟不知而误用乎。日二服，忌食辛热之物助火，寒冰之物损胃，使药不上行每服三钱。

水外暗而中明，火外明而中暗，故水以受火，则莹彻而明生，其光聚也如冰壶、水晶、金燧之取火皆然；火以烁水，则荡拂而反暗，其光乱也。目以水受火，神寓于精，而血耗则精衰，气虚则神愈，内不足而外淫乘之谓诸经风热。风摇火炽，其水愈亏，精不萃而神失所居，瞳子散大矣。熟地黄以滋肾为君，而五味子以敛气，天门冬以清金，地骨皮以导水下行，所以益萃其气以纳之肾，而滋水之母以益其精也；生地黄以生血为臣，而柴胡以升达肝气，当归以滋萃肝血，人参、甘草以厚脾土，资化气血。合以升之膻中，以供心神之用。又芩、连以泄发其逸火之邪妄而降之使下，是则水以受火，火不烁水，此亦五气之一周天也。然何以上行于目？则因枳壳、茶清以宣布于经而达之无枳壳、茶清亦是补精毓神佳方，但加之以竟升达于头目耳。此先天后天并补，血气兼滋，萃精毓神，明目之上剂，学者所宜深究也。

驻 景 丸 《易简》

治肝肾气虚，两目昏暗。

按：目，肝窍也，而肝木赖水以生。此方皆补肾药，非"乙

癸同源"之说也。

菟丝子酒浸，八两。根不相属，而能敷荣，蔓无须叶，而有花实。实似肾，味甘辛，阳气足也，故大能补润命门之元火，以益肾精，而不失之燥热，此为君药　熟地黄五两。滋肾水。此二味肾命相依，水火互藏，为萃精毓神之大本　枸杞子二两。甘、苦，寒。以降泄心火，而坚强肾水，固精保阳，为生木之本。肾命兼补，为菟丝、地黄之佐　车前子炒，二两。凡补中必兼用泻，此以泻肾命间之邪湿妄热，而且泻以成其补也

蜜丸，酒下此为肾部虚寒者设，故用酒以充其阳。此方用意纯密，药不杂而功专，或加味用五味子、当归、川椒、楮实，则反杂乱无章，此只从本方。

补元火，滋元水，毓精神，泻邪妄，备矣。先天肾水亏失，而目昏者宜之其脉两尺虚也。

益气聪明汤东垣

治劳役饮食失节，以致内障目昏，耳鸣耳聋者。盖后天脾胃以滋化气血；而后气血充盈。耳目之官，赖以泛应，若脾胃受伤，则气血不充，何以聪明乎？李东垣曰：医不理脾胃，及养血安神，治标不治本，是不明理也。

黄芪五钱　人参五钱　葛根三钱。宣胃气以上行，逐昏翳之蒙昧蔓荆子三钱。其实轻虚而味辛温，能上达清阳于头目　白芍药二钱。上皆气分药，此敛阴以萃其血，使足供用，且平肝妄　黄柏酒炒，二钱。如有热烦乱，春月渐加，夏倍之，如脾虚去之。此除妄热而滋肾水，拍命火以立聪明之源　升麻一钱半。用黄柏以滋肾，此即拔自肝肾而升之脾胃，葛根又自脾胃以达膻中，蔓荆子又承而达之头目，凡以升清阳也　炙甘草一钱。以助参芪而厚脾土

每服四钱，日再此为脾胃有亏者设。然理胃以养血安神，而亦赖升、葛以升其阳，而攘却外淫，乃所以聪明耳目，非徒益胃也。去升麻、干葛者

失之矣。

理脾胃，安神明参、芪、甘草补益脾胃，而自有安神之效，养阴血白芍、黄柏，升阳气升、葛、蔓荆，后天之用备矣。脾胃亏失而内障者，宜此方内障者目与不病之目无异，而睛内昏暗，瞳人中隐隐有青白色也。

定志丸《局方》

治目不能远视能近视者。王海藏曰：目能近视，以其有水；不能远视，责其无火，法当补心。

愚按：不能远视，其神短也，肾水不交于心，其神散而失居故短。此亦非补心也，以定神明之居耳。

远志二两。肾藏志也。心有专向谓之志，涵火于水中，安静而不妄则专，专则其明及远，故志藏于肾。远志升肾水而涵心火，以安静神明，故能远视也 石菖蒲二两。达心神于耳目，神得所居而不妄，则中明而有主不乱。远视之体所以立，神有所通而不滞，则泛应无端而不失，远视之用所以行也 人参二两。补气生血，以助其远视之材 茯苓一两。定魄拘魂，以去其纷营之惑

蜜丸有滋润之助。朱砂为衣亦以镇心安神，且除妄火。每服三钱张子和去菖蒲，而加茯神、枣仁、柏子仁，以安魂定惊则可，以明目则非所用矣。

此方为心志妄营，而神火失居者治。欲其专而明及远也，劳心者宜此养之。

地芝丸东垣

治目能远视不能近视者。王海藏曰：目能远视，以其有火；不能近视，责其无水。法宜补肾。

愚按：不能近视亦以有火之故，火不欲逼，逼则内热而昏；

然火存而水不足以配之，故反内热。水壮精足，则远近如一。

生地黄焙，四两。滋肾水以济火　天门冬四两。清肺金以生水　枳壳麸炒，二两。破结邪则能外达，敛阴血则火不内逼，故能明目　甘菊花去蒂，二两。得金水之精英而轻盈上达，气味甘、苦、辛，寒。能散能降，如轻风微雨，而烟雾开霁，尘埃顿静，则近无所障矣

蜜丸，茶清下茶性上升，不必用酒，用酒下者非。每服三钱。

此方为肾精亏失而衰老水枯者治，欲其莹而能近视也如水之不莹不深者，远亦能照，而近则失之。劳力者宜此资之。

洗 肝 散 《局方》

治风毒上攻，暴作赤肿，目痛难开，隐涩眵泪。目，肝窍也；瞳，胆精也。其上下则太阳、阳明经索之，其外眦则手足少阳系之，故诸经风热上攻，则皆能为目病，风从肝，热从胆也。风热伤血，则两眦生赤；风热邪实，则目眶作肿；风热攻注，则目珠胀痛；风湿相搏，则隐涩眵泪。

薄荷上清头目专药　羌活　防风本肝经祛风之药，且能去湿　大黄去热自大肠而出　栀子去热自膀胱而出　当归　川芎以补肝之正，且目得血而能视

等分为末，每服二钱内无实热者去大黄、栀子，加炙甘草。

前数方补内虚，理脾胃，交心肾，而要皆以养肝。目，肝窍也，肝生气也。木非土不生，非雨润日烜不生，非水火相济不生。木生而气血充足，荣于九窍，则耳目聪明。此方则治外淫，而外淫惟风热乘于肝，萃于目肝，厥阴风木；胆，少阳相火。清寒不为目病。其病目惟内虚为寒，否则清寒郁阳而生热，湿亦不上于目，其上于目，则肝风挟之也。故治目疾之外感，惟祛风泻火而已，活其血以补肝也。凡去邪必兼辅正此方之用芎、归、甘草，补正必兼去邪如前数方之用车前、升、葛、菖蒲、甘菊也。

补 肝 散 《局方》

治肝虚目痛，筋脉疼痛，冷泪不止，羞明怕日，及夜则痛甚，点之以苦寒之药则反剧者。

按：肝虚者肝寒而气滞血涩也。血不荣筋，故筋脉痛；气不足以敛津液，故冷泪不止。寒则何以目痛而羞明怕日？曰：此清淫也。清燥之淫，乘其所胜，肝气不足，而郁于清淫，木不能舒，不达于窍，故障而痛。木汁流为清泪，感于阳光，欲舒不得，则反怕日羞明矣。清寒皆阴也，故点以寒药，则阳益郁而痛剧。夜亦阴也，故夜亦剧，且白睛属肺，白睛痛者，以火克金，故昼甚多由外淫，黑睛痛者必胀而痛。黑睛属肝，畏金克木，故夜甚多内不足。若自两眦赤肿，而内及白睛侵黑睛，成翳膜，则风热也；若白翳成片，自黑睛起胀，痛而不赤肿者，则皆清淫郁肝，乘肝木不足也。

香附一两。补肝破郁，宣达气血，祛清燥之淫　夏枯草五钱。阳生而生，阴萌而死，顺春气也。行于东方，故能散郁结，除内热，祛外寒，而能明目

分三服，腊茶下茶以上清头目，且亦能散郁。

君香附以补肝气于中，佐以夏枯草以行肝气于外，此治木郁而肝窍不能达也七情之郁，亦能令目痛。

补肝行血汤 《近方》

治目赤肿如血，连及黑睛，胀痛不能见灯及日，见则痛甚。此肝虚而风热攻也，血热瘀结不行也，亦忌寒凉点治。

当归酒洗，一钱　川芎八分　生地黄八分　芍药八分。此四物汤以补肝血　红花五分。以活血行血　白芷散头面风淫　防风祛风且能补肝川连各三分。以降泄肝火　菊花五分。肃金水之气，去肝木之邪

水煎服。

此治肝虚而风热并盛，热淫于血者上方治气分病，此方治血分病。

防风明目汤东垣

治倒睫拳毛，赤烂昏痛，冷泪多眵。

按：倒睫拳毛者，风木乘脾，脾应目睥，目睥皮急，故睫毛倒入；而冷泪又凝渍之，则或拳也。风挟湿土，搏为虚热，故赤烂昏痛，不迎风而自泪，则冷泪非有实热，故泪冷。风挠木急，湿以上溢而木汁流，汁凝成眵。

黄芪一钱。甘补脾胃而缓肝急　甘草炙，一钱。补脾缓肝，且去虚热葛根五分。升达胃气，使无郁湿　防风五分。疏肝气于脾土之中，使肝木不乘脾土　细辛三分。润肾而行津液于肝，木内萃津而上荣，则冷泪不外溢矣蔓荆子三分。舒散肝气于上，以上清头目，以散热祛风去湿

水煎服。

此治脾湿而风挟之上腾，以成虚热者非实肿，非血热，故不当用归、连。如有内热、血热者，则加黄连、当归、丹参可也。

羊 肝 丸《济生编》

治目疾内障。

按：内障皆肝虚而火妄，致胆肾之水枯也。有因于脏者，劳心伤神，久视伤血，君火炽盛，火炎木焚，子实母虚，胆汁枯而目内障矣。有因于经者，少阳胆及三焦皆相火所行，小肠火亦助之，而诸经皆行于目，房欲伤精，劳役伤骨，相火虚交，火盛水亏，阳强阴弱，肾水枯而目内障矣。此皆由受伤，以至目赤肿痛，青盲失明者有之，非但如不能远视、不能近视之稍有偏胜已也。

黄连二两。兼能平心、胆之火　羖羊肝全具，青羊者更佳。羊固属火，而用其肝，能辑妄火，子来依母也。羊无瞳而能视，其精水内全也。去筋膜，

生用。必宜生用以存生气，不独取其补

搗烂和丸，每服三钱服此忌猪肉、冷水。

内障必由肝虚，以羊肝补之以肝补肝，以血气补血气，用羊肝以火中之木辑木中之火，用生以全生气而上行肝窍。肝虚则君心妄而血枯胆枯，相火炎而水枯精枯，以黄连平之。凡以救木水，而得羊肝主之，固无患寒凉也。

羊 肝 丸 《类苑》

治同上，然有经热而兼风郁，或血涩而多赤膜，及障翳者，宜此方。

夜明砂淘净，一两。蝙蝠食蚊，蚊目不化，淘蝙蝠矢得砂，皆是也。蚊与蝙蝠，皆能夜视，故名。蚊生于水，而化羽虫，其目夜明，嗜吸人血，是毓其明于水中，且散目中恶血　木贼草去节，一两。蔓柔韧，筋类也。色青，入肝也。茎中空，味辛淡，性轻扬，能发表祛逐风邪之外郁，与麻黄性略同，能补肝也；且糙涩可磨竹木，故曰木贼。能上行肝窍以磨障翳，散目中滞气　蝉蜕一两。本以夏月朽木感湿热之气而生，而能蜕去秽浊，吸风敛露，遂其清高，故蜕能去皮肤湿热，上行入目，去目中之浮翳　当归酒洗，一两。补肝活血主药　羖羊肝四两。去筋膜

生搗烂和丸每服三钱。

肝虚生热，热烁于血，而生血膜，夜明砂泻之；肝虚生风，风滞于气而成昏障，木贼草散之。蝉蜕以蜕阳邪，当归以归阴血。君以羊肝，乘内虚而兼有外淫于经者三焦火而兼湿入血，胆火而兼风入气，宜此治之。

望月砂汤

治痘疹入目，及昏昧障翳，但必待痘疹全愈乃服，并可杀虫解毒，治虚劳发热，湿热疳积。

望月砂兔八窍，穴居，阴兽也。舐雄毫而孕子，感月精而蕃滋，金水之气也。金能平肝木之热，水能制相火之旺，而清虚之致。其目最明，如月魄之能涵日光。故《曲礼》云：兔曰"明视"。兔虽啮草，亦食土中虫豸，故又能杀虫解毒。其尻有九孔，散出矢，故矢能散郁热。昔有病劳热者，梦一人抱明月入其室，月光所照，辄觉遍体清凉，后专服此而愈。其能明目、治劳、杀疳之功，所可识矣

每服二钱，茶清调下矢固下行，茶清以达其清阳于上。

药贱而功多，凡阳强而阴不能配者，服此有可治之理。

二百味草花膏赵谦

治目赤流泪，或痛或痒，昼不能视，夜恶灯光。

按：目赤流泪，其泪必热，与冷泪不同；昼不能视，夜恶灯光，其痛必昼剧夜减，与羞明怕日，及夜则痛甚者不同，此肝热也。热甚则痛，热微则痒，痒泪兼有风，而风助热，故可点治以寒凉。此方当与补肝散对看而参辨之。

蜂蜜甘以缓肝，寒以胜热，挹百花之英，清微和润，宜能明目矣 羖羊胆胆，相火，而味苦寒；羊，火畜，而胆苦寒。苦，炎上味，炎上作苦，而苦能降泄，此阴阳之互藏，而物极则反也。用胆以复于胆，胆与肝附，是以降泄其相火之上炎而除肝热矣。李时珍曰：肝开窍于目，胆汁减则目暗。目者肝之外候，胆之精华，故诸胆皆治目疾

入蜜胆中紧扎上口，蒸熟候干，细研为膏，每含少许咽下，或点目中。

又法：腊月入蜜胆中，纸笼套住，悬屋檐下，待霜出，扫霜点眼。

点服说云：病有内外，治各不同。内疾既发，非服不除；外疾既成，非点不退。内疾始盛，溶流不如塞源，伐枝不如去根，不服药而除者，未之见也。外障既成，如物污须濯，镜垢须磨，不点而去者，未之有也。若内障不服而外点，反激其火，动其血气，无益反损；若外障已成，虽服药不发不长，

而所结不除。当内外夹攻，方尽其妙。

按：此论甚当，治目者宜知之。

肝虚而热者，肝气不足，乃或则郁之，气不得行，而愤张为热也。故辛为补之，苦为发之，肝气行而热散矣此补肝散所治。肝实而热者，肝邪有余，乃或则助之浓肥烧煿之类，皆能助肝。寻窍而出，则炽盛为火也。故苦以泄之，甘以缓之，肝邪退而热除矣。凡苦皆泄，凡甘皆缓，而蜜尤和润，可以泻火，然蜜无专经，入羊胆以偕之肝，肝热除而空窍自清。此方固宜兼服兼点，蜜性善行，无忧火郁。

百 点 膏 东垣

治浮翳遮瞳，如云气障隔。

按：此外障也。有风淫以郁之，而所郁者浅，内热不甚，则不肿痛，而风荡水浊，则浮翳生焉。凡翳已成，固非点不散。

黄连二钱。以水一碗，煎至半碗再入后药 当归六分 甘草六分。浮翳似属气，而遮及黑睛、瞳人，则固肝血不及荣，胆汁受浊矣。故当归、甘草以养目中之气血 防风八分。以行肝气也，风行云散 白蒺藜去皮尖，研，三分。甘、咸，寒。能补心宁神以治目，能散风、除热、活血，治眦烂多泪

同熬，滴水不散，去渣，入蜜少许，再煎少顷，退冷点之。点至目微痛为度不痛者至痛，则疾将拔去矣。日五七点，使药力相续，故曰百点膏临卧点尤妙。

翳在黑睛，故君黄连而佐以归、甘，热清血足，然后翳可除也若白睛生翳，则凡翳草，菊花叶塞鼻冲之可散。浮邪外遮，故防风、蒺仁可以散之。

圆 明 膏 东垣

治内障生翳，及瞳子散大，因劳心过度，饮食失节。

按：劳心则用血无节，肝失所藏；饥饱则脾胃失养，血气不滋，肝虚血少，则热生而不能制，上涸瞳中清汁，皆所以致内障也。障起于内，而翳成于外，故须用点药，当内服生熟地黄丸及益气聪明汤，而外以此膏点之。

生地黄六钱。滋肾水以济心火　黄连五钱。泄降心肝之火　甘草二钱。以缓肝急　柴胡五钱。障翳，肝郁也，柴胡以拔于下而升之　麻黄五钱。麻黄亦补肝药，以通于上而散之。此以点目，无关太阳，发肝也。内生之翳，非雄力不足以散之　诃子皮湿纸裹煨，二钱。苦、酸、涩、温。长于收敛而能除热，瞳子散大，故用此以敛阴，且监麻黄之散，犹桂枝汤之用芍药也。用皮以行于外　当归身三钱。补肝养血，为之厚其本

以水二碗，先煮麻黄至一碗汁淡难出，去沫，入后药同熬，至滴水成珠，去渣，入蜜少许资其胶黏成膏，且可缓肝，滋阴去火。再熬少顷退冷用。

障翳自内，火妄血枯，内枯而瞳散，外浊而翳生。故君生地而协以归、连、甘草，以治内也；翳成于外矣，散以柴胡、麻黄，自内而拔之于外所以异于防风、葳仁；目阴欲尽，诃子皮以敛之。

点 眼 方丹溪

治目中百病属阳症者。

黄连　人乳乳，血也。目得血而能视，且乳具溶液变化之功

蒸熟点，或加朴硝亦以滋阴软坚，散热消肿。

心用血而神注于目，肝藏血而开窍于目，是目之用固主于血，血荣于目，乃能视也。血热则涸，血涸生热，资人乳、黄连以去热而化血。人乳、黄连所点能几何？目血几何？滋之凉之，引之使化而已。点目自东垣二方而外，此方为良热不甚者，独用人乳点之亦佳。

浴 日 方

治目赤肿，感于风热，或时令传染而暴发者。

黄连二分　朴硝半分　防风　白芷　归尾　红花　胆矾各一分

古钱一文。货泉半两五铢，及开元通宝皆可用，余不足用。要以上铜青厚者为佳。得自古圹中者尤佳

以碗盛水于饭上蒸透，频频洗目，冷则复温之。

黄连、朴硝以去热，防风、白芷以祛风，归尾、红花以散血，胆矾、古钱皆能敛阴，除湿泪，泻肝热，敛心神。此洗目良方，无激火动血气之失。

扶桑浴日方

专能祛风靖火，去湿明目。凡赤肿不甚，而眼眶赤烂多泪者，宜以此洗之。

桑叶干者为佳，不拘多少

煎汤时时温洗之用蚕砂浸汤洗目，以治烂眩风泪亦佳。

古人谓桑为箕星之精，箕好风，而桑叶祛风，谓风自箕出也。桑生泽国如衮土宜桑，今苏湖亦宜桑，皆是泽国，而桑能去湿，谓湿以桑行也。散邪去湿，而不失之寒凉，且有补益之意。

济阴清露

治目赤肿痛甚，怕日羞明不可忍者。

栀子泻心包三焦火　黄柏泻肾膀胱火　黄连泻心肝胆火　黄芩泻肺大肠火

捣细末，和荷叶上露水或井花水，拌湿，摊碗底，上用艾火覆碗熏之，至烟透药干，刮下，加露水用蚌壳承月下取水尤妙，浸汁，加纸覆水上，挹其清水，点洗眼内，或少唉漱而咽之。

药甚寒凉，佳在熏以艾火，有阴阳相济之意。

枣矾膏

治目昏多泪。

大红枣一枚，去核。用红者欲其入心行血分　胆矾三分，嵌枣肉中

小蚌壳盛饭上蒸熟，捣烂为膏，用绢袱包带汁，时时揩目。

又方：用明矾一块，时时揩目，亦能止迎风多泪。

葱尖薄荷汤

治目伤风赤肿。

葱尖七茎　薄荷五分　菊花五分

煎薄荷、菊花熟，泡葱碗内，乘热熏目须用巾幅掩其前，使药气

萃于目。少顷，目间有汗，乃徐徐饮之。

吹水法

治时令目赤，及感暑目昏。

新汲清泉一碗，插竹管吹之，令作浮沤沸涌，略以手遮其前。撑目视水泡，可以去浊气出口。挹清气入目，良久顿觉目清。未清，换水再吹。

飞丝芒尘入目方

陈墨　浓磨点之。

又方：香草子此芸香草，今名杭州香草，又名水木樨者，他种不堪用。置目中滚出其眵则愈。

治目之方，皆辑采可常用者。若珍宝、丹石及寒凉香窜之点目药，此俱未录。至用针挑膜刮拨，则或有专科，非所及也。

汪先生行状①

呜呼！先生之没也六阅月②矣！心丧衔痛，至今不能作一字以写哀忱，其何以状先生一生之行实哉！

去岁仲冬，曾属③先生子鸣之追成状略④，以存征信⑤，而鸣之病中复柬云："先人一生辛勤道脉⑥，其蕴悉见于书。至阅历往往不自言，问之亦不甚答，故少年及在闽事，无从查考。拟将以所闻于吾母，及能记忆者，次为一册，属兄成之，兄当不忍辞也。"

今正初八，鸣之垂危，驰召，比相见，已失声。询其节略，竟以病，故未及成一字。至十三日又下世矣。呜呼！以先生之学，既未获显于时，复殇其孙夭其嗣，而并湮没其事迹。悠悠苍天，何其酷也！顾著述之勤，学问之正，阅其书者自能知之。然一代大儒，后日将采其懿行传之儒林，万一遗佚无从考核，则声光闷蓄，岂惟长逝者私憾无穷，后死者与有责焉。敢略记所闻，存什一于千百，俾后人知仰法焉。

先生姓汪氏，讳⑦烜，又名绂，字灿人，双池其号也。其先出唐越国公华，后十二传至道安公，以兵马使镇婺源，因家焉。十七传至淑璋公，自浯溪迁段莘。又五传至赠户部尚书希利公，则

---

① 行状：履历；事迹。

② 阅月：经一月。《新唐书·李景俭传》："及延英奉辞，景俭自陈见抑远，穆宗怜之，追诏为仓部员外郎，不遣。阅月，拜谏议大夫。"

③ 属：嘱咐，托付。

④ 状略：行状之大略。

⑤ 征信：考核证实；取信，凭信。

⑥ 道脉：犹道统。宋、明理学家称儒家学术思想系统。

⑦ 讳：古时称死去的皇帝或尊长的名字。

先生六世祖也。五世祖焕祖公，明诸生，封都察院右佥都御史，赠户部尚书。高祖谥①清简，讳应蛟，万历甲戌科进士，累官户部尚书，理学经济，蔚为儒宗②，行实③详志乘④、明史，不具述。曾祖元会公，光禄寺⑤署丞。祖斯涵公，府学生，博学多能，诸子百家之书无不洞晓，配江氏，亦读书通大义，与斯涵公考订古籍，闺阁之中如益友焉。考⑥讳士极，字枢北，天才敏妙，工古文词。子二，长名烷，次即先生也。

先生母江太孺人⑦，同县诸生砆伦公女，生而颖悟，数岁时，砆伦公尝于月下口授《大学》《中庸》，盖三夜而经文章句熟背不遗一字。稍长，益嗜典籍，精通诸经义疏、朱子纲目及典故诸书，至风云月露之词弗好也。清简公固遗子孙以清白，斯涵公已赁屋而居，数传家益窭⑧。太孺人于归⑨后，治女红以佐饔飧⑩。士极公以贫故不克卒儒业，遨游湘、楚、闽、越间，卒无所遇，后乃幕客金陵，岁不通音问，太孺人处之怡然，曰："贫富命也，何足

---

① 谥：古代帝王或大官死后评给的称号。

② 儒宗：儒者的宗师。汉以后亦泛指为读书人所宗仰的学者。

③ 行实：犹行状。记述死者生平事迹的文章。

④ 志乘：志书。清·章学诚《文史通义·和州志政略序例》："夫州县志乘，比于古者列国史书，尚矣。"

⑤ 光禄寺：明清两代掌管朝廷祭享、筵席及宫中美食的机构。

⑥ 考：原指父亲，后多指已死的父亲。

⑦ 孺人：古代称大夫的妻子，唐代称王的妾，宋代用为通直郎等官员的母亲或妻子的封号，明清则为七品官的母亲或妻子的封号。亦通用为妇人的尊称。《礼记·曲礼下》："天子之妃曰后，诸侯曰夫人，大夫曰孺人，士曰妇人，庶人曰妻。"

⑧ 窭（jù 句）：贫穷，贫寒。

⑨ 于归：出嫁。《诗·周南·桃夭》："之子于归，宜其室家。"朱熹集传："妇人谓嫁曰归。"

⑩ 饔飧（yōngsūn 拥孙）：饭食。《京本通俗小说·拗相公》："况且民穷财尽，百姓饔飧不饱，没闲钱去养马骡。"

忧，惟子能读书成立，则幸事耳。"烷稍长，即令入塾，然资禀稍逊。先生甫能言，善记识。太孺人提抱①时，往往举经书口授之，听即成诵。艰于从师，又恐时师弗能教也，乃自课督，室中置长榻，太孺人坐治针黹②，虚其半置书，又设一小几，坐先生于旁，教之讽诵③，细为解释。向读必专一，不得左右顾，顾辄夏楚④，慈母也逾严师焉。先生天授神奇，复承慈训严切，十岁以前，四子诸经已习熟。成童后，习举子业⑤，旁及诗文，亦皆母氏亲为指示，盖终身未尝一日从师云。弱冠后，太孺人得疯疾，饮食于床第者数年，先生躬执爨⑥，抚摩汤药，日夜极劳瘁。自伤窘乏缺甘旨⑦。及殁⑧，哀毁骨立，继乃忧服⑨省父于金陵。士极公语先生曰："尔来奚为？吾无归矣。古人云家徒壁立，吾壁并非己有，如此寂寂，徒为乡党嗤。子速归，毋久留也。"先生请留待。公曰："予无以自存，尔更溷⑩我耶，且汝性拙，此间亦无置汝处。"先生请益力，公继之以怒，且嘱居停⑪勿与饮食，乃垂涕归。先生少奉母教，未尝轻出门户，与族众不习，兼之落魄，益无肯为调护者，兄嫂俱佣于人，身无所托，不得已乃至江西景德镇佣瓷画。

① 提抱：谓养育，照顾。
② 针黹（zhǐ之）：针线活。
③ 讽诵：朗读；诵读。
④ 夏楚：古代学校两种体罚越礼犯规者的用具。后亦泛指体罚学童的工具。《礼记·学记》："夏、楚二物，收其威也。"郑玄注："夏，榎也；楚，荆也。二者所以扑挞犯礼者。"榎：一种树。
⑤ 举子业：举业，为应科举考试而准备的学业。明清时专指八股文。
⑥ 爨（cuàn窜）：烧火做饭。
⑦ 甘旨：美味的食品。
⑧ 殁（mò没）：死。
⑨ 忧服：谓因父母死而居忧服丧。亦指丧服。
⑩ 溷（hùn混）：肮脏，混浊。
⑪ 居停：寄居的处所。

景镇五方①杂处，市习浇漓②。先生禀规矩，寡言笑，又方居丧，食蔬菜，断酒肉，侪辈③群讪侮之。间为诗歌以见志，群以为谤己，嗾④主者使弗留焉。先生去，之乐平，馆于石氏，岁余不合，乃历万年、弋阳、上饶、永丰之间，至福建浦城，馆于陈总兵枫岭营中。先生尝与兄书云："自离桑梓⑤，困苦流离，抱病于接竹，绝粮于万年，奔走于上饶，几顿⑥于永丰。当此之时，自以为无复生理，然某虽困穷，不肯一日忘学。遇一草一木之奇，必询之以资博物；见一言一行之善，必存之以备参考。非义之事不敢为，非义之财不敢取，孜矻⑦以成其学，兢业以守其身，恐负吾父母之教云。"则先生之固穷力学，蚤岁⑧已然矣。未几，士极公殁于金陵，闻讣恸绝，戴星奔赴，尽以所得馆谷⑨，营宅兆⑩于凤台门外，迎精而返，合衣冠于太孺人之墓。仍赴闽馆，益肆力学问，毅然以斯文为己任。馆近书肆，往往借观，百氏之书，无不研究。著述亦日以富，而先生年逾三十矣。先生尝云：自有知识以来，未尝辍书。然三十以前，于经学犹或作或辍，三十以后，尽焚其

---

①　五方：东、南、西、北和中央。亦泛指各方。《礼记·王制》："五方之民，言语不通，嗜欲不同。"孔颖达疏："五方之民者，谓中国与四夷也。"

②　浇漓：亦作"浇醨"。浮薄不厚。多用于指社会风气。

③　侪（chái 柴）辈：同辈；朋辈。

④　嗾（sǒu 擞）：教唆、指使别人做坏事。

⑤　桑梓：古代常在家屋旁栽种桑树和梓树。又说家乡的桑树和梓树是父母种的，要对它表示敬意。后人用"桑梓"比喻故乡。

⑥　几顿：危败。

⑦　孜矻（kū 哭）：勤谨，不懈息。

⑧　蚤岁：早年。指年少之时。蚤，通"早"。《鸿门宴》："旦日不可不蚤自来谢项王。"

⑨　馆谷：指塾师或幕友的酬金。

⑩　宅兆：墓地。《孝经·丧亲》："卜其宅兆而安措之。"唐玄宗注："宅，墓穴也；兆，茔域也。"

杂著数百万言，而一于经，研经则参考众说，而一衷于朱子，志专一而用力勤，至五十时，觉此理明白坦易，浩然沛然，无复向日艰难之态矣。

先生之于四书①也，谓朱子集注而后，惟勉斋诸贤，躬承师说，有所发明。何、王、金、许、陈、胡、吴、史而下，已浸②失微言之绪。有明《大全》之纂，当日君若臣，皆失其道，安能得圣贤之旨，而决③择于群贤得失之林。故朱子所非者复载之，或朱子所取者复畔焉，或朱子所尝言而意旨别属者又彼此混附，而不能察其言之有因。及姚江、龙溪以后，多以畔传离经为事。其号墨守程朱，如蔡、林、顾、刘辈，立言亦有阴与注背而不自知者，于是纠缪辨伪，成《四书诠义》一书。初意识锄群秽，不为讲家。又以不惬④人心，难于通贯，各章亦略为挨讲，曲折详明，无所不尽，则《或问》之遗意也。

其论《易》也，则曰《易》言时中之道，圣人寡过之书。在天涵理而著象，在物成象而寓理。故上圣得理而显象，其次因象而观理，其次乃即事以求理，得理而显象。圣人之作《易》也。因象而观理，读《易》之方也；即事以求理，卜筮之事也。然焦、京流于术数，而《易》之体亡；王、何入于虚无，而《易》之用亡。自周子作《太极图说》易通，程子作《易传》而理明；邵子演《先天图》而象著；朱子集诸子之大成，象数宗邵子，义理主

---

① 四书：《论语》《大学》《中庸》《孟子》的合称。南宋理学家朱熹注《论语》，又从《礼记》中摘出《中庸》《大学》，分章断句，加以注释，配以《孟子》，题称《四书章句集注》，"四书"之名始立，后用作学习的入门书。

② 浸：逐渐。

③ 决：光绪本作"抉"。

④ 惬（qiè 切）：满足，畅快。

周程，于是体用备而时中之义明。乃《图说》见毁于象山，《易传》受诋于袁枢，邵《图》见非于林栗，象占之说、卦变之图，后世犹多议朱子者，则甚矣，《易》之难言也。先生八岁时戏折竹枝，排八卦，母见之语曰："八卦有断有连，汝所排皆连画，妄也。"先生曰："儿以仰体为阳，俯体为阴也。"母曰："是得其意矣，孺子他日其能神明于《易》耶！"及著诗书诠义，二书成，乃作《易经诠义》，然易稿者数四，最后成于乾隆丙子。其于初稿，自立议论，稍与《本义》抵牾处，皆痛为扫刮，至于异说纠纷，则明辨益力。又以明初传、义并行，习《易》者因劙①朱义以附程本，已失朱子之意。及后专行朱义，而其本则仍程本，是并传、义之本两失之。故《诠义》一从朱义古本，分别经翼，不复劙程传以附朱义，至程传义理正当，与本义同者，亦不复录，惟义有粹精，不可移易，本义未及收者，则采以附朱义之后，或文义未安，有不可从而人反从之者，亦稍为辨析，洋洋洒洒，几百万言，非识羲文②吃紧者不能作，亦不能读也。

《尚书》则自母口授时颇易之，后有问以古文真伪、禹贡水道者，对未能悉，乃赧然以书为未易言，而探讨益力。自云高祖清简公为司徒时，戎事方殷，讲论天下形势，舆籍颇详。曾祖光禄公研于星经、历史二者，幸有传言，故羲和诸章及禹贡皆非所难；周《诰》③、殷《盘》④，辞聱牙⑤耳，难不在是；二典、三谟，

---

① 劙（lí 离）：割。

② 羲文：伏羲氏和周文王的并称。

③ 周诰：指《尚书·周书》中的《大诰》《康诰》《酒诰》《召诰》《洛诰》等篇。南宋·何承天《答宗居士书》："婬盗著于五刑，酒辜明于周《诰》。"

④ 殷盘：指《书·盘庚》。唐·韩愈《进学解》："周《诰》、殷《盘》，佶屈聱牙。"

⑤ 聱（áo 熬）牙：形容文词艰涩难读。唐·韩愈《进学解》："周《诰》、殷《盘》，佶屈聱牙。"

《九畴》《洪范》，伊周《微言》，与大《易》《学》《庸》相表里，天人之际，性命之原也。而唐虞①受禅，汤武②征诛，伊尹③营桐，周公避谤，其间非得圣人之心，何以知圣人之处事，不察于性命本原之地，又安足以知圣人之心哉。顾《诗》《易》传有朱子，而《书》独以属蔡氏，是蔡传不异朱传，披阅数过，豁然有得，更为《诠义》一篇，时雍正癸丑也。书成，族子丽南携以入京，后卒于京寓，本遂亡失。遴以重著为请，先生复记忆成编，大约较旧本损者三之一，益者三之一。自序云：因敝笔砚，重理旧绪十余年，见闻日广，触绪相发，时有新得，盖义理犹昔，而辨析益加详矣。

至于《诗》则深病记丑之徒，搜爬旧序，矜博闻而与朱子为难，《诠义》之作，章句④训诂⑤，讽咏⑥涵濡⑦，于《国风》《雅颂》之体势，贞、淫正变之原由，无不曲畅旁通，务以发挥朱子之意，而于鸟兽、草木之名，亦考据以正其小误漏遗。盖先生不言博，而典博未有过之者也。

谓《春秋》一书，大义微辞，圣人独断，非徒记载之文，然谓鲁史旧文，而斟酌其是非，以垂法后世，然也；谓逐句逐字而改易增损之，以为褒贬，非也。如春正书王，河阳书狩，桓正不王，定元无正，稷成宋乱，澶渊宋灾之类，直著讥贬，无劳曲说；

---

① 唐虞：唐尧与虞舜的并称。亦指尧与舜的时代，古人以为太平盛世。

② 汤武：商汤与周武王的并称。《易·革》："汤武革命，顺乎天而应乎人。"

③ 伊尹：商汤大臣，名伊，一名挚，尹是官名。相传生于伊水，故名。是汤妻陪嫁的奴隶，后助汤伐夏桀，被尊为阿衡。

④ 章句：剖章析句。经学家解说经义的一种方式。亦泛指书籍注释。

⑤ 训诂：对字句（主要是对古书字句）作解释。

⑥ 讽咏：讽诵吟咏。晋·张华《博物志》卷十："席不正不坐，割不正不食，听诵诗书讽咏之音，不听淫声，不视邪色。"

⑦ 涵濡：滋润；沉浸。

其余不过属辞比事，是非功罪，按事可考，而劝证①已寓乎其中。左氏记事详明，读经必以为案。《公》《谷》② 所述，见闻异辞，难以为据。然左氏所断之辞，所发之例，多谬于理而不可从；《公》《谷》辞义甚辨，而各以其意揣度圣心，得失亦相半。迄汉、唐、宋诸儒，各是其是，交相矛盾。胡传辞气昌明，然书法泥而太曲，朱子有所不满。至《大全》所载宋元之论，多可补胡氏之阙，然亦纯杂相参。夫欲通《春秋》之经，当博综于传；传义各殊，当衷于一；一无可执，断之以理；理无定是，衡之以中；中无定体，参之以时；时有不同，按之于事；圣人之道，时中而已；随事顺理，因时处宜，则《春秋》之笔削也。是以敢斟酌四传而去取之，时或断以己意，宁浅无深，宁直无曲。序事必综本末，论事必极周详，疑则宁阙③。其所取用，不过数家，足以发明经义而止。朱子向以《春秋》为难言，兹所去取，实宗朱子之意。紫阳可兴，当亦不予过谪，即揆④之孔子之意，或亦不相抵牾。盖先生自序云云，而其书之大略可识矣。

其读《礼》也，以《云庄集说》为平易纯正，然病其或杂引他说，不为折衷；或随手摭援，不顺文义；且其间有择未精，语未详者，乃因云庄之注⑤，搜辑绍闻，参以己意，裁择而删定焉，名曰《礼记章句》。其所以去取之故，是非之辨，章句所未能悉载者，又仿朱子《四书或问》之例，著《礼记或问》以尽其说。最后欲合三礼成编，方成《仪礼图式》，疾剧乃止。至冠、昏、丧、

---

① 证：光绪本作"惩"。
② 公谷：《公羊传》和《谷梁传》的并称。
③ 阙：古代用作"缺"字。
④ 揆（kuí 葵）：度，揣测。
⑤ 注：光绪本作"诠"。

祭，以及乡射①、士相见、居乡、居家诸仪，尝取《朱子家礼》一书，参之《仪礼》，合宋明诸儒所论异同之不一者，设为问答，以明礼意，为《六礼或问》六卷。凡家礼之所省而仪礼所存者，辄为商榷而增益之，虽自以为僭逾，而酌古准今，扶世立教之意亦綦苦矣。

律吕②之学，先生尤精。尝曰：移风易俗，莫善于乐，乃经生家纸上空谈，未尝亲执其器；工丝竹者徒守其器，又不能察其所以然。古籍仅存《乐记》一篇，而律吕器数③皆难悉考。蔡西山综览古来诸儒所论，成《律吕新书》。《乐记》言理，西山言律，理以律为归，律以理为断，二书不可不合以参观；然理寓于声，而律显于器，器以成声，声以合律，则器数又不容以不考。因合《乐记》及西山之书而疏通其意，更上采《周礼·考工》，先儒注疏及先贤之论乐者，为续新书二卷，以附于后，名曰《乐经律吕通解》，又别著《乐经或问》三卷，于器数尤为详核。

《孝经》一书，先生以为孔子与《大学》并传曾子。《大学》得朱子章句，人人知所共习。《孝经》虽定为刊误，而未及注释，朱子常自惜之。今学者传诵尚仍石台，而罕睹刊误之本，是以今文、古文互相抵排。

我朝特命儒臣撰《孝经衍义》，用朱子所定经文于卷首，衍经不衍传，盖仿真西山《大学衍义》之例。第《衍义》以刊误为宗，

---

① 乡射：古代射箭饮酒的礼仪。乡射有二：一是州长春秋于州序（州的学校）以礼会民习射，一是乡大夫于三年大比贡士之后，乡大夫、乡老与乡人习射。

② 律吕：古代校正乐律的器具。用竹管或金属管制成，共十二管，管径相等，以管的长短来确定音的不同高度。从低音管算起，成奇数的六个管叫做“律”；成偶数的六个管叫做“吕”，合称“律吕”。后亦用以指乐律或音律。

③ 器数：指古礼中礼器、礼数的种种规定。

乡会命题，仍用石台之旧。草野传诵，莫适为主。乃因朱子之本详其训诂，究其指归，著为《章句》，使经、传互相发明，此则先生广补朱子所未及者。以上著释《四书》《易书》《诗》《春秋》《礼》《乐》《孝经》，约数百万言，缕析条分，洞其蕴奥，宋元以来诸儒之释经，罕有如是其详且尽者也。

尝谓：理一而已，而异学汩之词章，汩之故高者入于虚无，下者溺于功利。学者能穷理致知以探其源，反躬实践以知其昧，斯邪说不能摇，而荣利不足恋。然理虽一而分则殊，圣贤言各有当，其循序致精，虑学者未知其梗概，而无以识其大体所存，于是汇为一册，分门别类。自天人性命之微，及夫日用伦常之著；自方寸隐微之地，达之经纶斯世之猷，援引考据，而以己意折衷其间，井井有条，通融贯彻，名曰《理学逢源》。阅是书而先生所以深造自得者可知矣。其他说理则有《读近思录》《读读书录》《读困知记》《读问学录》诸书，皆推阐先儒蕴奥，而补塞其罅漏①；考典则有《山海经存》《参读礼志疑》《儒先晤语》诸集。《策略》则经济具焉；《戊笈谈兵》则天时地利，与凡古今来战阵之法具焉；《物诠》则统论天地万物之理气；《诗韵析》则详著音韵之原委；至《六壬》之发挥，《医林》之辑略，《九宫阳宅》之涉笔，以及《读阴符经》《读参同契》与《琴谱》《庋廖记》之成编，或为应酬之言，或博义理之趣，不足为先生重，然出其绪余，犹足使专家者执以成名，则取多而用宏，不可纪极也。少未出试，然不废时文，文皆发四子、六经之精蕴，而尽万物之事，情实擅正、嘉、天、崇②及国初诸名家之胜。

岁壬戌，教授家塾，族中诸从游者，力请应督学试，先生亦

---

① 罅漏：裂缝和漏穴，比喻事物的漏洞。
② 正嘉天崇：明代正德、嘉靖、天启、崇祯四朝。

欲为紫阳山之游，乃从其请。督学少宗伯嵩寿公赏其文，谓宜焚香啜茗读之。人或欣其由此树帜文场，以取名誉，而不知非先生意也。《乐府》二卷，名《大风集》，其五七言古及近体绝句，多沉雄激宕，雅近少陵赋，序解论记、牍①箴铭②及杂著之属，约五六百首，虽体制各殊，而气体明白晓畅。常以浅易之语写深湛之思，出之若不经意，而阅者忘理道之艰，盖由天理烂熟在胸，故投之所向，无不如意，而波澜体格不足云也。余如丹青、篆刻、游艺之事，靡所不能，非先生之所重，故不殚述。其注经及诸书也，不起稿，不翻阅诸家之言，装格直书，每日得数千言。值稍疑难，注脚之中复下注脚，理若茧丝，字若牛毛。书法非其所工，点画必依正韵，无一笔苟且而章妥句适。行数之高低空白，整齐适均，若经数手称量比拟而出者。在先生为蓄极而通，而书无副本，失则难求，又以不起稿之为累也。今遗编所存，计《四书诠义》十五卷、《易经诠义》十五卷、《书经诠义》十三卷、《诗经诠义》十五卷、《春秋集传》十六卷、《礼记章句》十卷、《礼记或问》四卷、《六礼或问》六卷、《乐经律吕通解》五卷、《乐经或问》三卷、《孝经章句或问》二卷、《理学逢源》十二卷、《山海经存》四卷、《戊笈谈兵》十卷、《读近思录》一卷、《读读书录》一卷、《读困知记》二卷、《读问学录》一卷、《参读礼志疑》二卷、《读阴符经》一卷、《读参同契》一卷、《策略》四卷、《诗韵析》六卷、《物诠》八卷、《文集》六卷、《大风集》二卷、《诗集》六卷、《儒先晤语》二卷、《琴谱》一卷、《医林辑略探源》十卷、《六壬数论》二卷、《九宫阳宅》二卷、《时文六百首》计十四卷，共二百单一卷。

① 牍：古代写字用的木片。
② 箴铭：箴是规戒性的韵文；铭在古代常刻在器物上或碑石上，兼用于规戒、褒赞。

然纸数多而字数密，以坊本计之，约六百卷。

呜呼！斯道之传也，自尧、舜、禹、汤、文、武、周公、孔、孟以来，越千百年，程、朱继出，如揭日月而朗中天。然纯阳之余，一阴已生。金溪贤智之过，慈湖横决更甚。姚、江以盖世之才，不屑拘守绳尺，于朱子深加诋诃。晚年定论之辑，颠倒弥缝，援儒入墨。我朝崇儒重道，升朱子于十哲之次，以示隆礼。御纂诸经，以朱义为准。

国初真儒辈出，当湖陆先生且从祀①孔庙，以广风励之旨。夫当湖所笃信者程、朱，而高明之士犹或鄙为迂阔，所深辟者陆、王，而隐怪之流犹或珍其唾余。先生愤甚，故所著书中，辨驳塞拒，不遗余力，亦欲承先圣昔贤之绪于无穷耳。顾或谓理学得前贤已明，儒者在力行，多言无当。先生著书似繁芜多事者，是大不然。盖理虽无形，而道必有器；洪荒之世，风气未开；语言简质，然渐趋于文；亦天地自然之理。伏羲画卦，通德类情，此文字之祖，使至今无文王之象、周公之爻、孔子之赞，人何由知吉凶消长之理？进退存亡之道耶？且孔子之圣，删《诗》《书》，定《礼》《乐》，赞《周易》，修《春秋》，亦不废著述也。有四子五经于前，而异端者流尚挟其术以簧鼓天下，统绪之坠者，且千有余年。向使无其书，程氏虽贤又何从而与闻大道，以接一脉之传哉。朱子著作之富固不待言，二程有遗书及《易》《春秋传》，周②、张③则《通书》《太极图说》《西铭》《正蒙》为最著，盖周、程、张、朱之道，即孔、孟、曾、思之道，上而溯之，即尧、舜、禹、汤、文、武、周公继天立极之道也。乃若直指本心，不立文字，

---

① 从祀：犹配享，附祭。
② 周：指周敦颐。
③ 张：指张载。

此释氏之学，而欲执此以訾吾儒，其殆为异端之续乎。

先生著作，深耻自炫，多藏巾笥①。其读书也目力虽敏，而构思刻苦，一字一句之未安，思之竟夕，必求融贯而后已。展玩常依次序，一卷未完，不及他卷；一书未完，不及他书。尝馆休宁蓝渡，主人于高阁积书充栋。先生居二年，人未尝见其登楼检阅，至援引浩博，又皆自众籍中来，因悟先生之于书，即朱子所云循序渐进，熟读精思者也。夫以先生之资禀，读书非难，而自成童以后，困苦颠连，道途旅寓，衣食不充而不废学则难。然才子数奇，文章憎命，嗜古之士，不以境遇辍其所好者，亦多有之。或侈谈风月，经术空疏；著作虽多，无补世教。而先生研究经义，得断简于众遗，发新知于卓识，皆天人性命之微言，民生日用之切务，无一毫为人徇外之心则难。又或颖悟绝人，豪杰自命，立言不朽，思驾古人，而别标宗旨，更启争端，其斤斤绳尺是守者，则又徒袭糟粕，不足以发挥精蕴。先生则墨守程朱，纵横排宕②，而一轨于正。至于天地万物生成之理，日月星辰出没之方，飞潜动植化育之由，六合九州生产之异，五行生克制化吉凶消长之故，五声六律八音正变节奏之道，以及象数方名、胎息孕育之源，莫不究极指归。凡汉、唐、宋、明以来，诸儒聚讼纷纷，所莫能决者，先生批郤导窾③，游刃有余，砉然④以解，岂非尤难之难

---

① 巾笥（sì 四）：即巾箱。

② 排宕：豪放；奔放。明·吴易《定襄侯郭忠武公登》诗："排宕非常姿，灏气秋空晶。"

③ 批郤（xì 系）导窾（kuǎn 款）：亦作"批隙导窾"。谓在骨节空隙处运刀，牛体自然迎刃而分解。比喻处理事情善于从关键处入手，因而顺利解决。语本《庄子·养生主》："批大郤，导大窾。"陆德明释文："批，击也；郤，闲也；窾，空也。"

④ 砉（huā 花）然：象声词。常用以形容破裂声、折断声、开启声、高呼声等。

者哉！

孝友性成，事兄如父。归娶后，迎兄嫂同爨。兄子成童，携入闽肄业，顾性弗好也，乃使习艺，事艺成，与归。未几，兄殁，嫂及兄子亦物故。先生哭之恸，为竭力营葬，岁时祭祀弗衰。日给俭约，无故不御酒肉，值荒年米贵，屑豆作糜，忍饥以度朝夕，数日无米者屡有之。僦①屋半间，不蔽风雨，败壁土锉，细民不能堪，先生处之怡然，有"清贫到老真吾分，得丧原非为一身"之句。独念此道之孤，鲜可与语。废书而叹，时见乎词。易箦②之际，顾遗书而怆然曰："著述如此，其竟不传乎？"呜呼！古来圣贤类多困厄，然虽不得大行于时，功名亦必有以自见。顾或时当衰晚偃蹇③宜也，先生则值圣治休明，旁求经学之日，而伏处深山穷谷，不得与稽古④之荣，不更可惜哉！

先生为学，随事体究，不立宗旨。尝语学者曰：人所以异于物者此心，然庄周逍遥，游其心于寥廓；释迦般若，寂其心以自在。是皆以有用之心，置之无用之地。盖心不可不用，而效庸人之役，役则伤；心不可不养，而学异说之空虚，则废。事理甚平常，奇怪可以不慕；生世有定分，富贵可以不求。惟是尽心于其所当为与可为，而不驰心于其所不当为与不必为，则此心休休，而得其所养。至面壁九年，一旦彻悟，斋心闭门，一日千里，此幻也。尝染疫昏迷中，喃喃呓语，听之皆经书及三代典礼，无一尘俗邪僻之言，则先生平时之心志清明，不为客气所使可知矣。

生于康熙三十一年壬申七月九日，卒于乾隆二十四年己卯九月八日，享年六十有八。配江孺人，同县世业公女，温恭淑慎。

---

① 僦（jiù 就）：租赁。

② 易箦（zé 则）：更换寝席。后因以称人病重将死为"易箦"。

③ 偃蹇（yǎnjiǎn 眼简）：困顿。

④ 稽古：考察古事。

方太孺人为订婚时，孺人才数岁，及先生自金陵归，客游闽、浙，声息不通者几十年，父兄欲再择婿，孺人以死自誓，乃免。比先生归娶，时三十二岁，而孺人年二十七矣。孺人尝语遴云：入先生门三十余年，从未闻一怒言，见一怒色。子四，长、三、四俱殇①。次思谦，县学增生，字鸣之，少聪俊，日诵数千言，为诗文卓然有法度。体弱积劳，因乡试归迟一日，不及送先生终，哀恸毁伤，后先生四月卒，年二十有九。女三，长及三俱殇，次适遴从弟②熊照。孙守铨，先先生四月殇。媳詹氏，于先生病时，曾割股③以进，后见鸣之病必不起，期功④无人，后事无托，先自经⑤死。呜呼！先生盛德在躬，而身后如是，远近闻之，莫不痛心流涕，谓天道为不可解，即遴又安能为之解也。特是天之祸福人也，与世俗异。世之享大名，跻⑥显仕，子孙众多者，数传后，如轻尘飘风，漠无踪响。而尧、舜、禹、汤、文武、周公、孔、孟诸人，道统流传，明禋⑦俎豆⑧，百世不迁。昔曹月川⑨昌明道学，史称为一朝之冠，二子瑜琛庐墓，相继而卒；又吾州陈定宇，吾县胡云峰、胡双湖，今亦无传。茫茫理数，或未可知，而扶名教，衍圣传，流芳千载，天理常存，人心不死。先生其必不湮没矣！

汪先生行状

七五五

---

① 殇：未成年而死。

② 从弟：堂弟。

③ 刲（kuī亏）股：割大腿肉。割股疗亲，古以为孝行；割股祭祀，则表示崇敬之至。

④ 期功：古代服丧的名称。期，服丧一年。功，按关系亲疏分大功和小功，大功服丧九月，小功服丧五月。亦用以指五服之内的宗亲。

⑤ 自经：上吊自杀。

⑥ 跻（jī机）：登，上升。

⑦ 明禋（yīn因）：洁敬。诚以祭祀。

⑧ 俎（zǔ祖）豆：谓祭祀，奉祀。

⑨ 曹月川：曹端，字正夫，号月川，明初著名的学者、理学家。著有《太极图说述解》。

遴与先生谊本旧姻，兼承不弃，悼哲人之既萎，恐斯文之久淹，故敢略为序，次诸书之大略。其他交人接物，律身①行己之大端，与夫一言一行之善，中人所可勉而能者，不复具载。窃恨从游日浅，秉性蠢愚，未能久炙休光②，发其蕴奥，而又病中昏愦，语无伦次。昔潘兴嗣志濂溪③之墓，史谓潘某何人，敢志其墓。遴顾何人，敢状先生哉。然懿德④同好，闻风兴起，当世大人君子，以正学为己任，必有表章而昌大之者，遴盖日夕切心，翘首而望之云。

乾隆二十五年⑤三月日同县门人余元遴⑥谨状

---

① 律身：律己。

② 休光：盛美的光华。亦比喻美德或勋业。

③ 濂溪：湖南省道县水名。宋理学家周敦颐世居溪上。周晚年移居江西庐山莲花峰下，峰前有溪，因取旧居濂溪以为水名，并自以为号，世称濂溪先生。

④ 懿（yì 易）德：美德。

⑤ 乾隆二十五年：1760 年。

⑥ 余元遴：字秀书，安徽婺源人。诸生。著有《庸言》《诗经蒙说》《画脂集》。

汪先生墓表并铭

日讲起居注官①朝议大夫翰林院侍读学士提督安徽等处学政②大兴朱筠撰

歙县学廪膳生③闵道隆书并篆额

婺源为我家文公④之故里，宋、元、明以来，巨师魁儒，绳绳相续，流风未湮，于今见者，实惟段莘汪先生、江湾江先生尤著。筠在京师，早闻江先生名，比奉命视学，来江南，试徽州，征其书尽读之，而善会有求书之诏，即具以闻。旋檄府建主，附祀紫阳书院⑤，风示学官弟子，俾之向学。既癸巳，再试徽士，婺源学廪膳生余元遴抱持其师汪先生之遗书十余帙来献，且言曰"元遴之师绂，乐贫守道，著述过身，其书可传，其行可享，没嗣斩焉，善人将惧！元遴敢奔告待命于下执事。"筠发书卒读，其书于江先生埒⑥。且闻诸府人，汪先生之行，似江先生无不及也。于时博议遍举文公之徒，得十五，氏暨汪先生，悉为之主，位十有六。诹⑦以八月二十日迎主入书院，补祀诸儒之次。是日，筠躬莅将事，诸

---

① 日讲起居注官：是清朝的一个官名，顺治十二年（1655）置日讲官。

② 学政：提督学政的简称，又叫督学使者。清中叶以后，派往各省，按期至所属各府、厅考试童生及生员。均从进士出身的官吏中简派，三年一任。不问本人官阶大小，在充任学政时，与督、抚平行。

③ 廪（lǐn凛）膳生：即廪生。明清两代称由公家给以膳食的生员。《明史·选举志一》："先以六等试诸生优劣，谓之岁考，一等前列者，视廪膳生有缺，依次充补，其次补增广生。"

④ 文公：指朱熹。南宋哲学家、教育家，字元晦，号晦庵，徽州婺源（今属江西）人。

⑤ 紫阳书院：紫阳，山名，在安徽省歙县城南。宋代朱松曾读书于此。其子朱熹迁居福建崇安后仍牓其读书室为紫阳书室。后人在歙县建紫阳书院，元朝诗人方回著《紫阳书院记》。

⑥ 埒（liè列）：等同。

⑦ 诹（zōu邹）：在一起商量事情，询问。

生毕来，又进诸生，分录其遗书，行上书局，显厥隐德。府之士金曰："宜哉！"元逊复言曰："先生之鬼其不馁，顾敝冢无子孙祀者，先生其卒馁，谨具书事实列上，请刻石表诸墓道，尚识来者。"筠曰："然。"乃文以表之，而召诸生之工隶书者，歙闵道隆书文上石。

按：先生讳烜，其为诸生之名曰绂，字灿人，小字重生，号双池，婺源之北乡段莘里人。四世祖应蛟，故明户部尚书，谥清简。曾祖元会，祖斯涵。父士极，母江孺人，自清简公后，再世业中落，父以贫窭①出游，久之不归。母贤且知书，先生初能言，母江即口授四子书、五经，八岁悉成诵。自是读书，禀母之教，未尝从师。比弱冠②，母病卧累年，先生日夜侍疾，家益贫，十日未尝遇一饱。母没，敛毕。闻父淹滞江宁，先生走为父泣，劝之归。父曰："昔人曰家徒四壁，吾壁已属人，若持吾安归乎。"叱之去，戒主者毋与若食，乃泣而归。比③归，益无以自活，乃之江西。江西浮梁④之景德镇，设官置窑所在，百工食焉。先生画碗佣其间，然称母丧不御酒肉，群佣以为笑。时时作苦吟以写其哀，则交侮骂之。先生去，之乐平馆，石氏逾年亦去。当是时，先生飘泊上饶、万年、永丰之间，踪迹无所定止。辄自广信缘岭度仙霞关⑤，之闽中，持一襆被⑥，鹑衣⑦蓬虆⑧而行。行岭滩中十余

① 贫窭：贫乏，贫穷。
② 弱冠：古代男子二十岁行冠礼，表示已经成人，但体还未壮，所以称做弱冠，后泛指男子二十岁左右的年纪。
③ 比：及，等到。
④ 浮梁：旧县名。属江西省。汉鄱阳县地，唐武德四年，析置新平县，天宝元年改名浮梁，明清皆属饶州府。
⑤ 仙霞关：关名。在浙江省江山县南仙霞岭上。
⑥ 襆（pú 仆）被：铺盖卷，行李。
⑦ 鹑衣：破烂的衣服。鹑尾秃，故称。
⑧ 蓬虆：犹蓬累。飞蓬飘转飞行。比喻人之行踪无定。

里，或二十里，逆旅主人不内，则顿宿野庙，乞食以往。过枫岭有陈总兵者闻而异之，延为子师，执礼甚恭。先生课诗书，闲教之礼射。卒伍争请为弟子，后用艺得官以去者有之。既，陈总兵去枫岭，先生授学浦城。浦城为福建、江西、浙江之会，三省之士，熏德慕化，从者日进。先生闻父卒于江宁，即日奔丧，一恸几殆，迎精而归，与母合葬。

先生自二十以后，著书十余万言，旁览百氏九流之书。三十后，尽烧之。资敏强记，过目在心。自是凡有述作，息神庄坐，振笔直书，博极两汉、六代诸儒疏义，元元本本，而一以宋五子①之学为归。六经②皆有成书，下逮乐律、天文、地舆、阵法、术数，无不究畅，卓然可传于后。所著《尚书诠义》十二卷、《诗经诠义》十五卷、《四书诠义》十五卷、《春秋集传》十六卷、《礼记章句》十卷、《或问》四卷、《六礼或问》六卷、《参读礼志疑》二卷、《孝经章句》一卷、《乐经律吕通解》五卷、《乐经或问》三卷、《读阴符经》一卷、《读参同契》一卷、《读近思录》一卷、《读读书录》一卷、《儒先晤语》一卷、《琴谱》一卷，皆笃及见者。又有《易经诠义》十五卷、《山海经存》九卷、《理学逢源》十二卷、《诗韵析》六卷、《物诠》八卷、《策略》四卷、《读困知记》一卷、《读问学录》一卷、《医林集略探源》十卷、《戊笈谈兵》若干卷、《六壬数论》若干卷、《大风集》四卷、《文集》六卷、《诗集》六卷。先生且卒，顾书而叹曰："著书如此，而不传乎。"元遴谨收录而藏之于家，至是乃献。呜呼！先生非元遴则书

---

① 宋五子：周敦颐、程颢、程颐、邵雍、张载号称北宋"五子"，他们既是著名的哲学家，又是著名的易学家。

② 六经：六部儒家经典。始见于《庄子·天运》。是指经过孔子整理而传授的六部先秦古籍，曰《诗经》《尚书》《仪礼》《乐经》《周易》《春秋》。

亦不传也。先生生平不为应试学，然尝以制义①教子弟。年五十余，诸兄弟强之试，受知于故礼部侍郎，笏座师讳嵩寿公，持其卷，叹曰："是当焚香煎茶读之。"自是文词稍稍称于人，然竟死无知其学者。先生见客庄坐，无俗语，有所质，必更端尽其意。游艺之余，画山水、松竹尤工，熟精篆书，及于摹印，闲自刻一印，其文曰："天下多名山，其人安在？"家贫，岁饥无米，市豆屑炊之作食，未尝告人，曰："士人辄语人贫，人纵怜我，我可受耶。"遘疫作呓语，侍疾者听之，皆说经也。饮酒累数十杯不醉。接人以和，逮臧获惟恐伤之。初先生聘②于江，客闽久不相闻，江之兄嫂欲改议，江闻以死誓，乃不敢言。比归先生，先生年三十二，江二十八矣。先生每自外归，呼江曰"某娘"，江谨答曰"先生归矣"。江生女嫁余而死，有遗女抚于江，与之卧起。他日，先生宿客于书馆，而入居内，幼女骇曰：岂有男子与妇人同床者乎？邻人传以为语。江尝语诸弟子曰：吾归汝师三十余年，未尝闻一怒言，见一怒色，然后知先生之居室，果克敬③以和也。

先生以乾隆二十四年九月卒，距生于康熙三十一年七月，年六十有八。子思谦，县学增生，读书能文章。应省试归，后先生没一日毁卒。一孙先三月殇。思谦妻詹，刲股肉以疗舅④，竟不能起。思谦将卒，叹曰："天道如此耶？"其腊竟自经以殉先生。从孙⑤文藻，乃与门人詹大山、婿余熊照等共议卜葬先生于里中阳边山麓，而子妇附其旁云。系之以铭曰：

---

① 制义：又作"制艺"。即八股文。《明史·选举志二》："其文略仿宋经义，然代古人语气为之，体用排偶，谓之八股，通谓之制义。"

② 聘：定婚。

③ 克敬：指能敬慎其身的人。

④ 舅：古代称丈夫的父亲。

⑤ 从孙：兄弟的孙子。

先生尝试于乡，作诗言其伤贫也，吾分吾身无得丧。间升高俯屋，曰：屋多人少，孰自直自匡。信乎！以仁任己而古之人颉颃。厥子死而示梦，言来卧虎山，归打麦城，厥言其荒唐，毋乃其生其死如苏氏所详，胡父子孙忽焉而五世斩以殃。天乎！鬼之馁兮善人不长！配食文公兮春秋祀尝，我躬事兮先生享，是训是诂兮经之光，刻石表墓道兮，此邦之士斐然①其不忘！

乾隆三十有八年癸巳秋九月日立石

---

① 斐然：卓著，引入注目。

徽州府志·儒林传

　　汪绂，一名烜，字灿人，别号双池。尚书应蛟之元孙，父士极，负才不羁，贫而善游。绂少不能从师，母江氏博通经史，授以四书、诸经，数年皆成诵。年八岁，戏折竹枝排八卦，江见之曰："卦画有断有连，汝所排皆连，误也。"对曰："儿以仰体为阳，俯体为阴。"其颖悟①多类此。江后得末疾②，卧床第者数载，绂事之备极劳瘁。既没，往省士极于金陵，遣之归。无以自给，往景德镇画碗为佣，以居丧不御酒肉，群佣交笑侮之。寻入闽，有陈总兵者延为子师，执礼甚恭，浦城学者争受业焉。已而③奔父丧，旅葬于凤台门外，迎精而返，与江合葬。时年逾三十，卓然有成。复之浦城馆舍，益肆力问学，以斯文为己任。治经则博综④疏义⑤，穷理则剖析精微，而皆折衷于朱子。每有独得，往复发明，撰述等身，悉归纯正。自星历、地志、乐律、兵制、阴阳、医卜，以至弹琴、弯弓、篆刻、绘事，无所不通。顾以高介违俗，且久客，时人鲜知之。五十后，始就试补邑庠生⑥，名誉日起，究未有能窥其墙仞⑦者，独沱川余元遴师事之，得闻为学要领。逾

---

① 颖悟：聪明；理解力强。

② 末疾：四肢的疾患。《左传·昭公元年》："阳淫热疾，风淫末疾。"

③ 已而：不久；后来。

④ 博综：亦作"博纵"。犹博通。汉·蔡邕《陈留太守胡公碑》："总角入学，治《孟氏易》《欧阳尚书》《韩诗》。博综古文，周览篇籍，言语造次，必以经纶加之。"

⑤ 疏义：疏通和阐发文义。

⑥ 庠（xiáng 详）生：科举时代称府州县学的生员。

⑦ 墙仞：意谓孔子之才德不可企及，后以"墙仞"喻贤者之门。

年，绂病终，子思谦，庠生，以毁卒。元遴往收绂遗书，藏弆①唯谨。乾隆壬辰②，诏征天下群书，明年学使朱学士筠按试徽州。元遴抱绂书十余帙以献，筠嘉赏，命学官缮写上四库馆，且檄③有司建木主，偕儒硕十五氏，附祀④紫阳书院，而亲撰墓道之文以阐扬之。世谓绂虽无后而不亡，差可无憾云。所著有易、书、诗，《四书诠义》《春秋集传》《礼记章句》《或问》《六礼或问》《乐经律吕通解》《乐经或问》《孝经章句》《理学逢源》《读近思录》《读读书录》《读困知记》《读问学录》《参读礼志疑》《读阴符经》《读参同契》《儒先晤语》《山海经存》《琴谱》《诗韵析》《物诠》《文集》《诗集》《大风集》《孝经或问》《易经如话》《四书引蒙》《开口讲》《策略》共若干卷。

道光己丑⑤奉旨崇祀乡贤祠

---

① 藏弆（jǔ举）：同"藏去"。收藏。《汉书·游侠传·陈遵》："性善书，与人尺牍，主皆藏去以为荣。"颜师古注："去亦藏也。"

② 乾隆壬辰：1772 年。

③ 檄：古代官府用以征召或声讨的文书。

④ 附祀：配享、从祀。

⑤ 道光己丑：1829 年。

跋①

　　是书之行，吾婺和源振文单翁朝议志也。翁盖好义君子，生平持大体，能礼师儒，所志尤在济世。尝于姻戚②见是书写本，读之，肃然起，谓：医家言能阐《内经》之蕴，发后学之蒙者，无如是编。吾当梓③之。志未逮而殁④，以属其嗣人。道光己酉，翁仲子⑤佩纶，季子⑥佩兰时长子翰臣，三杰夫，四又春，皆已殁及孙建行翰臣长子等，议奉遗命，鸠工⑦付梓。佩纶于南为世好，寓书语及之南大喜，谓翁之志有大义二：能表先贤，能苏人命。今佩纶等又能成其先志，一举而三善备，行见读是编者，皆可以窥轩歧及古大家之奥。凡一切病原、治法及古方剂、药物，皆得以明其理，而知其所以然。将亦善其术者比比而活人无算，则皆翁之大力，而佩纶等与有功焉。

　　　　　　　　　　道光庚戌⑧春二月朔同邑王曜南跋

---

①　跋：原无，据目录和落款补。
②　姻戚：犹姻亲。
③　梓（zǐ 子）：刻板。
④　殁（mò 莫）：死。
⑤　仲子：对兄弟中排行为第二者的尊称。
⑥　季子：年龄最小的一个儿子，少子。
⑦　鸠工：聚集工匠。
⑧　道光庚戌：1850 年。

校注后记

一、作者与成书

作者汪绂，初名烜，字灿人，号双池，又号重生，清代安徽婺源段莘人。时为东南名儒，学识渊博。生于清康熙三十一年（1692）七月初九，卒于乾隆二十四年（1759）九月八日，享年68岁。

汪绂不仅在经学、历法、地志、音乐等诸多方面有所成就，在医学上也有造诣。乾隆二十一年（1756）经门人余元遴引荐，65岁高龄的汪绂受休宁蓝渡盐商朱德辉聘请，馆于蓝渡朱氏。设教于休宁蓝渡时，因感医书汗牛充栋，病其说支离且纷，乃博采《灵》《素》之旨及各家之说，取其精华，于乾隆二十三年（1758）编撰而成《医林纂要探源》，其《医林纂要探源·序》提到："不患人不知书，患在多知书而究不知书；不患人不知医，患在多知医而究不知医，何则？其末其委则似，而其本其源则已失之。"此乃汪绂传道授业、著书立说之精髓要义也。

《医林纂要探源》10卷，集诸家医书分类编撰而成。本书附录《行状》称其医书云《医林辑略探源》10卷，《墓表》又云《医林集略探源》10卷，均为本书之别名。《医林纂要探源·跋》载："道光己酉，翁仲子佩纶……等议奉遗命，鸠工付梓。"现存最早的婺源和源单氏刻本，遗经堂藏板，题名为《医林纂要探源》，10卷，另有行状、儒林传、墓表等，16册，九行本，落款时间为清道光三十年庚戌年（1850）。书刊行不久，正值战乱，书版即遭兵火，所以道光本就很少见了。奇怪的是《中国中医古籍总目》和《中国医籍通考》均提到有清同治十二年癸酉（1873）年刊行的汪双池遗书本，但我们查阅各个记载的图书馆均未发现《医林纂要探源》有清同治本。

到光绪年余家鼎（为余元遴后人）重刊时就改为十行本，与九行本略有不同，书交予江苏书局刊刻于世，亦 10 卷，另有行状、儒林传、墓表等，10 册。卷一为医源，共 47 条，阐述阴阳五行、脏腑部位功能、脉象；卷二至三分析药性 680 味；卷四至十选辑方剂 630 首，以张仲景、李东垣方居多。全书资料比较丰富，条理清晰。

二、版本调研情况

据《中国中医古籍总目》记载，该书现存多种清刻本和一种清抄本，我们赴全国多家图书馆经过调研和考证，发现了多处错误和存疑待考之处：

（一）清道光三十年庚戌（1850）遗经堂刻本

《中国中医古籍总目》记载馆藏图书馆有十多家，我们查阅了浙江图书馆、黑龙江中医药大学图书馆、成都中医药大学图书馆、长春中医药大学图书馆、甘肃中医学院图书馆、中国中医科学院图书馆等，除了没见到书的图书馆，发现这个版本的牌记上均有清道光二十九年己酉（1849）新镌字样，但全书最后"跋"的时间落款是清道光三十年庚戌（1850）（图 1、图 2），因此原载清道光二十九年己酉（1849）遗经堂刻本，应为清道光三十年庚戌（1850）遗经堂刻本。

浙江图书馆，共 16 册。有牌记（道光己酉新镌　婺源汪双池先生辑　单遗经堂藏板）（图 3），版式（上下左右单边、白口、单鱼尾），字体（宋体），行款（9 行、22 字），版框 18.5cm×13cm，版心印有书名、卷、篇名、页码、"遗经堂"三字。内容包括序、例言、医林纂要探源目次、医林纂要探源卷一目录、正文（婺源汪绂双池辑　后学单芳宗香轮梓行　董鸿起静菴　程鹭池愚亭全校），后附汪先生行状、汪先生墓表并铭、徽州府志儒林传、跋。与黑龙江中医药大学图书馆（图 4）、上海辞书出版社图书馆、长春中医药大学图书馆的版本信息一致。

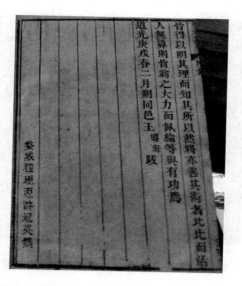

图1　成都中医药大学图书馆馆藏关于"跋"的书影

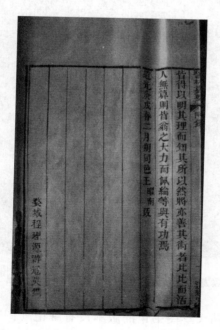

图2　黑龙江中医药大学图书馆馆藏关于"跋"的书影

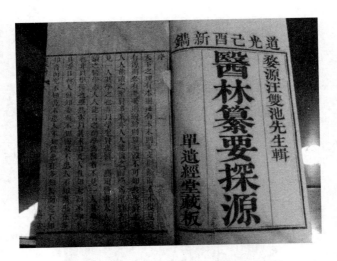

图3　浙江图书馆馆藏关于"牌记"的书影

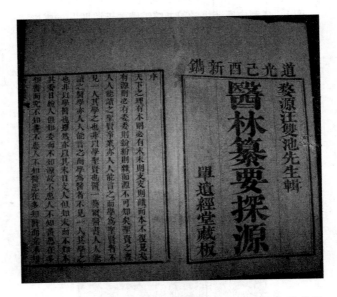

图4　黑龙江中医药大学图书馆馆藏关于"牌记"的书影

　　成都中医药大学图书馆的版本没有牌记（图5），但从版式、内容、跋等来看，与上述4个图书馆的版本一致。

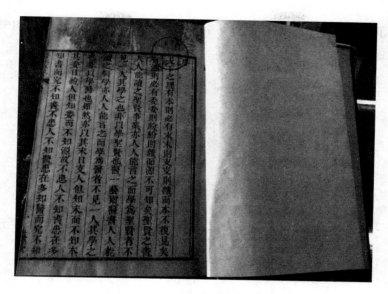

图5　成都中医药大学图书馆馆藏书影

（二）清道光三十年庚戌（1850）跋刻本

上海图书馆馆藏的版本（图6）版式：上下左右双边、白口、单鱼尾，宋体，每页10行、22字，版框为19.5cm×13.4cm，版心印有书名、卷书、页码。内容包括序、例言、医林纂要探源目录、卷一目录、正文（婺源汪绂双池辑　后学吴县徐鋆子丹、吴县吴大彬俊卿、同邑程梦元㦚园校，溧阳强汝谔莘原、元和管礼昌叔千、慈溪林头山晋霞同校字），后附汪先生行状、汪先生墓表并铭、徽州府志儒林传、跋。

这里需要特别指出的是，我们在校对过程中发现，"清道光三十年庚戌（1850）跋刻本"版式、印刷、内容与"清光绪二十九年丁酉二月江苏书局刻本"一模一样，考虑到清道光三十年同一年刊刻两个版本的可能性不大，而且正文提到的校对人员与"清光绪二十九年丁酉二月江苏书局刻本"也一模一样，我们认为所谓的"清道光三十年庚戌（1850）跋刻本"是错误的版本信息，是清光绪丁酉二月江苏书局刻本在流通过程中破损后被馆藏图书馆误认为是清道光的版本。

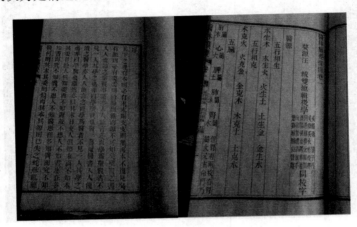

图6　上海图书馆馆藏书影

（三）清同治十二年癸酉（1873）刻本

未见。《中国中医古籍总目》上载福建省图书馆馆藏，但实际福建省图书馆只有清光绪二十三年丁酉二月江苏书局刻本。《中国医籍通考》载有清同治十二年癸酉（1873）刊汪双池遗书本，但无法查实，存疑。

（四）清光绪二十三年丁酉（1897）江苏书局刻本

此版本在全国图书馆分布最广，近60家图书馆馆藏此版本。从《重刊医林纂要序》中可以看出，清光绪二十二年开始，长安赵展如和顺德郑小赤集资将汪绂的一些著作由江苏书局重刊，其中就包括《医林纂要探源》，共10册，有牌记（长安赵展如　顺德郑小赤中丞鉴定　后学陈兆熊署检），光绪丁酉二月江苏书局刊版（图7），版式：上下左右双边、白口、单鱼尾，宋体，每页10行、22字，版心印有书名、卷书、页码。内容包括重刊医林纂要序、原序、例言、医林纂要探源目录、卷一目录、正文（婺源汪绂双池辑　后学吴县徐鋆子丹、吴县吴大彬俊卿、同邑程梦元颷园校，溧阳强汝谔莘原、元和管礼昌叔千、慈溪林头山晋霞同校字），后附汪先生行状、汪先生墓表并铭、徽州府志儒林传、跋。

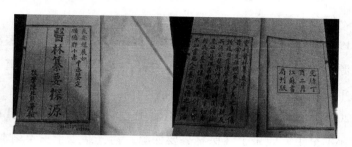

图7　浙江图书馆馆藏书影

　　另外，我们分别查阅了成都中医药大学图书馆、中国中医科学院图书馆、辽宁省图书馆、浙江省中医药研究院图书馆、福建省图书馆、甘肃省图书馆馆藏的这个版本，版本信息一致。浙江图书馆、辽宁省图书馆有《汪双池先生丛书》，收的也是这个版本。

（五）清抄本

黑龙江中医药大学图书馆藏有清光绪二十八年的抄本。（图8）

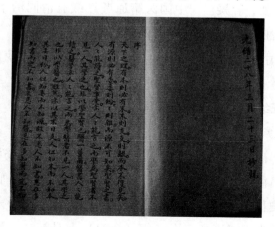

图8　黑龙江中医药大学图书馆馆藏书影

另外，1993 年 1 月，安徽科学技术出版社出版发行了由余瀛鳌、王乐匋、李济仁等著名专家编著的《新安医籍丛刊》，其中项长生、汪幼一校点的《医林纂要探源》以道光本为底本，参校光绪本，但全书并无校注。

1999 年华夏出版社出版的《中国本草全书》收录了《医林纂要探源》第二、第三卷，即药性的内容，版本交待是据清道光二十九年遗经堂刻本影印，但实际是清光绪二十三年刻本影印。

2005 年全国图书馆文献缩微复制中心制作的《中国古代医方真本秘本全集》收录了《医林纂要探源》清光绪二十三年刻本。

根据我们的版本调研和考证，可以得出这样的结论：

（1）《中国中医古籍总目》原载的清道光二十九年己酉（1849）遗经堂刻本，实为清道光三十年庚戌（1850）遗经堂刻本。

（2）《中国中医古籍总目》原载福建省图书馆收藏的清同治十二年癸酉（1873）刻本，实为清光绪二十三年丁酉二月江苏书局刻本，《医林纂要探源》究竟有无清同治十二年癸酉（1873）刻本，无从查找，存疑。《中国医籍通考》载有清同治十二年癸酉（1873）刊汪双池遗书本，也无法查实，存疑。

（3）《中国中医古籍总目》原载的清道光三十年庚戌（1850）跋刻本就是清光绪二十三年丁酉二月江苏书局刻本。

三、汪绂与《医林纂要探源》评述

（一）家庭背景

汪绂，初名烜，字灿人，小字重生，号双池，婺源段莘人。时为东南名儒，学识渊博。清乾隆年初诸生。他的生平事迹主要载于《清史稿》《碑传集》《文献征存录》，《文献征存录》记载最为详细。汪氏生于清康熙三十一年（1692）七月初九，卒于乾隆二十四年（1759）九月八日，享年 68 岁。据《碑传集》载：烜是他的讳，绂是他当诸生时的名字，婺源北乡段莘里人。

婺源原本是古徽州的地盘，唐至五代隶属安徽的歙州，宋属徽州新安郡，元属徽州路，明清皆隶属徽州府，后从安徽划入江西。现在的婺源是中国最美的乡村，东连浙江衢州，南通上饶，西接景德镇，北临黄山，古为文化鼎盛之所，是朱熹故里，有深厚的文化底蕴，徽派建筑、祠堂文化、程朱理学、民俗文化、徽州菜肴、歙砚、徽剧等都为现代人所熟悉。

汪绂的祖先出唐越国公华后，传十二代至道安公。高祖应蛟公，万历甲戌科进士，累官户部尚书，理学经济，蔚为儒宗，史书上有记载。曾祖元会公，光录寺署丞。祖斯涵公，博学多能，诸子百家之书无不洞晓，配江氏，亦读书通大义，与斯涵公考订古籍，闺阁之中如益友焉。父亲士极，天才敏妙，工古文词。子二，长名烷，次即汪绂也。

汪绂的母亲贤惠且博通经史，嫁入汪家后，家道渐贫，就用女红以贴补家用，父亲汪士极年轻时就出游不归，母亲也不抱怨，坦然处之，曰："贫富命也，何足忧？惟子能读书成立，则幸事耳。"长子汪烷长大后，即送入私塾读书，然资禀稍逊，而汪绂却是能言善记，汪母总是一边照顾一边授以四书五经，每日用一长榻，一半做针线活，一半放书，又设一小几，让汪绂坐在身旁，教他背诵，给他讲解。汪绂天性聪明，加上慈母严格的教育，10岁以前，四子诸经已习熟，皆由母亲指导，终身未尝一日从师。一直到20岁，母亲得病，汪绂亲自抚摩汤药，日夜劳瘁，母卒后，消瘦到极点，却仍然居忧服丧，去找父亲汪士极。士极公不肯和汪绂回家，也不肯收留汪绂，无奈之下只好回来，但汪绂因为从小跟着母亲长大，很少与外界打交道，24岁到景德镇画碗，也与外界格格不入，受尽欺凌。26岁从江西到福建浦城，然后在枫溪沈卧庵家度过23个春秋，"中间惟奔丧、省墓两至金陵，又两游浦城，余皆在枫溪，每岁暮归里，春赴馆，以为常"（余龙光《汪双池先生年谱》）。50 岁回到婺源开馆授徒，65 岁又受安徽休宁县蓝渡盐商朱德辉聘请，馆于蓝渡朱氏，直至 68 岁去世前三月依然于蓝渡学馆中授学。

汪绂在幼年时已定下婚约，但长年漂泊在外，直到三十二岁才结婚，而他的妻子也已二十八岁，这在当时也是少有，汪绂在江西、福建谋生期间，因为通信不方便，基本失去联系，妻子的家人都打算帮她另择夫婿，却遭到拒绝，婚后两人倒是十分恩爱，从未闻一怒声，见一怒色。两人一共生育了 4 个儿子、3 个女儿。但不幸的是其中 3 个儿子早年就先后夭折，第二个儿子叫思谦，也是十分聪敏，但体弱多病，汪绂去世 4 个月后，思谦也因为伤心过度而离世，只有 29 岁。3 个女儿，有两个先先生而逝。思谦的儿子也在汪绂去世前 4 个月夭折。如此家门不幸，他的学生余元遴痛哭不已："先生盛德在躬，而身后如是，远近闻之，莫不痛心流涕，谓天道为不可解，即遴又安能为之解也！"（《医林纂要探源·汪先生行状》）

（二）治学理念

清乾隆时期，由于清王朝趋于稳定，经济文化繁荣，朴学风气已经形成，学者们纷纷致力于训诂、名物等的研究，治学日渐转精。这些学者幸运地生活于盛世，受当时学风影响，他们自觉或不自觉地用朴学的方法来指导自己进行学术研究，这样做的好处是讲究实证，言必有据，学问做得很扎实，足令后世学者效法和敬仰。

汪绂颠沛流离，生活十分困难，虽然贫困，却是不肯一日忘学。30 岁之前，他已经撰写了数百万字的书稿，30 岁之后，因不满意自己的书稿将所有书稿付之一炬，不留片字，其资敏强记，过目在心，凭着超强的记忆力和渊博的学识从头撰写，治经则博综疏义，穷理则剖析精微，自星历、地志、乐律、兵制、阴阳、医卜，以至弹琴、弯弓、篆刻、绘事，无所不通，30多年共撰写了30多种书稿。汪绂一生由于不得志，其书稿在生前未能印刷出版，临终前抚遗书而叹："著述如此，其竟不传乎？"所幸的是乾隆壬辰年间，高宗诏征天下群书，开四库馆，朱筠奉命督学徽州，余元遴抱其师遗书进献，朱筠大为嘉赏，遂命学官缮写上报四库馆，《四库全书》收录了汪绂的《参读礼志疑》二卷（编修励守谦家藏本），四库阁臣评价："是书取陆陇其所著读礼志疑，以己意附参于各条之下……如此之尖，亦多深得经意，故可与陇其之书并存不废也。"（清·永瑢等《四库全书总目·经部·礼类》）汪绂学行被《清史稿·儒林传》《徽州府志·儒林传》《安徽通志·儒林传》收录，《清史稿·儒林传》这样评述汪绂："自是凡有述作，凝神直书，自六经下逮乐律、天文、舆地、阵法、术数，无不究畅。"

　　明清时期，封建统治阶级以程朱理学为正宗思想，立为官学，作为维护封建专制统治的工具。清代中叶，汉学大兴，汪绂却学宗程朱，重在诠释经义，博参前人见解。《医林纂要探源·汪先生墓表》载："自是凡有述作，息神庄坐，振笔直书，博极两汉、六代诸儒疏义，元元本本，而一以宋五子之学为归。"从其代表作《理学逢源》的文本体例及其学术主张，不难看出汪绂谨遵程朱道统，重在传承，不越雷池。而其学识之所以博杂，除聪颖好学外，更与他们的治学理念有关。后人一般都将汪绂与江永江慎修比较，称："婺源汪双池先生（烜）学术精博，不减江慎修，顾慎修虽穷，世犹知之，先生则伏处草茅，虽慎修同邑，且未识其品诣。既卒，门人余元遴上其书于学使大兴朱竹君（筠），竹君为立主紫阳书院，与慎修同配食朱子。"（姚用朴著，张仁寿校注《旧闻随笔》）

　　乾隆二十三年（1758），汪绂67岁，《医林辑略探源》（即《医林纂要探源》）编撰完成。

（三）内容评述

《医林纂要探源》为汪绂代表作之一，集诸家医书分类编撰而成。成书于乾隆二十三年（1758），清道光三十年（1850）由婺源和源单氏刻印出版，遗经堂藏板，10卷，另有行状、儒林传、墓表等，九行本。该书以医源为先导，以中药、方剂为重心，而推《内经》《难经》微言为纲领，循叙人体病变为正宗，对中医基础理论作了全面而深刻的阐述。汪绂言医已非言脉诀、药性、医方等，而另辟蹊径，"言医之不易言也"，以期"学为医者"。其在《医林纂要探源·序》中提到："抑予之有事是书，亦犹朱子之有事于《参同契》焉，因寄所托也。"他一生没有考取功名，虽未从医，但授学著书，读书细致，治学严谨，精通医药，擅长举重若轻地探讨大问题，是汪绂的一大风格。

《医林纂要探源》卷一为医源，总述医学基础理论47篇，包括五行生克、五脏六腑属性部位、脉候、外感内伤之因、色、味、声、臭、先天后天、阴阳气血论及五运六气等内容。虽然无甚发明，但能系统归纳先贤之精论，非常有益于初学者。

卷二、卷三为药性，按谷部、蔬部、果部、草部、木部、火部、土部、金石部、水部、鳞部、羽部、毛部、介部、人部等分类，详述药物性味功能，不拘前贤，大胆提出自己的观点，如提出人参本甘、苦、微寒，而或以为甘温，彼盖以为寒则不补。对药物的异名也加以考正，如李时珍以"蘮"为"蘵"，以"鼻涕团"言"山枣"，以大如桃李之"羊桃"为"姚弋芁楚"；指出错误，如今人有以"芦穄"当"稷"，以"幽兰花叶"为《本经》之"兰草"者；也存疑待考，如白头翁竟不敢决，其余未经见者，则言"形状不可知"云；也收录了一些新的药物，如鹿鞭一词首见《医林纂要探源》。另外，每种药还将其有关的附制品也一并加以阐述，如小麦，不仅列小麦的性味功用，还载有面、浮麦、面麸、面筋、麦奴等的功效，是一般药性书所不可多得者。

卷四至卷十为方剂，其中第四卷为肾、肝、心、脾、肺、三焦六部诸方，以肾部为首；卷五至卷七为寒、风、暑、湿、燥、火六部诸方，以寒部为首。卷八为经带、胎产诸方。卷九为婴儿痘疹诸方。卷十为痈疡、诸伤、目部诸方计二十类。其选方"兹为分类，各录数方，详释其所以制方之意，定其所为君、臣、佐、使，相资相辅之法，使阅者推其意而广之，则变通存乎人矣"。实属难能可贵。

《医林纂要探源》全书共选方630首，以经方为主。比如直接注明仲景方66首，东垣方38首，《金匮》方36首，《局方》28首，丹溪方17首，严用和方11首，仲阳方8首，《千金方》7首，《良方》7首，河间方6首，《本事方》5首，《三因方》4首，《直指方》4首，洁古方4首，海藏方4首，《元戎》方3首，《肘后方》3首，张子和方3首，《济生方》3首，谦甫方3首等。方剂讲究辨证论治，异病同治，所以多首方子在不同的分部出现，首见有药物组方，再见即说明在何部。如人参白虎汤首见三焦部："此本以治伤寒渴欲水而无表症者。然亦通治阳明消渴，散上焦、肺、胃、膻中、大肠之火，而保金生水，故录之于此。"然后在暑部和火部也有收录，则不列药物组方，但也详细评述。"已见'三焦部'。此用以治太阳中暍，身热汗出，恶寒足冷，脉微而渴者。""已见三焦部。此以治肺胃火伤，传为膈消。"比如小柴胡汤首见三焦部，然后在燥部和经带部也有收录。五苓散在三焦、寒、暑、湿部分别有收录；四物汤在肝部、经带、胎产、麻疹部有收录；参苏饮在风部、麻疹、痘疹有收录；神术散在寒、风、暑、湿部有收录；逍遥散在经带、胎产、痈疡、肝部有收录；六一散三焦、暑、麻疹部有收录等等，这样的例子举不胜举，充分体现了作者辨证论治、异病同治的思想。

每方多载有出处、药物剂量、功用主治，所选方剂也是常用方剂，能取前贤之长而汇总说明之，并加上自己的见解评述。如卷五风部的风引汤条："风淫一门，刘河间以为将息失宜，心火暴甚；李东垣以为本气自病；朱丹溪以为湿生痰，痰生热，热生风。理有固然者，然风只皆虚象，六淫何以数风为长，则语者亦离其宗矣。风固乘于内虚，而外感然后内应，则安得谓非外淫。"将刘河间论中风的将息失宜，心火暴甚，李东垣的本气自病，朱丹溪的湿生痰、痰生热、热生风等均括而言之，并且加上他本人的见解，指出风固乘于内虚，也有外淫而后内应，所以不是没有外淫。比如卷七燥部的越鞠丸条的最后按语："丹溪此论主于脾胃，与东垣略同。然以言不受燥金之郁，则是郁在脾胃，而郁之者燥金。病在中焦，而所以病者，由于肺也。其所以用药，丹溪亦主言脾胃。而愚则以为行肝者，辛以行气，则皆补肝。木自土中生，行脾胃之气，正所以达肝气，所言虽似不同，其致一也。"将丹溪和东垣的学术观点述于前，自己的评述附于后，将郁病的病因病机、理法方药娓娓道来，剖析清楚。再如卷十诸伤部收集了许多内服经方验方，每方之后均有方解。如干姜胶艾汤用于治疗内伤五脏、吐血积血及金创致内绝者，方解云："跌伤斗伤则气血皆伤，阴阳交乱。君芍药所以敛其气而萃其血也，艾叶、干姜以复其阳性皆守于下而不散，生地、当归以滋其阴生地以生血，止妄血；当归使血各归其经，川芎以行其气，阿胶以澄其瘀，甘草以和之，阴阳理而气血可复。"又如对高祖太傅清简公为天津巡抚军门所制的军门方，方解道："凡受伤者，有形之血伤为多，故君当归且使血各归经，不致涌吐；血伤则瘀，瘀则生热，故臣以大黄使瘀热下行；伤其枝必伤其本，故韭菜子以复元阳且续其生气；生熟蒲黄、桃仁、红花、蒽茹，皆所以理血；陈皮、厚朴、枳壳，皆所以理气；甘草以和中，气调而血始不乱。"方解言简意赅，后人使用胸有成竹。另外，治疗伤科的验方有续绝汤、续绝膏、续绝丹、升降饮、葱蜜掩、大冶汤、鼠璞散等。书中还录医案一则："台州狱吏悯一大囚，囚感之，因言：吾七犯死罪，讯拷，肺皆损伤，至于呕血。人传一方，只用白及为末，米饭日服，效如神。"白及具有敛正气、散瘀血之作用，治跌打、损骨节、伤腑脏、积瘀血确有良效。

综上所述，汪绂先生作为一代儒林大家，博学多才，著述等身，虽不是专职医家，但"言医之不易言也"，以期"学为医者"，非常难能可贵，虽有医学学术思想的局限，但其引经据典、治学严谨的作风，非常值得我们学习，尤其是不为贫困、挫折而改变信念，更应得到我们的尊重和高度评价。

总 书 目

I

本　草

药征	识病捷法
药鉴	药征续编
药镜	药性提要
本草汇	药性纂要
本草便	药品化义
法古录	药理近考
食品集	炮炙全书
上医本草	食物本草
山居本草	见心斋药录
长沙药解	分类草药性
本经经释	本经序疏要
本经疏证	本经续疏证
本草分经	本草经解要
本草正义	分部本草妙用
本草汇笺	本草二十四品
本草汇纂	本草经疏辑要
本草发明	本草乘雅半偈
本草发挥	生草药性备要
本草约言	芷园臆草题药
本草求原	明刻食鉴本草
本草明览	类经证治本草
本草详节	神农本草经赞
本草洞诠	艺林汇考饮食篇
本草真诠	本草纲目易知录
本草通玄	汤液本草经雅正
本草集要	神农本草经会通
本草辑要	神农本草经校注
本草纂要	分类主治药性主治
	新刊药性要略大全

III

鼎刻京板太医院校正分类青囊药性赋

方　书

医便

卫生编

袖珍方

内外验方

仁术便览

古方汇精

圣济总录

众妙仙方

李氏医鉴

医方丛话

医方约说

医方便览

乾坤生意

悬袖便方

救急易方

程氏释方

集古良方

摄生总论

辨症良方

卫生家宝方

寿世简便集

医方大成论

医方考绳愆

鸡峰普济方

饲鹤亭集方

临证经验方

思济堂方书

济世碎金方

揣摩有得集

亟斋急应奇方

乾坤生意秘韫

简易普济良方

名方类证医书大全

南北经验医方大成

新刊京本活人心法

临证综合

医级

医悟

丹台玉案

玉机辨症

古今医诗

本草权度

弄丸心法

医林绳墨

医学碎金

医学粹精

医宗备要

医宗宝镜

医宗撮精

医经小学

医垒元戎

医家四要

证治要义

松崖医径

济众新编

扁鹊心书